Reading Guide

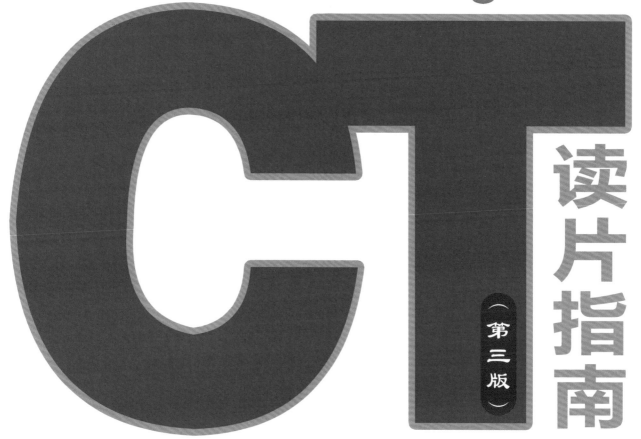

读片指南

（第三版）

卢光明　许　健　张龙江　主编

U0260309

江苏凤凰科学技术出版社

主编简介

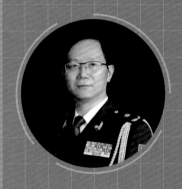

卢光明

东部战区总医院主任医师，教授、博导
技术2级、文职1级
中国医师协会放射医师分会副会长
《中华放射学杂志》等杂志副总编
"何梁何利基金科学与技术进步奖"获得者

许 健

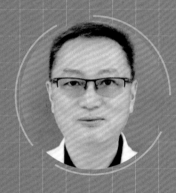

东部战区总医院介入科主任、主任医师、硕士生导师
中国医师协会介入医师分会委员
江苏省介入医师分会副会长
江苏省抗癌协会肿瘤介入诊疗专业委员会副主任委员

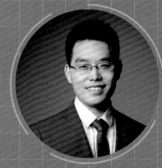

张龙江

东部战区总医院放射诊断科主任、主任医师、教授、博导
教育部长江学者特聘教授、国家优青
中华放射学会全国委员兼心胸学组副组长
国家重点研发计划数字诊疗装备专项首席科学家

CT 读片指南(第三版)
编委名单

名誉主编　陈君坤

主　　编　卢光明　许　健　张龙江

副 主 编　张志强　孙志远　程晓青　戚荣丰　李一鸣

常务编委　(以姓氏拼音为序)

陈　随　黄　伟　孔令彦　李建瑞　李苏建　李　骁　刘　嘉

刘宵雪　罗　松　祁　丽　孙　晶　唐春香　唐　皓　王　莉

杨　刚　郑　玲　周长圣

编　　委　(以姓氏拼音为序)

陈国中　江　静　李　昂　李梦迪　林　广　刘春雨　刘　亚

吕文晖　施　昭　苏晓芹　汤黎明　唐玉霞　陶舒敏　王俊鹏

王守巨　王燕平　吴新生　吴志军　夏　菲　肖俊豪　谢　媛

杨振悦　尹赛赛　张玲艳　张其锐　张晓蕾　郑丽娟　周　帆

CT读片指南(第二版)
编委名单

CT读片指南(第一版)
编委名单

第三版前言

经历 2000 年初版、2006 年再版,《CT 读片指南》在诞生 22 年后终于迎来了她的第三版。自 2006 年《CT 读片指南》再版以来的 16 年间,正是 CT 进入后 64 排(层)时代后技术发展最快、临床应用快速扩展的时期。随着 CT 软硬件技术的迅速发展,大范围、低剂量的快速容积 CT 成像变成现实,心血管 CT 成像、能量 CT 成像技术和应用逐步成熟,功能学技术迅速整合到临床常规工作中,人工智能技术渗透到 CT 图像重建、后处理和诊断等环节,优化了 CT 检查和疾病管理的全流程,拓展和提高了疾病的诊疗水平。

针对近些年来涌现的 CT 新技术和新知识,《CT 读片指南》(第三版)对快速进展且已经临床转化应用的技术和知识要点进行了更新,主要包括:脑卒中的 CT 血管成像和灌注成像、心脏及大血管的 CT 诊断、双能量 CT 成像及以肺结节检出为主的人工智能影像技术的应用。《CT 读片指南》(第三版)还结合医学理论及知识的最新进展,更新了相应疾病的概念以及各系统的 CT 适应证,对影像新技术的进展也进行了简明扼要的介绍。最新版在保留第二版基本框架的原则下,补充了当代 CT 的高质量影像、尤其是更为直观的重组影像,通过这些高质量的 CT 影像使读者能更好地理解疾病的 CT 诊断要点和典型表现。

《CT 读片指南》(第三版)仍然坚持并突出了本书初版的特色和风格。首先,强调和重视影像诊断的基本理念和影像分析的逻辑思路。这一理念贯穿了《CT 读片指南》初版到第三版的始终。其次,本书始终保持初版原有的版式和文风,即"图文紧随、篇幅精适"的版式风格、"提取关键、强调特征、注重思路"的著文风格,对初学者培养正确的诊断分析能力大有裨益。最后,本书还强调最新知识进展和罕、少见病典型病例分析的有机融合,为具有一定经验医师提高诊断水平和拓展知识视野提供参考资料。

《CT 读片指南》初版至今的 22 年,得到广大读者的信任和认可,是我们持续更新本书内容的不竭动力。首先,要感谢本书从初版到第三版以及此前《CT 诊断与鉴别诊断》的所有编者、主审和支持人员,在不同时期为本书的出版问世做出了相应的重要贡献。再次,为了尽可能确保《CT 读片指南》(第三版)的内容和品质,主编们带领 50 多人的团队历时 5 年、呕心沥血、反复打磨、数次修改终于完稿,在此感谢每章负责人杨刚(第一章)、张龙江(第二章、第四章)、张志强(第三章)、孙志远(第五章)、程晓青(第六章、第七章)、戚荣丰(第八章)和所有编者的辛勤付出。同时也感谢东部战区总医院放射诊断科的全体工作人员和 2018 至 2022 年在科室学习的研究生不同程度地参与或支持了此书的出版,值此书付梓之际,一并致以诚挚的感谢。江苏凤凰科学技术出版社对本书的三次出版都非常重视,特别是刘玉锋主任在本书第三版出版过程中给予了大力支持和热情帮助。

自本书第二版出版以来,CT 技术和应用迅猛发展和迭代进步,给本书第三版的编写带来很大挑战,提出了更高要求,因编者学识、水平有限,错误和不足在所难免,期待广大读者批评指正,利于下次再版时订正完善。

卢光明　许　健　张龙江

2022.12 于南京

第二版前言

最近几年,影像技术有着突飞猛进的发展,影像成像速度更快、分辨率更高,从而大大提高了疾病的检出能力和病变定性诊断能力。

CT 方面的主要进展包括多排(层)螺旋扫描技术和计算机后处理新软件的临床推广应用。CT 机由单排螺旋发展到多排(层)螺旋,现在 16 排、64 排(层)螺旋 CT 已应用于临床,其亚秒级扫描速度和亚毫米扫描层厚,实现了人体的各向同性成像,一次扫描可重建出矢状位、冠状位及任意方位图像,极大地提高了 CT 图像质量,因已能很好地显示冠状动脉,CT 血管造影在大多数血管性病变的诊断上已能替代 DSA 或已具备替代的潜力。强大而方便的三维重组功能使 CT 图像更加形象直观,CT 在临床诊断和治疗中成为不可缺少的检查技术。

2000 年出版的《CT 读片指南》承蒙广大读者厚爱,编者深感欣慰。

在第一版后的 5 年里,通过不断收集,积累了不少新的、有价值的病例。第二版在保持原有编写特点的基础上,根据对疾病新的认识,对第一版进行了必要的修改与补充,不但增补了新的常见病图片,而且增加了一些 CT 诊断难度较大的病例。目前医学影像界刚刚兴起的 PET/CT,我们采用了工作中碰到的几个典型病例。另外,删除了第一版中一些容易诊断的病例,以便提高实用性和先进性。在更新和增加病例的同时,新版中更注重充实"评述"的内容,在介绍诊断、鉴别诊断注意要点的过程中,着重强调诊断思路,以期帮助读者形成一个较为正确的诊断思维。

本版的修改得到了一些兄弟单位的大力支持,特此致谢。虽然作者们为本书倾注了大量热情和心血,但由于编著者学识水平有限,难免有疏漏和错误,恳请广大读者批评指正。

编　者

第 一 版 前 言

计算机体层扫描(CT)是20世纪70年代新创的一门影像诊断技术,被誉为X线诊断学的一次革命。CT除了显示组织器官的形态外,还可高分辨率地显示组织密度,亦可显示X线不能显示的器官、组织的病变,尤其在脑、肝、胰、肾、腹腔和腹腔外隙的包块诊断已展示其独特的优点。近10年来,CT设备已成为省、市级乃至县、区级医院的必备设备,受检人数与日俱增,学习CT诊断技术的医师逐日增多。

CT诊断,要以CT征象为基础,结合病理表现,联系临床资料进行分析推理,才能准确无误。要进行CT征象分析,就必须读片。读片是放射科医师和临床相关医师的基本功。读片医师不仅要掌握基础医学、临床医学的基本理论和基本技能,而且要熟悉CT诊断学的基本理论和基本技能。但是,年轻的放射科医师,往往对前者较为缺乏,而年轻的临床医师往往对后者了解较少。同时CT图像千变万化,同一疾病可以有迥异的CT图像,而不同疾病可以有酷似的CT图像,加上影响CT密度的因素很多,就更增加了CT读片的难度。编者发现,部分读片医师已阅读了不少CT专著,从理论上熟悉疾病的CT征象,但对具体病例进行分析时思路不广,面对CT图像不能准确识读,因而诊断时信心不足。为了提高读片医师的诊断和鉴别诊断水平,我们组织有关专家编写了《CT读片指南》一书。

读片的重点,首先是识读CT图像所显示的病变的部位、分布、数量、大小、边缘密度以及毗邻关系,然后进行分析病变是否属于常见病的典型征象或非典型征象,是否属于少见病的典型征象或非典型征象,最后作出CT诊断。

本书不同于以往出版过的仅罗列CT图像的CT图谱,也不同于以叙述疾病CT征象为主的CT诊断学。本书共分七章,除第一章CT的诊断基础和正常解剖外,其余六章所述及的每一疾病,均从具体病例入手。共罗列409个病例,其中既有常见病、多发病,亦有罕见病,每个病例均先展示其CT图片,然后描述CT征象的特征,再作出CT诊断和最终诊断,最后作一评述。在评述中剖析CT诊断和鉴别诊断要点,有的剖析误诊的原因,提出诊断注意事项。全书资料翔实,CT诊断大多与病理诊断(最终诊断)对照,图像真实清晰,分析简明、透彻。本书可启迪读片医师的诊断思路,使他们能触类旁通、举一反三,在下CT诊断时能得心应手。

该书的出版得到江苏科学技术出版社领导和编辑的大力支持。南京军区南京总医院医学影像科德高望重的老前辈冯亮教授还亲自参与该书第一章的编写。全国多家医院的主任、教授(韦嘉瑚、吴宁、王德杭、冯骏、柯德兵、李铭山、汪建文、叶世培、征锦、邓钢、吴春、安鹰)提供了部分图片资料,丰富了本书的内容,在此一并致以衷心感谢。

编　者

目　　录

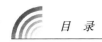

第一章　CT应用基础

计算机体层扫描（Computed Tomography，CT）是1895年伦琴发现X线以来放射诊断学领域一次重大的突破，它为临床诊断提供了非常清晰的断层图像，且可重组出多种三维图像，是现代医学不可或缺的先进诊断工具。

第一节　CT成像基础与应用技术

CT的数学基础是1917年由奥地利数学家J.Radon提出的，即任何物体可以从它的投影无限集合来重建其图像。1963年美国物理学家Cormack探索出了用X线投影数据重建图像的数学方法。1972年英国工程师Hounsfield基于这些理论制成了世界上第一台头颅CT机。1979年Hounsfield和Cormack共同获得了诺贝尔生理学或医学奖。1974年，美国George Town医学中心的工程师Ledley设计出全身CT扫描机。

一、CT基本原理和图像重建

CT是利用X线束对人体受检部位一定厚度的层面（容积）进行扫描，X线穿透人体经部分吸收后由探测器接收来自该层面（容积）内各个体素各个不同方向的X线衰减值，经计算机一系列数据处理得到CT图像。其核心点是探测并呈现出受检部位各体素的X线衰减状况。物质对X线的吸收能力取决于物质的密度、原子量、X线在其中穿越的距离以及X线本身所包含的能谱。假设一束单色的X线穿过厚度为d的某一均匀物质，其入射和出射的X线强度关系：$I=I_0 e^{-\mu d}$。式中，I为X线穿过厚度为d的物体后的X线强度，I_0为自X线管发出的X线强度，μ为该物质的X线吸收系数。

实际上人体的密度是不均匀的，X线管产生的X线也不是单色的，要应用上面公式求出人体各处衰减系数，就必须做些假定。首先用X线的有效能量来代替单色，先取衰减系数是已知的各种材料，通过CT扫描测量其CT值，若CT值与μ值呈线性关系，此时的能量就是有效能量，约为73 keV。其次利用数学微积分的概念对人体进行无限分割直至每一分割小方块内的密度是均匀的。此时可以应用上面公式计算。假设第一个小方块衰减系数为μ_1，则：

$$I_1 = I_0 \times \exp(-\mu_1 d)$$

依次类推

$$I_2 = I_1 \times \exp(-\mu_2 d),$$
$$\vdots$$
$$I_n = I_{n-1} \times \exp(-\mu_n d)$$

依次代入可得

$$I = I_0 \times \exp(-\mu_1 d) \times \exp(-\mu_2 d) \times \cdots \times \exp(-\mu_n d)$$
$$= I_0 \times \exp[-(\mu_1 + \mu_2 + \cdots + \mu_n) \times d]$$

式中，d为正立方体模块的边长，μ_1、μ_2、…、μ_n分别为各模块的衰减系数，故对于不均匀物质来说，

$$I = I_0 \times \exp(-\int \mu \times dl)$$

即在X线穿过不均匀物质时，其强度按指数规律衰减，其衰减率为X线在其传播途径中物质吸

收系数的线积分值,这些分割小方块的边长是可变的,用 l 表示。由于 μ 为 l 的函数,即在X线传播途径各点上的 μ 值是不同的。

为了节省时间,CT机通常用解方程形式求近似值而不用积分,这里 I_0 是已知的,I 是可测的(用探测器),d 也是已知的,未知数仅为 μ_1、μ_2、$\cdots$、μ_n。为求得这些未知数,必须建立 n 个联立方程并解之。这就要求X线管转动在 n 个方向上照射,并采集数据,从而可解得 μ_1、μ_2、$\cdots$、μ_n 的数值。

上面所得 μ_1、μ_2、$\cdots$、μ_n,经过相应的预处理,包括射线硬化修正、X线均匀性修正、各探测数据通道增益归一化修正、惰性修正、X线在扫描过程中的波动修正及系统的几何学修正等就可进行图像重建。采用的数学方法有直接投影法、迭代法、解析法(包括二维傅立叶变换重建法、空间滤波反投影法及卷积反投影法等),目前常用的重建算法是滤波反投影算法和迭代重建算法。自2009年美国FDA批准第一个迭代重建算法以来,其应用越来越多,在降低图像噪声、减少CT辐射剂量、提高图像质量等方面发挥了重要作用。基于人工智能的图像重建方法也逐渐应用于临床设备中,近10多年来CT在扫描速度更快、覆盖范围更广、图像质量更好、辐射剂量更低、技术操作更简便、图像后处理更智能等诸多方面取得了重大突破;CT从单纯形态学显示向同步功能成像进展,CT的临床应用比过去范围更广、价值更高。

二、CT扫描参数

(一)层厚

CT层厚是指对应于CT图像的被X线激发的体层厚度。根据临床不同检查目的及定量检查和显示的要求,对CT层厚有不同的设置。减小层厚可显示更清晰的解剖细节,但图像噪声、数据量、采集时间及读片时间也会增加。通常CT层厚在早期由准直器宽度决定,随着探测器排数的增加,通常通过探测器在Z轴方向不同的组合来控制。如非螺旋CT、单层螺旋CT的层厚等于前准直器的宽度;多层螺旋CT的层厚等于一个采集通道所对应的全部体层的厚度。由于螺旋扫描时,实际采集数据的层厚与准直器宽度有一定差别,故一般都大于等于准直宽度,称之为有效层厚。有效层厚与螺距的大小和内插算法的不同有关,螺距越大,有效层厚越厚,360°内插法图像较180°内插法有效层厚大。

准直器是限制和调节X线束宽度的装置,可以根据需要调节宽度,以决定球管发射的X线束的宽度(即决定准直宽度)。准直器分为前准直器和后准直器。前准直器位于X线管一侧,由高密度金属制成,通过遮挡无用X线来形成扇形X线束,具有过滤散射线提高图像质量、降低X线辐射剂量及通过补偿器补偿射线硬化效应等作用。由前准直器限制出的X线扇形束的厚度通常称为准直宽度。前准直器又可分为固定准直器和可调节准直器。固定准直器主要是保证X线束在横断面上呈扇形形状;可调节准直器通过调节纵轴方向上的准值,来获取不同厚度的X线束。后准直器位于探测器一侧,是由探测器表面薄薄的金属合金片按照平行于Z轴方向排列组成,主要通过狭缝遮挡,使探测器只能接收到垂直于探测器方向上发射来的X线。后准直器通常只具有过滤散射线提高图像质量的作用。

(1)非螺旋CT和单层螺旋CT扫描模式下的层厚:CT图像的厚度目前通常由前准直器的宽度决定,即层厚等于前准直器宽度。非螺旋CT扫描模式的层厚值不能改变;而单层螺旋CT扫描模式的层厚可以通过回顾性重建获得不同的值。

(2)多层螺旋CT扫描模式下的层厚:在多层扫描模式下(电子束CT除外),可根据一个采集通道所对应的采集总宽度来切换至不同前准直宽度的缝隙,层厚由前准直器对应的相同或不相同宽度的探测器组合决定,其宽度通常等于最小探测器宽度的整数倍。

(3)有效层厚:螺旋扫描由于载着受检者的检查床与球管旋转同步移动,X线束覆盖受检者纵轴范围超过检查床静止时的准直宽度,所以实际采集的层厚一般都大于准直宽度,称之为有效层厚,即扫描时实际所得的层厚。

层厚越薄,图像纵轴分辨率越高,图像信噪比越低,采集数据量越大,采集时间和读片时间越长。反之亦然。

（二）螺距

螺旋扫描模式的一个重要参数是螺距（pitch），包括单层螺旋螺距和多层螺旋螺距。前者是指CT的X线球管旋转360°检查床所移动的距离与X线准值器宽度的比值；后者是指CT的X线球管每旋转360°检查床移动的距离与全部准直器宽度的比值。螺距是一个无量纲参数，主要被用于定量评价CT床速的参数。当检查床移动的距离等于准直器宽度时，螺距为1，此时曝光剂量、重建使用的数据量与非螺旋扫描持平。当检查床移动的距离小于准直器宽度时，螺距小于1，此时X线剂量增加，图像质量提高，扫描时间延长；扫描采集范围会产生重叠，且螺距越小，重叠越多。当检查床移动距离大于准直器宽度时，螺距大于1，此时重建使用的数据量小于非螺旋扫描，X线剂量减少，图像信噪比降低，但扫描速度加快。扫描中螺距的最佳选择需要结合探测器的设置和CT投影数据的内插算法模式等因素来考虑，同时还要在扫描速度、扫描范围、图像质量及辐射剂量之间做好权衡。

（三）机架转速

CT扫描通常都伴随着装配球管和探测器的机架旋转（电子束CT除外），用机架旋转一周所需的时间来表示机架转速（单位：s/r），该值越小扫描速度越快，是反映CT扫描时间分辨率的一个重要参数。目前机架转速最快能达到0.25 s/r。

（四）矩阵

矩阵用来表示CT图像在长与宽的方向上各有多少个像素。像素是构成图像的基本单位。每幅图像都由数目不同的像素构成，像素的多少通常用矩阵来表示，指构成图像的矩阵面积内每一行和每一列的像素数目，如512×512，1024×1024等。在视野大小相同的情况下，矩阵越大，则单个像素的尺寸越小，图像越清晰。CT图像矩阵数目在行和列两个方向上常是相同的，在其他类型的图像中也可以不同。

（五）管电压和管电流

一般用质和量来评价X线，质是由管电压决定的，它的选择取决于受照体的厚度；量是由管电流决定的，它的选择取决于受照体的密度。恰当地选择CT的管电压和管电流，对于优化辐射剂量和图像质量是至关重要的。X线的辐射剂量和管电压的平方成正比。降低管电压会产生比降低管电流更多的噪声。自从迭代重建算法应用于CT图像重建后，对辐射剂量的要求不像以前那样严格，低管电压扫描开始尝试。近年研究认为，低电压（70~80 kV）降低X线束能量，加大了含碘对比剂在血管和周围组织的对比度，可放宽对噪声或对比剂剂量的要求，从而减少了辐射剂量及对比剂剂量。所以在CT血管成像（computed tomography angiography，CTA）检查时，低电压扫描模式的应用成为当前研究的热点。相对于管电压，管电流的选择要更加灵活。由于管电流易于修改，故早期采用降低辐射剂量的措施来降低管电流，但是由于患者个体体型对X线的吸收存在很大差异，同样的管电流对不同的患者产生的噪声大小不同，所以扫描参数必须按照患者体型情况进行个体化调整。自动管电流（auto mA）调节技术可以更准确地进行必需的管电流调整，从而获得所需的更稳定的图像噪声。在CTA检查中，采用低管电压扫描时，由于X线能量低而产生高噪声使得图像信噪比下降，常采用提高管电流的方法补偿以提高CTA的图像质量。此时即使是增加管电流，由于增加辐射剂量的幅度远小于降低管电压带来的辐射剂量，所以低管电压的CTA总体上还是降低了辐射剂量。无论是低管电压还是自动管电流控制技术，都要依据患者的具体情况具体分析，进行个体化设定和扫描。在保证图像质量的前提下，更加有效地减少受检者的X线辐射剂量。

（六）重建算法

重建算法是指CT成像过程中X线探测器采集到的原始数据被计算机系统用来进行CT图像数字化重建时所采用的数学函数。目前常用的重建算法是滤波反投影算法和迭代重建算法。通常CT设备预设骨算法、标准算法和软组织算法等数学函数。骨算法空间分辨率高，密度分辨率较低，图像噪声高；软组织算法空间分辨率较低，密度分辨率高，图像噪声低；标准算法介于前两者之间，可以根据临床的不同需求对不同的扫描部位选择不同的算法。

（七）视野

视野通常包括采集视野、扫描视野和重建视野。

（1）采集视野：是指CT成像过程中X线球管产生的X线束能够激发X线探测器系统进行数据采集时机架中心的最大扫描覆盖范围，即所能进行数据采集的最大视野。采集视野可为1个或数个。采集视野的数据可用于扫描视野未包含区域的重建，获得额外信息。

（2）扫描视野：扫描视野和重建视野实际的意义通常是相同的，只是表现的形式不同而已。

（3）重建视野：是指扫描前设定的扫描中心和轴向扫描范围或扫描完成后利用原始数据重新更改视野中心及轴向覆盖范围后再重建出图像的有效视野，该视野的中心和大小可反复改变，理论上重建视野只能小于采集视野，但可大于扫描视野。

三、窗口技术

窗口技术是CT检查中用于观察人体不同密度组织的一种显示技术，包括窗宽（window width，WW）和窗位（window level，WL）。由于各种组织结构或病变具有不同的CT值，故显示某一组织结构细节时，应选择适合观察该组织或病变的窗宽和窗位，以获得最佳显示。通常定义物质的CT值：

$$CT 值 = 常数 \times (\mu - \mu_\omega)/\mu_\omega$$

式中，μ是受检物的X线衰减系数，μ_ω是水的X线衰减系数（对有效能量而言），对大多数CT机来说，常数取为1 000，CT值单位为Hounsfield unit（Hu），故

$$CT 值（Hu） = 1\,000 \times (\mu - \mu_\omega)/\mu_\omega$$

一般认为空气对X线的吸收为0 Hu，故空气的CT值为-1 000 Hu；骨组织的X线衰减是水的2~4倍（现取2倍），故相应CT值为+1 000 Hu；水的CT值为0 Hu。

由CT值范围得知，人体组织密度一般可分成2 000个密度等级，有些CT的CT值上限可达到4 000 Hu。在分析CT图像时，可以提供每个像素CT值的确切数据，以便比较与正常组织或周围组织的差异。但为了更快地做出诊断，人们还是习惯于直观地看CT图像，这就需要用荧光屏来显示。为此，CT机通常引入256级灰度级，即把-1 000~+1 000 Hu的CT值用256级灰度来表示其黑白层次。因此，将平均差不多8个相邻CT值作为1个灰度级，使图像中所包含的丰富信号有所损失，窗口技术解决了这个问题。它是把感兴趣的组织CT值提取出来，用荧光屏或胶片的全部灰阶来显示。即窗口技术把感兴趣的W范围的灰度扩展到256级，D为W范围内的任意一点，其转换公式为：

$$G = (D - M) \times 256/W$$

式中，显示下限M（窗底）$= C - W/2$，而显示上限H（窗顶）$= C + W/2$，C为窗口中心，W为窗口宽度，如果$(C + W/2) > D > (C - W/2)$，则其灰度处理为256级；当$D > (C + W/2)$或$D < (C - W/2)$时，其灰度作0处理。

调节窗口的中心和宽度，可以使CT值的任一段以任意窗宽显示出来，实际应用中往往把窗口的中心调到感兴趣脏器组织的平均CT值水平，而把窗宽调到该脏器组织正常CT值变化范围附近（一般不少于128），这样可使该脏器的CT图像具有尽量丰富的层次，以便进行最佳观察。CT值的作用主要有以下方面：

（1）确认组织或病变的性质：如CT值为-30~-300 Hu大多是脂肪组织，CT值为100 Hu以上多为钙化组织，CT值在0 Hu左右多为液体组织。

（2）通过CT值的测量对比，确认非正常表现的存在，如有时骨密度的减低单靠肉眼难以确认，通过与相同部位正常骨组织的CT值进行比较，可知道是否确实有骨密度减低存在。

（3）通过增强前后CT值的对比，可确切了解该组织有无血供，血供程度如何，进一步推测该组织的性质。

四、图像质量主要指标

由于图像质量与辐射剂量密切关联，因而离开剂量来评论图像质量是没有意义的，但需着眼于用

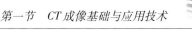

尽量小的辐射剂量而提供尽量高的空间分辨率和密度分辨率。

（一）空间分辨率（spatial resolution）

在高对比度的影像中，能够区分细小的相邻物体的能力称为空间分辨率，即识别相邻物体尺寸的最小极限，通常用每厘米内的线对数（Line Pair per Centimeter，LP/cm）来表示。例如，有一组均匀分布的棒置于平面上，棒间距离等于棒径。当它们受到 X 线照射时，在理想情况下，X 线的强度分布应为一组与棒体相对应的矩形脉冲，脉冲的频率用"LP/cm"表示，也称空间频率。若棒径逐渐缩小，成为一组密排的针，一直到与密排的针相应的矩形脉冲用肉眼不能分辨。目前高档 CT 的空间分辨率已达到 32 LP/cm。空间分辨率也可用可辨别物体的最小直径（mm）来表示，可辨别直径越小，则空间分辨率越高。两种表示方法可以互换，其换算方法为：5÷每厘米内的线对数（LP/cm）＝可分辨物体的最小直径（mm），目前已可达到 0.15 mm。影响空间分辨率的因素有：① 扫描矩阵（像素），相同视野，矩阵越大，像素越小，空间分辨率越高；② 扫描视野（像素），相同矩阵，视野越小，像素越小，空间分辨率越高；③ 层厚（重建层厚），层厚越薄，纵轴空间分辨率越高；④ 特殊滤过算法，骨算法由于边缘勾画清晰，可提高图像中骨骼和肺的空间分辨率。

（二）密度分辨率（density resolution）

密度分辨率又称低对比度分辨率（low contrast resolution），当相邻物质的密度处于某一很小差异的情况下，可以分辨不同物质的最小密度值。同样可以用试模的影像主观评定。试模用有机玻璃制成，其中钻有不同直径、不同深度的孔，内充低密度溶液，以密度差（%）和 孔径（mm）来表示。考虑图像密度分辨率时，不仅要看百分比这个指标，还要同时考虑物体的大小和 X 线的剂量。故密度分辨率恰当的表示方法是：密度分辨率、物体直径、接受剂量。如某 CT 图像的密度分辨率为 0.35%，5 mm，13 mGy，表示当物体直径为 5 mm，接受剂量为 13 mGy 时，该 CT 的密度分辨率为 0.35%，又可写成 5 mm@0.35%，13 mGy。目前，最新型 CT 的密度分辨率已可达到 0.3%，2 mm，9.81 mGy。密度分辨率取决于每个体素所接收的光子量。以下方法可提高密度分辨率：① 层厚越厚，单位体积光子量越多，密度分辨率越高；② 提高管电流（单位：mA），管电流越高，球管光子量输出增多，图像的密度分辨率越高；③ 提高管电压（单位：kV），管电压越高，X 线的穿透力越强，单位体积光子量相对增加；④ 特殊滤过算法，例如软组织算法可以提高密度分辨率。

（三）噪声（noise）

噪声是指一均匀物质影像中，各点 CT 值在平均值上、下随机涨落，影像呈现颗粒性，主要影响图像的密度分辨率。通常用较简单的水模 CT 值的标准差（standard deviation，SD）来表示：

$$\sigma = \mathrm{SD} = \sum (X_i - X)/(N-1)$$

主要噪声源是量子斑，其定义是探测器吸收的 X 光子数在空间上和时间上的统计变化。通常由于 X 线穿透均匀物质到达 X 线探测器的光量子数量的不足导致。其他噪声源如电子噪声、显示系统噪声、重建算法的圆整（Round-off）误差等，可用下式表示：

$$(\mathrm{SD})^2 = K/(V_3 \times h \times D)$$

式中，V 是体素尺寸，h 是切层厚度，D 是辐射剂量，K 是常数。可见：① 体素减小时，噪声大为增加；② 噪声随层厚减薄而增大；③ 噪声随辐射剂量减少而增大。

随着较小固态探测器的问世，用于成像的光子减少，引起噪声增加。为了维持噪声在适当的电平处，势必增加曝光剂量，这既增加了患者的辐射剂量，又增加了 X 线管的负荷。因此在保证图像质量的前提下，要在噪声电平、患者辐射剂量和 X 线管负荷三者之间进行权衡。很多新算法被用来减少噪声，改善图像质量，同时尽量减少 X 线的曝光量。

（四）伪影（artifact）

伪影指原本被扫描物体中并不存在而图像上却出现的各种形态的影像。大体可分为两类，一类是与患者相关的伪影,如扫描过程中患者身体的移动,未配合屏息等导致的胸腔或腹腔运动会产生伪影,可通过对患者的说服和训练加以解决;心脏搏动和胃肠蠕动等非自主运动会产生伪影,可通过门控触发扫描加以解决;患者体内不规则的高密度结构和异物所致也会产生伪影,如两侧岩骨间的横行伪影,金属异物(假牙、银夹)的放射状伪影等,可通过调整定位、移除金属及使用去金属伪影序列等手段加以解决。另一类是与 CT 机器性能及故障有关的伪影,如档次较低的 CT 会因采样数据不足或探测器排列不够紧密,在相邻两种组织密度差别较大的时候出现条纹或放射状伪影;对比剂沾染、X线束能量和探测器灵敏度发生变化或者探测器故障等均可能产生环状伪影,可分别根据不同原因加以解决。

五、螺旋 CT

螺旋扫描技术是 CT 发展史上的一个里程碑。螺旋扫描(spiral 或 helical)的概念首次出现在 1987 年的专利文献上,1989 年 Kalender 在北美放射协会(RSNA)上发表了关于螺旋 CT 物理性能和临床研究方面的论文。螺旋 CT 出现之后,通常把往返式逐层采集方式称为轴扫,把属于往返式扫描的第 1~4 代 CT 称为非螺旋 CT 或普通 CT。此后随着多层螺旋 CT 的诞生,为便于区别,又根据纵轴探测器排数的不同分为单层螺旋 CT 和多层螺旋 CT。

(一)单层螺旋 CT

最早 CT 机的 X 线球管供电是通过高压电缆和发生器相连,并做往返的圆周运动。每次扫描都经过启动、加速、匀速取样、减速、停止几个过程,扫描速度难以大幅度提高,而且电缆在长期往返缠绕运动中容易折断而出现难以查找的故障。往返式运动决定了 CT 扫描在相邻的两层图像采集之间必须有一个时间间隔,不可能连续扫描。对于 CT 采样来说,一是每扫描完一层后,扫描床必须移动(移动时不能扫描),之后再进行下一层扫描;二是由于两次扫描间必须有一个时间间隔(扫描床移动的时间),只能单层间歇式扫描,不能连续(三维)采样,因此不能在短时间内进行大范围扫描。在这种情况下,滑环技术(slip ring)便应运而生,其方法是通过碳刷与滑环接触而馈电或传递信号。滑环有高压滑环和低压滑环之分,前者通过滑环将高压发生器输出的 130 kV 电压传递给机架旋转部分的球管,后者仅将 380 kV 的电压传递给机架内的高压发生器,而这种高压发生器采用高频技术,减少了体积和重量,可以安装在机架的旋转部分,与球管一起旋转。而在滑环技术基础上产生的螺旋扫描技术,将 CT 技术又推向了一个新的阶段。X 线管由以往的往返运动变成单方向连续旋转运动,同时在患者检查床以均匀速度平移前进或后退中,连续采集体积数据进行图像重建。常规扫描与螺旋扫描方式的本质区别在于,前者得到的是二维信息,而后者可得到三维信息。所以,螺旋扫描方式又被称为容积扫描(volume scan)。它的三维数据采集使 CTA 成为可能。

螺旋扫描方式因为速度快,对其他 CT 部件也提出了更高要求,如探测器、X 线球管及计算机等。为了保证短时间扫描时仍能得到高质量的图像,探测器就需进一步提高效率,并减少其几何尺寸;而 X 线球管需要提高热容量和散热率。为了满足实时重建以及 3D 和 CTA 的重建要求,对计算机的运行速度、内存和硬盘等也提出了较高的要求。此外螺旋扫描的方式使图像重建的算法也与以前不同,必须对原始螺旋投射数据进行插值处理,从而得到足够多的重建平面内的投影数据,这样螺旋扫描相比于非螺旋扫描的图像重建过程增加了一个中间步骤即数据插值,插值后再采用类似普通 CT 的滤过-反投影法或卷积反投影法行图像重建。

(二)多层螺旋 CT(Multislice CT, MSCT)

1991 年,以色列 Elscint 公司推出了具有双排探测器的螺旋 CT 机,它在扫描过程中两排探测器同时旋转、同时采集数据,球管旋转 360°即可完成 2 个层面的图像数据采集,在一个扫描周期内扫描覆盖范围是单排探测器的 2 倍,提高了图像的时间分辨率,可以说双排探测器的螺旋 CT 机是多层螺旋 CT 机的雏形。随着超高稀土陶瓷等探测器的研制成功和应用,多层螺旋 CT 的探测器排数越来越多,但由于探测器的排数与单周期扫描的层数不一定一样,故通常以层数的多少来对其分类,从 2 层、4 层、6 层、8 层、16 层、64 层、128 层、160 层、256 层、320 层到 640 层等螺旋 CT 已经正式应用于临床。

1. 多层螺旋 CT 相对于传统的螺旋 CT 在技术上的改进：

（1）探测器：为了在扫描中获得更多的成像数据，满足各种后处理重建的需求，多层螺旋 CT 的探测器阵列在设计中采用了各向同性和超薄设计，扫描层厚的选择不再依赖于准直器的调节，而是通过多排探测器阵列的不同组合来决定。由于探测器的几何尺寸非常小，扫描中投射到每个探测器上的 X 线剂量比以往设备的少得多，这就要求提高探测器对 X 线的灵敏度和利用效率，否则探测器产生的脉冲信号无论是强度还是信噪比都无法达到成像的要求。当前各主流厂家针对多层螺旋 CT 的探测器材料，分别使用了超高速稀土陶瓷、人造宝石、固体钨酸铬及闪烁晶体 GOS 等。同时各厂家还将先进的纳米技术应用于探测器上，纳米材料与超高速稀土陶瓷相结合，组成体积更小的分子材料，便于探测器的固化和精确切割，并减小间隙，提高几何效率和 X 线利用率，为更宽探测器阵列的设计和应用奠定了基础。

探测器的改进使得 CT 的密度分辨率有了明显的提高。单层螺旋 CT 的 Z 轴方向只有一排探测器，多层螺旋 CT 改进为具有多组（4-320 组）通道的多排探测器阵列，各个厂家的探测器排数和构造不尽相同。在计算单位时间内扫描覆盖长度时，除了与单周扫描的覆盖长度有关外，还与 360° 的旋转速度以及采用的螺距有关。各厂家都在为探测器的大范围扫描覆盖探索而推出了相应技术。有厂家推出 320 排 640 层探测器；通过提高扫描床往返连续快速移动的速度，在不降低图像质量的前提下大大提高了扫描范围。2013 年推出的"三明治"双层探测器技术，将两层厚度不同的探测器上下紧密叠加，球管单次产生的 X 线，其中低能 X 线能谱首先被上层的探测器吸收，高能 X 线能谱则主要被下层的探测器吸收，从而实现了能谱分离，也是目前一种常用的能量成像方式。

（2）X 线球管：为了能在高速和超薄层厚的 CT 扫描条件下，使 CT 图像仍具有良好的信噪比，需要 X 线球管在瞬间可以提供很高的曝光剂量，这就要求 X 线球管具有很高的热容量。在传统设计中，X 线球管的热容是与阳极靶的体积成正比，如要增加 X 线球管的热容量，需增加阳极靶的体积和质量，而 X 线球管质量的增加势必会造成机架离心力的急剧升高，这对机架材料和结构均提出了苛刻的要求，并对 CT 扫描速度的提升产生极大的限制。CT 为了获得更高的时间分辨率，只能在保证热容量的前提下设法减轻或维持 X 线球管质量，方可实现机架转速的提升，而减轻或维持 X 线球管质量通常又很难提升热容量。加快机架转速和提高 X 线球管热容量的矛盾似乎是无法解决的难题。在 2005 年，另辟蹊径的"零兆球管"应运而生。该球管采用了液态金属轴承技术及阳极直接油冷的方式，极大提高了 X 线球管的散热效率，同时还减轻了 X 线球管的质量，使得机架转速加快成为可能。"零兆球管"为制造双源 CT 奠定了基础，即整合了两套 X 线球管和两套对应的探测器阵列。该两套采集系统分别安装在机架内相同的扫描平面内（同一个滑环上），机架旋转速度可达到 0.25 秒/周，显著提高了时间分辨率。因两个 X 线球管可以设置不同的管电压，以适应能量 CT 成像。2010 年产生了瞬时高低双能（80 keV 和 140 keV）切换扫描的能谱 CT，通过球管动态变焦技术，完成同时同向同层扫描，对采集的数据处理后可获得连续的 101 个单能量图像，进而获得可以反映不同物质特征的能谱曲线，为临床提供了更多的诊断手段。

（3）高压发生器：多层螺旋 CT 为了保证在高速旋转的条件下，高压发生器不发生渗油现象，采用了固体绝缘的设计，这不仅解决了渗油问题，也降低了高压发生器的体积和重量。另外为了保证快速扫描时，超薄的探测器能接收到足够 X 线剂量，高压发生器的功率也相应地增加。由于各种技术的发展，高频高压发生器实现了小型化和轻量化，可直接安装在扫描架内的旋转部分，滑环只需引入几百伏的低压电即可驱动 CT 工作，这一类型的滑环称为低压滑环。由于其具有传输电压低、易处理、高压电缆短、损耗少等优点，所以目前的螺旋 CT 都已采用低压滑环技术。

（4）机架的驱动系统：传统的马达加皮带或钢带机械传动方式因随着旋转速度的增加，摩擦产热。由于物质热胀冷缩的物理特性，运行速度的限制对图像质量会产生一定影响，所以传统的驱动系统已基本被淘汰。现在大多数厂家采用磁悬浮技术，新型电磁驱动提高了旋转速度，降低了机械噪声。

（5）图像重建算法：多层螺旋 CT 采用锥形射线束内插、滤过内插、扫描采样补偿等多种算法，不仅使 X 轴、Y 轴方向的图像得到改善,而且在任意方向的多平面重组也可以获得很高质量的重组图像。优化采样扫描是通过调整采集轨迹的方法,获得补偿信息,缩短采样间隔,在 Z 轴上增加采样密度,达到改善图像质量的目的。滤过内插法基于多点加权非线性内插法,通过改变滤过波形和宽度来自由调整切层轮廓外形、有效层厚和图像噪声特点,实现 Z 轴方向的多层重建。实现 Z 轴方向的多层螺旋 CT 图像重建。迭代算法是利用求解线性方程组重建图像,通过一副假设的初始图像开始,采取逐步逼近的方法将理论投影值同实际投影值进行比较,在某种最优化的原则指导下求出最优解。该算法可使得低信噪比投影数据获得更高的图像质量。另外,由于扫描时间短,探测器薄,需要增加曝光剂量来降低图像噪声,但过高的剂量会对病人造成较大的损害。因此,多层螺旋 CT 的算法采用了多种降噪技术,既适当降低了对曝光剂量的要求,又保证了图像质量。目前,还可以应用 AI 技术改善 CT 图像的重建质量。如通过使用卷积神经网络(convolutional neural network,CNN)来学习低剂量 CT 图像的噪声模型,进而实现噪声和图像的分离等。

2. 多层螺旋 CT 的临床应用优势:多层螺旋 CT 采用了超薄、多层、各向同性探测器和超高速旋转的设计,使单位时间和单位体积内采集的数据大幅增加,不仅时间分辨率大幅提高,而且在 Z 轴方向上的图像质量得到很大的改善,大大扩展了它在临床上的应用。

(1)心脏及冠状动脉成像:心脏是快速运动的器官,以往对心脏的 CT 检查只能依赖电子束 CT,图像的密度分辨率和空间分辨率都不够理想。现在多层螺旋 CT 旋转一周仅为 0.28 秒或更短,基于心电门控采集,时间分辨率可以达到 75 ms。多层螺旋 CT 冠状动脉成像可作为冠状动脉狭窄的初步诊断和介入治疗的筛选方法,也可用于冠状动脉支架和搭桥血管的评价。随着人工智能的兴起,基于人工智能的后处理技术逐渐使用。例如传统的冠脉 CTA 图像三维后处理方法繁琐复杂,影像科医生需要花费大量精力进行三维重组、判读、评估、审核等,一位技术娴熟的医生整个过程也需要花费近30 分钟。而一些基于深度学习的 AI 产品,如 CoronaryDoc,能够对冠脉 CTA 影像自动后处理并自动判断狭窄,实现对冠脉 CTA 图像进行自动三维重组并自动输出血管病变的结构化、标准化报告,随后由审核医师在自动输出的结果上进行修正和确认,大大减少单个病例 CTA 图像的后处理流程,极大地提高工作效率。此外还可动态显示心脏瓣膜的开、闭及其功能情况,实现心肌灌注、心肌血流储备分数(fractional flow reserve,FFR)测定等多种功能成像。

(2)CTA:CTA 能清晰显示血管解剖、空间分布,常见血管变异及血管病变:对于血管内支架置入前、后的检查能很好地显示血管内腔及支架置入后的形态学信息。对肢体大范围的血管显示,特别是末梢的细微动脉显示也是多层螺旋 CT 检查的突出优势。颈动脉和脑动脉多层螺旋 CTA 相比普通螺旋 CTA 可有效地缩短扫描时间,加上对比剂跟踪触发扫描,可获得最佳的扫描起始时间,其 CTA 图像能够更清楚地显示颈动脉、颅底动脉环和大脑前、中、后动脉及部分细小分支,显示的血管分支更多、更细小,静脉显影的干扰更少。

(3)体部多层螺旋 CT 检查:

1)提高了扫描速度,改善了图像质量,使患者更加舒适。

2)一次屏气完成真正的全胸、全腹连续容积扫描,基本消除了呼吸运动伪影,可进行高质量的胸腹部病变的各向同性成像。肺的高分辨 CT 图像,对于肺间质性病变和微小结节病变的定性诊断极为有利,提高了微小病灶的检出率。并可通过高质量的二维重组和三维重组,使结构和病变显示得更清楚直观。

3)扫描的层厚薄,覆盖范围增大,改善了纵隔淋巴结、支气管、血管及细小病变的显示能力。多层螺旋 CT 机对全肺采用薄层扫描可以重建出效果逼真的仿真支气管镜图像,为患者提供了一种无痛苦的气管、支气管检查手段。

4)增强检查可较理想地显示所需血管或器官的特定期相和多期图像。对于肺动脉、主动脉的检查明显减少了对比剂用量。应用多层螺旋 CT 增强多期扫描功能,对提高肺结节和胸腹部肿块的诊断与鉴别诊断水平有重要临床价值,在肝、胰、脾、肾等腹部实质性脏器的疾病诊断与鉴别诊断中优势尤为突出,其多期扫描的原始数据可进行任意方向二维、三维重组,在病变的定位及解剖关系的显示上有很大价值,有助于肿瘤术前准确分期、手术可切除性判断及治疗方案的选择。

5)智能分析技术近年来,智能分析技术在医学影像诊断领域取得了突破性进展。

6)利用肺小结节分析软件,为早期肺癌的筛查和诊断提供一种新的方法。如 LungCare 软件对肺小结节真伪的鉴别效果良好,能快速测定 5~20 mm 肺结节容积和密度值分布,对肺结节 CT 诊断,特别是随诊有辅助作用。人工智能医学影像辅助诊断系统基于人工智能深度学习核心技术,汲取行业专家知识和经验,能够高速精确地定位病变位置,检出率高达98%以上。人工智能分析能够自动测量病灶的各种定量参数,提供结节的直径、面积、体积、CT 值分布图等信息,并提供良恶性参考意见,为判断疾病的良恶性提供了有力依据(图 1-1-1A~C)。文献报道基于迁移学习模型,可利用基线胸部CT 诊断出 86.3% 的暂时性结节以及 85.9% 的持续性结节,及早缓解暂时性结节患者的焦虑及减少抗生素使用,实现持续性结节的早期诊断、治疗。此外,通过人工智能还可实现肺结节风险分层(如有序层级网络导向策略,HONORS)自动评价,并可满足不同场景的特定需求,如在筛查场景采用高敏感性模型明确诊断出 72.5% 的良性结节,有助于减轻患者心理压力,而在临床诊断场景采用高特异性模型明确诊断出 31.0% 的肺癌(非良性结节),有助于减轻医师工作负担、减少误诊。

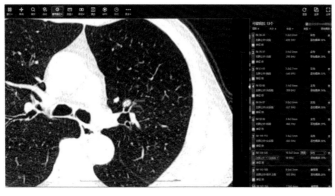
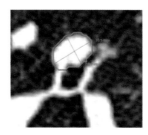
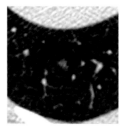

图 1-1-1A   图 1-1-1B   图 1-1-1C

人工智能医学影像辅助诊断系统,图 1-1-1A、B,横断位显示左肺病变,自动检出标记并测量;图 1-1-1C 为磨玻璃样病变,自动检出并勾画出边界。

(4)灌注成像:CT 灌注成像是指在血管(静脉)内注射对比剂的同时,对选定的感兴趣层面进行动态扫描,以获得该层面对比剂首次经过时组织毛细血管时的时间-密度曲线(time-density curve,TDC),并根据该曲线在不同的数学模型下计算出:血流量(blood flow,BF)—单位体积时间内血液流过的量、血容量(blood volume,BV)—单位体积组织内的血液容积量或占比、对比剂平均通过时间(mean transit time,MTT)—对比剂通过单位体积组织毛细血管的平均时间、对比剂达容时间(time to max,Tmax)—对比剂在组织毛细血管内的浓度达到最高的时间值、对比剂峰值时间(time to peak,TTP)—对比剂在该组织毛细血管内容积达到最大的时间值、表面通透性(permeability surface product,PS)—对比剂经毛细血管壁渗漏到周围组织并交换的情况;再逐体素对这些灌注参数进行显示,得到血流灌注图、血流容积图、对比剂平均通过时间图和对比剂峰值时间图等,以此来评价器官组织的灌注状态和通透性。灌注成像数学算法主要有去卷积法和非去卷积的斜率法等。根据数学算法的不同,不同 CT 灌注成像软件对注射流率的要求也不同,如斜率法数学模型要求使用快速团注法,注射流率较高;去卷积法则可以不受注射流率的影响,可降低到 4 ml/s。

CT 灌注成像最主要用于缺血性脑血管病的诊断和观察,其可以在未出现脑组织梗死早期准确地发现灌注不足的脑区,用于短暂性脑缺血发作的功能性检查。在急性脑卒中发生早期常规 CT 检查无阳性发现前,CT 灌注成像即可显示病灶,甚至早于 MR 扩散加权成像(最早可在发病后 40 分钟)。可以通过各灌注指标组合可以反映缺血组织的不同状态,并显示缺血半暗带以指导临床治疗决策。

一般来说,TTP最为敏感,而CBF和MTT较为常用,而Tmax是当前判断缺血半暗带最重要的指标;判断缺血半暗带是否存在并显示其分布,可以有效区分可逆及不可逆梗死灶,对于溶栓治疗的选择、减少溶栓并发症及预后判断具有重要意义(图1-1-2A~F)。有学者提出是否存在缺血半暗带对是否行溶栓治疗的决策判断比单纯基于发病时间的长短选择溶栓与否更有意义。对接受溶栓治疗的患者,CT灌注成像还可通过对比溶栓前后脑组织的血流灌注情况评价溶栓治疗效果、显示缺血再灌注等。此外,CT灌注成像的渗透性指数还可用于脑梗死后出血性转化的预测;探究颅内血流量侧支循环情况;动脉瘤破裂继发蛛网膜下腔出血时估计血管痉挛情况;判断烟雾病血流储备、血管重建治疗后血流功能的恢复等;预测出血后血肿周围的血流动力学变化;对胶质瘤的诊断、鉴别诊断、术前定位、分级、疗效评价及预后评估等。此外也开展了很多其他组织器官CT灌注成像的研究,如对心肌、肝、肾、胰腺、甲状腺结节、淋巴结的良恶性鉴别,前列腺、乳腺、肾上腺相关疾病研究以及消化道肿瘤、骨肌系统肿瘤的评估等。

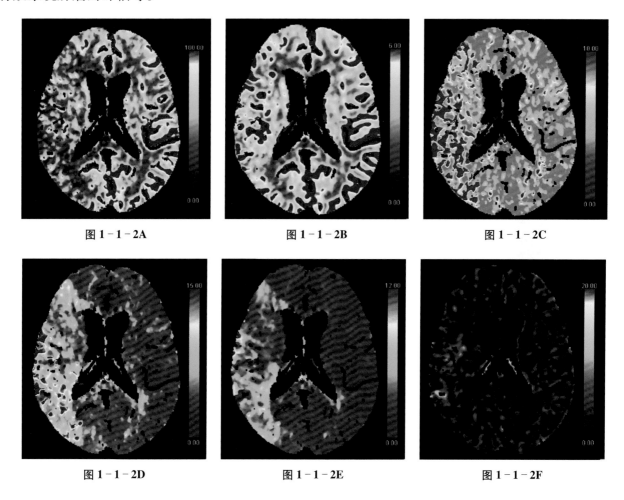

图1-1-2A　　　　图1-1-2B　　　　图1-1-2C

图1-1-2D　　　　图1-1-2E　　　　图1-1-2F

急性脑卒中患者卷积核算法灌注图像,CT灌注成像示右侧大脑半球较对侧CBF(cerebral blood flow)(图1-1-2A)、CBV(cerebral blood volume)(图1-1-2B)减低、MTT(mean transit time)(图1-1-2C)、TTD(time to drain)(图1-1-2D)、Tmax(time to max)(图1-1-2E)延长、FED(flow extraction product)(图1-1-2F)略升高。

(5)图像后处理:多层螺旋CT的探测器采用了多层、超薄、各向同性的设计,可在不提高患者辐射剂量的条件下采集大量的数据,为各种后处理提供了很好的基础条件。多层螺旋CT可以在任意平面重组出同样优质的图像,各种高质量的容积重组图像进一步提高了CT的应用价值。

(尹赛赛　杨　刚　张志强　汤黎明)

第二节　CT图像后处理技术

重建(reconstruction)是指CT的原始数据经过计算机处理,成为图像数据的过程。CT扫描后获得的原始数据,可以选择不同的层厚、重建间隔和卷积核进行多次重建,以适应临床的不同需要,不必重新扫描。重组(reformation)则是指对图像数据的再处理,或者按照设定角度重新排列成冠状或矢状图像(MPR)。或者重组成各种三维图像(VR、SSD)。或者重新组成投影图像(MIP),甚至重新组合成仿真内镜图像(VE)。本节主要讲解CT的图像后处理技术,主要包括多平面重组、曲面重组、最大和最小密度投影、容积再现、表面遮盖显示、仿真内镜等。

一、多平面重组和曲面重组

多平面重组(multiple planar reformation,MPR),利用该技术可以实现冠状面、矢状面、斜面、曲面等任意平面图像的重组。在多层螺旋CT中,由于探测器的层厚可达0.33 mm,是一个各向同性的体素,采集的容积数据大幅增加,每一个像素不仅具有二维的向量信息,还包含了Z轴方向的向量信息,多层螺旋CT采用薄层扫描得到的多平面重组图像可以做到与轴位图像具有相同的空间分辨率和信噪比。如在一个连续的曲面上进行勾画,那么计算机就按该曲面进行重组,这就是曲面重组(curve plannar reformation,CPR)。MPR和CPR克服了传统单一断面显示的不足,在不同角度的平面或曲面进行像素重组,把原本不在一个横断面上的组织结构、病变部位,如一些血管、支气管直观显示在一个平面上,把一些扭曲、重叠、凹凸的结构伸展、拉直。MPR用于显示全身各个系统组织器官的形态学改变,特别是对颅底、颈部、肺门、纵隔、腹部、盆腔等动静脉血管解剖结构和相互关系的显示,以及对病变起源和性质的判断具有一定的优势。MPR和CPR的临床应用如图1-2-1A、B所示。

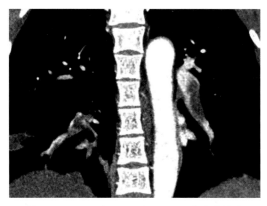
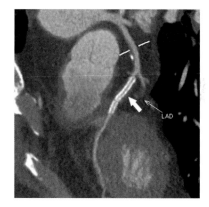

图1-2-1A　多平面重组,显示肺动脉栓塞　　图1-2-1B　曲面重组,显示冠状动脉支架

二、最大密度投影和最小密度投影

最大密度投影(maximum intensity projection,MIP)和最小密度投影(minimum intensity projection,MinIP),分别利用容积数据中在视线方向上CT最高和最低的全部像素进行成像。因为成像数据来自采集的容积数据,所以可以任意改变投影的方向。该技术的优势是可以较真实地反映组织的密度差异,清楚地显示对比剂强化的血管形态、走向、异常改变及血管壁钙化和分布的情况;对长骨、短骨、扁骨的正常形态以及骨折、骨肿瘤、骨质疏松等病变造成的骨密度改变也非常敏感;此外对体内异常的高密度异物的显示和定位也具有很好的效果。MIP主要用于显示血管、骨骼和软组织肿瘤病变。早期的最大密度投影技术只能提供整个扫描容积内的图像,因此骨骼等高密度物质常和血管重叠影响血管的显示,为了获得纯血管图像,常需要对邻近骨骼进行手动切割编辑;目前已经开发了多种去骨技术,如一键去骨技术去除骨骼结构,使得进行最大密度投影显示更加地方便快捷(图1-2-2A、B)。最小密度投影和最大密度投影正好相反,是以投影线经过的最小密度体素值进行投影成像。MinIP更多用于显示大气管、支气管、胃肠道等中空腔脏器的病变(图1-2-2C)。MIP的缺点是对密度接近、结构重叠

复杂的解剖部位不能获得有价值的图像,图像缺乏空间深度感,难以显示颅内走向复杂的动脉、静脉血管和颅骨间的空间关系。

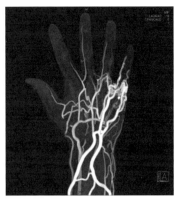 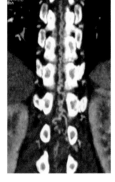 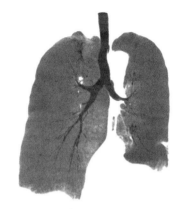

图 1-2-2A 图 1-2-2B 图 1-2-2C

图 1-2-2A,去骨 MIP 图像,显示右手动静脉畸形供血动脉及引流静脉;图 1-2-2B,带骨 MIP 图像,显示脊髓动静脉畸形;图 1-2-2C,MinIP 图像,左下肺癌,显示左下肺支气管闭塞。

三、容积再现

容积再现(volume rendering,VR),基本原理是利用 CT 扫描后获得的容积数据经过处理并对数据进行坐标定位,根据体素的灰度值、梯度值和梯度方向计算体素颜色、透明度并叠加,以不同灰度或颜色、不同透明度三维立体显示扫描范围内的各种组织的结构。容积再现研究光线穿过三维物体数据场时的变化,因此能形成真实的三维图像,并保留了大量的细节信息,提供对解剖结构非常逼真的描绘,清晰观察组织脏器的形态和空间关系,特别是对复杂解剖结构(如心脏、血管以及侧支循环等)的显示有很大帮助,亦可显示血管与肿瘤的关系,利于病变的解剖定位,尤其适合临床医生治疗方案的制订。容积再现技术也有其局限性,在显示骨骼与血管关系密切的部位时,骨骼会遮盖血管,影响观察,需要在去骨的基础上进行容积再现显示;对于血管狭窄性病变的显示,有时会夸大其狭窄程度,此时需结合原始横断面图像及其他重组方式综合进行诊断。近年来,全息仿生成像(cinematic rendering)又称为实影渲染技术逐步推出,该原理受到电影技术的启发,图像运算过程中采用了多个光源,与传统的 VR 方法相反,实影渲染技术解决了多维和非连续渲染方程,整合沿光线所有可能方向散射的光(图 1-2-3A~C)。

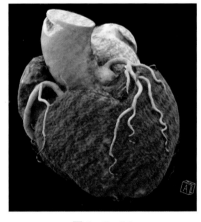 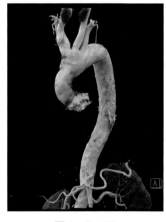 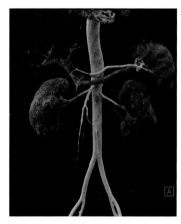

图 1-2-3A 图 1-2-3B 图 1-2-3C

全息仿生成像技术,图 1-2-3A 为冠脉成像,图 1-2-3B 为主动脉成像(升主动脉置换术后),图 1-2-3C 为肾动脉成像。

四、表面遮盖显示

表面遮盖显示(surface shaded display,SSD),是应用较早的三维后处理技术,它是对超过预定阈值的表面数据遮盖成像,通常设定一定范围的灰阶值,在虚拟光源的投射下,位置优先、适合灰阶值范围的被显示,构成表面遮盖显示图像。该技术需要选择阈值,阈值之上的结构被显示,而阈值之下的组织被舍弃。该技术克服了最大密度投影技术对血管开口及重叠血管显示不佳的问题,可用于不同血管病变的观察,尤其对血管开口和起源处以及解剖关系复杂,如血管狭窄或闭塞后的侧支循环形成等血管病变显示非常有利(图1-2-4A、B)。该技术通过对不同的靶结构赋予不同的伪彩色而有利于不同结构和病变的识别。通过此方法获得的图像具有立体感强,操作简单,但受阈值影响大,因而严重影响对血管狭窄程度的评估;在CT阈值范围内不能够鉴别金属支架、管壁钙化和管腔内对比剂,提高阈值会夸大血管狭窄程度,而降低阈值可能会遮盖血管狭窄。因此,随着容积再现及其他后处理方法的出现,这种图像重组方法在放射科里已很少应用。但近几年来,在外科领域有学者将3D可视化技术应用到临床,也就是将多种管理系统的复杂信息融会在虚拟仿真环境之中,以符合人类直觉的方式自然呈现,从而大大提升了信息交互的效率,降低了信息损耗和时间损耗,确保信息传递的准确性和及时性,降低了信息查询和浏览的难度,使操作或浏览图像人员能够大幅提升操控效率。该技术将不同组织赋予不同颜色的同时显示出病灶,受到外科医生的推崇,如将胰腺肿瘤单独勾画,将肠系膜动静脉以及淋巴结分别赋予另外颜色显示(图1-2-4C)。

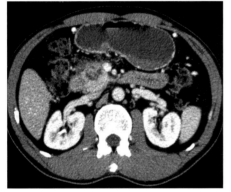
图1-2-4A

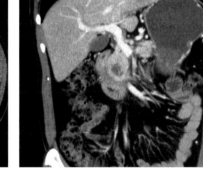
图1-2-4B

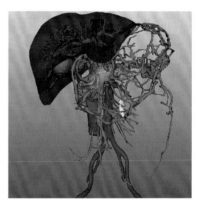
图1-2-4C

胰腺癌,图1-2-4A为横断位图像;图1-2-4B为MPR图像;图1-2-4C为表面遮盖图像,3D可视化显示。

五、仿真内镜

仿真内镜(virtual endoscopy,VE)是利用中空器官壁与相邻组织间的密度差异而重组出仿真的空腔图像。VE的图像有两种显示方法:一种是将观察视线移入腔内进行动态、实时的观察,可以看到器官的内壁是否光滑、平整,是否存在狭窄和闭塞,或者是否存在阻塞物;另一种显示方式是将观察视线移到腔外以观察器官的外形及与周围组织的三维空间关系,这种重组技术也称为气体铸型或血液铸型。CTVE主要用于鼻腔、气管、支气管、胆道、输尿管、膀胱、结肠及血管等中空器官的病变显示。仿真内镜的主要优势有:图像清晰;三维空间关系明确;图像可做任意角度的旋转,可以从各种方向和角度显示腔内的状态;可观察到纤维内镜无法观察到的地方,如鼻旁窦内和血管腔内;原始图像可做多种处理;检查无创伤和痛苦(图1-2-5A~E)。缺点是:其影像还不能完全表现腔内组织的物理特性,如VE的图像色彩为伪彩,无法根据色彩来判断病变情况;此外,CT仿真内镜对扁平病变及较小的病变难以显示,不能够像内镜一样取材活检,因此临床中将此后处理技术作为腔内病变诊断的补充手段。

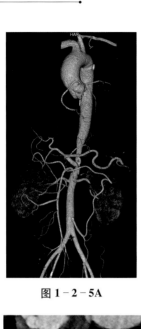

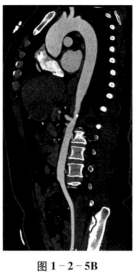

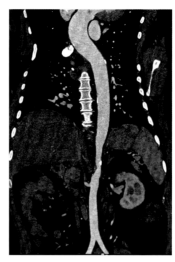

图 1-2-5A   图 1-2-5B   图 1-2-5C

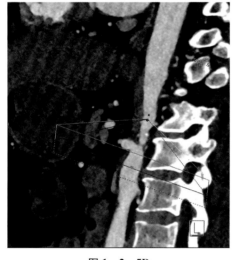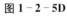

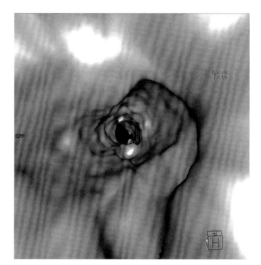

图 1-2-5D   图 1-2-5E

图 1-2-5A 为 VR 重组图,显示整体主动脉情况;图 1-2-5B、C 为曲面重组图,明确缩窄部位及范围;图 1-2-5D 为 MPR 图像,仿真内镜视觉示意图;图 1-2-5E 为仿真内镜显示主动脉缩窄位置。

由于每种后处理技术均有其自身的优势和不足,单一的后处理技术常难以精准显示病变,因此常需要多种后处理技术综合应用。如属必要,可将不同部位、不同期相及不同重组方式的图像融合在一起同时显示,例如将动脉与静脉融合、输尿管与血管融合、容积再现与多平面重组技术融合、透明化与容积再现技术融合等。将融合的数据以三维图像的形式显示,使观察者更加直观地观察病灶的解剖位置,对临床诊断定位及外科手术制订有重要的意义。

(周长圣 刘 亚 李 昂 郑 玲)

第三节 CT 对比剂

在临床应用中,CT 对比剂可分为两类:阳性对比剂和阴性对比剂。阳性对比剂包括含碘对比剂和钆类对比剂。阴性对比剂包括气体、饮用水(甘露醇或牛奶等,用于消化道检查)。上述对比剂中,以碘对比剂在 CT 中的应用最广泛。CT 血管内注射对比剂几乎均为经泌尿系统排泄的水溶性碘对比剂。CT 扫描时,血管内注射对比剂,病灶内碘含量增加,X 线通过该处的衰减增加,病灶与周围组织的对比增大,有助于病灶的检出及提高鉴别诊断的能力。然而对比剂亦有不良反应,严重者可致死亡。不同类型对比剂的增强效果、不良反应的发生率及严重性各有不同。所以使用对比剂的医生必须掌握对比剂使用的指征,并选择合适的对比剂,警惕、防治不良反应。

一、对比剂的种类、理化性质

CT用经尿路排泄的对比剂均为三碘苯环衍生物,有离子型对比剂与非离子型对比剂两类。两者又各有单体(结构为1个苯环上带了3个碘原子)和二聚体(1个分子对比剂含有2个三碘苯环)两种结构形式。离子型对比剂是三碘苯甲酸盐,如泛影葡胺、异泛影葡胺等,由于它们是盐,在水溶液中离解成阳离子和阴离子,带有电荷,故称为离子型对比剂。非离子型对比剂如碘海醇、碘必乐、优维显、三代显及威视派克等,是在三碘苯环上引入羟基($-OH$),去掉羧基($-COO^-$)和离子。它们不是盐类,在水溶液中不产生离子、不带电荷,故称为非离子型对比剂。非离子型对比剂相比离子型对比剂的不良反应或严重反应明显降低。各种对比剂的渗透压、黏稠度及在理想溶液中碘原子数和对比剂离子或分子(粒子)的比率不同,其造影的效果及不良反应存在差异。如渗透压高,则不良反应常较大,而渗透压与溶液中粒子数量成正比,离子型单体对比剂分子中含3个碘原子同时还带有2个水溶性粒子,比率为1.5(3/2=1.5),其渗透压与血液相比是高渗的。血液的渗透压为300 mosm/kg,离子型单体对比剂的渗透压为1 500~2 000 mosm/kg,高于血液渗透压5~7倍。非离子型单体及离子型二聚体对比剂的比率为3(3/1=3及6/2=3),渗透压虽有所降低,但仍高于生理性渗透压。非离子型二聚体对比剂的比率为6(6/1=6,即每个溶解于水的分子含6个碘原子),渗透压则接近生理状态。对高危患者使用碘对比剂,应尽可能采用非离子型对比剂,最好能用等渗对比剂。

二、对比剂的药代动力学

离子型和非离子型对比剂都有高度的水溶性及较低的血浆蛋白结合力。自静脉注入后,对比剂一般不与或很少与血浆蛋白结合,而大量地分布于血管中(不包括脑脊液),进入细胞内的量很少。对比剂可通过肾小球滤过膜,很少被肾小管细胞再吸收或分泌。其血浆半衰期长短取决于肾小球滤过率高低,正常情况下半衰期为1.5~2.0小时。若肾小球滤过率减少,则在血浆中的半衰期增加相同的倍数。上述经尿路排泄的对比剂,少量(肾小球滤过率正常时,2%以下)可经胆道系统排泄;尚有微量经小肠、胃、唾液腺和汗腺排泄。

对比剂注射可分为静脉滴注与团注两种方法,使用高压注射器的团注方法可获得良好的药物代谢信息,因此静脉滴注已很少使用。对比剂经静脉注射后其血药浓度随时间而变化,其在靶器官内达到最大强化峰值的时间受对比剂因素(注射速率、注射剂量及浓度)和患者因素(体重、心功能状态、静脉入路)以及CT设备等影响。利用64层CT,在注射浓度为300 mg/ml、总量按1.5 ml/kg计算的对比剂后16~34秒(平均23秒),腹主动脉即达最大强化。此后,由于再循环的作用,血药浓度还有几个小的回升。从注射开始至血管内对比剂达到最高浓度(峰值)的时间,称为峰值时间。对比剂注射的量和速率决定注射所需时间,但对峰值时间的影响很小。对比剂进入血液循环后,与不含对比剂的血液混合,很少与血浆蛋白结合,也很少进入细胞内,对比剂迅速通过毛细血管壁弥散到细胞外间隙,使血管内浓度迅速下降。

对比剂团注动力学特征决定了实质脏器的强化特点:① 脏器的供血动脉及其分支强化显影,称为动脉期(灌注期);② 脏器均匀强化,实质内结构可辨,此期称为实质期;③ 由于新的血液流入,使脏器强化减弱,只有静脉保持轻度强化,称为静脉期;④ 延迟期是随时间推移血管内对比剂减少的时期,但如果有肿瘤等富血管组织,其内的对比剂衰退比较慢。增强扫描的不同期相,对影像诊断和治疗方案选择指导有各自特殊的意义。

三、对比剂反应的类型及作用机制

对比剂的不良反应可分为两大类:① 特异质反应;② 物理化学反应。前者与对比剂的剂量无关,后者则呈剂量相关性。

(一) 特异质反应

目前认为与对比剂特异质反应有关的病因有四个方面:① 细胞释放介质,如组胺、血清素(血栓素);② 抗原抗体反应,对比剂是一种半抗原,其分子中的某些基团能与血清中的蛋白结合成为完整抗原;③ 急性激活系统(补体、凝集素、激肽、溶纤素);④ 胆碱能作用,对比剂能通过抑制乙酰胆碱活性产生胆碱能性作用。

（二）物理化学反应

物理化学反应的发生率和严重性随对比剂剂量的加大而增强,它与对比剂的渗透压、水溶性、电荷、黏稠度和化学毒性有密切关系。

四、对比剂不良反应的临床表现及其预防与处理

（一）对比剂不良反应的发生率及临床表现

现在,世界上普遍认为非离子型的碘对比剂是相对安全的对比剂,不良反应发生率约3.13%。非离子型对比剂发生不良反应大多数都是轻度及中度的,重度的不良反应偶尔发生,发生率约0.04%。急性过敏反应不能预测且危及生命,应配备专业的抢救设备及技术人员,积极应对各种对比剂副反应。因为严重的过敏反应是不常见的,所以熟悉规范的治疗抢救方法以及定期检查设备及药物是非常必要的。迟发型过敏反应常发生在注入对比剂1~7天后,因这些患者已经检查完毕,所以常被放射科医生忽视。迟发型反应在临床工作中应引起重视,它可能会在下次注入对比剂情况下再发生。

对比剂可影响全身各个系统,出现不同程度的各类症状,通常将对比剂不良反应分为轻、中、重三类,其主要症状为:① 轻度:头痛、头晕、打喷嚏、咳嗽、恶心、呕吐等;② 中度:全身出现荨麻疹样皮疹、眼睑、面颊、耳垂水肿、胸闷气急、呼吸困难、声音嘶哑、肢体颤动等;③ 重度:面色苍白、四肢青紫、手足厥冷、呼吸困难、手足肌痉挛、血压骤降、心搏骤停、知觉丧失及大小便失禁等。

（二）对比剂使用的高危因素

1. 对比剂的过敏史:曾有过对比剂重度、中度及轻度反应者,再次用药发生反应分别为正常人的10.9倍、8.7倍和6.9倍。

2. 其他药物过敏史:曾有过其他药物过敏史者,用CT对比剂发生重度和中度反应的危险性分别为正常人的3.2倍和2.0倍。

3. 过敏性疾病:曾患或现有过敏性疾病者,用CT对比剂发生重度和中度反应的危险性分别为正常人的3.4和1.0倍。

4. 糖尿病:糖尿病患者对比剂使用后急性肾损伤的发生率为5.7%~29.4%,但肾功能正常的糖尿病患者出现对比剂使用后急性肾损伤的风险与非糖尿病患者相当。

5. 哮喘:用对比剂发生重度和中度反应的危险性分别为正常人的5倍和2.7倍。

6. 湿疹:用对比剂发生重度反应的危险性为正常人的4.7倍。

7. 麻疹:用对比剂发生重度和中度反应的危险性分别为正常人的2倍和4.8倍。

8. 肾功能不全:是对比剂使用后急性肾损伤最关键的独立预测因子。患慢性肾病的患者对比剂使用后急性肾损伤发生率为14.8%~55.0%,且对比剂使用后急性肾损伤的危险与患者的基线肌酐水平呈正相关,基线肌酐水平越高,对比剂使用后急性肾损伤的风险越大,当基线肌酐水平≤120 mg/dL,患对比剂使用后急性肾损伤的风险为2%;当基线肌酐水平在140~190 mg/dL时,患对比剂使用后急性肾损伤的风险为10.4%;而当基线肌酐水平≥200 mg/dL时,患对比剂使用后急性肾损伤的风险为62%。

9. 心脏病:各种心脏病发生死亡或重度反应的危险性分别为正常人的8.5倍和4.5倍,

10. 年龄低于1岁或高于60岁者,对比剂反应发生率相对高。

（三）碘对比剂应用的注意事项

1. 掌握对比剂使用剂量、适应证及使用方法,严格按照产品说明书中确定的剂量范围及适应证范围进行临床操作。血管内使用碘对比剂注意事项如下:

（1）给患者补充足够的液体,天气炎热或气温较高的环境,根据患者液体额外丢失量,适当增加液体摄入量。关于补液量,在特殊情况下(如心力衰竭等),建议咨询相关临床医生。

（2）停用肾毒性药物至少 24 小时后再使用碘对比剂。

（3）避免使用高渗对比剂及离子型对比剂,如果确实需要使用碘对比剂,建议使用能达到诊断目的最小剂量。

（4）避免短时间内重复使用诊断剂量碘对比剂,如果确有必要重复使用,建议 2 次使用碘对比剂间隔时间≥14 天。

（5）避免使用甘露醇和利尿剂,尤其是袢利尿剂。

（6）对已知血清肌酐水平异常者以及需要经动脉注射碘对比剂者应择期检查。应当在检查前 7 天内查血清肌酐;如果血清肌酐升高,必须在检查前 24 小时内采取预防肾脏损害的措施;如有可能,考虑其他不需要使用碘对比剂的影像检查方法;如果必需使用碘对比剂,应该停用肾毒性药物至少 24 小时,并且必须给患者补充足够液体。

（7）在不立即进行检查就会对患者造成危害的紧急情况下,可不进行血清肌酐检查;如果推迟检查对患者不会造成危害,应当先检查血清肌酐。

2. 使用对比剂要严格准确掌握其禁忌证:绝对禁忌证为有明显甲状腺功能亢进的患者,不能使用含碘对比剂。使用碘对比剂前,一定要明确患者是否有甲状腺功能亢进。甲状腺功能亢进正在治疗康复的患者,应咨询内分泌科医生是否可以使用含碘对比剂。如果内分泌科医生确认可以使用碘对比剂,建议使用能满足诊断需要的最小剂量,并且在使用碘对比剂后仍然需要密切观察患者的情况。注射含碘对比剂后 2 个月内应当避免进行甲状腺核素碘成像检查。

应慎用碘对比剂的情况包括:

（1）患者有肺及心脏疾病:肺动脉高压,支气管哮喘及心力衰竭。

（2）妊娠和哺乳期妇女:孕妇可以使用含碘对比剂;妊娠期间母亲使用对比剂,胎儿出生后应注意其甲状腺功能;目前资料显示碘对比剂极少分泌到乳汁中,因此使用对比剂不影响哺乳。

（3）骨髓瘤和副球蛋白血症患者使用碘对比剂后容易发生肾功能不全。

（4）碘对比剂可引发高胱氨酸尿症患者血栓形成和栓塞。可使用次高渗碘对比剂或等渗碘对比剂;避免大剂量或短期内重复使用碘对比剂;应用对比剂前后应充分水化。

3. 使用碘对比剂的几点建议:

（1）应用非离子型对比剂:使用等渗或次高渗对比剂。

（2）使用碘对比剂与透析的关系:使用碘对比剂后,无需针对碘对比剂进行透析;不建议将使用碘对比剂与血液透析和（或）腹膜透析时间关联。

（3）糖尿病患者在碘对比剂使用前 48 小时必须停用双胍类药物,碘对比剂使用后至少 48 小时且肾功能恢复正常或恢复到基线水平后才能再次使用。

（四）对比剂不良反应的临床表现及处理

1. 使用对比剂检查室必须常备的抢救用品:

（1）检查室中必须准备的器械:装有心肺复苏药物（必须定期更换）和器械的抢救车,血压计、吸痰设备、简易呼吸器等。

（2）检查室中必须备有的紧急用药:必须备有医用氧气管道或氧气瓶;1∶1 000 的肾上腺素;组胺 H_1 受体阻滞剂（抗组胺药,如异丙嗪、苯海拉明）;地塞米松;阿托品;生理盐水或林格液;抗惊厥药（如地西泮等）。

2. 预防碘对比剂不良反应:采用一般性预防,建议使用非离子型碘对比剂;不推荐预防性用药;患者注射对比剂后需留观 30 分钟才能离开检查室。同时需建立抢救应急通道,建立与急诊室或其他临床相关科室针对碘对比剂不良反应抢救的应急快速增援机制,确保不良反应发生后,在需要的情况下,临床医生能够及时赶到抢救现场进行抢救。

对比剂急性不良反应一般为对比剂注射后 1 小时内出现。不良反应的症状及处理方法如下:

（1）恶心/呕吐:多为一过性,一般使用支持疗法;重度、持续时间长者应考虑适当应用止吐药物。

（2）荨麻疹：散发一过性的荨麻疹一般使用包括观察在内的支持性治疗；散发的持续时间长的荨麻疹应考虑适当应用组胺 H_1 受体阻滞剂肌内或静脉注射，可能会发生嗜睡和（或）低血压。严重者可考虑使用肾上腺素 1∶1 000，成人 0.1~0.3 ml（0.1~0.3 mg）肌内注射；6~12 岁儿童注射成人剂量的 1/2，6 岁以下儿童注射成人剂量的 1/4；必要时重复给药。

（3）支气管痉挛：氧气面罩吸氧（6~10 L/min）。β_2 受体激动剂定量吸入剂（深吸 2~3 次）。血压正常时肌内注射肾上腺素（1∶1 000），0.1~0.3 ml（0.1~0.3 mg）；对有冠状动脉疾病的患者或老年患者使用较小剂量，儿童患者剂量为 0.01 mg/kg，总量最多不超过 0.3 mg。血压降低时肌内注射 0.5 ml（0.5 mg），儿童患者 6~12 岁剂量为 0.3 ml（0.3 mg），儿童患者 6 岁以下剂量为 0.15 ml（0.15 mg）。

（4）喉头水肿：氧气面罩吸氧（6~10 L/min）。肌内注射肾上腺素（1∶1 000），成人 0.5 ml（0.5 mg）必要时重复给药；儿童患者 6~12 岁剂量为 0.3 ml（0.3 mg），6 岁以下剂量为 0.15 ml（0.15 mg）。

（5）低血压：单纯性低血压抬高患者双腿；氧气面罩吸氧（6~10 L/min）；快速静脉补充普通生理盐水或林格乳酸盐。如果无效：肌内注射肾上腺素（1∶1 000），0.5 ml（0.5 mg），必要时重复给药；儿童患者：6~12 岁剂量为 0.3 ml（0.3 mg），6 岁以下剂量为 0.15 ml（0.15 mg）。

（6）迷走神经反应（低血压和心动过缓）抬高患者的双腿；氧气面罩吸氧（6~10 L/min）；静脉注射阿托品 0.6~1.0 mg，必要时于 3~5 分钟后重复给药，成人总剂量可达 3 mg（0.04 mg/kg）；儿童患者静脉注射 0.02 mg/kg（每次最大剂量 0.6 mg），必要时重复给药，总量可达 2 mg；快速静脉内补充普通生理盐水或林格乳酸盐。

（7）全身过敏样反应：应及时进行心肺复苏，必要时气道吸引；出现低血压时抬高患者双腿。氧气面罩吸氧（6~10 L/min）。如果无效：肌内注射肾上腺素（1∶1 000），成人 0.5 ml（0.5 mg），必要时重复给药。儿童患者：6~12 岁剂量为 0.3 ml（0.3 mg）；6 岁以下剂量为 0.15 ml（0.15 mg）。静脉补液，如普通生理盐水，林格乳酸盐；给予 H_1 受体阻滞剂，如苯海拉明 25~50 mg 静脉给药。

迟发性不良反应一般在对比剂注射后 1 小时至 1 周内出现。对比剂给药后可出现各种迟发性症状，如恶心、呕吐、头痛、骨骼肌肉疼痛、发热等，但许多症状与对比剂应用无关，临床须注意鉴别；与其他药疹类似的皮肤反应是真正的迟发性不良反应，通常为轻度至中度，并且为自限性。迟发性不良反应处理措施一般采用对症治疗，与其他药物引起的皮肤反应的治疗相似。

晚迟发性不良反应通常指在对比剂注射 1 周后出现的不良反应。晚迟发性不良反应可引起甲状腺功能亢进，偶见于未经治疗的 Graves 病或结节性甲状腺肿患者、年老和（或）缺碘者。

（陶舒敏　张龙江）

第二章　循环系统疾病

第一节　循环系统 CT 检查技术及正常解剖

一、循环系统 CT 检查技术

1. 主动脉:平扫对诊断胸主动脉疾病,尤其是对主动脉壁内血肿的诊断有较强的提示价值。一般来说,由于胸主动脉血管管径大,受心脏血管运动影响较小,通常不需要心电门控 CTA 检查。常规 CTA 检查方法:患者仰卧位,采取足先进和出床式扫描方式,双上肢上举于头的两侧,以避免产生骨骼所致的线束硬化伪影;使用双筒高压注射器,经静脉通道以 4~5 ml/s 的流速注入生理盐水 20~30 ml,确认静脉通道通畅情况;进行冠状位和矢状位双定位相扫描;确认扫描范围,建议主动脉全程扫描,即达到腹主动脉分叉水平。扫描参数可根据不同设备及各医疗单位具体情况而定,目前 64 层及以上 CT 均可实现容积 CT 数据采集,获得各向同性体素的图像。对于怀疑累及主动脉根部及升主动脉病变,心电门控 CTA 有非常重要的作用,能有效消除大血管的搏动伪影;在升主动脉夹层时对破口位置的显示及主动脉根部受累情况显示较清晰。对主动脉瓣发育畸形也比常规 CTA 显示更清晰。可采用前瞻性心电门控方式、大螺距、低管电压等模式进行扫描,以降低患者接受的辐射剂量。

进行胸主动脉 CTA 检查需要预先确定对比剂用量、注射速率及注射部位等。对比剂用量可按照 1.0~1.5 ml/kg 体重计算。64 层以上多层螺旋 CT 扫描速度提高,进行主动脉全程 CT 扫描时间短于 10 秒,降低了对比剂的用量,常规注射 60~70 ml 碘浓度为 300 mg I/ml 对比剂即可获得满足诊断要求的图像质量。采用大螺距技术结合迭代重建算法以及优化的延迟时间技术,可以进一步降低对比剂的用量。对比剂注射速率一般选择 3~4 ml/s,注射部位大多选择在肘前静脉。

确定 CTA 延迟时间常用的方法有:经验法、对比剂团注示踪法和小剂量团注测试法。推荐确定胸主动脉 CTA 延迟时间的方法是对比剂团注示踪法。实施该方法时,兴趣区应选择在升主动脉,选择兴趣区时尽量不要将靶血管包全,以避免患者轻微运动后兴趣区移位导致检查失败。对于怀疑主动脉夹层者,特别是 Stanford A 型主动脉夹层,平扫时真假腔难以鉴别,可选择同层面的降主动脉作为兴趣区。检查时应密切注意兴趣区强化情况,在靶血管内兴趣区移位时可直接手动启动扫描。对比剂注射完成后应以相同速率注射生理盐水 30~40 ml,更大量的生理盐水无助于提高靶血管的强化程度。

2. 冠状动脉和心脏:

(1) 检查前准备:扫描前禁食咖啡因类食品,心率在 70 次/分以上者推荐使用降低心率的药物;对双源 CT 或 64 层以上 CT 设备可适度将心率限度放宽。尽量要求窦性心律,非窦性心律者也可进行扫描,部分患者可经过心电编辑技术进行数据重建后获得良好的冠状动脉 CTA 图像。为了更好地显示冠状动脉,推荐扫描前 2~3 分钟使用硝酸甘油气雾剂,舌下喷雾以扩张冠状动脉,每次 1 喷。扫描前训练患者呼吸,使其能够在扫描期间很好地配合屏气。

(2) 扫描技术:第 1 步,先扫胸部定位片,确定扫描范围。第 2 步,冠状动脉钙化积分扫描。第 3 步,冠状动脉 CTA 扫描,扫描范围从气管分叉至心脏膈面下 1.5 cm 左右;对冠状动脉旁路搭桥术后患者,因内乳动脉桥多吻合于左侧锁骨下动脉,因此扫描上界应包括胸廓入口处;怀疑冠状动脉瘘患者也应适度增大扫描范围。利用回顾性或前瞻性心电门控采集心脏容积数据,扫描范围为自气管分叉至心脏膈面下 1.5 cm 左右,屏气扫描。扫描参数依据具体设备及临床场景设置,根据选定的最佳延迟时间进行心脏CT容积扫描。

（3）心电门控选择：心电门控有前瞻性心电门控和回顾性心电门控两种。前瞻性心电门控采用步进式扫描，采集既定时相，如R-R间期70%时点的心脏图像。因各支冠状动脉的运动模式不同，故预先选择心动周期时点不能将各个冠状动脉最佳显示。采用前瞻性门控方式较回顾性门控可降低患者接受的辐射剂量。在先进的CT设备中结合大螺距扫描能将冠状动脉CTA的辐射剂量降至1 mSv以下。利用前瞻性心电门控的不足在于对患者心率仍有一定要求，而且所采集的数据不能进行动态分析和心功能分析。在某些CT机型，如第二代双源CT上有了进一步改进，采用自适应前瞻性心电门控，根据心电图进行调节剂量控制，如在选择70%期相时，可选择进行20%~80%扫描，其中70%为全剂量扫描，其余时相采用20%的剂量扫描，这样不仅可以得到优良的冠状动脉CTA图像，而且可以计算心脏功能。

回顾性心电门控采集的是整个心动周期的容积数据，可在R-R间期的任意百分点重建心脏图像，弥补了前瞻性心电门控的不足，也克服了心律失常时心动周期不一致的限制。回顾性心电门控最佳重建时点增加了诊断的准确性，有助于避免因心脏运动伪影造成的误释。在需要进行动态分析、进行心功能评价以及患者心率不能满足前瞻性心电门控要求时，推荐临床使用回顾性心电门控方式采集冠状动脉CTA数据。

（4）对比剂注射方案：推荐选择的对比剂注射方案是双期相注射方案，即首先经右侧肘前静脉以5 ml/s流速应用双筒高压注射器注射优维显370 mg I/ml对比剂60~80 ml，注射完后再以相同的流速注射30 ml生理盐水。应用人工智能触发扫描系统或者小剂量预实验方法确定最佳延迟时间。推荐应用人工智能触发扫描系统进行延迟时间的确定，该技术的优势在于节省了患者使用的对比剂量，能适度减少扫描时间。在利用人工智能触发扫描系统确定延迟时间时，需将兴趣区设在升主动脉根部，设定阈值为100 HU，当对比剂到达兴趣区且CT值到达100 HU后再延迟6 s后扫描。

三期注射方案也在一些冠状动脉CTA研究中应用，具体注射方案为：首先以5 ml/s流速注射40~50 ml对比剂，然后以5 ml/s流速注射15 ml对比剂和15 ml生理盐水，最后再以相同的流速（率）注射20~30 ml生理盐水。三期注射方案的优势在于能够取得均匀的血管强化以及左、右心室的强化，有助于对右心室功能的评估。

二、循环系统CT图像后处理技术

（1）多平面重组技术：主要用于解剖复杂的区域，如复杂先天性心脏病解剖关系的确定；能够更好地显示血管病变所致血管壁增厚、钙化和非钙化斑块形成、附壁血栓及管腔内充盈缺损，对主动脉夹层的真假腔、内膜片、真假腔间破口的显示有很大的帮助；还有助于显示血管破裂或动脉瘤破裂后出血的位置关系以及肿瘤与血管的关系。

（2）曲面重组技术：克服了多平面重组技术无法在一幅图像上完整显示迂曲血管管腔的缺点，可避免血管重叠或周围组织的干扰，尤其适用于走行迂曲血管的显示。在冠状动脉、颈部动脉及四肢动脉中非常有利于显示管壁的斑块及钙化情况，准确地评估狭窄程度；对支架置入术及血管重建术后的患者，曲面重组技术也能准确地评估置入支架及移植血管的通畅性，进行再狭窄评估。

（3）容积再现技术：可以对循环系统解剖结构进行非常逼真的描绘，清晰观察组织脏器的形态和空间关系，特别是对复杂解剖结构（如心脏、大血管及侧支循环等）的显示有很大帮助。

电影渲染原理与容积再现相同，在算法上做了改进，它基于路径追踪方法，假定了一个全局照明模型，考虑了所有光线对图像生成的影响，模拟从所有可能方向行进的数十亿光子的不同路径。其效果更加逼真，图像显示更精确，例如：主动脉瘤和主动脉夹层患者的术前评估和术后随访、主动脉缩窄的显示、心脏瓣膜置换术微小并发症的诊断、慢性肺栓塞和肺部小血管的观察等。

（4）最大密度投影技术：主要用于显示充盈对比剂的高密度血管结构或骨骼系统，优点是可重复性好，能全面评估扫描范围内的病变血管，提供易懂且与常规血管造影图像类似的血管解剖图像。

三、循环系统 CT 正常解剖

(一) 心脏解剖

心脏由 4 个心腔(即左心室、右心室、左心房及右心房)、2 组房室瓣(二尖瓣和三尖瓣)以及 2 组半月瓣(主动脉瓣及肺动脉瓣)组成(图 2-1-1A)。

1. 右心房:构成心脏外形的右缘,呈垂直的卵圆形,以界嵴为界分为固有心房和腔静脉窦两部分。固有心房的前部呈钝三角形突出,覆盖在升主动脉右侧,称为右心耳。固有心房左前下方有右心房室口,通向右心室。

2. 右心室:呈斜向前下方的锥形体,以室上嵴为界分为窦部(流入道)和漏斗部(流出道)。窦部是右心室的主要部分,以三尖瓣口与右心房相通。漏斗部即动脉圆锥,位于窦部左上方,向上经肺动脉瓣口通向肺动脉。

3. 左心房:由两部分组成,即左心耳及体部。左心耳位于心脏左前上方,呈圆锥体形。左心房体部房壁光滑,两侧上下有 4 支肺静脉的开口。

4. 左心室:近似圆锥形,以二尖瓣前瓣为界分为窦部(流入道)和主动脉前庭(流出道)。左心室壁分为前壁、侧壁、下壁、后壁、室间隔等,一般将前 4 部分称为左心室游离壁,约占 5/6,其余为室间隔(图 2-1-1B、C)。

5. 房间隔:是左、右心房的分界结构,走行平面与人体正中矢状面成 45°夹角。其下部 1/3 组织最薄,仅约 1 mm。位于下腔静脉口的左下方卵圆形浅的凹陷,称为卵圆窝。

6. 室间隔:是左、右心室的分界结构,大部分由心肌组织构成,称为室间隔肌部,仅极小部分由较薄的膜性组织构成,即室间隔膜部。

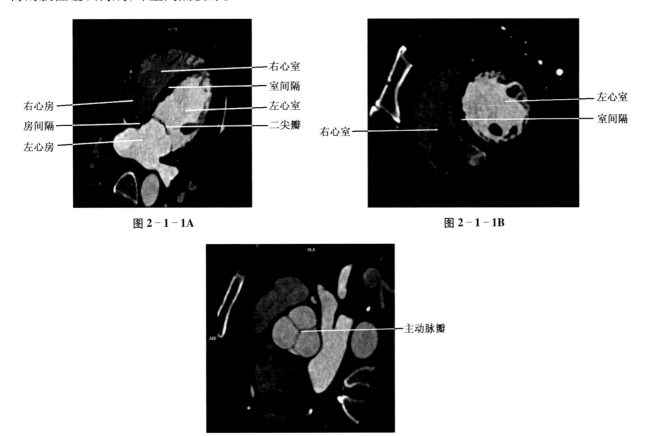

图 2-1-1A

图 2-1-1B

图 2-1-1C

注:正常心脏解剖,图 2-1-1A 为四腔心层面图像;图 2-1-1B 为短轴位层面图像;图 2-1-1C 为主动脉根部短轴面图像,示正常主动脉瓣

7. 瓣膜:正常的二尖瓣由二尖瓣前叶和后叶组成,瓣根部相连。二尖瓣前叶为主动脉瓣的无冠窦直接延续而来,二尖瓣后叶大小变化很大。三尖瓣由前叶、隔叶和后叶3个瓣叶组成,瓣叶间为瓣膜交界处。主动脉瓣(图2-1-1C)由3个附着于主动脉的半月瓣(左冠瓣、右冠瓣及后冠瓣)构成。肺动脉瓣包括3个半圆形瓣叶和3个连合。

(二)主动脉解剖

从左心室发出依次分为升主动脉、主动脉弓和降主动脉(图2-1-2A、B)。以膈肌主动脉裂孔为界将主动脉分为胸主动脉和腹主动脉。

1. 胸主动脉包括升主动脉、主动脉弓和降主动脉。升主动脉约平第3肋软骨水平起于左心室,向右前上升至第2胸肋关节后与主动脉弓相续。主动脉弓呈弓状向左后方弯曲,分出头臂干、左颈总动脉和左锁骨下动脉,其至第4胸椎左侧延续为降主动脉。胸主动脉在心脏后方沿脊柱下降至第12胸椎平面,穿膈肌主动脉裂孔移行为腹主动脉。

2. 腹主动脉沿腰椎体左前方下行,至第4腰椎下缘平面分为左、右髂总动脉而终。腹主动脉的分支分为壁支和脏支,脏支又分为成对和不成对脏支,自上至下成对脏支依次有肾上腺中动脉、肾动脉和睾丸动脉(女性为卵巢动脉),不成对脏支包括腹腔干、肠系膜上动脉和肠系膜下动脉。

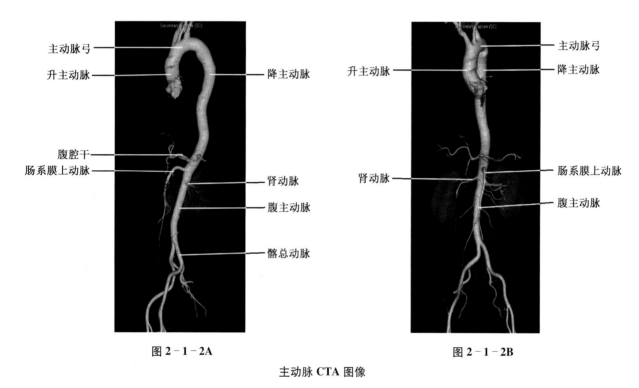

图2-1-2A   图2-1-2B

主动脉 CTA 图像

(三)冠状动脉解剖

冠状动脉由右冠状动脉、左冠状动脉主干、左前降支及左回旋支组成(图2-1-3A～C)。

1. 右冠状动脉:起自右冠状窦,走行至后十字交叉处。依次发出圆锥支、窦房结支、右室支、锐缘支、后降支、左室后侧支及房室节支。

2. 左冠状动脉主干:起自左冠状窦,走行一段距离后分为左前降支及左回旋支。可在左前降支及回旋支之间发出一支中间支。

(1)左前降支:为左冠状动脉主干的分支,走行于前室间沟左、右心室间,抵达心尖部。沿途发出对角支和室间隔前支。

(2)左回旋支:为左冠状动脉主干的另一分支,沿左房室沟向左后走行至后室间沟。沿途可发出钝缘支、左室后支、窦房结支、心房支和左房旋支。右冠状动脉优势者,回旋支可发育细小或不发育。

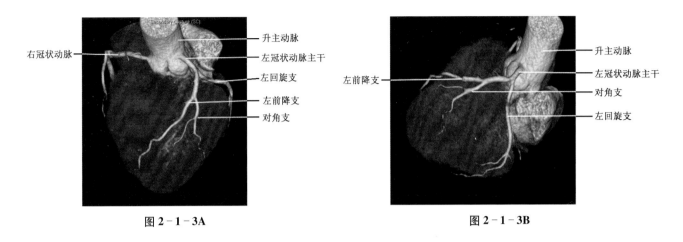

右冠状动脉　升主动脉　左冠状动脉主干　左回旋支　左前降支　对角支

图 2-1-3A

升主动脉　左冠状动脉主干　对角支　左回旋支　左前降支

图 2-1-3B

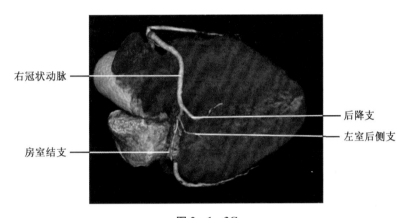

右冠状动脉　后降支　左室后侧支　房室结支

图 2-1-3C
冠状动脉 CTA 图像

（四）肺动脉解剖

肺动脉主干位于心包内,为一粗短的动脉干,起自右心室,在升主动脉前方向左后上方斜行,至主动脉弓下分为左、右肺动脉。左肺动脉较短,水平向左,在左主支气管前方横行,在肺门处分叉为升支和降支,分别营养左肺上叶和左肺下叶。右肺动脉较长,水平向右,经升主动脉和上腔静脉的后方达右肺门,分 3 支进入右肺上、中、下叶(图 2-1-4A、B)。

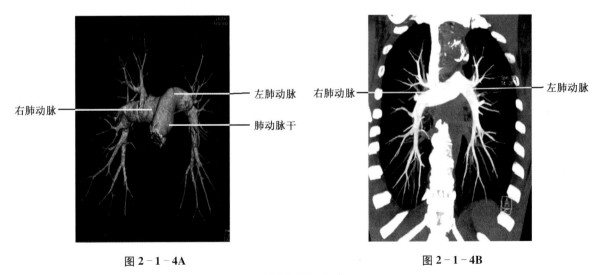

右肺动脉　左肺动脉　肺动脉干

图 2-1-4A

右肺动脉　左肺动脉

图 2-1-4B

肺动脉 CTA 图像

（五）颈部动脉解剖

颈部动脉包括颈动脉和椎动脉(图2-1-5A、B),颈动脉包括颈总动脉及其各级分支。颈总动脉上升至甲状软骨上缘处分为两支,一支为颈外动脉,另一支为颈内动脉。

右颈总动脉起点为胸锁关节后方的头臂动脉(头臂干)。左颈总动脉起自主动脉弓,之后走向头臂干的后外侧。左颈总动脉胸部自左胸锁关节水平起始后上升进入颈部,先行于气管前方然后斜行向左侧。

颈内动脉自甲状软骨上缘起自颈动脉分叉。根据颈内动脉行程可将其分为四部分:颈部、岩部、海绵窦部和脑部。其行程大致如下:颈部垂直上升;岩部行于颈动脉管内,先上升,后弯曲水平行向前内;在破裂孔上方弯向上;海绵窦内水平向前;前床突内侧垂直向上;最后弯曲向后上行短距离后分为大脑中动脉和大脑前动脉两终支。

椎动脉由锁骨下动脉第一段发出,多起自锁骨下动脉起始段的内上后壁,左右各一,沿前斜角肌内侧上行,穿第6~1颈椎横突孔,经枕骨大孔上升到颅内后,沿脑干腹侧面向上、前、内侧行,两条椎动脉在脑桥下缘汇合成基底动脉。

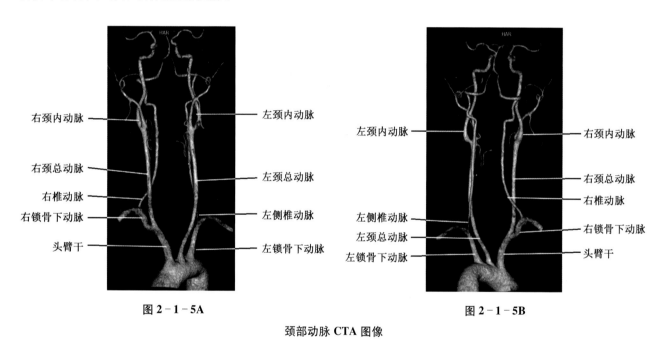

图2-1-5A　　　　　　　　　　　　图2-1-5B

颈部动脉 CTA 图像

（六）外周动脉解剖

1. 上肢动脉:起自锁骨下动脉,越过第1肋后续于腋动脉穿行于腋窝。腋动脉在背阔肌下缘易名为肱动脉,行于肱二头肌内侧沟,在桡骨颈高度分为桡动脉和尺动脉,分别沿前臂桡侧和尺侧(图2-1-6)下降至手掌,两动脉的末端和分支吻合,桡动脉掌浅支与尺动脉终支形成掌浅弓,尺动脉掌深支与桡动脉终支形成掌深弓。

2. 下肢动脉:腹主动脉约在第4腰椎水平分叉为左、右髂总动脉,髂总动脉分为髂外动脉及髂内动脉(图2-1-7),髂外动脉延续为股总动脉,在腹股沟区分叉成股深动脉和股浅动脉。股浅动脉延续为腘动脉,并下行分出胫前动脉和胫后动脉。胫前动脉下行构成足前部动脉,胫后动脉下行分出腓动脉及足后动脉。足前部动脉包括足背动脉和跖背动脉。足后部动脉包括跟支、足底内、外侧动脉。足底外侧动脉与足背动脉远侧相连,构成足底弓。

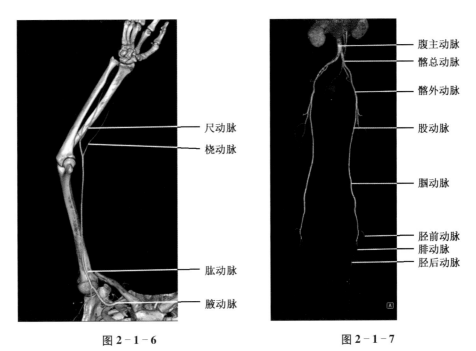

图 2-1-6

图 2-1-7

上肢动脉和下肢动脉 CTA 图像

（七）腔静脉解剖

1. 上腔静脉由左、右头臂静脉在右侧第 1 胸肋结合处后方汇合而成，垂直下行于升主动脉右侧，在第 4 胸椎水平有奇静脉注入，在前纵隔下行至第 3 肋软骨后方进入右心房（图 2-1-8）。

2. 下腔静脉由左、右侧髂总静脉在第 4~5 腰椎体右前方汇合而成，在腹膜后腹主动脉右旁上行，经肝的肝静脉沟，穿膈的腔静脉裂孔进入胸腔，再穿纤维心包进入右心房（图 2-1-9）。

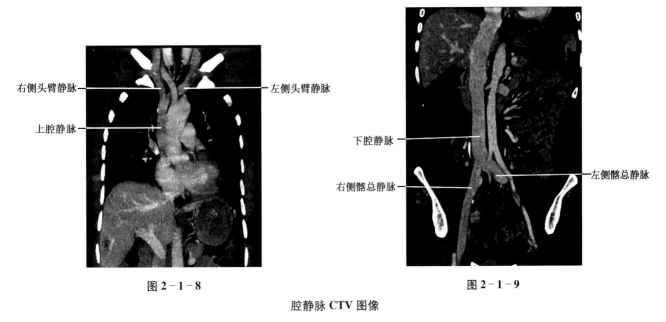

图 2-1-8

图 2-1-9

腔静脉 CTV 图像

（罗　松　张龙江）

第二节　大动脉疾病

例1　主动脉夹层

【病史摘要】　男性,56岁。急性胸背部疼半天。

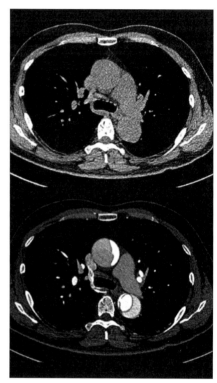

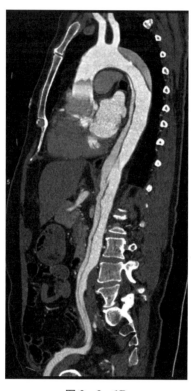

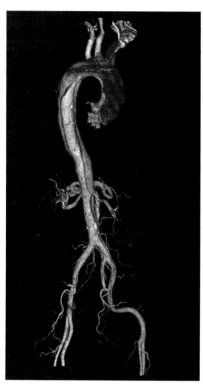

图2-2-1A　　　　　　　　图2-2-1B　　　　　　　　图2-2-1C

【CT征象】　升主动脉、主动脉弓、降主动脉管腔内示线样低密度影,将管腔分成双腔及小的破裂口(图2-2-1A);曲面重组、容积再现图像显示主动脉全程及髂总动脉受累(图2-2-1B、C)。

【重要征象】　主动脉内线样低密度影并真假腔形成。

【CT拟诊】　①主动脉夹层,Debakey Ⅰ型。②主动脉夹层,Debakey Ⅲ型。③主动脉壁内血肿。

【最终诊断】　主动脉夹层,Debakey Ⅰ型。

【评　　述】　主动脉夹层是指主动脉壁内膜撕裂,血液通过内膜撕裂口进入内膜与中膜层,形成双腔主动脉,与主动脉壁内血肿和主动脉穿透性溃疡统称为急性主动脉综合征。病因包括高血压、动脉粥样硬化、遗传性疾病、先天性主动脉畸形、创伤、主动脉壁炎症反应。病理改变主要是在高血压或血流动力学变化促发下主动脉内膜出现裂缝,在主动脉腔与中膜间发生交通,血流进入中膜层,内膜与中膜分离,形成真、假两个腔隙或夹层内血肿。临床上有典型的突然发作剧烈的背部撕裂样疼痛,向颈背部放射,并向下迁移到腹部及四肢。可伴发休克和发绀,少数还有晕厥、呕吐、呕血等。

主动脉夹层的常用临床分型包括Debakey分型和Stanford分型。Debakey分型,Ⅰ型:破口位于主动脉近端,病变累及主动脉弓或(和)降主动脉;Ⅱ型:破口位于升主动脉,病变终止于无名动脉水平;Ⅲ型:破口位于左侧锁骨下动脉开口以远降主动脉,升主动脉和主动脉弓未受累,病变可伸展至腹主动脉。根据累及范围,Debakey Ⅲ型又可分为2型,a型仅累及降主动脉胸段,b型可累及主动脉全程,甚至髂动脉。Stanford 分型,以左锁骨下动脉为分界点分为,A 型,累及升主动脉,伴或不伴有降主动脉累及;B 型,累及左锁骨下动脉以远降主动脉。

在临床应用上,CT 主要用于主动脉夹层的术前评估和术后随访。术前用来评估主动脉夹层的分期和分型,破口、入口和出口位置,确定真假腔(真腔多较小,假腔多较大),评估径路血管条件,测量近端相对正常血管内径以决定所用支架血管的直径。术后随访观察血栓机化情况及真假腔的变化、置换血管形状及位置、管腔通畅程度、管壁有无增厚、支架有无变形、是否在位、支架内通畅情况以及有无内漏及内漏分型。

CT 表现　①平扫,典型的表现为钙化的内膜瓣向腔内移,常可提示诊断。②撕裂的内膜片:增强薄层 CT 横断面图像对内膜片显示率高,多表现为弯曲的线样低密度影,部分患者可见多个破口,内膜漂浮在管腔中。③破口:表现为真腔和假腔之间沟通的管道,血栓形成或撕裂情况复杂,显示困难。④真、假腔:真、假腔可同时显影,或假腔强化和排空比真腔延迟,假腔内常有血栓,而在平扫时呈略高密度。一般情况假腔较大,真腔较小,但不能完全以大小来判断真假腔,要结合破口的数目、位置和血流动力学综合分析判断。⑤受累分支及范围:确认分支血管供血状况,注意供血器官缺血情况以及供血血管是发自真腔还是假腔。⑥主动脉夹层渗漏或破裂:可见心包、纵隔、胸腔积液和积血、主动脉瓣反流等并发症。

鉴别诊断　①主动脉壁内血肿:若假腔充满血栓,则需要与主动脉壁内血肿鉴别;如见到内膜钙化内移及残留的管腔狭窄或变形存在,则强烈提示主动脉夹层。②主动脉夹层,Debakey Ⅲ型,破口位于左侧锁骨下动脉开口以远降主动脉,升主动脉和主动脉弓未受累,本例升主动脉及主动脉弓受累。需要注意的是撕裂的内膜需与伪影鉴别,前者为一层薄而略为弯曲的线样结构,而后者为较粗的直线形结构,在不同的 CT 扫描层面上其方向可以不同,特别是伪影常延伸至主动脉的边缘以外更具鉴别诊断价值。

例2　主动脉壁内血肿

【病史摘要】　男性,38岁。突发胸背部撕裂样剧痛近10小时。

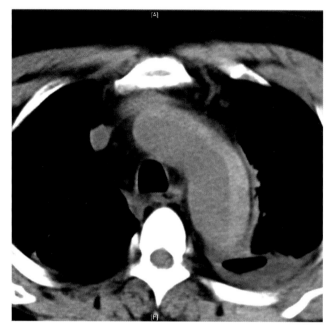

图2-2-2A

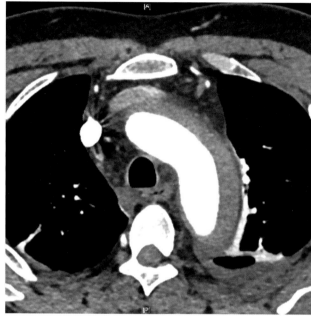

图2-2-2B

【CT征象】　CT横断面平扫图像示主动脉弓呈半月形高密度影(图2-2-2A);CT横断面增强图像示主动脉弓半月形低密度影,未见强化(图2-2-2B)。

【重要征象】　主动脉壁内高密度或等密度新月形或环形增厚。

【CT拟诊】　① 主动脉壁内血肿。② 主动脉夹层。③ 主动脉管壁附壁血栓。

【最终诊断】　主动脉壁内血肿。

【评　述】　主动脉壁内血肿也被称为没有内膜破口的主动脉夹层或不典型主动脉夹层。目前发病机制仍不十分明了,多数学者认为是主动脉中层内滋养血管破裂出血形成主动脉壁内血肿,血肿可局限性或沿主动脉壁外膜下的中膜外层扩张形成广泛血肿。临床上主要表现为强烈的烧灼样、撕裂样或搏动性胸痛且有移行性。主动脉夹层Stanford分型同样用于主动脉壁内血肿分型,将其分为A型:累及升主动脉或同时伴有降主动脉受累;B型:仅局限于降主动脉。

CT表现　① 新鲜的壁内血肿密度高于邻近主动脉壁,平扫CT值在60~70 HU。随着时间推移,增厚的主动脉壁表现为等密度,晚期表现为低密度。② 主动脉壁新月形或环形增厚>0.5 cm,一般无典型夹层内膜瓣或内膜撕裂口,部分患者可见小的内膜撕裂及溃疡样改变,并随着病程的进展而扩大或缩小;若主动脉壁内缘光整,多无主要分支受累。③ 可有心包积液、胸腔积液、主动脉夹层、主动脉瘤等并发征象。

鉴别诊断　① 主动脉管壁附壁血栓:亚急性期或慢性期壁内血肿常表现为管壁局限或广泛增厚,平扫期密度与周围血液密度接近,增强时不强化,主动脉血栓位于壁内,边缘常不规则,与主动脉壁内血肿容易鉴别。② 主动脉夹层:典型主动脉夹层可见撕裂口,撕裂的内膜瓣将主动脉分成真假两个腔。假腔血栓机化后需要与主动脉壁内血肿鉴别,后者管腔多光整,而主动脉夹层真腔常变窄变扁,形态不规则。

例3　主动脉穿透性溃疡

【病史摘要】　女性,81岁。双小腿疼痛2个月余,活动后加重。

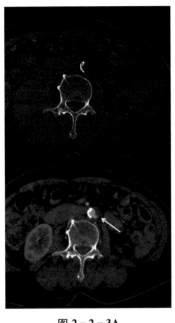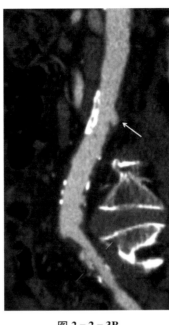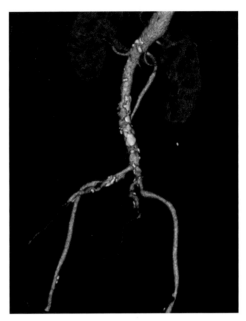

图2-2-3A　　　　　　　图2-2-3B　　　　　　　图2-2-3C

【CT征象】　横断面增强图像示腹主动脉管壁增厚,局部向外凸起(图2-2-3A,箭头示);曲面重组图像示腹主动脉管壁增厚,局部可见小龛影,及多发钙化影(图2-2-3B);容积再现图像示腹主动脉可见多发小凸起,另可见多发钙化影(图2-2-3C)。

【重要征象】　主动脉壁广泛粥样硬化基础上的"龛影"。

【CT拟诊】　① 主动脉穿透性溃疡。② 伴溃疡性病变的主动脉壁内血肿。③ 主动脉粥样硬化。

【最终诊断】　主动脉穿透性溃疡。

【评　　述】　主动脉穿透性溃疡指主动脉溃疡穿透了弹性膜,并在主动脉壁中层形成血肿的主动脉病变,常常在主动脉粥样硬化的基础上形成。病理改变为主动脉粥样硬化基础上,溃疡穿透内弹力层并可在动脉壁中层内形成血肿,往往较局限,但不形成假腔,可进展为动脉瘤、主动脉夹层,甚至破裂。最主要的诱发因素:高血压、年龄偏大和全身动脉粥样硬化。患者常常出现突然发作剧烈的背部撕裂样疼痛。持续反复胸痛、胸腔积液增多及主动脉穿透性溃疡的最大径能预测病变进展。

CT表现　诊断要点为主动脉壁广泛粥样硬化和突出于主动脉管腔的"龛影"。① 主动脉壁广泛粥样硬化基础上突向增厚管壁的"龛影"为特征性表现,可单发或多发。② 可伴发主动脉壁内血肿。③ 破裂出血时可见主动脉周围积血。

鉴别诊断　① 主动脉粥样硬化,管腔不规则增厚,局部可形成溃疡,多伴钙化,一般无明显临床症状。穿透性溃疡时可出现突发剧烈的胸腹痛,对临床症状明显者,一定要细致观察主动脉的形态、边缘,认真识别。② 伴溃疡性病变的主动脉壁内血肿:主动脉壁内血肿平扫可见弧形高密度影,可资鉴别。

例4 主动脉假性动脉瘤

【病史摘要】 女性,50岁。咳嗽、咳痰伴痰中带血10余天,咯血3天。

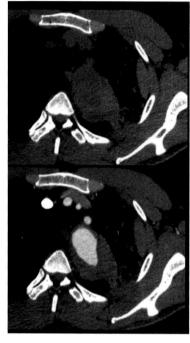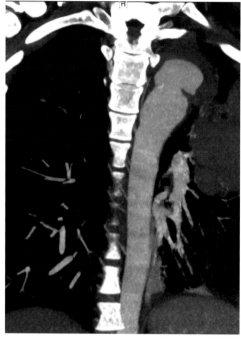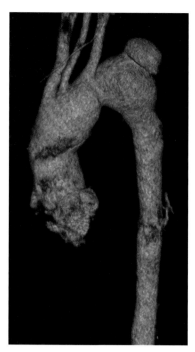

| 图2-2-4A | 图2-2-4B | 图2-2-4C |

【CT征象】 CT横断面图像(图2-2-4A)、CT冠状面最大密度投影图像示主动脉弓局部增粗,呈瘤样扩张,周围见弧形稍低密度影包绕,附壁血栓形成(图2-2-4B);主动脉容积再现图像示主动脉弓瘤样扩张(图2-2-4C)。

【重要征象】 紧贴主动脉壁的瘤样等密度影,管壁欠光滑,管壁内强化与主动脉相同。

【CT拟诊】 ① 主动脉假性动脉瘤。② 主动脉动脉瘤。③ 主动脉穿透性溃疡。

【最终诊断】 主动脉假性动脉瘤。

【评 述】 主动脉假性动脉瘤为主动脉管壁撕裂,在血管周围形成局限性血肿,其瘤壁仅由纤维结缔组织构成,而不具有正常的动脉壁结构,瘤内血流通过破裂口和母血管相通。其病理改变主要是主动脉血管壁破裂,血液外溢于血管周围形成局限性血肿,并逐渐液化,在血流的冲击下,通过破口与主动脉管腔相通。临床上多见于外伤、术后、动脉硬化和感染等,以外伤最多见。瘤体较大时压迫周围器官引起相应症状。诊断要点是常有外伤史,瘤体多位于主动脉轮廓之外,典型表现为"挂果征"或"纽扣征"。

CT表现 ① 平扫示紧贴主动脉壁的瘤样等密度影,管壁常欠光整。② 紧贴主动脉壁的瘤样扩张影像,与相邻主动脉同步同程度强化,并经破口与相邻主动脉相通,瘤体多位于主动脉轮廓之外,表现为"挂果征"或"纽扣征"。③ 常见附壁血栓及钙化。

鉴别诊断 ① 主动脉穿透性溃疡:多发生在主动脉粥样硬化的基础上,表现为增厚的管壁内单发或多发龛影,多呈宽基底;而假性动脉瘤多有创伤史,可见偏主动脉一侧的小的突起经细茎与母血管相通。② 主动脉动脉瘤:假性动脉瘤多有外伤史,瘤壁与主动脉壁不延续,瘤体为主动脉壁旁血肿,而主动脉动脉瘤瘤壁与主动脉壁相延续,较易诊断。

例5　主动脉动脉瘤

【病史摘要】　女性,87岁。腹痛2天。

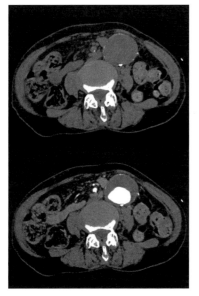
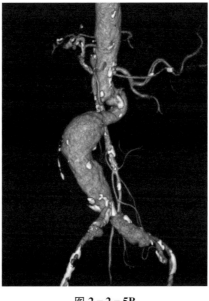
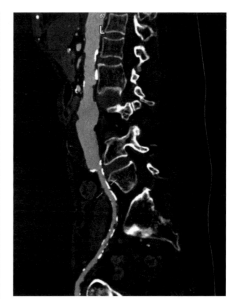

图2-2-5A　　　　　　　　　　图2-2-5B　　　　　　　　　　图2-2-5C

【CT征象】　腹主动脉管腔明显增宽,管壁可见低密度血栓及钙化(图2-2-5A～C)。

【重要征象】　管腔局部明显扩大,主动脉壁广泛稍高密度粥样斑块。

【CT拟诊】　① 腹主动脉动脉瘤。② 假性动脉瘤。③ 主动脉夹层。

【最终诊断】　腹主动脉动脉瘤。

【评　　述】　主动脉动脉瘤是指局限性或弥漫性主动脉扩张,血管壁仍保持完整,包括内膜、中膜及外膜三层结构。根据动脉瘤的形态分为囊状动脉瘤、梭形动脉瘤、梭-囊状动脉瘤(混合型动脉瘤)。临床表现取决于动脉瘤的大小、部位、病因、对周围组织的压迫和并发症。常见胸背痛,腹主动脉瘤常为腹部搏动性肿块及腹部疼痛。如果发生突发性撕裂或刀割样胸痛,提示动脉瘤破裂。主动脉真性动脉瘤的诊断要点在于主动脉管腔局部扩大,升主动脉管径>5 cm,降主动脉管径>4 cm,伴或不伴血栓形成。腹主动脉瘤临床表现为腹部搏动性肿块及腹部疼痛。

影像对于主动脉动脉瘤的作用主要在于术前及术后的评估方面。① 术前:确立诊断、动脉瘤累及的部位、范围及瘤体大小;邻近血管分支情况,分支血管到动脉瘤的距离;邻近正常主动脉管径大小及钙化情况。② 术后:血管置换术后主要观察置换血管管腔、管壁、位置、周围渗漏及附壁血栓等,以及支架术后主要评估支架位置、形态及管腔内情况,有无并发内漏及内漏分型等。

CT表现　① 平扫显示主动脉壁广泛粥样斑块,钙化,瘤体部管壁增厚,密度增高。② 管腔局部扩大,胸主动脉管径>5 cm,腹主动脉管径>4 cm。③ 附壁血栓:主动脉瘤腔内低密度充盈缺损,多为偏心性。④ 若主动脉瘤渗漏或破入周围脏器,通常表现为主动脉周围积液,为高密度影。

鉴别诊断　① 主动脉夹层:可见真腔、假腔及撕裂的内膜片,范围较广。② 假性动脉瘤:常有外伤史,瘤体向主动脉壁旁突出,而真性动脉瘤瘤壁与主动脉相延续,结合临床病史,常较易诊断。

例6 主动脉损伤

【病史摘要】 男性,19岁。外伤后胸痛1天。

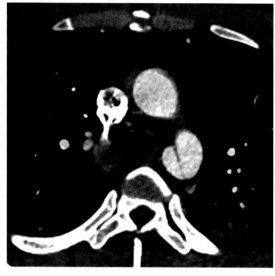
图 2－2－6A

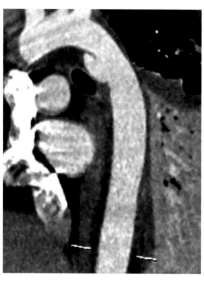
图 2－2－6B

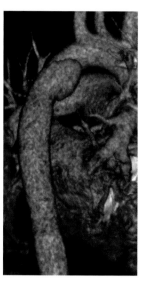
图 2－2－6C

【CT征象】 横断面增强图像示降主动脉起始处管腔内低密度线影(图2－2－6A);曲面重组图像示降主动脉局部宽基底突起,强化程度与增强扫描主动脉强化程度相同(图2－2－6B);主动脉容积再现图像示降主动脉局部瘤样突起(图2－2－6C)。

【重要征象】 主动脉腔内线样低密度影,主动脉局部宽基底突起。

【CT拟诊】 ① 主动脉损伤(Ⅰ级)。② 主动脉损伤(Ⅲ级)。③ 主动脉动脉瘤。

【最终诊断】 主动脉损伤(Ⅰ级)。

【评 述】 外伤性主动脉损伤是外伤引起的主动脉内膜至外膜破裂。随着我国经济的迅速发展,我国交通事故的发生率明显增多,因外伤所致的主动脉损伤的病例也逐渐增多,对其及时诊断与处理关乎患者生命安危。主动脉损伤主要包括主动脉断裂或破裂、主动脉假性动脉瘤、主动脉夹层和主动脉壁内血肿,占致命性胸部外伤的10%~20%。大约90%的主动脉损伤发生在主动脉峡部;7%~8%位于升主动脉根部,并且常常伴有主动脉瓣的撕裂。

国外有学者将主动脉损伤分为4级:Ⅰ级为内膜撕裂,Ⅱ级为壁内血肿,Ⅲ级为假性动脉瘤形成,Ⅳ级为主动脉破裂。Ⅰ级、Ⅱ级被认为是微小主动脉损伤,一般保守治疗;Ⅲ级为临床上最多见的主动脉损伤,可行主动脉腔内修复或外科手术治疗。Ⅳ级存活患者极少见。

CT表现 根据增强CT表现可对主动脉损伤进行分型诊断,明确损伤类型及范围,主动脉内膜撕裂、主动脉壁内血肿、假性动脉瘤形成及主动脉破裂。主动脉内膜撕裂,即主动脉夹层,累及范围可局限也可广泛。主动脉夹层、主动脉壁内血肿及主动脉假性动脉瘤的CT表现见本章相关描述。主动脉破裂能行影像学检查者罕见,表现为纵隔及胸腔积血和其他伴随胸部损伤表现。

鉴别诊断 结合明确外伤病史及典型的CT表现,主动脉损伤诊断较为可靠。主动脉损伤需要进行分型诊断,明确损伤类型。主动脉损伤有时难以与主动脉动脉瘤相鉴别,需结合相关病史。此外,主动脉损伤需要与伪影相鉴别,CT扫描伪影为较粗的直线形结构,在不同的CT扫描层面上其方向可以不同,特别是伪影常延伸至主动脉的边缘以外更具鉴别诊断价值。

例7 主动脉缩窄

【病史摘要】 男性,21 岁。体检发现血压异常。

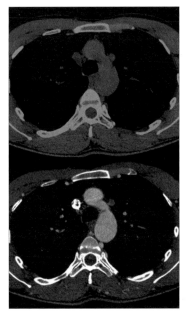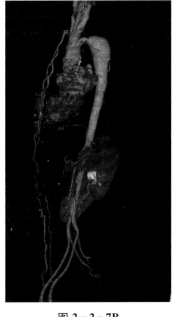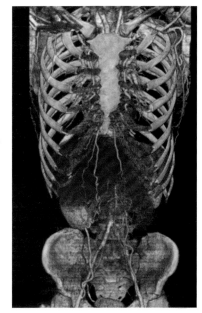

图 2-2-7A   图 2-2-7B   图 2-2-7C

【CT 征象】 横断面 CT 图像(图 2-2-7A)、容积再现图像(图 2-2-7B)示主动脉弓峡部明显狭窄,廓内乳动脉明显增粗;容积再现冠状面图像示双侧内乳动脉、腹壁上下动脉增粗(图 2-2-7C)。

【重要征象】 主动脉弓峡部局限性明显狭窄。

【CT 拟诊】 ① 主动脉缩窄。② 大动脉炎。③ 主动脉弓离断。

【最终诊断】 主动脉缩窄。

【评　　述】 主动脉缩窄是一种较常见的先天性心脏畸形,在各类先天性心脏病中占 5%~8%。主动脉缩窄绝大多数(95%以上)发生在主动脉峡部,即邻近动脉导管或动脉韧带区;极少数病例缩窄段可位于主动脉弓、胸部降主动脉甚至腹主动脉。系动脉导管纤维化闭锁过程中波及主动脉峡部或是主动脉峡部过度缩窄的结果;或者是胚胎时期血流分布不均,由于接受来自导管的血流,使通过峡部血流减少,受此血流动力学的影响而致。临床表现主要为头痛、头晕、耳鸣、眼花、气急、心悸、颈动脉搏动感、下肢发凉、易疲乏、间歇性跛行等症状。分为 3 型:导管旁型,缩窄段位于导管附着处;导管前型,缩窄段位于动脉导管开口近端或主动脉弓;导管后型,缩窄段位于导管开口处远端。

CT 主要用于主动脉狭窄的术前评估和术后随访。术前评估:观察缩窄位置、程度、侧支血管及合并畸形等,制订合适的手术方案。术后随访:以外科旁路搭桥手术及介入腔内修复术治疗为主,术后观察旁路血管位置、管腔内通畅程度、支架位置、形态及支架内情况。尽管 DSA 被认为是血管疾病诊断金标准,但目前已很少用于主动脉病变的首选检查。

CT 表现 诊断要点为主动脉峡部局限性狭窄,伴多发侧支血管形成。① 主动脉局部管腔狭窄,缩窄后远端主动脉往往可见扩张。② 侧支血管,常见内乳动脉、锁骨下动脉及肋间动脉扩张并与主动脉端吻合。③ 其他畸形,如室间隔缺损、房间隔缺损、肺动脉高压、动脉导管未闭等。

鉴别诊断 ① 主动脉弓离断:升主动脉与降主动脉之间管腔及血流连续性均中断,降主动脉通过动脉导管未闭与肺动脉相通,均合并有重度肺动脉高压且肺动脉显著扩张。② 大动脉炎:主动脉管壁环形增厚,活动期有炎性改变,且累及范围广。

例8　大动脉炎

【病史摘要】　女性,35岁。反复头晕1个月余。

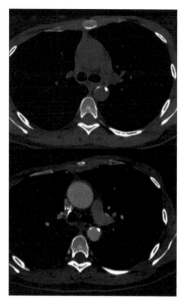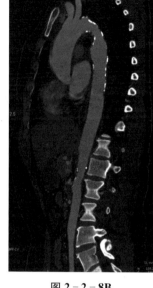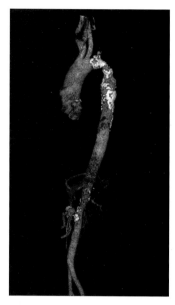

图 2-2-8A　　　　　　　图 2-2-8B　　　　　　　图 2-2-8C

【CT征象】　CT横断面图像示升主动脉管壁较均匀增厚(图2-2-8A);曲面重组、容积再现图像示主动脉粗细欠均匀,局部管腔较狭窄,管壁可见钙化(图2-2-8B、C)。

【重要征象】　血管壁环形增厚,管壁钙化,管腔向心性轻度狭窄。

【CT拟诊】　① 大动脉炎。② 动脉粥样硬化。③ 结节性多动脉炎。④ 巨细胞动脉炎。

【最终诊断】　大动脉炎。

【评　　述】　大动脉炎,又称"无脉病",是一种发生于大弹力动脉的慢性非特异性炎性疾病。好发于20~30岁年轻女性。病理改变主要以T淋巴细胞、B淋巴细胞和巨噬细胞浸润为主的透壁性血管炎。受累动脉外膜呈结节样增厚,中膜和内膜增生、纤维化,致管腔狭窄甚至闭塞;也可见管腔扩张、动脉瘤和(或)血栓形成。

病变分为5型:Ⅰ型,累及主动脉弓主要分支血管;Ⅱa型,累及升主动脉、主动脉弓及其主要分支;Ⅱb型,累及升主动脉、主动脉弓及其主要分支和胸主动脉;Ⅲ型,累及胸主动脉降段、腹主动脉和(或)肾动脉;Ⅳ型,仅累及腹主动脉和(或)肾动脉;Ⅴ型,Ⅱb型+Ⅳ型。在上述分型的基础上,冠状动脉受累时为C+,肺动脉受累时为P+。

CT表现　① 血管壁环形增厚为最典型表现,也是该病早期主要表现,CT平扫上环形增厚的血管壁相对于管腔呈略高密度,增强扫描时增厚的管壁可出现"双环征"。② 血管腔狭窄或闭塞:为向心性狭窄,见于90%的患者,以胸主动脉降段和腹主动脉受累常见,最常受累分支血管为左锁骨下动脉、颈总动脉和肾动脉,肺动脉和冠状动脉也可受累。③ 管壁钙化:以透壁性钙化为典型表现,可见于27%的患者。④ 管腔扩张或动脉瘤形成:以腹主动脉和升主动脉最常见。⑤ 侧支循环血管:表现为狭窄或闭塞血管周围大量迂曲、增粗的小血管。

鉴别诊断　大动脉炎诊断要点为年轻女性,多发大动脉受累,管壁环形增厚伴管腔向心性狭窄或闭塞,可伴侧支循环形成。注意与以下疾病鉴别:① 巨细胞动脉炎:受累部位主要位于颈外动脉及其分支和颈内动脉,且常见于50岁以上女性。② 结节性多动脉炎:好发于30~50岁男性,受累部位主要位于内脏动脉如肾动脉,以多发小动脉瘤样改变为特征。③ 动脉粥样硬化:管壁不均匀增厚,钙化常见,管腔偏心性狭窄,以40岁以上患者多见。

例9　主动脉粥样硬化性闭塞症

【病史摘要】　男性,55岁。饮酒后逐渐出现意识不清1小时。

【CT征象】　腹主动脉及双侧髂总动脉内可见长段充盈缺损,未见对比剂充填,降主动脉内可见附壁血栓,管壁可见多发钙化(图2-2-9A、B)。

【重要征象】　血管壁毛糙且不规则,管腔内可见充盈缺损。

【CT拟诊】　① 主动脉硬化性闭塞症。② 血栓闭塞性脉管炎。③ 大动脉炎。

【最终诊断】　主动脉硬化性闭塞症。

【评　　述】　动脉粥样硬化性闭塞症是全身性动脉粥样硬化在肢体局部表现,是全身性动脉内膜及其中层呈退行性、增生性改变,使血管壁变硬、缩小、失去弹性从而继发血栓形成,致使远端血流量进行性减少或中断。以45岁以上男性多见,

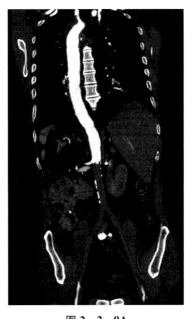
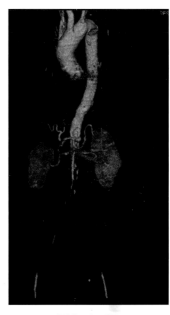

图2-2-9A　　　　　　　　　　图2-2-9B

男女之比为8∶1。好发于大、中型动脉,如腹主动脉、髂动脉、股动脉及腘动脉等,也可累及颈动脉,上肢动脉很少发生。因在血管分叉处容易形成涡流,致使动脉内膜损伤,所以动脉硬化性闭塞好发于动脉分叉部位,如腹主动脉的末端、髂内及髂外动脉的分支部、股总动脉及腘动脉的分叉处。动脉发生狭窄或闭塞后,导致狭窄或闭塞动脉远端血流减少,引起相应的脏器或肢体供血不足的症状。糖尿病患者因脂肪代谢异常导致的动脉硬化,发病较早且病变较一般动脉粥样硬化的范围广,可累及下肢小动脉,易发生溃疡和坏疽并易继发感染。

CT表现　① 血管壁毛糙且不规则,管壁内可见钙化斑,表现为沿管壁的弧形或环形高密度影。管腔狭窄或轻度扩张,血管扭曲增加,偶尔可显示管腔面溃疡形成。增强扫描可发现低密度粥样硬化斑块及血栓;胸主动脉粥样硬化导致主动脉延长、扩张扭曲和壁层钙化。腹主动脉粥样硬化病变主要累及肾动脉水平以下,往往一直延伸到盆腔内的髂血管,向上延伸可累及肠系膜上动脉和肾动脉开口。造成狭窄的粥样斑块常见于腹主动脉分叉处、髂总动脉远端和髂外动脉近端。② 由于动脉狭窄和闭塞进展缓慢,常有侧支循环形成。在腹主动脉或髂动脉发生狭窄或闭塞时,肋间动脉、腰动脉、髂腰动脉、臀上动脉及旋髂深动脉等分支都可参与侧支循环,与股深动脉分支吻合。

鉴别诊断　① 大动脉炎:好发于青年女性。主要病变位于主动脉弓分叉处与腹主动脉下段。当病变侵犯腹主动脉及其分支时,可出现下肢缺血症状,但主要是肢体的酸软无力感觉,疼痛多较轻微或无疼痛症状,皮肤的颜色改变亦不明显。极少发生溃疡或坏疽。② 血栓闭塞性脉管炎:多发生于20~40岁青壮年男性。大部分有明显的发病诱因,如60%~70%的患者有受寒冻、潮湿和外伤史,95%以上的患者有严重吸烟嗜好等。有40%~60%并发小腿部游走性血栓性浅静脉炎,而在闭塞性动脉硬化症无此种表现。血栓闭塞性脉管炎无动脉钙化斑块出现,肢端坏死多位于肢体末端,坏疽范围一般不及闭塞性动脉硬化症广泛。

例 10　主动脉腔内植入术后内漏(Ⅲ型)

【病史摘要】　男性,48 岁。主动脉夹层动脉支架植入术后 4 个月。

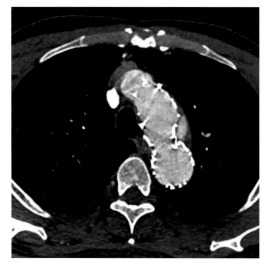 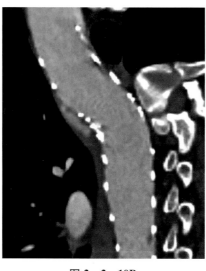 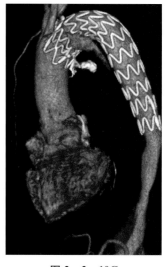

图 2-2-10A　　　　　　　　　　图 2-2-10B　　　　　　　　　　图 2-2-10C

【CT 征象】　CT 横断面增强图像示降主动脉夹层支架植入术后,降主动脉金属支架影,支架通畅(图 2-2-10A);曲面重组图像、容积再现图像示支架外可见对比剂显影(图 2-2-10B、C)。

【重要征象】　降主动脉夹层支架外可见对比剂显影。

【CT 拟诊】　① 主动脉腔内隔绝术后内漏(Ⅲ型)。② 主动脉腔内隔绝术后内漏(Ⅰ型)。③ 主动脉腔内隔绝术后正常改变。

【最终诊断】　主动脉腔内隔绝术后内漏(Ⅲ型)。

【评　述】　动脉腔内隔绝术后内漏是指与腔内血管移植物相关的、在移植物腔外,且在被此移植物所治疗的动脉瘤腔及邻近血管腔内出现持续性血流的现象,是主动脉腔内隔绝术后的主要并发症之一,也是影响远期疗效的关键。其病理改变主要是:① 内漏可以来自移植物远端、近端以及与移植物本身缺陷有关。② 近端内漏最可能的原因是移植物与管壁贴附不紧密,或移植物选择不合适,血流沿移植物与管壁之间的缝隙进入假腔。③ 远端内漏因为移植物远端与血管壁贴附不紧密,致使血液经两者之间的缝隙反流向上进入假腔;也可能是主动脉夹层上存在多个裂口,当近端裂口被封闭后,远端裂口处的血流方向从原来由假腔流入真腔变为由真腔进入假腔,血液逆流向上,使假腔再度显影。

病变分为四型,Ⅰ型:指血液经腔内移植物近心端或远心端的裂隙流入瘤腔。Ⅰa 型为血液经腔内移植物近端的裂隙流入瘤腔,Ⅰb 型为血液经腔内移植物远端的裂隙流入瘤腔。Ⅰ型内漏的预防主要是精确评估和恰当选择并准确定位释放腔内移植物。Ⅱ型:指腔内隔绝术后血液经腔内移植物与分支血管反流入瘤腔,包括Ⅱs 和Ⅱo 型,其中Ⅱs 型为血液经左侧锁骨下动脉反流入瘤腔,Ⅱo 型为血液经支气管动脉或肋间动脉流入瘤腔。Ⅲ型:指血液从腔内移植物破损处流入夹层假腔。Ⅳ型:指血液从腔内移植物针孔流入夹层假腔。

CT 表现　主动脉夹层或动脉瘤覆膜支架术后支架腔外显影,根据原因确定其分型。CT 表现主要为瘤腔内的对比剂外渗至移植物腔外。以Ⅰ型内漏最常见,Ⅱ型内漏相对不常见。Ⅰ型和Ⅲ型内漏需要及时处理。

鉴别诊断　本病需要注意与主动脉腔内隔绝术后的正常改变相鉴别。结合病史,注意在薄层的延迟期图像上观察,本病较容易诊断。临床上要明确病变分型。

(罗　松　张龙江)

第三节　冠状动脉疾病

例1　冠状动脉粥样硬化

【病史摘要】　男性,85岁。脑梗死复诊。

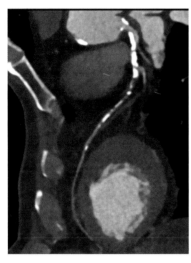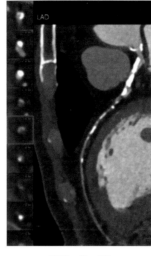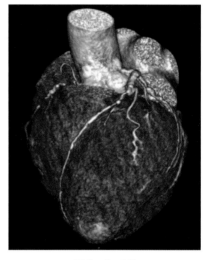

| 图2-3-1A | 图2-3-1B | 图2-3-1C |

【CT征象】　曲面重组图像及容积再现图像示左冠状动脉前降支近段管壁增厚并见钙化影,管腔狭窄约98%;右冠状动脉及左冠状动脉回旋支管壁见钙化,管腔狭窄(图2-3-1A~C)。

【重要征象】　左冠状动脉前降支混合型斑块,管腔狭窄。

【CT拟诊】　① 左冠状动脉前降支管腔重度狭窄。② 左冠状动脉前降支管腔中度狭窄。③ 心肌桥。

【最终诊断】　左冠状动脉前降支管腔重度狭窄。

【评　　述】　冠状动脉粥样硬化是指由于斑块形成及斑块继发性病变引起的冠状动脉管壁增厚变硬、失去弹性及管腔狭窄。冠状动脉CT血管成像作为无创的检查方法,是冠心病患者首选的检查方法,且具有较高的准确性。以冠状动脉造影为金标准,冠状动脉CT血管成像在诊断冠状动脉阻塞性病变(狭窄程度大于50%)的敏感性为98%,特异性为82%。

CT表现　① 冠状动脉斑块:分为钙化性斑块、非钙化性斑块及混合性斑块。钙化斑块定义为管壁上CT值超过130HU以上的部分。非钙化斑块又可分为富含脂质斑块和纤维性斑块,其CT中位值分别为23HU、69HU,两者的CT值存在部分重叠,有时鉴别较困难。混合斑块是指同时存在钙化及非钙化斑块成分。② 管腔狭窄:依据CAD-RADS推荐意见,冠状动脉狭窄按程度分为5级:无狭窄;轻微狭窄,管腔狭窄程度1%~24%;轻度狭窄,管腔狭窄程度25%~49%;中度狭窄,管腔狭窄程度50%~69%;重度狭窄,管腔狭窄程度≥70%;闭塞,管腔狭窄程度100%。③ 其他征象:心肌缺血、梗死或室壁瘤形成,表现为心肌密度局部减低,室壁瘤表现为收缩期和舒张期室壁的运动减弱或矛盾运动。

鉴别诊断　① 心肌桥:亦会造成冠状动脉狭窄,表现为冠状动脉与心肌关系密切或走行于心肌内,观察横断面图像可帮助鉴别。② 左冠状动脉前降支管腔中度狭窄。为了正确判断管腔狭窄程度,需要注意以下几点:1) 狭窄程度为病变段的最小血管直径与病变近端或远端参考血管的比值,而不是病变段血管直径与病变段的最大血管直径(包含斑块和管腔)的比值。2) 注意鉴别伪影:由于心脏的运动、患者呼吸、扫描技术等影像,冠状动脉的成像有时会出现伪影,可能会高估或低估冠状动脉的狭窄程度。常见的伪影有呼吸伪影、运动伪影、线束硬化伪影、分层伪影等。

例2 冠状动脉粥样硬化性疾病

【病史摘要】 男性,82岁。反复胸痛胸闷1个月余。

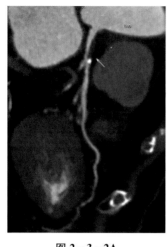 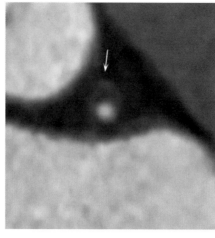 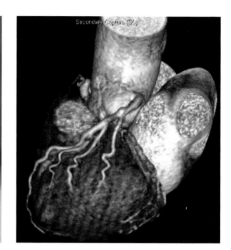

图2-3-2A　　　　　　　　　图2-3-2B　　　　　　　　　图2-3-2C

【CT征象】 曲面重组图像、横断面图像及容积再现图像示左冠状动脉前降支近段管壁增厚,斑块处病变的最大血管直径(包含斑块和管腔)大于邻近正常血管直径;斑块内见点状钙化影,管腔最窄处中度狭窄。冠状动脉横断面图像显示为病变处低密度斑块核心及周围环绕的稍高密度环(图2-3-2A~C)。

【重要征象】 斑块处病变的最大血管直径(包含斑块和管腔)与病变近端和远端参考血管平均直径的比值≥1.1,斑块内见点状钙化影;餐巾环征。

【CT拟诊】 ① 左冠状动脉前降支混合型斑块(高危斑块),管腔中度狭窄。② 冠状动脉血栓。③ 冠状动脉夹层第2型(壁间血肿)。④ 冠状动脉周围脂肪组织。

【最终诊断】 左冠状动脉前降支混合型斑块(高危斑块),管腔中度狭窄。

【评　　述】 冠状动脉粥样硬化斑块破裂是造成急性冠状动脉综合征的直接原因,早期检测冠状动脉高危斑块特征对评估主要不良心血管事件的风险具有重要的临床指导意义。高危斑块主要的病理特点有薄纤维帽、大脂质坏死核心、点状钙化、新生血管形成、巨噬细胞浸润及正性重构等。冠状动脉CTA有助于判断斑块的稳定性。

CT表现 高危斑块的CT特征包括低密度斑块、餐巾环征、正性重构和点状钙化四个特点。① 低密度斑块:定义为非钙化的冠状动脉斑块内部测得CT值<30 HU。② 正性重构:冠状动脉重构指数为病变段血管的最大直径(包含斑块和管腔)与病变近端和远端参考血管平均直径的比值,若比值≥1.1,则认为存在正性重构。③ 餐巾环征:为邻近管腔的低密度斑块核心及周围环绕的稍高密度环。④ 点状钙化:为斑块内部任何切面直径均小于3 mm、且占管腔小于1/4环径的钙化灶。两个和两个以上的征象可以提示高危斑块。其他征象包括冠状动脉管腔狭窄、心肌缺血、梗死或室壁瘤形成等。

鉴别诊断 ① 冠状动脉周围脂肪组织:易被误认为是冠状动脉增厚的管壁,需与高危征象中的正性重构进行鉴别。冠状动脉脂肪组织形态不规则,且边界不清楚。② 冠状动脉夹层第2型(壁间血肿):表现为冠状动脉壁局部增厚,也需要与高危征象中的正性重构进行鉴别。冠状动脉夹层2型(壁间血肿)少见,范围常较长(通常>20 mm),在平扫上呈高密度影,常伴有冠状动脉走行迂曲。③ 冠状动脉血栓:表现为冠状动脉内的低密度影,需要与高危征象中的低密度斑块相鉴别。冠状动脉附壁血栓少见,常有血栓形成的危险因素如卵圆孔未闭等,常多发,血管管腔呈次全闭塞或闭塞。结合临床病史及影像学表现可帮助鉴别。

例3 冠状动脉粥样硬化性心脏病(缺血特异性狭窄)

【病史摘要】 男性,76 岁。胸痛 1 天入院。

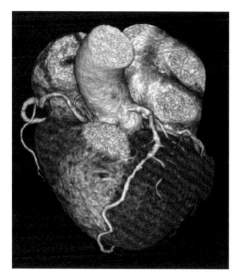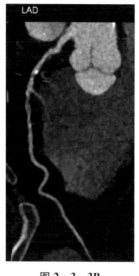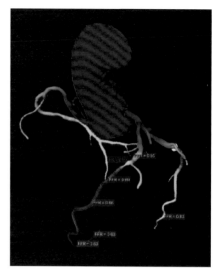

| 图 2 - 3 - 3A | 图 2 - 3 - 3B | 图 2 - 3 - 3C |

【CT 征象】 容积再现图像及曲面重组图像示左冠状动脉前降支近段管壁增厚并见含钙化混合斑块影,呈重度狭窄(狭窄程度 90%),远端 CT - FFR 值为 0.69(图 2 - 3 - 3A~C)。

【重要征象】 左冠状动脉前降支重度狭窄;远端 CT - FFR 值降低。

【CT 拟诊】 左冠状动脉前降支近段重度狭窄(缺血特异性狭窄)。

【最终诊断】 左冠状动脉前降支近段重度狭窄(缺血特异性狭窄)。

【评 述】 冠状动脉 CT 检查不仅能显示患者冠状动脉形态学的异常,如斑块(高危斑块)、管腔狭窄外,还可以提供功能学的信息。血流储备分数(fractional flow reserve,FFR)被认为是评价冠状动脉血管生理功能的"金标准",需要在冠状动脉造影下获得,因其有创且价格高,临床广泛应用受限。近年来,冠状动脉 CT 血流储备分数(CT - FFR)得以快速发展,可在单次常规冠状动脉 CT 血管成像的基础上利用专用软件测得 CT - FFR 值。大量研究证实其与有创 FFR 值有很好的相关性,有望代替有创 FFR 在术前检测患者是否存在心肌缺血,具有较好的发展前景。另外,CT 冠状动脉灌注成像的心肌血流量、心肌血容量等定量参数在检测心肌缺血及缺血严重程度分级等方面具有重要价值。

CT 表现 CT - FFR 最佳测量位置应选在病变远端 2~3 cm 处,以此判别该病变是否为缺血特异性狭窄。对病变远端 CT - FFR 值>0.80,认为该病变不会引起缺血改变;病变远端 CT - FFR 值<0.80 的病变,认为是缺血特异性病变,CT - FFR 值<0.70 的病变推荐进行血运重建;位于"灰区"CT - FFR 值(0.70~0.80)的患者,是否需要血运重建应综合考虑临床和其他功能影像学信息。其他形态学异常包括冠状动脉管腔狭窄、心肌缺血、梗死或室壁瘤形成等。

鉴别诊断 正确测量及解读 CT - FFR 具有重要的临床意义。目前 CT - FFR 分析软件主要有 3 种:基于 3D - CFD、降维 CFD 和机器学习算法的 CT - FFR 分析软件,测量结果的准确性和可重复性尚待大样本研究证实,特别是当不同软件测得的结果不同时,需要密切结合临床的症状及检验指标等以作出正确的诊断及处理。此例患者病变远端 CT - FFR 值为 0.69,认为是缺血特异性病变,综合临床、CTA 结构成像和功能成像信息,可诊断为冠状动脉粥样硬化性心脏病并且有血运重建指征。

例4 冠状动脉起源于对侧冠状动脉窦

【病史摘要】 女性,60岁。心慌、胸闷1周。

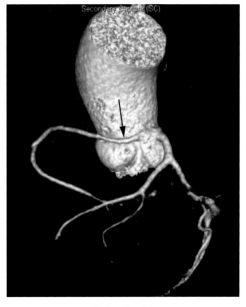

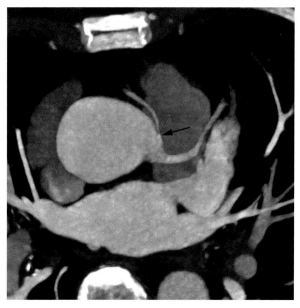

图 2 - 3 - 4A　　　　　　　　　　　　　　　　图 2 - 3 - 4B

【CT征象】 容积再现图像、最大密度投影图像及曲面重组图像示右冠状动脉起源于左冠状动脉窦,并走行于主动脉与肺动脉之间,右冠状动脉起始处轻度狭窄(图2-3-4A~C)。

【重要征象】 右冠状动脉起源于左冠状动脉窦。

【CT拟诊】 ① 右冠状动脉起源于左冠状动脉窦(主肺动脉间型)。② 冠状动脉瘘。

【最终诊断】 右冠状动脉起源于左冠状动脉窦(主肺动脉间型)。

【评　述】 冠状动脉起源于对侧窦属于冠状动脉起源异常的一种,分为四种类型,① 动脉间型:畸形血管走行于主肺动脉之间。② 间隔型:畸形血管走行于室间隔内或肺动脉下。③ 肺动脉前型:畸形血管走行于主肺动脉前。④ 主动脉后型:畸形血管走行于主动脉后。起源异常的冠状动脉开口处常呈扭转成拐角,长期的血流动力学改变易造成近端血管动脉粥样硬化;或者起源异常的血管走行于主动脉和肺动脉圆锥之间,运动时,扩张的肺动脉和主动脉挤压位于动脉之间的血管节段可导致该血管间断性狭窄或闭塞,引起心肌缺血。

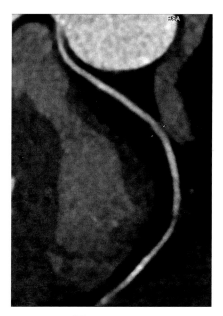

图 2 - 3 - 4C

[CT 表现] 一侧冠状动脉起源于对侧冠状动脉窦,走行于主动脉后方、肺动脉前方、主-肺动脉之间、室间隔内或肺动脉下。横断面图像、多平面重组、最大密度投影图像、容积再现图像、冠状动脉树图像均可显示,其中冠状动脉树对其起源异常显示最佳,多平面重组、最大密度投影图像及容积再现图像对异常血管走行及与周围血管的关系显示最佳。

[鉴别诊断] 冠状动脉瘘属于冠状动脉终止异常的一种,仔细观察是否有正常起源的冠状动脉可帮助鉴别。

例5 心肌桥

【病史摘要】 男性,39岁。突发胸痛24小时。

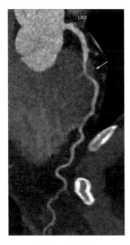 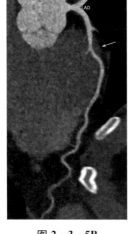 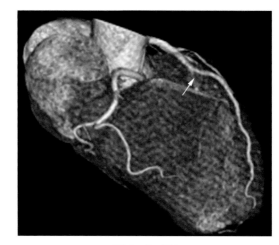

图2-3-5A　　　　　　　图2-3-5B　　　　　　　图2-3-5C

【CT征象】 曲面重组图像及容积再现图像示左冠状动脉前降支近段局部走行于心肌内,管腔狭窄,冠状动脉于收缩期变窄,舒张期稍增粗,较正常冠状动脉仍狭窄,呈典型"挤牛奶"征象(图2-3-5A~D)。

【重要征象】 前降支局部走行于心肌内。

【CT拟诊】 ① 心肌桥(纵深型)。② 心肌桥(表浅型)。③ 冠状动脉粥样硬化。④ 肥厚性心肌病。

【最终诊断】 心肌桥(纵深型)。

【评　　述】 壁冠状动脉是指冠状动脉血管节段性被心肌完全包绕或环周1/2以上被心肌包绕,而近、远段冠状动脉血管走行于心外膜脂肪组织中,该段冠状动脉称为壁冠状动脉,而覆盖于血管表面的心肌形似桥状称为心肌桥。壁冠状动脉分为表浅型及纵深型。表浅型壁冠状

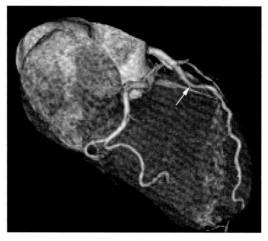

图2-3-5D

动脉是指冠状动脉管壁被心肌环周1/2以上至深度位于心肌下2 mm以内;纵深型壁冠状动脉是指覆盖于冠状动脉的心肌深度大于2 mm。纵深型壁冠状动脉由于血管走行于心肌内,收缩期心肌收缩时会挤压冠状动脉,影响冠状动脉的血流,特别是当并发心动过速时,心脏舒张期时间缩短,心肌缺血会更加严重。壁冠状动脉近端血管由于长期的血流动力学异常会更加容易发生粥样硬化性病变。

CT表现 常见于左冠状动脉前降支中段,横断面图像及曲面重组图像可观察到与冠状动脉关系密切或走行于心肌内的冠状动脉,该段冠状动脉于收缩期狭窄,舒张期基本恢复正常或稍狭窄。典型征象有"挤牛奶征"及"上下跳跃征"。"挤牛奶征"是指收缩期出现冠状动脉节段性狭窄而舒张期基本恢复正常;"上下跳跃征"是指节段性走行于心肌内的冠状动脉与其近、远端走行于心外膜内的冠状动脉之间的成角现象。另外,壁冠状动脉近端血管常伴有冠状动脉斑块及管腔狭窄等表现。

鉴别诊断 ① 肥厚性心肌病:患此病时心肌外脂肪变薄,血管紧邻心肌走行,易被误诊为表浅型心肌桥,仔细观察横断面及曲面重组图像心肌与冠状动脉关系可鉴别。② 冠状动脉粥样硬化:可引起冠状动脉管腔狭窄,但是其狭窄是由斑块引起,没有走行于心肌内的冠状动脉。③ 表浅型心肌桥:纵深型心肌桥对冠状动脉血流的影响更重,更容易引起相应的临床症状,测量覆盖于冠状动脉的心肌深度可鉴别。

例6 冠状动脉-肺动脉瘘

【病史摘要】 男性,68岁。反复心慌、胸闷10余年,再发4天。

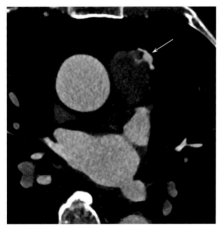 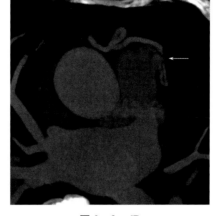 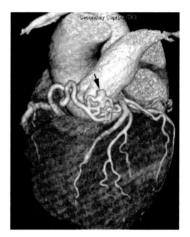

图2-3-6A　　　　　　　　图2-3-6B　　　　　　　　图2-3-6C

【CT征象】 右冠状动脉一分支增粗并走行迂曲,在肺动脉周围形成血管网,局部呈瘤样改变,并进入肺动脉内,肺动脉内见对比剂喷射征(图2-3-6A~D)。

【重要征象】 右冠状动脉分支终止于肺动脉内。

【CT拟诊】 ① 右冠状动脉-肺动脉瘘。② 冠状动脉弓。

【最终诊断】 冠状动脉-肺动脉瘘。

【评　述】 冠状动脉-肺动脉瘘属于冠状动脉终止异常,是指冠状动脉与肺动脉之间的异常沟通,属于冠状动脉瘘的IV型。冠状动脉血流经异常血管进入肺动脉,瘘口远端冠状动脉血流量减少,会影响心肌供血;瘘口近端冠状动脉由于血流量增加,会加大粥样硬化斑块形成的可能;肺动脉血流增加会引起肺动脉高压;异常血管迂曲扩张,容易形成血栓。

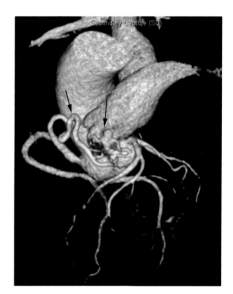

图2-3-6D

CT表现 直接征象为起源于右冠状动脉、左冠状动脉或左右冠状动脉均有异常的血管,终止于肺动脉。肺动脉内见对比剂异常染色;畸形血管常迂曲扩张,可于肺动脉前方形成血管网,局部呈瘤样改变并伴发瘤内血栓形成。

鉴别诊断 冠状动脉弓是左、右冠状动脉之间的连接沟通,需要与左、右冠状动脉-肺动脉瘘鉴别。冠状动脉弓不与肺动脉相连,且周围没有异常血管网及动脉瘤。

例 7 冠状动脉-心室瘘

【病史摘要】 女性,46 岁。胸闷、心慌、头晕 1 个月余。

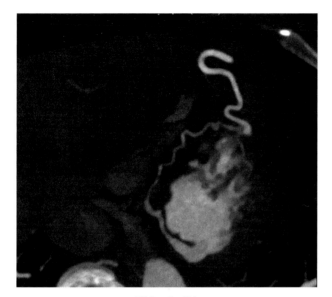

图 2-3-7A

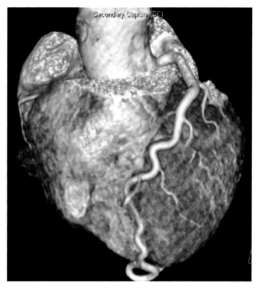

图 2-3-7B

【CT 征象】 左冠状动脉前降支增粗迁曲,绕过左心室心尖部并走行于后室间沟,终止于左心室(图 2-3-7A~C)。

【重要征象】 左冠状动脉前降支终止于左心室。

【CT 拟诊】 ① 左冠状动脉前降支-左心室瘘(Ⅰ型)。② 冠状动脉瘤样扩张。

【最终诊断】 左冠状动脉前降支-左心室瘘(Ⅰ型)。

【评 述】 冠状动脉-心室瘘亦属于冠状动脉终止异常,是指冠状动脉与心室之间的异常沟通,属于冠状动脉瘘的Ⅱ型(冠状动脉-右心室瘘)及Ⅴ型(冠状动脉-左心室瘘),以右冠状动脉-右心室瘘多见。冠状动脉-心室瘘时,因部分冠状动脉血流从面对高阻力的心肌血管床转向低阻力瘘管而直接回流入心腔,形成冠状动脉窃血,心肌灌注减少而产生局部心肌供血不足。另外,冠状动脉血流经异常血管进入右心室时,出现左向右分流,右心负荷增加,长期

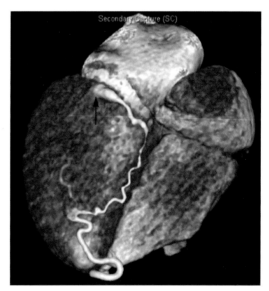

图 2-3-7C

可导致右心室壁增厚、扩张及肺动脉高压;冠状动脉血流经异常血管进入左心室时,左心室血流量增加,长期可导致左心室心肌肥厚及扩大。

CT 表现 直接表现为终止于心室的冠状动脉,该冠状动脉常迁曲增粗。根据瘘口的数量和进入心脏的位置有三种类型:① 单一瘘口。② 多个瘘口。③ 瘘口位于冠状动脉主支侧面与心腔形成一侧壁交通,或冠状动脉明显扩张,形成冠状动脉瘤,从心脏表面不能确定瘘口的确切部位及大小,间接表现为与瘘口连接的心室壁肥厚及心室腔扩大。

鉴别诊断 冠状动脉-心室瘘表现为终止于心室的冠状动脉,诊断较容易。伴有冠状动脉扩张时需与冠状动脉瘤样扩张相鉴别,冠状动脉瘤样扩张没有冠状动脉终止异常。

例8 冠状动脉瘤

【病史摘要】 男性,47岁。活动后胸闷。

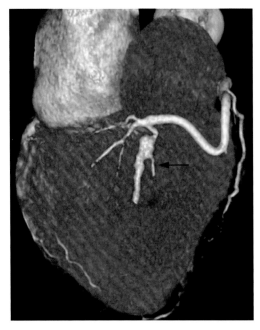
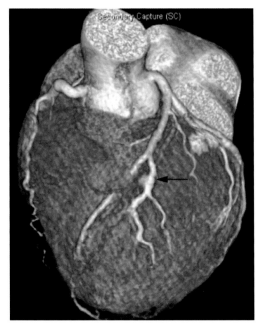

图 2-3-8A　　　　　　　　　　图 2-3-8B

【CT征象】 右冠状动脉后降支、左冠状动脉对角支及回旋支见多发结节样突起,右冠状动脉后降支近中段瘤样扩张(图2-3-8A~C)。

【重要征象】 冠状动脉多发结节样扩张。

【CT拟诊】 ① 冠状动脉多发动脉瘤及瘤样扩张。② 川崎病。

【最终诊断】 冠状动脉多发动脉瘤及瘤样扩张。

【评　述】 冠状动脉瘤或冠状动脉瘤样扩张指的是冠状动脉直径超过邻近正常冠状动脉节段的1.5倍,受累冠状动脉小于冠状动脉长度的50%时为冠状动脉瘤,受累长度大于50%时为冠状动脉瘤样扩张。冠状动脉瘤分为真性动脉瘤及假性动脉瘤。主要致病因素有动脉粥样硬化、动脉炎、先天性疾病、川崎病、经皮冠状动脉介入术后等。川崎病是儿童冠状动脉瘤发生的最常见原因。

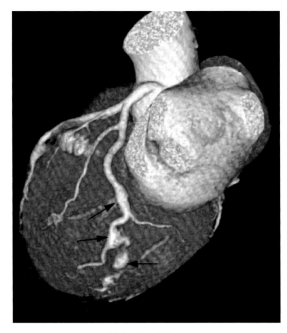

图 2-3-8C

CT表现　冠状动脉局部呈囊状或梭形扩张,瘤内可伴有血栓及钙化。最常发生于右冠状动脉,其次为左冠状动脉前降支及回旋支,最后为左冠状动脉主干。

鉴别诊断　川崎病容易并发冠状动脉瘤及瘤样扩张,但是此病常发生于5岁以下婴幼儿。根据患者的年龄和病史可帮助鉴别。

例9 川崎病

【病史摘要】 女性,8岁。持续高热1周,皮肤红疹。

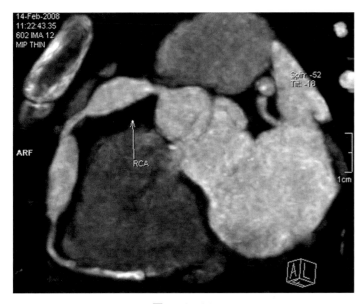
图 2 – 3 – 9A

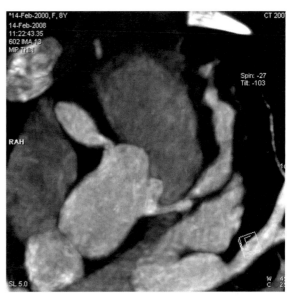
图 2 – 3 – 9B

【CT征象】 右冠状动脉及左冠状动脉前降支扩张,长度超过血管长度的50%(图2-3-9A~C)。

【重要征象】 冠状动脉多发瘤样扩张。

【CT拟诊】 ① 川崎病。② 单纯冠状动脉瘤样扩张。

【最终诊断】 川崎病。

【评 述】 川崎病,又称皮肤黏膜淋巴结综合征,是一种病因不明、以全身血管炎性病变为主要病理的急性发热性出疹性小儿疾病,好发于5岁以下婴幼儿。主要累及全身中小动脉,其引起心血管损害的发生率为25.4%,特别是冠状动脉,以冠状动脉扩张常见(68%),其次是冠状动脉瘤(10%)。未经治疗的川崎病患儿中可有15%~25%形成冠状动脉瘤,严重者可导致缺血性心脏病、心肌梗死及猝死。川崎病是儿童常见的后天性心脏病原因之一。

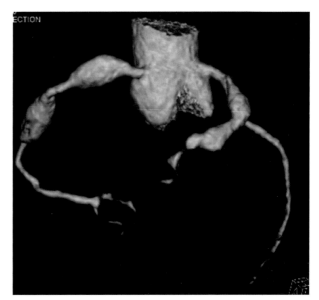
图 2 – 3 – 9C

CT表现 ① 主要表现为冠状动脉瘤及瘤样扩张。瘤样扩张的冠状动脉直径在3~4 mm为轻度扩张,直径在4~7 mm为中度扩张,大于7 mm为重度扩张。② 病变血管段可伴有血栓形成及钙化。

鉴别诊断 婴幼儿冠状动脉瘤样扩张结合相关临床病史诊断川崎病不难,主要与单纯冠状动脉瘤样扩张鉴别。单纯冠状动脉瘤样扩张常发生于中老年患者冠状动脉粥样硬化的基础之上。

(本病例图像由山东影像研究所程召平教授提供)

例 10 冠状动脉支架再狭窄

【病史摘要】 男性,80 岁。7 年前行 PCI 手术。反复咳嗽、咳痰半个月,加重伴胸痛 3 天。

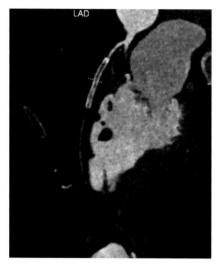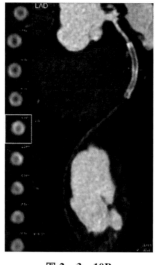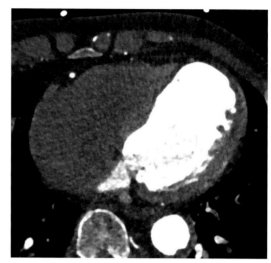

图 2 - 3 - 10A   图 2 - 3 - 10B   图 2 - 3 - 10C

【CT 征象】 左冠状动脉前降支见支架植入,曲面重组图像示支架内条状低密度充盈缺损影,支架远端血管中度狭窄。左心室前间壁心肌密度减低,心肌变薄(图 2 - 3 - 10A~D)。

【重要征象】 左冠状动脉前降支支架内充盈缺损。

【CT 拟诊】 ① 冠状动脉支架植入后改变,支架内血栓形成(Ⅱ型);左心室前间壁陈旧性心肌梗死。② 冠状动脉支架植入后改变,支架内血栓形成(Ⅲ型);左心室前间壁陈旧性心肌梗死。

【最终诊断】 冠状动脉支架植入后改变,支架内血栓形成(Ⅲ型);左心室前间壁陈旧性心肌梗死。

【评 述】 经皮冠状动脉支架介入治疗是治疗冠状动脉阻塞性病变的主要方法之一,植入支架的再狭窄是临床面临的主要问题。支架内再狭窄定义为支架内、近端和远端 5 mm 范围内的管腔直径狭窄≥50%。据报道支架植入后再狭窄的发生率为 8%~25%。

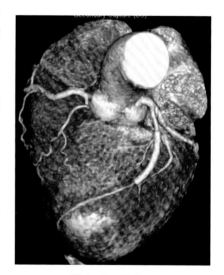

图 2 - 3 - 10D

按 Mehran 分型可将支架内再狭窄分为四型,Ⅰ型:局灶性再狭窄(≤10 mm);Ⅱ型:支架内弥漫性再狭窄(>10 mm,局限于支架内);Ⅲ型:支架内外弥漫性再狭窄(再狭窄>10 mm,超过支架边缘);Ⅳ型:支架完全闭塞。

CT 表现 支架内低密度充盈缺损影,或支架近、远端 5 mm 内管壁增厚。需要注意的是,在评价支架内再狭窄时需采用具有更高分辨率的卷积核及薄的重建层厚。另外,还需要评估支架近、远端的血管是否有斑块及狭窄。

鉴别诊断 冠状动脉支架再狭窄诊断较容易,结合病史及影像学表现不难诊断。在对其分型进行鉴别时,需要注意观察支架外的狭窄。

例 11　冠状动脉搭桥术后狭窄/闭塞

【病史摘要】　男性,48 岁。冠状动脉搭桥、换瓣术后复查。

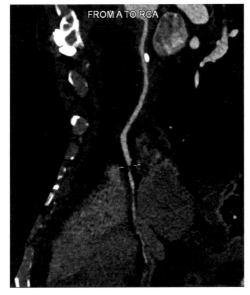
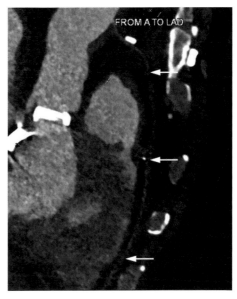

图 2-3-11A　　　　　　　　　　图 2-3-11B

【CT 征象】　升主动脉搭桥至右冠状动脉远段,桥血管近段管壁增厚,管腔轻度狭窄;远端吻合口管腔重度狭窄。升主动脉搭桥至左冠状动脉前降支中段,桥血管近段明显纤细,中远段未见对比剂充盈,周围可见线样走行金属夹(图 2-3-11A~C)。

【重要征象】　桥血管远端吻合口管腔狭窄,线样走行金属夹。

【CT 拟诊】　① 冠状动脉搭桥术后,桥血管狭窄、闭塞。② 冠状动脉搭桥术后,桥血管狭窄。

【最终诊断】　冠状动脉搭桥术后,桥血管狭窄、闭塞。

【评　　述】　桥血管狭窄或闭塞是冠状动脉搭桥术后常见的并发症。分为动脉桥血管及静脉桥血管,动脉桥血管 10 年发生再狭窄率为 5%~10%,静脉桥血管 10 年发生再狭窄率高达50%。因此,冠状动脉搭桥术后需要定期随访。桥血管的狭窄最常发生于吻合口处,桥血管闭塞常发生于主动脉一侧的起始处。

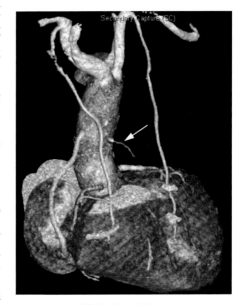

图 2-3-11C

CT 表现　① 桥血管狭窄:桥血管管壁增厚,管腔狭窄。② 桥血管栓塞:桥血管管腔内充盈缺损影。③ 桥血管闭塞:表现为线样走行的金属夹影,但未看到桥血管,易漏诊,需仔细观察。④ 桥血管痉挛:表现为桥血管纤细,但是没有看到血栓或斑块,血管与金属夹间的距离增大。除此之外,还需要评估桥血管吻合口远端血管是否有斑块及狭窄。

鉴别诊断　桥血管闭塞时近端吻合口常表现为鸟嘴样改变,容易将桥血管闭塞漏诊并将其误认为桥血管近端吻合口血管钙化,需结合病史加以鉴别。

例 12　冠状动脉搭桥术后假性动脉瘤

【病史摘要】　男性,73 岁。10 年前行冠状动脉旁路搭桥手术。反复胸痛 25 年余,胸闷气促 2 天。

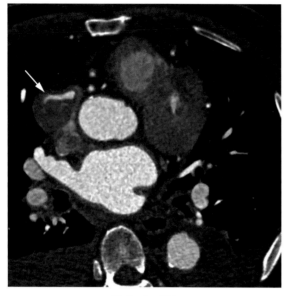
图 2 - 3 - 12A

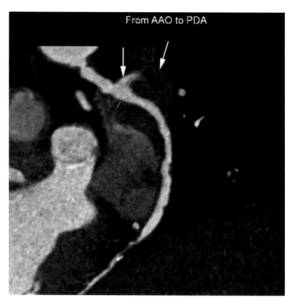
图 2 - 3 - 12B

【CT 征象】　主动脉搭桥至右冠状动脉后降支,桥血管近端破口,周围见低密度影环绕;桥血管管腔粗细不均,局部轻度狭窄,远端吻合口重度狭窄(图 2 - 3 - 12A~C)。

【重要征象】　桥血管近端局部破裂,周围见低密度影包绕。

【CT 拟诊】　① 主动脉搭桥至右冠状动脉后降支桥血管近端假性动脉瘤。② 桥血管真性动脉瘤。③ IgG4 相关疾病累及冠状动脉。④ 冠状动脉周围血肿。

【最终诊断】　主动脉搭桥至右冠状动脉后降支桥血管近端假性动脉瘤。

【评　　述】　假性动脉瘤是冠状动脉搭桥手术罕见的并发症,是由于手术损伤等造成桥血管管壁结构破坏引起的。假性动脉瘤常位于桥血管远端吻合口处,瘤内血流缓慢,极易形成附壁血栓。血栓脱落可引起远端冠状动脉栓塞,进而引起心肌梗死。

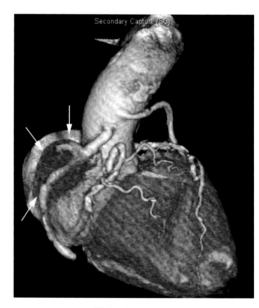
图 2 - 3 - 12C

CT 表现　桥血管囊性扩张,常呈偏心性改变,瘤内常伴有低密度充盈缺损影。

鉴别诊断　① 冠状动脉周围血肿:也可表现为冠状动脉周围结节样密度增高影,但是平扫密度较高,且常有外伤或手术史。② IgG4 相关疾病累及冠状动脉:常表现为冠状动脉瘤样扩张,周围软组织增厚。此病在冠状动脉与周围软组织间没有破口,结合临床实验室检查(血清 IgG4 升高)可帮助鉴别。③ 冠状动脉搭桥术后桥血管真性动脉瘤:真性动脉瘤表现为桥血管梭形扩展,常累及桥血管体部。

(祁　丽　张龙江)

第四节　心脏疾病

例1　房间隔缺损

【病史摘要】　女性,55岁。发现房间隔缺损30年,反复肺部感染1个月余。

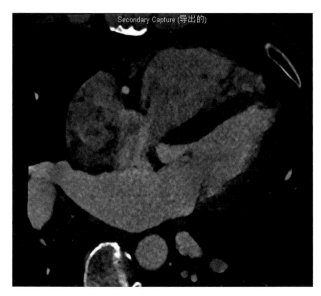

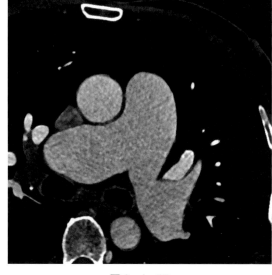

图2-4-1A　　　　　　　　　　　　　　　　　图2-4-1B

【CT征象】　房间隔连续性中断,对比剂经缺损处沟通左右心房(图2-4-1A);肺动脉干及左右肺动脉明显增宽(图2-4-1B)。

【重要征象】　房间隔连续性中断,左右心房相通。

【CT拟诊】　① 房间隔缺损。② 心内膜垫缺损。

【最终诊断】　房间隔缺损、肺动脉高压。

【评　　述】　房间隔缺损为临床上常见的先天性心脏畸形,发病率为先天性心脏病的12%~22%。是胚胎第4周原始心房分隔过程发生异常,在左、右心房间仍残留未闭的房间隔孔,产生左向右,或右向左,或双向血液分流。按缺损的部位可分为原发孔(第一孔)型、继发孔(第二孔)型及其他少见类型,原发孔型房间隔缺损位于房间隔下部,常合并心内膜垫缺损,继发孔型位于卵圆窝区域,临床最多见。第二孔型房间隔缺损初级阶段可无症状,活动量亦不减少;部分患者心悸气短,生长缓慢,易患呼吸道感染。出现肺动脉压重度增高者,心房水平出现右向左分流,发展为艾森曼格综合征,患者症状严重,可有活动后昏厥、咯血、紫绀等,临床少见。常于胸骨左缘2~3肋间闻及收缩期2~3级杂音,性质柔和呈吹风样。可有轻中度肺动脉高压,肺动脉第二音亢进、分裂,重度肺动脉高压伴有肺动脉瓣关闭不全时,出现舒张早期吹风样杂音。可分为四型,中央型:缺损位于房间隔中心卵圆窝部位;下腔型:缺损位于房间隔后下方与下腔静脉入口相延续;上腔型:缺损位于上腔静脉入口下方,没有上缘;混合型:有以上两种以上类型同时合并存在。可合并肺静脉畸形引流。

CT表现　显示房间隔连续性中断,对比剂经缺损处沟通左右心房。CT可直接测量缺损口大小。冠状面重组图像可显示缺损口的上下径。右心房、右心室扩大,主肺动脉横径超过同水平升主动脉横径。

鉴别诊断　心内膜垫缺损,又称房室间隔缺损,部分性心内膜垫缺损显示房间隔下部连续性中断,缺损房间隔无下缘,缺损口直抵房室瓣环。完全性心内膜垫缺损,房室瓣水平十字交叉消失,房室瓣融合为一个共同大瓣口,房室腔于水平十字处完全交通。

例 2 室间隔缺损

【病史摘要】 女性,18 岁。体检发现先天性心脏病 16 年。

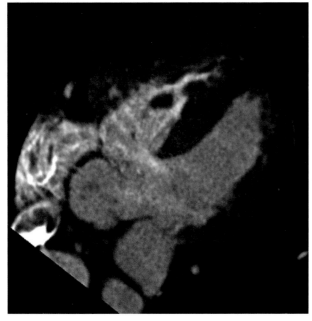 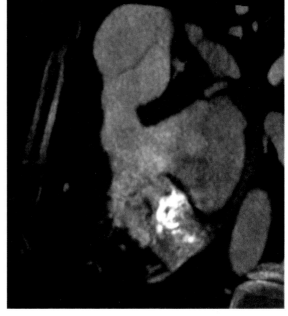

图 2-4-2A   图 2-4-2B

【CT 征象】 主动脉瓣下室间隔连续性中断,可见对比剂连通左右心室;肌部室间隔正常。

【重要征象】 左右心室间沟通。

【CT 拟诊】 ① 室间隔缺损(膜周部)。② 法洛氏四联症。③ 心内膜垫缺损。

【最终诊断】 室间隔缺损。

【评 述】 室间隔缺损是最常见的先天性心脏病,约占先天性心脏病的 25%,可单独存在,也可与其他畸形伴存。胚胎第 4 周末,在心室心尖处发生一半月形的肌性隔膜,向心内膜垫方向延伸,形成室间隔肌部。第 8 周,室间隔肌部和心内膜垫及动脉球嵴三者的结缔组织共同形成一薄膜,即室间隔膜部,将室间孔封闭,形成完整的室间隔。如室间隔肌部、心内膜垫和分隔大血管的球嵴互相融合之间出现异常,可在室间隔任何部位出现缺损。① 漏斗部室间隔缺损:缺损口仅位于肺动脉瓣下方的干下型缺损和位于室上嵴漏斗间隔内,但与肺动脉瓣稍有一定距离的嵴上型缺损,又称穿嵴型缺损。② 膜周部室间隔缺损:累及范围自三尖瓣隔瓣下至室上嵴下方,在左心室面缺损口位于主动脉瓣环下方。③ 肌部室间隔缺损:可位于肌部间隔任何部位,大多靠近心尖。可单发或多发。患者发育较差,心悸、气短,易感冒,肺部易感染。听诊于胸骨左缘第 3~4 肋间可闻及收缩期杂音,心前区及心基底部可闻及收缩期震颤。产生肺动脉高压后,肺动脉第二音亢进、分裂,并常闻及肺动脉瓣区吹风样舒张期杂音。

CT 表现 室间隔连续性中断,可见对比剂通过室间隔连通两心室。横断面图像是显示室间隔缺损大小、部位的基本位置。心脏短轴位对漏斗部缺损显示满意。其他可伴发肺动脉增宽和左、右心室扩大及室壁增厚。

鉴别诊断 ① 心内膜垫缺损,一般伴房间隔缺损,完全性心内膜垫缺损表现为房室瓣水平十字交叉消失,房室瓣融合为一个共同大瓣口,房室腔于水平十字处完全交通。② 法洛氏四联症包括室间隔缺损、肺动脉狭窄、主动脉骑跨和右心室肥厚,当观察到室间隔缺损表现时,需仔细观察肺动脉及右心室情况。

例3 动脉导管未闭

【病史摘要】 男性,36岁。心脏超声提示主肺动脉内探及异常舒张期血流束。

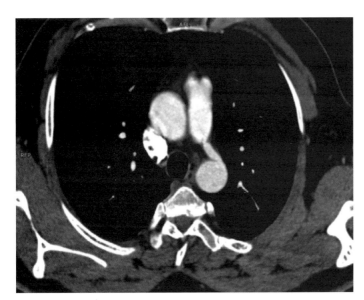

图 2 - 4 - 3A

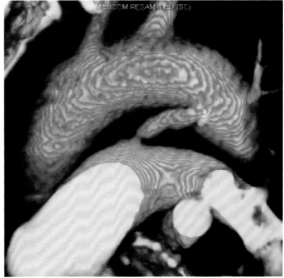

图 2 - 4 - 3B

【CT征象】 主动脉弓下层面见血管影连通主动脉峡部和肺动脉主干远端近分叉部（图 2 - 4 - 3A、B）。

【重要征象】 主动脉峡部和肺动脉相通。

【CT拟诊】 ① 动脉导管未闭。② 主动脉-肺动脉窗。

【最终诊断】 动脉导管未闭。

【评 述】 动脉导管未闭是较常见的先天性心脏病,占先天性心脏病的12%~15%,是仅次于室间隔缺损的位居第二的先天性心脏病。动脉导管在胎儿期是连接主动脉和肺动脉的正常血管,在胎儿肺循环尚未建立时,右心室血液经肺动脉和动脉导管进入主动脉。出生后,新生儿开始呼吸,肺循环阻力降低,肺动脉血液进入肺组织,动脉导管血流减少并逐渐消失,最终动脉导管闭合。如果动脉导管超过1年未闭,则可认为是病理状况。未闭的动脉导管根据解剖形态可分为管型、漏斗型和窗型。动脉导管未闭可单发,也可与室间隔缺损、主动脉缩窄等合并存在。更重要的是它常为某些先天性畸形维持生命的通道,如肺动脉闭塞、主动脉弓缺如和大血管转位等。

CT表现 主动脉弓下层面见血管影连通主动脉峡部和肺动脉主干远端近分叉部;间接征象:左室增大、肺动脉高压、右心室壁肥厚;可合并其他畸形:室间隔缺损、主动脉缩窄和离断。

鉴别诊断 主动脉-肺动脉窗,又称主动脉-肺动脉间隔缺损,是指升主动脉与肺动脉主干血管壁缺损,主要表现为升主动脉与肺动脉对比剂直接相通,升主动脉及肺动脉分隔消失。

例4 法洛氏四联症

【病史摘要】 男性,3岁。口唇紫绀伴蹲踞2年余。

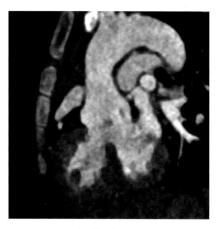

图2-4-4A

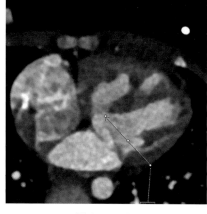

图2-4-4B

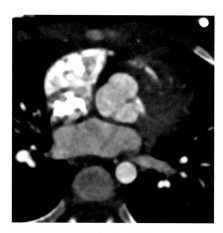

图2-4-4C

【CT征象】 主动脉骑跨于室间隔之上(图2-4-4A);室间隔连续性中断(图2-4-4B);右心室室壁增厚(图2-4-4B);肺动脉漏斗部明显狭窄(图2-4-4C、D)。

【重要征象】 主动脉骑跨于室间隔之上,室间隔连续性中断,肺动脉漏斗部狭窄,右心室室壁增厚。

【CT拟诊】 ① 法洛氏四联症。② 右室双出口。③ 室间隔缺损。

【最终诊断】 法洛氏四联症。

【评　述】 法洛氏四联症是一种最常见的发绀型先天性心脏病,约占先天性心脏病的10%。特征性病理改变包括室间隔缺损、肺动脉狭窄、主动脉骑跨和右心室肥厚。肺动脉狭窄和室间隔缺损是基本畸形,而主动脉骑跨和右心室肥厚是继发性改变。主

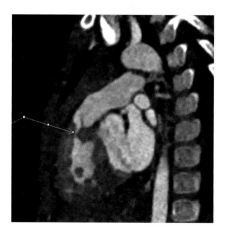

图2-4-4D

要临床表现为紫绀,多在出生后4~6个月内出现,杵状指趾、气急、喜蹲踞等,严重者可有缺氧性昏厥或惊厥。体格检查时于胸骨左缘2~4肋间可闻及较响的收缩期杂音,且多可扪及震颤,肺动脉第二音减弱以至消失。轻型法洛氏四联症:肺动脉瓣狭窄合并室间隔缺损,或为轻度右心室流出道狭窄合并室间隔缺损。典型法洛氏四联症:肺动脉狭窄、室间隔缺损、主动脉骑跨、右心室肥厚均为典型改变。重症法洛氏四联症:严重肺动脉发育不全,肺动脉严重狭窄,大量体-肺动脉侧支形成。

CT表现 肺动脉狭窄以漏斗部狭窄为常见,呈管状或环状;室间隔缺损多位于室间隔膜部,直径1~3 cm;主动脉骑跨表现为主动脉向前、向左移位,骑跨于两心室之上,管径为肺动脉的3~4倍;心室肥厚呈室壁肌增厚,肌小梁增粗。

鉴别诊断 ① 室间隔缺损,大室间隔缺损可有右向左分流,单纯大室间隔缺损肺血增多,肺动脉增宽,左心室扩大。② 右室双出口,指两根大动脉的全部或一根大动脉的全部与另一根大动脉的大部分起自解剖学右心室,合并的室间隔缺损为左心室唯一出口,主动脉骑跨率较高,一般大于75%。

例5　大动脉转位

【病史摘要】　女性,70 岁。反复胸闷、心慌 10 余年,心前区绞痛 3 日。

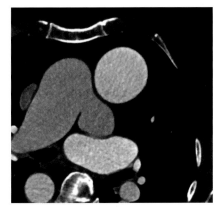
图 2 – 4 – 5A

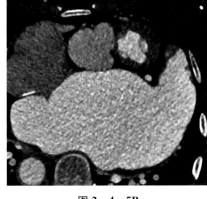
图 2 – 4 – 5B

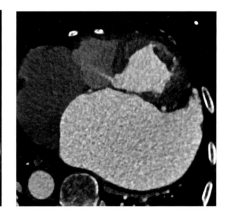
图 2 – 4 – 5C

【CT 征象】　主动脉位于肺动脉左前方(图 2 – 4 – 5A);主动脉与形态学右心室相连接(图 2 – 4 – 5B);肺动脉与形态学左心室相连,室间隔可见小的异常交通(图 2 – 4 – 5C、D);左心房增大(图 2 – 4 – 5B、C)。

【重要征象】　主动脉与形态学右心室相连接,肺动脉与形态学左心室相连。

【CT 拟诊】　① 完全性大动脉转位、室间隔缺损。② 右室双出口。③ 大动脉异位。

【最终诊断】　完全性大动脉转位、室间隔缺损。

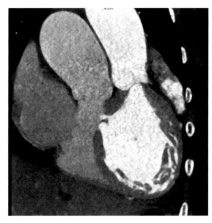
图 2 – 4 – 5D

【评　　述】　大动脉转位是在胚胎早期圆锥部旋转及吸收异常造成心室与大动脉连接不一致的一种复杂先天性畸形,发病率占先天性心脏病的 5%～8%,居发绀型先天性心脏病的第二位。主要有两大类型:一类为完全性大动脉转位,是指心房与心室连接关系正常,而心室与大动脉连接不一致的畸形;另一类是矫正型大动脉转位,是指心房与心室连接不一致,心室与大动脉连接也不一致的畸形。

CT 表现　① 确认左、右房室的位置和相互关系,通过肺静脉确认解剖左心房,通过上、下腔静脉确认右心房;解剖学"右心室"的标志为有室上嵴和明确的漏斗部,心室体部肌小梁较粗;解剖学的"左心室"无室上嵴和漏斗部,心室体部肌小梁纤细,心室形态略呈三角形。② 寻找肺动脉、主动脉开口位置,明确它们与心室的关系,从而可对大动脉转位进一步分型。③ 查找合并畸形,如房间隔缺损,室间隔缺损等。

鉴别诊断　① 大动脉异位:只是大血管位置互换,大血管与心室连接仍正常。② 右心室双出口:主动脉起自右心室,肺动脉完全或大部分起自右心室。

例6　心房黏液瘤

【病史摘要】　女性,66岁。活动后胸闷气喘1年余,加重1个月。

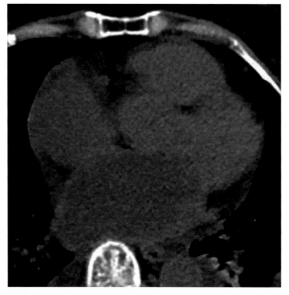
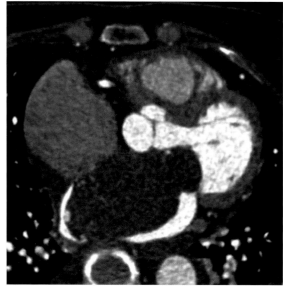

图2-4-6A　　　　　　　　　　图2-4-6B

【CT征象】　左心房内低密度占位(图2-4-6A),增强扫描可见不均匀强化,肿瘤经二尖瓣突入左心室(图2-4-6B、C)。

【重要征象】　左心房内低密度占位,不均匀强化。

【CT拟诊】　①左心房黏液瘤。②心房血栓。③心房血管肉瘤。

【病理诊断】　心房黏液瘤。

【评　述】　黏液瘤是由间充质细胞和其周围的黏液样基质构成的肿瘤,是成人最常见的心脏原发肿瘤。临床表现多样,取决于肿瘤的发生部位。左心房黏液瘤可表现为二尖瓣狭窄和梗阻的症状,出现因肺水肿和心力衰竭引起的呼吸困难和端坐呼吸。右心房黏液瘤可发生三尖瓣梗阻,出现右心衰竭症状。大多数患者查体可以听到舒张期和(或)收缩期杂音,偶尔可听到舒张早期的肿瘤扑通音,心脏杂音常随体位改变而改变。

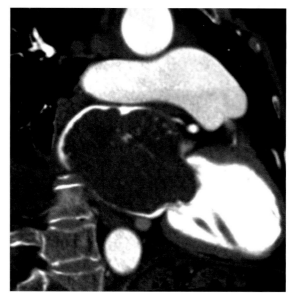

图2-4-6C

CT表现　心脏黏液瘤呈卵圆形、球形、分叶状,好发于心房卵圆窝区域,75%发生于左心房,心室少见;多数黏液瘤呈宽基底,少数通过细长的蒂与房间隔相连,可使肿瘤在心腔内随血流运动,肿瘤呈低密度,密度均匀,可发生钙化;增强扫描可见心腔内充盈缺损,肿瘤本身可为均匀或不均匀强化,而坏死及囊变部分不强化。

鉴别诊断　①心房血管肉瘤:右心房常见,呈浸润性生长,易出血坏死,增强扫描呈不均匀明显强化。②心房血栓常伴有心脏原发性疾病,多发生于瓣膜病、心肌病、心肌梗死、房颤等心血管疾病的基础上,多数病史较长,无明显性别差别,老年人常见,多数附于心房壁。增强扫描血栓一般无强化。

例7 心脏血管肉瘤

【病史摘要】 女性,59岁。颜面部水肿1个月,剑突下胀痛2周,双下肢水肿5天。

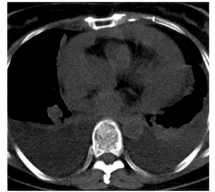
图2-4-7A

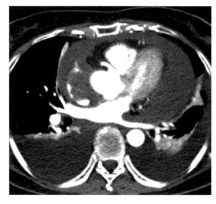
图2-4-7B

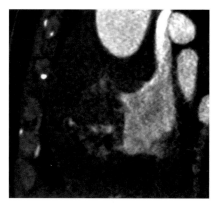
图2-4-7C

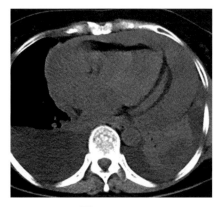
图2-4-7D

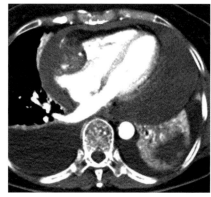
图2-4-7E

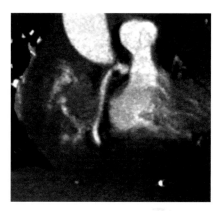
图2-4-7F

【CT征象】 CT平扫右心房可见不规则形低密度肿块影,心包腔可见液性低密度影(图2-4-7A、D),增强扫描肿块呈不均匀强化(图2-4-7B、C、E),并与右冠状动脉贴近(图2-4-7F)。

【重要征象】 右心房内不均匀明显强化肿块。

【CT拟诊】 ① 右心房肉瘤。② 黏液瘤。③ 血栓。④ 原发性心脏淋巴瘤。

【病理诊断】 心房血管肉瘤。

【评 述】 心脏血管肉瘤是一种组成细胞呈内皮细胞分化的恶性肿瘤,是最常见的心脏肉瘤。多见于成人,男性多于女性,最常见于右心房房室沟处。最常见临床表现为胸痛,伴有心包积血和室上性心律失常的右心衰也很常见。

CT表现 肿瘤常位于右心房,边界清楚或沿心包弥漫浸润生长,瘤体易出血坏死而表现为相应的高密度。增强扫描肿瘤明显强化,强化不均匀,常呈周边强化,累及上、下腔静脉可导致上、下腔静脉阻塞、心包积液等。

鉴别诊断 ① 原发性心脏淋巴瘤,指病变仅累及心脏和心包的结外淋巴瘤,可侵犯心脏的任何部位,以右心多见,特别是右心房,在CT上呈稍低密度。增强扫描肿块呈中度不均匀强化,无肿瘤血管或血管团。可侵犯包埋冠状动脉,可见动脉漂移征象,为淋巴瘤特征表现。② 右心房血栓,一般附着于心房壁,增强扫描无强化。③ 右心房黏液瘤,常见于40岁以上患者,心脏杂音随体位变化而改变为特征表现。

例8　心脏血栓

【病史摘要】　男性,64岁。反复心慌6年,头晕伴视物模糊2年,胸闷气喘20余日。

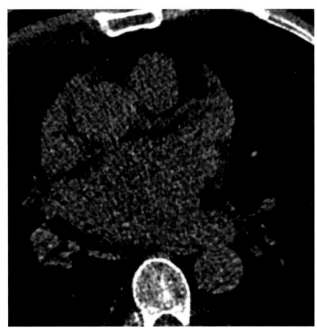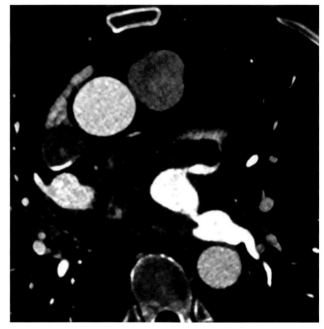

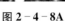

图2-4-8A　　　　　　　　　　　　　　图2-4-8B

【CT征象】　平扫示左心房增大,腔内多发稍高密度影(图2-4-8A);增强扫描左心房充盈缺损,形态不规则,与心房壁相连,无强化(图2-4-8B)。

【重要征象】　平扫示左心房内稍高密度影,增强扫描呈充盈缺损改变,病灶形态不规则、无强化。

【CT拟诊】　① 左心房血栓。② 心房黏液瘤。③ 心房血管肉瘤。

【最终诊断】　心房血栓。

【评　　述】　心腔血栓可以是累及心肌、瓣膜、心内膜的各种疾病的结果,也可以继发于其他系统或全身疾病。急性心肌梗死、左心室室壁瘤和扩张型心肌病等伴有心室功能不全者,血栓常位于左心室心尖部;心房颤动者,血栓常位于左心房或左心耳。各种原因导致的心内膜内皮细胞受损或脱落、血流缓慢或涡流均可导致心腔内血栓形成及增大。心腔内血栓形成一般无明显临床症状,主要表现为血栓脱落栓塞到其他血管引起的症状,如右心系统血栓脱落导致肺栓塞引起呼吸困难等;左心系统血栓脱落导致脑梗死、下肢栓塞,引起头疼、偏瘫、跛行等症状。

CT表现　平扫心腔内稍高密度影,部分可见钙化,增强扫描可见心腔内充盈缺损,形态不规则,与心房壁宽基底相连;形态随解剖结构有所不同,心耳血栓多呈三角形或不规则形,紧贴房壁,固定蒂;心房后壁血栓常呈椭圆形或类圆形。增强扫描一般不强化。

鉴别诊断　① 心房血管肉瘤:右心房常见,呈浸润性生长,易出血坏死,增强扫描呈不均匀明显强化。② 心脏黏液瘤呈卵圆形、球形、分叶状。多数黏液瘤呈宽基底,少数通过细长的蒂与房间隔相连,可使肿瘤在心腔内随血流运动,肿瘤呈低密度,密度均匀,可发生钙化。

例9　风湿性瓣膜病

【病史摘要】　女性,48岁。反复心慌、气促6个月余,加重2周。

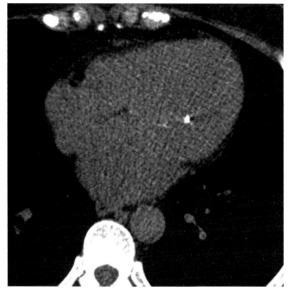

图2-4-9A

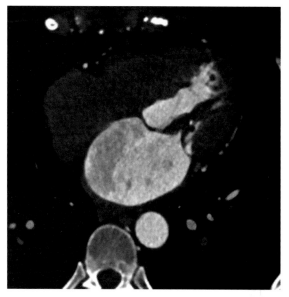

图2-4-9B

【CT征象】　平扫二尖瓣区可见钙化灶(图2-4-9A);增强扫描瓣膜增厚伴钙化(图2-4-9B);左心房明显增大(图2-4-9C)。

【重要征象】　二尖瓣瓣膜增厚伴钙化。

【CT拟诊】　① 风湿性瓣膜病。② 二尖瓣脱垂。③ 系统性红斑狼疮累及二尖瓣。

【最终诊断】　风湿性瓣膜病。

【评　　述】　心脏瓣膜病是一种常见的心脏疾患,我国以风湿性瓣膜病最常见。在风湿性心脏瓣膜病中以二尖瓣损害最为常见,主动脉瓣次之。由于心脏瓣膜(二尖瓣、三尖瓣包括瓣叶、腱索、乳头肌和瓣环)先天性异常、炎症、退行性变等引起的结构损害,继而进一步纤维化、粘连、短缩、黏液瘤样变性、缺血性坏死等,使单个或多个瓣膜发生急性或慢性狭窄和(或)关闭不全等结构和功能异常时称为心脏瓣膜病。早期可无明显症状。急性风湿热所致的心脏瓣膜病常侵犯

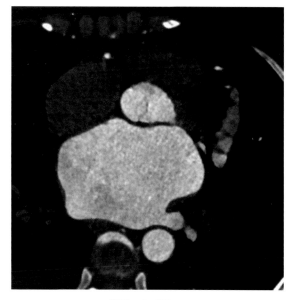

图2-4-9C

儿童及青少年,初发多在5~15岁,3岁以内婴幼儿极少见。其他:感染性心内膜炎,赘生物形成、穿孔。其他并发情况:可出现心房、心室扩大,主动脉瘤样扩张或主动脉瘤;肺动脉增宽。

CT表现　主要为二尖瓣、主动脉瓣瓣膜增厚,可见赘生物及钙化灶,伴心脏增大,以左心特别是左心房增大较常见;瓣口可见狭窄,测量瓣口直径;动态电影模式可观察瓣膜运动情况;术前可全面评估瓣膜及心腔情况;术后主要观察置换瓣膜形态、位置,有无破损、周围瘘等。

鉴别诊断　① 系统性红斑狼疮累及二尖瓣:有狼疮病史,钙化少见。② 二尖瓣脱垂,多伴二尖瓣关闭不全,可见瓣膜增厚,一般不伴钙化。

例 10　主动脉瓣二叶畸形

【病史摘要】　女性,45 岁。反复胸痛 7 年余,加重 1 周。

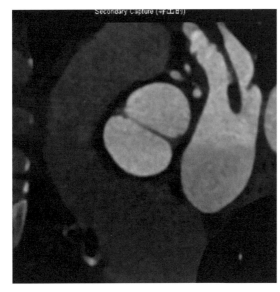

图 2－4－10A

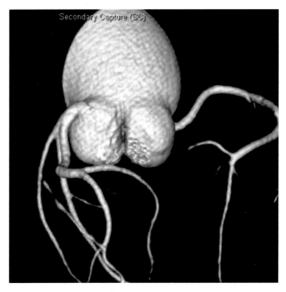

图 2－4－10B

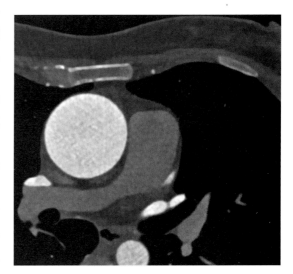

图 2－4－10C

【CT 征象】　主动脉瓣成"一"字形（图 2－4－10A）,左主干及右冠状动脉开口分别位于主动脉瓣膜两侧(图 2－4－10B),升主动脉瘤样扩张(图 2－4－10C)。

【重要征象】　主动脉瓣成"一"字样改变。

【CT 拟诊】　① 先天性主动脉瓣二叶畸形,升主动脉瘤。② 老年退行性主动脉瓣膜病变。③ 风湿性瓣膜病变累及主动脉瓣。

【最终诊断】　先天性主动脉瓣二叶畸形,升主动脉瘤。

【评　述】　先天性主动脉瓣叶畸形是由于胚胎期动脉干分隔为主动脉、肺动脉两大血管后,在瓣叶形成过程中瓣叶发育异常所引起,可形成单叶、二叶、四叶或其他瓣叶数目异常,以二叶瓣畸形最常见。根据冠状动脉开口与主动脉瓣膜的关系可分为纵裂式和横裂式,前者冠状动脉左主干及右冠状动脉开口分别位于主动脉瓣膜两侧,后者冠状动脉开口位于主动脉瓣一侧。先天性主动脉瓣叶畸形常合并主动脉瓣狭窄、关闭不全、主动脉根部扩张等,瓣膜损害时间早,进展快,相当多的患者最终需行主动脉瓣置换术。

CT 表现　常规 CTA 对主动脉瓣膜的显示能力有限,心电门控 CTA 对主动脉瓣膜的形态及病变显示较好;左心室舒张期主动脉瓣呈"一"字形,左心室收缩期,在冠状面重组图像上两个瓣叶呈喇叭口开放状态;瓣叶可不同程度增厚、卷曲和钙化,伴或不伴赘生物;常继发左心室和升主动脉扩张及其他畸形;尤其对升主动脉根部明显扩张患者,需仔细观察主动脉瓣膜情况。

鉴别诊断　① 风湿性瓣膜病变累及主动脉瓣:常合并二尖瓣病变。② 老年退行性主动脉瓣膜病变:主动脉瓣钙化为主,主动脉瓣形态正常。

例11　心肌病

【病史摘要】　男性,51岁。体检发现心电图异常1天。

【CT征象】　舒张期(图2-4-11A)、收缩期(图2-4-11B)均可见左心室心肌增厚,心尖部心肌增厚明显;乳头肌粗大,心室腔缩小变形。

【重要征象】　心室心肌明显增厚。

【CT拟诊】　①肥厚性心肌病。②高血压心脏病。③限制性心肌病。

【最终诊断】　肥厚性心肌病。

【评　　述】　心肌病是一组由于心室的结构改变和心肌壁功能受损所导致心脏功能进行性障碍的病变,其分类较为复杂,临床相对常见的心肌病有以下四种:①肥厚性心肌病:不均匀的心室间隔肥厚为其特征。②扩张性心肌病:心室扩张、心肌变薄、纤维瘢痕形成,常伴有附壁血栓。③限制性心肌病:心内膜和内层心肌的纤维化为其主要特征,心室流入道及心尖区为主要侵犯部位,房室瓣也常被累及,常伴有附壁血栓形成。④致心律失常型右室心肌病:右心室心肌被脂肪或纤维脂肪组织所置换为其特征,也可累及左心室。

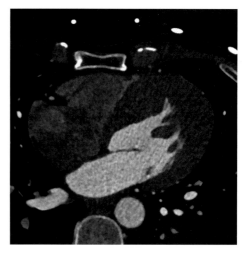

图2-4-11A

临床表现:①肥厚性心肌病,多见于青少年,部分患者可无明显症状,也可出现心悸、胸痛、劳力性呼吸困难等,流出道梗阻时胸骨左缘3~4肋间可闻及喷射性收缩期杂音。②扩张性心肌病:好发于中青年,男性多于女性,起病缓慢,以心悸、气短起病,晚期呼吸困难甚至端坐呼吸、浮肿、肝大等充血性心力衰竭表现,可伴有心律失常及体动脉栓塞。③限制性心肌病:青年人多见,起病缓慢,早期可有发热、乏力、头晕、气急等症状。以右心室病变为主者常出现肝大、腹腔积液、颈静脉怒张等右心室功能不全症状;以左心室病变为主者常出现胸痛、呼吸困难等左心室功能不全及肺动脉高压症状;部分合并内脏栓塞。④致心律失常型右室心肌病:反复或持续发生的室性心律失常(常为室性心动过速)为其主要特

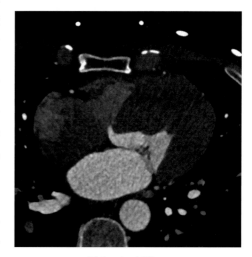

图2-4-11B

征,可有心急、气短等症状,晚期表现为心力衰竭;可发生猝死。

CT表现　①肥厚性心肌病,心室壁增厚,多累及左心室及室间隔,室间隔厚度与左心室后壁比值大于1.3~1.5;乳头肌粗大,心室腔缩小变形。②扩张性心肌病:左心室腔扩大、心肌变薄,心室横径增长较长径明显;伴有附壁血栓者表现为心室腔内充盈缺损。③限制性心肌病:左心室腔缩小,心房增大,附壁血栓形成等。④致心律失常型右室心肌病:心腔扩大,右心室常呈球形扩大,心室壁变薄。CT可显示心室壁、室间隔厚度及心腔大小。

鉴别诊断　不同心肌病间的鉴别,舒张功能受限心肌病包括肥厚性心肌病及限制性心肌病等,前者以室间隔增厚为其特征;收缩功能受限为主的心肌病包括扩张性心肌病及致心律失常型右室心肌病,后者常以右心室扩张明显,晚期累及左心室时二者鉴别困难。其他引起心肌改变的疾病:肥厚性心肌病需与高血压性心脏病鉴别,后者常伴有高血压病史且心肌呈均匀性增厚,前者以室间隔增厚为著。扩张性心肌病需与各种原因引起的心肌病等相鉴别。

例 12 心包积液

【病史摘要】 女性,87岁。阵发性胸闷胸痛15日。

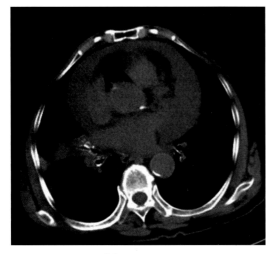 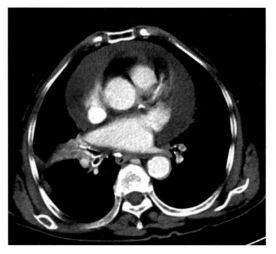

图 2-4-12A　　　　　　　　　　图 2-4-12B

【CT征象】 心包内见大量液体密度影,密度均匀,最厚处厚度约33 mm(图 2-4-12A);增强扫描无强化(图 2-4-12B、C)。两下肺动脉内可见充盈缺损。

【重要征象】 心包腔内均匀液性低密度影。

【CT拟诊】 ① 心包积液。② 心包黏液瘤。③ 心包炎。④ 心包转移瘤。

【最终诊断】 心包积液。

【评　述】 正常心包腔内有15~30 ml液体,当心包腔内液体的聚集超过50 ml则为心包积液,是对各种原因造成的心包损伤的反应。常见原因包括心包炎、心力衰竭、肾功能衰竭、心包肿瘤等。急性心包积液:液体迅速增加超过150~200 ml,心包腔内压会显著上升,心肌顺应性降低,心输出量减少,严重时发生心脏压塞。慢性心包积

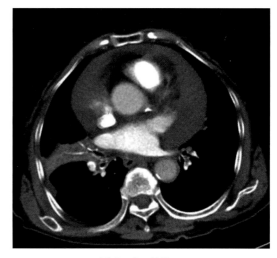

图 2-4-12C

液:心包腔内压上升缓慢,当液体集聚到一定程度时出现亚急性或慢性心包压塞,体循环淤血。积液量较少时无明显症状,偶尔可有持续性胸部钝痛或压迫感。大量积液时出现呼吸困难、面色苍白、发绀、端坐呼吸等。体格检查:心界扩大、搏动减弱、心包摩擦音、心音遥远或消失、颈静脉怒张、奇脉等。

CT表现 心包腔厚度增加,其内可见液体密度影;一般心包腔内厚度5~15 mm为少量心包积液,15~25 mm为中等量心包积液,25 mm以上为大量心包积液;心影可正常,或增大,局部异常膨凸或成角,心缘不规则。

鉴别诊断 ① 心包转移瘤:有原发恶性肿瘤病史,常伴心包积液,心包不规则增厚,增强可见强化。② 心包炎:可为结节状或不规则状心包增厚,分布范围不典型,CT值较漏出性心包积液高。随着病程的迁延,还可合并心包钙化。缩窄性心包炎可见心影变形,下腔静脉扩张。③ 心包黏液瘤:也表现为心包囊性液性密度影,常位于右心膈角处,有一定形状,心包积液分布范围典型且不规则呈弥漫性。

例13 缩窄性心包炎

【病史摘要】 女性,55岁。反复胸闷、气喘3年余,加重10天。

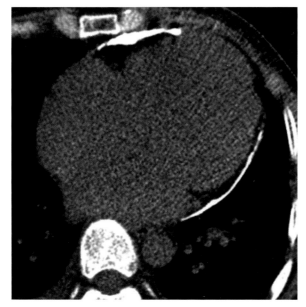

图2-4-13A

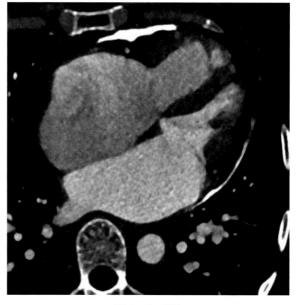
图2-4-13B

【CT征象】 心包不规则增厚、粘连、钙化(图2-4-13A);左右心房体积增大(图2-4-13B);舒张期心室扩张不明显(图2-4-13C)。

【重要征象】 心包增厚伴钙化。

【CT拟诊】 ① 缩窄性心包炎。② 心包结核。③ 限制性心肌病。

【最终诊断】 缩窄性心包炎。

【评　述】 心脏被致密厚实的纤维化或钙化的心包所包围,使心室舒张期充盈受限而产生的一系列体(肺)循环障碍的疾病,称为缩窄性心包炎。最常见的是结核性心包炎。心包脏层及壁层慢性炎症,纤维素性渗出物沉积,并逐渐机化增厚、挛缩甚至钙化,压迫心脏和大血管根部,使心脏舒张期充盈受限,右心房、腔静脉压增高及心排出量降低,最终导致全心力衰竭、胸闷、呼吸困难、上腹胀满或疼痛、颈静脉怒张、肝大、脾大、腹腔积液、下肢水肿、心率增快、Kussmaul征(吸气时颈静脉明显扩张)。

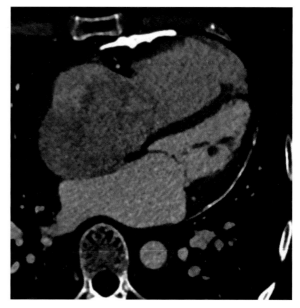
图2-4-13C

CT表现 ① 心包增厚,正常心包为均匀一致细线状影,厚度为1~2mm,缩窄性心包炎心包厚度局部或弥漫性大于4mm。② 可有钙化,点块状、弧形及包壳状钙化,需要注意的是钙化不一定合并缩窄,反之心包缩窄不一定都合并钙化。③ 可表现心包轮廓异常、心室变形、室间隔扭曲等形态学异常,下腔静脉、奇静脉扩张也对其有提示作用。

鉴别诊断 ① 限制性心肌病:心包无增厚、粘连及钙化。② 心包结核:心包积液量常较大,常引起广泛粘连,可合并其他部位尤其是肺部结核病灶。

(罗　松　张龙江　黄　伟)

第五节 肺血管病变

例1 急性肺栓塞(中央型)

【病史摘要】 女性,79岁。反复胸闷3天。

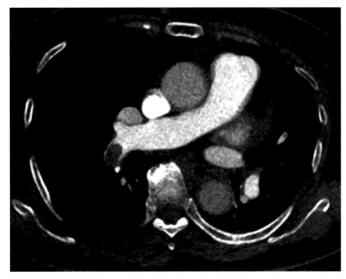

图 2-5-1A

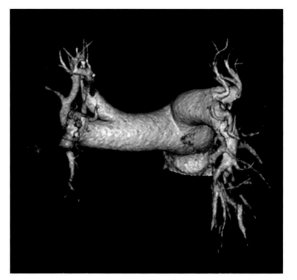

图 2-5-1B

【CT征象】 右肺动脉下支管腔内椭圆形充盈缺损影,周围环绕高密度对比剂(图2-5-1A);容积再现图像示右肺动脉充盈缺损(图2-5-1B)。

【重要征象】 肺动脉腔内充盈缺损。

【CT拟诊】 ① 急性肺栓塞(中央型)。② 先天性肺动脉近端闭塞。③ 肺动脉肿瘤。

【最终诊断】 急性肺栓塞(中央型)。

【评 述】 急性肺栓塞是由于内源性或外源性栓子堵塞肺动脉主干或分支引起肺循环障碍的临床和病理生理综合征。肺动脉栓塞的病理生理变化主要包括血流动力学改变和呼吸功能改变。血流动力学改变取决于栓塞血管的多少和心肺功能状态。肺动脉栓塞后肺循环阻力增加,肺动脉压升高,肺血管床堵塞50%以上,肺动脉平均压大于30~40 mmHg,可发生右心功能衰竭,继发左心排血量降低,血压下降。呼吸功能的改变主要是引起反射性支气管痉挛,气道阻力增加,肺通气量减少,肺泡上皮通透性增加,引起局部和弥漫性的肺水肿。临床出现呼吸困难、剧烈胸痛、咯血、发热症状,也可无症状。

CT表现 (1)CT平扫:① 管腔局限性密度增高。② 肺梗死灶:以胸膜为基底的楔形实变,尖端与供血肺动脉相连,周围为磨玻璃样渗出,有时可见支气管充气征。③ 接近栓子近侧肺血管增粗,而远段肺纹理变细或缺如。④ 胸膜增厚、胸腔积液以及肺动脉高压等。(2)CT增强扫描:显示肺动脉内完全或部分充盈缺损。根据血管内栓子的位置表现不同,可分为① 中心型:栓子位于血管中心,栓子周围为高密度对比剂。② 偏心型:栓子位于血管一侧,对侧充盈高密度对比剂。③ 闭塞型:栓塞的血管呈低密度而无对比剂充盈,容积再现图像示肺动脉呈残根状改变。(3)双能量CT:可显示肺灌注情况,表现为栓塞肺动脉所供应的肺实质灌注降低,形状呈楔形、三角形;可提高小栓子或亚段以下栓子的检出。(4)右心功能评估:右心室(right ventricle,RV)与左心室(left ventricle,LV)比值

（RV/LV）是最有意义的参数，其与肺栓塞严重性和短期肺栓塞死亡率有关。横断位 RV/LV>1 或四腔心位 RV/LV>0.9 常被认为提示右心功能障碍，是肺栓塞早期死亡的主要危险因子。右心室与左心室直径通常在 CT 横断面（左心室：二尖瓣层面测量；右心室：三尖瓣层面）或四腔心位（指垂直于室间隔的室间隔和左心室心内膜之间的最大距离）测量。

鉴别诊断　根据 CTA 表现的直接征象及间接征象，结合临床信息，可明确诊断。① 原发性肺动脉肿瘤十分罕见，主要 CT 特征是肺动脉主干或近端肺动脉腔内低密度充盈缺损，增强扫描可强化。② 先天性肺动脉近段闭塞右侧更常见，闭塞但无充盈缺损，远段无血管显示。

例 2　急性外周性孤立性肺栓塞

【病史摘要】　女性,73 岁。胸闷气喘 2 周,加重 6 天。

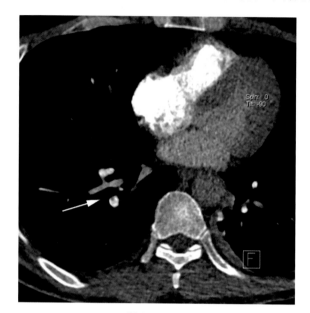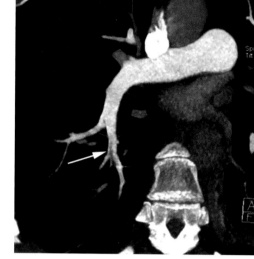

图 2 - 5 - 2A　　　　　　　　　　　　　　　　图 2 - 5 - 2B

【CT 征象】　右下肺动脉分支管腔内见偏于管腔一侧的条形充盈缺损影,周围见对比剂填充(图 2 - 5 - 2A、B)。

【重要征象】　肺动脉分支腔内偏于管腔一侧的条形充盈缺损影。

【CT 拟诊】　① 急性外周性孤立性肺栓塞。② 伪影。③ 慢性肺栓塞。

【最终诊断】　急性外周性孤立性肺栓塞。

【评　　述】　急性外周性肺栓塞是由于内源性或外源性栓子堵塞 4 级及其以下肺动脉分支的病症,外周性孤立性肺栓塞一般是指单个外周性栓子。可无明显临床表现或仅有胸闷、气短等非特异性表现。尽管 CT 肺动脉成像在急性肺栓塞诊断方面的价值已经得到公认,但是其在外周性栓子的检测仍然较难,约 30% 的肺栓塞在首次检测中漏诊。双能量 CT 可提高外周性肺栓塞的检测能力。

　CT 表现　CT 平扫主要有以下间接征象:① 肺梗死灶,以胸膜为基底的楔形实变,尖端与供血肺动脉相连,周围为磨玻璃样渗出,有时可见支气管充气征。② 胸膜增厚、胸腔积液以及肺动脉高压等。CT 增强扫描显示外周肺动脉内完全或部分充盈缺损。双能量 CT 可显示相应肺段灌注缺损,或利用双能量 CT 肺血管增强软件可显示被编码为红色的栓子。

　鉴别诊断　单凭临床表现及实验室检查诊断急性外周性肺栓塞较困难,CT 平扫及增强扫描可以直观显示肺栓塞,诊断不难,但仍需要与以下情况相鉴别:(1)慢性肺栓塞:表现为附壁血栓为主、新月形充盈缺损,血管壁可见毛糙或不规则,并且常有急性肺栓塞病史。(2)伪影:① 对比剂充盈不均匀:血管内对比剂充盈不均匀主要是表现在肺动脉远段或病变近心端的肺静脉,与扫描偏早或疾病状态有关,通常结合对比双侧肺动脉充盈状态,观察是否有不对称改变,或加扫肺静脉期可以与肺动脉栓塞鉴别。② 运动伪影:呼吸运动伪影会引起对称性两肺下叶动脉分支显影欠佳,心脏运动伪影易影响心脏周围左肺下叶舌段肺动脉或其分支的显示,表现为低密度充盈。鉴别这样的伪影重点在于是否对称、位置以及可能存在的重叠伪影。③ 支气管内分泌物:当支气管内分泌物未排出而积聚于支气管内形成低密度影时,易误诊为肺栓塞,鉴别时需要横断面逐层观察图像并利用多平面重组显示支气管内分泌物以区别肺栓塞。

例 3 慢性血栓栓塞性肺动脉高压

【病史摘要】 女性,72 岁。反复胸闷 10 年。

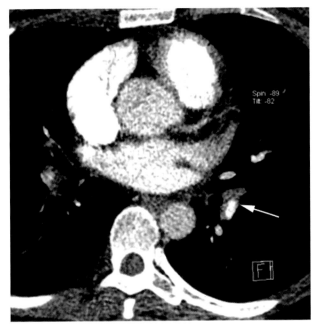

图 2-5-3A

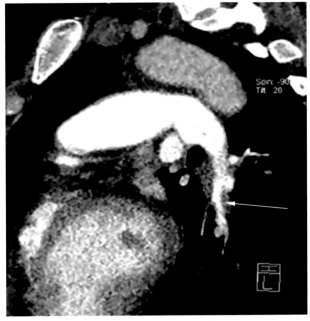

图 2-5-3B

【CT 征象】 左下肺动脉分支管壁增厚,可见附壁血栓,管腔狭窄,远段肺动脉纤细、僵直(图 2-5-3A、B);肺动脉主干增粗;横断位右心室内径与左心室内径之比大于 1(图 2-5-3C)。

【重要征象】 肺动脉主干增粗,远端管壁增厚,附壁血栓并管腔狭窄、僵直。

【CT 拟诊】 ① 慢性血栓栓塞性肺动脉高压。② 急性肺栓塞。③ 先天性肺动脉近段闭塞。④ 大动脉炎。

【最终诊断】 慢性血栓栓塞性肺动脉高压。

【评 述】 慢性肺栓塞是指发病时间超过 3 个月,肺动脉血栓已发生机化者。血管进行性阻塞导致血管阻力不断增加致使肺动脉高压形成。血栓溶解不完全、血栓机化、血栓收缩,并且病变血管梗阻、收缩、萎缩及血管内纤维化;肺血管床阻塞程度越来

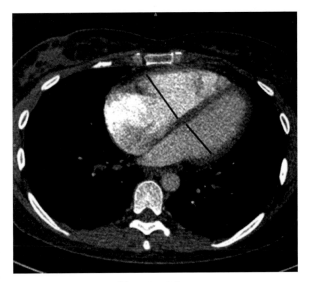

图 2-5-3C

越高,肺血管阻力不断增加,最终形成肺动脉高压,可有肺循环-体循环侧支形成。临床表现无特异性,主要有渐进性呼吸困难、慢性干咳、不典型胸痛、心动过速及晕厥等,症状出现前数年已有病变,有症状的患者中,肺血管床阻塞>40%;临床恶化与右心功能降低同步。

CT 表现 (1)肺动脉栓塞直接征象:① 完全闭塞,袋状充盈缺损、血管突然变细和远端血管充盈。② 部分闭塞,管腔狭窄、内壁不光滑,偏心性、新月状充盈缺损,与血管壁呈钝角。③ 血栓钙化:少见,呈管状钙化,且局限分布在动脉分叉处。(2)肺动脉高压征象:① 肺动脉主干直径大于同层主动脉,且>29 mm。② 近段肺动脉不均匀增粗。③ 肺动脉壁钙化,肺血管扭曲。④ 右心室增大。⑤ 心包增厚或少量心包积液,心包积液提示预后较差。(3)侧支循环:① 支气管动脉在阻塞水平旁

形成体-肺动脉的侧支循环。② 支气管动脉扩张支持慢性或再次栓塞的诊断。③ 其他侧支循环开放,如膈下、肋间和胸廓内动脉。(4) 肺实质征象:① 肺梗死导致的肺损伤瘢痕,表现为基底面向胸膜的楔形影,逐渐缩小被条索影取代。②"马赛克灌注"征象,因血管远端闭塞及血流重新分配到开放的血管床而表现为高低密度不均匀。③ 局部区域磨玻璃样改变。④ 柱状支气管扩张。

鉴别诊断　(1)大动脉炎:① 大动脉炎累及肺动脉者血管壁增厚相对光整,范围较广,增强扫描可强化,而慢性肺栓塞血管壁不规整,范围较局限,增强扫描不可强化。② 50%~80%的患者累及肺动脉,并且是疾病后期的表现,但不明原因的慢性肺动脉阻塞也应考虑晚期的大动脉炎。(2)先天性肺动脉近段闭塞:① 肺动脉闭塞段光滑,并无充盈缺损,远段无血管,管腔突然变窄。② 慢性肺栓塞可见管壁周围附壁血栓,管壁不规则变窄,远段分支纤细但仍可见。(3)急性肺栓塞,两者通常共存,区别点在于:① 急性肺栓塞管腔扩张,慢性阻塞远端血管直径明显狭窄。② 急性肺栓塞:中心性或偏心性充盈缺损,与血管壁夹角呈锐角;慢性肺栓塞:新月形充盈缺损,与血管壁夹角呈钝角。③ 支气管动脉扩张支持慢性肺栓塞。④ 慢性肺栓塞栓塞物质CT值较高:慢性为(87±30)HU、急性为(33±15)HU。

例4 肺静脉异位引流

【病史摘要】 女性,15岁。体检发现心脏杂音半个月。

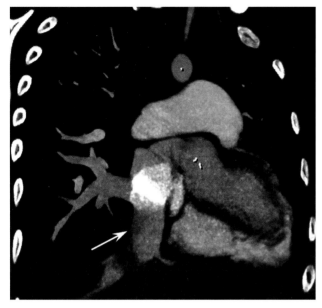

图2-5-4A

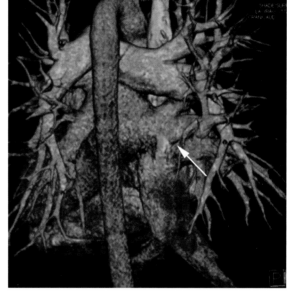

图2-5-4B

【CT征象】 最大密度投影及容积再现图像示右下肺静脉与右心房相连(图2-5-4A、B)。

【重要征象】 部分肺静脉未与解剖左心房相连,直接流入腔静脉-右心房系统。

【CT拟诊】 ① 部分性肺静脉异位引流。② 完全性肺静肺异位引流。

【最终诊断】 部分性肺静脉异位引流。

【评　　述】 肺静脉异位引流,亦称肺静脉畸形连接,是指部分肺静脉(单支或多支)或全部肺静脉未与解剖左心房相连,而直接引流入腔静脉-右心房系统,又分为部分性肺静脉畸形连接和完全性肺静脉畸形连接。部分性肺静脉畸形连接可无症状,也可有心悸、气急、乏力、咳嗽、咯血,易患呼吸道感染;完全性肺静脉畸形连接分为四种类型:心上型、心内型、心下型和混合型。① 心上型:肺静脉汇合成一支总干引流入垂直静脉-左无名静脉-右上腔静脉-右心房,此型最常见,约占50%。② 心内型:全部肺静脉直接引流入右心房或冠状静脉窦,约占30%。③ 心下型:肺静脉汇合成一支总干经横膈下行引流入下腔静脉、门静脉或肝静脉,约占13%,此型几乎均因静脉回流受阻而存在肺静脉高压。④ 混合型:肺静脉各支分别引流至腔静脉或右心房不同部位,约占7%。

CT表现　部分性肺静脉异位引流表现为一支肺静脉与腔静脉或右心房直接连接;部分可表现右侧肺静脉干或右肺下静脉直接进入下腔静脉,在冠状面最大密度投影图像可见肺静脉沿右心缘向下走行,像镰刀,形成所谓的"镰刀综合征",此时常伴有右肺或右肺动脉发育不全。

鉴别诊断　根据肺静脉畸形连接典型表现,逐层仔细观察胸部CT增强的纵隔窗,分清心脏四腔,然后找到左右肺动脉主干,逐层跟踪静脉走行,找到肺静脉汇入点,即可明确诊断。主要需与完全性肺静脉异位引流鉴别:完全性肺静脉异位引流表现为四支肺静脉在心房的后方或后上方汇合成共同静脉,并直接与上腔静脉、冠状静脉窦或右心房连通,同时常可见腔静脉、冠状静脉窦及右心房扩张;在分析时应注意是否合并其他先天性心血管疾病,如室间隔缺损、下腔静脉走行异常等。

例 5　肺隔离症

【病史摘要】　女性,47 岁。患者 1 周前右侧胸口隐痛,伴食欲下降,无心慌,无背部放射痛。

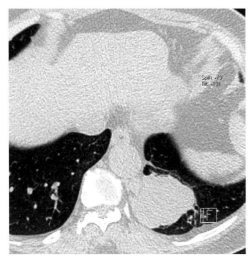

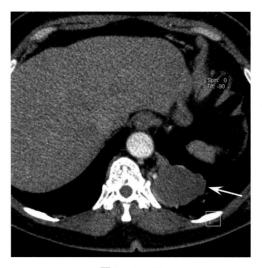

图 2 - 5 - 5A　　　　　　　　　　　　图 2 - 5 - 5B

【CT 征象】　左肺下叶后基底段脊柱旁见一囊状肿块影,大小为 4.4 cm×5.2 cm,边界清晰(图 2 - 5 - 5A),增强扫描见起源于胸主动脉的血管为病灶供血(图 2 - 5 - 5B、C)。

【重要征象】　胸主动脉异常供血左肺内病变。

【CT 拟诊】　① 肺隔离症。② 周围型肺癌。③ 先天性支气管囊肿。

【最终诊断】　肺隔离症。

【评　　述】　肺隔离症是一种先天畸形,指没有功能的胚胎性、囊肿性肺组织从正常肺隔离出来,其主要特点是发育异常的肺组织与支气管树之间缺乏正常的连接,并接受主动脉或其分支供血。一般不与呼吸道相通,供血动脉来自主动脉(胸主动脉或腹主动脉分支)。病理检查时发现病变组织内无炭末的沉积,可以证明这部分肺没有进行过气体交换,是无功能的。临床上可分为两型:叶内型和叶外型。以

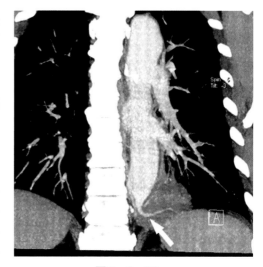

图 2 - 5 - 5C

叶内型较多见,病肺与其邻近正常肺组织被同一脏层胸膜所覆盖,可发生于任何肺叶内,但多见于下叶,尤以左肺下叶后基底段为多;叶外型较少见,病肺位于其邻近正常肺组织的脏层胸膜外,多数位于左肺下叶与横膈之间。本病均应手术治疗,疗效良好。

CT 表现　影像上根据异常供血动脉与隔离肺组织关系可将其分为三型,Ⅰ型只有异常动脉,无隔离肺组织;Ⅱ型异常动脉供应隔离肺组织及正常肺;Ⅲ型异常动脉仅供应隔离肺组织。CT 平扫呈囊肿、实质结节或肿块,病灶形态不规则,密度不均匀,边缘多数光整,合并感染后可较模糊。隔离肺可与邻近支气管相通而显示气液平面,病灶周围可伴有局限性肺气肿。病灶多位于两肺下叶内、后基底段。CT 增强扫描:病灶内可见来自体循环供血动脉,为特异性征象。

鉴别诊断　本病需要与以下疾病鉴别:① 先天性支气管囊肿:好发于肺门周围区域及两下肺,可单发或多发,可单房或多房。CT 表现为边界光整的囊性肿块,囊的大小有时可随呼吸变化,增强扫描无供血体循环动脉可与肺隔离症鉴别。② 周围型肺癌:肿块形态不规整,密度不均匀,周围毛刺征,增强扫描可见轻度不均匀强化,无体循环动脉供血可鉴别。

例 6　肺动静脉瘘

【病史摘要】　男性,26 岁。胸痛伴呼吸困难 1 天。

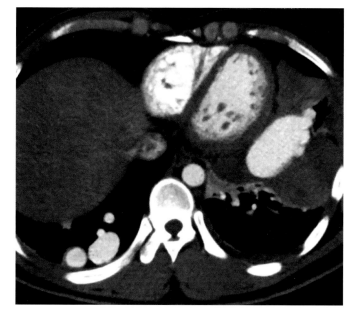

图 2－5－6A

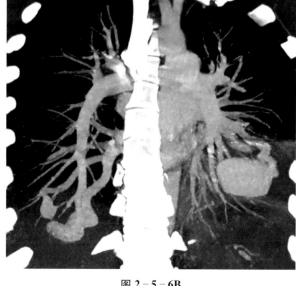

图 2－5－6B

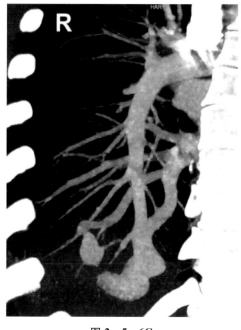

图 2－5－6C

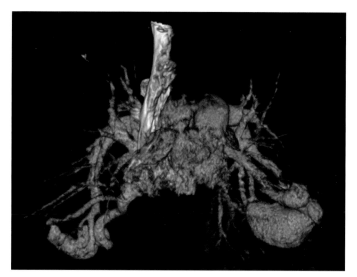

图 2－5－6D

【CT 征象】　两肺下叶多发结节、团块及条带状高密度影,边界清晰,增强扫描示病灶明显均匀强化,强化程度等同于肺动脉,并见病灶与肺动、静脉相连,最大密度投影图像及容积再现图像示供血动脉、引流静脉及畸形血管团(图 2－5－6A~D)。

【重要征象】　与肺动、静脉相连的异常血管团。

【CT 拟诊】　① 肺动静脉瘘。② 肺占位。③ 肺炎性病变。

【最终诊断】　肺动静脉瘘。

【评　　述】　肺动静脉瘘,又称先天性肺动静脉畸形,肺动脉与静脉直接相通形成短路,致使肺动脉血液不经过肺泡直接流入肺静脉。本病有家族性,与遗传因素有关。病变血管壁肌层发育不良,缺乏弹力纤维,又因肺动脉压力促使病变血管进行性扩张。病变可位于肺的任何部位,瘤壁增厚,但内皮层减少、变性或钙化,为导致破裂的原因。在病理上可分为三型:单纯型、复杂型和弥漫型。单纯型即单个扩张的血管瘤(囊),由一条供应动脉和一条引流静脉与之相连。病灶可单发或多发,80%~90%的肺动静脉畸形属单纯型。复杂型指由多个大小不等的瘤囊与多支供应动脉和多支引流静脉相连,或单个瘤囊与多支供应动脉和多支引流静脉相连,本类型较少见。弥漫型即肺内多发细小肺动静脉瘘,而无瘤囊形成,本类型罕见。

CT表现　CT平扫病灶呈圆形、椭圆形、条带状或团块状、分叶状高密度影,大小不一,多为单发,边界清晰、光滑,密度均匀;合并出血后感染时,病灶周围可见血管样“毛刺”影。CT增强检查病灶多明显均匀强化,强化程度等同于肺动脉,并见病灶与肺血管相连,左心房提前显影。在增强CT原始横断面逐层观察,可发现病灶与单支或多支肺动脉、肺静脉相通。单纯型肺动静脉畸形典型表现为一支供血动脉及引流静脉连于结节样或团块样瘤囊,较大瘤囊还可见对比剂排空延迟;复杂型瘤囊内见分隔,两支或多支供血动脉及引流静脉连于瘤囊,延迟扫描常见对比剂残留于瘤囊;弥漫型表现为多发“葡萄串”样小结节影,与血管强化程度一致。一般供血动脉较细,增强时间早于瘤体,而引流静脉强化相对延迟,动态增强扫描易于显示这种变化。影像后处理,尤其是容积再现图像有助于三维显示肺动静脉瘘。

鉴别诊断　① 肺炎性病变:CT平扫密度均匀,边缘模糊,增强扫描呈中度延迟强化,程度低于肺动静脉畸形,亦可不见异常连接的血管。② 肺占位:本病需排除多发肺内占位,如转移瘤年龄、病史不符;肺结节病可侵犯双肺实质,表现为形态、边缘不规则结节,周围磨玻璃影及小叶间隔增厚,增强扫描也可与肺动静脉瘘鉴别。

例7 肺动脉肉瘤

【病史摘要】 女性,50岁。呼吸困难1个月。

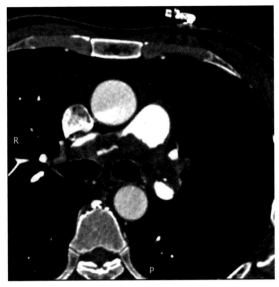

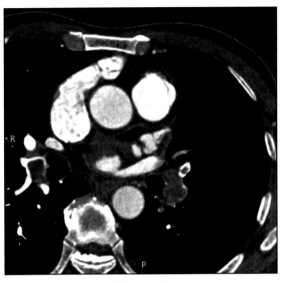

图2-5-7A   图2-5-7B

【CT征象】 肺动脉主干及左、右肺动脉干见稍低密度影,增强扫描动脉期可见病变轻-中度不均匀强化,平均CT值约88 HU,其内密度欠均匀(图2-5-7A、B)。

【重要征象】 肺动脉内不均匀强化病变,附壁生长。

【CT拟诊】 ①肺动脉肉瘤。②慢性肺动脉栓塞。③急性肺动脉栓塞。

【最终诊断】 肺动脉肉瘤。

【评　　述】 原发性肺动脉肿瘤是指发生于肺动脉半月瓣和(或)肺动脉干的原发性肿瘤,非常罕见,发病率仅为0.001%~0.03%。绝大多数为恶性,且为肉瘤,病因学尚不明确。肺动脉肉瘤分为内膜肉瘤和管壁肉瘤两类。内膜肉瘤具有腔内息肉状生长形式,肿瘤一般多在腔内沿肺动脉壁向远端生长而不侵犯外膜,并常显示纤维母细胞性或肌纤维母细胞分化;管壁肉瘤与内膜肉瘤截然不同,可按照软组织肉瘤组织学亚型予以分类。前者常见,后者极少,故肺动脉肉瘤常指内膜肉瘤。肺动脉肉瘤好发于肺动脉干背侧,多呈息肉状或指状,延续至肺动脉分叉和左、右肺动脉;有些肿瘤也可同时累及肺动脉瓣或蔓延至右心室流出道。发病年龄3~86岁均有报道。一般起病隐匿,无症状,当肿瘤向腔内突出造成阻塞,可引起肺循环血流量减少;肺动脉高压时,可有临床症状,但无特异性。最常见的临床表现为呼吸困难,可伴有胸痛、咳嗽、咯血、乏力和明显的体重下降。当肺动脉主干严重阻塞时,造成心排血量下降,可导致晕厥和猝死。查体最常见的是肺动脉瓣区可闻及收缩期喷射性杂音P2亢进和体循环淤血体征。

CT表现　肺动脉内充盈缺损和(或)完全闭塞,酷似肺动脉栓塞;管壁僵硬,管腔扩张,肿瘤组织可有明显强化,可发生坏死、出血及少见的骨化改变,增强扫描强化可不均匀。

鉴别诊断　(1)急性肺栓塞,急性肺栓塞起病急,表现为肺动脉内低密度充盈缺损,增强扫描无强化。(2)慢性肺栓塞:起病缓慢,临床症状相似,极易误诊,其鉴别点如下:①发病率不同:肺动脉肉瘤罕见,肺动脉栓塞常见。②肺动脉肉瘤病变段的肺动脉明显扩张,且完全不成比例,可侵犯至血管腔外,形成软组织密度肿块,而肺栓塞病变段的肺动脉扩张不明显,无软组织密度肿块。③增强扫描肺动脉肉瘤有强化,而肺栓塞栓子则无强化。④肺动脉肉瘤对抗凝治疗无效是鉴别的关键点,肺栓塞常有其相关危险因素。

(本病例图由北京安贞医院徐磊教授提供)

(唐春香　张龙江)

第六节 颈动脉病变

例1 颈动脉粥样硬化性疾病

【病史摘要】 女性,70岁。反复恶心、呕吐、头晕20天。

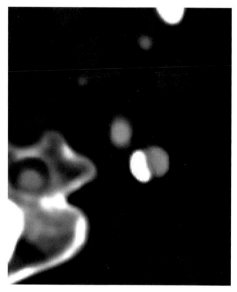
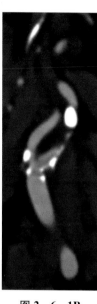
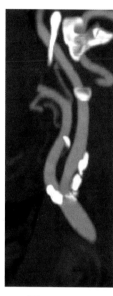
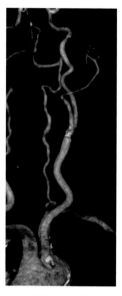

图2-6-1A　　　　　　　图2-6-1B　　　　　　　图2-6-1C　　　　　　　图2-6-1D

【CT征象】 横断位及曲面重组图像示左侧颈总动脉及颈内动脉管腔狭窄,最狭窄处为中度狭窄(图2-6-1 A、B)。最大密度投影图像和容积再现图像示左侧颈总动脉分叉处及颈内动脉近端管壁多发钙化斑块(图2-6-1 C、D)。

【重要征象】 左颈总动脉分叉处及颈内动脉近端管壁钙化,管腔狭窄。

【CT拟诊】 ① 左颈动脉粥样硬化性狭窄(中度)。② 颈动脉穿透性溃疡。③ 颈动脉夹层。

【最终诊断】 左颈动脉粥样硬化性狭窄。

【评　述】 颈动脉粥样硬化是动脉硬化血管病中最常见、最重要的一种,颈动脉粥样斑块的进展会导致管腔狭窄。其病理改变主要包括动脉内膜脂质点和条纹、粥样和纤维粥样斑块、复合病变三类变化。其斑块分为稳定型和不稳定型两类,稳定型即纤维帽较厚而脂质池较小的斑块,不稳定型(又称为易损型)斑块,其纤维帽较薄,脂质池较大易破裂。颈动脉内膜增厚、粥样硬化斑块形成和不稳定性增加与脑卒中发生密切相关,除斑块不断增大导致管腔狭窄外,血栓可叠加于粥瘤上加剧狭窄程度。因此,脑卒中的发病机制可能是血栓性物质造成的栓塞,或是血管狭窄伴侧支代偿不充分造成的低血流量。此外,较高水平的总胆固醇、甘油三酯、低密度脂蛋白、糖尿病等是颈动脉内膜增厚和动脉硬化斑块形成的危险因素,颈动脉粥样硬化及其相关危险因素可为脑卒中预防和诊断提供依据。

CT表现 ① 斑块常发生于颈总动脉分叉处、颈内动脉起始处,常表现为动脉管壁增厚,管壁可见不规则钙化,管腔不规则狭窄。② 根据斑块性质,分为钙化性斑块、非钙化性斑块和混合性斑块。③ 管腔狭窄程度分为4级:轻度狭窄,0~29%,中度狭窄,30%~69%,重度狭窄,70%~99%,闭塞100%。④ 部分可合并脑梗死。⑤支架置入术后评估:观察支架有无塌陷、断裂、移位、管腔再狭窄或闭塞。

鉴别诊断 ① 颈动脉夹层:可见撕裂的内膜和真假腔,通过曲面重组、横断面图像可清晰显示偏心性圆形影。② 颈动脉穿透性溃疡:颈动脉管壁外的龛影,主要是在动脉粥样硬化的基础上发生。

例2 颈动脉夹层

【病史摘要】 男性,67岁。头部阵发性钝痛约10年。

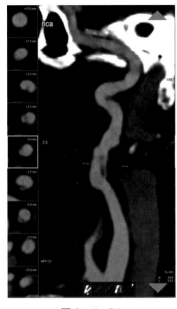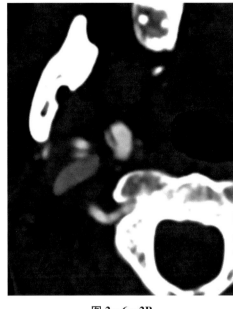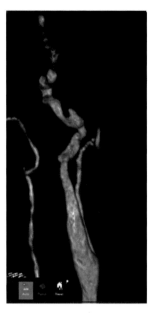

图2-6-2A   图2-6-2B   图2-6-2C

【CT征象】 曲面重组图像及横断位图像示右侧颈内动脉颈段中部管腔内低密度内膜片影,将管腔分为双腔(图2-6-2A、B);容积再现图像示血管不规则狭窄、扩张(图2-6-2C)。

【重要征象】 颈动脉管腔内低密度内膜片,呈双腔征。

【CT拟诊】 ① 颈内动脉夹层。② 颈动脉瘤。③ 颈动脉蹼。④ 伪影。

【最终诊断】 颈内动脉夹层。

【评　　述】 颈动脉夹层多由先天性动脉囊性中层坏死所致,动脉壁中层发生坏死病变者,当内膜破裂时,在动脉压的作用下,血流在中层形成血肿,并向远端延伸形成颈动脉夹层。病理表现为内膜局部撕裂,受到强有力的血液冲击,内膜逐步剥离、扩展,在动脉内形成真、假两腔。壁内血肿位于动脉中层内,呈偏心分布。可分为外伤性和自发性,或为主动脉夹层的一部分。大多数颈动脉夹层是自发性或在轻微损伤后产生,部分病例存在基础易感性,最常见的相关疾病是纤维肌性发育不良,占所有头颈部夹层病例的15%~40%;部分患者无症状,最常见缺血性脑卒中或短暂性脑缺血发作,常伴局部症状(如颈部疼痛或头痛)。颅外颈动脉或椎动脉夹层引起急性缺血性脑卒中或短暂性脑缺血发作时,一般推荐采用抗血小板治疗或抗凝治疗来进行抗血栓治疗;静脉溶栓治疗可用于孤立性颈动脉夹层患者缺血性脑卒中急性发作时,而溶栓治疗可能会导致主动脉夹层扩展;当颈动脉夹层作为主动脉夹层一部分,患者缺血性脑卒中急性发作时静脉溶栓治疗是禁忌,可能会导致急性心包炎、心包填塞或致死性主动脉破裂的风险。

CT表现 ① CT横断面增强图像及曲面重组图像示撕裂的内膜瓣及真假腔。② 颈动脉夹层可分为狭窄型、闭塞型和瘤样扩张型,狭窄型是由于病变段血管管壁新月形增厚(为壁内血肿),对比剂偏心性填充残留狭窄段血管管腔;闭塞型为残留血管逐渐狭窄至闭塞,内无对比剂填充;而瘤样扩张型表现为串珠状,血管呈不规则狭窄及扩张。

鉴别诊断 ① 伪影:颈部CTA检查时患者配合不佳,可能会产生呼吸运动伪影。② 颈动脉蹼:颈内动脉起始部夹层需要和颈动脉蹼鉴别,后者常表现为薄层隔膜,矢状位表现为沿着颈动脉球后壁腔内薄层充盈缺损影,超过颈动脉分叉处,而颈动脉夹层可见内膜片影及双腔影,伴有血管扩张或狭窄。③ 颈动脉瘤:颈动脉夹层并瘤样扩张时需与动脉瘤相鉴别,颈动脉瘤腔内无内膜瓣影、无双腔征。

例 3 椎动脉瘤

【病史摘要】 男性,44 岁。视物发黑,自觉右眼痛、右上肢无力 2 小时。

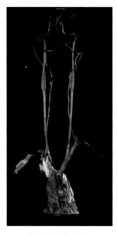 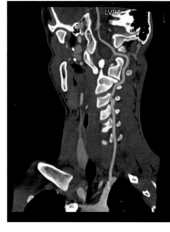 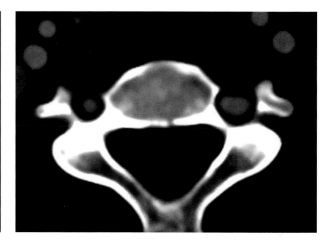

图 2 - 6 - 3A 图 2 - 6 - 3B 图 2 - 6 - 3C

【CT 征象】 容积再现图像示左侧椎动脉横突孔段局部管腔较对侧增粗(图 2 - 6 - 3A),曲面重组图像及横断面增强图像示左侧椎动脉横突孔段局部较对侧明显扩张,其直径大于同侧邻近管腔 1.5 倍(图 2 - 6 - 3B、C)。

【重要征象】 椎动脉局部直径大于同侧 1.5 倍。

【CT 拟诊】 ① 椎动脉瘤。② 椎动脉夹层。

【最终诊断】 椎动脉瘤。

【评　述】 颅外颈动脉瘤最常见的病因是动脉粥样硬化,其次为创伤和既往动脉内膜切除处形成的假性动脉瘤。椎动脉瘤由于动脉壁损害变薄,在血流压力作用下逐渐膨大扩张而形成。临床上分为真性动脉瘤和假性动脉瘤,真性动脉瘤多由动脉粥样脉硬化引起,动脉瘤扩张膨大,多呈梭形,病变多累及动脉壁全周,长度不一;瘤壁厚薄不均匀,常可发生自行性破裂引起大出血。假性动脉瘤多由创伤引起,瘤壁为动脉内膜或周围纤维组织构成,瘤内容物为血凝块及机化物,瘤体呈囊状,与动脉相通,颈部较狭窄。临床症状可能由局部占位效应或栓塞引起,主要表现为颈部肿块伴有明显的搏动及杂音,少数肿块因瘤腔内被分层的血栓堵塞,搏动减弱或消失;血栓脱落可引起脑梗死;瘤体增大压迫神经、喉、气管、食管。临床诊断依赖影像学检查来明确动脉瘤及其病因,应常规行脑部影像学检查评估脑内灌注情况,对真性颈动脉瘤患者应评估有无其他动脉瘤。

CT 表现 ① 平扫可见类圆形等或高密度影。② 增强扫描可见瘤腔明显强化,可伴血栓及壁钙化。② 动脉呈瘤样扩张,CTA 图像后处理显示病变形态上可分为囊状动脉瘤和梭形动脉瘤。③ 椎动脉瘤位于颈段横突骨质内,可致横突孔扩大,邻近部分椎体及椎弓根骨质吸收,边缘硬化。

鉴别诊断 颈动脉夹层:典型颈部动脉夹层好发于椎基底动脉,可见撕裂的内膜瓣和双腔表现,部分表现为动脉瘤样扩张,需与动脉瘤鉴别,但动脉瘤无撕裂的内膜瓣,多呈囊状或梭形扩张,可伴有血栓。

(郑丽娟　张龙江)

第七节　外周血管病变

例1　下肢外周动脉疾病

【病史摘要】　男性,71岁。双下肢行走乏力、疼痛9年,加重近1年。

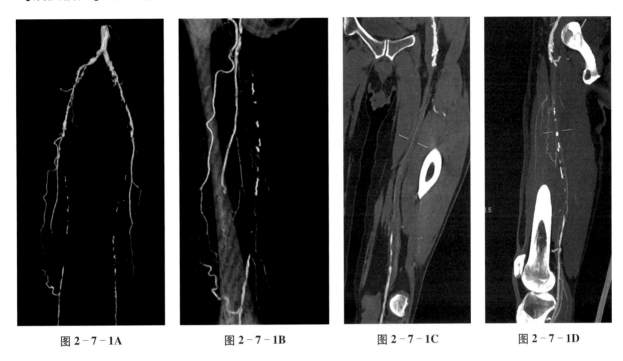

图2-7-1A　　　　　图2-7-1B　　　　　图2-7-1C　　　　　图2-7-1D

【CT征象】　容积再现图像示双下肢动脉管壁多发钙化斑块(图2-7-1A、B);曲面重组图像示右侧股动脉全程闭塞,管腔内未见对比剂显影(图2-7-1C);薄层最大密度投影图像可见周围侧支血管影(图2-7-1D)。

【重要征象】　下肢动脉管壁多发钙化,部分分支闭塞,伴周围侧支血管影。

【CT拟诊】　① 双下肢外周动脉疾病。② 急性下肢动脉栓塞。③ 血栓闭塞性脉管炎。④ 特发性动脉血栓形成。

【最终诊断】　双下肢外周动脉疾病

【评　　述】　动脉粥样硬化是一种系统性疾病,具体是指因血管内膜和中膜层之间的脂质和纤维物质蓄积而导致大、中动脉管腔局灶性或弥漫性狭窄。下肢的动脉粥样硬化被定义为外周动脉疾病,即引起外周动脉阻塞的动脉粥样硬化病,多累及下肢供血动脉。下肢外周动脉疾病是一种发病率很高的血管性疾病,高危因素主要包括吸烟、糖尿病、高脂血症等。其病理表现为动脉内膜粥样硬化斑块形成,使管壁硬化、管腔狭窄;继发血栓致管腔闭塞,侧支循环建立。尽管其他疾病也可引起下肢动脉狭窄(例如炎症和血栓形成)和动脉供血不足的症状,但动脉粥样硬化仍是目前最常见的病因。临床上好发于50岁以上人群,70%发生于股、腘动脉,临床症状表现为患肢发冷、麻木、间歇性跛行、静息痛、严重时溃疡或坏疽形成。间歇性跛行、踝肱指数(足动脉与肱动脉血压比值)<0.9有较高的诊断价值。

CT表现　① CT平扫图像上主要表现为管壁不同程度钙化及局限性低密度或高密度斑块。② CTA表现为动脉管壁非钙化斑块及钙化斑块,管壁凹凸不平,管腔不规则狭窄,呈锯齿样及串珠样改变。③ 动脉完全闭塞时,管腔内无对比剂充盈,呈截断状、杯口状或鼠尾状,闭塞端周围侧支代偿形成。

鉴别诊断 ① 特发性动脉血栓形成:发病较急,多并发于结缔组织病(系统性红斑狼疮、结节性动脉周围炎、类风湿性关节炎等)、红细胞增多症、手术或动脉损伤后,鉴别需结合临床病史。② 血栓闭塞性脉管炎:多见于青壮年男性,有吸烟史,主要累及中、小动脉,病变血管呈节段性狭窄、闭塞,未受累段血管光滑平整,无明显粥样硬化表现,病变周围螺旋状侧支血管是特征性表现。③ 急性下肢动脉栓塞:大部分由于心源性或血管源性的栓子进入动脉,造成远端动脉管腔堵塞,临床表现为典型"5P"症状,即疼痛(pain)、麻痹(paralysis)、感觉异常(paresthesia)、无脉(pulselessness)和苍白(pallor)。栓塞处动脉截断,远端无对比剂充盈,无侧支代偿,其他血管无粥样硬化。结合临床发病急,症状严重,不难与下肢动脉粥样硬化引起的血管狭窄闭塞相鉴别。

例 2　下肢动脉瘤

【病史摘要】　男性,68 岁。左侧肢体无力 9 年余,二便不能自控 1 年。

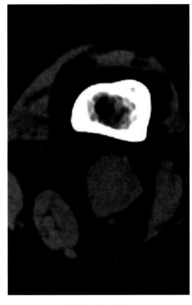 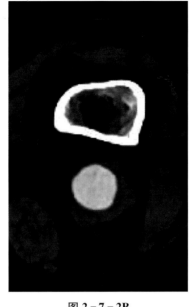 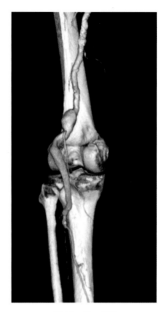

图 2－7－2A　　　　　　　图 2－7－2B　　　　　　　图 2－7－2C

【CT 征象】　平扫图像示左股骨远端后方类圆形软组织密度肿块(图 2－7－2A),横断面增强扫描及容积再现图像示左侧腘动脉局部呈瘤样扩张,周围可见低密度影,提示血栓形成(图 2－7－2B、C)。

【重要征象】　下肢动脉管腔局部扩张,伴周围低密度血栓影。

【CT 拟诊】　① 腘动脉瘤。② 下肢动静脉瘘。③ 血肿或炎性肿块。

【最终诊断】　腘动脉瘤。

【评　　述】　主要由动脉粥样硬化和外伤等因素引起的下肢动脉局限性瘤样扩张,包括真性动脉瘤和假性动脉瘤两大类。真性动脉瘤瘤壁由动脉管壁全层构成,可形成附壁血栓,脱落易导致远端动脉阻塞,瘤腔内血栓充填可形成血栓闭塞性动脉瘤;而假性动脉瘤是由局部动脉破损、出血,动脉旁血肿形成所致,瘤壁由纤维组织构成,无正常的血管内膜、肌层和外膜。临床上,真性动脉瘤 70% 发生于腘动脉,其次为股动脉,可无症状或触及"搏动性肿块";而假性动脉瘤是外伤或介入术后常见的血管并发症,主要位于股动脉,其次为髂动脉,假性动脉瘤体积较大时压迫周围神经引起疼痛,压迫静脉引起下肢水肿,严重者可破裂至腹膜后间隙。

CT 表现　① 真性动脉瘤:下肢动脉局限性梭形或囊状扩张,与正常动脉相延续,瘤腔内充满高密度对比剂,瘤壁较光整,多合并动脉粥样硬化。② 假性动脉瘤:多位于母血管一侧,局部通过缺口(瘤颈部)与母血管相通,瘤体欠规则,瘤壁厚薄不一。③ 动脉瘤附壁血栓形成时,瘤壁可见条、片状低密度影。

鉴别诊断　① 血肿或炎性肿块:当下肢假性动脉瘤并发感染时会出现局部软组织红肿、疼痛和皮温升高,可被误诊为血肿感染或炎性肿块,但假性动脉瘤一般可触及搏动,闻及血管杂音,而血肿或炎性肿块无上述表现。② 下肢动静脉瘘:为动静脉之间异常交通,瘘口近侧动脉扩张、扭曲,动静脉同时显影或静脉早显,而动脉瘤一般不累及静脉,动静脉间无异常交通,无静脉早显等特点。

例3 下肢动静脉瘘

【病史摘要】 男性,61岁。左胫腓骨中段陈旧性骨折。

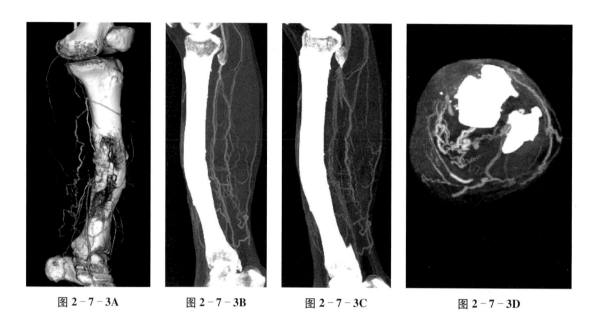

图 2 - 7 - 3A   图 2 - 7 - 3B   图 2 - 7 - 3C   图 2 - 7 - 3D

【CT征象】 容积再现图像示左侧胫腓骨中下段骨质断裂,周围骨质呈增生改变,左侧腘动脉局部未见显影(图2-7-3A);最大密度投影图像示左侧腘静脉、小腿静脉提前显影,左下肢可见多发迂曲、扩张血管影(图2-7-3B~D)。

【重要征象】 下肢血管迂曲、扩张,动静脉异常沟通,静脉提前显影。

【CT拟诊】 ① 下肢动静脉瘘。② 下肢动静脉畸形。③ 下肢静脉血栓。④ 下肢静脉曲张。⑤ 下肢动脉瘤。

【最终诊断】 下肢动静脉瘘。

【评 述】 下肢动静脉瘘为下肢动静脉间的异常交通,动脉血通过瘘口未经过毛细血管床而直接流入静脉,导致静脉压力增大,扭曲扩张,引起局部血管及组织器官改变。病理改变上表现为动静脉之间直接交通,瘘端动脉平滑肌纤维萎缩,弹力纤维减少,可膨胀形成动脉瘤,瘘端静脉壁增厚、纤维组织增生、瓣膜关闭不全,并见瘘口周围侧支循环形成。临床上将其分为先天性和后天性,后天性多由外伤、医源性损伤等原因引起;临床症状及体征主要表现为局部杂音、震颤、浅静脉扩张和皮温增高,瘘口较大并持续时间较长时,心脏回心血量增加,可出现胸闷、心悸等。

CT表现 ① CT重组图像示动静脉之间通过瘘口异常交通,瘘口近侧动脉扩张,分支增多、紊乱,引流静脉呈蜿蜒扭曲状。② 瘘口处扩张的动静脉同时显影或静脉早期显影。③ 动静脉之间通过瘘口异常沟通,动脉期静脉显影。

鉴别诊断 ① 下肢动脉瘤:下肢动静脉瘘并动脉瘤样扩张需与动脉瘤相鉴别,动脉瘤一般不累及静脉,动静脉间无异常沟通,无静脉早期显影等特点。② 下肢静脉曲张:下肢浅静脉管腔增宽,呈蚓蜒迂曲、扩张,需要和动静瘘鉴别,但是前者无下肢动脉异常,动静脉间没有异常沟通。③ 下肢静脉血栓:肢深静脉管腔内低密度充盈缺损,可伴有表浅静脉及侧支迂曲、扩张,可以继发于下肢静脉曲张,但下肢动脉不受累,无动静脉异常沟通,以此与下肢动静脉鉴别。④ 下肢动静脉畸形:多继发于动静脉损伤后,先天性较少。典型的下肢动静脉畸形可见蚓蜒状的畸形血管团及增粗迂曲的供血动脉和引流静脉,而动静脉瘘通常无畸形血管团存在,动静脉间通过单一瘘口相连。

例4 下肢静脉血栓

【病史摘要】 女性,7岁。浮肿伴尿检异常3年。

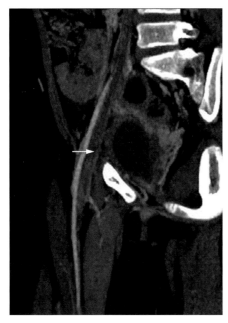 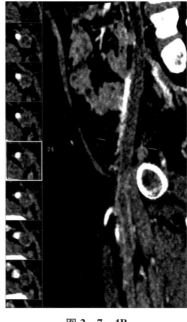 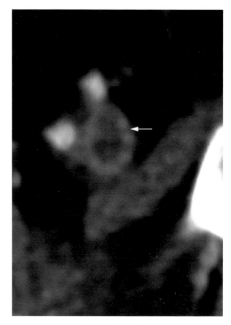

图2-7-4A   图2-7-4B   图2-7-4C

【CT征象】 最大密度投影图像示右侧髂外静脉及股静脉管腔内弧形低密度充盈缺损影(图2-7-4A),曲面重组图像及横断位图像见双轨征和靶征(图2-7-4B、C)。

【重要征象】 下肢静脉腔内弧形低密度充盈缺损影,呈双轨征和靶征。

【CT拟诊】 ① 下肢静脉血栓。② 髂静脉压迫综合征。③ 下肢静脉曲张。④ 下肢静脉功能不全。

【最终诊断】 下肢静脉血栓。

【评　　述】 下肢静脉血栓是由于血流滞缓、静脉壁损伤及血液高凝状态导致血液在静脉系统不正常的凝结,引起下肢静脉阻塞性改变;血栓引起静脉回流障碍、静脉压力增高、淋巴回流障碍、动脉痉挛、局部炎症反应等病理改变,部分脱落血栓随血流至右心,继发肺动脉栓塞。临床上多见于产后、术后、长途旅行、服用避孕药或长期卧床患者。根据发病部位可分为周围型、中央型和混合型。周围型始发于小腿肌肉静脉丛者,症状轻微,腓肠肌轻微疼痛;中央型发生于髂、股静脉,患肢肿胀、疼痛,并伴浅静脉曲张及发烧、全身不适等;而混合型是周围型和中央型向近侧或远侧扩展形成。

CT表现 ① 增强扫描下肢深静脉管腔内低密度充盈缺损,通过CT曲面重组图像可将整个静脉血栓形态勾勒出来,血管管腔内填充低密度血栓影,典型者表现为"双轨征"或"靶征"。② 可伴有表浅静脉扩张,或者合并肺栓塞。③ 急性血栓多表现为静脉中心性充盈缺损,而慢性血栓多表现为静脉壁附壁缺损。④ 阻塞段周围浅静脉、侧支静脉迂曲、扩张。

鉴别诊断 ① 下肢静脉功能不全:根据严重临床表现来诊断慢性下肢静脉功能不全,此类表现包括水肿、皮肤病变和静脉性溃疡。② 下肢静脉曲张:下肢深静脉血栓可继发引起下肢静脉曲张,需与单纯性下肢静脉曲张相鉴别。③ 髂静脉压迫综合征:是左侧髂总静脉受到前方右侧髂总动脉和后方腰椎压迫,引起左侧下肢静脉血栓形成,诊断左下肢静脉血栓需排除髂静脉压迫综合征。

(郑丽娟　张龙江)

第八节 腔静脉病变

例1 上腔静脉综合征

【病史摘要】 男性,53 岁。颜面部、颈部浮肿 10 余日,无下肢浮肿,肝肾功能正常。

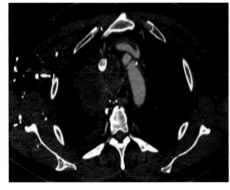 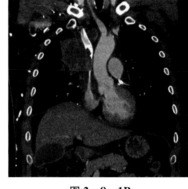 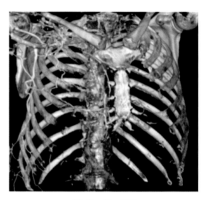

图 2-8-1A   图 2-8-1B   图 2-8-1C

【CT 征象】 增强扫描示上腔静脉局部被软组织密度肿块包绕、侵蚀、管腔明显狭窄。上腔静脉可见充盈缺损,右上纵隔内软组织密度,与纵隔分界不清,呈不均匀强化,纵隔内见多发肿大淋巴结,部分见坏死(图 2-8-1A、B);容积再现图像示多发侧支循环形成(图 2-8-1C)。

【重要征象】 上腔静脉内充盈缺损,多发侧支循环形成,右上肺软组织密度肿块。

【CT 拟诊】 ① 肺癌并上腔静脉综合征。② 淋巴瘤并上腔静脉综合征。

【最终诊断】 肺癌并上腔静脉综合征。

【评 述】 上腔静脉综合征又称上腔静脉阻塞综合征,是指各种原因造成上腔静脉及其主要属支完全或不完全性阻塞,导致上腔静脉系统的血液回流受阻、静脉压升高,或伴侧支循环形成所产生的一组症候群。导致上腔静脉综合征的原因主要有以下三种:① 恶性肿瘤:最常见的病因为小细胞及非小细胞肺癌,其次为淋巴瘤、转移瘤、侵袭性胸腺瘤等。② 良性病变:梅毒、结核、纵隔良性肿瘤、非特异性纵隔炎、结节病、上腔静脉血栓形成等。③ 医源性因素:约 35% 的上腔静脉综合征是由医源性因素,特别是血管内医用器械(中央静脉导管、心脏起搏器、植入式心脏除颤器等)植入术引发的。上腔静脉综合征患者通常有颜面部和颈部水肿、颈静脉怒张、胸壁静脉扩张、咳嗽、呼吸困难、声音嘶哑等症状和体征。其临床症状与上腔静脉梗阻的平面(以奇静脉弓为界)、程度、范围、发展程度及侧支循环建立的情况有关:① 奇静脉入口以上部位梗阻,一般症状较轻。② 奇静脉和上腔静脉均阻塞,临床症状较重。③ 奇静脉入口以下梗阻,临床症状亦较重。由恶性肿瘤引发的上腔静脉综合征患者,多伴有原发疾病相关的临床表现。

CT 表现 ① 上腔静脉变形、移位、狭窄或闭塞。② 病因学表现:导致上腔静脉综合征的恶性肿瘤和良性病变的影像学表现。③ 侧支循环血管:主要分布在胸部和上腹部,表现为增粗、迂曲的小血管影,CTV 检查有助于显示梗阻部位及广泛开放的侧支循环血管,胸部侧支循环包括奇静脉和半奇静脉系统、椎静脉和肩胛下静脉丛、纵隔静脉-食管静脉-膈静脉丛、胸外侧静脉-胸腹壁静脉丛四种通路。④ 胸腹壁软组织水肿:表现为胸腹壁皮下脂肪层密度增高,胸腹壁结构层次模糊,皮下软组织增厚。

鉴别诊断 淋巴瘤并上腔静脉综合征:软组织密度肿块的主体位于纵隔,常表现为前、中、后纵隔同时受累,CT 表现为纵隔内多发大小不等的淋巴结,密度均匀,部分可融合成团,血管穿行其中,很少受侵,增强扫描时呈轻中度均匀强化;而本病例软组织密度肿块主体位于右肺上叶,与上腔静脉分界不清,局部侵入上腔静脉生长,增强扫描呈不均匀强化,纵隔内肿大的淋巴结为肺癌转移所致。

例2 下腔静脉血栓(急性)

【病史摘要】 男性,53岁。右下肢小腿肿胀2年余,伴大腿肿胀加重3天。

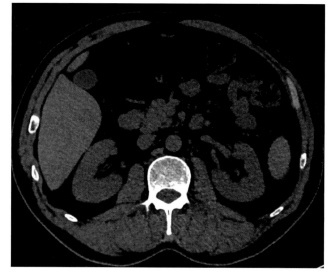

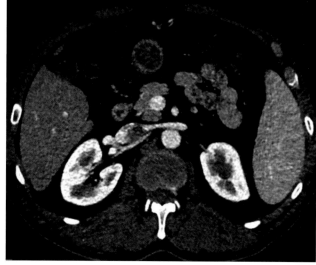

图2-8-2A

图2-8-2B

【CT征象】 平扫示下腔静脉无明显异常(图2-8-2A);CTV横断位图像示下腔静脉低密度充盈缺损(图2-8-2B);多平面重组图像示下腔静脉肾静脉水平至远段充盈缺损(图2-8-2C)。

【重要征象】 下腔静脉内低密度充盈缺损影,增强扫描无强化。

【CT拟诊】 ① 下腔静脉血栓(急性)。② 下腔静脉癌栓。③ 下腔静脉肿瘤。

【最终诊断】 下腔静脉血栓(急性)。

【评 述】 下腔静脉血栓是血管腔内血液发生凝固或血液中的某些有形成分互相粘集形成的固体质块,并不少见。下腔静脉可以发生孤立性血栓,但大多数为下肢深静脉血栓延伸至下腔静脉所致,下肢深静脉血栓伴发下腔静脉血栓的概率为4%~15%。其他风险因素,如高凝状态、恶性肿瘤、静脉血淤积、局部外压、妊娠、先天性异常、右侧性腺静脉血栓的延续、创

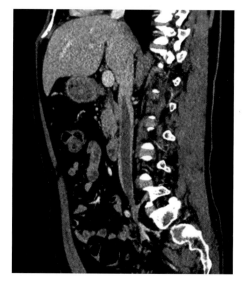

图2-8-2C

伤/血肿以及下腔静脉滤器或导管都会增加局部血凝块形成的可能性。多数患者无明显临床症状,部分患者可有下肢水肿、腹壁静脉扩张,当血栓脱落进入肺循环致肺栓塞时可出现胸痛,甚至猝死。

CT表现 ① 下腔静脉急性血栓多紧贴管壁,CT平扫呈等密度或稍高密度,增强扫描呈下腔静脉内低密度充盈缺损,下腔静脉外形无异常或增粗。② 慢性血栓CT平扫为等密度,下腔静脉增强扫描各期血栓通常均无强化,但部分血栓随着机化,新生毛细血管及组织细胞长入,也可见边缘强化及内部轻度强化,管腔狭窄或闭塞,呈节段性,壁不光整,可见条状或斑点状钙化,伴或不伴侧支循环形成。

鉴别诊断 ①下腔静脉肿瘤:原发性下腔静脉肿瘤罕见,CT表现为下腔静脉增粗,腔内见软组织密度肿块,可出现囊变、坏死,增强扫描多呈不均匀强化。②下腔静脉癌栓:多继发于邻近器官恶性肿瘤,原发肿瘤可与之相连,病变范围较血栓局限,CT表现为与原发肿瘤同质的软组织密度,受累血管不均匀增粗,增强扫描早期癌栓内可见细线样供血血管,延迟期可见癌栓强化。

例3 下腔静脉平滑肌瘤病

【病史摘要】 女性,39岁。子宫切除术后3年余。

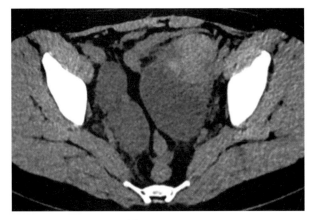
图2-8-3A

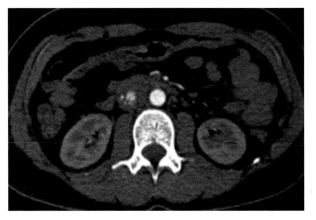
图2-8-3B

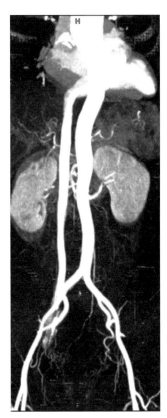
图2-8-3C

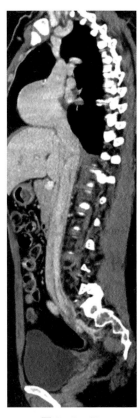
图2-8-3D

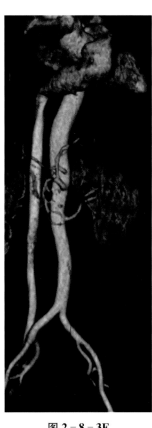
图2-8-3E

【CT征象】 横断位图像示盆腔巨大占位,密度不均,内可见低密度出血及囊变区(图2-8-3A);下腔静脉及右侧髂内静脉明显增粗,内可见软组织密度肿块,增强扫描对比剂在其内部通过(图2-8-3B);最大密度投影图像、多平面重组图像及容积密度再现图像示病变自右侧髂内静脉蔓延至右心房,增强扫描病变明显强化(图2-8-3C~E)。

【重要征象】 下腔静脉增粗,内见软组织密度肿块,病变自右侧髂内静脉蔓延至右心房。

【CT拟诊】 ①下腔静脉平滑肌瘤病。②下腔静脉平滑肌肉瘤。③下腔静脉癌栓。④下腔静脉血栓。

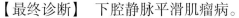

【最终诊断】 下腔静脉平滑肌瘤病。

【评　　述】　静脉内平滑肌瘤病又称脉管内平滑肌瘤病,是一种呈侵袭性生长的良性肿瘤。本病罕见,好发于绝经前、经产妇或子宫切除后的女性患者。可累及髂静脉、肾静脉、下腔静脉,甚至延伸至右心房、右心室和肺动脉;累及下腔静脉者较多。关于静脉内平滑肌瘤病的发病原因有两种观点,一种认为是子宫平滑肌瘤侵入脉管内生长而形成,另一种观点认为是直接来源于血管壁本身的平滑肌组织增生后突向管腔内发展。患者多有子宫肌瘤或子宫肌瘤切除史。早期表现为多发性或累及盆腔的子宫肌瘤,后期常超出子宫范围,沿子宫静脉、髂静脉延伸扩展至下腔静脉和右心房甚至肺动脉和(或)发生远处转移。病变延伸到下腔静脉和右心的病例少见,约占10%。多在生育期发病,生长缓慢,易复发,其复发与保留卵巢有关,高浓度的雌激素受体与子宫脉管内平滑肌瘤的生长和蔓延有关,雌激素及孕激素与静脉内平滑肌瘤病的生长有着密切关系。

CT表现　① 平扫下腔静脉增粗,腔内有软组织密度肿块,增强扫描病变明显强化,病灶大部分游离于静脉或心腔内,与子宫平滑肌瘤原发灶或复发灶相延续。② 累及右心腔时呈类似"拐杖头"或"蛇头"状改变。③ 合并子宫肌瘤时,可见子宫增大,不均匀显著强化。④ 部分患者伴有下腔静脉、肾静脉和(或)卵巢静脉血栓。

鉴别诊断　① 下腔静脉血栓:病变范围较小,多紧贴血管壁,增强扫描后无强化或轻度强化。② 下腔静脉癌栓:常继发于邻近器官的恶性肿瘤,如肾癌和肝癌,并与之相延续,病变范围小,常表现为不均匀强化,强化程度低于血管内平滑肌瘤病。③ 下腔静脉平滑肌肉瘤:病变范围相对局限,多发生于下腔静脉上1/3段,而静脉内平滑肌瘤病多与盆腔内静脉相连或有明确病史。

(周　帆　张龙江)

第九节　循环系统疾病CT检查适应证及应用进展

一、循环系统疾病CT检查适应证

1. 冠状动脉病变的诊断和评价:CT通过显示冠状动脉钙化对冠心病的预测很有意义;冠状动脉CTA可以无创评价有无冠状动脉狭窄、管壁斑块、先天发育异常等;评估冠状动脉搭桥或支架植入术后搭桥血管或支架的开通状态。

2. 主动脉和肺动脉病变:对主动脉病变(如夹层、主动脉瘤)和肺动脉病变(如肺动脉栓塞、畸形)等诊断基本上已能替代常规血管造影。

3. 心脏病变:CTA对先天性心脏病、心肌病、心脏肿瘤、心瓣膜病变等疾病的定位及定性诊断有较大的临床价值。

4. 心包病变:明确心包有无积液,判断积液的多少甚至性质;了解心包肥厚的程度及部位。

二、循环系统疾病CT应用进展

循环系统CT应用进展近年来发展迅速,主要集中在低辐射剂量技术、双能量CT、冠状动脉CT血流储备分数(computed tomography derived fractional flow reserve,CT-FFR)、心肌灌注、斑块评估、影像组学等几个方面。

1. 低辐射剂量技术:随着CT技术的快速发展,CT在心血管病中的应用越来越广泛,降低辐射剂量及对比剂用量是心血管CT研究的热点之一,降低管电压、管电流、大螺距、迭代重建是降低辐射剂量、提高图像质量的主要方法;随着扫描速度的提高,对比剂用量也越来越少。

2. 双能量CT:能同时获得解剖和功能信息,在肺动脉、心肌等方面有较多应用。双能量CT肺通气、灌注联合成像、双能量CT肺血管增强软件等均有助于提高外周肺栓塞的诊断水平。双能量CT在急性肺栓塞上的应用不但体现在诊断、严重性评估和疗效随访上,而且双能量CT灌注缺损评分还被用于预后评估和临床危险度分层的研究。

3. 斑块成分分析:对斑块的易损特征评价及患者危险分层有重要的临床意义。冠状动脉CTA能可靠地区分钙化、非钙化及混合斑块。易损斑块的主要组织学特征包括薄的纤维帽、大的脂质坏死核心(大于斑块总体积的40%)、血管的正性重构、斑块内出血和炎性活动等。血管内超声研究显示,冠状动脉CTA可以准确评价急性冠状动脉综合征患者的易损斑块特征。目前研究表明,冠状动脉CTA与斑块易损性相关的特征包括低密度斑块、正性重构、点状钙化和"餐巾环"征等。

4. CT-FFR:基于冠状动脉CTA数据应用高级流体力学分析方法所得的CT-FFR是通过单次检查达到解剖和功能信息结合的新技术,无需额外的图像采集和服用负荷药物,成为临床研究的新热点。三个大的多中心前瞻性实验显示,与有创的FFR相比,CT-FFR诊断效能良好。CT-FFR可作为指导血运重建术的"看门人"。未来需要更多的研究来确定如何将其更好的融入临床实践中,实现患者利益最大化。

5. 心肌灌注成像:心肌CT灌注成像主要应用于心肌缺血的评价,有静态扫描和动态扫描两种方法。静态CT灌注成像是对心肌灌注单次扫描所采集的数据进行分析处理,数据采集需在血流首过循环强化时进行,可直接得到心肌密度值以及根据密度值分析得到的透壁灌注指数(Transmural perfusion ratio,TPR,即心内膜下心肌密度和心外膜下心肌密度的比值),正常心肌灌注内膜高于外膜层,但当冠状动脉有明显狭窄时该比值会明显降低,TPR结合CTA可提高CT诊断冠心病的能力。动态CT心肌灌注成像是通过连续扫描获得对比剂-时间衰减曲线后,通过数学模型计算心肌血流量(myocardial blood flow,MBF)值,对心肌的功能状态进行半定量及定量分析。动态负荷CT灌注成像由静息灌注图像采集和负荷灌注图像采集两部分组成,综合静息态与负荷态的数据,对评估心肌缺血、心肌活性及心肌微循环的改变有重要价值,若静息和负荷CT灌注成像都出现相应区域MBF值降低,则提示病变为梗死病灶;若局部MBF值减低只出现于负荷扫描,而在静息扫描时无明显异常,则提示为可逆性心肌缺血改变。有研究表明,对于负荷状态下的心肌缺血患者,接受冠状动脉介入治疗更加获益。除了评价心肌缺血,动态负荷CT灌注成像还可以评价心肌微循环功能。心肌微循环功能的病理改变或许是冠心病、心肌肥厚、心肌病或系统性疾病如高血压或糖尿病的早期阶段,对预测病情进展及指导治疗有一定意义。动态负荷CT灌注成像对冠状动脉旁路搭桥术后心肌存活率的评价、心肌血管再通后心肌的再灌注损伤的程度、多处冠状动脉支架术后对心肌供血及侧支循环的影响等的研究也都在进行中。

6. 冠状动脉周围脂肪评估:冠状动脉周围脂肪组织是一种特殊类型的脂肪组织,与相邻的血管壁相互作用,能以旁分泌方式调节心血管生物学功能,也可对来自血管壁的信号做出反应改变其表型。通过冠状动脉CTA测量冠状动脉周围脂肪密度可识别高危斑块及斑块进展风险,预测狭窄,指导临床治疗,监测对冠心病干预措施(如抗炎治疗)的反应,用于疾病危险分层等。

7. 人工智能:机器学习等人工智能方法已应用于心血管影像学,用于冠状动脉钙化积分和冠状动脉狭窄的定性、定量诊断。通过两阶段分类法实现自动化低剂量心电门控CT冠状动脉钙化评分,其评分结果与手动操作一致性较高。Kang等应用人工智能自动化分类冠状动脉CTA阻塞性和非阻塞性冠状动脉疾病,准确度高达94%,曲线下面积为0.94。人工智能自动化分析能对斑块分类,以及对斑块总体积和冠状动脉狭窄数据的测定比传统的目测法更精确。此外,基于人工智能的冠状动脉CTA病变特征评分较传统的冠状动脉疾病报告与数据系统评分能更好地区分是否发生心血管不良事件的患者。

(罗　松　张龙江)

第三章 颅脑疾病

第一节 颅脑 CT 检查技术及正常解剖

一、颅脑 CT 检查技术

（一）CT 平扫

颅脑 CT 平扫常取仰卧位,下颌内收,双侧外耳孔与台面等距离,正中矢状面与台面中线重合,常规行横断面扫描,扫描基线多为听眦线(即眼外眦与外耳道的连线)或听眉线(即眉毛上缘中点与外耳道的连线)。扫描范围从基线向上扫描至颅顶。通常采用层厚 5～10 mm 连续扫描,特殊部位病变的检查采用 5 mm 以下薄层扫描。早期的非螺旋 CT 可行冠状位扫描,用于显示鞍区病变、颞叶病变、小脑病变、大脑半球凸面病变。当前的多排螺旋 CT,可采用薄层容积扫描,通过多方位的图像重组观察病变。颅脑 CT 常规采用软组织算法重建图像;观察颅骨需要增加骨算法重建图像;观察脑组织采用脑窗:窗宽 70～100 HU,窗位 30～50 HU;观察颅骨采用骨窗:窗宽 1 000～1 500 HU,窗位 400～600 HU。

（二）增强扫描

增强扫描所选用的定位基线与平扫相同。增强扫描的目的是增加病灶与邻近正常组织的密度对比差异,以提高病变的检出率及定性诊断的准确率。增强扫描主要用于脑肿瘤、颅内感染及脑血管疾病(如动脉瘤、血管畸形)等。颅脑外伤患者,CT 平扫正常而临床疑为颅内等密度血肿者及原因不明的蛛网膜下腔出血 3 天以上者,亦应增强扫描。急性颅脑外伤、急性脑卒中、先天性颅脑畸形及脑回退行性萎缩等,一般只行平扫即可,无需增强扫描。增强扫描方案:静脉团注碘对比剂 50～70 ml(儿童剂量为 1.5～2.0 ml/kg),流率为 1.5～2.0 ml/s(观察动脉瘤、动静脉畸形等血管病变时,流率可达 3.0～4.0 ml/s),根据病变的性质设置增强的延迟扫描时间,血管性病变延迟 25 秒,感染、囊肿延迟 3～5 分钟,转移瘤、脑膜瘤延迟 5～8 分钟。

（三）特殊检查

1. 靶 CT:也称为放大 CT 或目标 CT,是为详细观察某一器官结构或病变细节而对兴趣区进行局部 CT 扫描的一种方法。采用小视野、薄层(1～3 mm)扫描,扫描矩阵不变或增大。靶 CT 主要用于鞍区、颞骨岩部的检查,目前已较少使用。

2. 动态增强 CT:快速向血管内注入对比剂,对所选定的区域进行连续扫描,测定感兴趣区的 CT 值,描出时间密度曲线,以了解感兴趣区血流动力学变化。动态增强 CT 可用于反映肿瘤血管的分布状况和血脑屏障是否被破坏。动态增强 CT 有两种方式:① 采用进床式动态扫描,扫描范围包括整个被检器官,目的主要是发现病变;② 对感兴趣区进行单层连续动态扫描,目的是了解病变的强化特征,为鉴别诊断提供依据。目前,此方法已逐步被脑灌注成像取代。

3. CT 灌注成像(CT perfusion,CTP):是指通过静脉注射对比剂,同时对感兴趣区域脑组织层面进行连续动态扫描,获得对比剂首次通过目标组织的时间-密度曲线(time density curve,TDC),再采用不同的数学模型(非去卷积模型和去卷积模型)计算出各种灌注参数,对感兴趣组织的血流灌注状态进行评估。常用的灌注参数主要包括:① 局部脑血容量(regional cerebral blood volume,rCBV):特定脑区域内的血液容积总量,可由 TDC 曲线下方封闭的面积计算出来;② 局部脑血流量(regional cerebral blood flow,

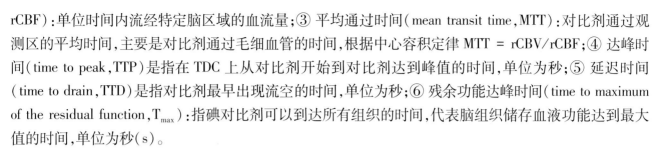

rCBF):单位时间内流经特定脑区域的血流量;③ 平均通过时间(mean transit time,MTT):对比剂通过观测区的平均时间,主要是对比剂通过毛细血管的时间,根据中心容积定律 MTT = rCBV/rCBF;④ 达峰时间(time to peak,TTP)是指在 TDC 上从对比剂开始到对比剂达到峰值的时间,单位为秒;⑤ 延迟时间(time to drain,TTD)是指对比剂最早出现流空的时间,单位为秒;⑥ 残余功能达峰时间(time to maximum of the residual function,T$_{max}$):指碘对比剂可以到达所有组织的时间,代表脑组织储存血液功能达到最大值的时间,单位为秒(s)。

CTP 图像由灌注软件后处理后获得:

(1)进行运动校正、降噪、去骨等处理。

(2)进一步定义参考血管,选择输入动脉和输出静脉,动脉通常选择较为粗大的大脑前、中、后动脉,静脉选择上矢状窦,根据 TDC 计算出相应的灌注参数。

(3)对灌注伪彩图进行分析,画取感兴趣区进行定量及半定量分析。CTP 扫描对图像噪声非常敏感,因此不适用于小脑、脑干等伪影较多的部位。主要适应证:① 缺血性脑梗死的早期诊断,可半定量分析并动态观察脑内缺血性病变的位置、范围、程度等,有助于治疗方法的选择和预后判断。② 脑肿瘤的诊断、分级、鉴别诊断及疗效和预后的判断。

4. CT 血管成像(CT angiography,CTA):头颅 CTA 检查技术采用快速注入对比剂(流率 4~5 ml/s,用量 60~80 ml)+生理盐水(流率为 4.0 ml/s,用量为 30 ml)的注射方式,利用螺旋 CT 在靶血管对比剂充盈高峰期进行连续的容积采集,并三维重组靶血管。主要包括常规和数字减影 CTA、双能量 CTA 及时间分辨 CTA(time-resolved CTA)。

(1)常规 CTA 和数字减影 CTA:一般意义上所讲的常规 CTA 并非去骨 CTA 技术,由于颅底骨的重叠,该技术对颈内动脉颅底段病变的显示较困难。数字减影 CTA 属于自动化骨减影 CTA,能较好地显示颈内动脉颅底段病变,提高颅底段颈内动脉瘤的检出率。

(2)双能量 CTA:基于血液中碘成分与钙化或骨性成分在不同能量 X 线下的 X 线衰减率的差异,利用双能量模式扫描和算法处理可直接分离出复杂结构中的血管,达到去除骨性结构(包括血管硬斑块)的方法。该技术可以提高颅底段颈内动脉瘤的诊断准确性。

(3)时间分辨 CTA:是利用多层螺旋 CTP 成像技术获取靶血管的容积数据,然后经后处理软件重组出动态三维效果的图像,不仅可以用于靶血管的三维成像,提供靶血管的形态学信息,而且可以提供局部组织的血流动力学改变等功能性参数,是传统概念上 CTP 技术的进一步应用。

5. CT 立体定向活检与治疗:借助定向仪通过 CT 辅助定位,对诊断困难的脑器质性疾病在 CT 引导下穿刺活检,提供组织学资料,亦可用于颅内病变的治疗。

二、颅脑 CT 图像后处理技术

多平面重组技术可伸展拉直迂曲重叠的血管,有助于颅底血管结构显示,并且能够准确显示血管的钙化和狭窄程度。最大密度投影便于从不同角度观察脑内血管和病变的解剖关系,消除颅骨等高密度组织对血管的干扰,显示血管细节较精细。容积再现技术主要用于三维立体观察血管情况,尤其适合显示重叠的血管、脑血管病变与邻近结构的三维关系。三维全脑灌注血容量技术能以三维方式显示全脑的灌注血容量变化。CT 灌注成像利用不同的数学模型计算出脑血流量(CBF)、血容量(CBV)、达峰时间(TTP)、延迟时间(TTD)、平均通过时间(MTT)、渗透性(permeability)等参数,能够为急性缺血性卒中提供缺血半暗带评估,为慢性动脉粥样硬化狭窄患者提供狭窄或闭塞血管供应脑组织的血流动力学信息。

三、颅脑 CT 正常解剖

常规扫描与听眦线(外耳孔至眼角连线)成角小于 20°,层厚 10 mm,层距 10 mm。横断面扫描的颅脑CT解剖简述如下：

（一）颅底层面骨窗（图3-1-1）

鼻骨成对，鼻骨两侧与上颌骨额突相连，鼻泪管为膜性管道，上部包埋在骨性鼻泪管中，下部在鼻腔外侧壁黏膜深面。蝶骨大翼根部由前向后外有圆孔、卵圆孔和棘孔，分别通过上颌神经、下颌神经和脑膜中动脉。翼腭窝是位于上颌窦后壁与蝶骨内外翼板联合之间，窝内有蝶腭神经节、三叉神经上颌支和颌内动脉终末支，上方经眶下裂与眶内相通，内侧经蝶腭孔通鼻腔，后方经圆孔通颅底、经翼管通破裂孔，外侧通颞下窝，下方经上颌腭管通口腔。

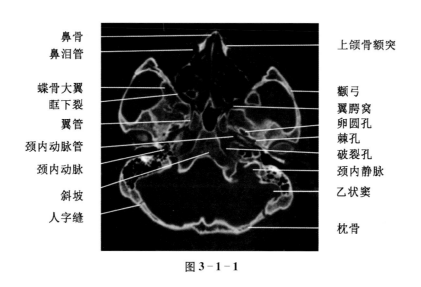

图3-1-1

（二）中耳及眼眶层面骨窗（图3-1-2）

筛骨纸板构成眶内壁的大部分，是眶壁中最薄的部分，厚度0.2~0.4 mm，外伤时容易骨折。眶外壁由蝶骨大翼的眶面和颧骨眶突组成，是眶壁最厚的部分。中耳包括鼓室、咽鼓管、鼓窦和乳突腔四部分，内耳由骨迷路和膜迷路构成，骨迷路由骨半规管、前庭、耳蜗三部分组成。内听道呈喇叭口样，正常人管径为4~7 mm，两侧常不完全等大，但相差不应超过2 mm。

颅底解剖及组织结构复杂。对颅底骨质结构的观察非常重要，尤其对于外伤患者，注意可能的隐匿骨折存在；也应注意颅底占位性病变对骨质的影响及起源于骨质本身的病变。

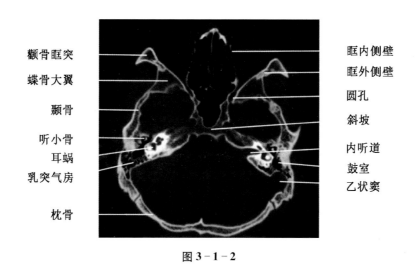

图3-1-2

（三）颅底层面脑窗（图 3 - 1 - 3,图 3 - 1 - 4）

在前颅窝底部可见眼眶或眶顶、筛窦、蝶窦。中颅窝的前界是蝶骨,后界为颞骨岩部（又称岩骨）,内缘为海绵窦及垂体窝,外缘为颞骨。中颅窝为颞叶所在。后颅窝的前缘是岩骨,后缘为枕骨,鞍背后方为桥前池,向两侧伸延成桥小脑角池。第四脑室位于后颅窝中线上,呈凹面向后的马蹄形,后面的凹陷邻接小脑蚓。枕大池位于枕大孔后上方,在形状、大小和范围方面变异颇大,可偏于一侧。

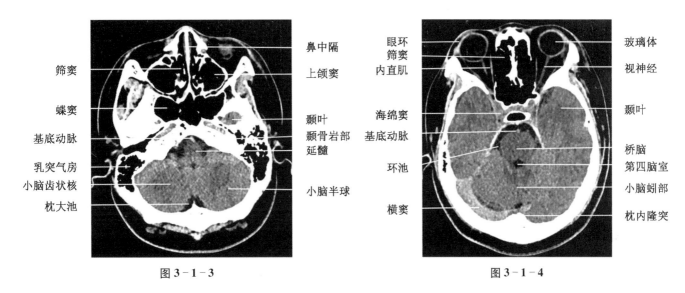

图 3 - 1 - 3　　　　　　　　　　　　　　　　　　　图 3 - 1 - 4

（四）鞍上池层面（图 3 - 1 - 5）

鞍上池前方可见额叶。鞍上池在垂体窝上方,位于中颅窝之间,前界为额叶直回,侧方为颞叶海马,呈五角形或六角形。其前角连于纵裂池,两前外侧角连于外侧裂池,两后外侧角延续于环池。鞍上池的第 6 个角（后面）位于后缘中央,是脚间池。鞍上池边缘为 Willis 动脉环。池内可见到"V"形视交叉和"八"字形视束,视交叉前方的两圆点为视神经,视交叉后面有一圆点为垂体漏斗。中脑后部见小圆形的中脑导水管,四叠体池位于小脑蚓部的前方,呈新月形或马鞍形。后方小脑幕呈"V"形。

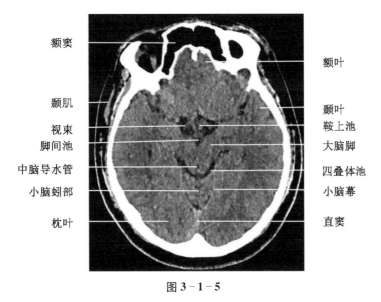

图 3 - 1 - 5

（五）第三脑室下部层面（图3-1-6）

第三脑室呈纵行低密度条带影，宽为3~8 mm，超过10 mm提示异常。其两侧连接丘脑。后方大脑大静脉池内可见条状走行的大脑大静脉，以及钙化的松果体。

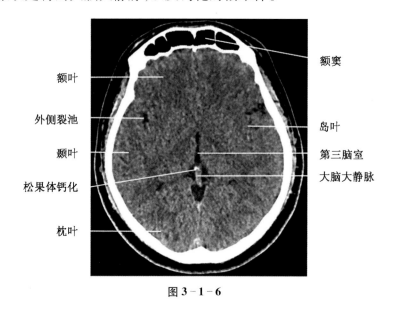

额叶　　　　　　　　　　　　　　　额窦

外侧裂池　　　　　　　　　　　　　岛叶

颞叶　　　　　　　　　　　　　　　第三脑室

松果体钙化　　　　　　　　　　　　大脑大静脉

枕叶

图3-1-6

（六）第三脑室上部层面（图3-1-7）

在第三脑室上部层面可清晰显示基底核及丘脑，左右侧脑室外侧壁为尾状核头部和体部。内囊前肢位于尾状核和豆状核之间，内囊膝部和后肢位于豆状核及丘脑之间，豆状核由外侧的壳核和内侧的苍白球组成。在壳核的外侧有外囊、屏状核及脑岛。侧脑室后角内见结节状钙化的脉络丛。

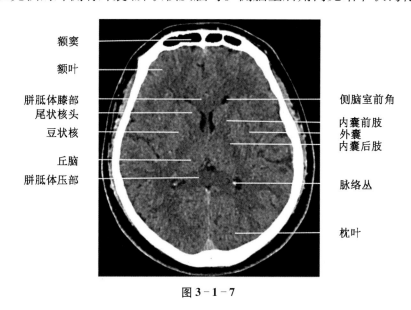

额窦

额叶

胼胝体膝部　　　　　　　　　　　　侧脑室前角
尾状核头　　　　　　　　　　　　　内囊前肢
豆状核　　　　　　　　　　　　　　外囊
　　　　　　　　　　　　　　　　　内囊后肢
丘脑
胼胝体压部　　　　　　　　　　　　脉络丛

　　　　　　　　　　　　　　　　　枕叶

图3-1-7

（七）侧脑室上部层面（图3-1-8）

侧脑室上部为侧脑室顶部层面，由胼胝体分开。在侧脑室中央部的外缘，可见一窄的稍高密度带为尾状核体部，其旁为低密度的白质纤维放射冠。侧脑室中央部的外方是顶叶。中线部可见大脑镰，脑灰质和白质比上述诸层面显示得更清楚。

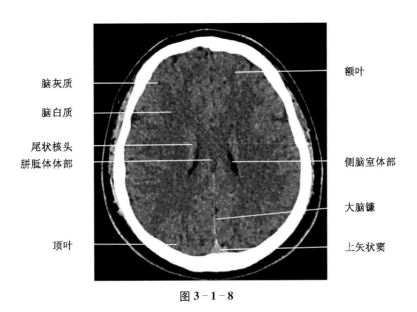

脑灰质

脑白质

尾状核头
胼胝体体部

顶叶

额叶

侧脑室体部

大脑镰

上矢状窦

图 3-1-8

（八）大脑皮质层面（图 3-1-9）

大脑镰自前向后贯穿中线,白质为半卵圆中心,该层面额叶范围缩小,顶叶所占比例扩大,枕叶消失。

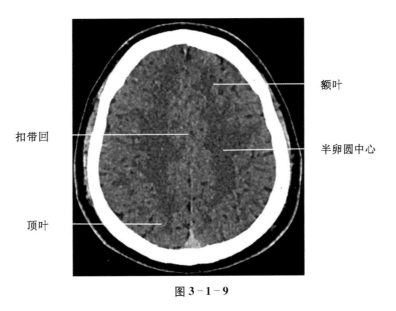

扣带回

顶叶

额叶

半卵圆中心

图 3-1-9

（李建瑞　张志强）

第二节 颅脑肿瘤及肿瘤样病变

例1 弥漫性星形细胞瘤

【病史摘要】 女性,45岁。头晕3年,加重伴全身乏力1年。

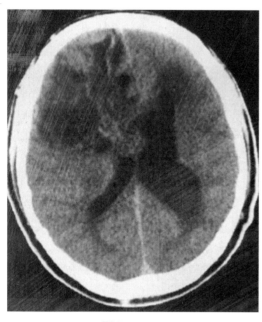
图 3-2-1A

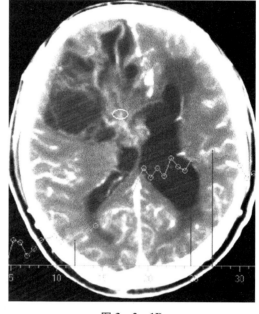
图 3-2-1B

【CT征象】 平扫示右额叶囊实性病灶,呈混杂低密度灶,边界不清(图 3-2-1A),增强扫描肿块呈轻度不均匀强化,占位效应明显,局部脑组织受压推移,中线结构向左侧移位(图 3-2-1B)。

【重要征象】 脑皮层及皮层下边界不清、以低密度为主占位病变,轻度强化。

【CT拟诊】 ① 弥漫性星形细胞瘤。② 间变性星形细胞瘤。③ 转移瘤。

【病理诊断】 弥漫性星形细胞瘤。

【评 述】 星形细胞肿瘤是最常见的胶质瘤病理类型。2016 年 WHO 中枢神经系统(CNS)分类采用 Ⅰ~Ⅳ 分级来表示肿瘤的良恶性,分为局限性的 Ⅰ 级毛细胞型星形细胞瘤等,以及浸润性的 Ⅱ 级弥漫性星形细胞瘤、Ⅲ 级间变性星形细胞瘤、Ⅳ 级胶质母细胞瘤等。2021 年 WHO 中枢神经系统肿瘤分类(第五版,以下简称 WHO CNS5)在整合最新研究进展与中枢神经系统肿瘤分子信息与分类实践联盟-非 WHO 官方组织(cIMPACT-NOW)7 次更新的基础上,制定新的肿瘤分类体系和分级标准,尤其重点推进分子诊断在中枢神经系统肿瘤分类的作用。但 CT 在 WHO CNS5 新分类的研究尚不足,故后续章节仍沿用 2016 版分类标准。

弥漫性星形细胞瘤,占所有星形细胞肿瘤的 25%~30%、颅内肿瘤的 12%~17%。多发于青年人,成人好发于幕上脑白质,儿童好发于幕下,肿瘤呈灶性或弥漫性浸润,质地较均匀,出血、坏死罕见,常无新生血管,15%~20% 的瘤内有钙化,瘤周水肿轻或无。临床上主要表现为癫痫样抽搐、头痛、头晕、呕吐等。

CT表现 ① 为相对较均匀的低密度病灶,边界欠清。② 出血、坏死少见。③ 部分患者瘤内可见钙化(10%~20%)。④ 瘤周无水肿或仅有轻度水肿,可有轻至中度的占位效应。⑤ 增强扫描病灶一般无强化,原因是肿瘤和正常脑组织的微血管超微结构相仿,对比剂不易透过。

鉴别诊断 ① 转移瘤:肿瘤多以环形强化为主,外壁光滑,水肿较重,与本例不符。② 间变性星形细胞瘤:本例肿瘤虽范围较大,密度不均,存在占位效应,与间变性星形细胞瘤相仿,但本例肿瘤强化不明显,瘤周水肿轻。

例2 间变性星形细胞瘤

【病史摘要】 男性,61岁。突发言语不清,伴左侧肢体活动不便1周。

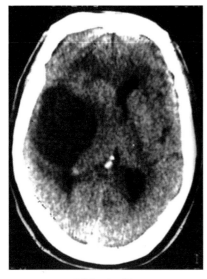 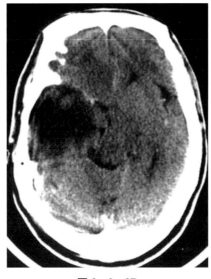 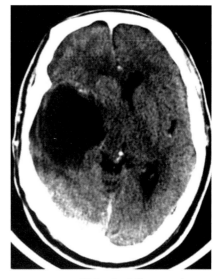

图3－2－2A   图3－2－2B   图3－2－2C

【CT征象】 平扫示右颞叶一类圆形囊实性肿块,大小为5.8 cm×4.2 cm,右侧脑室前角明显受压,连同中线结构左移(图3－2－2A);增强扫描示肿块不均匀薄壁环状强化,其前部有一大小2.5 cm×1.8 cm结节状轻度强化区,突入囊腔内;病灶后方见带状及片状稍低密度区(图3－2－2B、C)。

【重要征象】 颞叶深部囊实性占位,实性成分结节状强化,囊壁轻度强化。

【CT拟诊】 ①间变性星形细胞瘤。②胶质母细胞瘤。③转移瘤。④弥漫性星形细胞瘤。

【病理诊断】 间变性星形细胞瘤。

【评　述】 间变性星形细胞瘤占星形细胞肿瘤的1/3,好发于中年人,多位于白质区。病理学上属于Ⅲ级,交错在弥漫性星形细胞瘤与胶质母细胞瘤之间。虽然肿瘤发生时就可为间变性星形细胞瘤,但大多数(75%)是由弥漫性星形细胞瘤演变而来的。该肿瘤具有恶性肿瘤的组织学证据,包括细胞核异型、有丝分裂活跃等,异质性较弥漫性星形细胞瘤更为显著。

CT表现 ①不均匀低密度肿块,边缘欠清楚。②增强扫描肿块强化多明显,程度介于弥漫性星形细胞瘤与胶质母细胞瘤之间,呈环状或不完整的环状强化,亦可呈局灶斑块状强化。③瘤周多有水肿。④占位效应较明显。⑤钙化罕见。

鉴别诊断 ①弥漫性星形细胞瘤:浸润性生长多见,增殖活性较低,增强扫描绝大多数不强化,占位效应轻微。②转移瘤:多为连续环状强化,周围水肿重,常能找到原发肿瘤,但有时这些肿瘤在CT上不易区分,需结合临床表现综合考虑。③胶质母细胞瘤:出血、坏死更常见,血脑屏障破坏更严重,肿瘤呈厚壁、花环状强化,瘤周水肿更明显。本例CT征象欠典型,肿块大部分呈囊性变、强化成分少。一般认为星形细胞瘤的囊性变为组织坏死所致,其囊液蛋白成分主要为内源性脑蛋白质。然而,亦有研究发现囊液蛋白质92%以上和血浆蛋白一致,认为囊性变为肿瘤的血管源性水肿所致。

例3　胶质母细胞瘤

【病史摘要】　男性,72 岁。右侧肢体轻瘫,少动、少语 20 天。

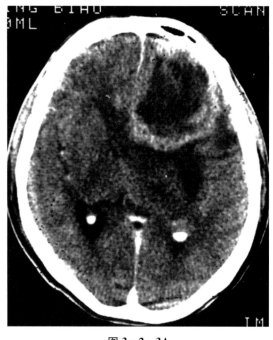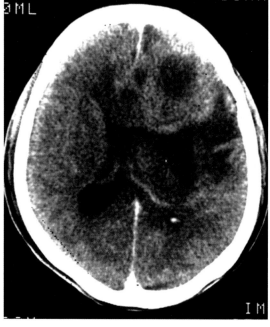

图 3-2-3A　　　　　　　　　　　　　　图 3-2-3B

【CT 征象】　增强扫描示左额叶中度不均匀环状强化肿块,跨大脑纵裂前部延伸至右额叶,大小为 6.5 cm×5.5 cm,环形壁欠规则,厚度不等,呈分层状,并见小斑片状影向环外突出。环壁内为不均匀低密度区,环壁后外方见大片状低密度水肿区。左侧脑室前角受压闭塞,大脑纵裂前部右移(图 3-2-3A、B)

【重要征象】　额叶皮层下白质区囊实性占位,厚壁、花环状强化,瘤周水肿明显。

【CT 拟诊】　①胶质母细胞瘤。②转移瘤。③脑脓肿。④间变性星形细胞瘤。

【病理诊断】　胶质母细胞瘤。

【评　　述】　胶质母细胞瘤是最常见的原发恶性脑肿瘤,占所有原发性恶性中枢神经系统肿瘤的 48%,好发于中、老年人。多发生在大脑半球深部,因其具有高度恶性的生物学行为,肿瘤中心多有坏死、出血,其生长快、扩散较大,预后差,中位生存期小于 15 个月。胶质母细胞瘤的分子病理 90%为 IDH 野生型,IDH 突变少见。多模态的 MRI 技术是综合评价胶质母细胞瘤的主要工具,CT 在显示肿瘤出血方面具有较好的价值。

_CT 表现_　①混杂密度肿块,其中常见囊变和坏死的低密度区,亦可见出血的高密度影,钙化罕见。②边缘模糊不清,可跨越中线,呈蝶翼状。③瘤周水肿明显。④占位效应明显。⑤增强扫描肿瘤呈花环状强化,环内外侧厚薄不均,且不规则。这种改变与肿瘤组织中的退变、坏死、液化及出血有关,而瘤组织内新生血管不具备血脑屏障功能,对比剂可以透过,故表现为花环状强化。

鉴别诊断　①间变性星形细胞瘤:见本节例 2。②脑脓肿:脓肿内外壁规则、厚度均匀,无壁结节,临床表现及实验室检查是重要的鉴别点。③转移瘤:单发转移瘤一般较大,形态上与胶质母细胞瘤相仿,转移瘤常位于额叶、顶叶皮质髓质交界处和小脑,常引起广泛水肿,瘤内易出血。本例胶质母细胞瘤的 CT 征象较典型,且花环状强化区外的水肿带内有斑片状强化影,提示肿瘤组织已向瘤周水肿区浸润。

例4　胶质母细胞瘤

【病史摘要】　男性,40岁。阵发性头痛伴呕吐2个月余,记忆力明显减退,反应迟钝。

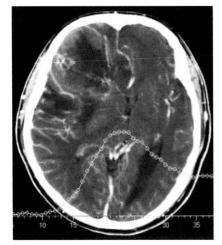
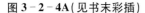
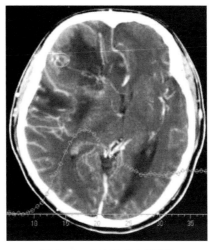
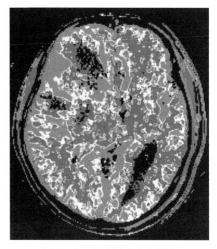

图3-2-4A(见书末彩插)　　　　图3-2-4B(见书末彩插)　　　　图3-2-4C(见书末彩插)

【CT征象】　右额叶囊实性肿块,大小约5.8 cm×6.2 cm,边界不清,呈不均匀明显强化,可见瘤周水肿,占位效应明显,中线结构向左侧移位;在作为参照的矢状窦感兴趣区(ROI)内,时间-密度曲线(TDC)呈速升速降型,扫描开始约10秒后迅速上升,至22秒左右达峰值(净增值为70.7 HU),然后迅速下降,至34秒左右达平台期(图3-2-4A);肿瘤高强化区ROI的动态TDC呈速升速降型(图3-2-4B),曲线上升段与矢状窦TDC相似,于18秒左右达峰值(净增值为20.4 HU),然后迅速下降,并且在27秒开始维持在一定高度达平台期;rCBF图上肿瘤区表现为染色不均匀红色高灌注区,肿瘤边缘不清楚(图3-2-4C)。

【重要征象】　额叶囊实性占位、不规则厚壁环状强化、高灌注。

【CT拟诊】　① 胶质母细胞瘤。② 转移瘤。③ 淋巴瘤。

【病理诊断】　胶质母细胞瘤。

【评　　述】　CT灌注成像在脑肿瘤中具有较高的价值,它反映了肿瘤组织的微血管分布和血流灌注的改变,在肿瘤良恶性的鉴别、恶性肿瘤分级、肿瘤术后复发评价等方面可以提供有价值信息。

CT表现　胶质母细胞瘤动态增强TDC表现:(1)上升段陡直,上升时间为数秒钟,上升CT值可达50 HU,顶峰CT值常在80 HU以上。(2)顶峰段持续时间较短,呈尖峰状。(3)下降段可表现为:① 快速下降型:下降时间短,约20秒之内,可能是肿瘤内部存在较为粗大的血管所致。② 快速下降与缓慢下降相结合型:下降时间甚长,达30秒以上,起始快速下降段表明对比剂在肿瘤血管内循环快进快出,随之出现较平的缓慢下降段,提示通过血脑屏障进入肿瘤组织内的对比剂消散甚缓。③ 波浪形下降型:表明肿瘤实质部分血脑屏障较为完整,对比剂随血液循环第二、第三次通过。高度恶性胶质瘤较低度恶性胶质瘤的rCBF和rCBV明显增高。

鉴别诊断　① 淋巴瘤:病理上新生血管不明显,淋巴瘤rCBV明显低于胶质母细胞瘤,TDC上升段高度不够,可很好地与恶性胶质瘤相区分。② 转移瘤:好发于皮髓交界区,肿瘤体积小但水肿范围大,肿瘤外壁比内壁光整,CT灌注成像上转移瘤实质部分的动态TDC也呈速升速降型,但瘤周水肿区血供不丰富,rCBF和rCBV低于正常脑组织,而恶性胶质瘤的瘤周水肿区存在肿瘤浸润,rCBF和rCBV高于正常脑组织。本例肿瘤灌注峰值较高(55.8 HU),达峰值时间较早,灌注曲线呈速升速降型;其瘤周水肿区灌注曲线与肿瘤实质部分相似,但峰值较低,比正常对照脑组织高,提示肿瘤细胞浸润,符合恶性胶质瘤的灌注特点。

例5 毛细胞型星形细胞瘤

【病史摘要】 女性,16 岁。头痛伴间歇性呕吐 1 周。

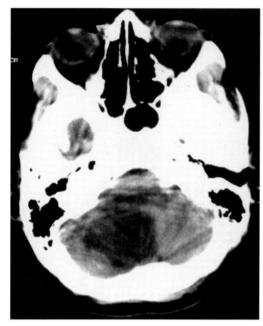

图 3-2-5A

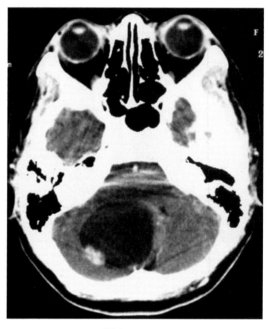

图 3-2-5B

【CT 征象】 平扫示右侧小脑半球囊实性肿块,其后外侧壁一略低密度结节状影,内部似有线形钙化,病灶周围无明显水肿,小脑蚓部及第四脑室受压向左前移位(图 3-2-5A);增强扫描壁结节明显强化,囊壁及囊内容物无强化(图 3-2-5B)。

【重要征象】 右小脑半球囊实性占位,壁结节明显强化。

【CT 拟诊】 ① 毛细胞型星形细胞瘤。② 血管母细胞瘤。③ 室管膜瘤。④ 胆脂瘤。

【病理诊断】 毛细胞型星形细胞瘤。

【评 述】 毛细胞型星形细胞瘤是星形细胞肿瘤的一个亚型,属局限性星形细胞肿瘤种类(WHO Ⅰ级),占中枢神经系统肿瘤的3.1%;肿瘤边界清楚,较少向周围脑组织浸润,肿瘤细胞分化良好;生物学行为上不同于浸润性星形细胞瘤,毛细胞型星形细胞瘤(Ⅰ级)基本不会升级。临床上好发于儿童及年轻人。多位于中线部位及幕下,以小脑蚓部及半球多见,分为三型:囊性、实性伴囊变及完全实性。90%有囊变,以囊性伴壁结节最为多见。小脑幕上则多发生于视交叉及下丘脑,大脑半球少见。此瘤预后良好,手术切除后很少复发。

　　CT 表现 ① 位于小脑的毛细胞型星形细胞瘤以囊肿型多见,且常有相对较大的壁结节。② 位于视交叉、下丘脑及脑干者以实性肿块型为主。③ 病变边缘锐利清楚。④ 可有钙化,发生率约为10%。⑤ 增强扫描壁结节或实性肿块型呈轻度至明显强化,延时扫描有时可见囊液强化及对比剂囊液界面。⑥ 瘤周水肿少见。

　　鉴别诊断 ① 胆脂瘤:好发于桥小脑角区,呈囊性,密度可不均匀,但一般不出现壁结节。② 室管膜瘤:幕下好发部位为第四脑室底部,塑性生长,常伴有囊变和钙化,增强扫描实性成分呈轻度至中度强化。③ 血管母细胞瘤:典型表现为大囊小结节,囊与壁结节大小悬殊较大,增强扫描壁结节明显强化,瘤周可有水肿,钙化罕见,好发年龄为20~40 岁。而毛细胞型星形细胞瘤好发于青少年,肿瘤的囊性区相对较小,壁结节较大,多可达 2 cm 以上,囊壁及壁结节可见钙化;增强扫描壁结节强化不如血管母细胞瘤明显,且瘤周多无水肿。

例6　少枝胶质细胞瘤

【病史摘要】　女性,63岁。发作性右侧肢体抽搐1年,近来加重。

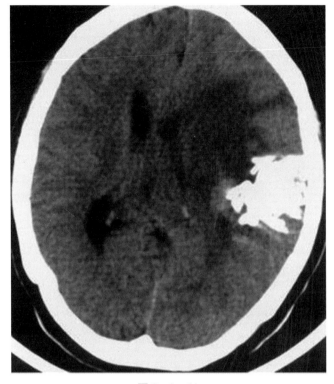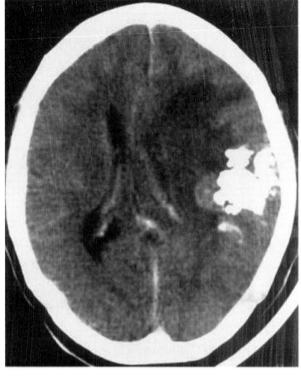

图3-2-6A　　　　　　　　　　　　　　　　　　图3-2-6B

【CT征象】　平扫示左额颞叶皮质及皮质下混杂密度肿块影,大小为5.0 cm×4.8 cm,其内以高密度的钙化为主,呈条状及不规则状,周围见大片状水肿带,左侧脑室受压变窄(图3-2-6A);增强扫描肿块实性成分轻度强化(图3-2-6B)。

【重要征象】　大脑皮层及皮质下区伴多发条、片状钙化占位。

【CT拟诊】　① 少枝胶质细胞瘤。② 节细胞胶质瘤。③ 弥漫性星形细胞瘤。④ 脑膜瘤。

【病理诊断】　少枝胶质细胞瘤。

【评　　述】　少枝(突)胶质细胞瘤起源于少枝胶质细胞,占胶质瘤的5%~10%,多见于成人。分子特征:IDH突变且伴1p/19q共缺失,大部分少枝胶质细胞瘤为WHO Ⅱ级,少部分也可发生间变(WHO Ⅲ级)。少枝胶质细胞瘤常位于大脑表浅部位,半数以上位于额叶,其次为顶叶与颞叶,生长缓慢,无包膜,但与正常脑组织界限清楚,钙化发生率高达50%~80%。出血、囊性变少见。

CT表现　① 混杂的略高密度肿块,边缘清楚,囊变区呈低密度。② 瘤内有钙化,呈条状、斑点状或大而不规则,其中弯曲条弧、带状钙化具有特征性。③ 瘤周水肿轻。④ 占位效应轻。⑤ 增强扫描肿瘤轻至中度强化,亦可不强化,不典型病例可表现为皮质低密度,类似脑梗死灶。

鉴别诊断　① 脑膜瘤:宽基底贴于脑膜或颅板,与颅骨呈钝角,局部颅骨可有增生性改变,瘤内钙化多呈砂砾状,增强扫描肿瘤明显强化。② 弥漫性星形细胞瘤:好发皮层下白质区,肿瘤密度偏低,钙化量较少,呈点状或斑片状。③ 节细胞胶质瘤:好发于儿童及青年人,80%发生在30岁以下,颞叶好发,典型表现为囊实性肿块,实性结节明显强化。

例7 室管膜瘤

【病史摘要】 男性,36 岁。头痛半月余。

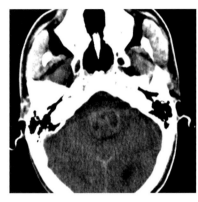 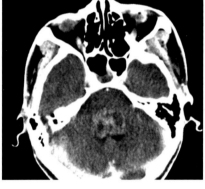 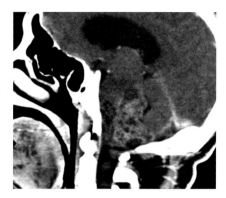

图 3 - 2 - 7A   图 3 - 2 - 7B   图 3 - 2 - 7C

【CT 征象】 平扫示第四脑室内团块状混杂密度肿块影,第四脑室受压向后方移位呈弧线状(图 3 - 2 - 7A);增强扫描肿块呈不均匀强化,内有条片状囊变,无强化影(图 3 - 2 - 7B);矢状位(图 3 - 2 - 7C)显示肿块在第四脑室内呈"铸型"生长。

【重要征象】 第四脑室内"铸型"生长、囊实性占位,实性成分强化。

【CT 拟诊】 ① 室管膜瘤。② 脉络丛乳头状瘤。③ 毛细胞型星形细胞瘤。④ 髓母细胞瘤。

【病理诊断】 室管膜瘤。

【评　　述】 室管膜瘤是起源于脑室或脊髓中央管内的室管膜细胞或脑实质内残余室管膜细胞的肿瘤,由肿瘤性室管膜细胞构成,约占中枢神经系统肿瘤的 1.1%。颅内室管膜瘤的好发部位为第四脑室(60%)、侧脑室、第三脑室和中脑导水管。脑实质内室管膜瘤少见,主要发生部位为颞顶枕叶交界处。第四脑室室管膜瘤有两个发病高峰年龄,5 岁前和 40 岁左右,多见于儿童,无明显性别差异。临床上患者多因头痛、恶心、呕吐等颅高压症状就诊。

后颅窝室管膜瘤 CT 表现　① 大多数起源于第四脑室底,向周边的孔、室(钩椎关节、第四脑室孔)扩张生长。②"铸型"生长为其特征性表现。③ 钙化常见(50%),可伴有囊性变或出血。④ 增强扫描呈不均匀强化。⑤ 发生室管膜下转移时,侧脑室周边可见局灶性密度增高影或条状密度增高影。

幕上室管膜瘤 CT 表现　① 常发生在侧脑室周围,多位于顶叶、枕叶。② 混杂囊实性肿块,边界清楚。③ 实性部分强化,囊性及坏死部分不强化。

鉴别诊断　发生在脑室的室管膜瘤需鉴别:① 髓母细胞瘤:发病年龄更小,位于小脑蚓部,肿瘤细胞致密,CT 呈高密度,囊变一般较小或者无囊变,与本例不符合。② 毛细胞型星形细胞瘤:典型表现为大囊伴壁结节,增强扫描结节显著均匀强化,而囊壁可强化或不强化,本例肿块形态不符合。③ 脉络丛乳头状瘤:肿瘤形态不规则,呈菜花状,早期可出现脑积水症状,强化程度高于室管膜瘤。发生在幕上的室管膜瘤需与高级别胶质瘤鉴别,后者因高异质性,肿块多呈囊实性,实性部分 CT 平扫密度更高,不规则环状或花环状强化是其主要特征表现,可与前者鉴别。

例8 脉络丛乳头状瘤

【病史摘要】 女性,37岁。两眼视力下降半年,记忆力下降1个月。

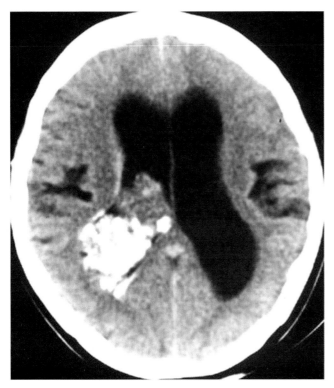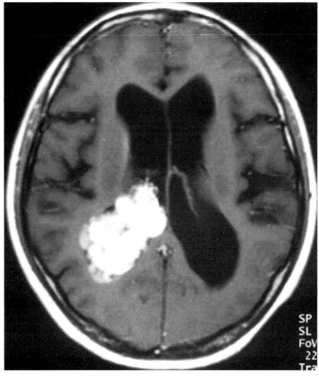

图3-2-8A   图3-2-8B

【CT及MRI征象】 CT平扫示右侧脑室三角区及后角桑葚状肿块,呈等密度及稍高密度,其内有大量点片状钙化(图3-2-8A);MRI上T1WI增强扫描示肿块有分叶,明显强化,双侧脑室明显扩大(图3-2-8B)。

【重要征象】 右侧脑室三角区显著强化并多发钙化占位,伴脑积水。

【CT拟诊】 ①脉络丛乳头状瘤。②室管膜瘤。③脑膜瘤。

【病理诊断】 脉络丛乳头状瘤。

【评 述】 脉络丛乳头状瘤起源于脉络丛上皮细胞,是较为少见的肿瘤,占颅内肿瘤的0.5%~0.7%,可发生于任何年龄,以小儿及青少年多见,占儿童脑肿瘤的3%,占1岁以内小儿脑肿瘤的10%~20%。儿童70%以上发生在侧脑室,10%发生在第三脑室,成人好发于第四脑室,亦可位于侧脑室内。该瘤虽属良性,但可经脑脊液自发种植转移,在脑室及蛛网膜下腔内广泛分布。该瘤的另一特点是可引起脑积水,多认为与肿瘤本身产生过多的脑脊液有关。

CT表现 ①脑室内的肿瘤有时酷似悬浮于脑脊液中,其边缘常为颗粒状、凹凸不平,或有分叶,位于第四脑室时,瘤周可见环形或弧状低密度影,为残存的第四脑室,正常的第四脑室不显示。②平扫多为等密度或稍高密度,极少数为低密度,密度多均匀,偶见低密度坏死区,25%~80%的病灶内有钙化,呈点状或较大团块状。③脑室系统明显扩大。④增强扫描示病变多为明显均匀一致的强化。

鉴别诊断 ①脑膜瘤:平扫肿瘤密度常偏高,而钙化相对少见且多为砂砾状,肿瘤表面常较光整,缺乏交通性脑积水征象。②室管膜瘤:鉴别要点见本节例7室管膜瘤。

例9 髓母细胞瘤

【病史摘要】 女性,12岁。头痛、头昏、恶心不适半个月。

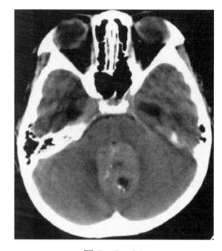
图3-2-9A

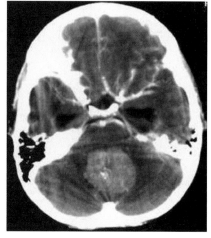
图3-2-9B

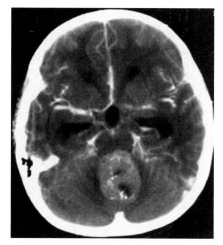
图3-2-9C

【CT征象】 平扫示颅后窝中线区圆形稍高密度肿块影,大小约3.1 cm×4.0 cm,其内混杂小圆形低密度灶,以及砂砾状钙化密度灶(图3-2-9A);增强扫描示肿块实性部分明显强化,内见细线状血管影,低密度区未见强化;肿块周围可见环状低密度影,第四脑室受压显示不清,第三脑室及双侧脑室颞角扩大(图3-2-9B、C)。

【重要征象】 小脑蚓部不均匀强化实性占位。

【CT拟诊】 ① 小脑蚓部髓母细胞瘤。② 第四脑室室管膜瘤。③ 脉络丛乳头状瘤。④ 毛细胞型星形细胞瘤。

【病理诊断】 髓母细胞瘤。

【评 述】 髓母细胞瘤是一种以未分化的神经上皮细胞为基础形成的肿瘤,归属于胚胎性肿瘤是儿童最常见的颅内恶性肿瘤。根据组织学分为经典型、结缔组织增生型/结节型、广泛结节和大细胞/间变型;根据遗传学定义,分为WNT型、SHH型,组3型和组4型。其中组4型发病率最高;SHH型最好发于成人,且易发生在小脑半球,多见于促纤维组织增生型;组3型和组4型发生转移的概率最大;WNT型预后最好,组3型预后最差。髓母细胞瘤占颅内原发肿瘤的4%~6%,是儿童期最常见的肿瘤之一,仅次于星形细胞瘤。75%发生于15岁以下,肿瘤绝大多数发生于幕下,75%~95%位于小脑中线区;成人则多见于小脑半球。

CT表现 ① 颅后窝中线区圆形或类圆形的高密度肿块,边缘较清楚,周围环绕有低密度水肿带。② 10%~15%可见斑点状钙化,有较小的囊变、坏死区,大片出血者少见。③ 增强扫描肿瘤多均匀明显强化。④ 第四脑室受压前移变窄乃至消失。⑤ 80%~90%伴有幕上梗阻性脑积水征象。⑥ 肿瘤常侵及蛛网膜下腔,在软脑膜表面形成"酥皮"样细胞层,进而向脊髓、鞍上池、颅脑凸面播散。

鉴别诊断 ① 毛细胞型星形细胞瘤:儿童幕下最常见的肿瘤,多为大囊伴壁结节型,实性部分明显强化,位于中线或小脑半球,儿童时期发生的髓母细胞瘤80%以上居中线。② 脉络丛乳头状瘤:成人好发于第四脑室,肿瘤形态不规则,边缘凹凸不平,呈菜花状。③ 室管膜瘤:儿童好发在第四脑室内,使第四脑室扩大,且倾向于向桥脑小脑角和小脑延髓池生长,肿瘤外后方可见残留的第四脑室,常合并小斑片状钙化和小的囊变区,MRI对确定肿瘤位置起源有帮助,有利于鉴别诊断。

例 10 髓母细胞瘤

【病史摘要】 男性,24 岁。头痛、头昏、恶心 2 个月余。

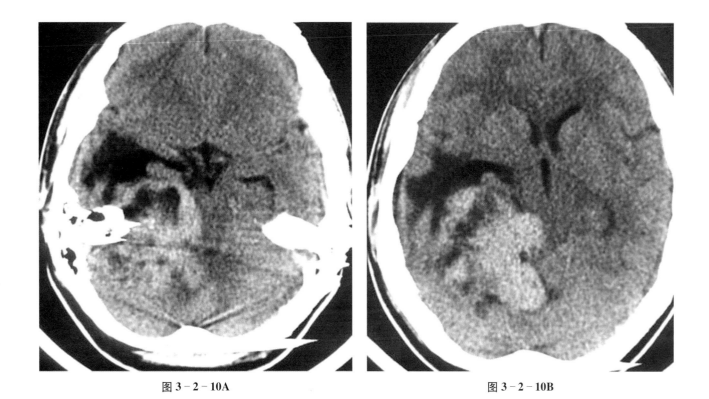

图 3－2－10A   图 3－2－10B

【CT 征象】 平扫示右侧小脑半球稍高密度不规则肿块,并向前、向上延及右颞叶及丘脑旁,肿块内见低密度囊变区(图 3－2－10A、B)。

【重要征象】 小脑半球囊实性占位,实性部分呈高密度。

【CT 拟诊】 ① 右侧小脑幕脑膜瘤。② 髓母细胞瘤。③ 高级别胶质瘤。④ 淋巴瘤。

【病理诊断】 髓母细胞瘤。

【评　　述】 15%～25%的髓母细胞瘤在成人时期发现,占成人脑肿瘤的 0.4%～1%,常发生于 30～40 岁。与儿童型的髓母细胞瘤不同的是,成人型髓母细胞瘤的预后较好,常发生于小脑半球的背侧面,且肿瘤细胞分化成熟的发生率略高于儿童型。

CT 表现 ① 肿瘤多位于小脑半球,与儿童好发生在中线蚓部特征不同。② 平扫密度稍高,形态可不规则,增强扫描肿瘤呈轻度至中度不均匀强化。

鉴别诊断 ① 淋巴瘤:中老年人和儿童多见,幕上多于幕下,免疫力正常或未经治疗的淋巴瘤质地均匀,囊变及坏死罕见,增强扫描呈明显均匀强化。② 高级别胶质瘤:幕上发生率高于幕下,中老年人好发,典型表现为 CT 平扫实性部分高密度,增强扫描花环状强化。③ 脑膜瘤:脑外肿瘤,良性脑膜瘤边缘规整,无明显分叶,囊变、坏死少见,CT 平扫呈高密度,增强扫描明显均匀强化。

例11 神经节细胞胶质瘤

【病史摘要】 男性,35 岁。头晕、头痛伴恶心呕吐 3 个月余。

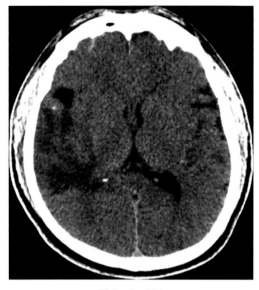
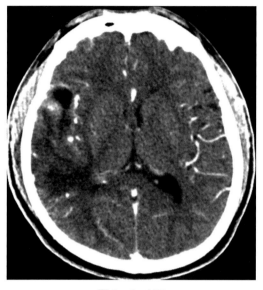

图 3-2-11A   图 3-2-11B

【CT 征象】 平扫示右侧颞叶不规则囊实性混杂密度肿块影,邻近脑回增厚,增强扫描肿块强化不均匀,实性成分明显强化(图 3-2-11A、B)。

【重要征象】 不均匀强化大脑浅部占位,伴点状钙化。

【CT 拟诊】 ① 胚胎发育不良性神经上皮肿瘤。② 多形性黄色瘤型星形细胞瘤。③ 少枝胶质细胞瘤。④ 神经节细胞胶质瘤。

【病理诊断】 神经节细胞胶质瘤(WHO Ⅱ级)。

【评　　述】 神经节细胞胶质瘤属混合型神经元-神经胶质肿瘤,占整个中枢神经系统原发肿瘤的 0.4%~0.9%,发病率约 0.06/10 万。好发于儿童及 30 岁以下成人,男女发病率无明显差别。胶质细胞成分可以是异常增生的星形细胞、少枝胶质细胞或其他胶质细胞或其混合。其分子分型常表现为 BRAF V600E 突变(20%~60%)。因含有神经元成分,神经节细胞胶质瘤也属皮质结构发育畸形疾病,为"神经元和胶质细胞的增殖或凋亡障碍/肿瘤性皮质发育不良伴细胞异常增殖"类疾病。神经节细胞胶质瘤常为 WHO Ⅰ级肿瘤,有 5%的病例表现为恶性(WHO Ⅲ级),级别因胶质细胞成分表现而定。该肿瘤在临床表现为长期难治性癫痫。

CT 表现　① 病灶好发于幕上,颞叶最常见,大部分病例为单发,以浅部皮层区分布为多。② 根据肿瘤的成分将其分为囊性、囊实性和实性三型,囊实性最常见;实性典型表现呈脑回状分布,邻近脑回增厚,囊实性表现为大囊及囊内伴有壁结节。③ 钙化常见,常呈结节状、环状或线样、逗号样。④ 一般占位效应较轻。⑤ 增强扫描强化程度不一,囊内壁结节强化可较明显。⑥ 位于颅板下的肿瘤,可压迫侵蚀颅骨内板。⑦ 也有少部分肿瘤呈稍低密度影,边缘欠清,密度不均,增强扫描无明显强化。

鉴别诊断　① 少枝胶质细胞瘤:病变常呈弥漫性生长,可有囊性及实性成分,密度混杂,额叶多见,瘤内条状、粗大钙化是其较典型的表现。② 多形性黄色瘤型星形细胞瘤:常位于脑皮层,囊实性病灶,实性成分多位于囊壁的脑膜面,增强扫描结节强化明显,占位效应较轻,与神经节细胞胶质瘤鉴别相对困难。③ 胚胎发育不良性神经上皮肿瘤:脑皮层囊性病灶,实性成分较少见,呈三角形或扇形改变,增强扫描常无强化,占位效应较轻。

例 12　小脑发育不良性神经节细胞瘤

【病史摘要】　女性,42 岁。步态不稳 3 个月余。

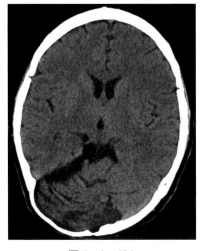 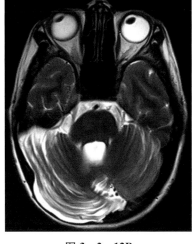 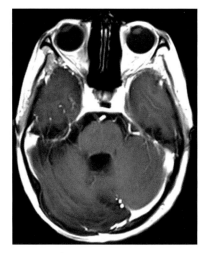

图 3 - 2 - 12A　　　　　　　图 3 - 2 - 12B　　　　　　　图 3 - 2 - 12C

【CT 及 MRI 征象】　CT 平扫示病变位于右侧小脑,边界不清,密度与脑实质相仿,右侧小脑半球较左侧增大,邻近第四脑室轻度受压(图 3 - 2 - 12A)。MRI 上 T2WI 示右侧小脑半球肿胀,脑回增厚呈间隔样"虎纹征",病灶周围无明显水肿(图 3 - 2 - 12B);增强扫描病灶无明显强化(图 3 - 2 - 12C)。

【重要征象】　小脑半球占位,"虎纹征",伴皮质增厚。

【CT 拟诊】　① 小脑发育不良性神经节细胞瘤。② 胚胎发育不良性神经上皮肿瘤。③ 神经节细胞胶质瘤。

【病理诊断】　小脑发育不良性神经节细胞瘤。

【评　　述】　小脑发育不良性神经节细胞瘤较为少见。该肿瘤生长缓慢,兼有错构瘤和真性肿瘤的特征,属良性肿瘤(WHO 分类为 I 级)。组织学上,该肿瘤可归入神经元肿瘤。CT 或 MRI 显示小脑特异性的灶性增厚,为其特征性的表现,有助于术前定性诊断。明确诊断需依据病理组织学及免疫组化标记。大多数患者的发病年龄在 10~40 岁,罕见于老年人,男性显著多见,一般病变始于幼年,与巨脑有关。病变压迫颅骨逐渐造成病变侧颅腔增大,可进一步提示肿瘤生长缓慢并与巨脑有关,呈良性膨胀性生长特征。临床可出现头痛、呕吐、恶心、视觉模糊及共济失调等症状。

CT 表现　① 小脑外形明显增大,皮质增厚,密度与脑实质相仿,边缘不清。② 病变因扩大的脑回而呈典型的"虎纹征"。③ 占位效应轻,第四脑室可轻度受压。④ 增强扫描病灶无明显强化。

鉴别诊断　① 神经节细胞胶质瘤:多有明确的肿瘤占位征象,CT 扫描肿瘤实性部分呈低密度影,边缘欠清,密度不均,肿瘤内可见钙化,增强扫描可见不规则强化。② 胚胎发育不良性神经上皮肿瘤:多位于幕上皮层,近来也有位于基底节及小脑的报道。CT 平扫表现多样,多为边界清楚的低密度影,可见钙化,病灶周围无水肿,部分患者可见肿瘤邻近颅骨变形,增强扫描可见局灶性、边缘性轻度强化。

例 13　脑内原发中枢神经系统淋巴瘤

【病史摘要】　女性,51 岁。头痛 10 天,并口角歪斜、口齿不清。

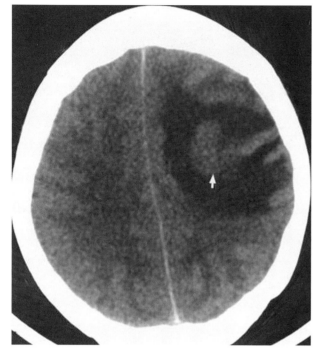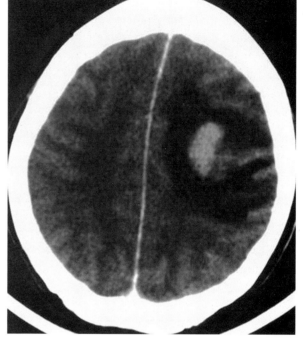

图 3 - 2 - 13A　　　　　　　　　　　　　　　　图 3 - 2 - 13B

【CT 征象】　平扫示左额叶大小约 2.5 cm×2.3 cm 的类圆形、均匀等高密度结节(箭头),边缘清楚,病灶周围有低密度水肿区(图 3 - 2 - 13A);增强扫描结节强化较明显,内有多个微小囊状密度影(图 3 - 2 - 13B)。

【重要征象】　脑深部白质内均匀等高密度肿块,明显均匀强化,瘤周水肿明显。

【CT 拟诊】　① 星形细胞瘤。② 淋巴瘤。③ 脑转移瘤。④ 海绵状血管瘤。

【病理诊断】　原发性非霍奇金淋巴瘤。

【评　　述】　中枢神经系统原发性淋巴瘤几乎均为非霍奇金淋巴瘤,多起源于 B 淋巴细胞。以往认为中枢神经系统原发性淋巴瘤罕见(占脑肿瘤的 0.05%~1.0%),但近 10 年的发病率至少增加了 3 倍。该瘤多发于中老年人,但患有艾滋病或免疫功能受损的患者平均发病年龄在 40 岁以下。肿瘤多位于丘脑、基底核、胼胝体、侧脑室旁白质区,为单发或多发的实性结节,很少有出血、坏死或钙化,偶有囊变。肿瘤细胞密实,故常呈较高密度。

CT 表现　① 好发于脑深部结构,以胼胝体、侧脑室旁多见。② 结节为单发或多发,肿瘤细胞密实,平扫常呈等密度或稍高密度,密度多较均匀,边缘光滑。③ 有占位效应,瘤周水肿常见。④ 增强扫描呈均匀而较明显的强化或不规则强化,免疫缺陷患者可呈环状强化。⑤ 淋巴瘤通常乏血供,其明显强化是由于血脑屏障破坏所致,故灌注成像多呈现低灌注表现。

鉴别诊断　① 海绵状血管瘤:平扫密度较高,常见钙化,一般无瘤周水肿。② 脑转移瘤:好发于大脑皮质及皮质下区,65% 为多发性病变;瘤内出血、坏死多见,病变多不规则和不均匀,增强扫描多为环状中等强化;瘤周水肿非常明显。③ 星形细胞瘤:平扫常呈低密度或混杂密度,低级别者增强扫描常不强化,且缺乏瘤周水肿;高级别者呈不规则环状强化,壁厚薄不均。淋巴瘤常位于侧脑室附近,CT 平扫呈等密度或稍高密度,且密度多较均匀,增强扫描呈均匀强化,具有一定的特征性,但因较少见,故常误诊为星形细胞瘤。

例 14   非典型畸胎瘤样/横纹肌样瘤

【病史摘要】   女性,2 岁。发现右侧肢体无力半个月。

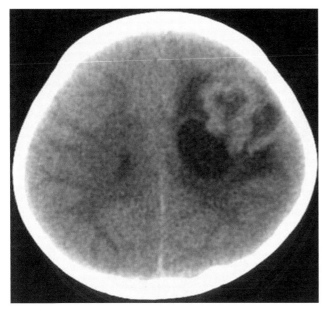
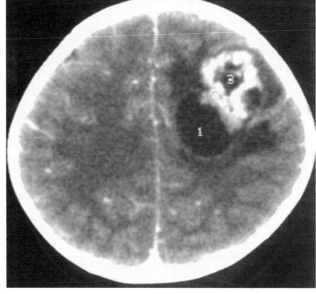

图 3-2-14A   图 3-2-14B

【CT 征象】   平扫示左侧额顶叶混杂密度囊实性肿块,大小约 5.5 cm×5.0 cm,肿块实性部分呈等略高密度,囊性部分呈低密度(图 3-2-14A);增强扫描肿块实性部分呈花环状明显强化,其内后侧为囊性改变,囊内壁较光滑,内容物无强化,肿块周围见片状轻度水肿带,中线稍向右侧移位(图 3-2-14B)。

【重要征象】   额叶皮层及皮层下巨大囊实性占位,厚壁环状强化,囊变位于病灶周边。

【CT 拟诊】   ① 生殖细胞类肿瘤。② 毛细胞型星形细胞瘤。③ 多形性黄色瘤型星形细胞瘤。④ 非典型畸胎瘤样/横纹肌样瘤。

【病理诊断】   非典型畸胎瘤样/横纹肌样瘤。

【评   述】   非典型畸胎瘤样/横纹肌样瘤是一种非常罕见的肿瘤,同时含有横纹肌样成分及原始神经外胚层、上皮及间叶成分,类似于畸胎瘤,但又缺乏畸胎瘤典型的组织分化特点,生殖细胞的免疫组化标记全部阴性。细胞遗传学研究发现,该瘤与畸胎瘤、肾脏横纹肌样瘤都有第 22 对染色体呈单体性以及染色体易位,支持这些肿瘤为相似的病变,WHO 将其归类为胚胎型肿瘤。有作者统计,该病占一组 18 岁原发性中枢神经系统肿瘤患者的 2.1 %,好发于 2 岁以下婴幼儿,94%的病例年龄小于 5 岁,男女比例约为 1.4∶1,少数发生于成人。52%发生于后颅凹,其中多见于桥脑小脑角和脑干;幕上为 39%,其余为松果体和脊髓。成人全部位于大脑。本瘤属高度恶性,预后极差,1/3 患者就诊时已发生播散,大多数在 1 年内死亡,死亡的主要原因为复发和转移,因此该肿瘤被认为比髓母细胞瘤更有侵袭性的肿瘤。

CT 表现   ① 多偏离中线生长,平扫为囊实性混杂密度肿块,可有钙化,囊性部分多呈偏心性。② 实性部分多明显不均匀强化,囊壁多轻度强化。③ 瘤周低密度水肿带多较轻,亦可无。④ 邻近颅骨可见吸收、破坏。

鉴别诊断   ① 多形性黄色瘤型星形细胞瘤:多贴近脑表面,增强扫描多伴有邻近脑膜强化,邻近颅骨多无破坏征象。② 毛细胞型星形细胞瘤:发病年龄较非典型性畸胎瘤样/横纹肌瘤样瘤大,典型表现为大囊、大壁结节,邻近颅骨破坏极少见。③ 生殖细胞类肿瘤:平扫多呈等密度或稍高密度,增强扫描多明显均匀强化,瘤周水肿较轻或不明显,可有钙化、脂肪样密度,多无邻近颅骨破坏征象。

例 15 血管母细胞瘤

【病史摘要】 男性,34 岁。恶心 1 个月余,呕吐 2 周,癫痫发作 2 次。

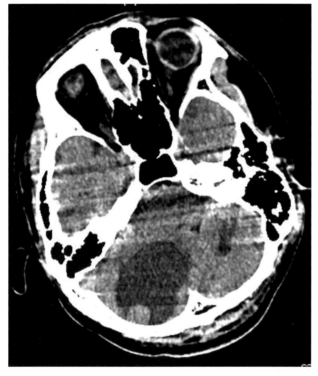

图 3-2-15A

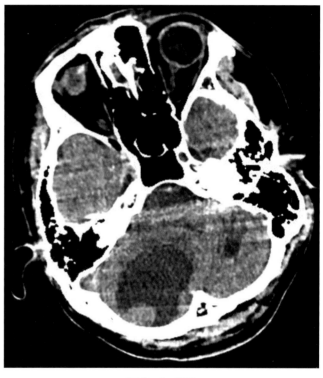

图 3-2-15B

【CT 征象】 平扫示右侧小脑半球大囊伴结节占位,大小约 4.2 cm×4.6 cm,边界清晰,囊内等密度结节影,第四脑室受压变窄向左前移位(图 3-2-15A、B)。

【重要征象】 右小脑半球大囊伴壁结节。

【CT 拟诊】 ① 毛细胞型星形细胞瘤。② 血管母细胞瘤。③ 转移瘤。

【病理诊断】 血管母细胞瘤。

【评 述】 血管母细胞瘤亦称为血管网状细胞瘤,如有常染色体显性遗传,并累及多器官发病,与视网膜伴发时称为 Von-Hipple 病;如果再伴发肾脏、胰腺非肿瘤性囊肿,则称为 Von-Hipple-Lindaus(凡希林)病。该瘤占颅内原发性肿瘤的 1%~2%,多为单发,好发年龄为 20~40 岁。可发生于脑的任何部位,90% 以上位于小脑半球,少数位于延髓、脊髓,幕上罕见。该瘤有囊性与实性两种。囊肿型占 60%~90%,实质型占 10%~40%。

__CT 表现__ ① 囊实型:最常见,平扫囊壁可见等密度结节,肿瘤边缘清楚;实质型:平扫时肿块为等密度或稍高密度,呈结节状或分叶状,边缘不光滑或有尖状突起;单纯囊型:少见,表现为类圆形低密度影,密度均匀。② 瘤周可有水肿,亦可无水肿。③ 可伴有幕上梗阻性脑积水。④ 增强扫描囊实性肿块的实性壁结节明显强化,实质型增强实性肿块明显均匀强化,单纯囊型增强大多无强化。

__鉴别诊断__ ① 转移瘤:环状强化多见,瘤周水肿较明显,多发生于中老年人,大多有原发肿瘤史。② 毛细胞型星形细胞瘤:多见于儿童及青少年,囊内壁结节常较大,可有钙化,增强扫描壁结节强化常较明显,囊壁多出现环状强化,而血管母细胞瘤多见于成人,囊内壁结节小,囊壁多不强化。

例 16　松果体区生殖细胞瘤

【病史摘要】　男性,29 岁。头痛伴呕吐 2 天。

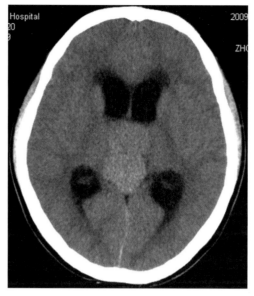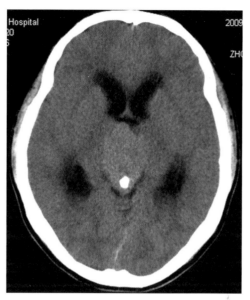

图 3－2－16A　　　　　　　　　　　　　图 3－2－16B

【CT 征象】　平扫示松果体区椭圆形高密度影,边缘光整,密度尚均,病灶后部见松果体区钙化被包埋。双侧孟氏孔受压,双侧侧脑室继发阻塞性脑积水(图 3－2－16A、B)。

【重要征象】　松果体区实性高密度占位,密度均匀,松果体钙化被包埋。

【CT 拟诊】　① 脑膜瘤。② 生殖细胞瘤。③ 松果体细胞瘤。

【病理诊断】　生殖细胞瘤。

【评　　述】　生殖细胞瘤是儿童及青少年常见的颅内肿瘤,发病高峰在 12 岁以内,68%的患者确诊年龄在 10~21 岁,总体上以男性多见。颅内生殖细胞瘤占所有颅内肿瘤的 0.5%~2.0%,最好发于松果体区,其次为鞍区、丘脑和基底节区,极少数发生于大脑半球的额颞叶和脑干,如同时累及鞍上及松果体区则高度提示生殖细胞瘤存在可能;鞍上病变以女性多见,而基底节区病变基本上全为男性。生殖细胞瘤临床症状多取决于肿瘤发生部位:发生于鞍上,多以病理性神经内分泌症状,如尿崩、性发育迟缓等就诊;发生于松果体区,颅内压增高则最为常见;发生于基底节区则以偏身瘫痪为最早出现的症状。

生殖细胞肿瘤包括 6 个亚型:生殖细胞瘤、胚胎性癌、卵黄囊肿瘤、绒毛膜癌、畸胎瘤、混合性生殖细胞瘤。肿瘤通常情况下无包膜、无钙化、出血、囊变坏死,呈浸润性生长,常有不同程度的转移。部分生殖细胞瘤可表现为血 AFP 升高(如内胚窦癌、胚胎性癌)和(或)βHCG 水平的增高(如绒毛膜癌、胚胎性癌)。尽管肿瘤生长活跃、易脑脊液转移,但其对放疗非常敏感,临床放化疗常可取得肿瘤长时间缓解的疗效。

CT 表现　① 从形态上,松果体区肿瘤表现为圆形或卵圆形,边界清晰。② 平扫大多呈高密度,少数呈等密度,肿瘤内部常见被包埋的钙化松果体。③ 增强扫描肿块多为均一强化,有囊性变者则囊区不强化,而仅见囊壁呈不规则环形强化。④ 室管膜下转移可表现为沿脑室壁线状或条片状强化,沿脑脊液向蛛网膜下腔播散而表现为脑表面、脑池的线状或结节状强化。

鉴别诊断　① 松果体细胞瘤:好发于成年人,肿瘤呈圆形或卵圆形,呈等密度或略高密度;肿瘤钙化多见,多"被崩裂"而位于边缘,而生殖细胞瘤钙化影多位于肿瘤中央区或中线旁,多为被包埋、推移的钙化的松果体。② 脑膜瘤:平扫密度均匀,呈等密度或高密度,好发于中年女性,增强扫描呈明显均匀强化,松果体受压推移。

例 17　鞍区生殖细胞瘤

【病史摘要】　男性,18 岁。头痛、呕吐伴视力下降半个月。

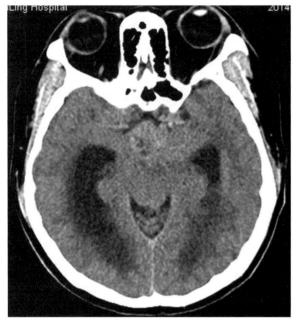

图 3 - 2 - 17A

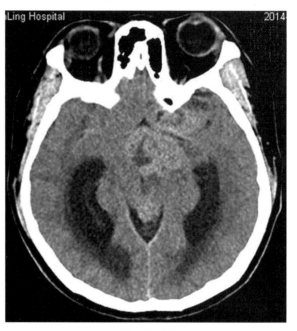

图 3 - 2 - 17B

【CT 及 MRI 征象】　CT 平扫示鞍上不规则囊实性肿块影,密度较高,鞍上池受侵(图 3 - 2 - 17A、B);MRI 矢状位 T1WI 增强显示肿块位于鞍上,明显不均匀强化,松果体区亦可见结节状明显强化影(图 3 - 2 - 17C)。

【重要征象】　鞍区实性高密度占位,明显强化。

【CT 拟诊】　① 生殖细胞瘤。② 毛细胞型星形细胞瘤。③ 脑膜瘤。④ 乳头型颅咽管瘤。⑤ 脊索样胶质瘤。

【病理诊断】　鞍区生殖细胞瘤。

【评　述】　鞍区生殖细胞瘤占颅内生殖细胞瘤的 20%~30%,多发生于儿童及青少年,以女性多见,尿崩症常为其首发症状和主要临床表现,常伴有视力、视野改变,颅内压增高不明显。

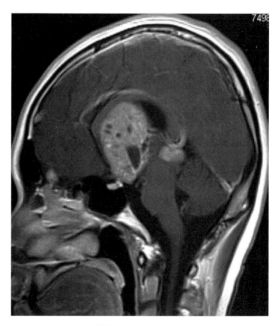

图 3 - 2 - 17C

CT 表现　① 圆形或类圆形等密度或略高密度影,而钙化、坏死、出血少见。② 鞍上区肿块常累及漏斗。③ 增强扫描中度至明显均匀强化。

鉴别诊断　① 脊索样胶质瘤:三脑室好发,CT 可呈等高密度,增强呈明显强化。以鞍上为主的相对少见,基本不会与松果体区同时发生。② 乳头型颅咽管瘤:几乎都见于成人,平均发病年龄为 40~55 岁。常以实性为主,大多位于鞍上,正常垂体可见,增强可呈明显强化;但罕见发生脑脊液播散转移。③ 脑膜瘤:中年女性多见,鞍上多起源于鞍结节、前床突、后床突或鞍隔处的脑膜,表现等密度,显著均匀强化,有时可见“脑膜尾征”,其中一个重要征象是肿瘤以鞍结节或床突尖为附着点。可有邻近骨质改变。④ 毛细胞型星形细胞瘤:青年人好发,多为囊性或囊实性肿块,钙化多见;实性者可呈稍高密度,强化明显。

例 18 松果体区未成熟畸胎瘤

【病史摘要】 男性,13 岁。头痛 1 年余。

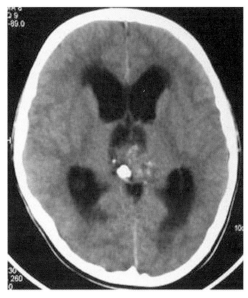

图 3-2-18A

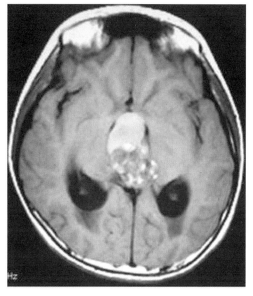

图 3-2-18B

【CT 及 MRI 征象】 CT 平扫示第三脑室及松果体区混杂密度肿块,内有结节状钙化及脂肪性密度灶,致第三脑室及双侧侧脑室扩张积水(图 3-2-18A);MRI T1WI 上脂肪组织呈高信号,信号均匀;实性部分呈混杂信号(图 3-2-18B);增强矢状位示肿块实性部分明显强化,中脑导水管受压闭塞,第三脑室、侧脑室扩张(图 3-2-18C)。

【重要征象】 松果体区囊实性占位,内部有脂肪及钙化影。

【CT 拟诊】 ① 松果体区畸胎瘤。② 松果体细胞瘤。③ 生殖细胞瘤。④ 胶质瘤与畸胎瘤并存。

【病理诊断】 松果体区未成熟畸胎瘤。

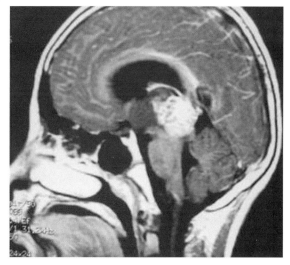

图 3-2-18C

【评 述】 颅内畸胎瘤约占颅内肿瘤的 0.5%,可发生于任何年龄,以小儿和青年人多见。该瘤由内、中、外三胚层的衍生组织形成。病理学巨检可分为囊性和实性。一般来说,囊性多为良性,可伴脑或脑膜膨出;实性者多为恶性,肿瘤可见囊变和出血,多数可侵犯邻近结构。最常见的发生部位为松果体,其次为鞍上区。畸胎瘤可与生殖细胞瘤混合存在。

CT 表现 ① 混杂密度肿块,由不同比例的脂肪、软组织及钙化或骨骼组成,边缘清楚,其中脂肪组织的 CT 值在 -20 HU 以下。② 增强扫描肿瘤的实性部分可强化,亦可不强化,囊变区不强化。③ 肿瘤囊腔破裂后,囊液进入蛛网膜下腔,可产生"油滴"样影,进入脑室内见油液平面。

鉴别诊断 松果体区肿瘤以生殖细胞瘤及松果体细胞瘤多见,其他实体肿瘤如胶质瘤、脑膜瘤也较常见。这些肿瘤均不含脂肪成分,并且有各自肿瘤相应的影像特点,本例肿瘤内有脂肪成分及钙化,具有畸胎瘤的特征,容易诊断。值得注意的是,仅有脂肪成分而无骨质和牙齿时与皮样囊肿及脂肪瘤鉴别困难;另外,畸胎瘤可与其他肿瘤如胶质瘤并存,此时影像学上难以诊断合并存在的肿瘤。

例 19　松果体细胞瘤

【病史摘要】　男性,14 岁。突发头痛呕吐一周。

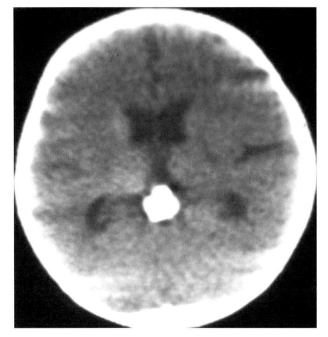
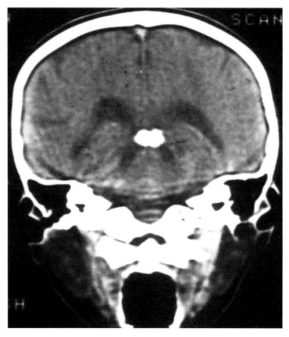

图 3 - 2 - 19A　　　　　　　　　　　　　　　图 3 - 2 - 19B

【CT 征象】　平扫示第三脑室后方类圆形钙化占位,大小约 2.1 cm×1.8 cm,呈分叶状(图 3 - 2 - 19A);双侧侧脑室稍扩大(图 3 - 2 - 19B)。

【重要征象】　松果体区含较大钙化占位。

【CT 拟诊】　① 松果体细胞瘤。② 松果体母细胞瘤。③ 生殖细胞瘤。④ 畸胎瘤。⑤ 松果体生理性钙化。

【病理诊断】　松果体细胞瘤。

【评　述】　松果体细胞瘤系来源于松果体细胞的少见良性肿瘤,占所有松果体区肿瘤的 15% 以下,占脑内肿瘤的 0.3% 以下。可发生于任何年龄,平均年龄为 34 岁,女性较多见。大体病理可见肿瘤为边界清楚的实质性肿块,常替代松果体,有时尚可辨认出正常松果体。肿瘤一般无坏死及囊性变,可有散在点状钙化,偶见明显钙化呈团块状。早期无明显症状,晚期可引起颅内压增高症状,出现头痛、呕吐;向后侵及中脑时可出现上视困难,同时可有视力下降和听力障碍;肿瘤可压迫第三脑室和视丘引起阻塞性脑积水。

CT 表现　① 呈等密度或略高密度。② 肿块内有散在的点状钙化或明显团块状钙化。③ 增强扫描肿块明显强化。④ 间接征象为脑积水。

鉴别诊断　① 松果体生理性钙化:是颅内结构常见的钙化,但生理性钙化直径在 1.0 cm 以下。② 畸胎瘤:呈混杂密度,含有脂肪、牙齿及骨骼等,容易区分。③ 生殖细胞瘤:CT 征象与松果体细胞瘤相仿,两者鉴别较难,但整个肿瘤几乎全为钙化多见于松果体细胞瘤,而生殖细胞瘤则少见,生殖细胞瘤可多发,亦有直接侵犯或沿脑脊液扩散的特点。④ 松果体母细胞瘤:是松果体细胞起源的恶性肿瘤,CT 征象与松果体细胞瘤相仿,但松果体母细胞瘤可发生出血、坏死,肿块内常见低密度改变,且易侵及小脑上蚓部,又易沿第三脑室室管膜表面转移,增强扫描脑室周围出现条带状强化。

例 20　脑转移瘤

【病史摘要】　男性,70 岁。咳嗽 10 个月,出现头痛、恶心、乏力 4 个月余。

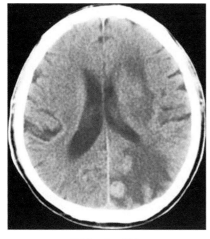
图 3 - 2 - 20A

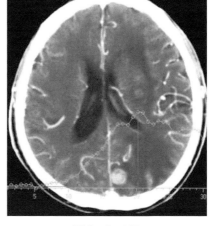
图 3 - 2 - 20B

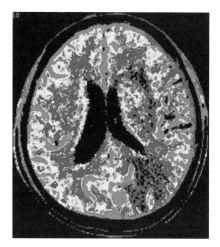
图 3 - 2 - 20C

【CT 征象】　平扫示左枕叶大脑镰旁皮髓交界区略高密度结节影,周围见大片低密度水肿区(图 3 - 2 - 20A);增强扫描结节中心及周边明显强化,周围水肿区未见强化,左侧基底节区亦见一轻度强化结节影(图 3 - 2 - 20B)。CT 灌注成像示左枕叶瘤区 ROI 的 TDC 表现为速升缓降型,达峰值后呈波浪状缓慢下降,其灌注峰值为 27.6 HU;rCBF 图上肿瘤区表现为均匀一致的红色高灌注区,肿瘤边缘清楚;周围水肿区表现为大片紫色低灌注区(图 3 - 2 - 20C)。

【重要征象】　皮髓交界区高密度结节,明显强化,小病灶周围重度水肿。

【CT 拟诊】　① 脑转移瘤。② 淋巴瘤。③ 炎性肉芽肿。④ 胶质母细胞瘤。

【最终诊断】　脑转移瘤。

【评　　述】　转移瘤占颅内肿瘤的 3%~30%,中老年人多见,多发或单发,以多发病变常见。最常见的原发肿瘤为肺癌,其他较为常见的有乳腺癌、胃肠道肿瘤、前列腺癌、黑色素瘤等,有 10%~15% 的脑转移其原发肿瘤部位不明。

CT 表现　① 常位于大脑半球的皮髓交界区,呈类圆形,60%~70% 为多发病灶。② 平扫呈等密度、低密度或高密度。③ 增强扫描病灶呈中等至明显强化,多发结节强化较均一,较大的病灶中心可有坏死而呈环状强化,环壁较厚且不均匀。④ 瘤周水肿严重,特别是位于顶叶的瘤体很小,水肿范围却很大。⑤ 占位效应明显。⑥ 脑转移瘤的灌注成像 TDC 呈速升缓降型,形态与脑膜瘤相似,但峰值低于脑膜瘤而高于胶质瘤。

鉴别诊断　① 胶质母细胞瘤:病灶常较大,形态不规则,增强扫描肿瘤呈花环状强化,发生在胼胝体及其附近脑白质,肿瘤常侵及两侧,呈蝶翼状,有时与单发转移瘤不易鉴别。② 炎性肉芽肿:颅内炎性肉芽肿是一种慢性炎症形成的结节状病灶,常见病因有结核、寄生虫、真菌及细菌感染,一般病灶小,呈结节状或厚壁小环状,CT 平扫病灶呈等密度或略高密度,边缘较规则、清楚,有早期明显强化或延迟强化现象,病灶周围水肿及占位效应取决于炎性肉芽肿所处病程演变期,急性期水肿和占位效应明显,慢性期轻或不明显,或伴有轻度脑萎缩表现。③ 淋巴瘤:多发生于中老年人,患有艾滋病及其他免疫功能受损的患者平均发病年龄在 40 岁以下,肿瘤多位于丘脑、基底核、胼胝体侧脑室旁白质区,为单发或多发的实性结节,很少有出血、坏死或钙化,偶有囊变,平扫呈等密度或稍高密度,密度较均匀,增强扫描有较明显的强化。本例颅内多发结节,增强扫描强化明显,结节周围见大片水肿区,肿瘤灌注峰值中等 (27.6 HU),达峰值时间稍迟,灌注曲线呈速升缓降型,符合转移瘤的灌注特点,此外结合原发肿瘤病史,不难做出正确诊断。

例 21　室管膜下转移

【病史摘要】　男性,14 岁。松果体生殖细胞瘤切除及引流术后 2 年,近感头痛明显。

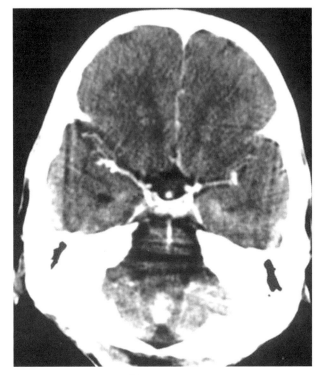
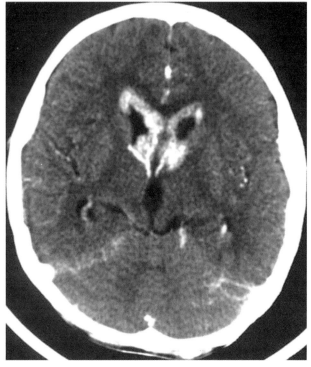

图 3 - 2 - 21A　　　　　　　　　　　　　　　　　图 3 - 2 - 21B

【CT 征象】　增强扫描示双侧侧脑室壁、第三脑室及第四脑室壁条状及结节状强化影(图 3 - 2 - 21A、B)。

【重要征象】　生殖细胞瘤术后沿侧脑室壁室管膜下分布条、形显著强化病变。

【CT 拟诊】　① 松果体生殖细胞瘤术后室管膜下转移。② 脑室炎。③ 其他恶性脑肿瘤。

【最终诊断】　松果体生殖细胞瘤术后室管膜下转移。

【评　　述】　原发性颅脑肿瘤可沿室管膜表面扩散,多见于胚胎性肿瘤(包括髓母细胞瘤)、生殖细胞瘤、胶质母细胞瘤、原发性中枢神经系统淋巴瘤等。在儿童,软脑膜转移瘤多来自原发性颅内肿瘤。软脑膜和蛛网膜转移瘤以 MRI 增强扫描最敏感,其次为 CT 增强扫描,但 CT 平扫价值不大。

CT 表现　① 脑室内线状或结节状强化区,多呈弥漫性。② 脑沟及脑池部位强化。③ 小脑幕异常强化。④ 交通性脑积水。

鉴别诊断　① 侧脑室壁其他恶性脑肿瘤:脑内容易沿室管膜生长的恶性肿瘤还有淋巴瘤、胶质母细胞瘤。这两者多见于中老年人,肿块易沿胼胝体呈蝶翼样生长,通过室管膜播散转移,淋巴瘤明显均匀强化,胶质母细胞瘤更多出现囊变、坏死。本例患者年纪较轻,未见肿块形成,不符合这两者表现。② 脑室炎:肿瘤术后脑室炎常伴有脑膜炎,一般发生在手术后的早期,临床上病情急、病程短、有发热等,CT 呈弥漫性、多发性线状强化,较少出现结节状影,与肿瘤复发转移不同。生殖细胞瘤的室管膜下转移呈结节状强化,且对放射治疗敏感,有别于脑室感染性病变。

例 22　大脑凸面脑膜瘤

【病史摘要】　男性,62 岁,意识障碍后 5 天。

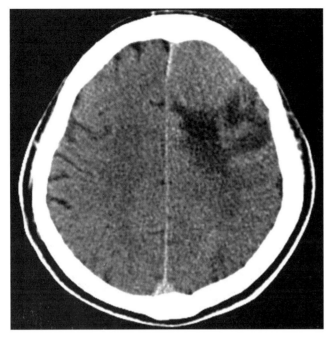 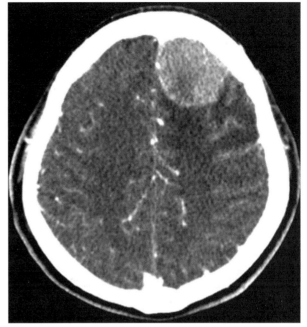

图 3 - 2 - 22A　　　　　　　　　　　　　　　　　　图 3 - 2 - 22B

【CT 征象】　平扫示左额部大脑凸面高密度肿块,大小约 4.0 cm×4.1 cm(图 3 - 2 - 22A);增强扫描示肿块明显强化,周围脑组织中度水肿(图 3 - 2 - 22B)。

【重要征象】　大脑凸面镰旁高密度占位,明显强化。

【CT 拟诊】　① 大脑镰旁脑膜瘤。② 淋巴瘤。③ 少枝胶质细胞瘤。

【病理诊断】　脑膜瘤。

【评　　述】　脑膜瘤是最常见的中枢神经系统肿瘤,占所有中枢神经系统肿瘤的 37%,包含 15 种病理亚型,按 WHO 脑肿瘤分级可为 Ⅰ～Ⅲ级。良性脑膜瘤占各种脑膜瘤的 88%～95%,不典型脑膜瘤占 5%～15%,间变性脑膜瘤仅占 1%～2%。脑膜瘤多见于 40～60 岁,20 岁以下者仅占 3%～4%,女性多见,男女比例约为 1∶2。30%～40% 发生在上矢状窦旁或大脑半球凸面,15%～20% 位于蝶骨嵴上,10% 位于嗅沟或蝶骨小翼(平台)上,10% 位于鞍上,其他部位包括大脑镰(5%)、颅后窝(5%～10%)、海绵窦(2%)、脑室(1%～2%)等。绝大多数为单发,5%～10% 为多发。脑膜瘤大体病理多为球形或分叶形,质地坚硬,血供丰富,分界清楚;少数为扁平状或盘状,沿硬脑膜蔓延,并可侵入颅骨甚至颅外组织。瘤内可见钙化,乃至全瘤钙化。

CT 表现　① 边缘清楚,以宽基底与颅骨板或硬脑膜贴邻。② 在平扫时 75% 为均匀高密度,囊性、低密度者少见。③ 钙化较多见,占 15%～20%,常为细小点状或砂砾状。④ 囊性变少见,仅占 3%～5%。⑤ 60% 的患者在瘤周有水肿,轻重不一。⑥ 邻近骨质增生或呈侵蚀性破坏。⑦ 占位效应明显,并伴有皮质移位、硬膜尾征等脑外肿瘤的一些征象。⑧ 增强扫描约 90% 明显均匀强化,约 10% 轻度强化,全钙化的脑膜瘤可不强化。

鉴别诊断　① 少枝胶质细胞瘤:贴近脑表面的少枝胶质细胞瘤可出现间有钙化的高密度肿块,但其钙化影多为条簇状,且附近颅板少有增厚侵蚀改变,级别较低的少枝胶质细胞瘤亦不跨越大脑镰生长。② 淋巴瘤:平扫可呈稍高密度,但无钙化,瘤周有中度水肿,肿瘤可跨中线生长,但常在胼胝体附近向两侧延伸。

例 23 镰旁脑膜瘤(囊变)

【病史摘要】 男性,35 岁。突发癫痫大发作 1 次,持续 5 分钟后自行缓解。

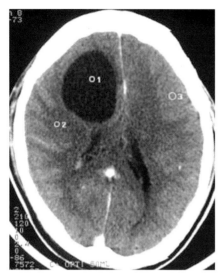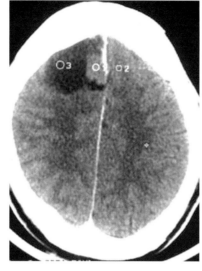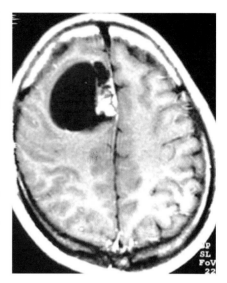

图 3 - 2 - 23A   图 3 - 2 - 23B   图 3 - 2 - 23C

【CT 及 MRI 征象】 CT 增强扫描示右额部圆形囊性低密度区,内部密度均匀,CT 值15.7 HU,肿块内侧部见一等密度结节,CT 值为 45 HU,大小为 2.2 cm×1.5 cm,紧贴大脑镰(图 3 - 2 - 23A、B)。MRI 增强扫描示实性结节明显强化(图 3 - 2 - 23C)。

【重要征象】 额部大脑镰旁占位,呈囊实性,实性结节明显强化。

【CT 拟诊】 ① 囊性脑膜瘤。② 胶质母细胞瘤。③ 转移瘤。④ 血管母细胞瘤。

【病理诊断】 脑膜瘤(囊变)。

【评　述】 囊性脑膜瘤少见,占 3%~5%。囊变机制尚不完全明了,可能的原因有以下 6 种:① 肿瘤变性,如黏液样变,这种囊腔位于肿瘤之内。② 分泌型脑膜瘤,肿瘤细胞分泌液体,这种囊腔位于肿瘤内。③ 陈旧性坏死灶转变为囊腔,这种囊腔也位于肿瘤之内。④ 肿瘤周围增生的胶质细胞主动产生液体,这种囊腔位于肿瘤周围脑组织内。⑤ 肿瘤周围水肿的脑组织或脱髓鞘变性的脑组织囊变,或者水肿组织的含液间隙融合而成较大囊腔,这种囊腔位于肿瘤周围脑组织内。⑥ 蛛网膜下腔夹在肿瘤和脑组织之间引流不畅,逐渐形成肿瘤周围囊腔,这种囊腔位于肿瘤和脑组织之间。囊腔大小颇多变异,少数可与实质部分大小相仿或大于肿瘤的实质部分,成为占位效应的主体。

CT 表现　① 一种为囊肿并存壁结节,增强扫描时壁结节可明显强化,与胶质母细胞瘤、小脑毛细胞型星形细胞瘤、血管母细胞瘤的 CT 征象相似。② 另一种为环状强化的囊性肿块,与脑脓肿、脑转移瘤及脑囊虫病的 CT 征象相似。③ 此外,当脑膜瘤与蛛网膜下腔扩大、蛛网膜囊肿及瘤周脑组织软化等并存时,可类似于脑膜瘤囊性变。

鉴别诊断　① 血管母细胞瘤:幕下多见,囊壁结节外形小且规则,增强壁结节明显强化,囊壁可强化亦可不强化。② 转移瘤:发病年龄较大,有原发肿瘤史,典型表现为环状强化,内壁毛糙,外壁光整,瘤周水肿明显。③ 胶质母细胞瘤:多为肿瘤内部囊变,囊壁呈环状或花环状强化。

例 24　桥小脑角区脑膜瘤

【病史摘要】　女性,52岁。左侧额面部头痛20余天。

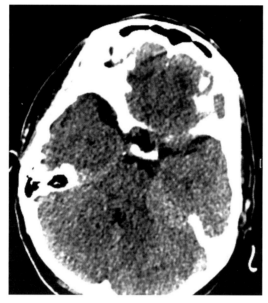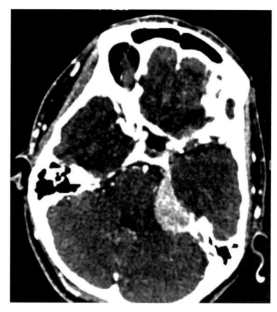

图 3-2-24A　　　　　　　　　　　　　　　　图 3-2-24B

【CT征象】　平扫示左侧桥小脑角区一半球形稍高密度影,宽基底贴于邻近小脑幕,最大层面大小为1.4 cm×3.4 cm(图3-2-24A);增强扫描示肿块呈明显均匀强化,脑桥左缘受压(图3-2-24B)。

【重要征象】　左侧桥小脑角区实性占位,宽基底贴于小脑幕,明显均匀强化。

【CT拟诊】　① 脑膜瘤。② 神经源性肿瘤。③ 颈静脉球瘤。④ 转移瘤。

【病理诊断】　左侧桥小脑区脑膜瘤。

【评　　述】　脑膜瘤是桥小脑角区仅次于神经鞘瘤的占位性病变,居第二位,占桥小脑角区肿瘤的10%~15%,占颅内肿瘤的10%。好发生于中老年女性,以实性多见。桥小脑角区脑膜瘤多起源于小脑幕。

CT表现　① 边缘清楚的肿块,以宽基底与颅骨板或硬脑膜贴邻,多数附着于小脑幕而呈半弧形。② 平扫时75%为均匀高密度,余多为等密度,低密度者少见。③ 钙化较多见,占15%~20%,常为细小点状或砂砾状。④ 囊性少见,仅占3%~5%。⑤ 60%的患者在瘤周有水肿,轻重不一。⑥ 邻近骨质多为反应性增生。⑦ 占位效应明显,并伴有脑外肿瘤的一些征象。⑧ 增强扫描约90%的患者其肿块呈均匀明显强化,约10%轻度强化,可见"脑膜尾征",完全钙化的脑膜瘤可不强化。

鉴别诊断　① 转移瘤:常为多发性肿块或结节,钙化罕见,瘤周水肿显著,常有原发肿瘤史。② 颈静脉球瘤:颈静脉孔区不规则形软组织肿块,常累及鼓室,并可跨颅内、外生长;肿块呈明显强化。与本病例鉴别点是:肿块位于高于颈静脉孔区,且呈宽基底贴附于颅底。③ 神经源性肿瘤:桥小脑角区神经源性肿瘤多起源听神经,可见同侧内听道扩大,病灶囊变、坏死多见,增强扫描呈不均匀强化。

例 25 鞍结节脑膜瘤

【病史摘要】 女性,47 岁。双侧视力下降半年。

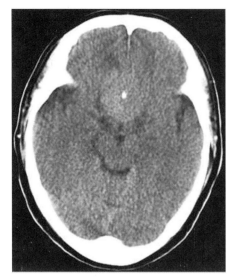
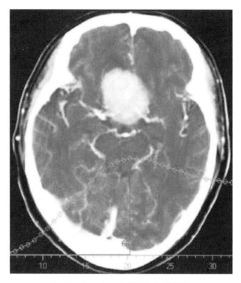

图 3-2-25A   图 3-2-25B(见书末彩插)

【CT 征象】 平扫示鞍上池前部椭圆形略高密度肿块影,中心一点状钙化灶(图 3-2-25A);增强扫描示病灶明显强化,强化较均匀,肿块与大脑前动脉关系密切,其前方可见小片状水肿区(图 3-2-25B);瘤区灌注 TDC 呈速升缓降型,达峰值后缓慢下降。rCBF 图上肿瘤区表现为染色均匀一致的红色高灌注区,肿瘤边缘清楚;水肿区为紫色低灌注区(图 3-2-25C)。

【重要征象】 鞍结节稍高密度占位,明显均匀强化。

【CT 拟诊】 ① 鞍结节脑膜瘤。② 颅咽管瘤。③ 星形细胞胶质瘤。④ 垂体瘤。

【病理诊断】 鞍结节脑膜瘤。

【评   述】 鞍结节脑膜瘤是鞍区常见的病变之一,起源于蛛网膜的帽状细胞或硬膜内的上皮细胞。肿瘤系生长缓慢、以硬膜为广基的原发性非胶质细胞脑肿瘤,多数为良性。绝大多数脑膜瘤的质地坚硬,血供丰富。鞍区结构复杂,鞍结节脑膜瘤可影响视交叉、海绵窦结构等。

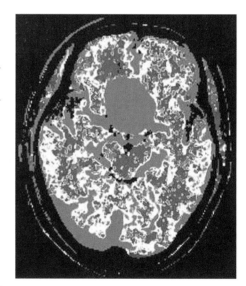

图 3-2-25C(见书末彩插)

CT 表现 ① 鞍上区等密度或稍高密度软组织密度肿块,边界清晰,有包膜。② 增强扫描肿块明显强化。③ 少数可见钙化、出血、囊变。④ 邻近骨质可见受压、增生现象。⑤ 肿瘤灌注成像 TDC 呈速升缓降型。⑥ 周围水肿不明显。

鉴别诊断 ① 垂体瘤:垂体瘤常位于鞍内向后下生长,增强扫描强化程度不及脑膜瘤,且有蝶鞍的改变;脑膜瘤虽可造成蝶鞍骨质改变,但多不造成蝶鞍的明显增大;采用冠状位及矢状位重组图像可清楚更好地显示肿瘤与周围正常结构如鞍结节、蝶鞍等的关系。② 星形细胞胶质瘤:鞍上胶质瘤最常见于儿童的毛细胞型星形细胞瘤,CT 呈等密度或稍低密度,增强扫描可明显均匀强化。③ 颅咽管瘤:实性颅咽管瘤常位于鞍区向前上生长,很少伴有鞍底骨质的改变,常有块状钙化,易囊变而呈多种密度;增强扫描有中度强化。本例肿瘤位于鞍上池前方,平扫呈略高密度,中心见点状钙化灶,增强扫描有明显强化,肿瘤灌注峰值较高(68 HU),达峰值时间较早,灌注曲线呈速升缓降型,符合脑膜瘤的灌注特点。

例 26 侧脑室内脑膜瘤

【病史摘要】 女性,22 岁。头痛 1 年余。

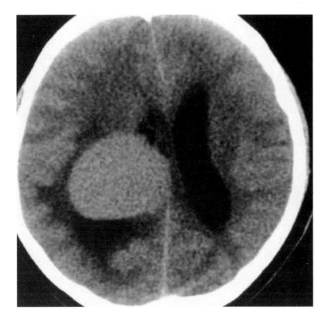

图 3 - 2 - 26A

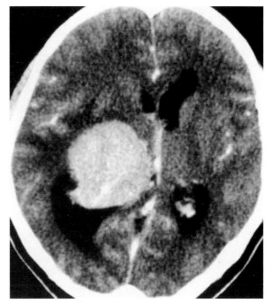

图 3 - 2 - 26B

【CT 征象】 平扫示右侧脑室三角区类圆形高密度影,密度均匀,边界清楚,右侧丘脑受压向前移位,右侧脑室前角受压变窄,中线结构稍向左侧移位,左侧脑室、右侧脑室后角稍扩张(图 3 - 2 - 26A);增强扫描肿块明显均匀强化,后侧部见线状更高密度影(图 3 - 2 - 26B、C)。

【重要征象】 侧脑室三角区类圆形高密度占位,边缘光滑,密度均匀,明显强化。

【CT 拟诊】 ① 侧脑室脑膜瘤。② 脉络丛乳头状瘤。③ 室管膜瘤。

【病理诊断】 右侧脑室脑膜瘤。

【评 述】 成人侧脑室肿瘤多为脑膜瘤、室管膜瘤、中枢神经细胞瘤及转移瘤。儿童侧脑室肿瘤多为脉络丛乳头状瘤、室管膜瘤及星形细胞瘤。侧脑室内脑膜瘤好发于成年女性,以侧脑室三角区最为常见,一般认为它起源于脉络丛间质的蛛网膜细胞。

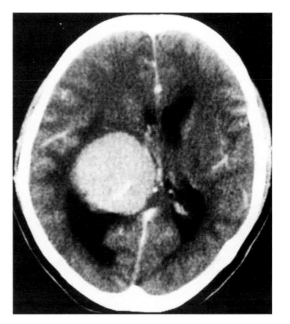

图 3 - 2 - 26C

CT 表现 ① 常发生在侧脑室后部,可伴有患侧脑室后角或下角的局部梗阻性脑积水。② 境界清楚、密度较高的实性占位,常见有钙化,增强扫描均匀显著强化。③ 一般无瘤周水肿,不典型脑膜瘤可出现周围脑实质水肿。

鉴别诊断 ① 室管膜瘤:成人室管膜瘤较常发生在侧脑室三角区,与脑膜瘤不同的是此瘤形态多规整、密度不均匀,增强扫描时强化多为中度或轻度,而且不均匀。亦可为肿瘤部分位于脑室内,部分位于脑实质内。② 脉络丛乳头状瘤:10 岁以下儿童多见,肿瘤表面呈颗粒状,脑积水较明显,可出现交通性脑积水,其他 CT 征象与脑膜瘤多相似。本例脑膜瘤为成年女性,肿瘤发生在侧脑室三角区,密度较均匀,强化明显,故较为典型。

例 27 听神经瘤

【病史摘要】 女性,71 岁。走路不稳 2~3 个月,伴右耳听力下降。

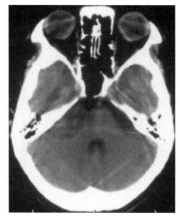
图 3 - 2 - 27A

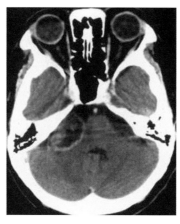
图 3 - 2 - 27B

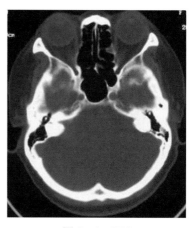
图 3 - 2 - 27C

【CT 征象】 平扫示右侧桥小脑角区类圆形囊实性肿块,基底部紧贴颞骨岩部,大小约 3.5 cm×4.0 cm,密度不均,边界较清楚,脑干、小脑呈弧形受压向左后移位(图 3 - 2 - 27A);增强扫描肿块实性部分及囊壁中等度强化,囊性部分不强化(图 3 - 2 - 27B);骨窗像右侧内听道呈"喇叭口状"扩张(图 3 - 2 - 27C)。

【重要征象】 桥小脑角区囊实性占位,明显不均匀强化,同侧内听道扩大。

【CT 拟诊】 ① 听神经瘤。② 脑膜瘤。③ 三叉神经瘤。④ 表皮样囊肿。

【病理诊断】 听神经瘤。

【评　述】 听神经瘤占颅内肿瘤的 8%~10%,居桥小脑角区肿瘤首位(60%~75%);以中年人多见,20 岁以下少见。肿瘤绝大多数起源于听神经鞘,有完整包膜,境界清楚;易囊变,囊变区大小不等,囊壁薄,钙化少见。通常发生于单侧,双侧发生常是神经纤维瘤病 II 型的一部分,并可合并脑膜瘤或胶质瘤。15% 的单发听神经瘤也可为神经纤维瘤病的表现,如直系亲属患有神经纤维瘤病 II 型则可诊断。病理学上,听神经鞘瘤细胞分为单纯致密型(Antoni A)和网状型(Antoni B)。听神经瘤多起于听神经的内听道段,使内听道呈"喇叭口状"扩大,然后向桥小脑角区发展,甚至可破坏内听道和岩骨尖。少数听神经瘤起于听神经的脑池段,即直接起于桥小脑角处,内听道可不扩大,岩骨尖则受压骨质吸收或破坏。

CT 表现 ① 桥小脑角区肿块,边缘清楚,多呈类圆形附着于内听道口处,较大者边缘可呈分叶状。② 受累及听神经的异常,表现为听神经增粗、密度改变和强化,尤其对于较小的听神经瘤,听神经的改变是其鉴别诊断的重要指征。③ 肿瘤密度表现不一,可呈均匀的稍低密度、等密度或稍高密度,也可呈混杂密度,即瘤内有坏死、囊变,少数甚至呈囊性肿瘤,增强扫描肿瘤实质部分中等至明显强化,可表现为均匀、不均匀或环形强化,少数病例可不强化。④ 肿瘤与岩骨关系十分密切,紧贴岩骨以锐角相交。⑤ 肿瘤多以内听道口为中心向桥脑小脑角区生长,除少数起于听神经脑池段者外,一般都有内听道扩大或骨质破坏,因此必须用骨窗观察桥脑小脑角区肿瘤。⑥ 脑池改变:肿瘤小者使同侧桥小脑角池增宽,瘤体大者占据该池使其闭塞消失。⑦ 可有轻度瘤周水肿,第四脑室常受压向后和对侧移位,引起梗阻性脑积水。

鉴别诊断 ① 表皮样囊肿:占桥小脑角区肿瘤 5%,囊性,肿瘤外形呈分叶状,有"见缝就钻"的特点,增强扫描时囊壁和囊腔常不强化。② 三叉神经瘤:位置偏前,可跨入颅中窝,典型者呈"哑铃状",无内听道扩大,但颞骨岩部尖端可见骨吸收或骨破坏。③ 脑膜瘤:是桥脑小脑角区第二位常见肿瘤(约占 10%),以广基贴于桥脑小脑角区的颞骨,与之成钝角,邻近颅骨可见骨质增生,内听道不扩大,增强扫描肿瘤呈均匀明显强化,瘤内可见钙化,囊变、坏死少见。

例 28 三叉神经瘤

【病史摘要】 男性,34 岁。左侧面部麻木半年。

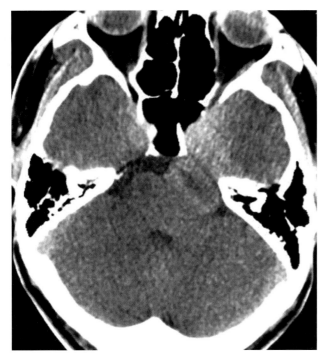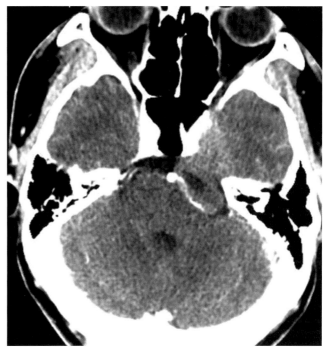

图 3 - 2 - 28A   图 3 - 2 - 28B

【CT 征象】 平扫示左侧跨中后颅窝不规则状稍低密度肿块,脑桥受压(图 3 - 2 - 28A);增强扫描肿块实性成分及囊壁不均匀强化,囊变区未见强化(图 3 - 2 - 28B)。

【重要征象】 跨中、后颅窝囊实性占位,呈不均匀强化。

【CT 拟诊】 ① 三叉神经瘤。② 脑膜瘤。③ 转移瘤。④ 表皮样囊肿。

【病理诊断】 三叉神经瘤。

【评　　述】 三叉神经瘤占颅内肿瘤的 0.2%~1%。该瘤起源于三叉神经髓鞘的神经膜细胞,有包膜常见囊性变和出血坏死。① 起源于三叉神经半月节,居颅中窝的硬膜外,生长缓慢,可向海绵窦及眶上裂扩展。② 起源于三叉神经根,居颅后窝的硬膜内,可侵犯周围脑神经。③ 约 25% 的三叉神经瘤可位于颞骨岩部尖端,跨越颅中窝、颅后窝的硬膜内外。

CT 表现　① 颅中窝和颅后窝交界处卵圆形或哑铃形肿物,呈等密度或低密度。② 瘤体周围一般无脑水肿。③ 瘤体小者可无占位效应,颅中窝内较大者可压迫鞍上池;颅后窝较大者可压迫第四脑室,骑跨颅中窝、颅后窝者呈哑铃状,为三叉神经瘤特征性表现。④ 肿瘤有强化,较小的实性者呈均一强化,囊性变者呈环状强化。⑤ 颞骨岩部尖端破坏。

鉴别诊断　① 表皮样囊肿:呈囊性改变,囊壁厚度均匀,不强化,无附壁结节。② 转移瘤:多为单侧海绵窦受累,但也可以看到双侧受累。影像学表现为邻近骨质破坏伴软组织肿块,有已知原发性肿瘤病史有助于诊断。本例未见明确骨质破坏,另外患者年龄较轻,转移瘤不予首先考虑。③ 脑膜瘤:强化较明显,囊性变较少,局部骨质为增生性改变。本例肿瘤呈囊性,囊壁明显强化,位于脑桥小脑角池及前方,压迫前庭蜗神经及面神经,引起相应的临床症状,诊断不难。

例29　垂体大腺瘤

【病史摘要】　女性,35岁。泌乳3个月余。

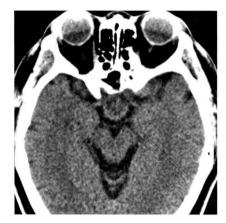 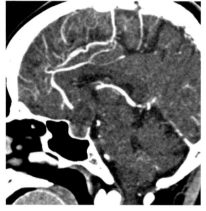 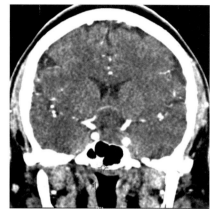

图3-2-29A　　　　　　　　　　图3-2-29B　　　　　　　　　　图3-2-29C

【CT征象】　轴位CT平扫示鞍区类圆形囊性低密度为主占位(图3-2-29A);增强扫描矢状位和冠状位重组示正常垂体形态消失,病变呈束腰征大小约15 mm×24 mm,囊壁环状强化,囊内成分无强化,垂体柄及视交叉受压显示不清,左侧海绵窦受侵犯,KnospⅡ级(图3-2-29B、C)。

【重要征象】　鞍区囊性占位,束腰征,海绵窦受侵。

【CT拟诊】　①垂体大腺瘤。②垂体脓肿。③颅咽管瘤。④ Rathke囊肿。

【病理诊断】　垂体腺瘤。

【评　　述】　垂体腺瘤发生于垂体前叶,是一种常见的颅内良性肿瘤,占颅内肿瘤的10%～18%,以女性多见。肿瘤通常生长缓慢,没有纤维包膜,边界可清楚或不清楚;肿瘤多数位于垂体内,可呈膨胀性生长。临床上,依肿瘤大小分为微腺瘤(长径小于10 mm)和大腺瘤(长径大于10 mm)。垂体大腺瘤常超出垂体窝,向上压迫视交叉,向两侧侵犯海绵窦。一般认为,肿瘤有肉眼可见的海绵窦受侵则属侵袭性垂体腺瘤。根据有无激素分泌,将该瘤分为功能性(占75%)和无功能性(占25%),有分泌功能者可根据其发病率分为泌乳素瘤、生长激素腺瘤及促肾上腺皮质激素腺瘤;垂体微腺瘤CT较难发现,MRI是其诊断的主要技术。但CT在垂体瘤经鼻腔镜手术的方案制订中起着重要的辅助作用,可用来判断鞍底骨质情况、蝶窦手术入路情况等。

评估垂体瘤侵袭性最常用Knosp法。其通过测量海绵窦冠状位上垂体腺瘤与颈内动脉海绵窦段(C4)及床突上段(C2)血管管径的连线,来判断垂体腺瘤与海绵窦的关系。1级:肿瘤超过C2～C4血管管径的内切连线,但没有超过中心连线,2级:肿瘤超过C2～C4血管管径的中心连线,但没有超过外切连线;3级:肿瘤超过C2～C4血管管径的外切连线;4级:海绵窦段颈内动脉被完全包裹。

CT表现　①鞍内占位,多呈圆形,可向鞍上或向两侧生长,平扫多为等密度(63%)或高密度(16%)。②16.6%的肿瘤内有出血,急性出血为高密度,之后为等密度或低密度。③蝶鞍扩大,鞍底下凹变薄、侵蚀或破坏。④增强扫描肿瘤多为中度至明显强化,如发生卒中或囊变则多呈环状强化。

鉴别诊断　① Rathke囊肿:多为均匀低密度,与脑脊液密度相似,也可表现为混杂密度,多呈圆形或椭圆形,边界清楚,病灶较大时可从鞍内向鞍上生长,而垂体大腺瘤多因鞍隔束缚表现为"雪人征""8字征",同时也可通过有无强化鉴别两者。②颅咽管瘤:常位于鞍区向前上生长,垂体形态大多正常,蛋壳样钙化是其特征性表现,肿瘤易囊变。③垂体脓肿:典型脓肿壁呈厚薄均匀环状强化,并且容易累及垂体柄,亦可使用磁共振DWI序列鉴别。

例 30　Rathke 囊肿

【病史摘要】　女性,61 岁。2 年前无明显诱因出现双眼视力减退。

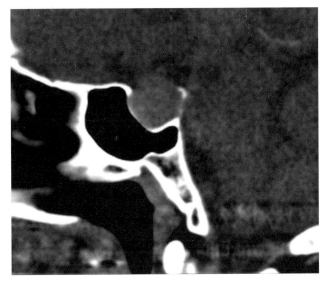
图 3 - 2 - 30A

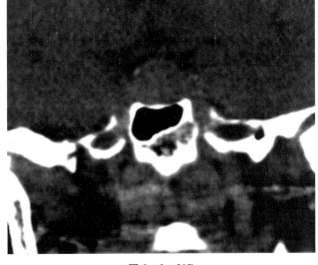
图 3 - 2 - 30B

【CT 征象】　平扫示鞍内一类圆形稍高密度影,密度尚均匀,边缘光滑,垂体显示不清;两侧海绵窦未见侵犯(图 3 - 2 - 30A、B)。

【重要征象】　鞍内类圆形囊性占位,边界清晰。

【CT 拟诊】　① 垂体瘤伴卒中。② Rathke 囊肿。③ 颅咽管瘤。

【病理诊断】　Rathke 囊肿。

【评　　述】　Rathke 囊肿又称颅颊裂囊肿,是一种发生于 Rathke 囊袋残余组织的先天性良性病变。从组织学上讲,在胚胎 4 周时,消化管的颊泡发育成一憩室样结构称为 Rathke 囊袋,Rathke 囊袋前壁和后壁增生形成垂体的前叶和中间部,前叶和中间部之间残留一小裂隙,该裂隙大多数在成人期逐渐被上皮细胞内折所填充,但亦有部分在成人期一直保持下来。当裂隙内分泌物增加,裂隙明显扩张、积液时,形成 Rathke 囊肿,并产生一系列症状和体征。

CT 表现　① 平扫多为均匀低密度,与脑脊液密度相似,但由于一些囊肿内黏多糖、胆固醇、坏死的细胞碎屑或凝血而表现为等、高或混杂密度。② 病灶多呈圆形或椭圆形,边界清楚,病灶较小时多位于鞍内,较大时可从鞍内向鞍上生长。③ 钙化罕见。④ 增强扫描囊肿本身不强化,囊肿边缘强化多是邻近受压的垂体组织。

鉴别诊断　① 颅咽管瘤:常位于鞍区向前上生长,垂体形态大多正常,蛋壳样钙化是其特征性表现,肿瘤易囊变;本例病变主体位于鞍内,垂体显示不清,肿块未见明确钙化,与颅咽管瘤不符。② 垂体瘤:内壁不光滑,增强扫描瘤壁环状或结节样强化,海绵窦容易受累。Rathke 囊肿多位于垂体前后叶间,平扫密度与垂体瘤卒中不易鉴别,但增扫描强化不明显,几乎不侵犯两侧海绵窦。

例 31　颅咽管瘤

【病史摘要】　男性,23 岁。双眼视物模糊半个月,加重伴头痛 1 周。

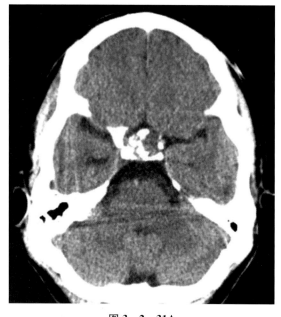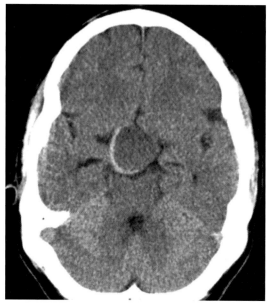

图 3 - 2 - 31A　　　　　　　　　　　　　　　图 3 - 2 - 31B

【CT 征象】　平扫示鞍上池扩大,其内可见一不规则肿块影,大小约 3.0 cm×2.8 cm,边界尚清,密度不均匀,边缘可见蛋壳状及结节状钙化影(图 3 - 2 - 31A、B)。

【重要征象】　鞍上囊实性占位,周边蛋壳样钙化。

【CT 拟诊】　① 颅咽管瘤。② 毛细胞型星形细胞瘤。③ 垂体大腺瘤。④ 动脉瘤。

【病理诊断】　颅咽管瘤。

【评　　述】　颅咽管瘤为一种上皮源性肿瘤,2016 年 WHO 中枢神经系统分类将其定义为 I 级,颅咽管瘤占原发性颅内肿瘤的 3%~7%,占鞍上肿瘤的 50%。颅咽管瘤儿童发病高峰在 5~15 岁,成人发病高峰在 40 岁左右。约 70% 的病变可同时累及鞍上和鞍内,20% 为鞍上,10% 为鞍内,25% 可伸展到颅前窝、颅中窝、颅后窝。

CT 表现　① 颅咽管瘤分为囊性、实性、囊实性,因内部成分复杂,密度可表现多样化,胆固醇含量高,蛋白质含量低,表现为低密度,反之表现为高密度。② 钙化多见,尤其是肿瘤边缘蛋壳样钙化是其典型征象。③ 增强扫描实性成分呈轻中度强化。④ 肿瘤可突入第三脑室,导致室间孔受压,继发幕上脑室脑积水。

鉴别诊断　① 动脉瘤:动脉瘤壁多伴钙化,增强扫描瘤壁因有机化组织而强化,部分强化均匀的动脉瘤与实质型颅咽管瘤鉴别较困难,要仔细观察瘤体与邻近血管关系。② 垂体大腺瘤:可突向鞍上,常引起蝶鞍扩大,鞍底下陷,海绵窦受累,且因出血、坏死发生囊性变,但钙化罕见。③ 毛细胞型星形细胞瘤:第三脑室下方的星形细胞瘤常表现为鞍上实性肿块,一般不伸延到鞍内,钙化率较颅咽管瘤低,但与鞍上实质型的颅咽管瘤有时较难鉴别。

例 32 颅内表皮样囊肿

【病史摘要】 女性,60 岁。头痛头闷不适感多年,睡眠不佳,入睡困难。

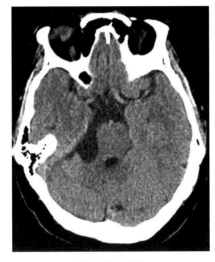

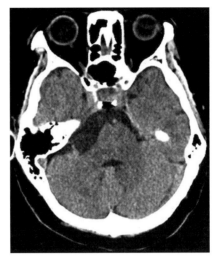

图 3-2-32A   图 3-2-32B

【CT 征象】 平扫示右侧桥小脑角池、桥前池及鞍上池不规则状低密度影,呈"见缝就钻"表现,密度与脑脊液相同,右侧桥臂及桥脑轻度受压(图 3-2-32A~C)。

【重要征象】 桥小脑角池、鞍上池,"见缝就钻",占位效应轻微。

【CT 拟诊】 ① 蛛网膜囊肿。② 皮样囊肿。③ 囊性颅咽管瘤。④ 表皮样囊肿。⑤ 气颅。

【病理诊断】 颅内表皮样囊肿。

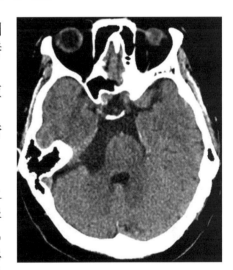

图 3-2-32C

【评   述】 颅内表皮样囊肿又称上皮样囊肿或胆脂瘤,是一种少见的起源于外胚层的先天性良性病变,在 WHO 中枢神经系统肿瘤分类第 3 版曾被归为良性肿瘤,第 4 版后已排除出肿瘤。颅内表皮样囊肿可发生于任何年龄,但由于其生长缓慢,起病隐匿,故一般在成年后才出现症状,以 40 岁左右多见。肿瘤可见于颅内任何部位,多在颅内中线部位呈伸展性地向脑池内或蛛网膜下腔蔓延,也可位于颅骨、硬膜外、硬膜下、脑实质内和脑室内。以脑桥小脑角最多见,其次是鞍区。其病程极长,从症状开始到确诊常需数年到数十年,而且临床症状轻微,除可刺激神经根引起神经痛外,其他症状都不明显。

CT 表现 ① 平扫可见类圆形、分叶状囊性低密度肿块,形态常不规则,具有"见缝就钻"的生长特点,可包绕血管和神经。② 多为欠均匀的低密度,CT 值类似或低于脑脊液。③ 边界清楚,周围脑组织无水肿。④ 偶可见钙化或脂肪液平面。⑤ 增强扫描无强化。⑥ 部分非典型病灶呈高密度或混合密度。

鉴别诊断 ① 气颅:可通过测 CT 值(极低值在-1 000 HU 左右)进行鉴别,另外气颅随着病程延长 3~5 天气体就被吸收,可资鉴别。② 囊性颅咽管瘤:好发于鞍区,以鞍上多见,囊壁常有钙化,增强扫描囊壁有强化。③ 皮样囊肿:起源于外胚层及中胚层组织,好发于颅后窝或鞍上中线部位,内含脂肪,甚至可有毛发、汗腺、皮脂腺和毛囊等,囊壁或病灶内常有钙化。④ 蛛网膜囊肿:其密度与脑脊液相似,鉴别诊断困难;蛛网膜囊肿轮廓光整、规则,张力较高,而表皮样囊肿轮廓多不光整,呈分叶状囊性,沿腔隙生长;MRI 扩散成像有助于两者鉴别。

例33 颅内皮样囊肿

【病史摘要】 女性,27岁。头痛伴左侧耳鸣、听力下降1年余。

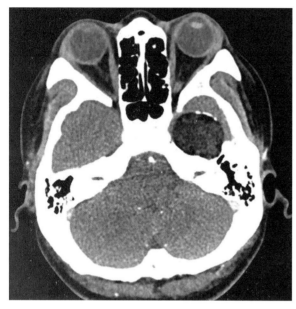

图3-2-33A

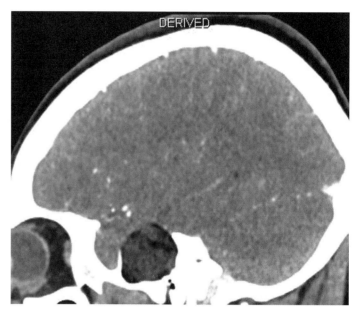

图3-2-33B

【CT征象】 平扫示左侧中颅窝底部类圆形脂肪密度影,CT值为-49 HU,囊壁较薄并可见弧形钙化,囊内密度稍不均匀;邻近骨质轻度受压(图3-2-33A、B)。

【重要征象】 中颅窝底部占位,含指样及钙化病变。

【CT拟诊】 ① 表皮样囊肿。② 皮样囊肿。③ 蛛网膜囊肿。

【病理诊断】 颅内皮样囊肿。

【评 述】 皮样囊肿是一种比较少见的颅内先天性良性类囊肿病变,好发年龄在30~40岁,男性略多。皮样囊肿含有外胚层和中胚层两种成分;典型的皮样囊肿囊液含有三酰甘油及不饱和脂肪酸等脂肪成分。其好发生于中线部位,鞍旁、后颅窝、鞍上池及其他部位。皮样囊肿容易破裂,若破裂进入脑室和蛛网膜下腔可引起剧烈脑膜炎性反应。

CT表现 ① 规则薄壁囊性病变,边界清晰。② 平扫呈低密度,密度欠均匀,局部CT值低于0 HU呈脂样密度,有时囊液成分可较复杂,囊壁偶见钙化。③ 增强扫描囊性成分不强化,囊壁较厚者可有强化。④ 若发生破裂,可见脑室及蛛网膜下腔脂肪密度影,具有一定的特异性。

鉴别诊断 ① 蛛网膜囊肿:密度与脑脊液相似,且均匀,形态较规则,半数可见邻近骨质受侵蚀,无钙化。② 表皮样囊肿:囊壁较薄,囊液成分更为单一。

例 34 颅内蛛网膜囊肿

【病史摘要】 女性,28 岁。发作性头痛伴呕吐 6 个月。

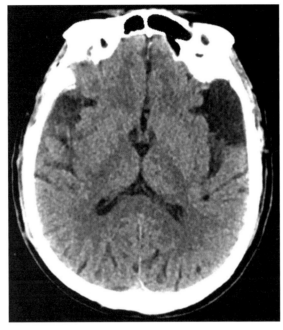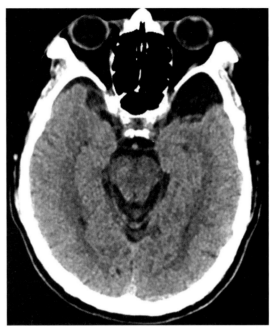

图 3 - 2 - 34A   图 3 - 2 - 34B

【CT 征象】 平扫示左颞极及外侧裂区不规则状脑脊液囊性密度影,边界清晰,张力较大,邻近脑组织受压(图 3 - 2 - 34A、B)。

【重要征象】 颞极及外侧裂池囊性病变,均匀脑脊液密度,张力较大,轻度占位效应。

【CT 拟诊】 ① 蛛网膜囊肿。② 表皮样囊肿。③ 脑软化灶。④ 皮样囊肿。

【病理诊断】 左颞极及左外侧裂池蛛网膜囊肿。

【评　　述】 蛛网膜囊肿为脑脊液包裹于蛛网膜与软脑膜之间所形成的袋状结构的囊肿,可分为先天性和继发性,前者可能与胚胎发育有关,后者可因炎症、外伤后粘连所致。此病变好发于脑底的各个脑池,如外侧裂池、鞍上池、枕大池、脑桥小脑角池等,亦可发生在半球额部凸面等部位。此病变在临床中常见,大多数无明显症状,多属检查时偶然发现;部分较大且缓慢增大的蛛网膜囊肿可因压迫产生头痛、局部脑功能障碍等症状;也可导致癫痫发作,以颞极及内侧颞叶部位蛛网膜囊肿为多。

CT 表现 ① 病变位于脑外,多为局限性膨胀性生长,张力较大,其边缘光滑、清楚,平扫呈脑脊液密度且均匀一致。② 增强扫描病变不强化。③ 局部脑组织受推压移位,位于颅中窝者长期压迫可致颞叶萎缩。④ 病灶较大,张力较大,可造成脑池扩大、局部颅骨变薄并向外膨隆。⑤ 颅后窝病变可引起阻塞性脑积水。

鉴别诊断 ① 皮样囊肿:起源于外胚层及中胚层组织,好发于颅后窝或鞍上中线部位,内含脂肪,甚至可有毛发、汗腺、皮脂腺和毛囊等,囊壁或病灶内常有钙化,与本例不符。② 脑损伤、梗死后软化灶:软化灶典型为负占位效应,邻近脑室及脑沟牵拉扩张,不难鉴别。③ 表皮样囊肿:密度可低于脑脊液,且密度常欠均匀,有时囊壁可见钙化。

例35　颅底脊索瘤

【病史摘要】　女性,50岁。头颈部疼痛半年,左眼视物模糊半个月。

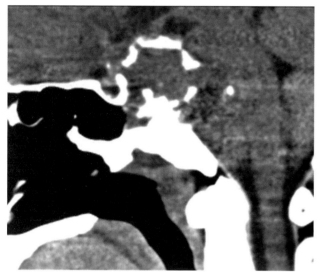
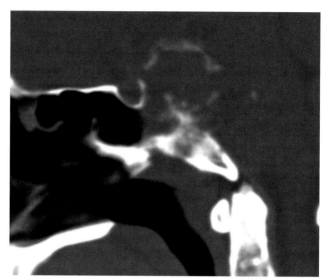

图 3 - 2 - 35A　　　　　　　　　　　　　　　图 3 - 2 - 35B

【CT 征象】　增强扫描示颅底斜坡溶骨性骨质破坏,伴软组织密度肿块形成,边缘及内部见散在条片状高密度影(图 3 - 2 - 35A、B)。

【重要征象】　斜坡骨质破坏,伴散在不定形钙化的软组织密度占位。

【CT 拟诊】　① 脊索瘤。② 软骨肉瘤。③ 转移瘤。④ 蝶窦癌。⑤ 鼻咽癌。

【病理诊断】　颅底脊索瘤。

【评　　述】　脊索瘤起源于原始脊索头端的残留组织,为低度恶性肿瘤,多发生在颅底蝶枕部及脊柱腰骶部。颅底脊索瘤占全部颅内肿瘤的 0.1%～0.67%,占脊索瘤的 35%～40%,好发年龄为 30～50 岁。

CT 表现　① 以斜坡为中心或颅中窝底的圆形或不规则肿块,多呈混杂密度或略高密度。② 骨质破坏,其发生率为 85%～95%,多呈溶骨性,形态不规则,部分尚见骨的反应性硬化。③ 肿瘤钙化率高,占 33%～69.6%,呈散在斑块状或点状,分布于骨破坏区内或周围软组织肿块内。④ 增强扫描肿块呈轻至中度不均匀强化。

鉴别诊断　① 鼻咽癌:病变向上侵犯时可累及颅中窝底及斜坡,但鼻咽癌有软组织密度肿块,且易侵及咽旁间隙,咽后、颈部常有淋巴结肿大。② 蝶窦癌:很少见,以蝶窦为中心,首先在蝶窦内产生软组织密度肿块及窦壁破坏,向上可侵及蝶鞍底和前后床突。但当病变主要局限在蝶鞍的一侧即破坏斜坡特别是寰椎前弓者罕见。冠状面 MPR 有助于了解病变的确切部位及范围,因而亦有助于鉴别。③ 转移瘤:骨质破坏和软组织肿块内钙化少见,病变范围多局限,且发病年龄多较大,有原发肿瘤病史。④ 软骨肉瘤:一般起源于岩枕裂(中线旁),脊索瘤多起源于蝶枕联合(近中线);CT 表现为椭圆形或类圆形肿块伴骨质破坏,50% 以上的软骨肉瘤可产生线状、球状或弓状钙化;而脊索瘤钙化则少见。

例36 颅底骨软骨瘤

【病史摘要】 男性,22岁。头痛2年,左眼视力下降4个月。

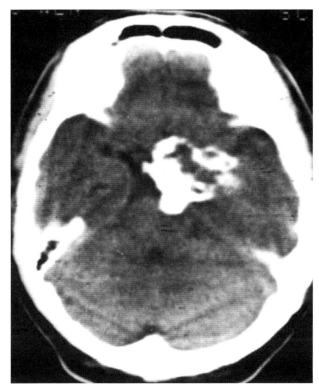 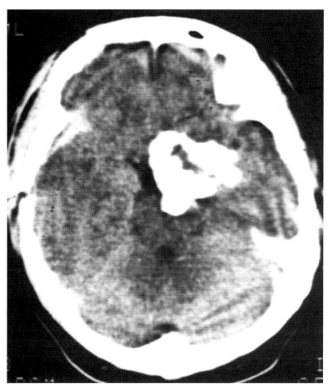

图3-2-36A   图3-2-36B

【CT征象】 平扫示颅底鞍旁不规则状高密度肿块,中心见等密度片状影,鞍上池正常形态消失(图3-2-36A、B)。

【重要征象】 颅底鞍旁占位,伴环形钙化。

【CT拟诊】 ①骨软骨瘤。②脑膜瘤。③脊索瘤。④颅咽管瘤。

【病理诊断】 颅底骨软骨瘤。

【评 述】 颅内原发性骨肿瘤罕见,好发于颅底,特别是鞍区,其中以骨软骨瘤相对较多,但也仅占颅内占位病变的0.16%。其起源于胚胎残留的软骨细胞,生长缓慢,可发生于任何年龄。

CT表现 ①颅底区高密度肿块,常以钙化或骨化为主,或整个瘤体均为钙化,呈毛线团状或不规则状,其边缘清楚,有的以宽基底与颅底相连。②增强扫描无强化或轻度不均匀强化,钙化区不强化。

鉴别诊断 ①颅咽管瘤:鞍上多见,钙化多位于囊壁上,呈蛋壳样,肿瘤形态较规则,全部钙化性改变罕见。②脊索瘤:斜坡骨质破坏,同时伴软组织密度肿块及钙化,钙化分为散状、不定形。③脑膜瘤:位于鞍上区者常有鞍结节骨质增生,肿瘤边缘规则,增强扫描大多强化均匀。本例术前误诊为颅咽管瘤,回顾分析不能仅根据CT表现排除颅咽管瘤而诊断为骨软骨瘤。

(李建瑞 吴志军 刘宵雪 肖俊豪 张志强)

第三节　脑血管疾病

例1　基底节区急性脑出血

【病史摘要】　男性,60岁。近日突发左侧肢体偏瘫,既往有高血压史。

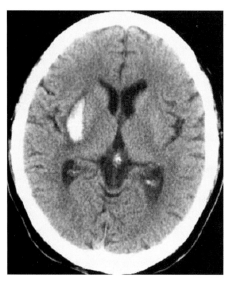
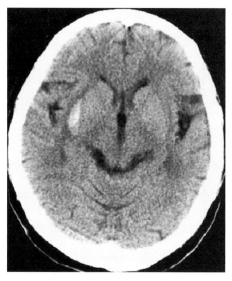

图3-3-1A　　　　　　　　　　　　图3-3-1B

【CT征象】　平扫示右侧基底节外囊区肾形高密度影,密度均匀,边界清楚;右侧岛叶稍向外侧移位,右侧侧脑室前角受推压稍变窄(图3-3-1A、B)。

【重要征象】　基底节区肾形高密度,轻度占位效应。

【CT拟诊】　①急性脑出血。②非酮症高血糖偏侧舞蹈症。③生理性钙化。④脑肿瘤并发出血。

【最终诊断】　急性脑出血。

【评　　述】　脑出血可分为外伤性和非外伤性的原发性脑出血,后者是指脑内血管病变引起的脑动脉硬化、破裂而引起的出血,属于脑卒中的一类,占全部脑卒中的15%~20%,年发病率约24.6/10万。出血原因以高血压最常见,其次为动脉瘤或血管畸形。原发性脑出血约80%的病例发生于大脑半球,20%发生于脑干或小脑。临床上多为突发性偏瘫、失语和不同程度的意识障碍。CT在脑出血性病变诊治中起着不可替代的作用,CT平扫可显示脑内血肿本身、周围脑实质变化和占位效应。但颅内出血的病理生理演变过程是动态发展的,不同的出血期有着不同的影像学表现。

 CT表现　①高血压所致脑出血好发于基底节区。②新鲜血肿表现为均匀一致的高密度区,CT值为60~80 HU,与血红蛋白对X线的吸收高于脑实质而外溢的血液容积较大有关,但极度贫血的患者出血灶可以是等密度的,而急速出血能在高密度血凝块内表现出低密度,血肿在CT上的密度取决于以下因素:红细胞比容、血红蛋白浓度、血凝块收缩、血凝块溶解和降解。③血肿周围常有一低密度环,与血肿内血凝块收缩以及血肿压迫周围脑组织造成缺血、坏死和水肿有关;脑水肿一般在出血后3~7日达高峰。④有占位效应,其程度与脑水肿的严重程度相平行,在出血后3~7日最明显,16日左右占位效应开始减轻,大的血肿占位效应可维持4周左右。一般占位效应达高峰后(3~7日),不再随着病程延长而加剧。

鉴别诊断　①脑肿瘤并发出血:高密度影旁常有软组织密度肿块,占位效应明显并持续存在,随着病程延长,占位效应加剧,增强扫描肿瘤部分可强化。②苍白球生理性钙化:多发生在40岁以后,边缘清晰,两侧对称,无占位效应,钙化CT值往往较脑出血CT值高。③非酮症高血糖偏侧舞蹈症:多见于2型糖尿病患者,以女性多见。CT平扫呈高密度,多累及纹状体,如尾状核、豆状核、壳核、苍白球受累,壳核最易受累,不累及内囊,本例高密度病灶位于外囊,与前者发病部位不一致。

例 2 丘脑急性出血，并破入脑室系统

【病史摘要】　男性，70 岁。左侧肢体活动障碍 2 小时，既往有高血压史。

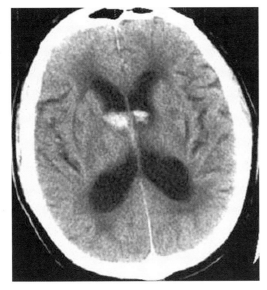

图 3-3-2A

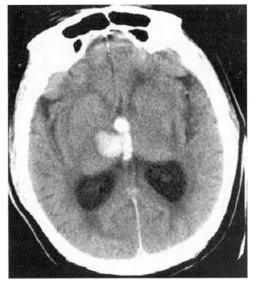

图 3-3-2B

【CT 征象】　平扫示右侧丘脑类圆形高密度影，密度均匀，边界清楚；双侧侧脑室前角、三脑室、四脑室亦见片状高密度影见液平征（图 3-3-2A~C）。

【重要征象】　丘脑团块状高密度，脑室内高密度影，液平征。

【CT 拟诊】　① 丘脑急性出血，并破入脑室系统。② 恶性肿瘤伴出血。

【最终诊断】　丘脑急性出血，并破入脑室系统。

【评　述】　高血压性脑出血最为常见，多好发于基底核、脑干和小脑。高血压脑出血的发病机制与下列原因有关：① 小动脉硬化，特别是豆纹动脉等硬化。② 多发性粟粒型微动脉瘤。③ 动脉周围缺血、梗死、动脉管壁类纤维素性坏死。需要注意的是，脑出血大量破入脑室可造成脑脊液循环不畅，引起梗阻性脑积水。

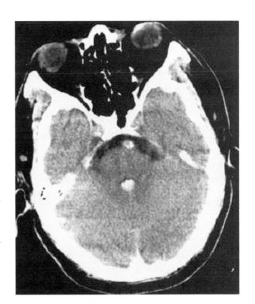

图 3-3-2C

CT 表现　急性期脑实质出血呈高密度，其主要 CT 特点见本节例 1。此外，需注意以下几点：① 脑出血可进入脑室，尤以基底核、内囊及丘脑区血肿最易进入侧脑室，进入的血量多少不等，多者可见于左右侧脑室或全脑室系统，形成脑室铸型，并可进入蛛网膜下腔，少量积血则仅见于侧脑室枕角或三角区，与上方脑脊液呈一小液平面。② CT 可了解血肿破溃入脑室的途径，表现为高密度的通道使血肿与脑室相连，基底节区血肿多自额角前外方破入侧脑室，可能是因为在胼胝体膝和尾状核头之间有潜在的薄弱区，丘脑血肿则从邻近脑室边缘破入侧脑室或第三脑室，脑干出血则多破入第四脑室。③ 脑室内积血吸收快于脑内血肿，1~3 周可完全吸收。

鉴别诊断　恶性肿瘤伴出血：高级别胶质瘤和转移瘤均易伴有瘤内出血。高级别胶质瘤异质性强，占位效应显著，本例以上征象均未见显示；脑转移瘤好发在皮髓交界区，多发更常见，水肿与病灶不成比例，与本例不符。

例3 脑干出血(急性期)

【病史摘要】 女性,66岁。头痛、不能行走4小时,伴神志不清。

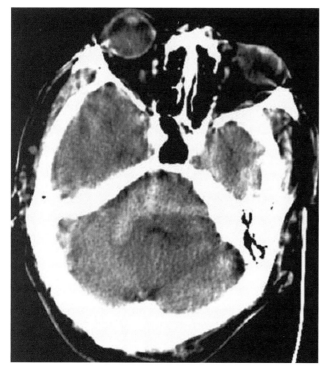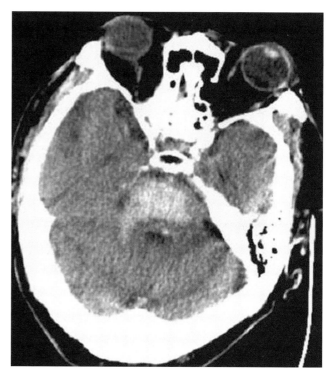

图3-3-3A   图3-3-3B

【CT征象】 平扫示脑桥区类圆形高密度灶,密度均匀,边界清楚,并向右侧小脑脚延伸(图3-3-3A、B)。

【重要征象】 脑干团块状高密度。

【CT拟诊】 ① 脑干出血(急性期)。② 血管畸形伴出血。③ 胶质瘤伴出血。

【最终诊断】 脑干出血(急性期)。

【评 述】 脑干出血是脑出血的一种特殊形式,约占脑出血的10%;但相比其他部位出血,其起病急,病情凶险,预后差。其出血常源于脑桥的穿支动脉。脑桥内的血肿可向上累及中脑,甚至丘脑,血肿亦可破溃入第四脑内,但脑干腹侧面的脑池常不受累。CT检查不仅能显示脑干出血,而且CTA能区分是高血压还是血管畸形所致的出血,脑干肿瘤性出血较少见。

CT表现 ① 高分辨率CT可显示脑干内小灶出血,直接征象为脑干增粗,其中见结节状或斑片状高密度区,范围可大可小,常位于中脑和脑桥上部腹侧和中线旁;普通CT因受颅后窝骨伪影干扰和分辨率的限制,对小的脑干出血特别是脑桥以下的出血常难以显示。② 间接征象为周围脑池变窄、消失。③ 脑干出血可破溃入脑室及脑池内。

鉴别诊断 ① 胶质瘤伴出血:脑干胶质瘤多见于低级别胶质瘤,出血相对少见,增强扫描肿瘤不强化或轻度强化。② 血管畸形伴出血:多见于中年以下患者,CT平扫血肿周围常可见钙化影,增强扫描血肿边缘见畸形迂曲的强化血管影。

例 4 脑出血(血肿扩大高风险)

【病史摘要】 男性,66 岁,半天前突发行走不稳,四肢无法活动,恶心呕吐,小便失禁。

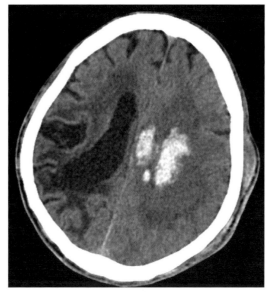 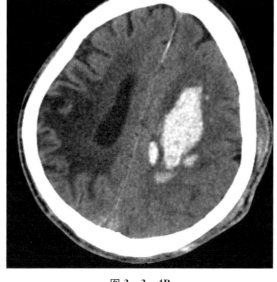

图 3-3-4A   图 3-3-4B

【CT 征象】 CT 平扫显示左侧脑室旁及半卵圆中心团块状高密度影,周围亦可见散在多发结节状高密度影;右额顶叶低密度影(软化灶),邻近脑室牵拉扩大(图 3-3-4A、B)。

【重要征象】 脑实质出血,"岛征"。

【CT 拟诊】 左侧脑室旁及半卵圆中心脑出血(血肿扩大高风险)。

【最终诊断】 左侧脑室旁及半卵圆中心脑出血(血肿扩大高风险)。

【评 述】 脑出血是卒中类型中预后较差的,发病 1 个月病死率为 40.4%,1 年病死率为 54.7%。目前认为血肿扩大是唯一与脑出血预后高度相关而且有可能进行干预的潜在治疗靶点。造成血肿扩大的机制是由 Fisher 提出的"雪崩"机制,血肿周围经常出现一些新发断裂的小血管,这些继发损伤的小血管破裂出血进一步增加了血肿体积,即导致了血肿扩大的发生。

CT 表现 平扫 CT 征象包括:(1) 岛征:① 存在≥3 个分散小血肿,全部与主血肿分离。② 存在≥4 个小血肿,部分或全部与主血肿相连;小血肿形状应为清晰肉眼可见的圆形或椭圆形;其特异性约 98.2%。(2) 黑洞征:为血肿内低密度区(黑洞)被相邻高密度血肿完全包裹的现象,且需满足:① 形状各异,但与邻近脑组织不相连。② 有明显的分界。③ 血肿内两个密度区的 CT 值至少相差 28 HU;特异性约 94.1%。(3) 混合征:为同一血肿内混合存在相对低密度区和相邻高密度区的现象,且需满足① 低密度区与高密度区之间有明显可被肉眼识别的分界。② 血肿中两个密度区 CT 值至少相差 18 HU。③ 相对低密度区未被高密度区完全包裹,其特异性约 95.5%。增强 CT 的征象包括:(1) 点征:在增强扫描时发现血肿内的强化灶,提示血肿扩大,特异性约 85%。(2) 渗漏征:在增强扫描延迟期 ROI 内 CT 值较动脉期增加>10%的现象称为渗漏征,特异性约 89%。

鉴别诊断 结合临床发病及治疗病史,以及充分认识特异的有预测价值的 CT 征象,对出血扩大预测评价诊断意义重大。

例5 蛛网膜下腔出血

【病史摘要】 男性,65岁。突发头痛1天。

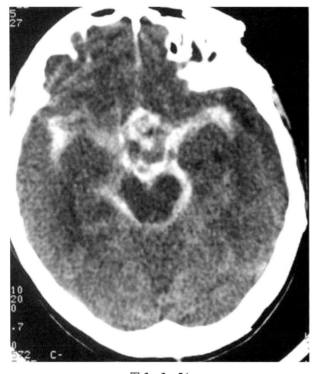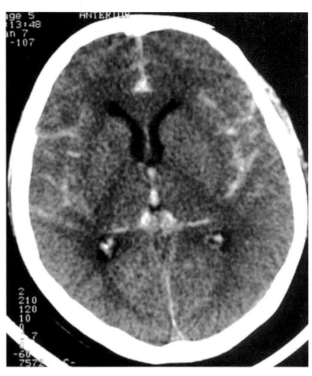

图3-3-5A 图3-3-5B

【CT征象】 平扫示鞍上池、环池、侧裂池及脑沟内铸型高密度影(图3-3-5A、B)。

【重要征象】 脑沟、脑池内铸型高密度。

【CT拟诊】 ① 蛛网膜下腔出血。② 假性蛛网膜下腔出血。③ 红细胞增多症。

【最终诊断】 蛛网膜下腔出血。

【评　　述】 蛛网膜下腔出血是颅内血管破裂后血液流入蛛网膜下腔所致,占急性脑血管疾病的7%~15%,临床上可分为外伤性与自发性两类。前者有明确外伤史,后者病因较多,51%为颅内动脉瘤、15%为动脉硬化、6%为动静脉畸形所致,近20%的病因不明。蛛网膜下腔出血主要临床表现为突然发病,发病前常有明显诱因,如劳累、激动等,出现突发性剧烈头痛、呕吐、意识障碍、抽搐、脑膜刺激等症状。

CT表现 ① 特征性表现为基底池、侧裂池及脑沟内呈广泛高密度铸型,一般在出血1周内显示率高。② 脑池及脑沟内的密度与出血距CT扫描的时间、出血量及红细胞内血红蛋白含量(红细胞比容)等有关,部分病例可呈等密度,表现为脑池、脑沟消失,或呈低密度而不易显示。③ 可伴有脑内血肿、脑室内血肿或硬膜下血肿。④ 脑积水的发生率约占蛛网膜下腔出血的20%,与脑室内积血有关。⑤ 可伴有脑梗死,脑梗死与责任血管痉挛有关,如前交通动脉瘤破裂出血,可致双额叶近中线部位梗死而呈片状低密度影。⑥ 相应病因的征象,如较大脑AVM、脑动脉瘤、脑肿瘤等。

鉴别诊断 ① 红细胞增多症:CT平扫脑表面及脑沟裂内血管常呈高密度影,且与邻近蛛网膜下腔脑脊液低密度影分界相对较清晰,增强扫描高密度区可明显强化,可与蛛网膜下腔出血鉴别。② 假性蛛网膜下腔出血:通常存在弥漫性脑水肿,脑白质密度减低,CT上高密度影分布对称,较为弥散,而蛛网膜下腔出血分布则与病灶(动脉瘤或动脉畸形)相关;其次,增强扫描前者高密度区可显著强化,后者则不强化。

例6 大脑半球脑梗死

【病史摘要】 男性,69岁。5天前突然肢体乏力、跌倒伴言语不清。

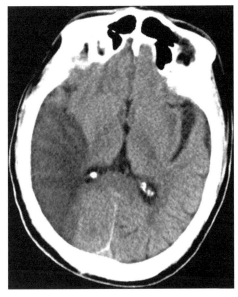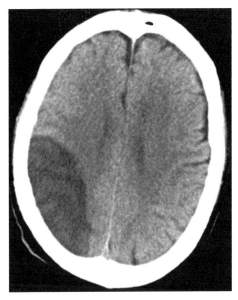

图3-3-6A　　　　　　　　　图3-3-6B

【CT征象】 平扫示右颞、枕、顶叶扇形不均匀低密度区,右侧脑室下角略受压,中线结构未见明显偏移(图3-3-6A、B)。

【重要征象】 大脑前中动脉供血区脑组织低密度,边界不清。

【CT拟诊】 ① 脑梗死。② 脑脓肿。③ 恶性脑肿瘤。

【最终诊断】 缺血性脑梗死。

【评 述】 脑梗死是指因血管阻塞而造成脑组织缺血性坏死。在急性脑血管疾病中,脑梗死占50%~80%。根据脑梗死的原因,通常分为脑血管阻塞和脑部血液循环障碍两大类,前者又可分为血栓形成和栓塞,后者多是在脑血管原有病变的基础上由各种原因造成的脑组织供血不足所致。CT平扫对于急性脑梗死的显示能力有限,大多还是要结合临床症状、CT灌注技术及MRI的DWI序列方可正确判断。

CT表现 ① 缺血性脑梗死在24小时内,58%的患者可见异常。可出现相应部位脑沟变窄或消失、灰白质分界不清,或轻微占位征象,但通常在发病6小时后方可显示。有时候,采用窄窗显示CT平扫图像,可以增加梗死灶与正常脑组织对比度,有利于病灶检出。少数可见血管腔内高密度影,即"致密的大脑中动脉征"。② 在2~15日,梗死的低密度病灶显示最清楚,范围与所累及血管的灰白质的分布一致,常为楔形。有不同程度的脑水肿和占位征象。脑水肿的出现率为20%~70%,一般在梗死第2周水肿基本消退,少数可见少量出血,好发于灰白质交界处。③ 脑梗死后2~3周,梗死区密度较前增高,在梗死区内和边缘出现弧形或结节状等密度或稍高密度影,病灶边缘可变得不清楚,较小的病灶可完全为等密度,这种变化称为"模糊效应";占位效应减轻或消失。④ 在脑梗死后4~5周,梗死病灶密度接近于脑脊液,但范围较急性期小,这与胶质增生有关;邻近脑沟、脑池及脑室扩大。

鉴别诊断 ① 恶性脑肿瘤:CT平扫肿瘤实性成分呈稍高密度或高密度,瘤周可伴程度不一的指状水肿,占位效应显著。转移瘤多发生在皮髓质交界区,肿瘤实性部分较水肿密度高,瘤周水肿重。② 脑脓肿:脑炎早期时CT平扫呈边缘模糊的低密度区,周边伴指状低密度水肿区,CT增强扫描或MRI-DWI序列有助于鉴别。本例仅使用CT平扫,因此单纯依靠影像鉴别两者相对较难,需要密切结合临床病史,或进一步进行MRI检查。

例7　大脑半球脑梗死(亚急性期)

【病史摘要】　男性,69岁。突然肢体乏力、跌倒伴言语不清,脑梗死治疗后15天。

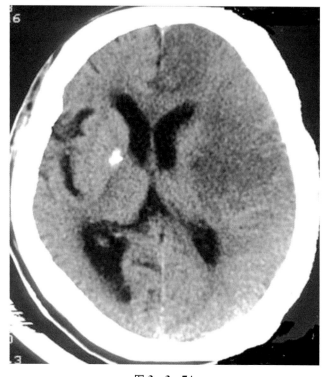

图3-3-7A

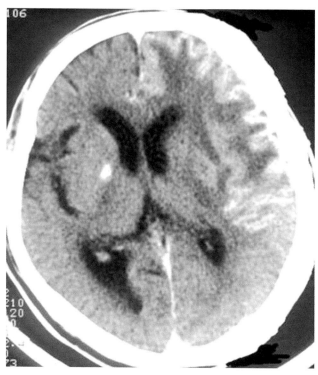

图3-3-7B

【CT表现】　平扫示左侧额、颞叶大片状低密度区,局部脑沟及左侧大脑外侧裂池消失,左侧脑室前角较右侧稍窄(图3-3-7A);增强扫描示病变脑回状强化(图3-3-7B)。

【重要征象】　脑血管分布区大片状低密度,脑回样强化。

【CT拟诊】　① 脑梗死。② 病毒性脑炎。③ 脑膜脑炎。④ 脑肿瘤。

【最终诊断】　大脑半球脑梗死(亚急性期)。

【评　　述】　在脑梗死早期,尽管梗死区血脑屏障被破坏,血管通透性增加,但因侧支循环尚不充分,CT增强扫描通常不易发生强化。一般在梗死后5~6天出现强化,2~3周后发生率最高,强化也最明显,可持续到第8周。一般认为是与梗死后血脑屏障被破坏、新生毛细血管增生,同时伴侧支循环形成、局部大量血流过度灌注有关。

CT表现　(1)CT平扫病变区为低密度,其不同时期的特点及伴随征象见本节例6。(2)增强扫描80%~93%梗死区可发生强化,多出现在脑皮质及基底核,可表现为:① 脑回状强化最常见。② 点线状强化。③ 团块状强化。④ 环状强化。前两种强化均为灰质强化,后两种强化出现在病变中心,团块状强化的形态可与灰质团块形态一致,环状强化最常见于基底核梗死灶的周围。

鉴别诊断　① 脑肿瘤:皮层肿瘤多表现为脑回肿胀,灰白质分界不清,具有占位效应,低级别胶质瘤一般无强化,高级别胶质瘤以花环状强化为主。本例以脑回样强化,在脑肿瘤中相对少见。② 脑膜脑炎:CT平扫对直接征象敏感性较低,增强扫描可见大脑半球硬脑膜或柔脑膜呈线样强化。临床症状重,多表现为高热、脑膜刺激、颅内高压等。本例临床症状不支持脑炎。③ 病毒性脑炎:多位于边缘系统,颞叶、岛叶,增强可出现脑回样强化,但患者多有病毒前驱史,临床多伴有发热等症状。

例8 出血性脑梗死

【病史摘要】 女性,64岁。晕厥摔倒后昏迷不醒7天。

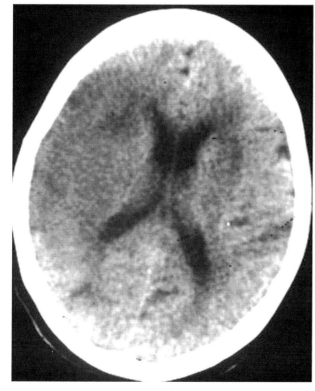

图 3-3-8A

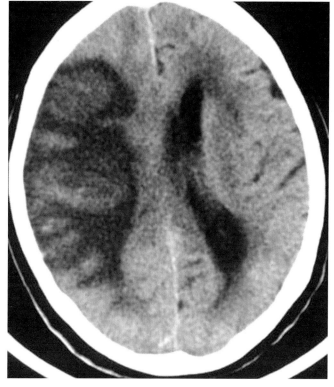

图 3-3-8B

【CT表现】 平扫示右额颞顶叶大片状略低密度病变,境界不清(图3-3-8A)。7天后复查CT,原低密度病变界限渐清,但其中出现多处小斑片状或脑回样高密度影,同侧侧脑室变窄、消失,中线结构向左移位(图3-3-8B)。

【重要征象】 大脑中动脉供血区脑实质内低密度影,掺杂条片状稍高密度影。

【CT拟诊】 ① 出血性脑梗死。② 静脉性脑梗死。③ 脑出血。

【最终诊断】 出血性脑梗死。

【评　　述】 脑梗死后缺血区血管再通后,再灌注损伤或新生血管内膜不完整,易造成梗死区内血液溢出,此为出血性脑梗死。出血性脑梗死较少见,占脑梗死的3%~5%。但近年来因抗凝剂的广泛应用,出血性脑梗死的发病率有所上升。出血性脑梗死多见于心源性脑栓塞和大面积脑梗死,常出现在发病后1~2周内。CT和MRI可于发病后数天至1个月内检出。

CT表现　① 中心型:梗死区常较大,楔形分布,出血发生在梗死区中心,出血量亦常较大,与主干动脉内的栓子脱落、血管再通和血液大量流入栓塞区中心有关;出血多时,高密度区不均匀,可几乎占据整个梗死区,周围水肿及占位效应明显。② 边缘型:梗死区可大可小,出血的高密度影出现在梗死区的周边,量较少,呈带状、弧状、脑回状或环状,与梗死区中心坏死、继发性周边毛细血管通透性增加或缺血坏死而发生破裂有关。③ 混合型:上述两种表现并发,但以其中一种为主。

鉴别诊断　① 脑出血:高血压性脑出血多发生于基底节区,亚急性期可出现融冰征,脑淀粉样血管病出血多位于脑皮层,常表现为多发微出血灶,外伤性脑出血与受伤部位相关,多伴有皮下软组织肿胀。② 静脉性脑梗死:头痛是最常见症状。CT平扫示皮层肿胀伴低密度影(血管源性水肿),其内掺杂片状高密度出血灶,与脑动脉供血区不一致,颅内静脉或静脉窦CT平扫密度增高。

例9 大脑半球脑梗死(超急性期)

【病史摘要】 男性,49岁。头晕、口齿不清、答非所问4小时。

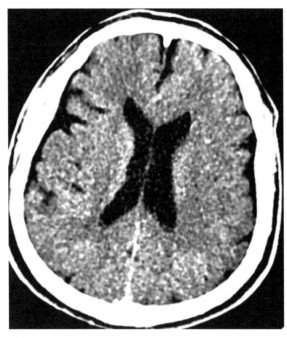
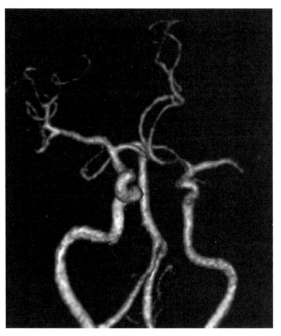

图3-3-9A   图3-3-9B(见书末彩插)

【CT征象】 平扫CT示左额颞叶脑沟较对侧变浅,未见明显异常密度影(图3-3-9A);CTA显示左侧大脑中动脉中远段闭塞(图3-3-9B)。

【重要征象】 责任动脉闭塞,供血区脑组织脑沟略变浅。

【CT拟诊】 左侧大脑中动脉供血区超急性期脑梗死。

【最终诊断】 左侧大脑半球超急性期脑梗死。

【评 述】 超急性期脑梗死平扫CT多为阴性,临床中尽量采用"窄窗"技术提高检出率。对于临床怀疑超急性期脑梗死患者,为了解颅内供血动脉的狭窄或比闭塞情况,即使CT平扫正常,也应建议患者进行CTA检查,为临床决策提供影像依据。

CT表现 以下几个征象有助于提示超急性脑梗死的可能:① 致密动脉征:颅内动脉密度增高,几乎全部为单侧出现,可作为早期脑梗死的较特异征象。② 岛带征:岛带(岛叶皮质、最外囊、屏状核)灰白质界面消失,是大脑中动脉供血区急性梗死早期征象。③ 豆状核模糊征:豆状核内部灰质与内囊分界不清,为基底节区急性脑梗死所致。④ 脑沟消失征:大脑皮层脑沟(包括侧裂)消失或变窄,提示局部脑肿胀改变。

目前CT作为临床怀疑超急性期脑梗死患者的常规检查,其重要意义在于排除脑出血。脑出血是发病4.5小时内重组组织型纤溶酶原激活剂(rt-PA)静脉溶栓的禁忌证。本例患者发病时间窗小于4.5小时,CT平扫提示无脑出血,因此提示临床该患者适合静脉溶栓治疗。

例 10　大脑半球脑梗死(急性期)

【病史摘要】　女性,75 岁。突发反应迟钝伴右侧肢体运动障碍 1 天。

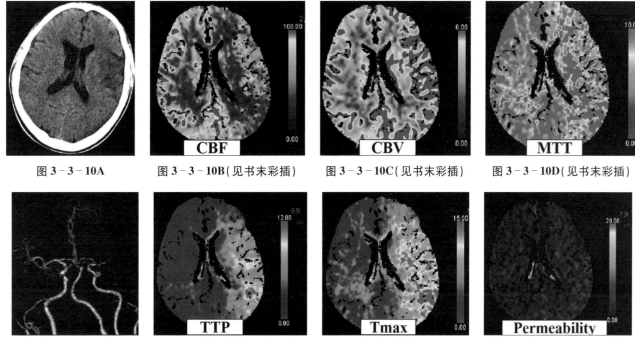

图 3-3-10A　　　图 3-3-10B(见书末彩插)　　　图 3-3-10C(见书末彩插)　　　图 3-3-10D(见书末彩插)

图 3-3-10E(见书末彩插)　　　图 3-3-10F(见书末彩插)　　　图 3-3-10G(见书末彩插)　　　图 3-3-10H(见书末彩插)

【CT 征象】　平扫示左侧额叶及颞叶大脑中动脉供血区密度减低(图 3-3-10A);CTA 示左侧大脑中动脉 M1 段闭塞(图 3-3-10E);CTP 示左侧大脑半球较对侧 CBF 减低(图 3-3-10B),CBV 略升高(图 3-3-10C),TTP、MTT、Tmax 升高(图 3-3-10D、F、G),Permeability 未见明显改变(图 3-3-10H)。

【重要征象】　大动脉闭塞,其供血区脑组织密度减低,同侧 CBF 减低,TTP、MTT、Tmax 升高。

【CT 拟诊】　左侧大脑中动脉 M1 段闭塞,左侧大脑半球(大脑中动脉供血区)急性期脑梗死。

【临床诊断】　左侧大脑半球急性期脑梗死(失代偿期)。

【评　　述】　根据血流动力学的不同,急性脑梗死可分为三个不同阶段,① 代偿期:血流动力学有损伤,但未发生脑梗死。② 失代偿前期:血流动力学损伤,如果及时治疗能够挽回部分缺血脑组织。③ 失代偿期:脑组织发生梗死。缺血半暗带为脑梗死核心区与异常灌注区之间的差异区域。通过异常灌注区体积/梗死核心体积,计算不匹配比率,判断患者是否具有适合动脉内治疗的目标不匹配区域。

CT 表现　急性期脑梗死 CT 可无阳性表现,临床中可采用"窄窗"技术(窗宽 50 HU,窗位 30 HU),提高病灶检出率,① 梗死区多呈扇形或不规则形稍低密度区。② CTA 表现为责任大血管闭塞,远端分支显示不清,多期相 CTA 可显示侧支血管代偿能力,侧支循环开放者提示预后良好。③ 参考标准:a.梗死核心区:CBV 绝对值<2.0 ml/100 g,或相对 CBF 值<30%;b.低灌注区:T_{max}>6 秒,或相对 MTT 值>145%。核心梗死区小(<70 ml),低灌注区与核心梗死区不匹配比例大(>1.2 或 1.8)且严重低灌注区(T_{max}>10 秒)<100 ml,提示患者适合接受动脉内治疗。

鉴别诊断　失代偿前期和失代偿期脑栓塞与代偿期脑梗死鉴别,主要根据发病急慢及 CTP 参数,CT 发现梗死灶早期出血或多处梗死灶内伴出血,有助于脑栓塞的诊断。失代偿前期和失代偿期CBF 下降,CBV 正常或下降,TTP、TTD、MTT 延长,而代偿期 CBF、CBV 正常,TTP、TTD、MTT 延长。

例 11　脑小血管病

【病史摘要】　女性,46 岁。右侧肢体乏力、麻木 10 天,口角歪斜 8 天。

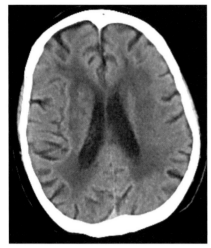
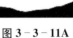
图 3 - 3 - 11A

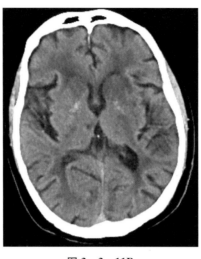

图 3 - 3 - 11B

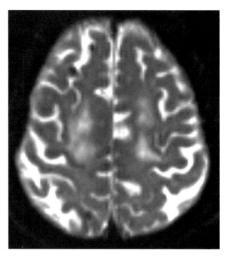
图 3 - 3 - 11C

【CT 及 MRI 征象】　CT 平扫示双侧基底节区、侧脑室旁及半卵圆中心多发低密度灶,其边缘欠清楚,脑沟、脑裂增宽(图 3 - 3 - 11A、B);MRI T2WI 示右额叶小斑片状低信号(图 3 - 3 - 11C)。

【重要征象】　脑腔隙性脑梗死、白质缺血、脑萎缩、微出血灶。

【CT 拟诊】　① 脑小血管病。② 多发性脑梗死。③ 急性播散性脑脊髓炎。

【最终诊断】　脑小血管病。

【评　　述】　脑小血管病是指各种病因影响脑小动脉、微动脉、毛细血管、微静脉和小静脉所导致的一系列临床、影像、病理的综合征。脑小血管病占缺血性脑卒中的 25% ~ 50%。脑小血管病在老年人中很常见,确切发病率尚不清楚。临床表现缺乏特异性,严重的脑白质病变可以引起认知功能损害、痴呆、步态障碍和排尿功能异常。关于脑小血管病的发病机制目前仍未明确,可能与慢性缺血/低灌注、内皮功能障碍、血脑屏障破坏、炎性反应、遗传等因素有关。

CT 表现　脑小血管病通常具备以下六种影像学表现,这些表现可同时存在亦可单独存在,它们虽然不是脑小血管病唯一特有表现,但高度提示脑小血管病。① 近期皮质下梗死:圆形、卵圆形低密度影。② 脑内微出血:通常位于幕上脑皮质表面,CT 敏感性较低,常呈阴性。③ 腔隙性脑梗死灶:穿支小动脉供血区,表现为圆形或类圆形低密度腔隙,增强扫描无强化。④ 脑白质缺血性脱髓鞘:皮层深部和脑室周围白质对称性、弥漫低密度影。⑤ 血管周围间隙扩大,扩张的间隙通常直径为 3 mm,有时可达 1.5 cm,表现为圆形或卵圆形脑脊液样低密度影,边界清晰,常位于基底节区,也可见于半卵圆中心及大脑脚,增强无强化。⑥ 脑萎缩:可以是广泛的或局部的、对称的或不对称的。弥漫性脑萎缩(包括皮质萎缩、脑室系统扩张、脑沟及脑池增宽)或局限性脑萎缩(多见于局限性脑沟、池增宽及脑室扩大)。

鉴别诊断　① 急性播散性脑脊髓炎:往往与流感、EB 病毒等和疫苗接种有关,儿童和青少年多见,侧脑室旁及半卵圆中心多灶、不对称低密度灶。② 多发性脑梗死:脑梗死区形态与血管分布一致,多呈三角形。急性者可有占位效应,亚急性期病灶增强扫描可见边缘脑回状或环状强化。

例 12 烟雾病

【病史摘要】 男性,54 岁。言语不清、口角歪斜半月余。

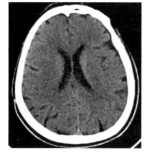
图 3-3-12A

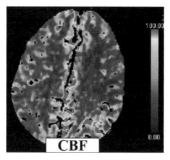
图 3-3-12B(见书末彩插)

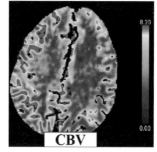
图 3-3-12C(见书末彩插)

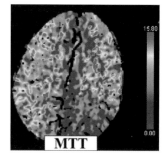
图 3-3-12D(见书末彩插)

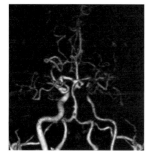
图 3-3-12E(见书末彩插)

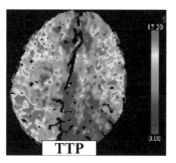
图 3-3-12F(见书末彩插)

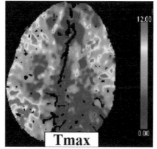
图 3-3-12G(见书末彩插)

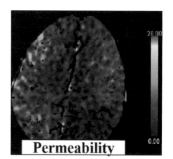
图 3-3-12H(见书末彩插)

【CT 征象】 平扫示脑实质未见明显异常(图 3-3-12A)。双侧颈内动脉末段狭窄,双侧大脑中动脉未显影(图 3-3-12E)。双侧大脑半球 CBF 减低(图 3-3-12B),左额叶 CBF 略减低(图 3-3-12C),双侧大脑半球 MTT、TTP、Tmax 延长(图 3-3-12D、F、G),右额叶 Permeability 略增大(图 3-3-12H)。

【重要征象】 双侧颈内动脉末段及双侧大脑中动脉起始部狭窄。

【CT 拟诊】 ① 烟雾病。② 中枢神经系统血管炎。③ 动脉粥样硬化。

【最终诊断】 烟雾病。

【评 述】 烟雾病又称脑底异常血管网症、moyamoya 病,是一种病因未明的慢性进行性颅底动脉血管闭塞性疾病,主要表现为双侧颈内动脉分叉部及大脑前、中动脉的近端管腔狭窄或闭塞,并继发脑底异常血管网形成。临床主要表现为缺血性和出血性两组症状。起病年龄自 8 个月至 70 岁,呈 5 岁及 40 岁左右双峰分布,以儿童和青少年多见;典型临床表现为儿童患者的脑缺血和成人患者的脑出血。

CT 表现 ① CT 平扫可显示脑萎缩、脑出血、梗死等继发征象。② CTA 示颈内动脉狭窄或闭塞。③ 脑底部烟雾状异常毛细血管网。④ 侧支循环及代偿动脉的形成。⑤ CTP 可表现多个动脉供血区 TTP、TTD 及 MTT 的延长。

鉴别诊断 ① 脑动脉粥样硬化:常见于老年人,血管狭窄往往不局限于颈内动脉末段,而烟雾病多见于儿童和青少年。② 中枢神经系统血管炎:较常见影像学表现为无基础病因的脑梗死(可新旧交替)、多发动脉狭窄伴动脉瘤,典型表现为脑动脉交替出现的狭窄和扩张,形似串珠样,通常发生在双侧,但也可出现在单支血管。与本例烟雾状血管表现不一致。

例 13　大脑前交通动脉动脉瘤

【病史摘要】　女性,76 岁。头晕 2 个月余。

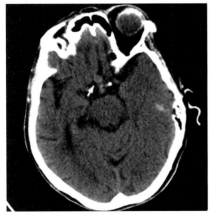　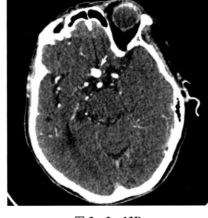　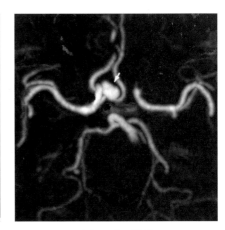

图 3-3-13A　　　　　　　　　　图 3-3-13B　　　　　　　　　　图 3-3-13C

【CT 征象】　CT 平扫鞍上可见一大小 7 mm×7 mm 结节影(图 3-3-13A),增强扫描结节与动脉血管同步强化(图 3-3-13B)。头颅 CTA 示大脑前交通动脉段管腔膨隆呈囊袋状(图 3-3-13C)。

【重要征象】　基底动脉环区,高密度结节,与动脉血管同步等密度强化,与血管相连。

【CT 拟诊】　① 大脑前交通动脉动脉瘤。② 动静脉畸形。③ 颅咽管瘤。④ 脑膜瘤。

【最终诊断】　大脑前交通动脉动脉瘤。

【评　　述】　颅内动脉瘤是指脑动脉内腔的局限性异常扩大造成动脉壁的一种瘤状突出。颅内动脉瘤可发生于任何年龄,高峰期为 40~60 岁,女性多于男性。多因脑动脉管壁局部的先天性缺陷和腔内压力增高引起的囊性膨出,颅内动脉瘤是造成蛛网膜下腔出血的首位病因。其好发于脑底动脉环(Willis 环),其中 80% 发生于脑底动脉环前半部。动脉瘤可根据病因分为先天性、损伤性、感染性和动脉硬化性等;根据形态分为囊性动脉瘤、梭形动脉瘤、夹层动脉瘤、不规则型动脉瘤;按大小可分四类:小于 0.5 cm 者为小型动脉瘤,0.5~1.0 cm 者为中型动脉瘤,大于 1.0 cm 小于等于 2.5 cm 者为大型动脉瘤,超过 2.5 cm 者为巨大型动脉瘤。动脉瘤除了少数较大者有占位效应而影响邻近脑神经或脑结构产生症状外,大多数是因蛛网膜下腔出血就诊。周边由于动脉瘤壁富含微血管而发生环状强化,血栓急性期,新鲜血块在 CT 平扫可表现为高密度。动脉瘤破裂出血后,CT 较难显示动脉瘤体,但 CT 可根据出血的部位、范围,大致确定动脉瘤破裂的部位,亦可显示其相关的并发症,如脑梗死、脑水肿、脑积水。

CT 表现　① 平扫一般为圆形、葫芦形或条形稍高密度影,动脉瘤壁有钙化时,CT 易于显示。一般动脉瘤均较小,与周围脑组织密度很难区分,因而平扫常为阴性;增强扫描多数动脉瘤腔呈明显的均一强化,呈圆形或不规则形,边缘清晰,有时增厚的动脉瘤壁亦发生强化,表现为在明显均一强化边缘有一轻度的强化环。② 动脉瘤内部分血栓形成时,CT 平扫示环形、半弧形的等密度或环形钙化病灶内有一中心性或偏心性含血液的稍高密度影,增强扫描示病灶内原稍高密度影明显强化,而原等密度区强化不明显;动脉瘤完全由血栓充填时,病灶中心呈等密度、边缘为高密度或钙化环,增强扫描中心不强化。

鉴别诊断　① 脑膜瘤:好发于鞍结节,增强扫描明显均质强化,部分可见脑膜尾征。② 颅咽管瘤:多呈囊实性,增强扫描囊壁和实质部分呈中度或显著强化。③ 动静脉畸形:青年男性多见,常伴脑内血肿,血管成像可显示畸形血管或血管团,或见粗大的引流静脉及供血动脉。

例 14 颅内动脉瘤破裂,蛛网膜下腔出血

【病史摘要】 男性,52 岁。突发头痛、呕吐 1 小时。

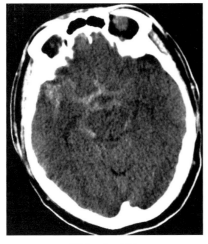
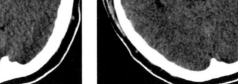
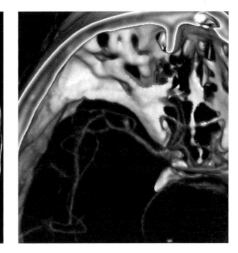

图 3 - 3 - 14A   图 3 - 3 - 14B   图 3 - 3 - 14C(见书末彩插)

【CT 征象】 平扫右侧外侧裂池、环池及四叠体池右侧见条状高密度影。三脑室前部亦见条状高密度影(图 3 - 3 - 14A、B)。头颅 CTA 成像示右侧大脑中动脉 M2 段分叉处管腔呈囊袋状膨隆(图 3 - 3 - 14C)。

【重要征象】 脑沟、脑裂及脑池铸型高密度影,邻近脑动脉管腔局限性突起。

【CT 拟诊】 右侧大脑中动脉 M2 段分叉处动脉瘤破裂,蛛网膜下腔出血。

【最终诊断】 右侧大脑中动脉 M2 段分叉处动脉瘤破裂,蛛网膜下腔出血。

【评　　述】 颅内动脉瘤破裂是非外伤蛛网膜下腔出血最主要的原因。动脉瘤一旦破裂导致蛛网膜下腔出血,其致残、致死率可高达 25%~50%。随着影像技术的发展,偶然发现的未破裂颅内动脉瘤越来越多,我国普通人群的患病率约为 7%。颅内动脉瘤的年破裂风险仅为 0.25%~2.00%,即大多数颅内动脉瘤终生未发生破裂。因此,通过合适的影像学方式检出颅内动脉瘤,并对动脉瘤进行破裂风险评估,对指导治疗显得尤为重要。

临床特征(如年龄、性别、高血压)和动脉瘤形态(大小、形态、位置)等因素是颅内动脉瘤破裂的相关因素,其中动脉瘤的大小被认为是动脉瘤破裂最重要的相关因素;其次,异常的血流动力学可以诱导血管内皮功能紊乱、动脉管壁炎症和重塑,破坏血管内皮细胞通透性,促进血管粥样硬化和炎症细胞的浸润,从而导致动脉瘤的形成和破裂。

CT 表现　CT 平扫对急性蛛网膜下腔出血检出率较高,但对小型动脉瘤敏感性略低,需要通过出血分布推测动脉瘤的位置。如第四脑室出血,常提示小脑后下动脉瘤破裂的可能;鞍上池出血,多提示 Willis 环动脉瘤可能;侧裂池出血,提示大脑中动脉分支动脉瘤可能。

科研进展:① 破裂动脉瘤多表现出复杂的多涡流,血流模式更复杂和不稳定,血流冲击区域小、低壁切应力或高震荡剪切指数是动脉瘤破裂的危险因素。② 四维 CTA 通过实时图像数据处理及定量分析,观察颅内动脉瘤壁在心动周期不同时相中的形态学变化,计算颅内动脉瘤壁的力学特点和分布,显示具有异常搏动动脉瘤的破裂风险是无异常搏动动脉瘤的 6 倍。③ 机器学习逻辑回归模型可预测颅内动脉瘤破裂状态,其中血流动力学参数对模型的预测性能起着重要的作用。

例 15　颅内动静脉畸形

【病史摘要】　男性,54 岁。癫痫发作 20 余年,加重 9 个月。

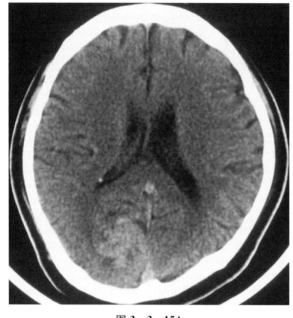
图 3 - 3 - 15A

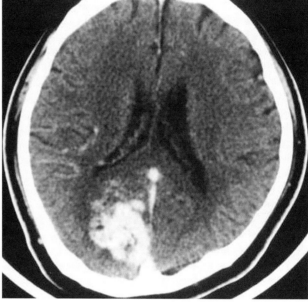
图 3 - 3 - 15B

【CT 征象】　CT 平扫示右顶枕叶近大脑镰旁团块状稍高密度影,大小约 3.7 cm×3.1 cm,密度不均匀,边缘欠清晰(图 3 - 3 - 15A);增强扫描病变呈血管团状明显强化,邻近上矢状窦、大脑大静脉同时明显强化;病变占位效应轻(图 3 - 3 - 15B)。

【重要征象】　脑实质内混杂高密度,与血管同步同密度强化。

【CT 拟诊】　① 血管畸形,动静脉畸形可能性大。② 脑膜瘤。③ 转移瘤。④ 室管膜瘤。

【病理诊断】　动静脉畸形。

【评　　述】　脑血管畸形是颅内血管的先天发育畸形,表现为颅内某一区域血管异常增多。一般可分为动静脉畸形(Arteriovenous malformation,AVM)、海绵状血管瘤、静脉发育异常和毛细血管扩张症四种,其中以 AVM 最为多见。AVM 可发生于任何年龄,40 岁以前多见。常见于大脑中动脉分布区的脑皮质。畸形血管呈团块状,其中为迂曲扩张的血管,管壁多有变性、钙化甚至骨化。周围脑组织由于长期缺血,可出现萎缩及胶质增生。临床表现主要为出血、癫痫和头痛。

CT 表现　① 颅内 AVM 在未破裂前 CT 征象较为典型,平扫示边界不清的局灶性低密度区、高密度区或等低混杂密度区,多呈团块状或片状影,也可呈点、线状影,可伴钙化,周围可有局灶性脑萎缩,无水肿及占位效应。② 增强扫描见血管团强化,或迂曲扩张血管影。约 1/4 的 AVM 平扫无异常表现,只有增强扫描才显示出病灶。③ 合并颅内出血时,常以出血为主要改变。MRI 及 MRA 在颅内 AVM 的诊断中明显优于 CT,可显示病灶本身及周围脑组织情况,无需对比剂就能显示 AVM 全貌。

鉴别诊断　① 室管膜瘤:脑实质室管膜瘤以额、顶叶好发,多位于侧脑室周围。幕上以实性肿块多见,密度不均匀,增强扫描明显不均匀强化。本例增强扫描病灶明显均匀强化,呈条带状,与室管膜瘤的常见表现不符。② 转移瘤:多有原发病灶,常多发,平扫呈低密度、等密度,瘤周水肿及占位效应明显。③ 脑膜瘤:CT 平扫多为高密度,边界锐利,肿瘤以宽基底靠近颅骨或硬脑膜,可有颅骨增厚、破坏或变薄;可见脑白质推压征、脑膜尾征;本例病变位于脑实质内,增强扫描肿块呈血管团状明显强化,邻近上矢状窦、大脑大静脉同时明显强化并增宽,可排除脑膜瘤。

例16 硬脑膜动静脉瘘

【病史摘要】 女性,54岁。头痛1年。

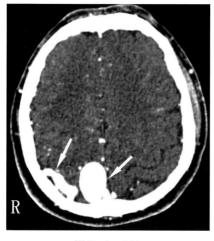

图 3 - 3 - 16A

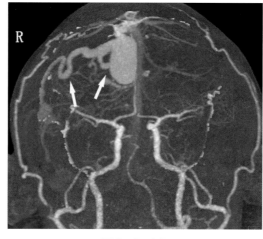

图 3 - 3 - 16B

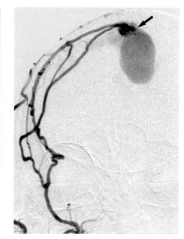

图 3 - 3 - 16C

【CT征象】 增强扫描示右顶部颅板下增粗、迂曲的血管影,上矢状窦旁见一明显强化囊袋影(图3-3-16A);CTA最大密度投影显示病变由颈外动脉供血,并可见皮层静脉引流,形成静脉瘤(图3-3-16B);DSA示迂曲的血管影及瘘口位置(图3-3-16C)。

【重要征象】 颅板下脑表面瘤样及蚯蚓状血管样强化,颈外动脉供血。

【CT拟诊】 ① 硬脑膜动静脉瘘。② 动静脉畸形。③ 脑静脉瘤。④ 静脉窦血栓。

【病理诊断】 硬脑膜动静脉瘘。

【评 述】 硬脑膜动静脉瘘是发生在硬脑膜的动静脉分流,其主要供血动脉为脑膜动脉,血液分流入静脉窦。多见于成年人。发病部位与临床表现:① 海绵窦区:结膜充血、水肿,视力降低,眼球运动受限。② 颈静脉孔区:常见搏动性耳鸣,有些出现头痛、头晕、视力下降等。③ 岩骨尖区及大脑大静脉区:常表现肢体运动障碍、共济失调及后组颅神经麻痹症状。④ 上矢状窦区:常引起肢体活动障碍,严重者可出现意识障碍。

目前硬脑膜动静脉瘘常用的是Borden分型。Ⅰ型:硬脑膜动脉供血,且前向引流入静脉窦,又分为2个亚型,Ⅰa型,单支脑膜动脉供血的简单型硬膜动静脉瘘;Ⅰb型,多支脑膜动脉供血的复杂型硬膜动静脉瘘。Ⅱ型:硬膜动脉供血,同时引流入前向的静脉窦和逆流引流至皮质静脉。Ⅲ型:硬膜动脉引流至皮质静脉。

<u>CT表现</u> CT(CTA)表现取决于动静脉瘘的位置、形态及严重程度。CTA能够显示硬脑膜动静脉瘘中的充盈血管、扩张静脉或异常强化的血管。

<u>鉴别诊断</u> ① 静脉窦血栓:静脉淤血改变,静脉窦可扩大,平扫管腔密度增高,增强扫描可见充盈缺损。② 脑静脉瘤:多见于Galen静脉瘤,CT显示大脑大静脉、直窦及窦汇瘤样扩张,呈等高密度,密度均匀,其特定的发病部位与本例鉴别不难。③ 动静脉畸形(AVM):出现硬脑膜动脉供血同时脑实质缺乏明确病灶是硬脑膜动静脉瘘的标志性特征,可用于与AVM的鉴别。硬脑膜动静脉瘘虽可出现在硬脑膜的任何部位,但主要发生于横窦、矢状窦、海绵窦及上矢状窦。AVM主要发生于脑实质内,且其血供主要源自皮质(或软脑膜)动脉。

例 17 鞍旁海绵状血管瘤

【病史摘要】 女性,36 岁。左侧视力减退半个月。

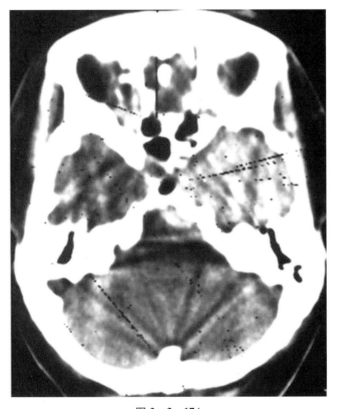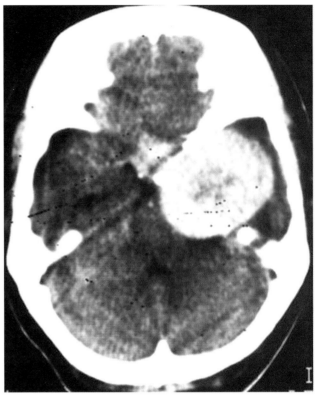

图 3-3-17A　　　　　　　　　　　　　　　　图 3-3-17B

【CT 征象】 增强扫描示左侧鞍旁较大类圆形肿块,显著强化,部分突入鞍上池,肿块周围脑组织无明显水肿(图 3-3-17A、B)。

【重要征象】 鞍旁占位,明显均匀强化。

【CT 拟诊】 ① 鞍旁神经鞘瘤。② 鞍旁海绵状血管瘤。③ 巨大动脉瘤。④ 脑膜瘤。

【病理诊断】 鞍旁海绵状血管瘤。

【评　　述】 海绵状血管瘤属血管畸形的一种,可发生在脑实质内或硬膜外。位于硬膜外者好发于鞍旁颅中窝,体积比脑内型较大,边缘清晰,类圆形,可有分叶,由大小不等的高密度扩张血管组成。病变较大时,可引起骨质破坏。MRI T_2WI 高信号及均匀明显强化是其特征。

CT 表现 ① 鞍旁较大的肿块,边缘清楚。② 肿块平扫呈稍高密度,动态增强扫描肿块强化由边缘逐渐向中央充填。③ 肿块具有占位效应,但瘤周常无水肿。④ 邻近骨质可发生破坏。⑤ 肿块缺乏真正的新生血管,在 PWI 上较对侧脑白质呈低灌注。

鉴别诊断 ① 鞍旁脑膜瘤:常引起局部骨质增生,并引起邻近蛛网膜下腔增宽,动态增强扫描脑膜瘤几乎不出现持续填充式强化,灌注成像脑膜瘤呈高灌注,与低灌注表现的海绵状血管瘤可鉴别。② 巨大动脉瘤:在平扫时呈稍高密度,增强扫描显著强化,但强化区为动脉瘤残留的管腔,与脑动脉强化处于同一时期,比海绵状血管瘤强化早,且动脉瘤的血栓区不强化;此外,瘤壁常有弧形钙化,蛛网膜下腔出血较常见。③ 鞍旁神经鞘瘤:较大时可有囊性变,且增强扫描多为中等强化,环状强化多见。

例 18 颈内动脉海绵窦瘘

【病史摘要】 女性,34 岁。右眼外伤 1 个月余。

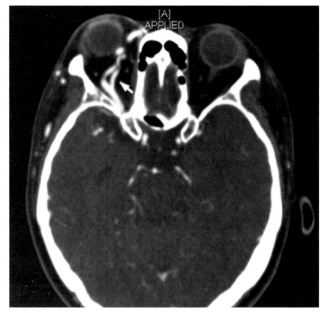 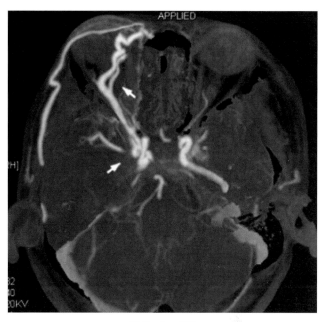

图 3-3-18A   图 3-3-18B

【CT 征象】 增强扫描示右眼球前突,右眼眶内增粗、迂曲血管影(图 3-3-18A 箭头所指)。CTA 右侧颈内动脉海绵窦段旁可见异常对比剂聚集影,颌面部及右眼眶内见迂曲强化血管团,并经视神经孔与右颈内动脉海绵窦段相通(图 3-3-18B 箭头所示)。

【重要征象】 迂曲增粗的眼静脉,与颈内动脉异常沟通。

【CT 拟诊】 ① 颈内动脉海绵窦瘘。② 动脉瘤。③ 海绵窦肿瘤。④ 硬脑膜动脉海绵窦瘘。

【最终诊断】 颈内动脉海绵窦瘘。

【评 述】 颈内动脉海绵窦瘘是指海绵窦段的颈内动脉或其分支破裂后与海绵窦形成的异常动静脉交通,导致海绵窦内压力增高,继而引起眼眶部、中枢神经系统的相应症状。颈内动脉海绵窦瘘可分为外伤性和自发性两类,前者见于头颅外伤,尤其是伴有颅底骨折之后,颈内动脉及其分支破裂所致;后者常见的病因是海绵窦内的颈内动脉及其分支管壁存在先天性缺陷、动脉瘤、动脉炎或海绵窦区硬脑膜动静脉畸形等病变,造成血管壁薄弱或损害、破裂。主要的临床表现有搏动性突眼、眼球活动障碍、颅内血管杂音等。

CT 表现 ① 眼外肌肿胀增粗,不同程度眼球突出,有外伤者可显示颅面骨骨折。② 海绵窦增宽扩大,呈迂曲成团的血管流空影,并提前显影,颈内动脉与海绵窦间可见瘘口,眼上静脉不同程度扩张,眼上静脉动脉化、明显扩张迂曲,可伴有内眦静脉和面静脉扩张。③ 颈内动脉海绵窦段增粗,前床突段管腔变细,其近侧大脑中动脉管腔亦可变细。

鉴别诊断 ① 硬脑膜动脉海绵窦瘘:一般无外伤史,临床表现较轻,其供血动脉常位于颈外动脉系统,当瘘口显示不清主要依靠 DSA 进行鉴别。② 海绵窦肿瘤继发的眼上静脉增粗:平扫及增强扫描发现肿瘤有助于鉴别诊断。③ 动脉瘤:颈内动脉虹吸段动脉瘤比较光滑,有蒂,周围没有引流静脉。

例 19　静脉窦血栓

【病史摘要】　女性,34 岁。产后头痛半月余。

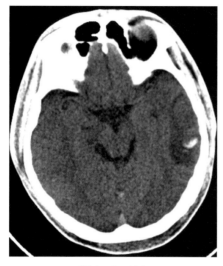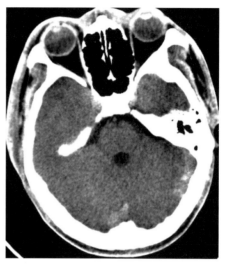

图 3-3-19A　　　　　　　　图 3-3-19B

【CT 及 MRI 征象】　CT 平扫示左侧颞叶片状混杂密度影(图 3-3-19A),左侧横窦及乙状窦走行区条状及片状高密度影(图 3-3-19B),MRV 示左侧横窦及乙状窦正常形态消失(图 3-3-19C)。

【重要征象】　静脉窦内高密度影,伴引流静脉皮层出血性梗死。

【CT 拟诊】　左侧横窦及乙状窦血栓,伴左颞叶皮层出血性静脉性脑梗死。

【最终诊断】　左侧横窦及乙状窦血栓,伴左颞叶皮层出血性静脉性脑梗死。

【评　　述】　脑静脉系统(包括静脉及静脉窦)血栓临床少见,但死亡率高;好发于高凝血状态,如妊娠围产期、红细胞增多症、口服避孕药及重度脱水等。也可因静脉窦血栓蔓延并发脑静脉血栓形成。临床上多呈急性发病,也有少数呈慢性病程,主要表现为颅内压增高症状,如头痛、恶心、呕吐、视力下降、视乳头水肿等,脑皮层静脉血栓可导致癫痫发作。

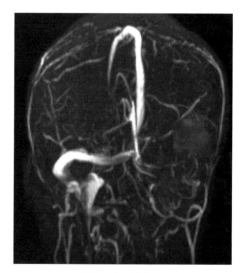

图 3-3-19C

静脉梗死典型部位:① 上矢状窦栓塞易累及矢状窦旁额顶叶。② 横窦栓塞易累及颞枕叶。③ 深静脉血栓易累及单侧或双侧丘脑、基底节区及内囊。

CT 表现　① CT 平扫高密度三角征,表现为三角形高密度,提示血栓。② CT 增强扫描或 CTA Delta 征(或空三角征):三角形的静脉窦断面上,硬脑膜壁强化呈高密度与腔内低密度血栓形成对比。③ 血管成像上表现为静脉窦的闭塞、充盈缺损或狭窄,以及静脉窦闭塞后侧支脑静脉代偿开放而表现的静脉血管增多增粗影。④ 引流区的脑组织发生梗死,常伴有出血。

鉴别诊断　需要与蛛网膜下腔出血鉴别,蛛网膜下腔出血临床多为突发剧烈头痛就诊,出血容易出现在鞍上池及环池。本例 MRV 提示静脉窦血栓形成,结合 CT 显示的直窦和乙状窦密度改变,诊断不难。

(李建瑞　陈国中　王燕平　张志强)

第四节　脑感染性疾病

例1　脑脓肿

【病史摘要】　女性,5岁。高热12天,伴头痛、恶心、呕吐。

【CT征象】　增强扫描示左颞叶两类圆形囊性占位,大小分别为3.9 cm×4.0 cm和2.0 cm×4.0 cm,囊壁较薄,呈环状高密度,厚薄均匀,未见壁结节;病变周围有片状低密度水肿影,左侧脑室受压变窄(图3-4-1A、B)。

【重要征象】　多房囊性占位,囊壁光滑、环形强化。

【CT拟诊】　① 脑脓肿。② 结核瘤/结核性脓肿。③ 真菌性脓肿。④ 慢性脑内血肿。

【病理诊断】　脑脓肿(左颞、顶叶)。

【评　　述】　脑脓肿是由化脓性细菌入侵而在脑实质内形成的脓肿。病因分类:耳源性占40%~60%,血源性占25%~40%,另有鼻源性、损伤性、隐源性。常见的化脓性致病菌有链球菌,特别是厌氧链球菌,还有葡萄球菌、大肠埃希菌、变形杆菌等;脑脓肿大多为混合性感染。脑脓肿幕上多见,以颞叶居多,占幕上脓肿的40%,发生部位与感染的途径密切相关。脑脓肿常表现为高热、中性粒白细胞增多等感染征象,以及头痛、恶心、呕吐等神经症状。

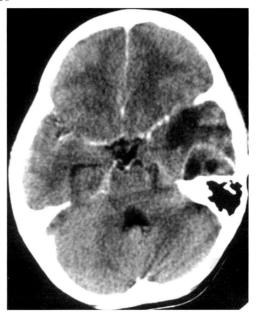

图3-4-1A

CT表现　脑脓肿的演变可分为四期:① 脑炎早期:在发病4天内,CT示病变为边缘模糊的低密度区,伴或不伴有斑片状或脑回样增强。② 脑炎晚期:发病4~10天,病变为低密度区,呈环形强化,有占位效应及病变周围水肿,延迟扫描病变中心有强化。③ 脓肿壁形成早期:发病10~14天,CT示边缘清楚的环形增强病变,壁薄而光滑。④ 脓肿壁形成晚期:14天后,脓肿壁增厚且完整,内壁光滑,有张力;但水肿及占位效应减轻。脑脓肿较小时,可呈小结节状强化,为脓肿内壁肉芽组织增生所致。

鉴别诊断　① 慢性脑内血肿:病变可见环形强化,壁可厚可薄,多较均匀,呈低密度或等密度,周围基本为无水肿的低密度或随病程延长而消退,有近期急性脑出血病史。② 真菌性脓肿:脓肿壁不光滑,典型呈不规则不连续厚壁环状强化,壁强化略弱,而细菌性脓肿一般沿脑室周围白质扩散,靠近脑室的一侧较薄。③ 结核瘤/结核性脓肿:成人结核瘤好发于额顶叶皮质区,常为多发。CT呈圆形低密度区,

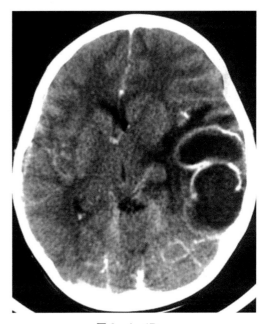

图3-4-1B

周围见等/稍高密度环,易伴钙化,增强呈环状、簇状强化。本例为单发多房囊性病变,与脑结核瘤常见表现不太符合;但结核性脑脓肿表现与本例相似,鉴别困难,前者主要由结核性肉芽肿坏死形成,相对少见,临床症状上前者要轻于后者,也有报道通过ADC和MRS鉴别两者。

例 2　活动性结核性脑膜炎

【病史摘要】　女性,5 岁。反复间断性发热 19 个月。

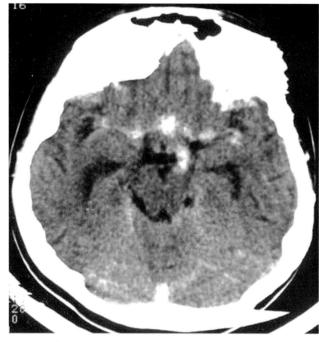 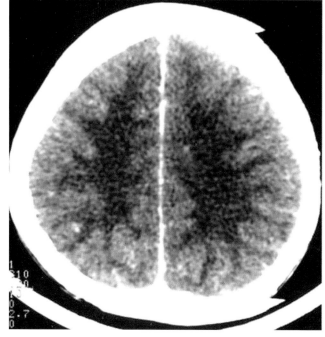

图 3－4－2A　　　　　　　　　　　　　　　　　　图 3－4－2B

【CT 征象】　增强扫描示鞍上池及环池条状、片絮状强化影,环池及鞍上池形态较窄,边缘轮廓欠光整(图 3－4－2A),双侧大脑半球内多个散在的粟粒状强化影(图 3－4－2B)。

【重要征象】　基底池脑膜增厚、强化,皮髓交界区多发粟粒结节。

【CT 拟诊】　① 结核性脑膜炎。② 其他感染性脑膜炎。③ 正常软脑膜强化。

【最终诊断】　活动性结核性脑膜炎。

【评　　述】　中枢神经系统结核感染多继发于肺结核,感染途径几乎都由结核菌血液播散而来,是最严重的肺外结核,也是结核病最主要的致死原因。颅内结核病有三种情况:① 结核性脑膜炎。② 脑实质结核,包括结核性脑炎、结核结节、结核性脑脓肿和结核瘤。③ 混合性颅内结核,脑实质结核和结核性脑膜炎同时存在。活动性结核性脑膜炎是颅内最常见的结核病。

CT 表现　(1)直接征象:① 平扫示脑基底池、大脑外侧裂池密度增高,系由黏稠的胶样渗出液使脑池阻塞所致;增强扫描示脑池区强化,主要见于脑基底池,显示出阻塞性脑池轮廓,大脑凸面脑膜亦可强化。② 脑实质内的散在粟粒状结节,平扫为等密度,增强扫描为高密度。(2)间接征象:① 结核灶周围脑水肿。② 交通性或梗阻性脑积水。③ 继发于脑膜炎血管痉挛的脑梗死、出血,最常见于大脑中动脉供血区。

鉴别诊断　① 正常软脑膜强化:应与早期较轻的结核性脑膜炎病变鉴别;正常情况下,软脑膜可有某些强化,但厚度小于 0.1 cm,且光滑而呈非连续的线样,除海绵窦外,较少出现在脑基底部。② 其他感染性脑膜炎:如细菌性、霉菌性及病毒性脑膜炎,与结核性脑膜炎相比相对较少见,单凭 CT 表现难以鉴别,但病毒性脑膜炎脑实质内常有斑片状病灶,确诊必须结合临床资料。本例有肺结核病史,CT 显示有脑基底池脑膜强化,脑实质内粟粒状病灶;脑脊液培养出结核杆菌,则可确诊。因此,结核性脑膜炎与其他致病菌引起的脑膜炎相鉴别时,脑脊液细菌培养对诊断与鉴别诊断具有重要的意义。

例3　额顶叶结核瘤

【病史摘要】　男性,27岁。头痛伴癫痫发作半年。

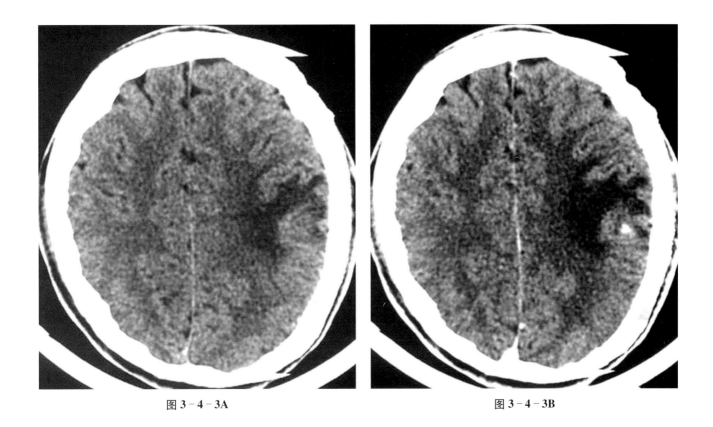

图3-4-3A　　　　　　　　　　　　　　　　图3-4-3B

【CT征象】　平扫示左额顶叶片状低密度区(图3-4-3A);增强扫描低密度区见小结节状强化影,其内侧见大片状低密度水肿区,占位效应不明显(图3-4-3B)。

【重要征象】　皮髓交界区,小结节大水肿病变,小结节明显强化。

【CT拟诊】　① 炎性肉芽肿。② 神经元及混合神经元-胶质肿瘤。③ 低级别胶质瘤。

【病理诊断】　额顶叶结核性肉芽肿。

【评　　述】　结核性肉芽肿亦称结核瘤,是颅内常见的肉芽肿性病变,多见于大脑皮质,60%为多发,结核瘤在病理上为结节状,呈黄白色,质地较硬,中心有干酪样坏死及钙化,病灶周围水肿明显。

CT表现　① 平扫结核瘤呈结节状或圆形等密度、略高密度或高密度影,早期病变本身不易显示,高密度影多见于结核瘤后期,结节病灶仅1%~6%有钙化。② 病灶周围可见低密度水肿带,但在结核瘤后期,则水肿消退。③ 增强扫描一般呈结节状强化或环状强化,环状强化者中心为低密度,低密度影中有时出现点状钙化或强化,呈靶征,病灶已钙化者则不强化。

鉴别诊断　① 低级别胶质瘤:弥漫性星形细胞瘤和少突胶质细胞瘤均可以发生钙化,后者发生率更高,且以弧形钙化多见,另外,本例病灶本身与水肿不成比例,与低级别胶质瘤常见表现不符。② 神经元及混合神经元-胶质肿瘤:胚胎发育不良性神经上皮瘤和节细胞胶质瘤最常见,前者钙化率没有后者高,两者周围水肿无或轻度水肿,增强扫描前者大多不强化,后者可以轻度至明显强化。

例4 病毒性脑炎

【病史摘要】 男性,46岁。发热9天,意识不清伴频繁抽搐3天。

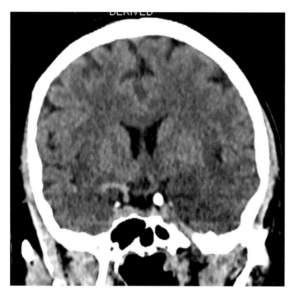

图 3-4-4A

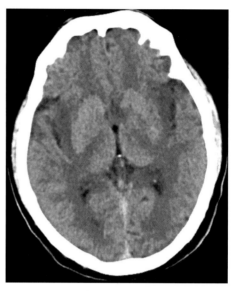

图 3-4-4B

【CT及MRI征象】 CT平扫示双侧颞叶、岛叶片状稍低密度影,边界模糊,局部脑沟变窄(图3-4-4A、B)。MRI T2-FLAIR(液体衰减反转恢复序列)显示双侧病变位于颞叶海马及岛叶,并较对称分布(图3-4-4C)。

【重要征象】 双侧边缘叶稍低密度影,刀切征(与豆状核分界清晰)。

【CT拟诊】 ①病毒性脑炎。②弥漫性星形细胞瘤。③自身免疫性脑炎。④副肿瘤性边缘性脑炎。⑤缺血缺氧性脑病。

【最终诊断】 单纯疱疹病毒性脑炎。

【评 述】 病毒感染所致的脑炎分为先天性感染和后天性感染两大类。后者主要有单纯疱疹病毒Ⅰ型脑炎、带状疱疹病毒脑炎等。单纯疱疹病毒Ⅰ型脑炎好发于单侧或双侧(20%~50%)颞叶、脑岛及额叶眶部。病毒性脑炎在CT上可无异常表现,当出现异常密度时亦多无特异性,诊断必须密切结合临床。

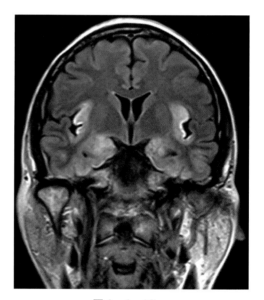

图 3-4-4C

CT表现 ①平扫示脑实质单发或多发斑片状或大片状低密度区,单纯疱疹病毒Ⅰ型脑炎50%伴有出血,其边缘模糊。②可有占位效应,但多较轻。③增强扫描多数有斑片状或脑回状强化,脑膜受累者可出现脑膜强化。

鉴别诊断 ①缺血缺氧性脑病(HIE):成人发病多累及大脑皮质、基底节及丘脑;双侧多对称分布,本例病变主要累及双侧颞叶及岛叶,范围略局限,临床病史也不支持HIE诊断。②副肿瘤性边缘性脑炎:多见于小细胞肺癌,以边缘叶受累最常见,大多数为双侧对称性受累,临床以边缘系统受累症状为主,不伴发热。③自身免疫性脑炎:绝大多数容易累及边缘系统,如颞叶、岛叶等,病变边界不清,临床很少表现为发热。④弥漫性星形细胞瘤:好发在额颞岛叶,边界不清,不会出现"刀切征",临床多以头痛、癫痫为首发症状,慢性起病。

例5 脑先天性感染

【病史摘要】 男性,13个月。反应差,不能应答,两眼凝视,四肢肌张力增强。

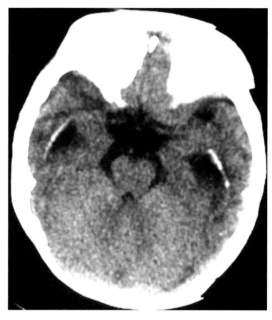

图 3 - 4 - 5A

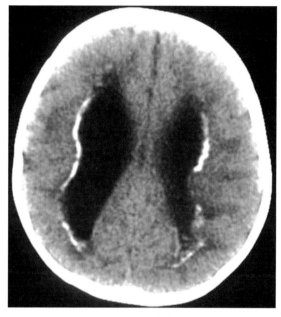

图 3 - 4 - 5B

【CT征象】 平扫示双侧侧脑室明显扩大,脑室壁室管膜广泛钙化,呈线状和虚线状;双侧侧脑室体部旁见多发斑片状低密度区(图 3 - 4 - 5A、B)。

【重要征象】 双侧侧脑室明显扩大,室管膜下条带状钙化。

【CT拟诊】 ① 脑先天性感染。② 化脓性室管膜炎。③ 结节性硬化。

【最终诊断】 脑先天性感染。

【评 述】 脑先天性感染可称为TORCH综合征,是指孕妇孕期感染弓形虫、梅毒螺旋体、带状疱疹、风疹病毒、巨细胞病毒及单纯疱疹病毒等几种常见的病原体,病原体经胎盘感染胎儿,造成脑组织损害,临床表现为中枢神经系统功能障碍或智力低下的一组感染综合征。在感染早期,炎症引起基底核、丘脑区血管损害,导致室管膜下坏死、囊变和神经胶质增生,继而发生室管膜下钙化。随着病程进展,在基底核、丘脑区血管病变周围以及缺血损伤的室管膜下、脑白质中出现钙质沉积。巨细胞病毒感染患儿颅内钙化达40%。脑组织是TORCH感染的共同易损器官,CT表现有其共同特征性,典型CT表现可提示诊断,但各种病因的鉴别诊断有赖于血清学检查。

CT表现 ① 室管膜下线条状钙化和(或)脑实质斑片状钙化。② 侧脑室旁或灰白质交界处为斑片状或小圆形低密度区,边缘欠清楚,增强扫描边缘可有不规则强化。③ 脑室系统扩张,系因脑积水所致,亦可是脑发育不良的结果。④ 脑发育不良或脑萎缩,表现为脑沟、脑池增宽,脑室扩大。⑤ 伴脑先天畸形如小头畸形、脑裂畸形、多小脑回畸形等。

鉴别诊断 ① 结节性硬化:室管膜下可发生钙化,但钙化常呈结节状或斑块状,边缘清楚,直径在10 mm以下,多突入侧脑室内,且临床上有皮肤皮脂腺瘤或其他部位肿瘤,如视网膜错构瘤、肾脏错构瘤、肝脾血管瘤等,而TORCH综合征感染的钙化为点状或弧状。② 化脓性脑膜炎并发室管膜炎:出现在化脓性感染的晚期,临床上曾有明显的发热等病史,抗感染治疗有效。

(本例图片由南京市儿童医院CT室提供)

例6　脑囊虫病(活动期)

【病史摘要】　女性,45岁。右眼视物不清2个月余,两颞部皮下结节,眼底检查发现视网膜下囊虫结节。

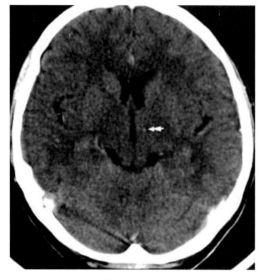

图 3 - 4 - 6A

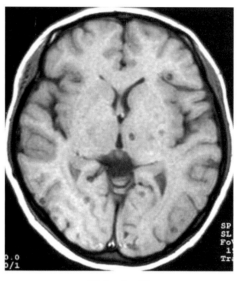

图 3 - 4 - 6B

【CT 及 MRI 征象】　CT 增强扫描示左侧丘脑小点状稍高密度影(箭头),其外侧见一小弧形低密度影(图 3 -4 -6A);MRI T1WI 示左侧丘脑小圆形低信号病灶,直径约0.4 cm;两侧枕叶、左额叶、左颞叶亦可见多个小圆形 T1WI 低信号、T2WI 高信号,内部见点状 T1WI、T2WI 低信号影,而整体呈"靶征"(图 3 -4 -6B、C)。

【重要征象】　脑内多发点状小结节影(头节)。

【CT 拟诊】　① 脑囊虫病(活动期)。② 转移瘤。③ 血管母细胞瘤。④ 腔隙性脑硬死。

【最终诊断】　脑囊虫病(活动期)。

【评　　述】　脑囊虫病是食入猪肉绦虫的囊尾蚴,经血行播散寄生于脑组织内形成。根据囊虫所在的部位可分为脑实质型、脑室型、软脑膜型和混合型。Martinez 将脑囊虫病分为活动期、退变期及非活动期。脑实质型脑囊虫病在活动期一般呈多发性小囊肿,大小一致,直径为0.4~1.0 cm。活动期囊虫具有囊腔、囊壁及头节,CT 仅能显示部分病变,而 MRI 检出

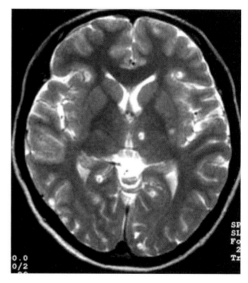

图 3 - 4 - 6C

病变的敏感性高于CT,"靶征"是其特征性影像表现,故 MRI 是活动期脑囊虫的首选影像检查方法。

CT 表现　① 脑实质型多位于皮层或皮髓交界区,直径为 0.3~0.6 cm 的小囊肿,为多发性,一般不能显示囊壁。② 囊内可见小点状影,即头节,直径为 0.1~0.3 cm,密度高于囊腔而呈高密度。③ 囊腔周围基本上无脑水肿。④ 增强扫描病灶头节和囊壁可强化。

鉴别诊断　① 腔隙性脑梗死:好发中老年人,CT 多呈低/稍低密度影,密度相对均匀,增强扫描多不强化,本例病变内部点状强化可用于鉴别两者。② 血管母细胞瘤:幕上发生率低于幕下,以大囊小结节多见,壁结节多位于一侧,本例囊腔体积太小,结节位于中央,容易鉴别。③ 转移瘤:多发,皮髓交界,环状强化,水肿较重,与本例多发病灶的 CT 表现不符。

例 7　脑囊虫病(非活动期)

【病史摘要】　男性,47 岁。曾有脑囊虫病史 10 年,现有头痛。

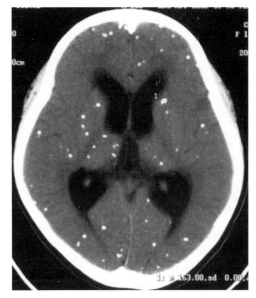

图 3 - 4 - 7A　　　　　　　　　　　　　　图 3 - 4 - 7B

【CT 征象】　平扫示脑实质内多发散在的小圆形钙化影,最大者直径约 3 mm,边缘光滑、锐利,病灶周围未见水肿(图 3 - 4 - 7A);增强扫描脑实质未见异常强化病灶,双侧脑室对称性扩大、积水(图 3 - 4 - 7B)。一年后复查,钙化灶变化不明显,脑积水征象加重(图 3 - 4 - 7C)。

【重要征象】　脑实质内多发钙化结节。

【CT 拟诊】　① 脑囊虫病(非活动期)。② 其他原因的脑内钙化。

【最终诊断】　脑囊虫病(非活动期)。

【评　　述】　脑囊虫病的非活动期,囊虫早已死亡,异体蛋白引起的宿主反应亦已消失,唯有脑实质内存在钙化。其钙化点直径为 2~10 mm,一般在 5 mm 以下;亦可为巨大钙化斑,可能是多个囊虫钙化融合所致。但此期可与退变期、死亡期同时存在。

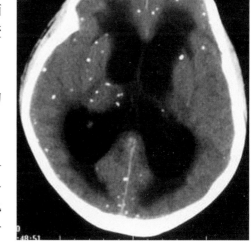

图 3 - 4 - 7C

　CT 表现　① 脑内小圆形钙化,散在分布,病灶周围无水肿。② 少数钙化位于蛛网膜下腔,影响脑脊液吸收而导致交通性脑积水。

　鉴别诊断　成人脑实质内多发、散在钙化,可为生理性或病理性。生理性钙化发生在基底核(特别是苍白球)、松果体、脉络膜丛、大脑镰及小脑齿状核等处,成人脑血管亦可有钙化。病理性钙化可见于:① 家族性疾病,如结节性硬化,其钙化 90% 在脑室旁,10% 在脑实质内。② 代谢性和内分泌性疾病,如甲状旁腺功能低下、基底核钙化症、Fahr 病,其钙化以两侧基底核或小脑齿状核为主,形态不规则。③ 感染性疾病,如 TORCH 综合征、细菌感染或病毒感染,其钙化多发生在大脑凸面及脑室内,呈线状、虚线状或条状。④ 血管性疾病,如颅内动脉瘤和动静脉畸形等。一般均较易与脑囊虫病相鉴别。

例8　脑血吸虫病

【病史摘要】　男性,42岁。头痛1个月。

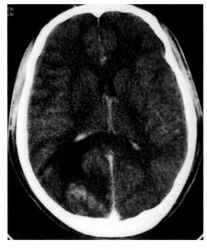 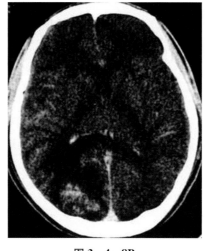 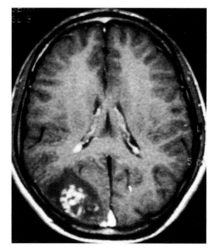

图3-4-8A　　　　　　　　图3-4-8B　　　　　　　　图3-4-8C

【CT及MRI征象】　CT增强扫描示右枕叶大片"指套状"低密度影,其中近皮层部见结节状明显强化病灶,但病灶似为多数小结节融合而成簇状(图3-4-8A),延迟5分钟扫描病灶强化更加明显(图3-4-8B)。MRI T1WI增强扫描示病灶与CT增强扫描相似,呈多个小结节融合的团块,周围水肿明显(图3-4-8C)。

【重要征象】　皮层下多发局部融合簇状结节,强化明显,周围水肿明显。

【CT拟诊】　① 脑血管畸形。② 少枝胶质细胞瘤。③ 脑血吸虫病。④ 脑结核瘤。⑤ 脑炎。

【病理诊断】　脑血吸虫病。

【评　　述】　脑型血吸虫病多见于成年人,患者多来自疫区或有疫水接触史。血吸虫通常寄生于门静脉系统,若成虫寄居或虫卵肉芽肿病变发生于门静脉系统以外,称为异位血吸虫病。血吸虫病异位损害中以脑部损害较为常见,称为脑型血吸虫病。其发病率占血吸虫病的1.74%~4.29%。

CT表现　根据影像学特征及病理学改变将脑血吸虫病分为四型。① 多发小结节型:CT平扫呈低密度影,增强扫描可见多发明显强化不规则或小结节影,呈"满天星"征象。② 单发大结节型:增强扫描呈明显强化大结节,在CT延迟增强扫描可见多个强化小结节互相融合、堆积而成。③ 混合结节型:增强扫描可见强化大结节周围散在多个小结节。④ 环状强化结节型:增强扫描呈多发环状强化小结节,直径约1.0 cm。其中多发小结节型、混合结节型及环状强化结节型对抗血吸虫治疗反应良好。融合大结节型吡喹酮治疗后吸收较慢,需要增大剂量或复治,必要时需手术干预。

鉴别诊断　① 脑炎:CT表现为不规则的边界模糊的低密度或混杂密度影,增强扫描为不规则斑点状或脑回样强化,血清免疫学检查为阴性有助鉴别。② 脑结核瘤:多位于基底节区以及大脑半球,增强扫描常呈多发小结节状强化或环状强化,出现较典型的"靶征",脑水肿明显,常伴基底池、脑表面脑膜的强化,脑积水及脑梗死。③ 少枝胶质细胞瘤:平扫时病灶内常有钙化,增强扫描呈单个结节或肿块状,表面相对较光整,占位效应相对较轻。④ 脑血管畸形:平扫时病灶多呈均匀等密度或稍高密度,常有点状、斑片状或条状钙化,增强扫描病灶呈结节状或不规则团块状,可有强化的条状血管影,但通常不表现为多发小结节融合状,除非病灶内有新鲜出血,否则通常病灶周围无水肿。

(李建瑞　张志强)

第五节 颅脑损伤

例1 颅骨骨折

【病史摘要】 男性,60岁。车祸致头外伤。

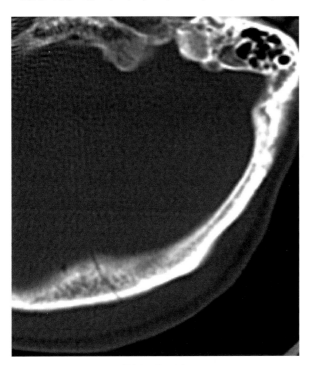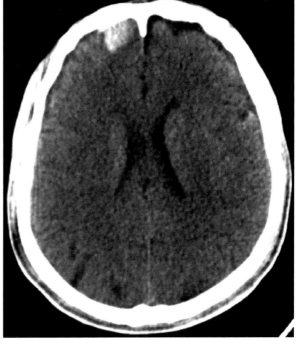

图 3-5-1A   图 3-5-1B

【CT征象】 枕骨左侧线样低密度影(图3-5-1A),边缘清晰、锐利;右额叶团块状高密度影,周围伴薄环状水肿带影(图3-5-1B)。

【重要征象】 枕骨左侧骨质断裂,右额叶团片状高密度影。

【CT拟诊】 枕骨左侧骨折,伴右额叶对冲性脑挫裂伤。

【最终诊断】 枕骨左侧骨折,伴右额叶对冲性脑挫裂伤。

【评 述】 颅骨骨折在头颅外伤中比较常见,通常按骨折是否与外界相通分为闭合性骨折和开放性骨折,亦可按骨折的形态分为线状骨折、凹陷骨折、粉碎骨折、洞形骨折、穿通骨折和颅缝分离,而按其部位可分为颅盖骨骨折和颅底骨折。各类骨折可并存。

CT表现 (1)直接征象:① 颅骨连续性中断,多呈线样,无明显错位。② 骨折明显成角、错位或分离。(2)间接征象:① 颅内积气高度提示颅骨骨折,脑脊液鼻漏则高度提示颅底骨折,观察颅内积气时注意调整窗宽、窗位。② 硬膜外血肿,绝大多数情况下伴随颅骨骨折。③ 受力点附近出现蛛网膜下腔或硬膜下血肿,大多伴有颅骨骨折。④ 脑挫裂伤,半数情况下会伴有颅骨骨折。

颅骨骨折常不单纯有骨折征象,多数会引起一系列颅脑损伤:① 受力点处骨折无明显错位,需要注意有无对冲性脑挫裂伤、蛛网膜下腔出血和(或)硬膜下血肿。② 受力点处骨折明显成角、错位或分离,多数会伴随明显的蛛网膜下腔出血、硬膜下血肿/硬膜外血肿,不伴随对冲性脑挫裂伤。

鉴别诊断 颅骨线样骨折需与板障静脉、正常颅缝及颅缝分离相区别;正常颅缝有固定的位置,而且两侧对称。血管沟仅见于颅骨内板。颅缝分离大多见于儿童,以人字缝最多见。若一侧宽度超过2 mm或两侧相差超过1 mm,即可诊断。

例 2　脑挫裂伤

【病史摘要】　男性,43 岁。高处坠落致短暂意识不清伴头痛 2 天。

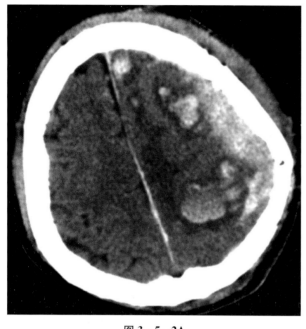
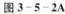

图 3-5-2A

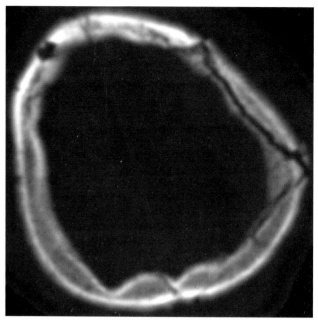

图 3-5-2B

【CT 征象】　左额顶骨见骨质断裂不连,局部颅板下方见梭形高密度影,周围皮下软组织肿胀;左额顶叶见多发结节样、团片样高密度影,周围见低密度影环绕;部分脑沟、脑池内见线样高密度影(图 3-5-2A、B)。

【重要征象】　颅骨骨质断裂,邻近脑组织多发高密度,硬膜下高密度影。

【CT 拟诊】　左额顶叶多发脑挫裂伤伴血肿形成,左额顶部硬膜外血肿,蛛网膜下腔出血,左额顶骨骨折,周围软组织肿胀。

【最终诊断】　脑挫裂伤伴硬膜下血肿、颅骨骨折。

【评　述】　外伤性原发性脑内疾病根据致伤机制和受伤部位不同,一般分为脑震荡、脑挫裂伤、外伤性脑内血肿、穿通性脑外伤以及弥漫性轴索损伤五大类。脑挫裂伤是指颅脑外伤所致脑组织的器质性损伤,常发生于暴力打击的部位和对冲部位,常因脑组织变形和剪应力损伤引起,以挫伤和出血为主。严重者出血较多,超过 15 ml,可形成脑内血肿。伴有脑皮质血管和软脑膜撕裂时,可有蛛网膜下腔出血。脑挫伤脑内血肿的病理表现可分为三期:早期(数日),以出血为主,伴脑水肿和脑梗死;中期(数日至数周),出血区液化,逐渐由瘢痕组织修复,蛛网膜粘连于脑组织;晚期(数月后),小病灶由瘢痕修复,大病灶可液化形成囊腔。

CT 表现　脑挫伤血肿依其病理改变及受伤后时间不同,CT 表现亦不相同。早期 CT 表现:① 大多数脑损伤区呈低密度影,其内掺杂散在点片状高密度出血影。② 脑内血肿呈明显高密度改变。③ 水肿和出血导致同侧侧脑室受压,中线结构移位。④ 常合并有蛛网膜下腔出血,脑池、脑沟密度增高。⑤ 可合并存在脑梗死。中晚期 CT 表现:脑损伤区密度逐渐降低,最终形成脑软化灶,与脑脊液密度接近。

鉴别诊断　颅骨骨折需要与板障静脉相区别,颅内出血需要与血管畸形、高血压脑出血、脑淀粉样血管病等鉴别,结合影像和外伤史,一般鉴别诊断不难。

例 3　弥漫性轴索损伤

【病史摘要】　男性,57 岁。车祸后意识不清 2 小时。

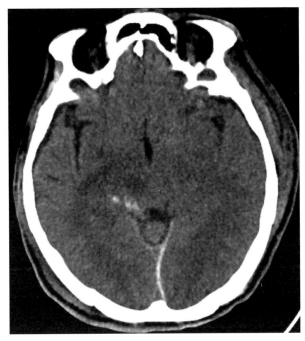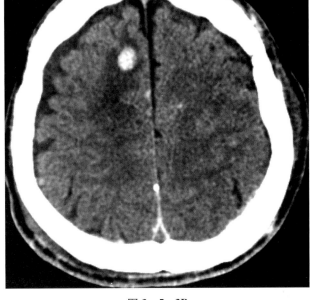

图 3－5－3A　　　　　　　　　　　　　　图 3－5－3B

【CT 征象】　中脑背侧、双侧额叶多发条片状高密度影,周边环绕少许低密度影。双顶叶脑沟及大脑纵裂池见条状高密度影(图 3－5－3A、B)。

【重要征象】　脑干、皮层及侧脑室旁多发出血灶。

【CT 拟诊】　① 弥漫性轴索损伤伴蛛网膜下腔出血。② 多发海绵状血管瘤。

【最终诊断】　弥漫性轴索损伤伴蛛网膜下腔出血。

【评　　述】　弥漫性轴索损伤指头部受到外力作用后产生旋转加速度,使脑组织内部发生剪切力作用,导致以脑白质轴索弥散性损伤为主要特征的一种脑组织损伤;好发生在皮髓质交界区、基底核区脑白质及胼胝体、脑干、小脑等区域。该病症状严重,临床预后差,典型表现是伤后立即出现长时间、深度的意识障碍,常呈植物状态生存或早期死亡。

CT 表现　① 脑内散在多发点、片状出血,以皮髓交界区、深部白质、胼胝体、皮层下核团及脑干为特征;急性期占位性效应轻,直径小于 2 cm。② 常合并蛛网膜下腔或脑室内出血。③ 弥散性脑肿胀,灰白质界限不清。④ 病情严重,CT 未见明显异常者应行头颅 MRI 检查。

鉴别诊断　多发海绵状血管瘤,脑内任何部位均可出现,CT 可呈高密度,但因病灶反复出血,密度不均,且本例双侧脑室后角积血在海绵状血管瘤上不会出现,因此结合病史,鉴别诊断不难。

例4　颅骨骨折伴硬膜外血肿

【病史摘要】　男性,45岁。头部外伤1小时,受伤当时意识丧失,约10分钟后清醒。

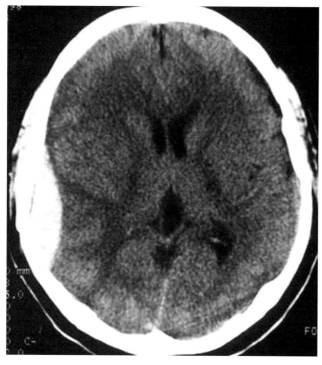 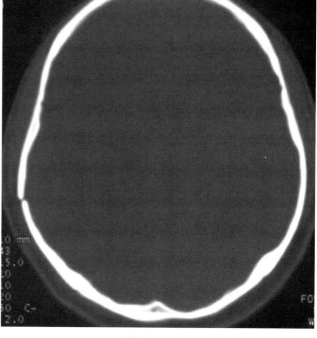

图3-5-4A　　　　　　　　　　　　　图3-5-4B

【CT征象】　平扫示右颞部颅骨内板下双凸形高密度区,最厚处约9mm,边缘清楚、锐利,局部脑沟、脑回受压向内移位,中线结构轻度左移(图3-5-4A);骨窗示右颞骨连续性中断(图3-5-4B)。

【重要征象】　颅骨骨质断裂,邻近颅板下梭形高密度。

【CT拟诊】　①右颞骨骨折,右颞部硬膜外血肿。②右颞骨骨折,右颞部硬膜下血肿。

【最终诊断】　右颞骨骨折,右颞部硬膜外血肿。

【评　　述】　硬膜外血肿是指外伤后在硬脑膜与颅骨之间发生的出血,约占各种颅脑外伤血肿的1/3。大多数硬膜外血肿是骨折引起脑膜中动脉破裂所致,少数为静脉窦破裂所致。硬膜外血肿基本上均与直接的暴力外伤有关。临床上部分病例有典型的意识障碍表现:在头部外伤后发生原发性昏迷,中间意识清醒(好转),继发性昏迷。硬膜外血肿CT表现特殊,呈颅骨内板下局限性双凸形高密度影,此征与硬脑膜的解剖特点有关,因硬脑膜外层(即颅骨的外骨膜)紧贴于颅骨内板,特别是骨缝处粘贴更为紧密,正常时不存在硬膜外间隙,故硬膜外出血则血肿较为局限,呈双凸形。

CT表现　①颅骨内板下双凸形高密度区,血肿内可见气泡,边界锐利。②常伴有骨折。③较局限,通常不越过颅缝。④占位效应较轻。

鉴别诊断　急性硬膜下血肿有时亦可呈双凸形高密度影,与硬膜下血肿相鉴别较难,通常硬膜下血肿范围较广,常越过颅缝,占位效应明显,有助于区别。本例CT征象为右颞骨内板下双凸形高密度影,伴有骨折,加之有头部外伤史和典型的意识障碍表现,诊断不难。脑外伤常合并多种损伤形式,注意不要漏诊。

例5 急性硬膜下血肿

【病史摘要】 男性,70岁。头部外伤2天。

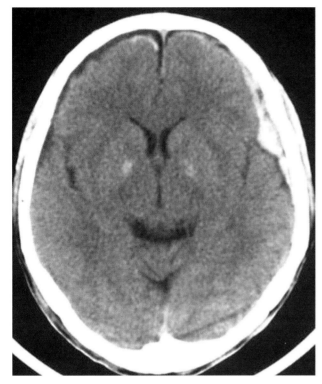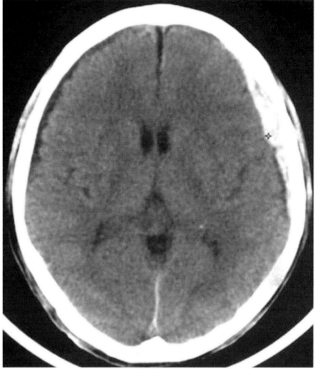

图3-5-5A
图3-5-5B

【CT征象】 平扫示左额颞部颅骨内板下新月形高密度影,邻近脑实质受压(图3-5-5A、B)。

【重要征象】 颅板下新月形高密度影。

【CT拟诊】 ① 硬膜下血肿。② 硬膜外血肿。

【最终诊断】 左额颞部急性硬膜下血肿。

【评　述】 硬膜下血肿发生于硬脑膜与蛛网膜之间,为脑外伤较常见的一种病变。多见于冲击伤,着力点对侧暴力冲击引起皮质桥静脉撕裂、出血,形成血肿。由于蛛网膜无张力,血肿范围较广,形状多呈新月形。血肿可骑跨颅缝,但不跨越大脑镰。根据血肿形成的时间及临床表现可将硬膜下血肿分为急性、亚急性及慢性三型。急性硬膜下血肿的病情多较重,而且发展迅速,颅高压、脑受压及脑病症状出现早,但常缺乏局部定位体征。

CT表现 ① 颅骨内板下新月形影,几乎均为高密度,但严重贫血者或蛛网膜破裂,脑脊液进入血肿者为等密度或低密度。② 血肿范围较广,可超越颅骨缝,甚至可覆盖一侧整个大脑半球。③ 半数并发脑挫伤,少数与硬膜外血肿并存。④ 占位效应较明显。

鉴别诊断 硬膜外血肿:常为颅骨内板下梭形高密度;血肿较局限,一般不跨越颅骨缝;常有颅骨骨折,有时有硬膜外积气;占位效应相对较轻;并发脑挫伤者较少见。

例6　慢性硬膜下血肿

【病史摘要】　男性,66岁。头痛1个月,伴右侧肢体肌力差。

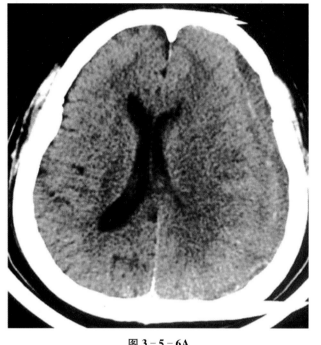

图 3－5－6A

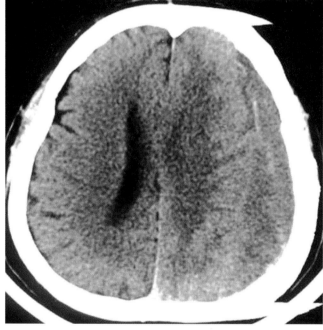

图 3－5－6B

【CT征象】　平扫示左颞顶部颅骨内板下新月形混杂低密度区,其中有一自前向后的高密度条状影将其分成两部分,其密度不完全相同;局部脑沟、脑回受压向健侧移位,左侧脑室受压变小,中线结构向右移位(图3－5－6A、B)。

【重要征象】　颅板下弧形、新月形混杂低密度影。

【CT拟诊】　① 慢性硬膜下血肿。② 硬膜下积脓。③ 硬膜下积液。

【最终诊断】　颞顶部慢性硬膜下血肿。

【评　　述】　慢性硬膜下血肿是指出血期龄3周以上的血肿,常是外伤性亚急性硬膜下血肿的延续,但也有部分慢性硬膜下血肿无明显外伤史,其并非由急性硬膜下血肿演变而来,而是由脑表面桥静脉撕裂,血液缓慢溢入硬脑膜下腔所致。该类血肿常较大,可掩盖整个大脑半球;多见于脑萎缩、脑表面间隙增大的老年人,发病隐匿,表现为渐进性意识程度降低、头痛头昏等;影像发现时多已范围较大。随着时间的推移,硬膜下血肿周边可形成纤维膜,血肿液化后形成囊肿,囊内含蛋白质,渗透压增高,脑脊液从蛛网膜下腔渗入囊内;加上被膜血管的血浆渗入,进一步增加了囊内渗透压,血肿体积不断增大,可呈梭形。

CT表现　慢性硬膜下血肿由于形成时间不同,形态和密度各异。① 典型血肿多呈新月形或梭形,常形成于伤后1~2个月。② 多呈低密度,但也可因再次出血而致使密度改变复杂化,并视血肿大小、溶解和吸收不同以及脑脊液和血浆渗入的多少而异,或为均一或为混杂密度,部分患者检查时血肿可呈等密度,注意观察受挤压内移的脑皮层,以免发生漏诊。

本例慢性硬膜下血肿隐约可见两种密度,内侧密度较外侧更低,中间有一不规则高密度包膜,可能系不同次硬膜下出血所致。

鉴别诊断　① 硬膜下积液:均匀低密度,边界清晰,多对称分布,增强扫描无强化。② 硬膜下积脓:脓液密度偏高,可混杂,增强扫描邻近脑膜明显强化。

例7 硬膜下水瘤(积液)

【病史摘要】 女性,71岁。车祸致头部外伤5小时,头痛、恶心。

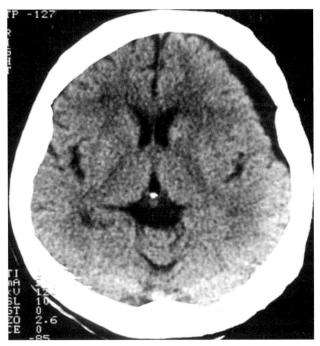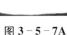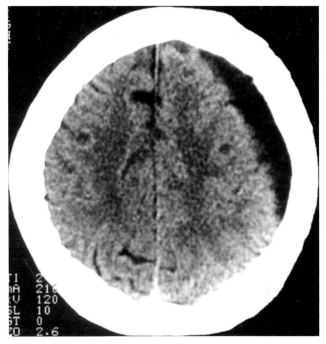

图 3 - 5 - 7A   图 3 - 5 - 7B

【CT 征象】 左侧额顶部颅骨内板下见新月形水样密度区,左侧额顶叶脑实质受压,脑沟消失,左侧脑室轻度变小,中线结构略向右移位(图 3 - 5 - 7A、B)。

【重要征象】 颅板下新月形脑脊液样密度。

【CT 拟诊】 ① 硬膜下水瘤。② 慢性硬膜下血肿。③ 脑萎缩。

【最终诊断】 左额顶部硬膜下水瘤(积液)。

【评　述】 硬膜下水瘤(积液)是指由于各种原因如外伤引起蛛网膜撕裂,脑脊液流入硬膜下腔所致,占颅脑外伤的 0.5%～1%。根据其病程不同,可分为急性、慢性两种类型。急性型在伤后数小时或数日内形成,较少见;慢性型在伤后数月甚至数年后形成,相对比较多见。硬膜下水瘤的形成机制尚不清楚,一般认为是蛛网膜破裂并形成活瓣,脑脊液进入硬膜下腔而不能回流,也有学者认为这是软脑膜囊肿。外伤后的积液常发生在老年人和儿童,双侧多见。

CT 表现 ① 硬膜下水瘤位于颅骨内板下,呈新月形。② 密度较均匀一致,接近脑脊液密度。③ 脑实质受压。④ 无或只有轻微的占位征象。

鉴别诊断 ① 脑萎缩:老年性脑萎缩表现为双侧对称,外伤性脑萎缩局限于单脑叶,脑回变窄、脑沟增宽,邻近蛛网膜下腔增宽。② 慢性硬膜下血肿:因血肿内蛋白质含量高,其CT值常高于脑脊液,且血肿有时可看到沉淀现象,有时可见纤维包膜,增强扫描可强化。

(王燕平　李建瑞　张志强)

第六节 颅脑先天性发育不全

例1 脑膜膨出

【病史摘要】 女性,7岁。出生时即发现顶部包块。

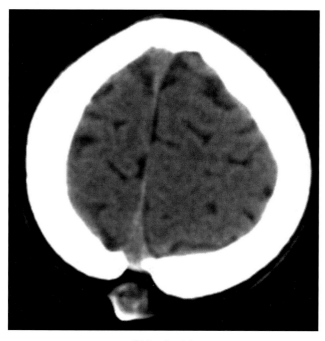

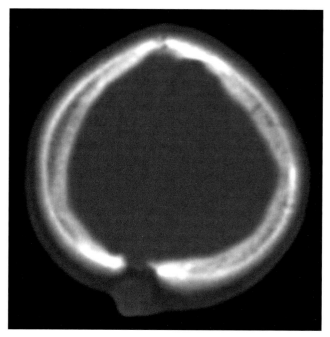

图 3-6-1A   图 3-6-1B

【CT征象】 平扫示顶部囊袋状等密度影,邻近顶骨不连续,病灶与骨质缺损处关系密切(图3-6-1A、B)。

【重要征象】 颅骨局部缺损,脑脊液样密度影通过缺损处突出颅外。

【CT拟诊】 ① 脑膜膨出。② 脑膜脑膨出。③ 颅骨膜血窦。

【最终诊断】 顶部脑膜膨出。

【评　　述】 颅裂畸形是指颅内结构通过颅骨缺损处向外突出,可分为四种类型:① 脑膜膨出:膨出物仅含脑膜与脑脊液。② 脑膜脑膨出:脑组织随之膨出,但不含脑室成分。③ 积水性脑膨出:脑室的一部分与脑膨出的腔相通。④ 囊性脑与脑膜膨出:脑与脑室膨出,在硬脑膜与脑组织间有囊腔。脑膜膨出的好发部位依次为枕部(占70%)、顶部(占10%)、额上部(占10%)、颅底部(占10%)。常并发一些畸形,如胼胝体发育不良、Chiari畸形、灰质异位、Dandy-Walker畸形等。大脑凸面的脑膜(脑)膨出易为产前检查发现。相比更为隐匿的是发生于前颅窝突入筛窦的脑膜(脑)膨出,诊断时需注意。

CT表现 颅裂畸形:① 颅骨缺损。② 膨出的囊呈脑脊液密度。③ 膨出的脑组织呈软组织密度。④ 脑室受牵拉而变形、移位或与囊腔相通。⑤ 并发畸形时,有相应的CT表现。脑膜膨出常见上述CT表现中的①和②两项,不存在③和④项。

鉴别诊断 ① 颅骨膜血窦:好发于顶部近中线区,男性多见,肿块短期内可增大、变硬、疼痛。肿块可随体位及颅内压的变化而变化,直立或坐位时肿块缩小甚至消失。CT表现为颅骨外头皮下均匀的软组织密度肿块,增强扫描肿块均匀或不均匀明显强化,骨质缺损为类圆形孔状及点状。② 脑膜脑膨出:本例半月形低密度影自缺口处向后突出,呈脑脊液密度,无软组织密度区,有助于排除脑膜脑膨出。

例2 Chiari畸形(Ⅰ型)伴发脊髓空洞症

【病史摘要】 女性,63岁。双手麻木伴有阵发性头晕10年,加重2周。

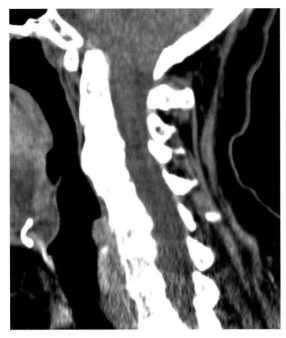 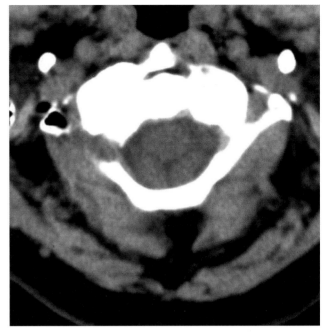

图3-6-2A 图3-6-2B

【CT征象】 平扫示小脑扁桃体下缘变尖并向下疝入颈椎管内,颈髓内见条形低密度影(图3-6-2A),轴位显示小脑扁桃体疝入导致枕骨大孔增宽(图3-6-2B)。

【重要征象】 小脑扁桃体位置低,下疝入颈椎管内,脊髓中央条状低密度影。

【CT拟诊】 ①Chiari畸形(Ⅰ型)。②Chiari畸形(Ⅱ型)。③脊髓空洞症。

【最终诊断】 Chiari畸形(Ⅰ型)伴发脊髓空洞症。

【评 述】 Chiari畸形又称小脑扁桃体下疝畸形,为脑桥、延髓和小脑先天发育异常,其特点为小脑扁桃体及小脑蚓部疝入颈椎管内。脑桥与延髓扭曲延长,部分延髓亦下移。常合并颅底、枕骨大孔区畸形及脊膜脊髓膨出。Chiari畸形分为四种类型:①Ⅰ型:最常见,小脑扁桃体下移,疝入颈椎管内,其长度超过5mm者具有诊断价值,第四脑室不下移,20%~73%的病例并发脊髓空洞症,20%~25%的病例伴发脑积水。②Ⅱ型:为复杂畸形,不仅小脑蚓部、扁桃体和延髓向下疝入颈椎管内,第四脑室变长下移,部分或全部进入颈椎管内,而且还有颅骨、硬脑膜、脑实质、脑室、脑池的变化,如脑膜膨出、脊髓脊膜膨出、脑积水等。③Ⅲ型:为Chiari Ⅰ型加脑膨出。④Ⅳ型:罕见,伴小脑发育不全,可能不单独存在。

CT表现 Ⅰ型:①CT可显示扁桃体下疝,在椎管上端可见两个软组织影,后方呈新月形,为下疝的小脑扁桃体,前方者为延髓或颈髓上段,延髓稍粗,连续多个层面综合分析或矢状重组,可以大致区分延髓与颈髓。②合并有较难显示的脊髓空洞症,只有当脊髓空洞较明显并采用高分辨扫描时,可见脊髓中心低密度影。

鉴别诊断 ①脊髓空洞症:CT典型表现为条带状、管状低密度影,与正常脊髓分界清晰,增强扫描多无强化。脊髓空洞可分为两类,一类是伴Chiari畸形的脊髓空洞,另一类是不伴Chiari畸形。因此,当CT观察到脊髓空洞存在时,需进一步观察小脑扁桃体有无下疝畸形。②Chiari畸形(Ⅱ型):在CT上较难鉴别,但Chiari畸形(Ⅱ型)常有某种形式的神经管闭合不全、脑膜膨出、脊髓脊膜膨出及脑积水,MRI能清楚显示这些改变,且能直接显示脑干、脊髓的形态,因而优于CT。

例 3 Dandy-Walker 畸形

【病史摘要】 女性,2 岁。头围进行性增大 2 年,前囟扩大,颅缝增宽。

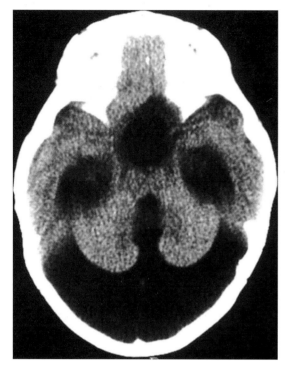
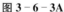

图 3 - 6 - 3A

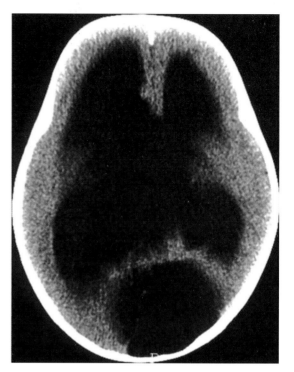

图 3 - 6 - 3B

【CT 征象】 平扫示颅后窝变大,充满大量脑脊液的枕大池与扩大的第四脑室相通;小脑半球较小、前移,蚓部缺如,第三脑室及侧脑室明显扩大(图 3 - 6 - 3A、B)。

【重要征象】 后颅窝囊肿与第四脑室相通,小脑蚓部缺如,小脑半球发育不良,脑积水。

【CT 拟诊】 ① Dandy-Walker 畸形。② 小脑后部蛛网膜囊肿。③ 大枕大池。④ 小脑囊性星形细胞瘤。

【最终诊断】 Dandy-Walker 畸形。

【评 述】 Dandy-Walker 畸形,亦称为 Dandy-Walker 综合征、Dandy-Walker 囊肿或第四脑室中、侧孔先天性闭塞。病因及病理生理机制尚不清楚,French 于 1982 年归纳为四要点:胎生期第四脑室流出孔闭锁,胎生期小脑蚓部融合不良,胚胎期神经管闭合不全以及脑脊液动力学异常,其病理改变为第四脑室和小脑发育畸形,扩大的第四脑室与颅后窝囊肿相通。该病 50% 合并其他畸形,如20%~25% 合并胼胝体发育不良,5%~10% 合并多小脑回和灰质异位,5% 合并枕部脑膨出。此外,可伴发多指(趾)畸形、心脏畸形及腭裂等。临床上 3 岁以下儿童多见,有的有家族性遗传,主要症状为脑积水及小脑功能障碍。

CT 表现 ① 第四脑室扩大,在背侧与枕大池形成大量充满脑脊液的复合体。② 小脑蚓部部分或完全缺如。③ 小脑半球发育不全、变小并前移。④ 颅后窝增大,小脑幕高位,窦汇位于人字缝之上。⑤ 75% 的病例有脑积水,第三脑室及侧脑室有不同程度的扩大。⑥ 有伴发其他畸形的相应表现。

鉴别诊断 ① 小脑囊性星形细胞瘤:常为伴有壁结节的大囊病灶,小脑蚓部无发育异常。② 大枕大池:小脑蚓部及第四脑室形态、位置均正常,无脑积水,小脑半球正常或萎缩。③ 小脑后部蛛网膜囊肿:小脑蚓部存在,第四脑室形态正常或受压变形,但囊肿与第四脑室不相通,且无脑积水或积水较轻。

(本例图片由南京市儿童医院吴春主任提供)

例 4　脑裂畸形伴透明隔缺如

【病史摘要】　男性,2 岁。智能发育迟缓,不能行走伴语言障碍。

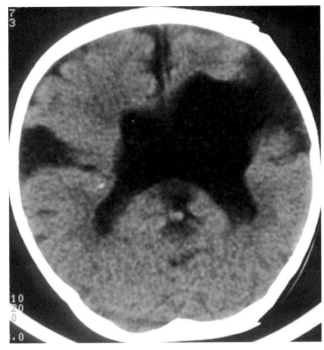 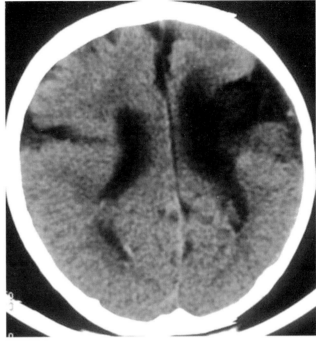

图 3 - 6 - 4A　　　　　　　　　　　　　图 3 - 6 - 4B

【CT 征象】　平扫示右外侧裂上方一横行窄裂隙影,外与表面脑沟、内与右侧脑室侧壁室管膜相连,左额叶见宽裂隙,自左侧脑室前角延伸到脑表面,裂隙内呈脑脊液密度,右侧病灶内见有一小点状钙化;透明隔缺如,侧脑室扩大(图 3 - 6 - 4A、B)。

【重要征象】　半球横贯脑脊液密度裂隙影,与脑室相通。双侧脑室体部融合。

【CT 拟诊】　① 脑裂畸形。② 脑穿通畸形。③ 脑软化灶。

【最终诊断】　脑裂畸形伴透明隔缺如(开唇型)。

【评　　述】　脑裂畸形是一种神经元移行异常的大脑发育畸形,系一段原始细胞形成障碍或原始神经母细胞移行之前发生障碍所致。其基本改变是横贯大脑半球的裂隙,致使裂隙外端的软脑膜与内端的室管膜相连接,形成所谓的软脑膜室管膜裂缝,依其形态可分为闭唇型(Ⅰ型)和开唇型(Ⅱ型),常合并灰质异位或透明隔发育不全等其他畸形。

CT 表现　① Ⅰ型:从大脑半球表面延伸到侧脑室,但由于裂隙前后壁融合,CT 容易漏诊,需注意下列两个重要征象:裂隙壁由异位灰质构成,CT 表现为横贯大脑半球的密度和灰质相同的带状影,外端同大脑表面灰质相连,内端达侧脑室;裂隙两端常扩大,使外端大脑表面出现凹陷,内端脑室出现三角形憩室,在凹陷和憩室之间可见到带状异位灰质。② Ⅱ型:裂隙呈脑脊液密度,并与侧脑室相通,裂隙两侧的表面覆以灰质。③ 80%～90% 的病例伴发透明隔缺如、多微脑回、胼胝体发育不全等畸形。

鉴别诊断　① 脑软化灶:常为不规则形,CT 平扫为近似脑脊液的低密度灶,CT 值为 0～10 HU,边界清楚,增强扫描无强化。邻近脑沟裂及脑室牵拉扩大,有时病变与脑室相通形成脑穿通畸形。本例右侧病灶未见软化灶的牵拉效应,临床病史亦不支持,故不做考虑。② 脑穿通畸形:系胎儿期间因脑组织破坏所造成的局部缺失,实际上是大脑半球内非典型的囊腔与脑室和(或)蛛网膜下腔相交通,多为圆形,内衬室管膜,无灰质内衬。CT 所示囊腔周围的脑组织正常,与本例见脑内裂隙的前后部有脑灰质覆盖不同。

例5　脑灰质异位

【病史摘要】　男性,22岁。右上肢活动不便1个月余。

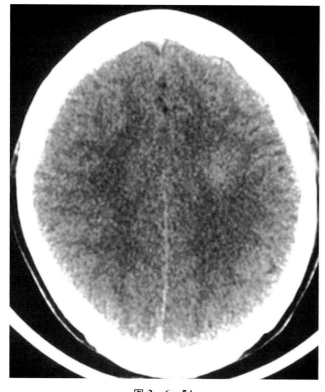
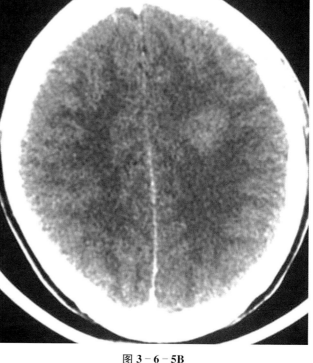

图 3－6－5A　　　　　　　　　　　　　　　　　　　图 3－6－5B

【CT 征象】　平扫示左侧半卵圆中心一大小约 1.8 cm×2.2 cm 的类圆形异常密度影,密度与大脑灰质相同,边缘清楚(图 3－6－5A);增强扫描示与脑灰质强化程度相同(图 3－6－5B),周围未见水肿带。

【重要征象】　位于皮层下白质区,与灰质的密度及强化程度相同。

【CT 拟诊】　① 脑灰质异位。② 胶质增生。③ 星形细胞瘤。④ 淋巴瘤。

【病理诊断】　脑灰质异位。

【评　　述】　脑灰质异位是在胚胎发育过程中,局部神经元不能及时地从室管膜下迁移到皮层所致。小的灶性灰质异位一般无症状,但可有顽固性癫痫发作。灰质异位可分为局灶性异位、弥漫性带状灰质异位及室管膜下型灰质异位。典型的局灶性异位灰质小岛位于脑室周围,可悬在室管膜上并突入侧脑室;大的灶性灰质异位位于半卵圆中心,可有占位效应。癫痫是最常见的临床表现。

CT 表现　① 异位的灰质位于半卵圆中心或脑室旁白质区,呈相对稍高密度,与正常脑皮质密度相等。② 增强扫描病灶与正常脑皮质强化一致。③ 灶周无水肿。④ 可伴发小头畸形、胼胝体发育不良、小脑发育不全等。

鉴别诊断　① 淋巴瘤:好发于脑室旁,CT 平扫常呈等密度或稍高密度,但瘤周有水肿,增强扫描病变明显强化。② 星形细胞瘤:CT 平扫常与脑白质呈等密度或稍低密度,当与皮质呈等密度且增强扫描不强化时,两者较难鉴别,但星形细胞瘤有占位效应及瘤周水肿。③ 胶质增生:CT 平扫常与脑皮质呈等密度,但多有轻度强化,部分周围有水肿,有的可见钙化。

例 6　结节性硬化

【病史摘要】　男性,3 岁。反复抽搐 1 年半,智力低下。

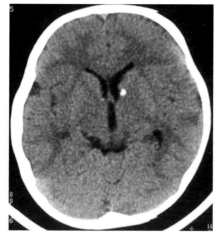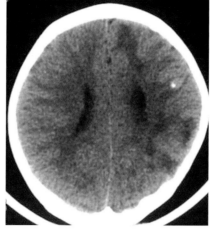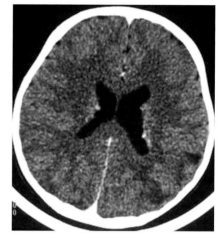

图 3 - 6 - 6A　　　　　　　　　图 3 - 6 - 6B　　　　　　　　　图 3 - 6 - 6C

【CT 征象】　平扫示双侧侧脑室室管膜下小结节状等密度影及钙化影,左额叶亦可见点状钙化影,左侧脑室后角旁见与脑皮质等密度的团块影,其周围连同左侧半卵圆中心有条状、片状低密度区,右顶叶见一局限灰质呈结节状向半卵圆中心延伸(图 3 - 6 - 6A、B);增强扫描示室管膜下非钙化的小结节轻度强化,突入侧脑室内,侧脑室旁的脑实质病灶均无强化(图 3 - 6 - 6C)。

【重要征象】　室管膜下多发钙化结节,大脑皮层散在低密度灶。

【CT 拟诊】　① 结节性硬化。② TORCH 综合征。③ 脑囊虫。

【最终诊断】　结节性硬化。

【评　　述】　结节性硬化又称为 Bourneville 综合征,是常染色体显性遗传缺陷或基因突变引起的疾病,儿童多见,在许多器官中有错构瘤生长,以皮肤、神经系统受累为主。典型临床表现为面部皮脂腺瘤(90%)、癫痫发作(80%~90%)及智力低下(50%~80%)。病理可见神经胶质增生性硬化结节,位于大脑皮质、基底核及侧脑室壁的室管膜下;结节质地较硬,多有钙化;室管膜下结节可演变为室管膜下巨细胞型星形细胞瘤。常合并有其他器官畸形和肿瘤,如肾脏血管平滑肌脂肪瘤、视网膜畸胎瘤等。

CT 表现　① 室管膜下多发性小结节状钙化影,也可为单发、不强化;小结节亦可不钙化,突入脑室可以强化,但有钙化者居多,颅内异常钙化高达 90%,一般出生后 2 年即呈典型钙化。结节亦可发生在脑皮质区,但少见,多为单发性,钙化率低。② 10%~15% 的病例可能恶变为室管膜下巨细胞型星形细胞瘤或其他胶质瘤,前者常位于室间孔(Monro 孔)附近,生长缓慢,增强扫描可产生异常强化。③ 白质区可见脱髓鞘的低密度区。④ 可伴灰质异位。⑤ 脑室扩大系阻塞性脑积水或脑发育不良所致。

鉴别诊断　① 脑囊虫:在脑囊虫病非活动期时,脑实质内出现多发小圆形钙化,散在分布,病灶周围无水肿;少数钙化位于蛛网膜下腔。脑囊虫出现钙化多为囊蚴死亡后被机化并形成纤维组织或钙化,提示病程晚期症状趋于稳定,可与本例鉴别。② TORCH 综合征,是指孕期感染弓形虫和其他病原,如风疹病毒、巨细胞病毒、单纯疱疹病毒等,CT 表现:室管膜下线条状钙化和(或)脑实质斑片状钙化;侧脑室旁或灰白质交界处低密度区,边缘欠清,增强扫描边缘可有不规则强化;脑室系统扩张;脑发育不良或脑萎缩。

例7 Sturge-Weber 综合征

【病史摘要】 男性,57 岁。自幼右颞面部大片红色印记,有癫痫病史多年。

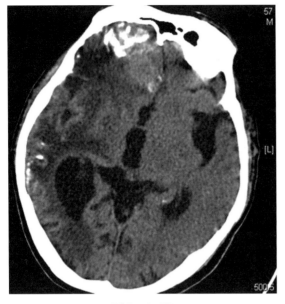 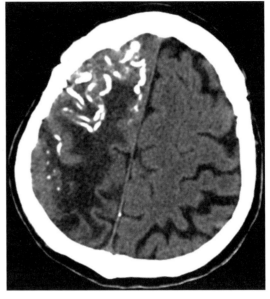

图 3 - 6 - 7A   图 3 - 6 - 7B

【CT 征象】 平扫示右侧大脑半球脑组织萎缩,额叶显著;皮质表面见多条带状、脑回样高密度钙化影(图 3 - 6 - 7A、B)。

【重要征象】 大脑半球沿皮层脑回样、轨道样钙化。

【CT 拟诊】 ① Sturge-Weber 综合征。② 软化灶。③ 动静脉畸形。④ 弥漫性软脑膜胶质神经元肿瘤。

【最终诊断】 Sturge-Weber 综合征。

【评　述】 Sturge-Weber 综合征,又称脑颜面血管瘤综合征,以软脑膜、面部三叉神经支配区及眼脉络膜的毛细血管-静脉血管瘤病为病理特征,是一种胚胎期血管神经发育异常所致的神经斑痣血管瘤病。其病因不详,可能为脑皮质引流静脉发育异常所致。颜面皮肤毛细血管瘤位于三叉神经第 1 支或第 2 支分布的区域,常为单侧性。脑膜葡萄状血管瘤由位于蛛网膜下扩张的静脉组成,常累及枕叶及颞叶。典型者颅内病变为单侧,而且与面部病变同侧。钙化及脑萎缩为血管瘤病的后遗症改变。一般钙化形态从点状、线状至脑回状。临床表现为沿三叉神经支配区的面部血管瘤、癫痫、对侧痉挛性偏瘫和麻痹、智力障碍等。

CT 表现 ① 局限性脑萎缩,始于枕叶,逐渐向前发展,脑沟增宽,病变区皮质变薄伴有钙化,钙化呈点状、线条状、锯齿状、脑回状,同侧侧脑室增大,多为单侧。② 增强扫描见单发或多发脑回状、片状强化病灶。③ 同侧侧脑室内脉络丛增大,明显强化。④ 软脑膜血管畸形,增强扫描有强化。⑤ 病变侧颅骨增厚。⑥ 颜面部血管瘤。

鉴别诊断 ① 弥漫性软脑膜胶质神经元肿瘤(DLGNT):常发生于软脑(脊)膜,偶见累及脑实质或髓内;多见于儿童;影像学特征表现为广泛弥漫的软脑(脊)膜增厚、强化,钙化出现率相对较低,本例从 CT 平扫鉴别相对略难,脉络丛扩大在 DLGNT 中未见报道。② 动静脉畸形:典型表现为增粗的引流静脉或供血动脉加上畸形血管团即可诊断,病变可伴有点片状钙化。畸形血管团为稍高或等密度的不规则肿块,占位不明显。本例未出现增粗的畸形血管影。③ 软化灶所致脑萎缩:脑软化灶呈脑脊液样密度,边界清晰,邻近脑结构向患侧牵拉变形,萎缩的脑组织很少出现沿脑回分布的钙化影,增强扫描不强化,Sturge-Weber 综合征出现的强化是由于软脑膜上迂曲的静脉呈血管瘤样扩张,对比剂滞留所致。

(王燕平　李建瑞　张志强)

第七节 脑代谢性、退行性病变及其他

例1 一氧化碳中毒

【病史摘要】 男性,28岁。煤气中毒后2周。

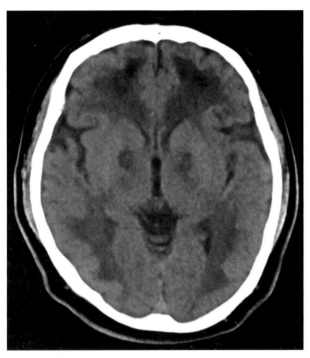
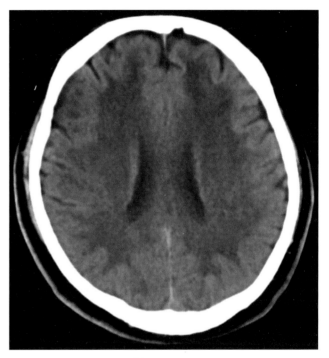

图3-7-1A   图3-7-1B

【CT征象】 平扫示双侧苍白球呈对称性类圆形低密度区,边缘清楚(图3-7-1A);双侧额叶、侧脑室旁及半卵圆中心白质密度减低(图3-7-1B)。

【重要征象】 双侧苍白球、侧脑室旁白质及额叶皮层下白质对称性低密度影。

【CT拟诊】 ①一氧化碳中毒。②其他类型中毒。③多发性脑梗死。

【最终诊断】 一氧化碳中毒。

【评 述】 一氧化碳中毒导致缺氧中枢神经系统首先受累,首先表现为脑血管痉挛、扩张,血管通透性增加,严重者可出血、血栓形成及脑水肿。中毒48小时后可见双侧苍白球坏死,中毒数天后大脑半球的白质有明显的散在性坏死灶,严重者大脑白质广泛脱髓鞘。

CT表现 ①双侧苍白球呈对称性、类圆形低密度区,边缘清楚,中毒48小时后出现,可逐渐消退,亦可发生软化、囊变。②脑白质呈广泛对称性低密度,以侧脑室额、枕角周围多见,于中毒后1周内最为明显,系脑水肿和(或)白质脱髓鞘所致。③继发性改变:如脑萎缩、脑出血等。同一患者因中毒的程度、检查的时间不同,CT常表现1个或多个征象,其中以苍白球的变化最为多见。

鉴别诊断 ①多发性脑梗死:脑血管病致使单纯两侧对称性苍白球脑梗死少见,常同时有尾状核、半卵圆中心的梗死灶。一氧化碳中毒的病史在鉴别诊断中起重要作用。②其他类型中毒:甲醇中毒、糖尿病酮症酸中毒常表现为双侧豆状核对称性低密度影,甲醇中毒出血常见;有机溶剂(如苯等)中毒性脑病常表现为广泛脑白质及小脑齿状核受累;急性药物中毒性脑病呈弥漫性脑肿胀,灰白质分界不清;酒精中毒性脑病常表现为沿胼胝体及相邻白质对称性片状低密度影。中毒性脑病影像诊断较为困难,最终诊断需结合病史。

例 2 肝豆状核变性

【病史摘要】 女性,31 岁。不能行走伴身体及头部不自主抖动、进行性加重 3 年。

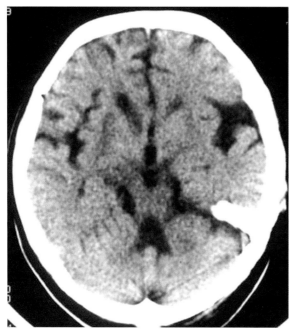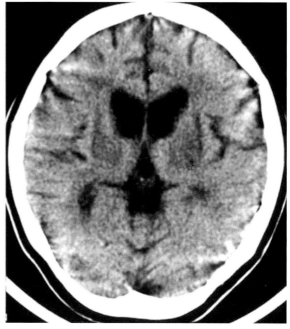

图 3 - 7 - 2A   图 3 - 7 - 2B

【CT 征象】 平扫示双侧苍白球、壳核及丘脑对称性低密度影,以壳核最为明显;双侧侧脑室额角及第四脑室扩大,脑沟增宽,环池、四叠体池扩大(图 3 - 7 - 2A、B)。

【重要征象】 双侧豆状核对称性低密度影,脑萎缩。

【CT 拟诊】 ① 肝豆状核变性。② 多系统萎缩。③ 缺血缺氧性脑病。④ 一氧化碳中毒。

【最终诊断】 肝豆状核变性。

【评 述】 肝豆状核变性又称为 Wilson 病,是一种常染色体隐性遗传性铜代谢障碍性疾病,多见于儿童和青少年,尤以 10~30 岁为高发年龄组,男性多于女性。本病发病率为 0.5/10 万~3/10 万,常有家族史。由于从肠道吸收的铜不能正常地转变为血清铜蓝蛋白,过量的铜沉积于基底核,引起锥体外系症状;沉积于肝脏引起肝细胞坏死及肝硬化,沉积于角膜缘则引起角膜色素环(K-F环),病程为慢性进行性,累及多个系统,主要为脑、肝、角膜、肾等组织。病变累及脑部时其主要临床表现有肢体静止性震颤、齿轮样肌强直、语言障碍及行动困难。典型黄棕色角膜色素环(K-F环)为临床诊断的可靠依据。

CT 表现 ① 基底节、脑干神经核团异常表现,双侧豆状核最常受累,表现为对称性条形或新月形低密度影,形如"八"字,累及丘脑、尾状核、脑干及小脑齿状核等部位时,出现相应神经核团的低密度改变。② 病变无水肿及占位效应。③ 增强扫描低密度区不强化或轻度强化。④ 后期病变液化坏死,可形成软化灶,导致继发性脑萎缩。

鉴别诊断 ① 一氧化碳中毒:双侧苍白球对称性坏死是急性期特征性改变。一氧化碳中毒迟发性脑病典型表现为双侧大脑半球白质、基底节或苍白球低密度,而肝豆状核变性较少累及苍白球。② 缺血缺氧性脑病:重度慢性缺氧表现为基底核与丘脑裂隙状腔隙灶、脑萎缩、脑质钙化,多具有相关原因所导致的缺氧病史。③ 多系统萎缩:主要表现为壳核萎缩、中脑萎缩、小脑中脚萎缩、小脑萎缩,"壳核裂隙征""桥脑十字征"分别对帕金森为主型(MSA-P型)和小脑共济失调为主型(MSA-C型)的诊断具有特异性。

例3 多发性硬化

【病史摘要】 女性,46岁。右侧肢体乏力、麻木10天,口角歪斜8天。

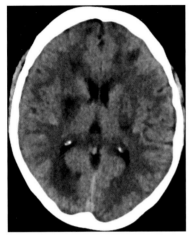
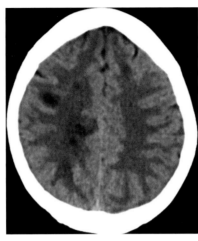
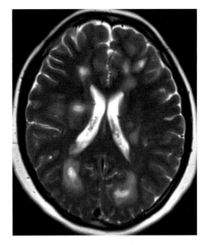

图3-7-3A　　　　　　图3-7-3B　　　　　　图3-7-3C

【CT及MRI征象】 CT平扫示右侧半卵圆中心、双侧额叶及基底节区多发低密度灶,其边缘欠清楚(图3-7-3A、B)。MRI T2WI显示多发病灶位于脑室旁,部分病灶垂直于侧脑室(图3-7-3C)。

【重要征象】 双侧侧脑室旁白质,多发,部分垂直于侧脑室体部。

【CT拟诊】 ① 多发性硬化。② 多发性脑梗死。③ 急性播散性脑脊髓炎。④ 视神经脊髓炎。⑤ 一氧化碳中毒。

【最终诊断】 多发性硬化。

【评述】 多发性硬化是中枢神经系统脱髓鞘性疾病中最常见的一种类型,以整个轴索弥漫性脱髓鞘斑块及神经胶质增生为特征,受累部位以白质受累为主,不局限于白质。其病因尚未明确,多认为与自身免疫反应有关,也可能与病毒有关,多见于20~40岁的中青年女性。本病以病灶多发,病程以缓解与复发交替出现为特征。临床表现多样,首发症状多为肢体无力、感觉障碍、视力障碍、认知功能损害、失语等,小脑、脊髓受累会出现相应的小脑或脊髓功能异常。

CT表现 ① 脑室周围病灶,通常沿深髓静脉(血管周围)分布,主轴垂直于侧脑室,称为"Dawson指征"。② 近皮质病灶,与皮质邻接(即直接接触),而正常白质不受累。③ 幕下病灶,脑干、小脑脚或小脑。④ 脊髓病灶通常为多发,纵轴较短,颈段更常累及。⑤ 大多数无占位效应,少数低密度灶周围有水肿,可引起轻度占位效应。⑥ 急性期或复发加重期,其低密度斑块显示明显结节状强化,少数为环状强化,慢性期不强化。⑦ 病变晚期显示为脑沟、脑池及脑室扩大等脑萎缩改变。

鉴别诊断 ① 一氧化碳中毒:典型表现为双侧大脑半球白质、基底节或苍白球低密度,多发性硬化多发生在白质,基底节区较少累及。② 视神经脊髓炎:急性或亚急性起病,视神经炎常导致视力下降或失明,AQP4富集区易受累,大脑的好发部位依次为脑干、侧脑室周围、皮质下白质,发生在脊髓时病灶纵向长度一般超过3个椎体节段。③ 急性播散性脑脊髓炎:往往与前期感染,如流感、EB病毒等和疫苗接种有关,儿童和青少年多见,侧脑室旁及半卵圆中心多灶、不对称低密度灶。④ 脑梗死:脑梗死区形态与血管分布一致,多呈三角形,可直达脑表面,急性者可有占位效应,亚急性期病灶增强扫描后可见边缘脑回状或环状强化。

例4 肾上腺脑白质营养不良

【病史摘要】 男性,6岁。视力下降半个月。

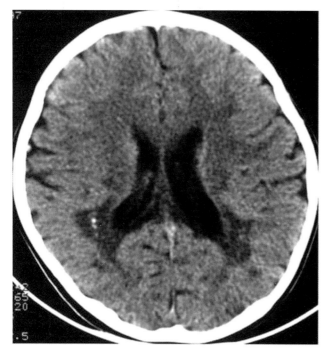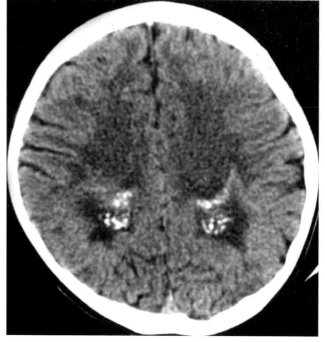

图 3-7-4A   图 3-7-4B

【CT 征象】 平扫示双侧脑室后角周围白质区不规则形低密度影,并向半卵圆中心延伸,病变内见多发点状钙化。双侧脑室后角及三角区稍扩大(图 3-7-4A、B)。

【重要征象】 双侧侧脑室后角旁对称性低密度影,"蝶翼状"改变。

【CT 拟诊】 ① 肾上腺脑白质营养不良。② 脑室周围白质软化症。③ 伴胼胝体压部可逆性病变的轻度脑炎/脑病。④ Alexander 病。

【最终诊断】 肾上腺脑白质营养不良。

【评 述】 肾上腺脑白质营养不良是一种临床较为少见的 X 连锁先天性遗传性代谢性疾病,又称过氧化物酶体病,主要累及肾上腺和脑白质,半数以上的患者于儿童或青少年期起病,主要表现为进行性的精神运动障碍,视力及听力下降和(或)肾上腺皮质功能低下等。男性多于女性。该病既有髓鞘发育不全又有脱髓鞘,属混合型,一般脱髓鞘病变先从大脑后部开始,由枕叶向顶叶、额叶延伸,呈局限性对称性分布;病灶可通过胼胝体压部将两侧病灶连成一片。病灶的前缘有炎性反应和血脑屏障破坏,后部有不活动的胶质增生及钙化。

CT 表现 ① 平扫示双侧脑室后角周围白质区低密度影,基本对称,呈"蝶翼状",随访可见病灶从后向前发展。② 在后角周围的低密度区内可有斑点状钙化。③ 增强扫描病变中央区不强化,周围区可出现强化。④ 进行性脑萎缩,常从后部向前发展,随病情进展可呈弥漫性萎缩。

鉴别诊断 ① Alexander 病:两侧为对称性白质低密度区,增强扫描额角周围可有强化,但病变早期可累及额叶,并由前向后发展,起病早,一般均在出生后 6 个月内,病程短,多死于婴儿期或儿童早期。② 伴胼胝体压部可逆性病变的轻度脑炎/脑病(MERS):多伴前驱感染史,临床病程较短,MERS Ⅱ型发生胼胝体压部及其他部位(深部或皮质下)脑白质病变,但很少发生钙化,不引起脑室扩大。③ 脑室周围白质软化症:双侧脑室三角区周围白质减少、密度减低,重度近似脑脊液密度,合并出血可呈高密度,患者多见于早产儿。

例 5　Fahr 病

【病史摘要】　女性,51 岁。言语不清 2 年余,头晕 10 天;血钙、血磷未见异常。

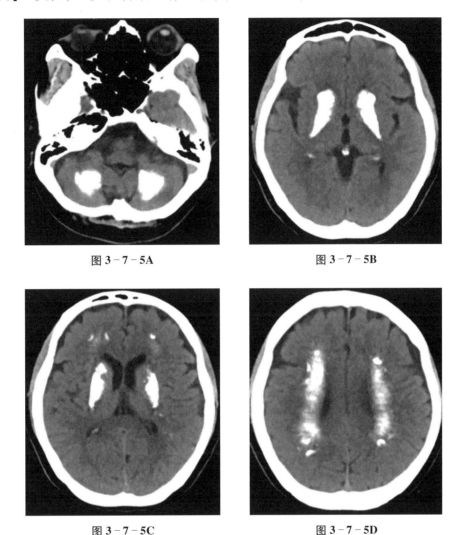

图 3-7-5A　　　　　　　　图 3-7-5B

图 3-7-5C　　　　　　　　图 3-7-5D

【CT 征象】　平扫示双侧豆状核、尾状核头部、小脑(半球)齿状核及双侧半卵圆中心多发斑点状或结节状钙化影(图 3-7-5A~D)。

【重要征象】　双侧齿状核、尾状核、豆状核、侧脑室旁及皮层下白质区多发对称性钙化。

【CT 拟诊】　① Fahr 病。② 生理性钙化。③ 甲状旁腺功能减退症。

【最终诊断】　Fahr 病所致脑内钙化。

【评　　述】　Fahr 病又称家族性特发性脑血管亚铁钙沉着症,是一种罕见疾病。主要表现为进行性加重的头晕、头痛、精神障碍等神经慢性损害的症候群。实验室检查甲状旁腺激素、血钙、磷正常。病理特点为脑内对称性钙质沉着,病变区域终末小动脉和静脉周围酸性黏多糖组成的嗜碱性物质、钙盐及其他无机物沉积。

CT 表现　脑内广泛分布、较为对称的钙化是主要特点,钙化随病程进展逐渐增大。发生部位和次序依此为基底节、齿状核、半卵圆中心、丘脑、小脑白质等。基底核多见结节状、团块状钙化,半卵圆中心多呈点状、小块状钙化,小脑齿状核钙化一般呈月牙形。

鉴别诊断　① 甲状旁腺功能减退症:大多有甲状旁腺病史,血生化检查为低血钙、高血磷。② 生理性钙化:多发生于苍白球,呈对称性,多数出现于中老年人,无神经系统异常,范围较小,CT 值相对较低。

例6　甲状旁腺功能减退症

【病史摘要】　女性,24岁。怕冷、消瘦3个月,实验室检查提示甲状旁腺功能减低。

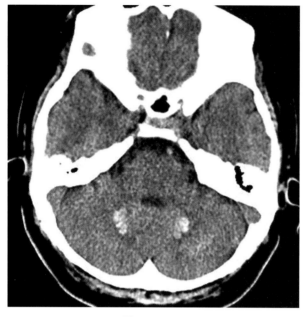

图3-7-6A

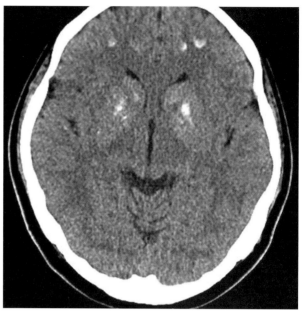

图3-7-6B

【CT征象】　平扫示双侧小脑齿状核、豆状核、尾状核头部及双侧额叶皮层下多发斑点状或结节状高密度影(图3-7-6A~C)。

【重要征象】　双侧齿状核、豆状核、尾状核及皮层下多发钙化灶。

【CT拟诊】　① 甲状旁腺功能减退症。② Fahr病。③ 生理性钙化。

【最终诊断】　甲状旁腺功能减退症所致脑内钙化。

【评　述】　甲状旁腺功能减退症时,甲状旁腺素分泌不足,引起钙磷代谢紊乱、血钙降低,钙质在脑内异常沉积,最常见于基底核,其次为丘脑和小脑齿状核。钙化常呈对称性分布。

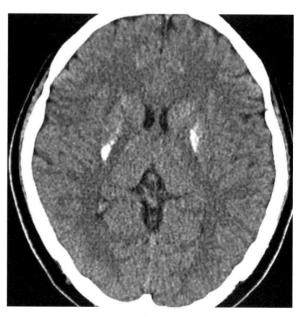

图3-7-6C

CT表现　① 基底核、丘脑、小脑齿状核及脑实质内多发性对称性钙化,齿状核、丘脑钙化呈"八"字形,尾状核头部钙化呈倒"八"字形,脑实质钙化的形态与脑回的走行基本一致。② 钙化的范围与病情、病程有关,病情重、病程长者钙化范围大,对称性明显,反之亦然。③ 严重者可有脑萎缩,主要为脑沟增宽,而脑室扩大者少见。

鉴别诊断　需与假性甲状旁腺功能减退症、Fahr病、基底核生理钙化鉴别,单凭CT表现对上述疾病多难以鉴别。需要结合临床表现、实验室生化检查等鉴别,如甲状旁腺功能减退症既有特殊的体态畸形,又有钙磷代谢障碍,而Fahr病则无血液钙磷代谢障碍。基底核生理钙化多见于中老年人,而且范围小。

例7 放射性脑病

【病史摘要】 女性,36岁。鼻咽癌放疗后4年余,近感头痛。

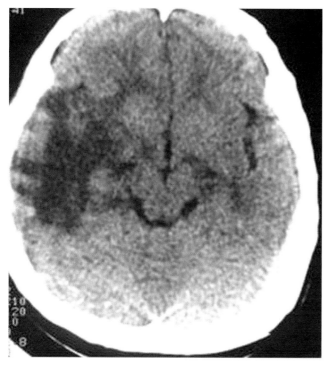 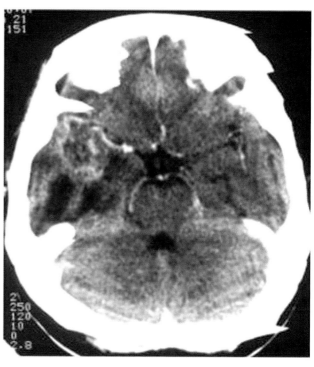

图3-7-7A   图3-7-7B

【CT征象】 平扫右颞叶见大片状低密度区(图3-7-7A);增强扫描呈不规则环状强化,壁欠规则,其周围有大片低密度水肿区(图3-7-7B)。

【重要征象】 脑实质囊实性不规则环形强化,水肿明显。

【CT拟诊】 ①放射性脑病。②脑转移瘤。③高级别胶质瘤。

【最终诊断】 放射性脑病。

【评 述】 放疗所致脑白质病是指脑组织受到放疗辐射后,继发的脑白质脱髓鞘病变,呈亚急性或慢性病程,病理基础为脑白质多灶性凝结性坏死,病情较重者可呈对称性、广泛性、弥漫性白质脱髓鞘改变。全脑放疗是最主要、最直接的因素。临床症状表现复杂多样,主要表现为精神异常、嗜睡、癫痫等,亦可无明显异常表现。此外,放疗除了引起脑白质损伤外,还对血管及脑组织造成不同程度的损伤。按照病程的不同可分为急性型、早期迟发型及晚期迟发型3种。急性型和早期迟发型主要表现为脑水肿,一般是暂时和可逆的;晚期迟发型以放射性脑坏死为主要特征,一般为不可逆性损伤。

CT表现 ①白质损伤表现为双侧半卵圆中心、侧脑室周围白质对称分布不规则片状低密度影,边缘模糊;增强扫描一般无强化,无明显占位效应;病情较重者,病灶相互融合,范围扩大,但一般不累及皮层灰质;晚期出现脑萎缩。②脑组织损伤主要分布在颞叶底部,多为对称性,其次为脑干、小脑。病灶呈不规则低密度改变,密度欠均匀,增强扫描脑坏死呈絮状、不规则片样强化,强化区域多位于颞叶及脑内放射治疗剂量最大的部位。③病变周围常伴有中度至重度水肿带,占位效应明显。

鉴别诊断 ①高级别胶质瘤:囊性、坏死多见,增强扫描呈环状强化,周围水肿较明显。②脑转移瘤:有原发病史,病变可位于脑灰质、脑白质任何部位,多发常见,不以照射野为中心,增强扫描可环状强化或结节样强化。

例8 弥漫性脑萎缩

【病史摘要】 女性,66岁。头昏、记忆力明显下降半年。

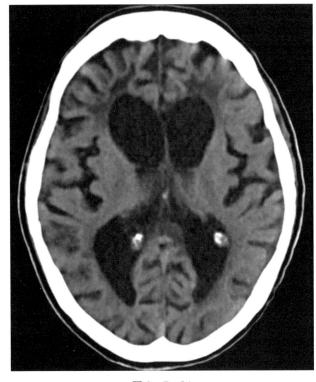 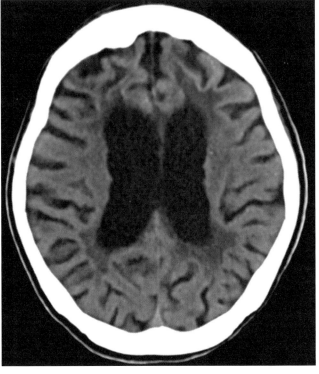

图 3 – 7 – 8A   图 3 – 7 – 8B

【CT征象】 平扫示大脑半球脑沟裂及大脑外侧裂对称性增宽,第三脑室及侧脑室扩大相对较轻,脑实质未见异常密度区(图3－7－8A、B)。

【重要征象】 双侧大脑半球脑沟、脑池对称性增宽,脑室系统对称性扩大。

【CT拟诊】 ① 弥漫性脑萎缩。② 梗阻性脑积水。③ 特发性正常压力性脑积水。

【最终诊断】 弥漫性脑萎缩。

【评 述】 脑萎缩是由于各种因素所致的脑组织细胞的体积和数量减少,可分别或同时发生在脑白质和脑灰质。依其程度和范围不同,可分为局限性脑萎缩与弥漫性脑萎缩两类。

CT表现 (1)弥漫性脑萎缩:① 皮质型脑萎缩以脑沟、脑池增宽(扩大)为主,表面脑沟大于5 mm为标准。② 髓质型脑萎缩以脑室扩大为主,脑沟、脑池增宽较轻或正常。③ 混合型弥漫性脑萎缩,脑灰质与脑白质均受累,显示脑沟、脑池及脑室均扩大。(2)局限性脑萎缩:局限性脑沟、脑池增宽、脑室扩大产生负占位效应。判断有无脑萎缩,在临床工作中一般多采用目测法:① 将脑沟、脑池及脑室的大小与正常同龄人对照,若有明显增宽则为脑萎缩。② 脑沟宽度大于5 mm可提示脑萎缩。③ 侧脑室额角、枕角、颞角变圆钝,则提示相应脑叶萎缩,但应注意生理变异存在的可能性。④ 第三脑室由裂隙状或梭形变圆钝,则提示脑萎缩,但应注意与脑积水区分。

鉴别诊断 ① 特发性正常压力性脑积水:影像学显示脑室增大(Evan's指数>0.3,两侧侧脑室前角间最大距离与同一层面颅腔的最大直径之比),蛛网膜下腔不成比例扩。单纯老年性脑萎缩无上述改变。② 梗阻性脑积水:在梗阻层面以上脑室明显扩张,脑室旁可见对称性低密度影(间质性脑水肿),双侧脑室额角圆钝,三脑室可呈球形扩张,脑沟、脑沟可变浅。

例9 交通性脑积水

【病史摘要】 女性,48岁。体检发现脑积水。

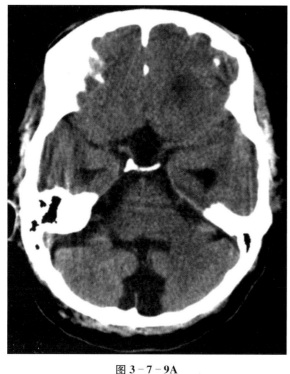

图 3-7-9A
图 3-7-9B 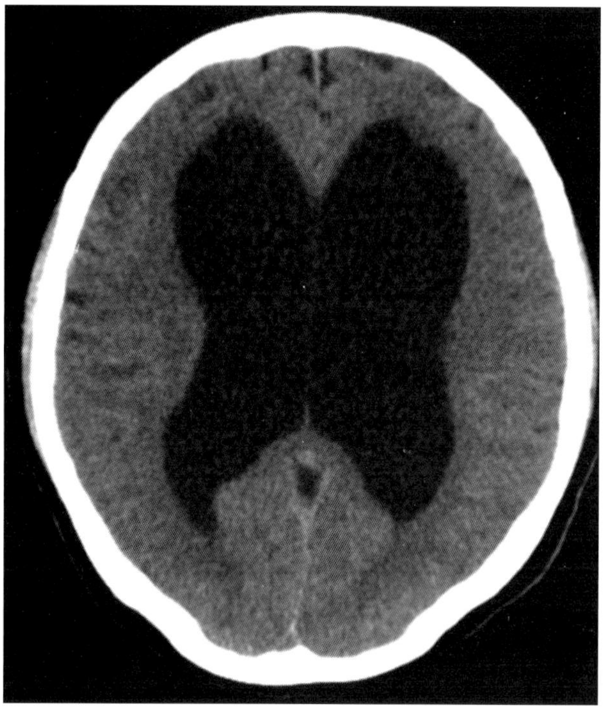

【CT征象】 第三脑室、第四脑室及双侧侧脑室扩张、积水,脑沟变浅、变平(图3-7-9A、B)。

【重要征象】 幕上、幕下脑室系统全扩张。

【CT拟诊】 ① 交通性脑积水。② 脑萎缩。③ 梗阻性脑积水。

【最终诊断】 交通性脑积水。

【评　　述】 脑积水是指因脑脊液的产生和吸收不平衡所致的脑室扩大,通常分为交通性脑积水、梗阻性脑积水及特发性正常压力性脑积水。梗阻性脑积水是指第四脑室出口以上任何部位发生阻塞所致的脑积水,是最常见的脑积水,主要病因为先天性疾病、感染性疾病及肿瘤压迫。交通性脑积水是指由于第四脑室出口以后的正常脑脊液通路受阻或吸收障碍所致的脑积水,病因如蛛网膜下腔出血、脑膜炎造成蛛网膜粘连等;也有产生过多的脑脊液而致脑积水,如脉络丛乳头状瘤。交通性脑积水临床上主要为颅内高压征象,可出现头痛、呕吐、复视和视神经乳头水肿。

CT表现 ① 典型表现为脑室系统普遍扩大,第四脑室扩大为特征性改变。② 脑沟变浅、变平,但灰白质分界尚清。③ 脑室扩大顺序:侧脑室颞角、侧脑室前角、三脑室及侧脑室体部、后角,最后是第四脑室。

鉴别诊断 ① 梗阻性脑积水:梗阻平面以上脑室明显扩张积水,中脑导水管狭窄、粘连较多见,第四脑室多正常。② 脑萎缩:其所致的脑室扩张会保持原有的形态,第三脑室呈长条状,而交通性脑积水所致脑室扩张呈球状,多表现在第三脑室及侧脑室前角,且脑萎缩表现为脑沟、脑池增宽或正常。

(张其锐 张志强)

第八节 颅脑疾病 CT 检查适应证及应用进展

一、颅脑疾病 CT 检查适应证

在颅脑病变的诊断上,头颅 CT 及 CTA 较常规的 X 线检查方法具有革命性的进步,其不但可显示占位病变组织密度高低、范围大小和部位深浅,对非占位性病变如退行性萎缩也能良好地显示。CT 检查对颅脑病变有广泛的适应证,但不如 MRI 的软组织分辨率。CT 和 MRI 在颅脑病变的诊断上优势互补,各有特色。以 CT 为首选检查的主要适应证如下:

1. 急性期脑外伤:观察颅骨骨折、颅内出血情况(如脑挫裂伤、硬膜下/外血肿、蛛网膜下腔出血、脑室积血、脑疝等),以及后续快速复查对比。

2. 急性期脑卒中:判断脑卒中的性质(出血或梗死),出血性病变病程发展进程中的快速监测判断;CTA 及 CTP 对取栓溶栓治疗前评价及治疗过程中监测;CTA 对脑卒中病因的诊断(如烟雾病、血管畸形、动脉瘤、高血压脑病性出血及创伤性出血);CTP 对发作 6 小时后窗口期内卒中的准确评估(如缺血半暗带的评估等)。

3. 非急性期卒中脑动脉血管病变:如脑血管畸形、颅内动脉瘤及脑血管狭窄闭塞的 CTA 检出诊断,CT 随着技术的发展与 MRI 形成优势互补。CTP 可用于烟雾病侧支循环判断、指导手术方式及判断疗效。

4. 伴有急性期出血的其他病变:如颅内肿瘤(高级别胶质瘤、转移瘤、垂体瘤等)及血管畸形(如海绵状血管瘤等)急性出血的判断和诊断。

5. 含有钙化成分病变:如结节性硬化、少突胶质细胞瘤、囊虫病慢性期、Fahr 病的诊断。

6. 其他具有骨质改变的病变:如脑膜瘤反应性骨质增生、多发性骨髓瘤穿凿样骨质破坏、骨源性肿瘤的判断和诊断。

7. 有 MRI 检查禁忌的脑部疾病疑诊患者,如心脏起搏器植入后。

以上 7 条是 CT 具有独特诊断价值的适应证。

以下情况也可以采用 CT 检查,但可被 MRI 所取代或多已被 MRI 所取代:

1. 颅脑原发肿瘤或转移瘤,尤其是多发肿瘤。

2. 慢性期颅脑损伤,尤其是多发血肿和颅内血肿的诊断。

3. 大部分中枢神经系统感染、代谢及炎性病变。

4. 亚急性期及慢性期脑卒中的评估。

5. 癫痫。

6. 先天性及遗传性病变。

7. 颅内压增高原因不明者。

8. 脑白质病和颅内疾患不明者。

总体来说,相较 MRI,CT 具有:① 检查快速的优点,所以多优先用于疾病的急性期评价,而 MRI 检查信息丰富,更适用于疾病慢性期的更全面评估。② 急性期血肿和钙成分等高密度物质的显示,用于相应疾病的诊断和鉴别诊断。

CT 对细微脑结构显示能力有限,对导水管和正中孔梗阻的原因有时不能显示(如粘连);尤其是因颅底伪影的影响,CT 对后颅窝部位脑或病变结构显示不佳,平扫 CT 对超急性期脑梗死显示有困难,需要 MRI 或脑血管成像技术加以补充。所以,如能正确掌握 CT 检查的适应证及先进的 CT 检查技术、正确认识分析图像,将能促进 CT 发挥更大的临床效能。

二、颅脑疾病 CT 应用进展

颅脑疾病 CT 应用进展主要集中在先进脑血管成像、影像组学及人工智能(artificial intelligence, AI)等方面。

1. 先进脑血管成像技术的临床应用:

(1)脑卒中:CTA技术已常规用于急性期脑缺血性梗死的临床诊断。此外,其还可以提供侧支循环血管开放的结构信息,CTP提供侧支循环功能状态信息,有效评价侧支循环供血,最终有助于更好地选择可能适合血管内介入治疗的患者,同时CTP还可以有效预测急性脑梗死后出血转化。基于4D-CTA技术显示急性缺血性卒中侧支循环变化,评估侧支循环不良的患者接受血管内治疗后发生出血性转归的风险。

(2)脑动脉瘤:4D-CTA能在低浓度对比剂、低辐射剂量条件下观察到颅内动脉瘤的静态特征(大小、部位、子瘤、形态等),也能体现动脉瘤壁的运动情况(搏动点),使对异常波动点的观测成为可能。基于血流动力学的血流复杂程度、冲击面积和振荡剪切指数被认为是大脑中动脉瘤破裂的独立危险因素,大脑中动脉瘤所处部位(分叉或侧壁)会影响破裂风险。使用4D-CTA模型进行计算流体动力学可以获得可靠的颅内循环几何和血流动力学信息,可作为脑动脉瘤血流动力学评估的随访影像工具。

2. 影像组学和AI:

(1)早期识别血肿扩大的预测指标并采取干预措施有效预防,对改善高血压脑出血患者的预后具有重要的临床意义。目前已有研究通过影像组学技术结合机器学习方法构建预测模型用于高血压脑出血早期血肿扩大的预测,还有研究采用了机器学习的算法构建颅内出血的结局预测模型,预测准确率均高。

(2)在脑血管病诊断方面,文献报道,使用AI机器学习算法可将大脑中动脉高密度征识别血栓的敏感度提高到97%。AI识别动脉粥样硬化斑块成分有助于评估斑块的稳定性,实现早期预测急性脑血管病事件发生和指导临床干预。AI在进行自动阿尔伯塔脑卒中计划早期诊断评分(Alberta stroke program early CT score,ASPECT)、测量颅内出血容积、量化脑水肿、识别脑血管病危急值方面也有很好的表现。基于深度学习的急性脑卒中患者4D-CTA颅内前循环动脉闭塞的图像水平自动化检测灵敏度为95%,特异度为92%,ROC为0.98。

(3)在脑血管病预测预后方面,基于模式识别AI算法的CT预测急性缺血性脑血管病溶栓的并发症,有利于患者的选择和早期干预。精准预测梗死容积变化对于选择治疗方案及疗效评估具有重大指导意义。深度卷积神经网络AI的CT灌注成像,预测溶栓治疗后的最终梗死容积。

(4)文献显示,CT血管造影深度学习模型自动检测和分割动脉瘤性蛛网膜下腔出血患者的动脉瘤,对于>100 mm³(平均直径为6 mm)的动脉瘤检出敏感性达96%。双层前反馈人工神经网络算法AI的CTA预测前交通小动脉瘤破裂风险,其总体预测准确率可达94.8%。

(李建瑞　张志强)

第四章　五官和颈部疾病

第一节　五官和颈部 CT 检查技术及正常解剖

一、五官和颈部 CT 检查技术

1. 眼:CT 检查采用横断位扫描。扫描基线:仰卧位,平行于听眦下线。扫描范围包括眼眶和病变,扫描参数:管电压 100~120 kV,管电流 50~200 mAs,可根据不同机型的低剂量模式(如预设噪声指数等)自行调整,采集层厚≤1.25 mm。如为眶内肿瘤性病变、感染性病变及血管性病变时需增强扫描。眼眶外伤与异物一般先平扫,怀疑伴血管损伤形成动静脉瘘者需进一步行 CTA 检查。

2. 耳:CT 检查采用横断位扫描。扫描基线:平行于听眶上线。扫描范围:岩骨上缘至乳突尖。层厚≤1 mm,用骨窗进行观察,窗宽 3 000~4 000 HU,窗位 500~700 HU;肿瘤或肿瘤样病变等需要观察软组织时,加做软组织重建算法。

3. 鼻与鼻窦:CT 检查采用横断位扫描。扫描基线:与听眦线平行。一般自硬腭扫至额窦上缘,层厚≤1 mm。为识别富血管性病变,如血管纤维瘤、血管畸形、鉴别肿瘤和炎症、实性病变和囊性病变,以及了解肿瘤是否向颅内蔓延,需进行增强扫描。

4. 咽、喉:CT 检查鼻咽部横断位扫描,先扫定位片,根据定位片自听眦线下 4 cm 并与眦耳线平行向颅底扫描,层厚为 1 mm。观察颅底孔用 1.5~3 mm 薄层。鼻咽癌患者应常规扫描上颈部。扫描的上下界限依病变范围灵活掌握,疑为肿瘤侵犯颅内及淋巴结转移均应行增强扫描。

喉部:CT 采用横断位扫描。患者取仰卧位,颈部伸直或过伸,先扫定位片。横断位扫描时,平静呼吸,勿做吞咽动作,层厚为 1 mm,其上界为舌底,下界大约至气管。为了解颈淋巴结转移,扫描范围要包括全颈部。为了解声带的运动功能,嘱患者持续发"e"音扫描。为了解肿块与大血管的关系以及鉴别颈部肿大淋巴结与正常颈血管,需行增强扫描。

5. 颈部:CT 检查先扫定位片,然后依据颈部病变的部位、性质决定扫描范围。常规采用横断位扫描,层厚 1 mm,连续扫描。为鉴别颈部肿块与颈部大血管以及了解两者的关系需行增强扫描。

二、五官和颈部 CT 图像后处理技术

头颈部 CT 图像后处理重组常采用多平面重组对重点观察对象进行横断面、冠状面、矢状面进行图像重组。耳部病变:横断面重组基线平行于水平半规管;冠状面重组基线垂直于水平半规管;斜矢状面重组分别平行于同侧面神经管鼓室段;矢状面重组基线平行于正中矢状面或根据需要进行其他断面或曲面重组,如听力障碍患者可行听骨链功能状态层面的重组(镫骨斜位、杠杆层面等),面神经功能障碍患者可行面神经管迷路段、水平段、垂直段同层显示图像的重组。眼部病变:常用冠状面重建或平行于视神经行双眼眶的斜矢状面重组。鼻部病变:常用冠、矢状面重组观察鼻窦、鼻腔及鼻咽病变。

三、五官和颈部 CT 正常解剖

（一）眼眶 CT 正常解剖

眶壁:由颅底不同骨骼组成,内侧壁菲薄,显示断续的线样密度影。眶内、外侧壁在眶尖处相汇合,构成一尖端向后的眶锥,在眶锥尖端常可见通往颅中窝的视神经管及眶上裂。

眼球:为球形(图 4-1-1),前后径占眼眶长径的 50%~55%。内部结构之间有良好的对比,由巩膜、脉络膜及视网膜组成球壁,呈均匀一致等密度的环形,厚 2~4 mm,称为眼环,因其血运丰富,增强

扫描可强化。晶状体呈高密度的双凸透镜形状,位于眼球前方。眼环内均匀一致的低密度结构为玻璃体。

眼外肌:包括内外直肌、上下直肌(图4-1-2),四块眼外直肌围绕视神经共同起自眶尖的腱环,前行附着于眼球巩膜上,构成一个锥体形阴影。内直肌最粗,走行方向与扫描平面一致,因而最易显示;上直肌最长,于近眶顶层面显示,位置稍偏内侧,切勿认为是视神经。上、下斜肌及提上睑肌在轴位上不易显示,但冠状位可显示诸眼肌的横断位像,能对眼肌做出精确定位。

视神经:起自眼球后极,向后、内及上方穿行于视神经管内,直径为3~6 mm。通常视神经走行较直,呈均匀条状中等密度(图4-1-1)。但当视神经走行迂曲,未全部平行于扫描平面时,因部分容积效应以及眼球移动产生伪影,故视神经可表现为外形不规则及密度不均匀。矢状位重建有助于视神经显示(图4-1-4)。

泪腺:位于眼眶前部的上外侧面,额骨颧突的内侧,呈椭圆形或蚕豆状均匀等密度影。

眶内脂肪:广泛充填于眶内诸间隙,其范围自眶尖至眶隔,从视神经到眶壁,由肌间膜分为外周部分及中央部分。前者位于眼外肌与眶壁之间;后者位于视神经周围,常称球后脂肪。

眼上静脉:起自眶前内缘,位于上直肌与视神经之间,自前内向后外走行,跨过视神经经眶上裂汇入海绵窦,直径为2.0~3.5 mm。增强扫描时,在近眶顶层面表现为迂曲的血管强化影。

眼眶内有些结构在冠状位显示更佳,可从眶前部(图4-1-2)、眶中部及眶尖部(图4-1-3)三个冠状层面看出。眶前部层面经眼球,可显示眼眶的上、下壁及内、外侧壁,眼环位于眶中央,四块直肌贴近眼环,周围是眶内脂肪的外周部,眼眶外上部可见泪腺。眶中部层面经眼球后面,主要显示球后脂肪及视神经、肌肉。视神经位于球后脂肪的中心,上、下、内、外直肌位于相应周边部,有时可见眼上静脉,呈圆形密度增高影,位于上直肌与视神经之间。眶尖部层面经眶尖,显示眶尖呈三角形,内有球后脂肪,在三角形的内上角可见视神经,眼外肌仍可见。

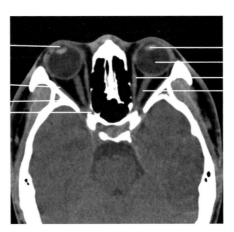

眼球前房　　　　　晶状体
　　　　　　　　　玻璃体
外直肌　　　　　　内直肌
眶外侧壁　　　　　视神经
眶上裂

图4-1-1

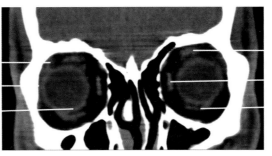

泪腺　　　　　　　上直肌
外直肌　　　　　　内直肌
眼环　　　　　　　下直肌

图4-1-2

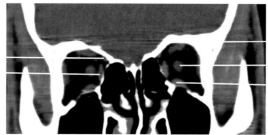

上斜肌
内直肌

眶上壁
视神经
下直肌

图 4-1-3

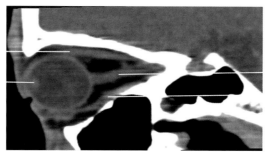

上直肌

晶状体

视神经
下直肌

图 4-1-4

（二）正常耳 CT 解剖

耳可分外耳、中耳和内耳三部分（图 4-1-5 至图 4-1-9）。

外耳：包括耳廓、外耳道。外耳道为外耳门至鼓膜的弯曲管道，长约 2.5 cm，外 1/3 为软骨部，内 2/3 为骨部，在 CT 图像上，外耳道呈低密度区。

中耳：在外耳与内耳之间，可分为鼓室、咽鼓管和乳突小房三部分。

鼓膜：鼓室腔的外侧以鼓膜与外耳分隔，鼓膜在冠状位显示更佳，在横断面上呈细线状影，平行于锤骨柄，起自鼓室盾板，附着在外耳道下壁的鼓环上。

鼓室：由前、后、内、外、上和下六个壁构成，呈一左右略扁的裂隙，可分为上、中、下鼓室，上鼓室在鼓环平面上方，下鼓室在鼓环平面下方，中鼓室位于两者之间。鼓室外壁为鼓膜，内壁为内

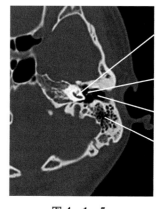

半规管

听小骨

鼓室

乳突小房

图 4-1-5

耳外侧壁，上壁为鼓室盖，下壁为一薄层骨板，与颈内静脉起始部相隔，前壁为颈动脉管后壁及咽鼓管外端的开口，后壁为乳突壁。上鼓室经鼓窦入口与鼓窦及乳突气房相通。

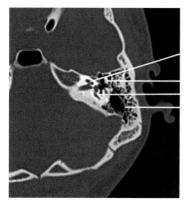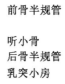

前骨半规管

听小骨
后骨半规管
乳突小房

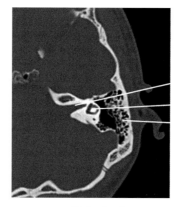

内耳道

听小骨

乳突小房

图 4-1-6

图 4-1-7

听小骨:共三块,由外向内依次为锤骨、砧骨和镫骨,均悬于鼓室内,将来自鼓膜的振动传导到内耳的前庭窗。锤骨在冠状面显示最好,可见圆形的锤骨头及细长的锤骨柄,从上鼓室伸向中鼓室。在横断面上,锤骨头为位于上鼓室内的圆形致密影。砧骨体及短脚在上鼓室内呈三角形致密影,介于锤骨头与上鼓室壁之间,砧骨长脚与锤骨柄平行,呈一线状致密影伸向前庭窗。镫骨在横断面上不易显示,而在冠状面呈一线状致密影。

内耳:由骨迷路及膜迷路构成,位于鼓室与内耳道之间。骨迷路分为耳蜗、前庭和半规管,它们彼此相通。膜迷路套在骨迷路内。① 三个半规管即前半规管、后半规管及外半规管,均呈 C 形,彼此相互垂直,按岩锥轴线排列,在冠状面上,能清晰显示前半规管及外半规管,而后者在横断面显示更佳,后半规管显示欠佳;② 耳蜗形似蜗牛壳,有环绕蜗轴转圈的顶、中部及基部。蜗轴近似水平位,在横断面,三个转圈呈螺旋形,在冠状面常见两相邻转圈形成两条弧线;③ 前庭位于骨迷路中部,前连耳蜗,后接半规管,呈卵圆形,上有前庭窗和蜗窗(圆窗)。在冠状面上,前庭窗开口在外半规管下方,内耳道的外侧。

内耳道:起自内耳门,终于内耳道底,有面神经、前庭蜗神经和内耳的血管通过。内耳道走向接近冠状平面,内耳门呈张开状,两侧对称,宽度相差不超过 2 mm。

耳蜗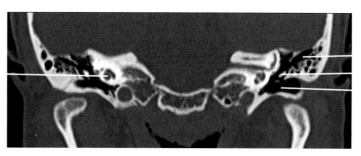

乳突小房
听小骨
鼓室

图 4-1-8

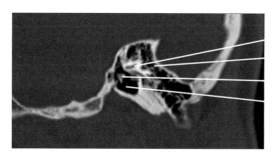

半规管
乳突小房
听小骨
鼓室

图 4-1-9

(三) 正常鼻腔与鼻窦的 CT 解剖

因鼻窦内含气体,故 CT 表现为空气密度,而鼻窦、鼻中隔及鼻甲的骨质部分表现为骨密度,边界清晰,鼻窦黏膜紧贴骨壁。横断位扫描对鼻窦的前、后壁,尤其对翼突显示较好(图 4-1-10 至图 4-1-13)。

鼻腔:由鼻中隔将鼻腔分为左右两部分。鼻中隔由鼻中隔软骨、筛骨垂直板及犁骨组成,在横断面上清晰可见。鼻腔外侧壁有三个呈阶梯状排列的、略呈贝壳形的长条骨片,外覆黏膜,分别为突向腔内的上、中、下鼻甲,以下鼻甲为最宽、最长,可出现在两个连续扫描层面上。

额窦:两侧额窦常不对称,甚至一侧或两侧均不发育。其骨壁厚度因人而异,但均完整无缺。CT检查对额窦后壁甚为重要,可以了解病变是否已穿破骨壁进入颅内。

蝶窦:发育程度不一,可不发育,也可过度发育向后进入斜坡,向两侧伸至颅中窝底。蝶窦的间隔多不在中线上,故两侧蝶窦常不对称。蝶窦向前与筛窦相连,顶壁构成蝶鞍底部,两侧是海绵窦,下壁紧贴鼻咽部,前外侧壁邻眶上裂。冠状位显示蝶窦骨壁和邻近组织关系比横断位优越。

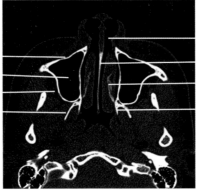

上颌窦前壁
上颌窦
上颌窦后间隙
翼突外侧板

鼻腔
鼻中隔
鼻甲
翼突内侧板

图 4 - 1 - 10

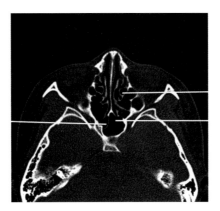

蝶窦分隔

筛窦
蝶窦

图 4 - 1 - 11

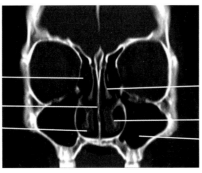

筛窦
鼻中隔
鼻甲黏膜

中鼻甲
下鼻甲
上颌窦

图 4 - 1 - 12

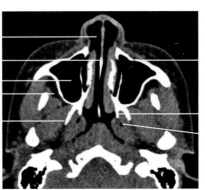

鼻腔
鼻中隔
上颌窦
上颌窦后间隙
翼突外侧板

上颌窦前壁

翼突内侧板
咽鼓管

图 4 - 1 - 13

筛窦:左右各一,呈蜂窝状,依窦口所在部位将筛窦分为前、后两组。筛窦的外壁为一菲薄眶板,眼眶外伤时易骨折。鼻腔上部夹在两侧筛窦之间,其顶部是多孔的筛板,为嗅神经的通路。

上颌窦:是鼻窦中最大的一对,个体差异很大,其骨壁厚薄差异也较大,一般前壁厚,后壁薄,最薄处呈膜状。上颌窦后壁外附有薄层脂肪,呈低密度,识别此正常结构有助于了解上颌窦病变是否已外侵。

(四)正常鼻咽部 CT 解剖

鼻咽腔悬于颅底,前方与鼻后孔相连,下方以软腭为界与口咽相连。鼻咽部咽肌内侧为咽黏膜,外侧为咽缩肌(吞咽肌)与咀嚼肌(翼肌及嚼肌)及两者之间的脂肪组织等。咽后部内侧群称为椎前肌,即上为头长肌,下为颈长肌;外侧群有斜角肌、茎突咽肌、茎突舌骨肌,并与颈动脉鞘紧密毗邻。

鼻咽腔的形态及大小与所处的平面有关,可呈方形、长方形、梯形及双梯形,其表面的主要结构有咽鼓管咽口、咽鼓管隆突、咽隐窝(图 4-1-14 至图 4-1-15)及咽扁桃体(腺样体)。咽鼓管咽口位于鼻咽腔侧壁上,下鼻甲后方,左右各一,呈漏斗状,在横断面上管径为 3~4 mm,两侧对称。咽鼓管圆枕由咽鼓管软骨部末端突入所致,在横断面上表现为咽鼓管咽口后方较高密度的乳头样突起。咽隐窝在咽鼓管咽壁和咽鼓管隆突的后方与咽侧壁之间。位于鼻咽部中上部层面,一般两侧对称,在鼻咽腔与咽旁间隙间尚有腭帆张肌与腭帆提肌(属吞咽肌),前者较小,位于咽鼓管口前外;后者稍大,居咽鼓管口后内。

1. 咽扁桃体为鼻咽部增生的或正常的淋巴组织,位于鼻咽顶部与后壁交界处的黏膜或黏膜下区,两侧对称。多见于儿童,10 岁以后逐渐退化。

2. 咽旁间隙,位于咽内肌群与咀嚼肌群之间,左右各一,其内侧壁为腭帆张肌、腭帆提肌及咽缩肌等咽内肌群,外侧壁为下颌支、翼内肌及腮腺后部,上至颅底,下达舌骨水平,前抵翼突内板,后达茎突,内含丰富的脂肪组织。将翼突内板末端至同侧茎突之间连线,并在此线中点做冠状面的平行线,可将咽旁间隙分为茎突前间隙和茎突后间隙。茎突前间隙是封闭的,其内最重要的结构是腮腺深叶。茎突后间隙后方有颈内动脉、颈内静脉、迷走神经、舌咽神经、舌下神经及交感神经通过,还有颈深淋巴结。其中颈内动脉、颈内静脉及迷走神经包裹在一个筋膜鞘内,称为颈动脉鞘。茎突后间隙与颈动脉鞘相通。

3. 咽后间隙,位于咽后壁后方,是一个居颊咽筋膜与椎前筋膜之间的潜在间隙,上至颅底,下通纵隔,两侧与咽旁间隙相通。椎前筋膜覆盖颈前肌群,在鼻咽水平的颈前肌群主要是头长肌,横断面呈两个对称的肌束。

4. 颞下窝,在咽旁间隙外侧,前邻上颌窦后壁,内界为翼突外板的外侧面,后界为茎突及茎突诸肌,外界为下颌骨及颧弓,颧弓以上与颞窝相连通。颞下窝内有肌肉、血管、神经及脂肪组织。在横断面上可见颞肌、翼外肌及其前后脂肪层。

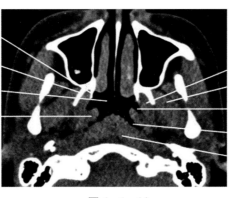

图 4-1-14

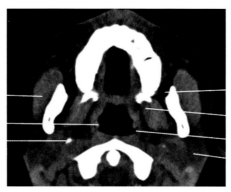

咬肌　　　　　　　　　　　　　　　　　　　颞下窝

咽鼓管圆枕　　　　　　　　　　　　　　　　翼内肌

茎突　　　　　　　　　　　　　　　　　　　咽隐窝

　　　　　　　　　　　　　　　　　　　　　腮腺

图 4-1-15

（五）正常口咽的 CT 解剖

口咽为咽腔的中间部,上至软腭,下至会厌上缘,前缘以软腭游离缘、腭垂及咽腭弓等与口腔为界,后方是第 2、3 颈椎及颈前肌群。咽旁间隙及咽后间隙均为鼻咽部相应筋膜间隙的延续。在口咽平面,咽缩肌群多不能独立显示。

（六）正常喉的 CT 解剖（图 4-1-16 至图 4-1-21）

喉上起会厌,下达环状软骨与气管交界,可分为三个部分,即声门上区、声门区和声门下区。组成喉的软骨有甲状软骨、环状软骨、会厌软骨和成对的杓状软骨。

1. 声门上区从会厌软骨游离缘开始,下界是假声带(前庭襞)。此区又称喉前庭,呈漏斗状,上宽下窄,它包含会厌、杓会厌皱襞和假声带。

2. 声门区主要为真声带(声带),左右声带在前方汇合并附着于甲状软骨的中线上,声带后面附着于杓状软骨的声带突上。左右声带之间的裂隙称为声门裂,是喉腔最窄的部位。假声带与声带之间向两侧突出的梭形囊状隐窝称为喉室。

3. 声门下区上界为真声带游离的下表面,向下到环状软骨下缘平面。

各区组成的各个解剖结构的特点为:

（1）会厌软骨是构成会厌的基础,呈上宽下窄的舌状,上缘游离,下部贴附在甲状软骨前角的后面。前面对舌,后面向喉腔。在 CT 图像上会厌位于喉前庭与会厌前隙之间,呈边缘锐利和前缘凹陷、弯曲的影像。会厌前间隙位于喉腔的前面,含有脂肪组织,为一低密度区。

（2）甲状软骨是喉软骨中最大的一块,构成喉前壁和外侧壁的大部分。甲状软骨分为左、右两板,两板的前缘联合构成前角,前角上端向前突出为喉结,成年男性较明显,上缘凹成切迹,称为甲状软骨切迹。两板后缘向上、下各有一突起,分别称为甲状软骨上、下角。甲状软骨切迹和上、下角均为 CT 辨认层面的重要标志。

（3）杓状软骨位于环状软骨板的上方,左右各一,构成喉后壁的上部。杓状软骨近似三棱体,尖部向上,有一对椭圆形的纤维软骨块,称为小角状软骨,底部朝下,向前、向外侧各有一突起,前突者为声带突,外侧突者为肌突。

（4）环状软骨构成喉腔的底座。环状软骨形似指环,成人该软骨常有较完整的钙化或骨化,边缘密度高,中心密度低。

（5）喉前庭上界为喉的入口,下界为两侧假声带夹成的前庭裂平面。上部为宽大的椭圆形,向下逐渐变窄而呈漏斗形。

（6）假声带位于甲状软骨与杓状软骨之间,为一对矢状排列的黏膜皱襞,与真声带平行,横断位CT 能显示此平面,气道呈"梨形",并常可看到杓状软骨的顶点及甲状腺的上部。

声带位于甲状软骨前角与杓状软骨声带突之间,是弹性圆锥的游离缘,位于假声带下方,并与其平行。平静呼吸时,声带处于外展位,呈两侧对称的三角形,尖端向前,密度较高,宽 1~2 mm,并与对侧尖端汇合成前联合。

（1）声门裂是喉腔的最狭窄部分,位于两侧声带、杓状软骨底内侧缘和声带突之间,为三角形含气间隙,尖端在前,底边在后。其形态随呼吸或发音运动而改变。

（2）杓状会厌皱襞起自会厌侧缘,向后至杓状软骨尖,是喉黏膜与咽黏膜的移行处。在相应的CT 层面上,杓状会厌皱襞位于喉前庭与梨状隐窝之间,构成喉前庭的后界。

（3）梨状窝是喉咽的一部分,位于杓状会厌皱襞与甲状软骨之间,在横断位 CT 上为基本对称的含气结构。

（4）会厌前间隙位于会厌和杓状会厌皱襞前方,内含脂肪纤维组织,向下与喉旁间隙相通,向上达会厌谿。

（5）喉旁间隙位于甲状软骨板与喉壁之间,内含脂肪纤维组织,其声带水平的喉旁间隙最窄,向上逐渐增宽,向上、向外与会厌前间隙相延续。

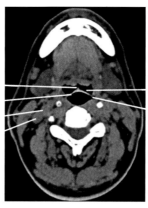

图 4 - 1 - 16

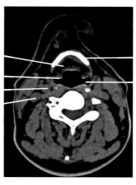

图 4 - 1 - 17

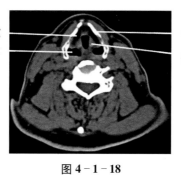

图 4 - 1 - 18

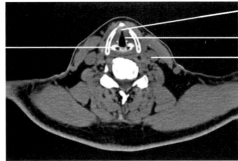

构状软骨　　　　　　　　　　　　　前联合
　　　　　　　　　　　　　　　　　声带
　　　　　　　　　　　　　　　　　颈内静脉

图 4 - 1 - 19

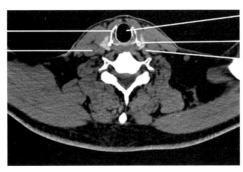

环状软骨　　　　　　　　　　　　　声门下区
颈内静脉　　　　　　　　　　　　　甲状腺
　　　　　　　　　　　　　　　　　颈总动脉

图 4 - 1 - 20

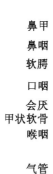
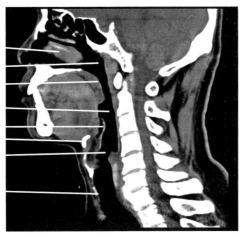

鼻甲
鼻咽
软腭
口咽
会厌
甲状软骨
喉咽

气管

图 4 - 1 - 21

（七）正常颈部 CT 解剖（图 4 - 1 - 22）

颈部的解剖结构可分为四部分，即器官部，左、右颈外侧部及颈后部。首先以椎前筋膜为界分为后部和前部；在前部再由颈浅筋膜分别包绕两侧胸锁乳突肌及颈动脉鞘而形成两个外侧部，位于两外侧部之间的即为器官部。器官部位于颈部最前面，主要结构是咽、喉、气管、食管、甲状腺和甲状旁腺。

（1）甲状腺由左右两叶及峡部组成。两侧叶位于喉的前外侧，上极平达甲状软骨中点，下极至第6气管软骨环，峡部一般位于第2~4气管软骨环水平。正常甲状腺的 CT 表现为表面光滑、密度较高且均匀的软组织结构。

（2）甲状旁腺有两对，长 3~8 mm，包埋于甲状腺鞘内。CT 表现为圆形、密度均匀的软组织密度影。但正常甲状旁腺在 CT 上不易观察到。

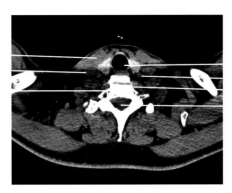

胸锁乳突肌
颈内静脉
颈椎

气管
颈总动脉
颈长肌
颈髓

图 4-1-22

（3）食管在颈部稍偏向左侧,两侧为甲状腺侧叶、颈动脉鞘。食管后方为椎前筋膜、颈长肌和脊柱。CT上食管表现为气管后方的软组织密度影,有时腔内可见气体影,常可见在气管后壁形成压迹。颈外侧部由颈动脉鞘及其周围脂肪组成,称为颈动脉间隙,其中除颈动脉鞘(包括颈总动脉或颈内动脉、颈内静脉及迷走神经)外,还有颈外动脉起始部、第Ⅹ～Ⅻ对脑神经及颈交感干等结构。在颈动脉鞘内,内侧为颈总动脉或颈内动脉,外侧为颈内静脉,迷走神经居两者之间。

颈外侧部有很多淋巴结,可分为浅淋巴结群和深淋巴结群。颈浅淋巴结沿浅静脉分布,颈深淋巴结沿深部血管及神经分布。临床上多将颈淋巴结分为颈前淋巴结群和颈外侧淋巴结群。

1）颈前淋巴结群:包括颏下淋巴结、下颌下淋巴结、颈前浅淋巴结和颈前深淋巴结。颈前深淋巴结群分布于颈器官内部。

2）颈外侧淋巴结群:包括沿颈外静脉分布的颈浅淋巴结群和沿颈内静脉分布的深淋巴结群。深淋巴结群较为复杂,最上部称为咽后淋巴结,位置较深,位于鼻咽部后面。其余部分又以肩胛舌骨肌和颈内动脉的交点为界,分为颈深上淋巴结和颈深下淋巴结。颈深上淋巴结位于胸锁乳突肌深面,颈内静脉周围;颈深下淋巴结位于肩胛舌骨肌下方,分布于颈内静脉周围。淋巴结的CT表现为圆形或椭圆形的软组织密度影,直径为 3～10 mm,增强扫描密度与肌肉相似而明显低于强化的血管。

颈后区主要是颈椎和肌群。

（罗 松 许 健 张龙江）

第二节 眼部疾病

例1 眼眶内海绵状血管瘤

【病史摘要】 女性,53岁。反复头晕、头痛10年。

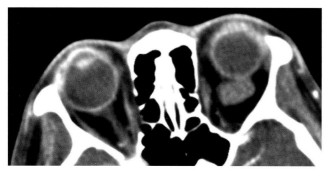

图4-2-1A

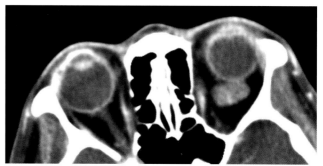

图4-2-1B

【CT征象】 左眼眶眼球后肌锥内等密度肿块(图4-2-1A),增强扫描肿块呈中度强化(图4-2-1B)。

【重要征象】 眼球后方肌锥内中度强化肿块。

【CT拟诊】 ①眼眶内海绵状血管瘤。②肿块型炎性假瘤。③淋巴瘤。④视神经脑膜瘤。

【病理诊断】 眼眶内海绵状血管瘤。

【评 述】 海绵状血管瘤和毛细血管瘤实际上均为血管发育畸形,是血管瘤的不同类型,生长缓慢。病理上该肿瘤由多个衬有内皮细胞的窦隙状血管构成,外有纤维性假包膜,无明显的供血动脉。临床多表现为缓慢发展的中央型进行性眼球突出,视力下降出现晚。海绵状血管瘤是最常见的眶内占位病变,可出现在眶内任何部位,但83%位于肌锥内,亦有报道同时累及肌锥内和肌锥外间隙。女性与男性发病之比为2:1,青壮年多见。

CT表现 ①肿块境界清楚,呈光滑的圆形、椭圆形或分叶状,可形成肌锥内铸形,后者由多个单独发生的海绵状血管瘤融合而成。②病灶内可有结节状钙化,是特征性静脉石,有诊断价值。③肿块与眶内其他结构相邻,但占位效应不明显。④增强扫描后肿块可呈中度均匀或不均匀强化,可能为肿瘤内纤维化所致。⑤眶尖脂肪组织保持正常。⑥注入对比剂动态扫描后肿块呈缓慢逐渐充盈,典型表现为渐进性强化。

鉴别诊断 ①视神经脑膜瘤:导致突眼的常见病因,钙化常见,且呈絮状,或有鞘膜包裹视神经的脑膜瘤,其鞘膜呈轨道状强化,对周围相邻结构产生占位效应较海绵状血管瘤明显。②淋巴瘤:常见的突眼原因之一,CT表现为境界不清楚,呈分叶状的软组织密度肿块,可累及眼外肌及眼睑,包裹眼球生长,或在眶内弥漫浸润性生长,可有轻至中度的强化,但海绵状血管瘤累及眼外肌者少见,而淋巴瘤钙化罕见。③肿块型炎性假瘤:可在眶内软组织中形成肿块,通常跨肌间隙生长,肿块边界部分清晰,部分不清晰,眶尖脂肪组织常受累。其占位效应轻,肿块亦可有轻至中度的强化。但钙化非常少见,临床上有反复发作的炎症病史。由于本例患者为年轻女性,有长期突眼病史,CT扫描示眶内肌锥境界清楚的肿块,有中度渐进性强化,故应首先考虑海绵状血管瘤。

例 2　视神经脑膜瘤

【病史摘要】　男性,73 岁。右眼突出 1 年。

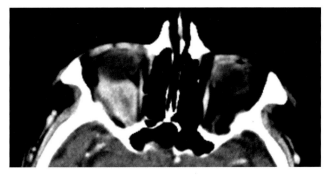

图 4 - 2 - 2A

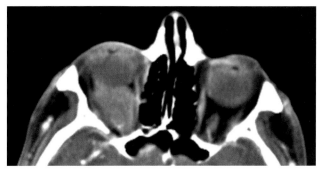

图 4 - 2 - 2B

【CT 征象】　增强扫描示右眼眶肌锥内明显强化肿块,边缘清楚,沿视神经走行呈"轨道状"(图 4 - 2 - 2A、B)。

【重要征象】　沿视神经走行的肿块,呈典型的"轨道状"。

【CT 拟诊】　① 视神经脑膜瘤。② 视神经胶质瘤。③ 海绵状血管瘤。④ 视神经炎。

【最终诊断】　视神经脑膜瘤。

【评　　述】　视神经脑膜瘤是指源于视神经鞘的蛛网膜脑膜上皮细胞或眶内异位的蛛网膜良性肿瘤或颅内脑膜瘤向眶内延伸,其组织学分类与颅内脑膜瘤相似,视神经鞘脑膜瘤最常见的组织学类型是脑膜上皮型。该瘤早期可引起视力下降、失明,晚期可致突眼,80%见于中年妇女(35~60 岁多见),儿童发病者病变侵袭性大;双侧发病常和神经纤维瘤病有关。病变早期在视神经鞘内生长,压迫视神经,晚期可穿破硬膜,产生外压性的肌锥内肿块。

CT 表现　有两种类型。① 典型表现:呈硬膜下生长的肿块影,表现为视神经呈管状增粗,约占64%,呈局限性或累及视神经眶内段的全长,偶尔可见有视神经鞘的强化,而视神经在病灶中央,密度较低,呈"轨道状",在肿瘤鉴别诊断上有较高特异性,但此征亦可见于视神经炎及淋巴瘤等。② 不典型表现:外生性肿块影,肿瘤从眶尖突至眼内而呈宽基底,亦可呈梭形,通常境界清楚,增强扫描后强化程度远较其他眶内占位病变明显;肿块亦可沿神经管向颅内蔓延,引起视神经管的扩大和眶尖的骨质增生。③ 视神经脑膜瘤的钙化亦常见,可呈斑片状。

鉴别诊断　(1)视神经炎:可产生弥漫性、光滑的视神经增粗,有视神经鞘的"轨道状"强化,但它为特发性病变,常与多发性硬化相伴,且有急性炎症过程,较少有明显肿块。当伴发脑室旁斑块时,易于鉴别。(2)海绵状血管瘤:为眶内肌锥内常见的占位性病变,可推移或包裹视神经;与视神经脑膜瘤不同的是,海绵状血管瘤的钙化呈结节状、蚯蚓状,而脑膜瘤的钙化呈斑片状,增强时脑膜瘤的强化较血管瘤明显。(3)视神经胶质瘤:和视神经脑膜瘤的硬膜下生长型 CT 表现相似。其鉴别要点为,① 好发年龄不同,胶质瘤多发生于儿童。② 视神经脑膜瘤质地较胶质瘤硬,视神经变直、增粗;而视神经胶质瘤为扭曲、增粗。③ 两者的生长方式亦略有不同,胶质瘤呈纵向生长,沿视觉通道蔓延;而脑膜瘤趋向横向生长,侵犯硬脑膜;当骨性视神经管扩大时,眶尖及附近前床突骨质增生。④ 病灶内的钙化较脑膜瘤少见。⑤ CT 平扫时视神经胶质瘤密度较脑膜瘤低,增强扫描亦不如脑膜瘤明显,且增强后亦无视神经鞘膜强化及"轨道状"征象的形成。本例 CT 表现为肿块有明显的视神经鞘膜的"轨道状"强化,CT 诊断有特征性。

例3 视网膜母细胞瘤

【病史摘要】 男性,1岁。发现右眼瞳孔白色反光。

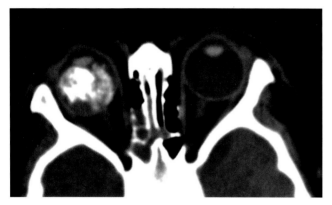

图4-2-3A   图4-2-3B

【CT征象】 右眼球内不规则肿块影,境界不清楚,呈软组织密度,内见不规则斑片状钙化(图4-2-3A、B)。

【重要征象】 眼球内不规则且伴钙化肿块。

【CT拟诊】 ① 视网膜母细胞瘤。② 脉络膜恶性黑色素瘤。③ 渗出性视网膜炎并视网膜脱离。④ 转移瘤。

【最终诊断】 视网膜母细胞瘤。

【评　述】 视网膜母细胞瘤是起源于视网膜的胚胎性恶性肿瘤,是儿童(尤其在2岁以内)最常见的眼球内恶性肿瘤,该瘤可多发,1/3的儿童可双侧出现。高度恶性,既可在眶内局部蔓延,又可经血行转移。视网膜母细胞瘤、原始玻璃体持续增殖症、渗出性增殖性视网膜炎等,临床上均有眼内反光异常表现,但球内病灶有明显钙化且呈轻度强化者,以视网膜母细胞瘤为最常见,容易诊断。视网膜母细胞瘤影像上分为4期:眼内期、青光眼期、眼球外期、远处转移期。双侧视网膜母细胞瘤合并颅内肿瘤(如松果体母细胞瘤、异位性颅内视网膜母细胞瘤、原发性神经上皮瘤等),称为"三侧性视网膜母细胞瘤"。

CT表现 ① 球内境界不清楚的高密度肿块,内有斑片或团块样钙化是特征性表现,据报道钙化可高达95%以上,肿瘤附着处的巩膜和脉络膜往往增厚,增强扫描非钙化部分可见轻度至中度强化。② 眼球可见明显扩大,肿瘤可沿视神经生长,致视神经增粗,可转移至脑内表现为鞍上池肿块。

鉴别诊断 ① 转移瘤,一般有原发肿瘤病史,可出现在眼眶、眼球、球后肌锥内或肌锥外软组织内。② 渗出性视网膜炎并视网膜脱离,发病年龄较大,常在5岁以后发病,呈白瞳仁。发病机制不清楚,大多数人认为是视网膜小血管发育畸形,扩张的毛细血管漏出脂质蛋白性液体沉积于视网膜及视网膜下间隙内,结果引起视网膜脱离,CT表现与视网膜母细胞瘤相似,但无钙化。③ 脉络膜恶性黑色素瘤,一般发生于40~50岁成年人,儿童少见,表现为眼球壁局限性扁平、梭形增厚。

例4 脉络膜黑色素瘤

【病史摘要】 男性,59岁。发现眼球占位。

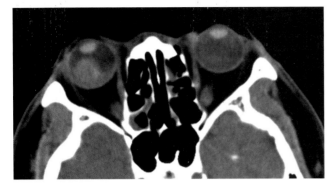
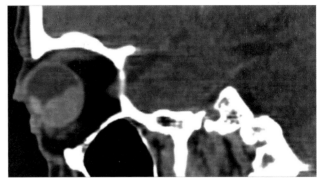

图4-2-4A 　　　　　　　　　　　图4-2-4B

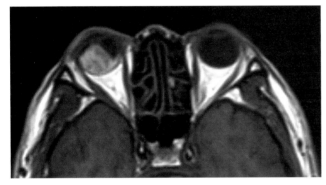
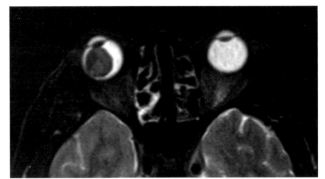

图4-2-4C 　　　　　　　　　　　图4-2-4D

【CT与MRI征象】 CT平扫示右侧眼球内后部一局限性结节状高密度肿块影,境界清楚,呈"V"形(图4-2-4A、B)。MR平扫肿块T1WI呈高信号,T2WI呈低信号(图4-2-4C、D)。

【重要征象】 眼球内"V"形肿块;T1WI呈高信号,T2WI呈低信号。

【CT拟诊】 ① 眼球脉络膜黑色素瘤。② 渗出性视网膜炎并视网膜脱离。③ 转移性肿瘤。④ 视网膜母细胞瘤。

【病理诊断】 球眼脉络膜黑色素瘤。

【评 述】 脉络膜黑色素瘤是成人眼球最常见的恶性肿瘤,位于脉络膜,可穿透眼球环侵犯局部。好发于40~50岁之间,很少发生于儿童或70岁以上老人。15%的病例在球后形成肿块,亦可早期出现远处转移。患者多表现为视力减退、视野缺损、晶体移位和白内障、青光眼等症状。眼底镜检查可见视网膜呈棕黑色球形隆起,可有视网膜脱离和出血。本例因年龄因素对于眼球壁病变,即视网膜、脉络膜占位性病变,具有重要意义,中年患者在无原发病变时应首先考虑本病。该瘤可分为有黑色素的黑色素瘤和无黑色素的黑色素瘤。

CT表现 ① 平扫示眼球壁局限性扁平、梭形增厚或玻璃体内边界清晰的半球形、球形软组织密度肿块。② 增强扫描病变呈中度强化。③ 极少钙化(与视网膜母细胞瘤的重要鉴别点)。

鉴别诊断 ① 视网膜母细胞瘤,儿童多见,大多伴有斑片状、团块样钙化。② 转移瘤,CT扫描可表现为眼球壁的扁平局限性增厚,此征象较有诊断价值,它常伴有眶内其他结构如视神经、泪腺、眶内软组织肿块,进展迅速,临床上有原发病灶可资鉴别。③ 渗出性视网膜炎并视网膜脱离,又称Coat's病,视网膜脱离形成半月形和"V"形积液,其CT密度可根据积液性质而定,一般为单纯浆液时,其密度较低,而积液为血性液体时密度较高,其"V"形凹陷的尖端指向视盘,为其特征性表现。本例肿块在MRI T1WI呈典型高信号、T2WI呈低信号,容易诊断。

例5　眼球转移瘤

【病史摘要】　女性,48岁。发现眼球内占位,有肺癌病史。

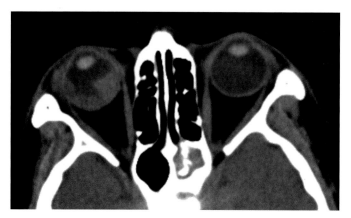

图 4-2-5A

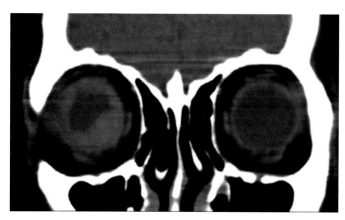

图 4-2-5B

【CT征象】　右侧眼球视网膜不规则增厚,密度均匀,境界较清楚(图4-2-5A、B)。

【重要征象】　眼球视网膜不规则增厚,密度均匀。

【CT拟诊】　① 眼球转移性肿瘤。② 视网膜母细胞瘤。③ 黑色素瘤。④ 视网膜脱离。

【最终诊断】　眼球转移瘤。

【评　　述】　转移性肿瘤累及眼眶的发病率为3%~50%。原发病灶成人以肺癌、乳腺癌多见,眶内转移瘤可为首发症状,发病的高峰年龄在70岁左右,儿童以神经母细胞瘤、尤文氏瘤、Wilms瘤多见。转移瘤可出现在眶壁、眼球、球后肌圆锥内或肌圆锥外的软组织内,左眼转移瘤发生率较右眼高。

<u>CT表现</u>　① 眼球后壁不规则软组织密度肿块,眼环后半部明显扁平状增厚。② 球后肿块累及视神经,呈类圆形肿块。③ 眼球轻中度向前突出。

<u>鉴别诊断</u>　① 视网膜脱离:半月形和“V”形积液,其CT密度可根据积液性质而定,为单纯浆液时密度较低,伴出血时密度较高。特征表现为“V”形凹陷的尖端指向视盘。② 黑色素瘤:为发生于眼环脉络膜的恶性肿瘤,好发于成人,以40~50岁多见,可表现扁平状眼环局限性增厚,肿块较大时,可呈蕈伞状或蘑菇云状,增强扫描中度或明显强化;一般肿块向眼球内生长,肿块巨大时,才向眼球外生长。本例患者眼球内肿块不大,眼球外肿块相对较大,加之有肺癌病史,故不应首先考虑恶性黑色素瘤。③ 视网膜母细胞瘤:通常为眼球内有钙化的肿块,且95%以上的患者发病年龄在5岁以下,本例患者为高龄患者,且肿块无钙化,故可鉴别。

例 6　眼眶横纹肌肉瘤

【病史摘要】　男性,6 岁。左眼球突出半月余。

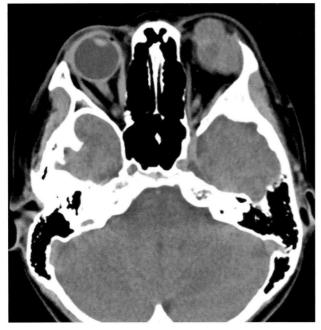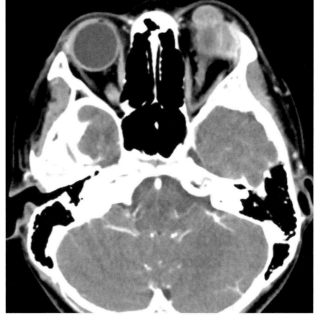

图 4 - 2 - 6A　　　　　　　　　　　　　　　　　图 4 - 2 - 6B

【CT 征象】　平扫示左眼眶均匀类圆形肿块,边缘光滑(图 4 - 2 - 6A);增强扫描呈不均匀环形强化(图 4 - 2 - 6B)。

【重要征象】　眼眶不均匀环形强化的类圆形肿块。

【CT 拟诊】　① 血管瘤。② 组织细胞增生症。③ 淋巴瘤。④ 炎性假瘤。⑤ 横纹肌肉瘤。

【病理诊断】　眼眶横纹肌肉瘤。

【评　　述】　横纹肌肉瘤亦称横纹肌母细胞瘤,是儿童最常见的眼眶恶性肿瘤,常见于 10 岁以下儿童,90% 的患者年龄小于 16 岁。它起源于眼外肌或能多向分化的间充质成分。最常见于眼鼻侧内上象限,亦有学者认为球后中央为最好发部位,常伴有骨质破坏。本病进展快,最常见的症状是一侧性进行性眼球突出,伴有眼眶持续性疼痛及流泪,眼睑和球结膜高度水肿,眼球运动障碍,眶缘部多能触及肿块。

<u>CT 表现</u>　① 儿童眶内肿块,无钙化。② 进展迅速,可伴有骨质破坏。③ 病变可有强化。

<u>鉴别诊断</u>　① 炎性假瘤,可有急性发作史,如眼球活动障碍、疼痛、眼睑水肿及眼球突出,该病对糖皮质激素治疗反应极佳,边界一般欠清晰,增强可见中度强化。② 淋巴瘤,可见于任何年龄,中年常见,呈浸润性生长,密度较均匀,增强扫描轻度强化。③ 组织细胞增生症,发病以青少年多见,亦可见眶壁骨质破坏及软组织肿块,仅凭单次 CT 检查难以与其鉴别。但临床过程趋向良性,有自愈倾向,这与横纹肌肉瘤完全不同。④ 血管瘤,类圆形肿块,边界清晰,增强扫描呈渐进性强化。

例7 眼眶淋巴瘤

【病史摘要】 男性,71岁。右眼肿胀,发现新生物1年。

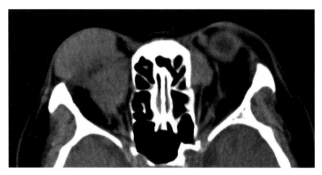 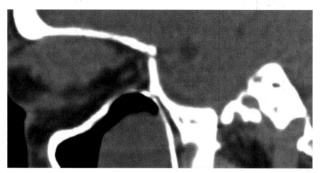

图4-2-7A　　　　　　　　　图4-2-7B

【CT征象】 平扫示眼睑及两侧球后眶内不规则等密度肿块,内部密度均匀,与周围组织边界尚清晰,与其相邻的眶外侧壁骨质无明显破坏(图4-2-7A、B)。

【重要征象】 双侧球后眶内不规则等密度肿块,相邻骨质破坏不明显。

【CT拟诊】 ①淋巴瘤。②炎性假瘤。③海绵状血管瘤。④转移瘤。

【病理诊断】 眼眶多发淋巴瘤。

【评　述】 眼眶淋巴瘤好发于老年人(50~70岁)。发生于眼眶的淋巴瘤既可能是系统性淋巴瘤累及眼眶(继发性),也可能是系统性淋巴瘤首发在眼眶(原发性)。非霍奇金淋巴瘤是眼眶最常见的原发性淋巴瘤。临床表现为眼部肿块、眼球突出和轻度眼球运动受限,一般疼痛症状较轻微。

CT表征:①典型表现为肌锥外软组织密度肿块,轻中度均匀强化是淋巴组织增生性疾病的特点。②半数病灶呈浸润性生长且边界不光整,另外半数病灶有清晰光整的边界。③可围绕眼眶呈铸型生长,常致周围眼眶壁骨质重塑,但少见骨质侵蚀。

鉴别诊断 ①转移瘤,一般有原发肿瘤病史,多发常见,累及眼球后壁多见。②海绵状血管瘤,多为单发,位于肌锥内;CT平扫表现密度类似于淋巴瘤,但血管瘤增强扫描后呈典型从中央向周边的渐进性强化,故可鉴别。③炎性假瘤,可有急性发作史,如眼球活动障碍、疼痛、眼睑水肿及眼球突出;该病对糖皮质激素治疗反应极佳,CT表现有时与淋巴瘤类似,需手术活检或诊断性治疗证实。

例8　泪腺多形性腺瘤

【病史摘要】　女性,39岁。左眼异物感5~6年。

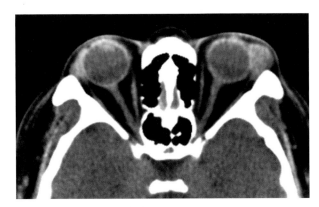
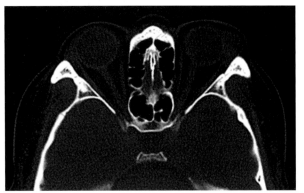

图4-2-8A　　　　　　　　　　　　　　　　图4-2-8B

【CT征象】　平扫示左侧泪腺区一边缘光滑的类圆形稍高密度肿块,向内侧推压眼球移位,与其相邻的眶外侧壁骨质无明显破坏(图4-2-8A、B)。

【重要征象】　泪腺区边缘光滑的肿块。

【CT拟诊】　① 泪腺多形性腺瘤。② 淋巴结炎性反应性增生累及泪腺。③ 淋巴瘤。④ 多形性腺瘤恶变。

【病理诊断】　泪腺多形性腺瘤。

【评　　述】　泪腺区病变多种多样,上皮类肿瘤占50%,非上皮类病变占50%。上皮类肿瘤中,泪腺多形性腺瘤占50%~80%,好发于中年女性,发展缓慢。临床可触及眼眶外上方质硬肿块,无压痛。病理学上含有上皮和间质成分,真正钙化少。泪腺多形性腺瘤起源于腺管上皮及肌上皮细胞,具有多形性,约80%为良性,20%为恶性。良性者多有完整包膜,边缘光滑,瘤内可见黏液样变、钙化及骨化。病变早期呈圆形,增大时可呈分叶状,但其边缘锐利。

CT表现　① 眼眶的外上象限圆形或椭圆形软组织密度肿块,密度均匀或不均匀,境界清楚,眼球向下、向内移位;当肿瘤向后生长,有时可达眶尖,眼外肌、视神经受压移位。② 肿瘤较大时,眼眶骨质受压变形,泪腺窝扩大,但无骨质破坏。③ 增强扫描呈中等度强化。

鉴别诊断　① 多形性腺瘤恶变,表现为边缘欠清楚和不规则的肿块,常伴有邻近眼外肌、眶内脂肪浸润,邻近骨质破坏。② 淋巴瘤,呈浸润性生长,密度较均匀,增强扫描轻度强化。③ 淋巴结炎性反应性增生累及泪腺:包括慢性泪腺炎、炎性假瘤、结节病、Mikulicz病、Wegener肉芽肿等。它们可双侧起病,通常累及整个泪腺,包括睑叶,因而常有弥漫性泪腺肿大,与眶外侧壁呈钝角,还可累及眼外直肌及眼球环,常伴有外直肌肥厚及眼环增厚。而泪腺混合瘤有累及泪腺深叶倾向,向后生长,与眶外侧壁呈锐角,一般不累及眼睑及眼环。

例9 眼眶皮样囊肿

【病史摘要】 男性,10岁。右眼球突出1年余。

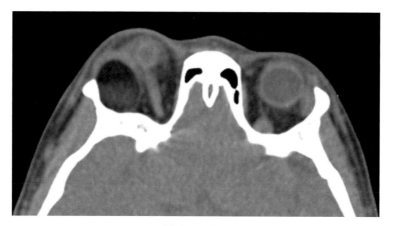

图4-2-9A

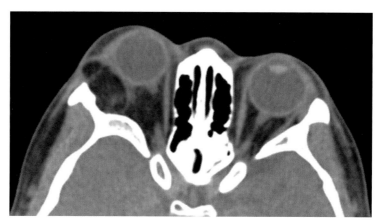

图4-2-9B

【CT征象】 平扫示右眼球后外侧一卵圆形低密度影,肿块密度混杂,其内可见软组织和脂肪密度影,囊壁光滑而均匀;周围骨皮质未见明显异常;肿块推压眼球和视神经向内侧移位(图4-2-9A、B)。

【重要征象】 边缘光滑的含脂肪密度肿块。

【CT拟诊】 ① 皮样囊肿。② 表皮样囊肿。③ 脂肪瘤。

【病理诊断】 眼眶皮样囊肿。

【评 述】 皮样囊肿为最常见的眶内先天性病变,占眶内所有病变的1%~2%,最常见的部位为眼眶外上象限,是由眼眶骨缝间外胚层组织发育时残留于软组织内的结果。皮样囊肿是由鳞状上皮组织及其附件反向围绕而成的囊性肿物,外围以纤维结缔组织为主,囊内含有皮脂腺、汗腺、毛囊。按其发病部位可分为浅表型及深部型。前者多见于1岁小儿,肿块位于眶外侧缘前方并与其下骨质有粘连,临床上一般无眼球突出或眼球移位;而后者通常在较大的儿童及成年人中发病。

CT表现 ① 囊性占位,囊内常为脂肪密度,此为特征性表现,有报道指出,囊内容物亦可呈肌肉密度,病变均无强化。② 囊壁极为光滑,可有部分钙化,无强化。③ 病变相邻的眶壁骨质呈切迹状改变,这表明起源于骨缝,并逐渐扩展呈弧形侵蚀性改变。

鉴别诊断 ① 脂肪瘤:一般仅含脂肪成分,密度较均匀,边界清晰。② 表皮样囊肿:仅含皮肤组织,即鳞状上皮细胞及类脂质(三酸甘油酯和胆固醇等),CT呈水样密度,多呈匍匐样生长;MR扩散加权成像上呈典型高信号表现。本例在发病年龄、部位、CT表现均典型,较易诊断。

例10 炎性假瘤

【病史摘要】 男性,35岁。右眼红肿胀痛反复发作1年,伴右眼突出。

【CT征象】 横断位平扫示右眼球后肌锥内外软组织密度影,内外直肌、视神经受累,局部可见小片状积气影(图4-2-10A、B)。

【重要征象】 眼球后肌锥内外软组织密度影,内外直肌、视神经受累,局部小片状积气影。

【CT拟诊】 ① 弥漫型炎性假瘤。② 眼眶蜂窝织炎。③ 淋巴瘤。④ 海绵状血管瘤。

【病理诊断】 眼眶炎性假瘤。

【评　述】 炎性假瘤为引起单侧突眼的常见原因,病因不清楚,其病理特征以增殖性炎症为主,病变内有多种细胞成分,如淋巴细胞、嗜酸细胞、多形性细胞及浆细胞。该瘤可发生于任何年龄,但以中年多见。85%~90%为单眼发病,双眼发病占10%~15%。临床表现为突发或渐进突眼、眼痛、视力下降,眶内触及质硬肿块,可自然消退,常反复发作。双侧的炎性假瘤提示为系统性病变,可有急性发作史,如眼球活动障碍、疼痛、眼睑水肿及眼球突出。该瘤对糖皮质激素治疗反应极佳。根据其受累部位及范围可分为:① 肌炎型。② 泪腺型。③ 视神经周围炎型。④ 弥漫型。⑤ 肿块型。

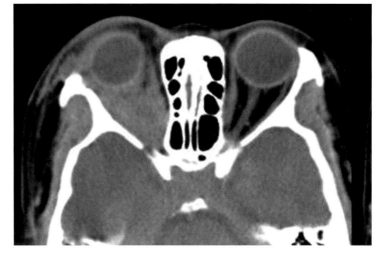

图4-2-10A

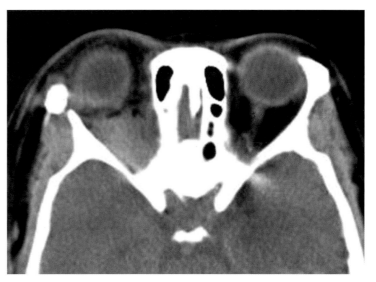

图4-2-10B

CT表现 ① 平扫示眶内多个结构受累,可有圆形、椭圆形等密度软组织肿块或眶内脂肪受累呈条索状影,眼外肌受累呈均匀增粗、肥厚,泪腺及视神经亦可受累;上述结构有两个以上或眶内脂肪受累即可诊断。② 增强扫描肿块可见轻度强化。

鉴别诊断 ① 海绵状血管瘤:肿块境界清楚,呈光滑圆形,或分叶状可见钙化,增强扫描呈中度渐进性强化。② 淋巴瘤:包括交界性淋巴上皮样增生及恶性淋巴瘤,可累及眼外肌、眶内脂肪、泪腺,以50~60岁受累多见,但无急性炎症发作史,受累的眼外肌呈弥漫性肥厚、增粗,较炎性假瘤明显;但仅凭CT有时难以鉴别,需手术活检证实。③ 眼眶蜂窝织炎:CT扫描可见患侧眼眶弥漫性密度增高,各结构(眼外肌、视神经、眼环、眶内脂肪)模糊不清,增强扫描可见不均匀强化;其CT表现很难和弥漫性炎性假瘤区别,但眼眶蜂窝织炎临床症状重。

例11　眼眶后部脓肿

【病史摘要】　男性,32岁。左眼眶疼痛、头痛,视力下降3个多月,无发热、外伤史。

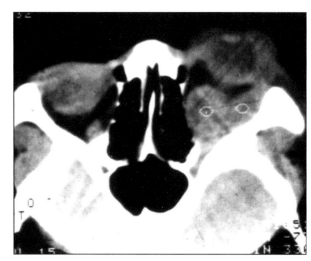
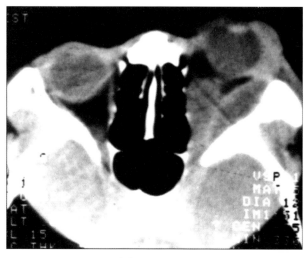

图4-2-11A　　　　　　　　　　　　　　图4-2-11B

【CT征象】　平扫示左眼眶内不规则弥漫性肿块,累及眼球前缘、眼外直肌、眼下直肌及肌圆锥内软组织(图4-2-11A);增强扫描时肿块周缘有强化,病变内部无强化,形成囊状改变(图4-2-11B)。

【重要征象】　左眼眶内不规则弥漫性肿块,肿块周缘强化,病变内部不强化囊状区。

【CT拟诊】　① 眶内炎性假瘤。② 眼眶后部脓肿。③ 眶内淋巴瘤。

【病理诊断】　眼眶后部脓肿。

【评　　述】　眼眶的感染性病变按部位可分为眶隔前及眶隔后感染。前者为眶隔前或眶周感染,由于眶隔在肿胀的眼睑之间形成保护层,故眶内容物不受影响,CT扫描仅显示面部、眼睑的肿胀及鼻窦的炎症,其临床过程趋向良性;后者总称为眼眶蜂窝织炎,又可分为球后、眼球及眶骨膜下脓肿。本病起病急,临床表现除发热及全身症状外,局部有眼痛、眼睑红肿、球结膜水肿、眼球突出及运动障碍。炎症局限者形成眶内脓肿,病情严重时可并发海绵窦血栓性静脉炎、脑膜炎及败血症等。

CT表现　① 眶内正常软组织结构界面消失,球后密度增加。② 受累的眼外肌肿胀。③ 增强扫描见肿块强化。④ 脓肿形成后即成为局限性肿块,可有环形强化或气体积聚。

鉴别诊断　① 眶内淋巴瘤:眶内不规则肿块,累及眼外肌、泪腺,多见于青少年或老年人,有轻至中度强化;而眶内脓肿任何年龄均可发病,多呈不均匀强化。② 眶内炎性假瘤:弥漫性炎性假瘤需和球后蜂窝织炎相鉴别,两者均可累及眼外肌、眶内脂肪,甚至形成肿块样改变。炎性假瘤可有或无炎症病史,眶内脓肿多呈急性炎症性改变。前者呈均匀中度强化,而球后蜂窝织炎多呈不均匀强化,甚至形成包裹样有分隔强化,有时病变内有气体积聚。最重要的是炎性假瘤的诊断需排除鼻窦炎所致的眶内炎症外方可确立。本例术前诊断为炎性假瘤,误诊原因是病变范围广,但病变边缘部分不模糊,肿块内无气体,且患者无外伤及鼻窦炎病史,亦无发热。但本例眶内病变弥漫,增强扫描示囊性病变周边强化,提示有炎症与脓肿。

例 12 格雷夫斯眼病

【病史摘要】 男性,53 岁。甲亢 2 年。

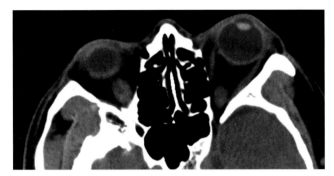

图 4 - 2 - 12A

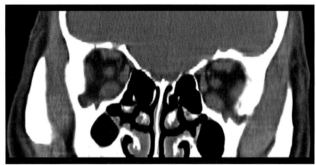

图 4 - 2 - 12B

【CT 征象】 CT 平扫和冠状面 MPR 示两侧眼下直肌肥厚,尤以肌腹明显,肌腱附着处未见增厚,其边缘清晰,眶内脂肪中未见异常密度影(图 4 - 2 - 12A~C)。

【重要征象】 眼下直肌肥厚,肌腹为著。

【CT 拟诊】 ① 格雷夫斯眼病。② 肌炎型炎性假瘤。③ 转移瘤。④ 淋巴瘤。

【最终诊断】 格雷夫斯眼病。

【评 述】 格雷夫斯眼病(Graves 眼病)是最常见的致使眼球突出的原因之一。其突眼程度与临床表现、实验室检查结果可不相符,但患者的眼痛不明显,与炎性假瘤急性发作不同。

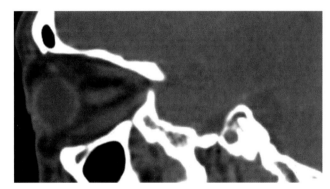

图 4 - 2 - 12C

病理改变亦与炎性假瘤不同,病变内无淋巴滤泡形成,受累肌细胞外间隙有透明质酸沉积,最后形成纤维化。可出现球后脂肪含量增加,有的甚至是眼球突出的唯一原因,但在 CT 上往往无球后脂肪条索状影。

<u>CT 表现</u> ① 两侧眼眶内眼外肌肌腹肥厚,以眼上、下直肌及内直肌受累为最常见,外直肌受累少见,晚期提上睑肌、上斜肌均肥厚。② 泪腺可受累。③ 眶后脂肪含量增加,但其中无条索状影。④ 增强扫描受累眼外肌可强化。

<u>鉴别诊断</u> (1)淋巴瘤:以 50~60 岁多见,累及眼外肌时需和 Graves 眼病相鉴别;CT 扫描示受累眼外肌肥厚、增粗明显,有形成肿块的趋势,这和 Graves 眼病所致眼外肌肌腹肥厚不同。(2)转移瘤:一般有病史可资鉴别,而 CT 扫描征象亦有所不同;转移瘤累及眼外肌呈结节状肥厚,进展明显,可有骨质破坏。(3) 炎性假瘤:可累及眼外肌及泪腺、眶内脂肪,因而需与 Graves 眼病进行鉴别。① 两者临床表现不同,炎性假瘤有炎症发作病史,而 Graves 眼病无炎症发作史;炎性假瘤多为单侧起病,Graves 眼病可累及双侧,但约 11% 可单侧起病。② 受累眼外肌的形态特点有助于两者鉴别,肌炎型炎性假瘤的眼肌肥大以眼肌肌腱增粗为主(和眼环相连),而 Graves 眼病的眼肌肥大为肌腹肥大,且双侧对称。③ 眶内脂肪受累在炎性假瘤呈条索状改变,而 Graves 眼病通常则显示眶内脂肪的体积增加。

例 13　视网膜脱离

【病史摘要】　女性,28 岁。左眼视物不清 6 个月。

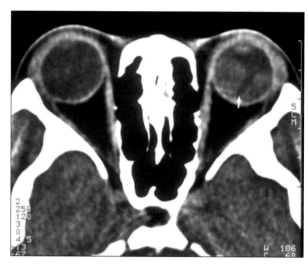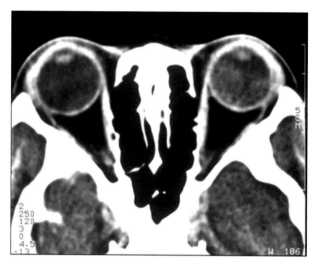

图 4-2-13A　　　　　　　　　　　　　　　　　　图 4-2-13B

【CT 征象】　平扫示左侧眼球球内后部一略高于眼球密度影,向玻璃体内呈弧形突出,其尖端于球后视神经入眼球处汇合,密度均匀,境界清楚,无钙化(图 4-2-13A、B)。

【重要征象】　球后"V"形病变,无钙化。

【CT 拟诊】　① 视网膜脱离。② 玻璃体后腔积液。③ 脉络膜下剥离。

【最终诊断】　视网膜脱离。

【评　　述】　视网膜脱离可由多种原因引起,如外伤、出血、先天性病变、视网膜的肿瘤性病变、肉芽肿性病变、脉络膜炎症及肿瘤,均可致视网膜神经细胞层及色素层上皮分离,即视网膜脱离。漏出液、渗出液或出血积聚于视网膜下。CT 对病因诊断有一定价值。如积液为出血或蛋白性液体,CT平扫可呈高密度,漏出液为低密度。积液可随患者体位的变化而有所不同。积液量大时原发病变可被掩盖,量少时可以显示原发病变。病变有强化时,应考虑为视网膜或脉络膜炎症、肉芽肿和肿瘤、肿瘤样病变。动态增强扫描显示特征性充盈慢而廓清延迟者应考虑为血管瘤,年龄大者需排除转移性肿瘤或脉络膜黑色素瘤,年龄小者需考虑视网膜母细胞瘤。

CT 表现　① 眼底处弧形隆起,尖端呈"V"形,汇集于视神经入眼球处,为典型的视网膜脱离征象。② 亦可表现为眼底积液,常随体位的变化而有所不同。CT 对诊断视网膜脱离及其病因有一定价值,可以显示积液的性质,如出血与蛋白性液体在 CT 平扫时密度较高,而漏出性液体 CT 平扫密度较低。

鉴别诊断　① 脉络膜下剥离,其病因为脉络膜的炎症或肿瘤性病变,剥离的两支较厚,亦向后延伸,但不能汇集于视神经入眼底处。积液 CT 所显示的密度值较出血、外伤所致的视网膜脱离的密度低。② 玻璃体后腔积液,一般无尖端指向视神经进入眼底处的"V"形征象。本例视网膜脱离可见典型"V"形征象,但未见其他肿块强化征象,可排除肿瘤性病变引起的视网膜脱离,符合渗出性视网膜炎引起的视网膜脱离。

例14　颈内动脉海绵窦瘘

【病史摘要】　男性,47岁。头部外伤半天。

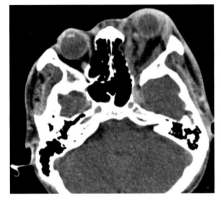
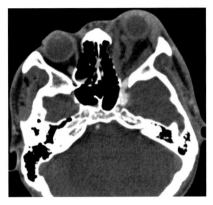
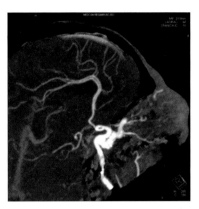

图 4 - 2 - 14A　　　　　　　　图 4 - 2 - 14B　　　　　　　　图 4 - 2 - 14C

【CT征象】　增强扫描示左侧眼上静脉扩张,左眼眼球突出,球后软组织肿胀(图4 - 2 - 14A、B);CTA和DSA示左侧海绵窦与颈内动脉沟通,呈瘤样扩张(图4 - 2 - 14C、D)。

【重要征象】　眼球突出伴眼上静脉扩张,与海绵窦沟通。

【CT拟诊】　① 颈内动脉海绵窦瘘。② 动静脉畸形。③ Graves眼病。

【最终诊断】　颈内动脉海绵窦瘘。

【评　　述】　颈内动脉海绵窦瘘多数由外伤、颅底骨折、手术所致,少数是自发性的,继发于硬脑膜动静脉畸形或破裂的海绵窦动脉瘤,后者常见于中年女性。有报道指出,该瘘出现在 Ehlers-Danlos 综合征、假性弹性纤维性黄色瘤,因而推测自发性颈内动脉海绵窦瘘可能和血管壁的结缔组织薄弱有关。眼静脉无瓣膜,与

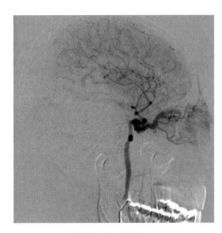

图 4 - 2 - 14D

海绵窦、翼丛有交通。如颈内动脉与海绵窦交通,可有海绵窦、眼静脉及翼丛的扩张,经眶内眼静脉引流的泪腺、眼外肌亦有膨隆、肥厚,临床表现为眼球的巩膜、结合膜充血和水肿,出现搏动性突眼,可有血管杂音。

CT表现　① 平扫及增强扫描示海绵窦增大。② 患侧眼球突出,眼上静脉扩张,眼下静脉及翼丛亦可扩张,但较少见。③ 常见眼外肌肥厚增粗。④ 泪腺肥厚少见。

鉴别诊断　① Graves 眼病:因眼外肌增粗而使眶尖处的静脉压增高,眼上静脉增粗,但无增大的海绵窦;其眶内脂肪含量常有增多,导致眼球突出。② 动静脉畸形:其病理改变为眼内静脉的增粗,一支或多支静脉扩张,其病因推测为先天性的静脉壁薄弱,临床表现与颈内动脉海绵窦瘘相似,有球结膜水肿、血管扩张,但CT扫描无增大的海绵窦可资鉴别。本例有明确外伤病史,DSA也清楚提示左侧眼上静脉扩张,左侧海绵窦瘤与颈内动脉沟通并扩张,诊断不难。

(王守巨　张龙江)

第三节　耳部疾病

例 1　外耳道鳞癌

【病史摘要】　男性,44 岁。右耳流脓、听力下降 3 年,查体示右外耳道乳头状肿物。

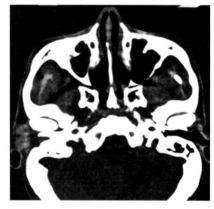
图 4 - 3 - 1A

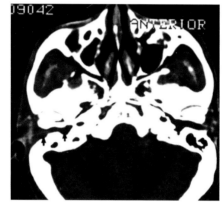
图 4 - 3 - 1B

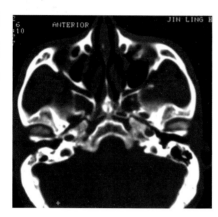
图 4 - 3 - 1C

【CT 征象】　平扫示右侧外耳道软组织密度影,突入鼓室内(图 4 - 3 - 1A、B);骨性外耳道无骨质破坏(图 4 - 3 - 1C)。

【重要征象】　外耳道、鼓室软组织肿块,无骨质破坏。

【CT 拟诊】　① 外耳道癌。② 外耳道乳头状瘤。③ 外耳道其他肿瘤。④ 先天性外耳道膜性闭锁。

【病理诊断】　左外耳道鳞癌。

【评　　述】　外耳道原发恶性肿瘤中鳞状上皮细胞癌最多,患者多为中老年人,早期仅为外耳道软组织影,进而破坏骨性外耳道及中耳,并可向不同方向累及乳突、骨性咽鼓管、面神经管、腮腺、颅底骨质等结构,内耳受累较晚。主要临床表现为长期耳道流脓血,伴耳部闷塞感,听力下降等,检查示外耳道内有结节状新生物,质脆易出血。CT 不仅可显示病灶位置,而且可明确范围,有利于手术、放疗等方案的制订。

　CT 表现　① 外耳道、鼓室软组织密度肿块,增强扫描不均匀强化。② 骨性外耳道、中耳、内耳可见虫蚀状骨质破坏。③ 晚期广泛浸润周围组织。

　鉴别诊断　① 先天性外耳道膜性闭锁:外耳道被软组织闭锁,但病史长,多伴有耳廓畸形。② 外耳道耵聍腺瘤或腺癌:耵聍腺瘤多为外耳道软组织密度肿块,而癌可发生骨质破坏,这些与本例不能区分。③ 外耳道乳头状瘤:常见,也可表现为软组织密度肿块,在 CT 上与本例不能区分。本例表现为外耳道软组织密度影并突入中耳内,但无骨质破坏,为较早期癌肿,鉴别诊断较困难。

例2　胆脂瘤

【病史摘要】　女性,55岁。右耳中耳炎4年,平时偶有流水,1个月前右侧面瘫。

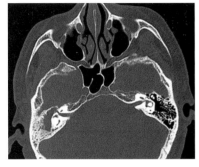

图4-3-2A

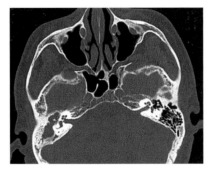

图4-3-2B

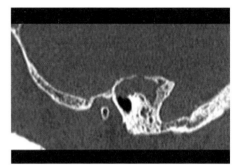

图4-3-2C

【CT征象】　右侧中耳腔扩大,乳突气化差,其内可见软组织密度影,骨质明显吸收破坏,鼓室受累,听小骨可见吸收破坏(图4-3-2A~D)。

【重要征象】　中耳鼓室和邻近乳突腔内软组织密度影,听小骨破坏,鼓室上壁骨质不连续。

【CT拟诊】　① 中耳乳突炎伴胆脂瘤。② 肉芽肿性中耳炎。③ 原发性真性胆脂瘤。

【病理诊断】　中耳乳突炎伴胆脂瘤。

【评　述】　胆脂瘤并非真性肿瘤,可分为先天性胆脂瘤

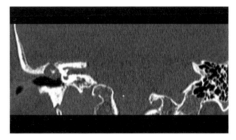

图4-3-2D

与后天性胆脂瘤,后者又分为后天原发性胆脂瘤和继发性胆脂瘤。中耳胆脂瘤属慢性中耳乳突炎类型之一,为中耳乳突腔内的角化复层鳞状上皮团块。多见于10~40岁的患者,98%为获得性,有慢性中耳炎病史。病灶为外耳道上皮经鼓膜穿孔处移行长入鼓室,然后脱落堆积成团而形成的,由角化上皮和胆固醇混合组成,常同时存在肉芽组织及脓液。上鼓室为最常见发病部位,其发展途径为上鼓室、乳突窦入口及乳突窦,然后长入乳突。增大时周围骨质受压吸收、破坏,可累及颅板、乙状窦沟、内耳及乳突骨等,造成相应部位的炎症或脓肿。高分辨CT不仅可直观地显示中耳软组织密度影及破坏扩大的鼓室、鼓窦,还可评价外侧半规管及周围结构的受累,是本病可靠、准确的诊断手段。

CT表现　① 鼓室、鼓窦壁破坏,窦腔扩大,腔内为软组织密度或低密度影充填,骨质破坏区可见轻度硬化缘。② 内听道常受累。③ 增强扫描胆脂瘤本身无强化。典型的CT表现结合明确的长期中耳炎病史,可做出明确诊断。

鉴别诊断　① 原发性真性胆脂瘤:为胚胎期上皮残留在中耳乳突内形成,无鼓膜穿孔流脓史。CT表现与胆脂瘤相似,需结合临床方能做出诊断。② 肉芽肿性中耳炎:可致鼓室、鼓窦骨质吸收破坏,但无明确扩大的窦腔。

例3　外耳道先天性闭锁

【病史摘要】　男性,18岁。自幼左侧外耳道闭塞、耳廓畸形。

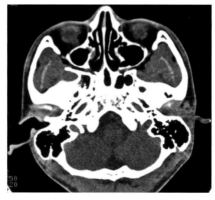
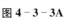
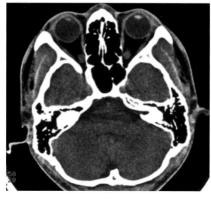
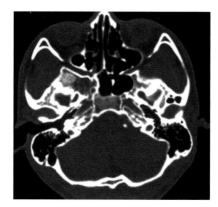

图4-3-3A　　　　　　　　　　　图4-3-3B　　　　　　　　　　　图4-3-3C

【CT征象】　左侧小耳畸形,未见骨性外耳道,膜性外耳道内被软组织密度影替代(图4-3-3A、B)。中耳腔小,乳突气房与右侧一致,颞骨岩部锥体、内听道骨质正常(图4-3-3C)。右侧未见异常。

【重要征象】　小耳畸形,骨性外耳道缺如。

【CT拟诊】　① 外耳道先天性闭锁。② 外耳道肿瘤。③ 耵聍栓塞。④ 外耳道炎。

【最终诊断】　外耳道先天性闭锁。

【评　　述】　由于内耳、中耳和外耳胚胎发育时起源不同,发育畸形可分成三种:① 轻度畸形为外耳道狭小,或为软组织闭锁,中耳、内耳基本正常。② 中度畸形为外耳道完全缺失,中耳、内耳小且畸形。③ 重度畸形者骨性外耳道、中耳和听小骨均不见,常伴有颞下颌关节畸形。各型均有程度不同的耳廓大小和(或)形态的改变。CT能鉴别外耳道是膜性闭锁还是骨性闭锁及其闭锁的范围。外耳道闭锁常合并颞颌关节变形,CT示颞颌关节窝变扁,下颌骨头至颞骨鼓部的距离增宽,并合并有中耳畸形。

CT表现　① 鼓膜被骨板取替。② 中耳腔小于正常。③ 正常听小骨被畸形骨取替,锤骨柄与闭锁的骨板融合,听小骨部分缺如、畸形或异常连接或融合。此时即使高分辨CT也不易显示听小骨细节。外耳道闭锁时内耳一般发育正常。

鉴别诊断　① 外耳道炎、外耳道疖肿:多累及软骨部外耳道皮肤,外耳道骨部常无异常,耳廓也无异常。② 耵聍栓塞:堵塞外耳道,骨性外耳道存在,可扩大。③ 外耳道乳头状瘤或癌:外耳道虽有软组织密度影,但骨性外耳道存在,如为恶性病变可破坏外耳道,但软组织密度肿块常较大,耳廓正常。本例CT诊断依据有耳廓畸形,骨性外耳道缺失及中耳小等,结合CT和临床特点,诊断容易。

(罗　松　张龙江)

第四节　鼻及鼻窦疾病

例1　鼻腔内翻性乳头状瘤

【病史摘要】　男性,41岁。左侧鼻塞伴流涕半年余。

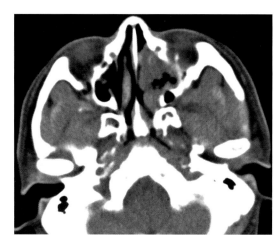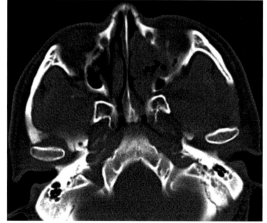

图4-4-1A　　　　　　　　　　　　　　　　图4-4-1B

【CT征象】　左侧鼻腔、上颌窦内见软组织密度影,边界尚清(图4-4-1A),窦腔骨壁完整,窦腔周围软组织未见异常(图4-4-1B)。

【重要征象】　中鼻道、上颌窦内软组织密度影。

【CT拟诊】　① 鼻腔乳头状瘤。② Wegener肉芽肿。③ 鼻腔及鼻窦癌。④ 鼻息肉。

【病理诊断】　鼻腔内翻性乳头状瘤。

【评　　述】　乳头状瘤是鼻腔和鼻窦内较常见的良性肿瘤,临床主要表现为单侧进行性鼻塞、鼻涕或血涕,多为单侧鼻腔病变,双侧发病罕见。病理上是以上皮明显增生和其下结缔组织少量增殖为特征的赘生物,认为与病毒感染有关,是一种真性上皮肿瘤。本病多见于中老年男性,常发生于鼻腔外侧壁,为鳞状上皮或移行上皮高度增殖所致,可分为外生性乳头状瘤、嗜酸性细胞乳头状瘤和内翻性乳头状瘤三种,多属良性肿瘤。其中内翻性乳头状瘤约占70%,但临床上可认为是局部恶性的肿瘤,在光镜下的特点是尽管基底膜完好,但乳头状生长的肿瘤上皮向肿瘤的基质内呈内翻性生长,与通常的外生性乳头状瘤相反。手术后内翻性乳头状瘤可复发,且可侵及上颌窦和筛窦,10%可恶变。

<u>CT表现</u>　① 好发部位为鼻腔外侧壁,多发生在中鼻道或中鼻甲区,表现为软组织密度肿块,多为膨胀性生长,引起鼻腔外侧壁向外变形移位,鼻甲骨质破坏,邻近结构受压。② 肿瘤容易累及上颌窦及筛窦,产生软组织密度肿块及相应区域的骨质破坏。③ 增强扫描肿瘤可有强化征象。

<u>鉴别诊断</u>　① 鼻息肉:为黏膜长期水肿和肥厚形成,鼻腔和鼻窦内单发或多发,常伴有炎症,骨质增生多见,但破坏少见,密度较乳头状瘤低,增强扫描周边黏膜也可强化。② 鼻腔及鼻窦癌:表现为鼻腔及鼻窦软组织密度肿块;肿瘤较大时常破坏骨质、侵犯鼻咽部及翼腭窝,有强化;肿块小而又无骨质破坏吸收时,难以与良性肿瘤鉴别。③ Wegener肉芽肿:表现为鼻腔、口腔等处溃烂和肉芽肿,侵袭能力强,可使骨质破坏、增生,鼻甲坏死。

例2 鼻腔血管瘤

【病史摘要】 女性,29岁。间断性右侧鼻出血3个月。

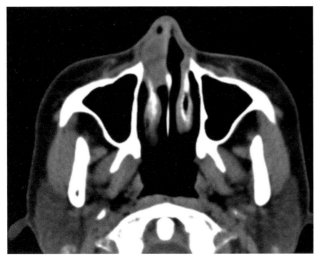
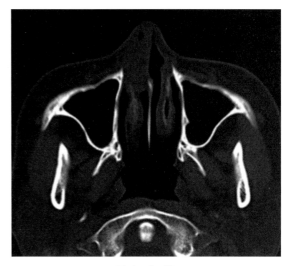

图4-4-2A   图4-4-2B

【CT征象】 平扫示右侧鼻前庭一大小2.4 cm×1.1 cm椭圆形软组织密度影,周围骨质未见破坏(图4-4-2A、B)。

【重要征象】 鼻前庭椭圆形软组织密度影,骨质未见破坏。

【CT拟诊】 ①鼻腔血管瘤。②鼻息肉。③神经鞘瘤。

【病理诊断】 鼻腔毛细血管瘤。

【评　　述】 鼻腔血管瘤是脉管组织良性肿瘤之一,发生于鼻腔前部与上颌窦,生长缓慢,易出血、感染、坏死,多发生于青壮年,病理上可分为毛细血管瘤、海绵状血管瘤和蔓状血管瘤,临床表现为鼻塞、鼻衄、鼻腔内红色肿块,易出血,穿刺可得鲜血。

CT表现 ①好发部位为鼻中隔、中下鼻甲,其次为外侧壁与鼻前庭。②平扫见鼻腔或鼻窦软组织密度肿块,大多密度不均,可有钙化或静脉石影,边界较清楚,沿缝隙生长。③相邻骨质可吸收变薄。④增强扫描肿块明显强化,伴坏死时强化可不均匀。

鉴别诊断 ①神经鞘瘤:很少见于鼻腔,可发生于鼻前部、鼻前庭,好发年龄为20~50岁,无明显性别差异;肿瘤呈圆形或椭圆形,近似肌肉的等密度,边缘清楚,周围骨质膨胀与变形,增强扫描肿瘤明显强化,内部可见不强化的囊变区,而血管瘤为青年男性多发,反复鼻衄;血管瘤平扫难以与鼻腔的神经鞘瘤相鉴别,增强扫描血管瘤可见明显强化。②鼻息肉:多两侧同时发病,周围骨质无进行性破坏,密度较低,增强扫描周边黏膜强化,内容物一般无强化。

例3　鼻腔内鳞癌

【病史摘要】　男性,48岁。右眼流泪2年。

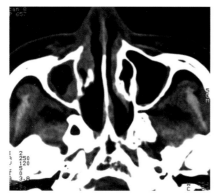
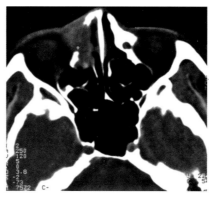
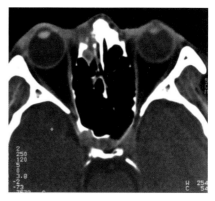

图4-4-3A　　　　　　　图4-4-3B　　　　　　　图4-4-3C

【CT征象】　平扫示右侧中鼻道及其前部软组织密度肿块,局部鼻腔狭窄,右侧鼻骨、眼眶内壁和下壁、前组筛窦以及上颌窦的前内壁,均可见明显的骨质破坏(图4-4-3 A~C)。

【重要征象】　鼻腔及其前部软组织密度肿块伴骨质破坏。

【CT拟诊】　① 鼻腔癌。② 鼻腔淋巴瘤。③ 上颌窦癌侵犯鼻腔。④ 鼻腔的良性肿瘤(如血管瘤、乳头状瘤)。

【病理诊断】　鼻腔内鳞状细胞癌。

【评　　述】　鼻腔恶性肿瘤多发生于鼻腔的外侧壁、鼻底及鼻中隔,上颌窦、筛窦、眼眶、鼻咽部等部位的恶性肿瘤也可直接侵入鼻腔,远处脏器的恶性肿瘤如肾上腺癌、肾癌等亦可转移至鼻腔,但少见。鼻腔原发肿瘤以癌为多见,如鳞癌、腺癌、未分化癌、淋巴上皮癌、基底细胞癌、嗅神经上皮癌等,而肉瘤则少见。临床上常有鼻出血、鼻部及面颊部肿胀,以及出现眼部、耳部等症状。

CT表现　① 鼻腔内软组织密度肿块。② 鼻腔变狭窄。③ 鼻骨、鼻中隔侵蚀、破坏。④ 瘤体侵入筛窦、上颌窦、鼻咽部及眼眶,引起相应骨如筛骨、上颌骨破坏并形成相应部位软组织密度肿块。⑤ 晚期可出现颈部淋巴结转移。

鉴别诊断　① 鼻腔的良性肿瘤:通常无骨质破坏,借此可以鉴别。② 上颌窦癌:由于上颌窦的内侧壁、前壁被破坏,故诊断时要和上颌窦癌侵入鼻腔相鉴别,鉴别的要点是看肿瘤的中心点是位于上颌窦还是鼻腔,上颌窦癌以上颌窦为中心向周围生长,但当肿瘤位于上颌窦内侧壁、向鼻腔生长并且瘤体较大时,鉴别困难;本例患者病变主要位于鼻腔,故应考虑起源于鼻腔,而来源于上颌窦癌肿的可能性极小。③ 鼻腔淋巴瘤:少见,与本例鉴别困难。鼻腔肿瘤的CT检查目的,一是发现病变,二是尽可能区分良恶性,三是明确肿瘤侵犯的部位及范围,对决定治疗方案有重要价值,对治疗后随访亦有价值。

例4　上颌窦鳞癌

【病史摘要】　女性,63 岁。鼻塞、流涕 2 个月余。

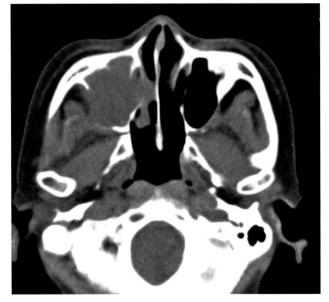
图 4-4-4A

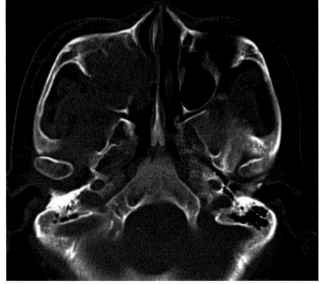
图 4-4-4B

【CT 征象】　平扫示右侧鼻腔及上颌窦一软组织密度肿块影,窦腔体积增大,邻近骨质破坏,后鼻腔见小长条形软组织密度影(图 4-4-4A、B)。

【重要征象】　上颌窦软组织密度肿块伴骨质破坏。

【CT 拟诊】　①上颌窦癌。②上颌窦肉瘤。③上颌窦良性肿瘤。

【病理诊断】　上颌窦鳞癌。

【评　　述】　上颌窦鳞癌在窦腔内发生部位不同,其临床表现、治疗效果及预后也不相同。有学者提出自下颌角至同侧内眦作一假想的垂直线,将上颌窦腔分为前下内、前下外、后上内、后上外 4 部分。前下内部分的恶性肿瘤,早期可出现牙的症状,易于早期发现和完整切除,预后较好;前下外部分恶性肿瘤易侵入口腔,亦易确诊,预后亦较好;后上外部恶性肿瘤易侵入眼眶、颧部、颞下窝,预后较差;后上内部恶性肿瘤,症状出现晚,多为鼻部症状,而且早期即可侵入眼眶、颅腔,难以完整切除,预后最差。

CT 表现　①上颌窦肿块较小时,表现为上颌窦内局限于一侧窦壁的中等密度软组织影,边缘尚清晰,瘤体附着处的窦壁轻度骨质吸收。②当肿瘤增大时,可充满整个窦腔,窦壁局部破坏或完全破坏;肿瘤一般呈中等密度,其内可见散在分布的上颌窦残存骨质,且呈高密度;此外还可见低密度的坏死囊变区;增强扫描肿瘤呈轻至中度强化,其中囊变、坏死区不强化。③上颌窦囊腺癌时,CT 平扫可见肿瘤内有多处低密度的坏死、囊变区,增强扫描后,坏死、囊变区不强化,故可见肿瘤内有较大的透亮区,而肿瘤的实质区则明显或中度强化。④若肿瘤侵犯至窦腔外,则其周围或邻近脂肪间隙低密度影变形、消失,邻近正常结构被破坏,肿块侵入软组织。上颌窦肿瘤发生的不同部位,向邻近区域扩散可出现不同的 CT 表现。CT 可明确肿瘤的范围,有助于临床治疗方案的制订。

鉴别诊断　①上颌窦良性肿瘤,可见骨质增生、肥厚,多数情况下,因无特殊改变,鉴别诊断困难,必须结合临床特点进行综合分析,最后确诊有赖于穿刺活检。②上颌窦肉瘤,有窦壁骨质破坏,邻近软组织受侵明显。

例5 上颌窦肉瘤

【病史摘要】 女性,43岁。左面部肿胀麻木感2个月余。

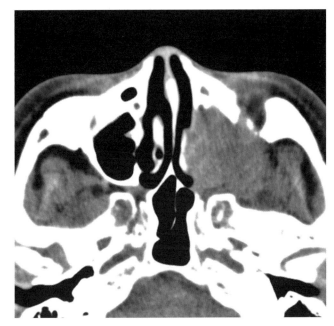 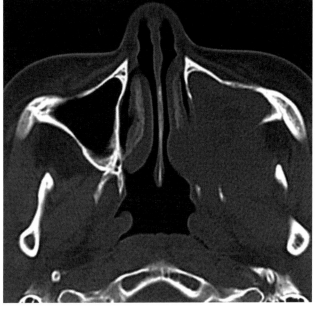

图4-4-5A   图4-4-5B

【CT征象】 平扫示左侧上颌窦腔内一不规则软组织密度肿块,肿块密度不均匀,内见更低密度区,大小约5.6 cm×4.3 cm,左侧上颌窦内外侧壁及翼内外板骨质破坏,肿块累及左侧鼻腔、翼腭窝及颞下窝,左侧咽鼓管咽口稍变浅(图4-4-5A、B)。

【重要征象】 上颌窦内不规则软组织密度肿块伴骨质破坏。

【CT拟诊】 ① 上颌窦肉瘤。② 上颌窦癌。③ 侵袭性霉菌性上颌窦炎。

【病理诊断】 上颌窦肉瘤。

【评 述】 上颌窦肉瘤为上颌窦恶性肿瘤之一,多见于青年人。上颌窦肉瘤可分为淋巴肉瘤、横纹肌肉瘤及骨肉瘤等,其发病率较低,以淋巴肉瘤相对较多,肿瘤生长速度较快,破坏性较强,易引起上颌窦壁及邻近组织的破坏,类似上颌窦癌。肿瘤质地较软,血供丰富,因瘤体增长迅速,故肿瘤易出现一些不规则的坏死区。

CT表现 (1)形态结构的改变:① CT平扫可发现上颌窦内软组织密度肿块,窦腔消失。② 窦壁骨质明显破坏,上颌窦正常形态消失。③ 肿瘤可突破上颌窦壁而侵入周围结构,不同程度地向鼻腔、颞下窝、翼腭窝、眼眶、牙槽等部位侵犯,从而出现相应的CT表现。(2)肿瘤组织密度的改变:① 平扫表现为等、低、高的混杂密度,但以等密度为主;实际上等密度为瘤体的实质部分,低密度为坏死囊变部分,高密度为瘤骨成分,尤其是骨肉瘤中多见;瘤骨的分布杂乱无章,无正常骨结构。② 增强扫描肿瘤的实质部明显强化,而坏死囊变及钙化不强化。

鉴别诊断 ① 侵袭性霉菌性上颌窦炎:常有糖尿病史,可有骨质破坏,但窦腔内仍可见气体,病变反复发生,且有特殊的气味。增强扫描一般无明显强化,故易于鉴别。② 上颌窦癌:上颌窦肉瘤和癌均具有大的软组织密度肿块和明显的骨质破坏,鉴别诊断较为困难,但一般肉瘤好发于儿童和青少年,癌好发于中老年人群,最后确诊取决于病理诊断。

例 6　上颌窦淋巴瘤

【病史摘要】　男性,63 岁。右侧鼻塞伴面部肿胀 7 个月。

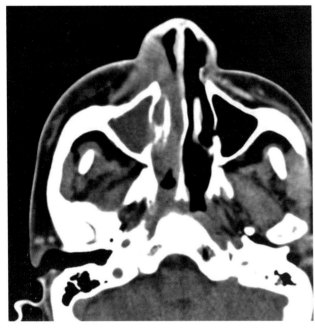

图 4 - 4 - 6A

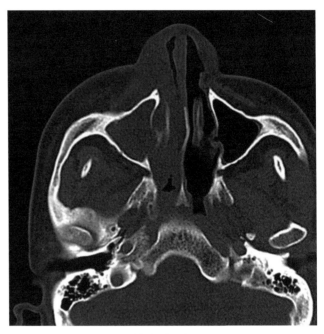

图 4 - 4 - 6B

【CT 征象】　平扫示右侧鼻前庭、鼻腔、鼻咽部及上颌窦弥漫性肿块影,右侧咽隐窝变浅;窦壁骨质未见明显破坏;鼻中隔稍左偏(图 4 - 4 - 6A、B)。

【重要征象】　鼻前庭、鼻腔、鼻咽部及上颌窦弥漫性软组织密度肿块,骨质破坏程度轻。

【CT 拟诊】　①上颌窦癌。②上颌窦肉瘤。③鼻咽癌侵犯右上颌窦。

【病理诊断】　上颌窦恶性淋巴瘤。

【评　　述】　鼻窦的淋巴瘤约 90% 以上为非霍奇金淋巴瘤(NHL)。Charles 认为 NHL 约占鼻窦恶性肿瘤的 8%,是鼻窦区最常见的非上皮性恶性肿瘤。在头颈区域,NHL 最好发于咽部淋巴环,其次为鼻旁窦。在鼻窦中,好发部位为上颌窦,其次为筛窦、额窦、蝶窦。病变可从一个窦腔扩展至另一个窦腔,但侵及颈部淋巴结却不常见。

 ①窦腔内软组织密度肿块,可伴有窦口阻塞后的窦腔内积液;CT 平扫示窦腔内积液和等密度瘤体。②增强扫描后积液不强化而瘤体均匀强化。③有可能发生窦壁的破坏,但通常发生率低。④瘤体可向鼻腔、面颊、颞下窝、鼻咽部区域侵犯。

鉴别诊断　①鼻咽癌:肿块的中心在鼻咽部,以鼻咽部的临床症状为首发表现,如晨起涕血等。②上颌窦癌或肉瘤:骨质破坏明显,病程发展较快,强化扫描密度不均匀。本例病变范围广泛,累及上颌窦、鼻前庭、鼻腔及鼻咽部,但骨质破坏程度相对较轻,有助于与癌和肉瘤相鉴别。

例7 筛窦骨化性纤维瘤

【病史摘要】 男性,27岁。外伤后发现左侧鼻窦占位7天。

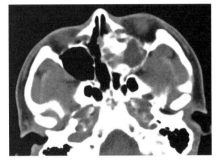

图4-4-7A

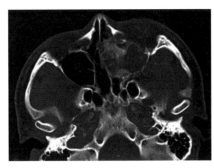

图4-4-7B

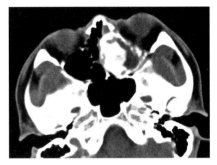

图4-4-7C

【CT征象】 平扫示左侧上颌窦、筛窦、额窦内一膨胀性占位性病变,其内不规则状磨玻璃高密度影(图4-4-7A~D)。

【重要征象】 副鼻窦内膨胀性占位伴高密度影。

【CT拟诊】 ① 鼻窦骨化性纤维瘤。② 鼻腔脑膜瘤。③ 局限性纤维异常增殖症。

【病理诊断】 筛窦区骨化性纤维瘤。

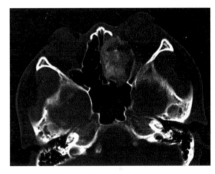

图4-4-7D

【评　述】 骨化性纤维瘤是一种良性的骨纤维损害性疾病,生长缓慢,好发于少儿时期或30~40岁,以女性居多,下颌骨、上颌骨均可发生,发生于鼻窦者以筛窦多见。早期在一侧或一个窦腔内生长,肿瘤较大时,常压迫周围骨质,可引起疼痛、鼻塞、鼻窦开口受堵或受压、眼球突出、视力障碍、颜面畸形、感觉异常、鼻衄,以及颅内并发症等。骨化性纤维瘤常有假包膜与周围组织分离,肿块呈灰白色,边缘光整,用刀切有砂砾样感,部分病例肿块内有液化及出血。肿瘤发生于髓腔,具有向骨质及纤维组织双向发展的特点。一方面有纤维组织的瘤性增生,另一方面又有瘤骨形成。镜下为丰富的纤维组织细胞之间夹杂有分化成熟的骨组织。

CT表现 ① 多呈单发、类圆形、不均匀高密度肿块,边缘清楚,呈膨胀性生长。② 发生于上颌骨的肿瘤常突入同侧鼻腔、上颌窦及筛窦腔,致窦腔狭窄或闭塞、膨胀,甚至突入眼眶内使眼球突出。③ 含有不同程度的钙化,周边出现蛋壳样钙化及其内侧伴随着环状及弧线样低密度影为其特征性表现。按CT表现本病可分为硬化型(或致密型)、囊型、混合型。薄层、骨窗重建放大成像技术可较好地显示钙化的形态及本病特征的蛋壳样钙化。

鉴别诊断 ① 局限性纤维异常增殖症:纤维异常增殖症病变骨与正常骨逐渐移行,无明确分界,而骨化性纤维瘤病变骨与正常骨之间有明确的分界。② 鼻腔脑膜瘤:罕见,多位于鼻穹窿,呈等密度,邻近骨质可见受压变形及增生,肿瘤可见钙化。增强扫描肿瘤呈均匀或不均匀明显强化,可有或无脑膜尾征。

例8　额窦黏液囊肿

【病史摘要】　女性,63岁。双眼突出,视力减退4个月。

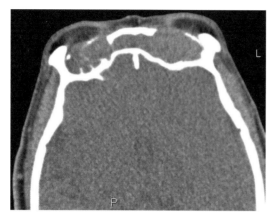

图4-4-8A　　　　　　　　　　图4-4-8B

【CT征象】　平扫示双侧额窦内软组织密度影,部分额窦壁骨质受压吸收变薄,并向双侧眼眶上部突入;双侧上颌窦、筛窦黏膜略增厚,窦腔周围软组织未见异常,双侧下鼻甲肥大(图4-4-8A~C)。

【重要征象】　额窦内膨胀性病变,窦壁骨质菲薄。

【CT拟诊】　① 额窦囊肿。② 额窦良性肿瘤。③ 额窦恶性肿瘤。

【病理诊断】　额窦黏液囊肿。

【评　　述】　鼻窦囊肿可分为三类:第一类为黏液潴留囊肿,它具有分泌功能,有一个上皮包膜,其形成的主要原因是由于黏液腺导管口阻塞,产生外形光滑的球形肿块,周围可被空气包绕;第二类为浆液性囊肿,是由于浆液

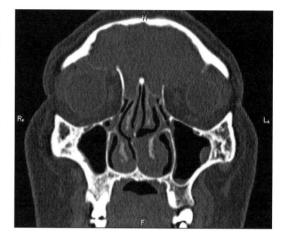

图4-4-8C

积聚在黏膜下层所致;第三类为黏液性囊肿,是因鼻窦口阻塞所致,通常是由肿胀的黏膜和稠厚的腺体分泌物阻塞导致的,也可能是由于外伤所致窦口变形,以及窦口处的病变,如骨瘤、息肉等所致。黏液性囊肿由于窦口阻塞后,而窦腔内的腺体功能正常,继续分泌黏液,在窦腔内积聚而致使窦腔内压力增加,窦腔膨胀、扩张,窦壁变薄。大多数(60%以上)黏液性囊肿发生在额窦,大约25%发生在筛窦,常累及筛窦前房。

CT表现　① 多呈圆形病变,平扫呈等密度或稍高密度,境界清晰。② 增强扫描病变不强化,仅可见窦壁黏膜强化。③ 窦腔膨胀、扩张,窦壁变薄,呈吹气球样。④ 好发于额窦及筛窦。

鉴别诊断　① 额窦恶性肿瘤:大多中老年起病,形态不规则,与周围组织分界不清,骨质破坏明显,增强扫描病变表现为不均匀明显强化。② 额窦良性肿瘤:大部分为实性组织成分,增强扫描病变内部可有轻至中度强化,邻近骨质可有吸收。

例9　上颌窦急性炎症

【病史摘要】　女性,43岁。左颌面部肿胀10天。

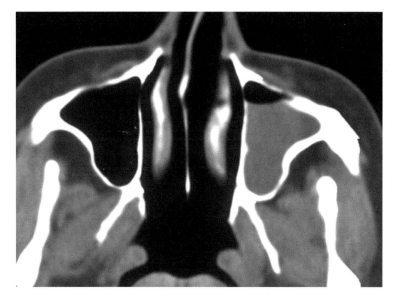

图4-4-9

【CT征象】　左侧上颌窦腔内可见低密度影、等密度影,并可见气液平面,上颌窦的窦壁无骨质吸收、破坏,未见窦壁膨胀,周围结构也未见异常(图4-4-9)。

【重要征象】　左侧上颌窦内水样低密度影,可见气液平面。

【CT拟诊】　①上颌窦急性炎症。②上颌窦肿瘤。③上颌窦黏膜下囊肿。

【病理诊断】　上颌窦急性炎症。

【评　述】　急、慢性鼻窦炎常发生于以下情况:①感染原发于鼻窦。②鼻腔感染扩展。③鼻窦间互相感染。④感染原发于鼻窦骨壁及其邻近组织,并累及窦腔。⑤来自血行感染。⑥窦口的阻塞和引流不畅亦是重要因素。鼻窦炎症常见为双侧或多发,少数亦可为单侧,均与窦口引流不畅有关。急性鼻窦炎多半是双侧,窦内黏膜轻度增厚和窦腔内分泌物滞留,后者可随体位变动而呈现气液平面。急性化脓性炎症有时可使窦壁骨质吸收。临床表现不一:①全身症状:全身不适、精神不振、发热,以急性额窦炎和牙源性上颌窦炎时比较急剧。②局部症状:多限于一侧鼻腔,常出现鼻塞、流涕、头痛、嗅觉障碍及局部疼痛等。

CT表现　①平扫示窦腔被增厚的黏膜及渗出的液体充填,表现为窦腔缩小或消失,且多呈水样低密度,CT值为0~20 HU,而窦腔内的气体呈极低密度,气液平面清晰可见,如渗出液中有沉淀物,则可见液液平面,发现液气平面或液液平面,是急性上颌窦炎的较为特征性表现,但有的仅表现为黏膜增厚,与慢性炎症相仿。②当窦壁有骨质吸收时,骨窗位可显示窦壁的骨密度减低。③有时可见窦底部有前组筛窦过度气化而伸入鼻腔,或有小骨瘤阻塞窦口。④额窦或筛窦炎症可向窦腔外蔓延,致使窦周围脂肪间隙消失,并向眼眶内或颅内浸润而引起相应炎症。

鉴别诊断　①黏膜下囊肿:为黏膜下积液,囊肿可见一清晰边缘,而炎症则无此边缘。②上颌窦肿瘤:可见上颌窦内的软组织密度肿块,合并上颌窦炎症时可见上颌窦积液,但其密度常高于炎性渗出的液体充填。但当肿瘤主要表现为上颌窦口阻塞时,上颌窦内亦以积液为主,此时应观察有无骨质破坏。此外,增强扫描肿瘤可呈结节状或团块状强化,与上颌窦炎或黏膜下囊肿不同。

例 10　上颌窦真菌感染

【病史摘要】　女性,51 岁。鼻塞伴头昏、耳鸣 2 个月。

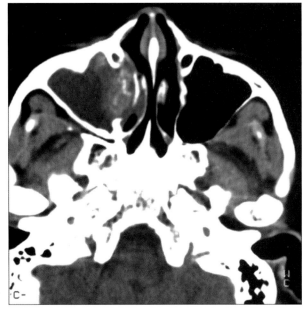

图 4 - 4 - 10A

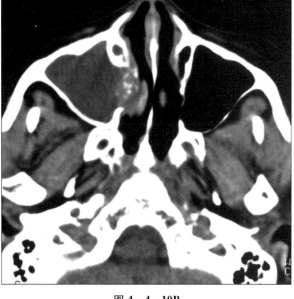

图 4 - 4 - 10B

【CT 征象】　右侧上颌窦混杂密度肿块,其外侧部密度稍低,CT 值为 28.6 HU,而内侧密度较高,可见细小的钙化,密度为 58.8 HU,病灶呈膨胀性改变,上颌窦内侧壁向中线移位,部分骨质吸收,上颌窦前壁、后外侧壁骨结构正常(图 4 - 4 - 10A、B)。

【重要征象】　右侧上颌窦内软组织密度影伴钙化。

【CT 拟诊】　① 右侧上颌窦真菌感染。② 内翻乳头状瘤。③ 上颌窦癌。

【病理诊断】　右上颌窦真菌感染。

【评　　述】　上颌窦真菌感染以曲霉菌和毛霉菌感染较为常见,基本病理为黏膜炎症、动脉内膜炎、血管周围炎,导致黏膜坏死和肉芽组织形成霉菌病。霉菌性鼻窦炎分为侵袭性和非侵袭性,以女性多见,常单侧发病,好发于上颌窦,病理学上常见霉菌菌团及钙盐沉积,有学者认为上颌窦口的高密度金属样钙化为霉菌性鼻窦炎特征性表现。毛霉菌病少见,除见黏膜增厚外,有一侧或多侧鼻窦骨壁及硬腭、鼻中隔的破坏,侵袭性霉菌性鼻窦炎骨质破坏多见。

CT 表现　① 上颌窦黏膜增厚,可见细小或斑片状及条带样的钙化,钙化位于上颌窦窦口区域,为霉菌性鼻窦炎的典型表现。② 上颌窦内侧壁可有吸收破坏。③ 增强扫描病灶不强化。

鉴别诊断　① 上颌窦癌:平扫为混杂密度肿块,可强化,骨质破坏为重要征象,常破坏内侧壁进入鼻腔,也可破坏前、后、底及顶壁,但残余骨碎片和(或)钙化少见,骨硬化罕见,有时与本病难以鉴别。② 内翻乳头状瘤:常发生于鼻腔中鼻道侧壁,可侵入上颌窦和筛窦,10% 可恶变;CT 常表现为鼻腔内结节状或团块状软组织密度肿块,并可侵入上颌窦、筛窦及鼻咽部,可致使骨质破坏,也常并发鼻炎、鼻旁窦炎,增强扫描肿瘤部分可轻度强化;CT 表现有鼻腔与上颌窦肿块,若以鼻腔肿物为主,应考虑内翻乳头状瘤,而本例病变局限在上颌窦内侧则不考虑。

例 11　上颌骨多发性骨折

【病史摘要】　男性,28 岁。外伤致全身多处疼痛伴活动受限 8 天。

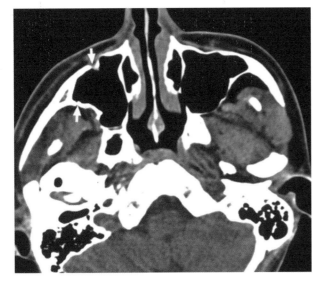
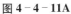

图 4-4-11A

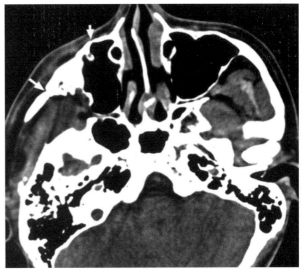

图 4-4-11B

【CT 征象】　平扫示右颧骨和上颌骨多处骨质连续性中断,可见低密度透亮线,右上颌窦窦腔变形,骨壁可见多处骨折(箭头示)(图 4-4-11A、B)。三维重组 CT 示右上颌骨前侧壁等多处横、纵、斜形低密度骨折线(图 4-4-11C)。

【重要征象】　右侧颌面部多发骨皮质不连续。

【CT 拟诊】　右上颌骨多发性骨折。

【最终诊断】　右上颌骨多发性骨折

【评　　述】　上颌骨是构成颜面的主要骨骼,因上颌骨中空,骨壁结构较薄,故受暴力作用时易骨折。但由于其位置较隐蔽,四周有突出的

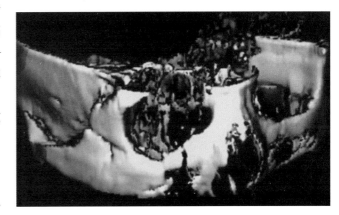

图 4-4-11C

骨骼保护,因而骨折的发生率较下颌骨低。根据文献报道,在平时损伤中,上颌骨骨折约占面颅骨骨损伤的 20.2%;在战时火器损伤中,上颌骨损伤占面颅骨战伤的 15%~27.3%。不论战时或平时,上颌骨骨折均较下颌骨少见。但由于上颌骨上接脑颅骨,参与面部多个器官的构成(如眼眶、鼻腔及口腔等),因此受伤后伤情常较严重。宜采用横断位与冠状位重组相结合,并以骨窗和软组织窗分别观察。对复合损伤,应尽可能采用三维重组,以便更直观地观察骨折的形态、类型,更好地对骨折进行整体评价。

CT 表现　①上颌骨一处或多处骨质断裂不连续,伴移位及碎骨块。②可伴有邻近面颅骨受累。③上颌窦塌陷和(或)积液。④骨折处软组织挫伤出血、肿胀或积气。

鉴别诊断　结合病史,本病一般较易诊断,无需鉴别。但正确的分类诊断对诊治有一定指导作用。

例 12　鼻息肉

【病史摘要】　男性,28 岁。发现鼻腔占位 7 天。

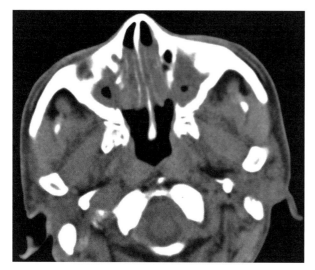

图 4－4－12A

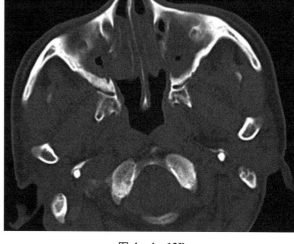

图 4－4－12B

【CT 征象】　平扫示双侧中鼻道内条状软组织密度影,窦腔骨壁完整、无破坏(图 4－4－12A~C)。

【重要征象】　鼻道内略低密度软组织影,无骨质破坏。

【CT 拟诊】　① 鼻息肉。② 内翻性乳头状瘤。③ 鳞癌。④ 淋巴瘤。

【病理诊断】　鼻息肉。

【评　　述】　鼻息肉为黏膜炎性水肿肥厚,表面为退变的假复层纤毛上皮,内部为水肿的基质与少量炎性组织,血供稀少。好发于中鼻道(半月裂)、后鼻孔及上颌窦内、下鼻甲后端。可造成阻塞,常伴鼻炎、鼻窦炎。鼻息肉可分为 4 型,1 型:息肉位于单侧鼻腔;2 型:息肉位于双侧鼻腔,但未充满;3 型:息肉充满双侧鼻腔,又称鼻息肉病;4 型:为 3 型鼻息肉手术后复发。临床表现常为多涕、鼻塞、头痛,过大时外鼻增宽形成"蛙鼻"。

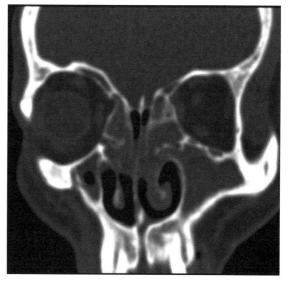

图 4－4－12C

CT 表现　鼻腔内略低密度软组织肿物,无或有强化,相邻骨质可吸收变薄,但无破坏,患侧常合并副鼻窦炎,广泛多发息肉不易与肿瘤鉴别。

鉴别诊断　① 鼻腔淋巴瘤:病变呈软组织密度,形态不规则,很少出现钙化,有时可见"空泡"影,早期以黏膜肿胀为主,无明显骨质破坏,中晚期可出现骨质吸收破坏呈虫噬样或虚线样,增强扫描病变呈轻到中度强化,早期一般均匀强化,晚期肿块多不均匀强化。② 鼻腔鳞癌:鼻腔内的软组织密度肿块,多发生于鼻腔的外侧壁、鼻底及鼻中隔,鼻息肉伴鼻骨、鼻中隔等侵蚀和破坏。③ 内翻性乳头状瘤:单发型鼻息肉需和内翻性乳头状瘤鉴别,好发于中下鼻道,周围骨质结构吸收变薄无破坏征象;内翻性乳头状瘤单侧发病多见,好发于中鼻道,骨质破坏明显。

(唐玉霞　张龙江)

第五节　咽喉口腔疾病

例1　鼻咽低分化鳞癌

【病史摘要】　男性,88岁。发现左颈部包块半年余,双耳闷胀不适2个月,查体示左侧鼻咽顶壁隆起,咽隐窝饱满。

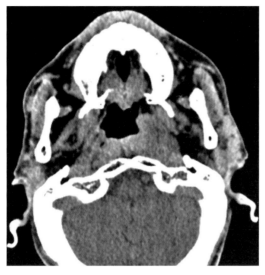
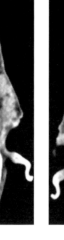
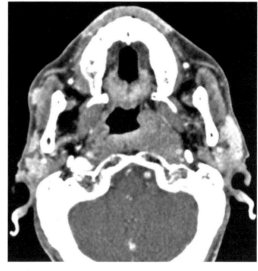

图4-5-1A　　　　　　　　　　　图4-5-1B

【CT征象】　平扫示左侧鼻咽部软组织密度肿块,增强扫描呈明显不均匀强化,左侧咽隐窝消失,鼻咽腔明显狭窄变形(图4-5-1A、B);左侧颈部可见肿大淋巴结,部分融合,包绕颈部血管(图4-5-1B、C)。

【重要征象】　鼻咽部软组织密度肿块,伴颈部淋巴结肿大。

【CT拟诊】　①鼻咽癌伴颈部淋巴结转移(T1N1)。②淋巴瘤。③鼻咽纤维血管瘤。④鼻咽结节病。

【病理诊断】　鼻咽低分化鳞癌伴颈淋巴结转移。

【评　　述】　鼻咽癌占鼻咽部恶性肿瘤的98%,发生于鼻咽部黏膜上皮。好发于亚洲,尤其是我国的广东省。男性多于女性,好发于40~60岁之间。临床表现主要为涕中带血或痰中带血、鼻塞、头痛、颈部淋巴结肿大等。鼻咽癌多起源于鼻咽顶后壁及侧壁。病变早期局限于鼻咽,或侵犯口咽和(或)鼻腔,

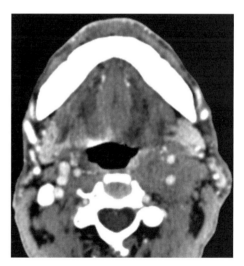

图4-5-1C

但咽旁间隙未受累,此时为T1期;当病变较大时,病变若向咽旁生长,侵犯咽旁间隙和(或)邻近软组织受累(翼内肌、翼外肌、椎前肌)时为T2期;病变向前外侧生长可引起翼突板骨质破坏,侵犯颅底骨质结构、颈椎、翼状结构和(或)鼻窦时为T3期;病变侵犯至颅内,有颅神经、下咽、眼眶、腮腺受累和(或)有超过翼外肌的外侧缘的广泛软组织侵犯时为T4期。鼻咽癌早期即可引起颈部淋巴结转移,转移的第一站为咽后淋巴结。淋巴结转移单侧颈部(位于环状软骨下缘以上区域)和(或)咽后淋巴结转移且最大直径≤6 cm为N1,双侧颈部淋巴结转移(位于环状软骨下缘以上区域)且最大直径≤6 cm为N2,若颈部转移淋巴结最大径>6 cm和(或)位于环状软骨下缘以下区域则为N3。

CT表现　①早期病变多局限于咽隐窝处，表现为局限性软组织密度肿块，有时仅可见咽侧壁增厚或咽隐窝变平，而无其他改变。②中、晚期因瘤体较大，肿块可向咽腔内生长，引起咽腔狭窄；若向咽旁生长，可引起咽旁间隙移位、变形，甚至消失，进一步侵犯颈动脉鞘；向前外侧生长可引起翼突板骨质破坏；通过破裂孔、岩枕裂、斜坡、颈动脉管、卵圆孔、棘孔及颈静脉孔向上扩散，引起这些孔管骨质破坏，使孔隙增大，肿瘤向上可侵及海绵窦，使其增宽并向外膨隆。③淋巴结转移可单侧或双侧，常超过1 cm，表现为等密度，中心坏死为低密度，增强扫描呈轻度强化或边缘强化，多发淋巴结肿大常表现为相互融合并出现坏死。

鉴别诊断　①鼻咽结节病：可以表现为鼻咽部肿块，类似鼻咽癌表现，但发病率低，无颈部淋巴结转移等恶性征象。②鼻咽纤维血管瘤：临床表现为反复出血，发病年龄多为20岁左右，鼻咽部软组织肿块，体积较大，波及范围广（后鼻孔、眼眶、上颌窦、蝶窦、海绵窦），增强扫描呈明显强化。③淋巴瘤：通常为整个咽淋巴环弥漫性肿大及扁桃体增大，常双侧对称性发病，黏膜下浸润及颅底骨质破坏较鼻咽癌轻，但淋巴结肿大多而广泛；单侧发生时较难鉴别，未经治疗的肿大淋巴结常不发生液化坏死，故密度常较均匀，可同时发生腹腔或胃肠道病变，加之发病率相对较低、进展慢等特点，故能鉴别。

例2　鼻咽纤维血管瘤

【病史摘要】　男性,22岁。鼻腔反复出血半年,镜检右侧鼻道后方不规则新生物。

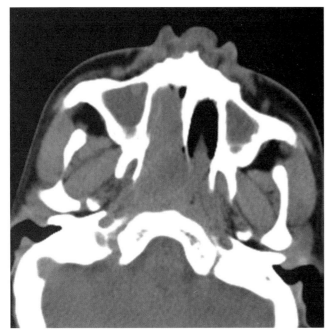

图4-5-2A

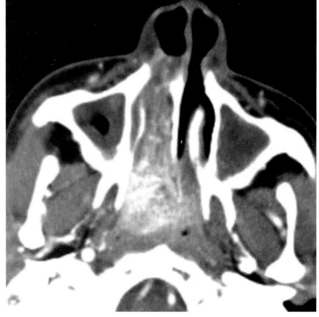

图4-5-2B

【CT征象】　平扫示鼻咽部一巨大软组织密度肿块,密度均匀,向前延伸到鼻腔,增强扫描呈明显不均匀强化(图4-5-2A、B)。

【重要征象】　鼻咽部及鼻腔明显强化软组织密度肿块。

【CT拟诊】　① 鼻咽纤维血管瘤。② 鼻咽癌。③ 鼻腔巨大息肉。

【病理诊断】　鼻咽纤维血管瘤。

【评　　述】　鼻咽纤维血管瘤是鼻咽部最常见的良性肿瘤,约占头颈部肿瘤的0.5%,其发病原因不明,瘤内血管丰富,易出血,好发于青年男性,发病年龄为7~21岁,故又称男性青春期出血性鼻咽纤维血管瘤。临床上以鼻出血为特点,早期即可反复出血。本瘤多起源于鼻咽顶部枕骨结节、蝶骨翼突及翼突内侧板的骨膜部,其组织病理特点是成熟的结缔组织间隔上有丰富的管壁薄弱的血管。

CT表现　① 鼻咽腔软组织密度肿块;可呈浸润性生长,边缘清楚。② 病灶可沿自然孔道和裂隙扩展,压迫或扩展到邻近鼻窦,向上可延及蝶鞍并侵入颅中窝。③ 一般无骨质破坏,但肿瘤可压迫、侵蚀周围骨质使之变型,严重时亦可发生破坏。④ 肿块在平扫时呈软组织密度,密度均匀一致,增强扫描呈明显强化,较大病变呈渐进性强化的特点。

鉴别诊断　① 鼻腔巨大息肉:起源于鼻腔,较大时可填塞鼻咽腔,其形态和CT平扫有时难以与鼻咽部纤维血管瘤鉴别,但增强扫描鼻息肉强化不如鼻咽纤维血管瘤明显。② 鼻咽癌:当出现较大的软组织密度肿块时,常累及咽旁间隙,且鼻咽癌通常在早、中期不侵犯鼻腔,但在晚期可侵犯鼻腔,此时已有明显的骨质破坏,常有淋巴结转移,且患者年龄偏大,故能和本病鉴别。本例患者年龄较轻,反复鼻出血,CT表现为鼻咽腔及鼻腔较大的软组织密度肿块,增强扫描明显不均匀强化,病变无骨质破坏,故诊断容易。

例3　口咽癌

【病史摘要】　男性,36岁。右侧口咽部破溃伴疼痛一个半月。查体示右侧口咽部、扁桃体外生性肿物,菜花样,表面破溃,疼痛明显。

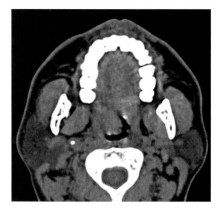
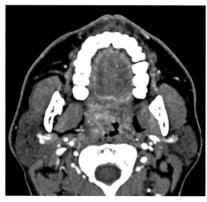
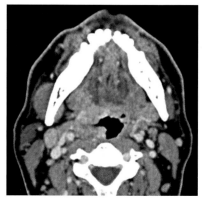

图 4－5－3A　　　　　　　　　图 4－5－3B　　　　　　　　　图 4－5－3C

【CT征象】　平扫示右侧扁桃体明显肿大,可见软组织密度结节影,口咽腔略缩小,增强扫描不均匀明显强化。右侧咽旁间隙可见肿大的淋巴结(图4－5－3A~C)。

【重要征象】　口咽部不均匀明显强化软组织密度肿块,伴颈部肿大淋巴结。

【CT拟诊】　① 口咽癌伴颈部淋巴结转移。② 口咽部淋巴瘤。③ 扁桃体脓肿。

【病理诊断】　口咽部中分化鳞状细胞癌(溃疡型),颈部淋巴结转移。

【评　　述】　口咽部恶性肿瘤最常见的为口咽癌,主要包括舌后1/3的舌根癌、扁桃体癌、软腭癌及口咽后壁癌,占头颈部恶性肿瘤的7%左右,其中90%~95%为鳞状细胞癌,以原发扁桃体最多见,其次是咽壁、舌根和软腭。早期多无自觉症状,易被忽略,可表现为吞咽困难、咽痛等,早期即发生淋巴结转移,是一种预后较差的肿瘤。病变位置通常较深,侵袭性强,呈浸润性生长,与周围组织结构分界不清楚,可破坏口腔内部黏膜,多呈现不完整状态,肿瘤表面破溃可有痰中带血。

CT表现　① 口咽部不规则软组织密度肿块,密度均匀或不均匀,可有囊变及坏死,病变突向咽腔及咽旁间隙。② 病变较大时发生邻近组织广泛侵犯,可出现颌骨及颈椎的骨质破坏。③ 增强扫描呈均匀或不均匀、不规则强化。④ 易发生同侧颈部淋巴结转移。

鉴别诊断　① 扁桃体脓肿:密度不均,境界不清,通常无肿大的淋巴结,增强扫描不规则环形强化,临床上急性感染症状明显,易于鉴别。② 口咽部淋巴瘤:可呈双侧对称性分布,表现为整个咽淋巴环肿大和对侧扁桃体肿大,密度多较均匀,坏死少见,增强扫描强化程度均匀,病变虽然较大但不侵犯邻近组织结构,常伴有头颈部淋巴结肿大,因此鉴别不难,但对局限于扁桃体的淋巴瘤有时鉴别困难,确诊有赖于活检。

例 4　扁桃体非霍奇金淋巴瘤

【病史摘要】　女性,51 岁。左侧扁桃体肿大 2 周余,查体见左侧扁桃体肿块,右侧扁桃体Ⅱ°肿大。

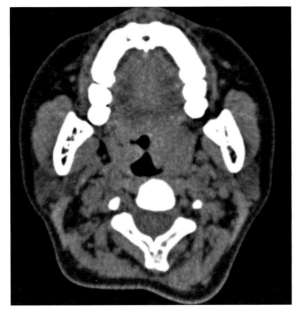 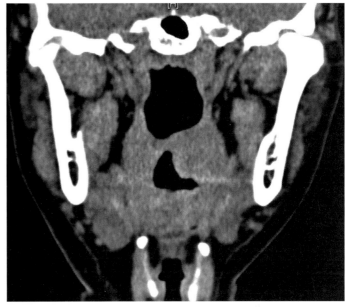

图 4 - 5 - 4A　　　　　　　　　　　　　　　　　图 4 - 5 - 4B

【CT 征象】　左侧扁桃体肿大,可见软组织密度结节,大小约 2.1 cm×1.8 cm,继发口咽腔不对称性狭窄。双侧颈部及颌下可见多发小淋巴结(图 4 - 5 - 4A、B)。

【重要征象】　口咽部软组织肿块,双侧颈部及颌下多发淋巴结肿大。

【CT 拟诊】　① 扁桃体淋巴瘤。② 扁桃体癌。③ 扁桃体炎。

【病理诊断】　扁桃体弥漫性大 B 细胞淋巴瘤。

【评　　述】　扁桃体淋巴瘤是仅次于扁桃体癌的扁桃体恶性肿瘤,属结外型淋巴瘤,以弥漫性大 B 细胞淋巴瘤最为多见。以中老年发病为主,多见于扁桃体黏膜下,可致双侧扁桃体明显肿大,引起吞咽、呼吸困难。

CT 表现　病变沿黏膜向咽腔内生长,呈肿块样或咽侧壁弥漫浸润性增厚,平扫密度均匀,接近肌肉密度,增强扫描呈轻中度均匀强化,一般无坏死钙化;扁桃体单侧和(或)双侧增大;口咽腔狭窄;咽旁间隙可见移位、变形和闭锁;多累及颈深部淋巴结。可分为四型:① 肿块型:沿黏膜向腔内生长形成肿块,边缘光整,密度均匀,对邻近组织推压为主。② 浸润型:咽侧壁弥漫性增厚,病变范围广泛。③ 混合型:腔内肿块与咽壁浸润增厚同时存在。④ 溃疡型:软组织增厚不明显,CT 不易显示和发现病变。

鉴别诊断　① 扁桃体炎:多见于青少年,多为双侧性,平扫呈等密度或低密度,密度不均匀,咽旁间隙结构模糊,增强扫描可见不均匀强化或环状强化。临床表现有发热,急性中毒症状明显,故容易鉴别。② 扁桃体癌:多呈不规则软组织密度肿块,密度不均,与周围分界不清,并向咽腔突出,增强扫描明显不均匀强化,可伴有颈部淋巴结肿大。而扁桃体淋巴瘤多双侧发病,形态多呈类圆形,密度多均匀,增强扫描呈轻中度均匀强化。对于局限于扁桃体的癌或淋巴瘤的鉴别有赖于活检。本病例因缺少增强扫描,故鉴别较为困难,但病变边界相对清晰,密度尚均匀,未见囊变坏死及明显的周围软组织侵犯,故可诊断。

例5 扁桃体慢性炎症

【病史摘要】 男性,59岁。发现左侧扁桃体肿物8个月余。查体见左侧扁桃体鹌鹑蛋大小肿块,表面光滑,无触痛。

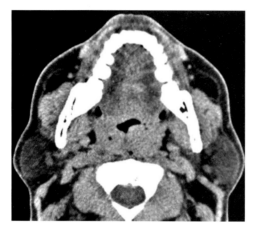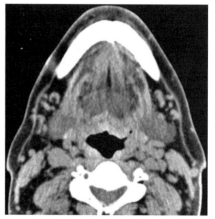

图4-5-5A 图4-5-5B

【CT征象】 左侧扁桃体肿大并呈肿块样向口咽腔内突入,边界不清;口咽腔不规则缩窄;咽旁间隙清晰。双侧颈部及颌下见多发小淋巴结(图4-5-5A~C)。

【重要征象】 扁桃体肿胀。

【CT拟诊】 ① 扁桃体炎。② 扁桃体淋巴瘤。③ 扁桃体癌。

【病理诊断】 慢性扁桃体炎伴淋巴组织增生。

【评　　述】 扁桃体炎症包括急性炎症、慢性炎症及扁桃体脓肿。本病通常发生于一侧,少数可发生于双侧。根据其发生的部位,临床上可分为前上型和后上型两型。前上型常见,位于扁桃体上极与舌腭弓之间;后上型位于扁桃体与咽腭弓之间。

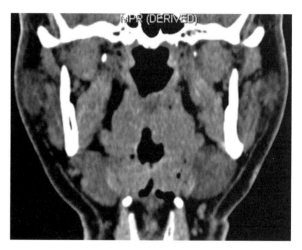

图4-5-5C

CT表现 ① 急性扁桃体炎表现为扁桃体弥漫性肿大,境界不清,同侧的咽旁间隙缩小或消失。② 慢性扁桃体炎表现为扁桃体肿大,其密度均匀,咽旁间隙略缩小,但境界清晰,严重时口咽腔缩小。③ 当扁桃体有脓肿时,可见肿大的扁桃体密度不均,其中低密度区为液化坏死的脓腔,增强扫描可见脓肿壁强化,脓液不强化,咽旁间隙模糊或清晰。

鉴别诊断 ① 扁桃体癌:通常表现为单侧形态不规则软组织密度影,与周围分界不清,并向咽腔突出,咽旁间隙消失;若累及双侧则为转移瘤,常伴有颈部淋巴结肿大,肿块较大甚至可累及颈椎,导致颈椎椎体骨质破坏,因而能鉴别,但早期扁桃体癌较难和单侧慢性扁桃体炎相鉴别。② 扁桃体淋巴瘤:双侧发病多见,可伴有不明原因发热、颈部淋巴结肿大等,形态多较规则,呈类圆形均匀软组织密度肿块,囊变或坏死少见,增强扫描呈轻中度均匀强化。扁桃体炎多表现为扁桃体区软组织广泛肿胀,密度不均匀,炎症可累及咽旁间隙,致脂肪间隙减小或消失,若有脓肿形成,增强扫描病灶呈环状强化。本例为扁桃体肿大,口咽腔缩小,双侧咽旁间隙尚清晰,CT平扫表现缺乏特征性,且无增强扫描,故初诊主要根据临床病史及局部视诊,准确诊断依赖于穿刺活检。

例 6　声门上型喉癌

【病史摘要】　男性,64 岁。咽部不适 1 个月余。喉镜示左侧声带麻痹,左侧劈裂明显肿胀,左侧梨状窝积液,会厌抬举受限。

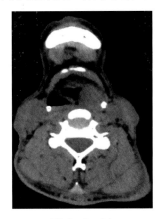 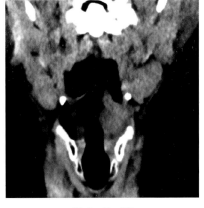 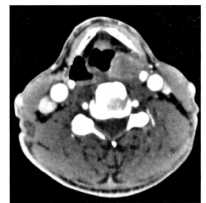

图 4－5－6A　　　　　　　　　图 4－5－6B　　　　　　　　　图 4－5－6C

【CT 征象】　平扫示左侧梨状窝软组织密度结节影(图 4－5－6A、B),增强扫描呈中度强化(图 4－5－6C),与邻近组织分界欠清;左侧杓会厌皱襞增厚,梨状窝变窄;左侧颈动脉间隙散在稍大淋巴结,增强扫描可见环形强化(图 4－5－6D)。

【重要征象】　左侧梨状窝软组织密度肿块,边界欠清;左颈部肿大淋巴结。

【CT 拟诊】　① 喉癌(声门上型,T3)。② 下咽癌。③ 喉部良性肿瘤。

【病理诊断】　声门上型喉癌(中分化鳞癌)。

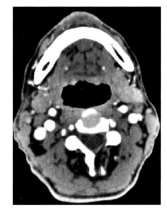

图 4－5－6D

【评　　述】　喉癌是头颈部常见的恶性肿瘤,绝大多数为鳞癌,极少数为腺癌及未分化癌。好发于 50~70 岁,男性较多见,与慢性炎症、过度用声、病毒感染、环境污染等密切相关。临床表现为喉部异物感、声嘶、喘鸣、疼痛、呼吸困难、颈部淋巴结大等。按浸润深度可分为原位癌、早期浸润癌及浸润癌。按累及部位分为声门上型、声门型、声门下型及跨声门型。① 声门上型:早期即可发生颈部淋巴结转移。② 声门型:此型最常见,占喉癌的 50%~60%。③ 声门下型:常属低分化型,早期淋巴结转移,预后不良。④ 跨声门型:肿块同时累及几个区域,通常为各型的晚期表现。

CT 表现　声门上型癌表现为声门上区会厌周围软组织不规则增厚并局部软组织密度肿块,好发于会厌舌面、室带、喉室及杓会厌皱襞,增强扫描呈中度强化,病变较大者可破坏软骨或造成其硬化,33% 可见淋巴结转移。

鉴别诊断　① 喉部良性肿瘤:如喉乳头状瘤,早期症状与喉癌相似,影像学表现为肿瘤边界清晰,较少侵犯喉旁间隙,增强可见显著强化,乳头状瘤恶变可见向周围组织浸润,脂肪间隙消失,喉软骨破坏等。早期喉癌局限于黏膜时应与局限性喉部良性肿瘤鉴别,影像学诊断较困难,需要借助病理诊断。② 下咽癌:两者发生部位接近,均可破坏喉软骨,发生颈部淋巴结转移,尤其是病变较大、范围较广时应注意鉴别。下咽癌位于喉的两侧及后方,常位于梨状窝,向内侧可侵犯喉旁间隙,一般将声门向对侧推移、声门移位、旋转较明显。而声门上型喉癌发生于喉腔黏膜,好发于会厌及其周围间隙,常穿破会厌软骨到达会厌前间隙,且声门上区血供与淋巴组织丰富,所以病灶发展较快,易侵犯声门区、喉周间隙及软骨,也易发生淋巴转移。本病例患者为老年男性,CT 示左侧声门上区软组织肿块并同侧杓会厌皱襞增厚、梨状窝变浅,左颈部肿大淋巴结,内镜提示声带受累,考虑声门上型喉癌。

例7　声门型喉癌

【病史摘要】　男性,47岁。声音嘶哑半年余。查左侧声带表面可见菜花样新生物,左侧声带固定,声门闭合差。

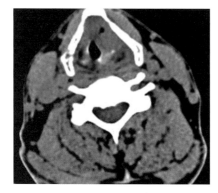 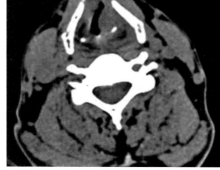 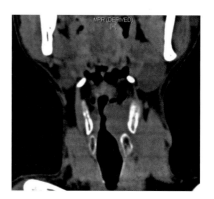

图4-5-7A　　　　　　　　　图4-5-7B　　　　　　　　　图4-5-7C

【CT征象】　平扫示左侧声带明显增厚,可见软组织密度肿块,左侧喉旁间隙消失(图4-5-7A~C)。

【重要征象】　声带不规则增厚,呈软组织密度肿块。

【CT拟诊】　① 声门型喉癌(T3)。② 声带息肉。③ 声带乳头状瘤。

【病理诊断】　高分化鳞状细胞癌。

【评　　述】　声门型喉癌临床常见症状为声嘶,在喉癌各型中最常见,肿瘤可侵犯声带、前联合和后联合,肿瘤生长缓慢,早期即可出现声嘶症状,颈部淋巴结转移少,因此预后较好。喉癌的分期目前推荐使用2017年美国癌症联合委员会版的TNM分期:肿瘤局限于声带(可侵犯前联合或后联合),声带活动正常为T1,肿瘤局限在一侧声带为T1a,侵犯双侧声带则为T1b;肿瘤侵犯声门上和(或)声门下区,和(或)声带活动受限则为T2;若肿瘤局限在喉内,声带固定和(或)侵犯声门旁间隙,和(或)伴有甲状软骨局灶破坏则为T3;肿瘤侵透甲状软骨板或侵及喉外组织(如气管、包括深/浅部舌肌、带状肌、甲状腺及食管在内的颈部软组织)为T4a;肿瘤侵及椎前间隙,侵及纵隔结构,或包裹颈总动脉则为T4b。

CT表现　① 声带局限或弥漫性增厚,双侧不对称,局部软组织密度肿块或息肉状隆起,腔面不规则,增强扫描肿块呈均匀中度强化,肿瘤较大时常跨越声门侵犯喉前庭或声门下腔。② 可向前侵犯前联合(厚度>2 mm)及对侧声带,向后侵犯后联合,包绕杓状软骨,还可向下蔓延侵及声门下腔(肿瘤向下超过声带5 mm),向外侵犯喉旁间隙,其内脂肪被软组织密度肿块取代。③ 喉软骨被吸收、破坏,甚至侵犯喉外组织。④ 由于声门区血供与淋巴组织较少,病灶向喉外侵犯及发生淋巴转移较晚。

鉴别诊断　① 声带乳头状瘤:多发居多,CT显示有广泛喉黏膜浸润,甚至蔓延至咽或气管等处,单发时局限于声带,与早期声门型喉癌不易区别,常依靠年龄和临床表现区分。② 声带息肉:发生在声带的前、中1/3,常为单发结节,表现为一侧声带前中游离缘带蒂结节,其密度与声带相仿,结节边缘常光整,需要与早期喉癌鉴别。

例8 声带息肉

【病史摘要】 男性,37 岁。声音嘶哑 1 个月余,查右侧声带中后部可见带蒂息肉样新生物,双侧声带活动正常,声门闭合欠佳。

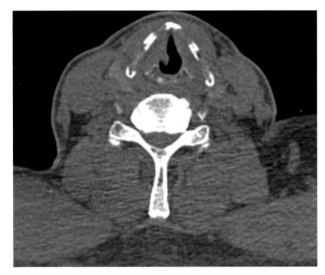

图 4-5-8A

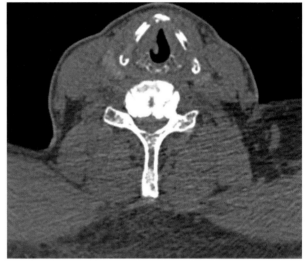

图 4-5-8B

【CT 征象】 平扫示右侧声带带蒂、边界清晰的结节,密度均匀,病变局限,向喉腔突出,表面光滑(图 4-5-8A、B)。

【重要征象】 声带小结节,边界光整。

【CT 拟诊】 ① 声带息肉。② 早期喉癌。③ 声带乳头状瘤。

【病理诊断】 声带息肉。

【评　　述】 常见的喉部结节包括喉癌、喉部良性肿瘤、声带息肉、声带小结等,喉部良性肿瘤多起源于上皮或结缔组织,由分化良好的细胞组成,常见的有乳头状瘤、血管瘤、纤维瘤、神经纤维瘤等。声带息肉是发生于声带固有层浅层的良性增生性病变,由声带膜部边缘 Reinke 间隙组织液或血液聚集,血管增生导致的息肉样变,多见于职业用声或用声过度的人,如歌唱演员、教师以及需长时间大声讲话的职业的人。声带息肉分为局限型和弥漫型,局限型多为一侧单发或多发,通常伴有声音嘶哑、失音、咽喉干痒、疼痛等症状,声带息肉过大可严重阻塞声门,导致呼吸困难;弥漫型声带息肉病为声带膜部边缘弥漫型水肿。喉镜检查黏膜多有暗红色充血、肿胀或萎缩,声带肿胀、肥厚,声门闭合不密,或有室带肥厚。

CT 表现 ① 声带游离缘带蒂等密度肿块,边界清楚,声带前部较多见。② 弥漫型声带息肉病表现为声带弥漫增厚,增强扫描无明显强化。

鉴别诊断 ① 声带乳头状瘤:呈形态不规则的乳头状结节或肿块影突入喉室,与声带相连,可单发或多发,呈菜花状或分叶状,单发时与声带息肉形态相似,较难鉴别,需依靠病理。② 早期喉癌:早期病变局限于声带时,与声带息肉难以区分。当肿瘤较大侵及甲状软骨等结构时诊断较容易。

例9 腮腺多形性腺瘤

【病史摘要】 女性,63岁。发现右侧耳后无痛性肿物1个月余。查体示右侧腮腺区肿物,质地软,表面光滑,活动度尚可,无压痛。

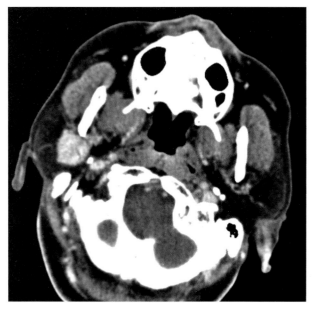 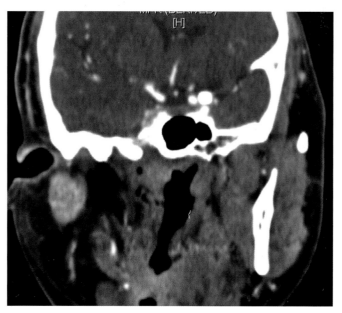

图4-5-9A 图4-5-9B

【CT征象】 增强扫描示右侧腮腺上极一类圆形明显强化结节,大小约1.8 cm×1.9 cm,边界光滑,未见分叶征,颈部未见肿大淋巴结(图4-5-9A、B)。

【重要征象】 腮腺内明显强化软组织密度结节。

【CT拟诊】 ①腮腺多形性腺瘤。②腮腺腺淋巴瘤。③基底细胞腺瘤。④腮腺癌。

【病理诊断】 腮腺多形性腺瘤。

【评 述】 腮腺多形性腺瘤是大涎腺肿瘤中最常见的肿瘤性病变,占腮腺良性肿瘤的60%~70%,女性稍多于男性,中年发病,临床症状轻,90%位于腮腺浅叶,仅10%位于深叶。肿瘤含有软骨、角化物、黏液样组织及钙化等成分,常有坏死、囊变区,一般有完整的包膜,发生于腮腺深叶的肿瘤可突入咽旁间隙,成为哑铃状,并使颈内动脉、静脉向内侧移位。

CT表现 ①平扫示病变呈类圆形或不规则形,密度与肌肉相似,但高于腮腺。②常可见斑点状钙化,有助于诊断。③可见囊变、坏死及出血征象。④增强扫描示肿瘤实性部分均匀强化,囊性区不强化。

鉴别诊断 ①腮腺癌:肿块边界不清,可侵犯邻近组织及骨质,可有颌下间隙淋巴结转移。②基底细胞腺瘤:发病率低,最常见于60岁以上,比多形性腺瘤发病年龄平均要晚10年左右,女性多见,男女发病率之比约1:2,常单发,位于腮腺浅叶,临床症状不典型,多为偶然发现,CT表现为圆形或卵圆形软组织密度肿块,边缘光整,易发生囊变,增强扫描实性部分动脉期呈明显强化,静脉期强化不减退为其特征性表现。③腮腺腺淋巴瘤(Warthin瘤):发病率低,仅6%左右,常见于老年男性,多有吸烟史,好发于腮腺浅叶后下极,可为多中心发生。CT上密度不如多形性腺瘤高,CT值为0~20 HU,多为囊性,一般无强化,实质呈轻中度强化,呈"快进快出"表现。本例病变位于腮腺深叶,增强扫描肿瘤明显强化,除无钙化外,具有腮腺多形性腺瘤的其他征象,较易诊断。

例 10 腮腺腺淋巴瘤

【病史摘要】 男性,56 岁。左侧腮腺区肿块伴发热 20 余天。查体左侧腮腺区肿块,质地较硬,活动度差,与周围组织稍有粘连;左侧下颌角下可触及肿块,质地一般,活动度可,触诊稍有疼痛。

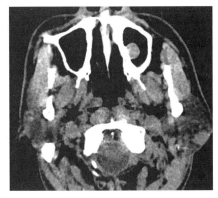

图 4-5-10A

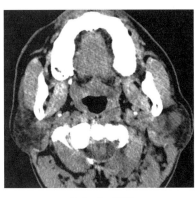
图 4-5-10B

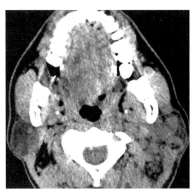
图 4-5-10C

【CT 征象】 左侧腮腺浅叶后下极可见多发结节状软组织密度影,边界尚清,较大者大小约24 cm ×20 cm,其内见小类圆形低密度区(图 4-5-10A、B);左侧颈旁间隙、颈根部及锁骨上区见多发肿大淋巴结,较大者大小约 20 cm×18 cm(图 4-5-10C)。

【重要征象】 腮腺内多发软组织密度结节,边界清晰。

【CT 拟诊】 ① 腮腺腺淋巴瘤。② 腮腺多形性腺瘤。③ 腮腺恶性肿瘤。④ 腮腺淋巴瘤。

【病理诊断】 腮腺多发性腺淋巴瘤。

【评　述】 腮腺腺淋巴瘤是唾液腺肿瘤中相对较常见而有特点的良性肿瘤,占腮腺肿瘤的 5%~10%,男女比例为 5∶1。发病高峰年龄为 55 岁,好发于腮腺浅叶后下极,可为多中心发生。约 5%的病例双侧腮腺可先后或同时发生病变,可有消失史。肿瘤直径一般不超过 3 cm。外被覆有较薄的包膜,有时包膜不完整。肿块内可见有大小不等的囊腔,少数为实性。囊腔内有黏液或胶冻样物,有的囊腔内可见与干酪样坏死相似的物质,有时可见乳头状突起。肿瘤内有上皮及淋巴样组织两种成分,上皮成分组成腺管和囊腔壁;淋巴成分极为丰富,并伴有淋巴滤泡形成。

CT 表现 ① 平扫示低密度的腮腺区域内见有一相对高于腮腺组织的类圆形结节或肿块影,位于腮腺浅叶后下极。② 病变境界清晰,多数为囊性,少数为实质性,CT 值为 0~20 HU,实性肿块 CT 值可较高,可与周围软组织密度相等。③ 同一腺体内有多处病变,但淋巴结一般较小,表面光滑,位于腮腺周边。④ 增强扫描,囊性病变一般不强化,实性成分轻中度强化,若有壁结节则支持腺淋巴瘤诊断。⑤ 可见血管贴边征。

鉴别诊断 ① 腮腺淋巴瘤:发病率低,常累及双侧腮腺,多为结外型,腮腺内结节常并发颈部肿大淋巴结且常融合成块,生长快,病史短。② 腮腺恶性肿瘤:密度混杂,边缘不规则,分界欠清,增强扫描可见较明显的强化,当病变局限在腮腺内,且边缘较清楚时,与腺淋巴瘤鉴别较困难。③ 腮腺多形性腺瘤:好发于腮腺浅叶,发病部位不如腺淋巴瘤恒定,病灶呈圆形或椭圆形,边界清晰,平扫呈等密度或稍高密度,有时可见点状钙化灶及囊变,增强扫描多呈均匀一致的渐进性强化,有助于鉴别诊断。本病例为中老年男性患者,病变位于左侧腮腺浅叶后下极,且为多发,虽无增强扫描,但也应首先考虑腺淋巴瘤。

例 11　腮腺脂肪瘤

【病史摘要】　男性,45 岁。左侧耳前区发现肿物 4 年。查左侧耳屏前、腮腺区隆起肿块,质地中等,与周围组织界限清楚,可推动,无明显压痛。

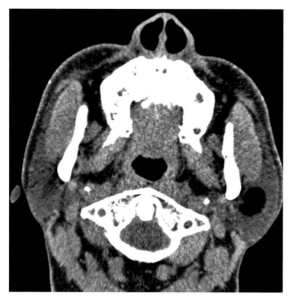
图 4 - 5 - 11A

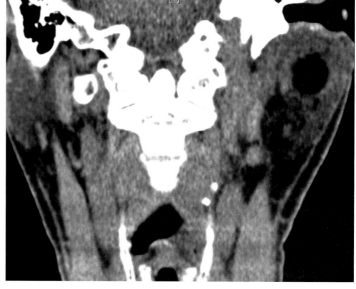
图 4 - 5 - 11B

【CT 征象】　左侧腮腺体积增大,其内见一大小约 3.6 cm × 1.5 cm 的低密度肿块,CT 值约 -90 HU,边界清晰(图 4 - 5 - 11A、B)。

【重要征象】　左侧腮腺内脂肪密度肿块。

【CT 拟诊】　① 腮腺脂肪瘤。② 腮腺脂肪肉瘤。③ 畸胎瘤。④ 囊性淋巴管瘤。

【病理诊断】　腮腺脂肪瘤。

【评　　述】　腮腺良性肿瘤中,以腮腺多形性腺瘤为最常见,其次为腮腺腺淋巴瘤。其他少见良性肿瘤,儿童有血管瘤、淋巴管瘤,成人有脂肪瘤及神经鞘瘤等。腮腺是富含脂肪的器官,因而发生脂肪瘤有其组织学起源基础。腮腺脂肪瘤较少见,其发病率约为 1%。有文献报道其高发年龄是 50~70 岁,男性居多,男女比例约 3∶1。临床多表现为缓慢生长、无痛性肿块,可有面部肿胀或局部轮廓改变,一般不累及面神经,当病变较大累及面神经则可能伴有面神经麻痹症状,病程长短不一。治疗以手术切除为主,预后较好,术后并发症少见。

CT 表现　① 腮腺内边界清晰的低密度肿块,CT 值 -50~-110 HU,边缘可呈分叶状,其内可见分隔。② 脂肪瘤与腮腺之间可有或无间隙,通常间隙较窄。③ 增强扫描一般不强化,或有线样分隔强化。④ 行腮腺导管造影 CT 检查,可见腮腺导管被推压移位。

鉴别诊断　① 囊性淋巴管瘤:好发于颈后三角,小儿多见,单发或多发囊性低密度灶,形态欠规则,其内可见分隔,呈匍匐样生长。② 畸胎瘤:来源于三个胚层,通常除含有脂肪成分外,还含牙齿、骨骼、头发等成分,并多发生于人体的中线结构,故容易鉴别。③ 腮腺脂肪肉瘤:除含脂肪外,瘤体内还含有实性组织成分,故其密度不均,CT 值高低不等,增强扫描可见不规则、不均匀强化。本例病变位于腮腺内,边界清楚,呈脂肪密度,未见明显实性成分,故易诊断。

例 12　腮腺淋巴瘤

【病史摘要】　女性,34 岁。发现左侧耳下区肿块半个月余。查体左侧耳下可触及肿块,活动度良好,质地中等,与周围组织界限清楚,无明显粘连。

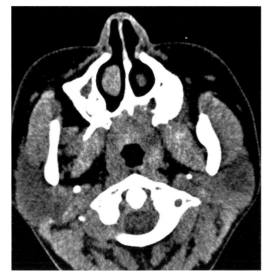

图 4－5－12A

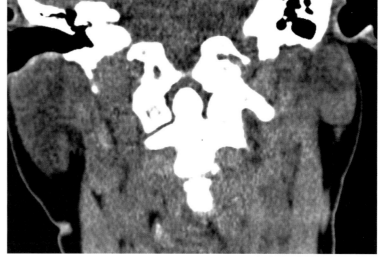

图 4－5－12B

【CT 征象】　平扫示左侧腮腺浅叶后下极见斑片状等高密度影,其内密度均匀,边界清晰,大小约为 2.3 cm×0.9 cm×1.4 cm。双侧颈部见多发稍大淋巴结(图 4－5－12A、B)。

【重要征象】　腮腺内等高密度肿块,双侧颈部多发淋巴结。

【CT 拟诊】　① 腮腺淋巴瘤。② 腮腺腺淋巴瘤。③ 腮腺多形性腺瘤。

【病理诊断】　腮腺淋巴瘤。

【评　　述】　涎腺淋巴瘤较为少见,约占涎腺肿瘤的 2%,其中 75%位于腮腺,原发者多为非霍奇金淋巴瘤(NHL)。腮腺 NHL 可分为黏膜相关淋巴组织结外边缘区 B 细胞淋巴瘤(MALT)、滤泡性 B 细胞淋巴瘤和弥漫性大 B 细胞淋巴瘤等亚型,多累及双侧腮腺,结外型多见。唾液腺不同 NHL 的预后取决于组织学亚型和临床分期。淋巴结淋巴瘤的预后比实质性淋巴瘤差。MALT 型淋巴瘤被认为比其他组织学亚型淋巴瘤(非 MALT 淋巴瘤)有良好的预后。

CT 表现　① 腮腺区两侧对称或单侧结节。② 密度较均匀,与周围肌肉密度相仿,边界清晰,病灶较大时可有坏死,压迫周围组织。③ 强化程度可等于周围肌肉组织,坏死少见。④ 可伴有淋巴结肿大,甚至融合成团块。

鉴别诊断　① 腮腺多形性腺瘤:中年女性高发,多位于腮腺浅叶,呈类圆形,平扫多呈不均匀低密度灶,内可有钙化和更低密度坏死区;病变有明显的延迟强化特点。② 腮腺腺淋巴瘤:中老年男性高发,与吸烟关系密切,病变多位于腮腺浅叶、后下极;可单侧多发或双侧多发;呈类圆形、低密度,局部坏死可使密度不均,CT 增强扫描强化不明显。

例 13 下颌骨含牙囊肿

【病史摘要】 男性,39 岁。右侧下颌后牙区肿痛不适 2 个月余。

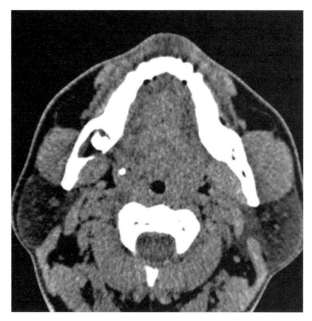

图 4-5-13A

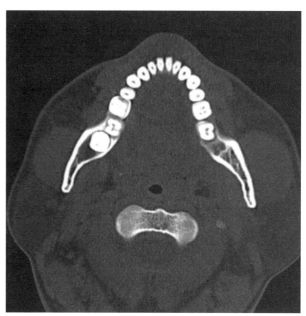

图 4-5-13B

【CT 征象】 下颌骨体右侧磨牙根部见一大小约 2.2 cm×1.6 cm 的类圆形水样低密度影,边界清楚,其内可见牙冠(图 4-5-13A~C)。

【重要征象】 下颌骨内囊性低密度灶,可见牙冠。

【CT 拟诊】 ① 下颌骨含牙囊肿。② 牙根囊肿。③ 囊性造釉细胞瘤。

【病理诊断】 下颌骨含牙囊肿。

【评 述】 下颌骨的囊性病变可为两大类:一类为牙源性,如含牙囊肿、牙根囊肿、角化囊性瘤,另一类为非牙源性的,其中有面裂囊肿及肿瘤性病变,如囊性造釉细胞瘤、骨巨细胞瘤、动脉瘤样骨囊肿等,有甲状旁腺功能亢进所致的棕色瘤或下颌骨囊性病变。含牙囊肿是较常见的牙源性囊肿,来源于釉质器的上皮细胞,与感染及外伤刺激有关,青少年多见,常见于下颌骨(75%),尤以第三磨牙常见。按囊肿与牙的关系

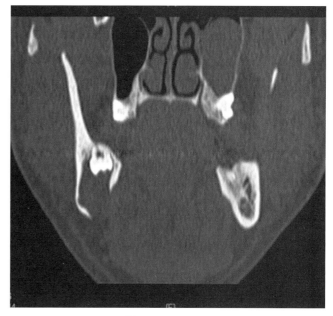

图 4-5-13C

可分为中心型和侧旁型。前者囊肿包围牙冠部,囊肿增大后,可推向牙槽的远处或牙可进入囊内;后者囊肿位于牙冠的侧缘,推压牙向侧方移位。

CT 表现 ① 下颌骨牙槽处囊性肿物。② 囊内有牙。③ 牙槽骨质吸收。

鉴别诊断 ① 囊性造釉细胞瘤:囊壁常有切迹,牙根常有吸收或破坏。② 牙根囊肿:为最常见的牙源性囊肿,为牙根慢性感染所致,位于牙根部,牙一般无移位,常在外围有骨质硬化带。

例 14   上颌骨造釉细胞瘤

【病史摘要】   男性,73 岁。发现左侧上颌骨囊肿 2 年余。

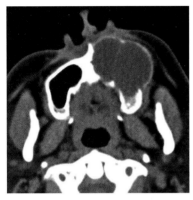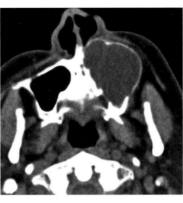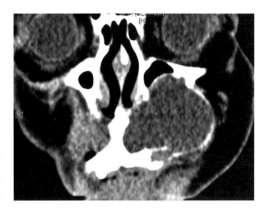

图 4 – 5 – 14A   图 4 – 5 – 14B   图 4 – 5 – 14C

【CT 征象】   左侧上颌窦前底壁及牙槽骨前部可见一膨胀性骨质破坏区,大小约为 4.4 cm×3.4 cm×6.7 cm,其内可见骨性分隔(图 4 – 5 – 14A～C)。

【重要征象】   上颌窦壁膨胀性骨质破坏,其内伴分隔。

【CT 拟诊】   ① 上颌骨造釉细胞瘤。② 含牙囊肿。③ 牙源性角化囊性瘤。④ 动脉瘤样骨囊肿。

【病理诊断】   上颌骨造釉细胞瘤。

【评   述】   造釉细胞瘤是最常见的牙源性肿瘤,好发于颌骨,下颌骨(约 80%)较上颌骨(约 20%)多见,极少数可发生于长骨或垂体内(成釉细胞型颅咽管瘤/垂体造釉细胞瘤)。造釉细胞瘤可来源于牙釉质、牙板或牙周组织的残余上皮,也可起自口腔黏膜基底细胞。好发年龄为 30～50 岁,男性多见。肿瘤生长缓慢,早期通常无自觉症状,随着肿瘤逐渐生长而出现无痛性肿胀、颌骨膨大变形导致颌面部畸形;可侵犯牙槽、上颌窦、鼻腔、眼眶、颅窝,但很少发生远处转移。侵犯牙槽时,可使牙松动、移位或脱落;侵犯鼻腔可发生鼻阻塞;侵犯上颌窦及眼眶可见上颌窦及眼眶变形,窦腔部分消失和眼球移位。

CT 表现   ① 病变呈多房或单房膨胀性骨质破坏,骨密质膨胀变薄或吸收,在颌骨上形成重叠的半月形切迹。② 瘤体内可见多个大小不等的多房性密度减低区,以及多个不规则的骨性间隔,形似蜂窝状。③ 瘤体可略分叶,境界清晰。④ 有颌骨的畸形、牙移位和脱落、鼻腔阻塞、上颌窦腔缩小及眼球移位等继发性改变。

鉴别诊断   ① 动脉瘤样骨囊肿:通常发生于 20 岁以下,在颌骨发生率低,瘤体内可有间隔,但不如造釉细胞瘤丰富;增强扫描强化明显,可有液液平。② 牙源性角化囊性瘤:沿颌骨长轴生长,因含角蛋白成分而密度不均,增强扫描囊壁不强化,而造釉细胞瘤囊壁可有不同程度的强化,角化囊肿可导致邻近牙根压迫性吸收,但较少造成邻牙脱落,与造釉细胞瘤造成的锯齿状牙根吸收不同,造釉细胞瘤的局部侵袭性较角化囊肿高,可造成周围骨质破坏的范围大于角化囊肿且可侵及周围软组织。③ 含牙囊肿:约 20% 的造釉细胞瘤合并含牙囊肿,含牙囊肿好发于下颌骨第三磨牙及上颌尖牙区,CT 表现为膨胀性囊性病变,囊腔内含有一个或多个牙齿结构,囊内为低密度,无实性成分,囊壁不强化。

例 15 甲状舌管囊肿

【病史摘要】 男性,20岁。发现颈部包块1个月。

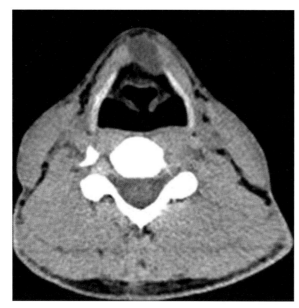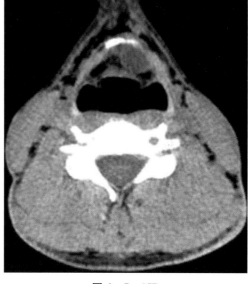

图 4-5-15A　　　　　　　　　　　　　图 4-5-15B

【CT征象】 甲状软骨前缘见不规则囊性低密度影,境界清晰,最大层面大小约 2.2 cm×1.1 cm (图 4-5-15A、B)。

【重要征象】 舌骨水平颈部正中囊性低密度灶,边界清晰。

【CT拟诊】 ① 甲状舌管囊肿。② 鳃裂囊肿。③ 淋巴管瘤。④ 表皮样囊肿。⑤ 会厌囊肿。

【病理诊断】 甲状舌管囊肿。

【评　述】 甲状舌管囊肿是最常见的先天性颈部囊性病变,约占颈部先天性病变的70%,通常位于舌骨上下层面颈正中线及旁正中线附近。甲状舌管囊肿属于上皮性囊肿,是由于在发育过程中(8~10周)甲状舌管的正常发育消失所致;常有完整的包膜,囊壁薄,外为纤维组织包绕,内衬有假复层纤毛柱状上皮,扁平上皮,复层鳞状上皮等上皮细胞,上皮内有丰富的淋巴组织,合并感染者可有炎症细胞;囊壁内可有甲状腺组织,囊内容物多为黏液样或胶冻样物质,其内含有蛋白质、胆固醇等。好发于儿童和青少年,男性较多,临床表现多为颈部中线前无痛性肿块,可随吞咽而上下移动,感染时可有红肿。可有恶性变,但罕见。

CT表现 ① 颈部中线或近中线区舌骨上下层面光滑,薄壁囊性低密度灶,边界清晰。② 常无分叶,偶见分隔,增强扫描无强化或有轻度环状强化。③ 囊内密度可随囊液成分变化,高密度反映蛋白含量高或伴有感染。

鉴别诊断 ① 会厌囊肿:位于会厌前间隙,与舌骨无关,形态不规则,囊壁可强化。② 表皮样囊肿:下颈部、口底常见,常位于颌下正中线或旁正中线,形态不规则,均质低密度,边界清晰,无强化。③ 淋巴管瘤:颈后区最常见的囊性病变,婴幼儿多见,跨解剖间隙生长,多位于胸锁乳突肌旁,呈多房囊性水样密度影,呈"见缝就钻"的特性,感染后密度可增高。④ 鳃裂囊肿:临床常见为第二鳃裂来源,常位于胸锁乳突肌前缘,圆形或类圆形软组织密度肿块影,一般不强化,边界清晰,伴有感染时可突然肿大并伴有囊壁强化;少数来源于第一鳃裂者,位于下颌角水平以上,也可位于腮腺内,中年女性多见;第三、第四鳃裂来源者多位于颈根部。本例病变位于前颈部囊性病变,边界清晰,与舌骨关系密切,诊断不难。

(孙　晶　张龙江)

第六节 颈部疾病

例1 结节性甲状腺肿

【病史摘要】 男性,47岁。多汗伴发现左侧颈部增粗,局部有鸽蛋大小包块2年余,质软。

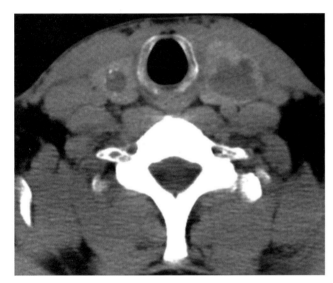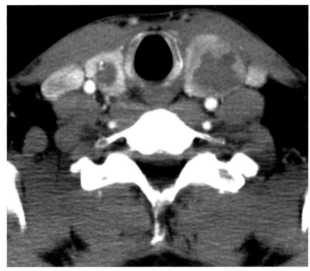

图4-6-1A   图4-6-1B

【CT征象】 甲状腺左叶增大,甲状腺内多发结节,最大约2.7 cm×2.2 cm,甲状腺右侧叶病变周边可见钙化影,增强扫描病灶未见明显强化,境界清晰(图4-6-1A、B)。颈部未见明显肿大的淋巴结。

【重要征象】 甲状腺多发结节伴囊变。

【CT拟诊】 ① 结节性甲状腺肿。② 桥本甲状腺炎。③ 甲状腺腺癌。④ 甲状腺腺瘤。

【病理诊断】 结节性甲状腺肿。

【评 述】 甲状腺肿可分为局限性甲状腺肿和弥漫性甲状腺肿。正常甲状腺在CT上表现为两侧叶均呈近三角形,峡部呈条带状与两侧叶相连,其前后径为(19.5 ±3.9) mm,左右径为(15.8 ±3.3) mm,其密度男性为80~188 HU,女性为79~170 HU。弥漫性甲状腺肿是由于缺碘或某些致甲状腺肿因子引起的甲状腺弥漫性腺体肿大。局限性甲状腺肿可以是甲状腺的某一叶肿大。甲状腺肿常延伸到胸骨后或其他部位。75%~80%的胸骨后甲状腺肿起源于甲状腺下极或峡部,向胸骨后和气管前延伸;20%~25%的甲状腺肿起源于甲状腺背侧,并向气管后生长,甚至位于食管后,均有包膜。

CT表现 ① 甲状腺两叶及峡部弥漫性增大。② 其内可见多发结节状密度减低或增高区,为囊性变和出血、钙化所致,与其发生退行性变有关。③ 增强扫描示甲状腺组织强化,而囊变区不强化,退行性变部位强化较轻。

鉴别诊断 ① 甲状腺腺瘤:腺瘤边界清晰,发生囊变时囊壁较规则,无明显壁结节。② 甲状腺腺癌:病变形态不规则,密度不均匀,可见细砂砾样钙化,囊变伴壁结节,浸润性生长,不均匀明显强化。③ 桥本甲状腺炎:在CT上均可表现为甲状腺弥漫性增大,呈分叶状,甲状腺密度降低而类似周围肌肉密度,无出血、坏死,较少发生钙化,增强扫描有不均匀轻度强化,多需结合临床才能作出正确的诊断。本例甲状腺见多发结节,钙化位于结节边缘,故应首先考虑到结节性甲状腺肿的可能。

例2 甲状腺腺瘤

【病史摘要】 女性,42岁。发现甲状腺包块11日。

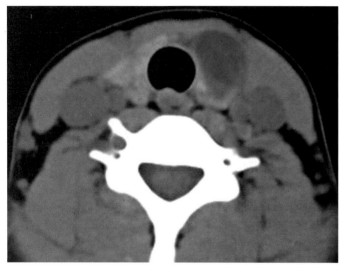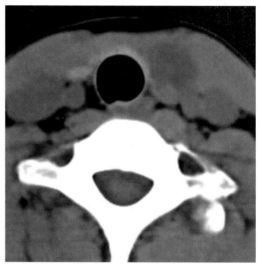

图4-6-2A   图4-6-2B

【CT征象】 平扫示甲状腺左叶一大小约2.2 cm×1.5 cm团块状低密度影,边界清晰,密度不均,CT值约24 HU(图4-6-2A、B)。颈部未见明显肿大淋巴结。

【重要征象】 甲状腺单发类圆形结节,边缘光滑。

【CT拟诊】 ①甲状腺腺瘤。②结节性甲状腺肿。③甲状腺癌。

【病理诊断】 甲状腺左叶腺瘤。

【评 述】 甲状腺腺瘤是甲状腺最常见的良性肿瘤,病理上分为滤泡状囊性腺瘤和乳头状囊性腺瘤两种。一般均有完整包膜。CT易于显示甲状腺的结节/肿块及数目,并了解肿瘤与周围结构的关系。

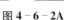 ①甲状腺内单发或多发,圆形或类圆形结节,密度多较均匀,低于正常甲状腺,囊性变多见。②病变大小常为1~6 cm,边缘光滑、锐利,结节/肿块有完整包膜,病灶与正常甲状腺组织分界清楚,对周围组织器官无浸润,随着腺瘤的增大,可出现囊变、出血或钙化,钙化为结节状或斑片状。③增强扫描病灶有强化,实性者为均匀结节状强化,囊变者呈环状强化,囊变区不强化。

鉴别诊断 ①甲状腺癌:CT表现见本节例4,边缘模糊,与残存正常腺体亦无分界,可有颈部淋巴结肿大,甲状腺瘤则无颈部淋巴结肿大。②结节性甲状腺肿:常累及甲状腺一叶,密度低于正常甲状腺密度,并见多发结节影,可伴有斑片状钙化,边缘模糊,邻近组织器官受挤压。本例甲状腺左叶单发病灶,且病变边界尚清,甲状腺背景密度正常,所以暂不考虑局限性结节性甲状腺肿。

例3　桥本甲状腺炎

【病史摘要】　女性,51 岁。发现颈部包块 4 个月余。

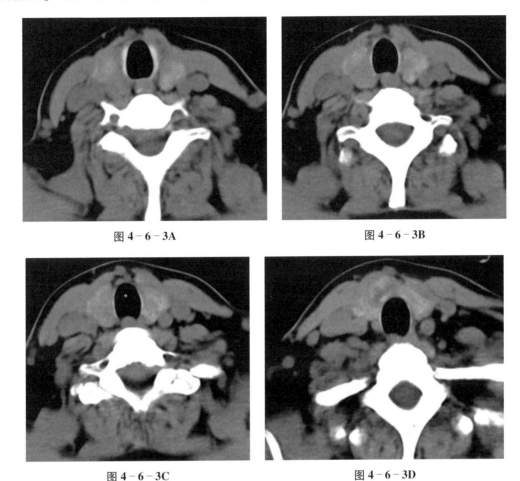

图 4 - 6 - 3A   图 4 - 6 - 3B

图 4 - 6 - 3C   图 4 - 6 - 3D

【CT 征象】　平扫示甲状腺两侧叶多发类圆形稍低密度影,边界不清,较大者位于右叶下极,大小约 2.0 cm×1.4 cm(图 4 - 6 - 3A~D)。颈部未见明显肿大淋巴结。

【重要征象】　甲状腺两叶及峡部弥漫性增大,密度减低,与周围肌肉相似。

【CT 拟诊】　① 桥本甲状腺炎。② Graves 病。③ 弥漫性甲状腺肿。

【病理诊断】　桥本甲状腺炎。

【评　　述】　慢性淋巴性甲状腺炎亦称桥本甲状腺炎,为自身免疫性疾病,多见于中老年女性。组织学上腺组织被大量淋巴细胞所浸润,并形成淋巴滤泡,特点为甲状腺弥漫性、对称性肿大,表面结节状,质地坚韧。

CT 表现　甲状腺双叶及峡部弥漫性增大,呈分叶状,较为对称,也可一侧明显;病变区密度普遍低于正常甲状腺,平扫近似肌肉密度,无出血、坏死,较少发生钙化。腺体与周围组织器官分界不清,增强扫描病变不均匀强化,可合并甲状腺淋巴瘤或甲状腺癌,也可合并腺瘤等良性病变。

鉴别诊断　① 弥漫性甲状腺肿:甲状腺双侧叶及峡部对称性、弥漫性肿大,密度不同程度减低,CT 表现不典型时,需结合甲状腺抗体情况相鉴别。② Graves 病:临床突眼、高代谢甲亢症状明显,单纯依靠 CT 鉴别困难,需依靠临床、实验室检查。

例4　甲状腺癌

【病史摘要】　女性,50岁。声音嘶哑伴咳嗽5个月。

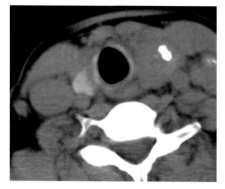
图4-6-4A

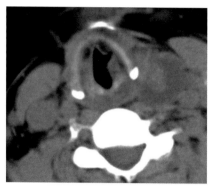
图4-6-4B

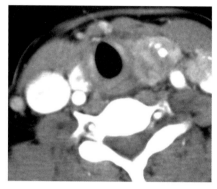
图4-6-4C

【CT征象】　平扫示甲状腺左叶不规则软组织密度肿块影,其内见结节钙化灶,与邻近肌肉、血管分界不清(图4-6-4A、B),增强扫描见不均匀显著强化,肿块外周部分见多发囊样低密度影;双侧颈部多发肿大淋巴结,部分淋巴结内可见钙化灶,可见不规则强化区(图4-6-4C、D)。

【重要征象】　甲状腺不规则软组织密度肿块,伴淋巴结肿大。

【CT拟诊】　① 甲状腺癌。② 结节性甲状腺肿。③ 甲状腺腺瘤。

【病理诊断】　甲状腺癌。

【评　　述】　甲状腺癌为最常见的甲状腺恶性肿瘤,占全身恶性肿瘤的1.5%,组织学上分为乳头状腺癌、滤泡状腺癌、髓样癌

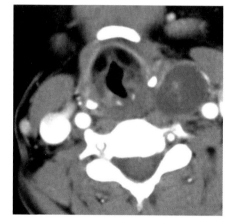
图4-6-4D

及未分化癌。女性多于男性,任何年龄均可发生。多无临床症状,偶可发现颈前区有结节或肿块。CT可清楚显示肿块形态、大小和内部组织成分,以及肿瘤侵犯范围。

CT表现　① 平扫表现为不规则或分叶状软组织密度肿块,大多密度不均匀,病灶无包膜或包膜不完整部分可见"咬饼征",30%~35%可发生钙化,钙化呈细砂砾状。② 大多呈浸润性生长,与周围组织分界不清,可累及颈静脉,引起血管闭塞。③ 可有淋巴结肿大,可表现为气管旁和气管前成簇小淋巴结。④ 增强扫描不规则强化,强化部分也较正常甲状腺密度低;可表现为伴有明显强化的乳头状突起的囊性病变。

鉴别诊断　① 甲状腺腺瘤:主要表现为腺瘤边缘清楚,无外侵征象,当发生囊变时,其囊壁较规则,缺乏较明显的壁结节,有时两者在CT上不能鉴别。② 结节性甲状腺肿:表现为甲状腺内多发结节灶,但无邻近组织器官受浸润和颈部淋巴结转移征象,本例病变侵犯邻近肌肉、血管,伴有淋巴结转移征象,且增强扫描可见强化结节,故诊断为甲状腺癌。

例 5 甲状腺淋巴瘤

【病史摘要】 女性,62 岁。反复发作颈部疼痛 5 个月。

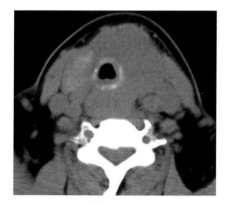

图 4 - 6 - 5A

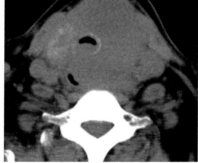

图 4 - 6 - 5B

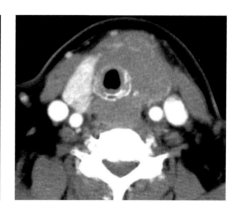

图 4 - 6 - 5C

【CT 征象】 CT 平扫示甲状腺体积弥漫性增大,左叶及峡部可见一巨大分叶状低密度肿块;增强扫描均匀中度强化,肿块部分突破甲状腺包膜向气管后间隙生长,气管及食管上段受压(图 4 - 6 - 5A ~ D)。

【重要征象】 甲状腺巨大肿块,中度均匀强化。

【CT 拟诊】 ① 甲状腺淋巴瘤。② 桥本甲状腺炎。③ 结节性甲状腺肿。

【病理诊断】 甲状腺淋巴瘤。

【评 述】 原发性甲状腺淋巴瘤是一种原发于甲状腺的少见恶性肿瘤,占甲状腺恶性肿瘤的 5% 和所有结外淋巴瘤的 2.5% ~

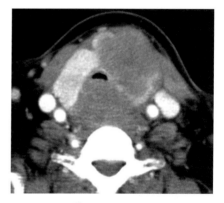

图 4 - 6 - 5D

7.0%。好发于中老年人,女性多于男性。最常见的病理类型是弥漫性大 B 细胞淋巴瘤。依据瘤体大小及数目,常将其分为单结节型、多发结节型、弥漫型和混合型。CT 可以较全面地评估瘤体对周围结构的侵犯情况。

CT 表现 甲状腺弥漫性肿大,平扫与正常甲状腺的高密度相比呈低密度,未见坏死、囊变、钙化,边缘规则清晰,瘤体密度与周围肌肉和血管密度相似,难以判断侵犯程度;增强扫描瘤体多呈轻中度均匀强化,强化程度低于残存甲状腺,瘤体与周围组织关系更明确。颈部淋巴结常见肿大,但质地均匀,强化不明显,钙化及液化少见。

鉴别诊断 ① 结节性甲状腺肿:病变边缘清晰,不侵犯或浸润邻近器官,甲状腺内可见散在、多个、规则的低密度结节,病变内常有钙化,多为斑片、斑点状粗钙化,颗粒状小钙化少见。② 桥本甲状腺炎:多见于中年女性,甲状腺常为弥漫性、对称性肿大,边缘规则、锐利,表面光滑,CT 增强扫描示病变内可有散在斑片、条索状稍高密度影,病变内很少囊变、坏死,病变不累及周围结构。当结节性桥本甲状腺炎和淋巴瘤难以鉴别时,需充分结合临床病史和病理形态特征以明确诊断。本例病变累及到气管后间隙,可以排除甲状腺的所有良性病变。

例6 颈部神经鞘瘤

【病史摘要】 男性,57岁。发现右颈部肿块5年余。

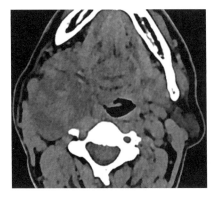
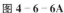

图4-6-6A

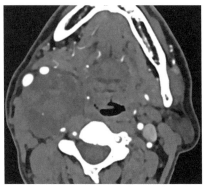

图4-6-6B

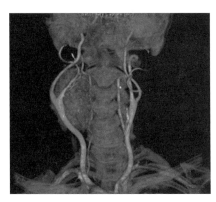

图4-6-6C （见书末彩插）

【CT征象】 右侧颈动脉上部内后部见一囊实性肿块影,边界较清楚,大小约4.8 cm×4.0 cm(图4-6-6A),增强扫描实性成分呈轻度强化(图4-6-6B),右侧颈动脉受压向前外推移(图4-6-6C)。

【重要征象】 颈动脉间隙上部边界清楚的等低密度肿块,颈动脉向前外推移。

【CT拟诊】 ①颈部神经鞘瘤。②淋巴瘤。③淋巴结转移。④颈动脉体瘤。

【病理诊断】 颈部神经鞘瘤。

【评 述】 颈部肿块的来源和性质与所处位置有密切关系,如颈动脉体瘤常位于颈动脉分叉处,第二鳃裂囊肿一般位于颌下腺区。位于颈动脉鞘区的肿块主要有神经源性肿瘤(包括颈动脉体瘤)、淋巴结病变、动脉瘤等。神经源性肿瘤中的神经鞘瘤和神经纤维瘤多发生于迷走神经,位于颈前三角,一般位于颈动脉鞘内;少数发生于副神经及舌下神经,前者位于颈后三角或胸锁乳突肌下方,后者多位于舌下神经管区。发生于其他神经丛者,部位可无特征性。

CT表现 ①肿块多见于颈动脉间隙上部而极少数位于下颈部。常压迫颈动脉及颈内静脉,将其推移或分离移位。由于喉返神经沿气管、食管之间上行,紧贴甲状腺侧叶后,故迷走神经起源的肿瘤可推挤甲状腺向前移位。发生于舌下神经者,可引起舌下神经管扩大及周围骨质破坏。②多为圆形或类圆形,边界清楚的等低密度肿块。病灶小时密度均匀,较大时肿瘤内可见坏死及囊变的低密度区。③增强扫描肿块呈中度或轻度强化,这与肿瘤的血供多少有关,囊变区不强化。

鉴别诊断 ①颈动脉体瘤:与颈部神经鞘瘤相比两者好发部位相同,神经鞘瘤无囊变坏死区或坏死区较小时,平扫难以与颈动脉体瘤相鉴别。增强扫描颈动脉体瘤明显均匀强化,强化程度与颈动脉相近,较神经鞘瘤强化明显。②淋巴结转移:多数表现为颈动脉鞘外侧的淋巴结肿大,常多发。当多个淋巴结肿大相互融合成大块时,形态多不规则,呈分叶状,与周围组织间隙分界不明显。③淋巴瘤:多数表现为颈动脉鞘外侧的淋巴结肿大,可单发或多发。可多个肿大淋巴结融合成团,形态多不规则,呈分叶状。此外,淋巴瘤治疗前很少发生中心坏死。诊断困难时须结合临床综合考虑。

例 7　颈部囊性淋巴管瘤

【病史摘要】　男性,50 岁。发现颈部包块 1 周,质软,无明显压痛。

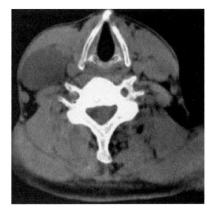
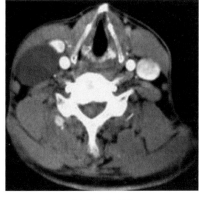
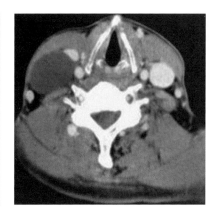

图 4 - 6 - 7A　　　　　　　　　　图 4 - 6 - 7B　　　　　　　　　　图 4 - 6 - 7C

【CT 征象】　平扫示右侧胸锁乳突肌后方、颈动脉间隙内一 4 cm×5. 5 cm 椭圆形囊性低密度肿块,其内密度均匀,边界光整,界限清楚。上下长约 12 cm,周围组织受压移位,未见明显浸润破坏征象(图 4 - 6 - 7A)。增强扫描病灶无明显强化(图 4 - 6 - 7B、C)。

【重要征象】　右颈动脉间隙薄壁水样密度肿块,无强化。

【CT 拟诊】　① 颈部淋巴管瘤。② 神经源性肿瘤。③ 鳃裂囊肿。④ 颈部脓肿。⑤ 血管瘤。

【病理诊断】　囊性淋巴管瘤。

【评　　述】　淋巴管瘤系胚胎发育过程中原始淋巴囊与淋巴系统隔绝后发生增殖、扩张和结构紊乱而形成的良性肿瘤。但也有学者认为淋巴管瘤的发生与外伤、淋巴管阻塞等因素有关。组织学上依据淋巴管扩张的程度,分为:① 毛细管型:由细小淋巴管构成,多位于皮肤及黏膜处。② 海绵状型:由较大淋巴管构成,多位于上肢及腋部。③ 囊性淋巴管瘤:由大的淋巴管腔隙构成,伴有胶原组织和平滑肌。此型相对多见,可发生于颈部、纵隔和后腹膜等多个区域。本病混有血管瘤时则称为血管淋巴管瘤,病理上淋巴管瘤和血管瘤两种成分并存,较难鉴别。本病多见于婴幼儿,大多数患者小于 2 岁。约 75%发生于颈部(常在颈后三角),20%见于腋窝,其余可见于纵隔、腹腔等其他部位。其中 3%~10%的颈部淋巴管瘤可延伸至前、上纵隔内。

CT 表现　① 多为薄壁、多房状、均匀一致的水样密度肿块,边缘清晰、锐利,偶见单房性囊肿。② 囊壁可强化,内部强化不明显,有时也可因出血或感染而形成较高密度区,并在囊肿内部分层,形成液液平面。当淋巴管瘤内含有血管成分或伴感染时可强化。③ 沿疏松的间隙生长为本病的另一特点(即"见缝就钻"),故其常常依组织结构间隙而塑形,并可具有所谓的跨区浸润性(即颈部病灶常累及上纵隔,下纵隔病灶常侵入后腹膜区)。体积增大、张力增加时,可压迫邻近结构,常造成邻近血管的移位或包绕。

鉴别诊断　① 血管瘤:多为边缘光滑,不均匀明显强化的肿块,小钙化(静脉石)为其特征,海绵状血管瘤可见典型渐进性强化。但有时两者区别非常困难,尤其当部分病变同时含有血管瘤和淋巴管瘤两种成分时,则大多数需要病理证实。② 颈部脓肿:临床上红、肿、热、痛明显,往往表现为厚壁,增强扫描环形强化,而淋巴管瘤壁较薄,部分不易显示,而且病灶除分隔外,密度较均匀。③ 鳃裂囊肿:儿童淋巴管瘤需与鳃裂囊肿鉴别,鳃裂囊肿是五对鳃裂之一发育异常的结果,以第二鳃裂囊肿最为多见,占该病的 90%~95%;鳃裂囊肿一般边界锐利,壁薄,最常见位置在舌骨水平、胸锁乳突肌前内侧。囊肿为均匀低密度影,壁薄,边界清晰。继发感染时囊肿内密度可增高,囊肿壁明显增厚,增强扫描囊壁可明显强化;而淋巴管瘤囊内常可见条状分隔,可以两侧发病。④ 神经源性肿瘤:来源于原始神经嵴的细胞,肿瘤为实性肿块,较大时可囊变,但仍存实性成分,可见钙化,常向椎管内侵犯,而淋巴管瘤无钙化,肿块为囊性成分。

例8 颈部鳃裂囊肿伴感染

【病史摘要】 女性,30岁。发现右侧上颈部无痛性包块20余天。

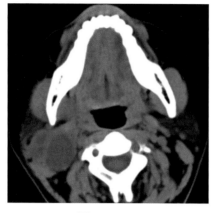

图4-6-8A

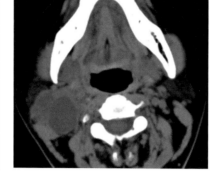

图4-6-8B

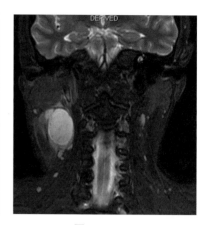

图4-6-8C

【CT及MRI征象】 CT和MRI平扫示右下颌角至舌骨平面胸锁乳突肌前缘附近颈动脉鞘旁一大小约3.6 cm×3.4 cm囊性占位,边界不清,与右侧胸锁乳突肌分界不清(图4-6-8A~D)。

【重要征象】 囊性肿块,囊壁增厚,边界不清。

【CT拟诊】 ① 鳃裂囊肿。② 囊性淋巴管瘤。③ 囊性神经源性肿瘤。④ 颈部淋巴结转移或淋巴结核。

【病理诊断】 鳃裂囊肿伴感染。

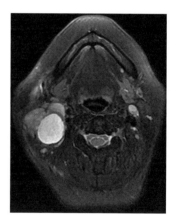

图4-6-8D

【评 述】 鳃裂囊肿为最常见的颈部先天性囊性肿块,由未完全退化的鳃裂组织发育而成,其最常见的位置在下颌角的下方,向下沿胸锁乳突肌前缘排列。临床上以第二鳃裂囊肿最为常见,占95%,多见于20~50岁之间。在病理上囊肿的外层为结缔组织,囊肿的内层为复层鳞状上皮,囊壁甚薄;若继发感染则囊壁增厚。囊内容物为浑浊水样液或黏稠乳状液。临床上表现为一侧颈部的无痛性圆形肿块,质地软,界限清晰,表面光滑可活动,当并发感染时可出现红肿和疼痛。

CT表现 ① 肿块通常位于下颌角至舌骨平面或舌骨下平面胸锁乳突肌前缘附近,颈动脉鞘后部或颈内动静脉之间的咽侧壁附近。② 肿块呈囊性低密度,CT值一般为0~20 HU,如囊液黏稠时,CT值可升高。其内密度均匀,囊壁甚薄,边界清晰。③ 继发感染时囊肿内密度可增高,囊肿壁可明显增厚。④ 增强扫描囊肿内容物不强化,囊壁可有轻微强化;当有感染时囊壁可明显强化。

鉴别诊断 ① 颈淋巴结转移或淋巴结结核:当淋巴结转移或淋巴结结核伴明显坏死液化时,其囊壁较厚,内壁不规则,边缘可模糊,增强扫描囊壁强化明显。② 囊性神经源性肿瘤:当神经源性肿瘤坏死囊变时,其壁较厚,可有实性区,好发于颈动脉鞘后部,长轴多与神经走行一致,但有时CT表现难以与继发感染的鳃裂囊肿鉴别,结合临床则有助于区别。③ 囊性淋巴管瘤:为颈部第二常见的先天性囊性肿块,呈单发或多发囊性肿块,其形态欠规则,生长特点为沿周围间隙生长,结合临床常可作出诊断,但小的淋巴管瘤与第一鳃裂囊肿相似,难以区别。

例9 颈动脉体瘤

【病史摘要】 男性,52岁。发现右侧上颈部无痛性肿物1个月余。

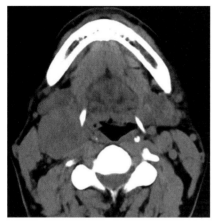
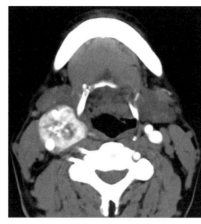
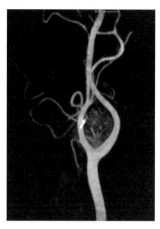

图4-6-9A   图4-6-9B   图4-6-9C

【CT征象】 平扫示右侧颈总动脉分叉处一软组织密度肿块,大小约3.6 cm×3.4 cm,其内密度不均(图4-6-9A);增强扫描呈明显不均匀强化;右颈外、颈内动脉受压移位,两者间距扩大,呈高脚杯样表现(图4-6-9B、C)。

【重要征象】 颈动脉分叉部平面颈动脉间隙内富血供的类圆形肿块。

【CT拟诊】 ① 颈动脉体瘤。② 颈部海绵状血管瘤。③ 颈部神经鞘瘤。

【病理诊断】 颈动脉体瘤。

【评　　述】 颈动脉体瘤是一种较为少见的化学感受器肿瘤,又称颈动脉体副神经节瘤。颈动脉体由中胚层及部分第三鳃弓和神经嵴外胚层衍化而来,正常颈动脉体是一个细小的卵圆形或不规则形的粉红色组织,位于颈总动脉分叉后内侧的动脉外膜中。颈动脉体是一种化学感受器,通过神经反射影响呼吸并借血管收缩反射使血压上升。其血供主要来自颈外动脉,少数来自颈内或颈总动脉。神经主要来自舌咽神经降支及颈上交感神经节,少数来自迷走神经及舌下神经。颈动脉体瘤起源于颈动脉体的化学感受器细胞,绝大多数为良性。临床较少见,可单侧或双侧发病,3%~5%为多发。依其形态分为两种:一种是局限型,肿瘤位于颈动脉分叉处的外鞘内;另一种为包裹型,较多见,肿瘤于颈动脉分叉处,围绕颈动脉生长,并将血管包绕,但不影响血管的中膜和内膜,肿瘤大多无明显包膜,质地中等,有丰富的滋养血管,生长缓慢。

CT表现 ① 颈动脉分叉部颈动脉间隙内类圆形肿块,平扫呈等密度或略高密度,内可见钙化,境界清晰,形态规则。② 增强扫描肿块明显强化,其强化程度与颈部血管接近,CT值可达200 HU以上。③ 颈内动脉与颈外动脉之间距离增大,血管受压变细和移位,呈高脚杯样表现。

鉴别诊断 ① 颈部神经鞘瘤:易坏死囊变,增强扫描不如颈动脉体瘤强化明显,颈内动、静脉均向前推移。② 颈部海绵状血管瘤:位于颈深部时,肿瘤常呈浸润性生长,边缘不清楚,增强扫描可明显强化,亦可强化不明显或不强化。肿块是否将颈内动脉及颈外动脉间距扩大,有助于鉴别诊断。

例 10 颈部非霍奇金淋巴瘤

【病史摘要】 男性,57 岁。发现右颈部包块 1 周。

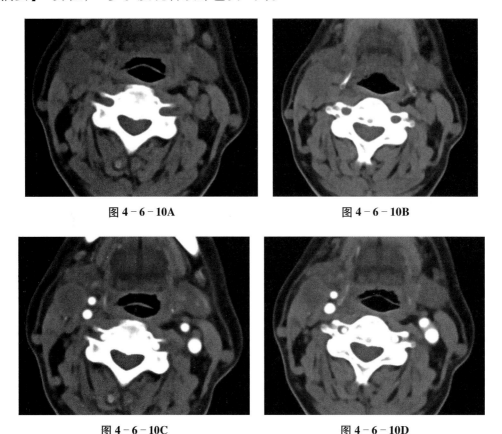

图 4-6-10A 　　　　　　　　　　 图 4-6-10B

图 4-6-10C 　　　　　　　　　　 图 4-6-10D

【CT 征象】 平扫示右侧颈部一类圆形结节影,大小约 1.9 cm×1.9 cm(图 4-6-10A、B);增强扫描轻度环形强化,其内密度不均匀(图 4-6-10C、D)。

【重要征象】 颈部淋巴结肿大,轻度环形强化。

【CT 拟诊】 ① 颈部淋巴瘤。② 淋巴结转移。③ 淋巴结结核。

【病理诊断】 颈部非霍奇金淋巴瘤,弥漫性大 B 细胞淋巴瘤(生发中心后亚型),中度侵袭性。

【评 述】 头颈部的淋巴瘤中 90%为非霍奇金淋巴瘤,正常颈部淋巴结在 CT 平扫时表现多为颈内静脉外侧散在的圆形中等密度影,边界光滑,一般直径≤5 mm,颈内静脉链二腹肌淋巴结较大,直径可达 1.5 cm;注入对比剂后淋巴结不强化。颈静脉附近的颈部肿块多来源于淋巴结的病变,其中最常见的恶性肿瘤是转移瘤,而原发性恶性肿瘤主要为淋巴瘤。

CT 表现 ① 淋巴结肿大,可为单个或多个,以多发淋巴结肿大多见,易融合成块,呈圆形或椭圆形,双侧多见。② 肿块较大,一般边缘清楚,但当淋巴结包膜穿破时,可累及周围组织,边缘不清楚。③ CT 平扫呈等密度,且较均匀,增强扫描肿块呈轻中度均匀性强化,未经治疗的肿块一般不发生坏死。

鉴别诊断 ① 颈部淋巴结结核:多发生在年轻人,可有结核中毒症状。② 颈部淋巴结转移:有原发肿瘤病史,为单个或多个淋巴结肿大,轻度增大的淋巴结呈结节状或球形,其密度均匀,中心较少发生坏死,明显增大的淋巴结多相互融合成团,呈不规则或分叶状,中心可出现坏死而呈低密度。

例 11 颈部淋巴结转移瘤

【病史摘要】 男性,66 岁。发现右颈部包块半个月。

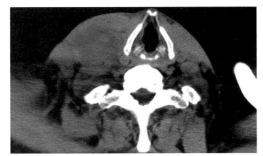

图 4 - 6 - 11A

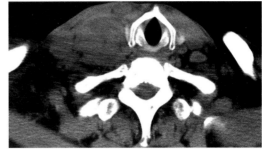

图 4 - 6 - 11B

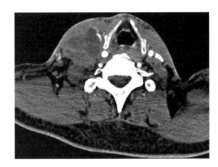

图 4 - 6 - 11C

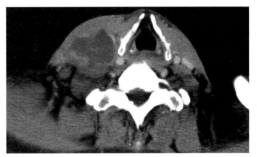

图 4 - 6 - 11D

【CT 征象】 右颈部胸锁乳突肌内后方及右锁骨上窝可见多发肿大淋巴结,部分融合伴坏死,较大者大小约 3.8 cm×3.2 cm,病变与邻近肌肉关系密切,颈内静脉受压变形(图 4 - 6 - 11A～D)。

【重要征象】 颈部多发肿大淋巴结,部分融合伴坏死。

【CT 拟诊】 ① 颈部淋巴结转移瘤。② 淋巴结结核。③ 淋巴瘤。

【病理诊断】 颈部淋巴结转移瘤。

【评　述】 颈部淋巴结转移按其来源可分为三类:① 原发于头颈部肿瘤的转移,占 70%,好发于颈内静脉链及颈后三角区,原发病变多位于口腔、鼻旁窦、咽、喉,大多数为鳞癌,但甲状腺癌多为腺癌。② 来自胸腹腔的转移,以腺癌为主,少数为鳞癌,转移多出现在左锁骨上区淋巴结,少数位于颈前或颈后三角。③ 原发灶不明的淋巴结转移。颈部淋巴结转移在临床上主要表现为颈部肿块,当压迫周围血管神经时可产生相应的症状。

CT 表现 ① 表现为单个或多个淋巴结肿大。② 轻度肿大的淋巴结呈结节状或球形,密度均匀,中心较少发生坏死,明显增大的淋巴结多相互融合成团,呈不规则或分叶状,中心可出现坏死而呈低密度。鳞癌及甲状腺乳头状癌所致的颈部淋巴结转移,淋巴结易发生坏死,部分肿瘤可引起转移淋巴结内钙化,最常见于甲状腺乳头状癌,前列腺癌、乳腺癌、结肠癌、肺腺癌、骨肉瘤等亦可引起钙化;增强扫描无坏死的淋巴结均匀强化,中心坏死后的淋巴结多呈环状强化。③ 淋巴结包膜外侵犯时,其境界不清,邻近脂肪模糊,密度增高,与颈部大血管、胸锁乳突肌无明确边界。通常转移淋巴结越大,其包膜外侵犯的可能性就越大。④ 头颈部原发灶可同时发现。

鉴别诊断 ① 颈部淋巴瘤:颈部淋巴结肿大,治疗前常较少发生坏死液化,亦无钙化,呈均匀密度,易融合成团,增强扫描轻中度均匀强化。② 淋巴结结核:多发生在年轻人,可有结核中毒症状,头颈部无原发肿瘤。

例12 颈部淋巴结结核

【病史摘要】 男性，21岁。右侧颈上部肿物伴压痛半月余。

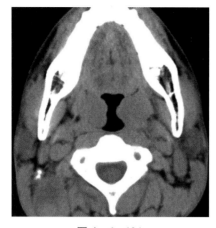
图4-6-12A

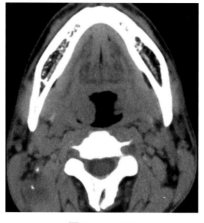
图4-6-12B

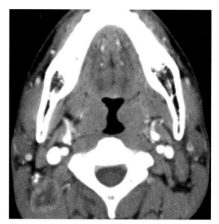
图4-6-12C

【CT征象】 平扫示右侧颈部多发淋巴结影，部分淋巴结内见钙化灶，较大者大小约2.1 cm×2.0 cm，边界欠清（图4-6-12A、B）；增强扫描病变可见环形强化，与邻近肌肉分界欠清（图4-6-12C、D）。

【重要征象】 颈部多发淋巴结肿大伴钙化，环形强化。

【CT拟诊】 ① 颈部淋巴结结核。② 颈部淋巴结转移瘤。③ 颈部淋巴瘤。

【病理诊断】 颈部淋巴结结核。

【评 述】 颈部淋巴结结核是结核感染肺外的一种表现，病理上分为四期。Ⅰ期为结核结节和肉芽肿形成而导致淋巴结增生扩大；Ⅱ期为受累的淋巴结干酪样坏死；Ⅲ期为淋巴结包膜坏死，淋巴结相互粘连伴有淋巴结周围炎；Ⅳ期为干酪样物质破溃进入周围软组织，形成融合的脓腔，最终通过窦道引流至皮肤表面。颈部淋巴

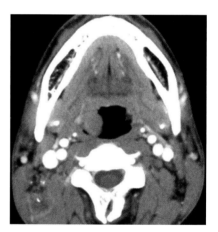
图4-6-12D

结结核以Ⅲ型为最多见，其次为Ⅱ型、Ⅳ型和Ⅰ型。临床表现为无痛性肿块，偶有发热史。

CT表现 淋巴结结核一侧颈部多发，少数单发，多发时融合。淋巴结增大常小于2 cm，边缘不规则，其内可见斑点、片状或蛋壳状钙化，出现干酪样坏死时，CT增强扫描病变呈环形强化，当相互融合时，多个分隔轻度强化和多房液化坏死区不强化。颈部淋巴结结核可分为四型。① Ⅰ型：占10%～15%，呈均匀软组织密度。② Ⅱ型：病灶中心呈低密度，边缘呈环状强化，其周围脂肪间隙保存。③ Ⅲ型：多发的中心低密度，周围环状强化，其周围脂肪间隙消失。④ Ⅳ型：病灶融合呈较大的低密度区，边缘为厚而不规则的环状强化，正常淋巴结的结构消失。

鉴别诊断 ① 颈部淋巴瘤：多为双侧淋巴结肿块，病变内多无液化坏死和钙化，增强扫描呈轻度均匀强化。② 颈部淋巴结转移瘤：呈均匀软组织密度时，较易与淋巴结结核鉴别。当淋巴结发生液化坏死时，两者CT表现很相似。一般认为淋巴结呈厚环状强化（强化环的厚度大于淋巴结直径的20%），结核的可能性比转移瘤大1倍，且前者的环状影比后者更不规则。然而当环状强化影薄（小于淋巴结直径的10%）且规则时，很少见于结核。转移的淋巴结在薄环状强化影中可见软组织结节，此征很少见于淋巴结结核。本例为多发淋巴结肿大，呈厚环状欠规则的强化，结合病史（如患者年轻，病史较长，无骤然增大的表现，无原发肿瘤病史）可诊断为淋巴结结核。

（谢 媛 张龙江）

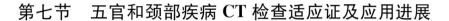

第七节　五官和颈部疾病CT检查适应证及应用进展

一、五官和颈部疾病CT检查适应证

CT是颈部疾病最常用的检查手段之一,对颈部肿瘤、血管性病变、淋巴结病变、炎症、创伤性病变等均有较好的显示能力,尤其对骨质的显示优于MR,多种重组技术可以直观、立体显示骨质结构和病变。其检查适应证在各部位均有所差异。

1. 眼:CT能确定眶内肿瘤的存在、位置、大小及范围,并对良性与恶性病变进行鉴别,能较好评价眶内炎症、血管性疾病、眼眶外伤与眶内异物,多数情况下可作为首选的检查技术。三维重组技术,如容积再现技术可以立体和直观显示眼眶的形态结构。

2. 耳、颞骨:高分辨CT可清楚显示中耳、内耳的细微结构特别是骨结构,对先天性畸形、外伤的诊断有特殊价值,是首选的影像检查技术;对炎症、肿瘤也能做出诊断,有助于明确肿瘤侵犯的范围。影像重组技术,除可利用多平面重组技术从任意平面观察耳、颞部病变外,还可使用容积再现及仿真内镜等方法,重组听骨链及内耳结构,将其单独提取出来,直观、立体显示。另外,曲面重组技术可全程显示面神经管,用于诊断外伤性面神经瘫及面神经肿瘤。

3. 鼻与鼻窦:CT能清楚显示鼻、鼻窦炎症和肿瘤的位置和范围,特别是当肿瘤外侵破坏窦壁,CT有特殊价值,是首选的检查方法。多平面重组技术则可任意平面显示病变形态。

4. 鼻咽:CT能清楚显示鼻咽的形态结构,小的黏膜下肿瘤不能被鼻咽镜查出,CT可显示鼻咽局部隆起,帮助确定活检方向与位置,显示肿瘤向咽旁间隙及其他邻近区域的侵犯,特别是对明确颅骨的侵犯破坏有重要价值。增强扫描能较好地显示海绵窦或颅内病变,区分颈部血管与肿大的淋巴结。多平面重组技术可多平面显示病变形态及其侵犯的范围,对鼻咽癌侵犯范围的显示,特别对颅内侵犯时有较大价值。

5. 喉:CT成像速度快,受呼吸和吞咽运动影响少,且可行1.5~3mm薄层扫描,能进行图像后处理,清楚显示喉的正常解剖及病变的位置范围。横断面图像与喉镜所见相仿,且能显示周围结构受侵情况,是喉肿瘤的首选检查技术。

6. 甲状腺:CT适用于各种甲状腺及颈部淋巴结病变,尤其是超声检查显示不理想或不能判断其性质的结节性病变,如粗或环状钙化性结节、颈部淋巴结转移的术前评估、胸骨后甲状腺病变、滤泡性病变、较大甲状腺结节性病变或转移瘤与周围结构关系的判断、甲状腺重度弥漫性病变与气管和食管的关系等。

7. 颈部非器官区:CT平扫结合增强扫描可以较好地显示颈部软组织与血管,区分正常结构与病灶;对颈部肿大的淋巴结,增强扫描可以比较明确地诊断。利用图像后处理技术可以立体、直观地显示颈部大血管的形态及走行,判断有无狭窄、扩张、斑块及钙化等病变,对病变的范围作出准确的判断。

二、五官和颈部疾病CT应用进展

1. 能量CT:能量CT包括双源双能量CT、单源双能量CT、能谱CT等多种技术,通过多种能量来实现物质的分离,常见的有虚拟平扫、碘图、虚拟单能谱曲线等多种后处理方法。双源双能量CT的物质分离技术可重建出虚拟平扫图像,代替常规平扫,可有效降低辐射剂量。通过双能量CT可以准确定量动脉粥样斑块中的钙化斑块。能谱CT成像有助于鉴别甲状腺恶性肿瘤的组织类型及淋巴结转移,在减少扫描期相、降低辐射剂量的同时,将诊断甲状腺乳头状癌淋巴结转移的特异性提高至90%以上。

2. 高分辨CT:颈部结构细微、复杂,且组织密度差异大,不仅包括骨质,还包括肌肉、血管、神经等软组织以及空气,神经血管管道和孔道多,CT成像容易产生伪影或变形,特别是对于颞骨、内耳等精细结构,推荐采用高分辨扫描技术,扫描层厚推荐采用设备最小采集层厚。

3. 低剂量 CTA：头颈部 CTA 大范围的扫描带来了辐射剂量问题，在保证图像质量的前提下，更低的对比剂使用量及更低的辐射剂量是目前 CTA 检查关注的热点问题。目前常用的方法有直接降低管电压、降低管电流、增加螺距等，也有间接地应用自动管电压调制技术、自动管电流调制技术以及应用高级迭代重建算法等方法来改善图像质量，并达到降低辐射剂量的目的。

4. 影像组学、深度学习：影像组学是指从医学影像图像中高通量地提取大量信息，将兴趣区的影像数据转化为具有高分辨率的空间特征数据，进而实现病变特征的提取与模型建立。深度学习是指通过组合低层特征形成更加抽象的高层特征或类别，进而学习有效特征，并把这些特征用于分类、回归和信息检索的一种技术。影像组学及深度学习在颈部肿瘤中应用较多，主要涉及以下 3 个方面：① 术前肿瘤的分期、鉴别诊断，准确指导临床治疗方案的制定，并针对疾病和局部淋巴结的复发和转移进行术前预判。② 随着基因分子学在影响肿瘤行为和临床结果方面的作用日益受到重视，从影像学表现中准确提取基因型特征，从而在无创前提下，预知更多的信息以指导临床治疗。③ 评估不同方法的疗效，从而对患者的预后进行辅助判断。此外，有研究应用纹理分析技术分析人类乳头瘤病毒阳性的头颈部肿瘤患者原发肿瘤和相关淋巴结的纹理特征，来预测肿瘤进展，有助于早期诊断及个性化治疗。影像组学在颈部血管中亦有应用，结合纹理分析及直方图分析参数可识别卒中患者及一过性脑缺血患者的颈动脉易损斑块，从而用于动脉粥样硬化患者的危险分层。

5. 3D 打印技术：3D 打印技术在五官及颈部疾病中越来越多被应用，如：听小骨假体、颌面骨骨折手术等。亦有研究采用数字建模结合 3D 打印模型用于耳鼻咽喉科住院医师规范化培训，有助于提高年轻医生对鼻腔鼻窦解剖知识的理解和掌握。

（罗　松　张龙江）

第五章　胸部疾病

第一节　胸部 CT 检查技术及正常解剖

肺部含有气体,具有良好的天然对比,与周围组织如胸壁、纵隔及横膈的关系均可清晰分辨,常规 X 线检查可对多数肺部疾病进行初步诊断。但常规胸部 X 线片上大约 26% 的肺组织被胸椎、纵隔结构、膈肌、肋骨、锁骨等重叠遮盖,同时病变与正常肺组织在胸部 X 线片上的对比差别不够大,密度低或小的病变难以显示。CT 的密度分辨率高,且没有组织结构间的相互重叠,可克服 X 线片上的上述不足。随着多层 CT 技术的进展,CT 扫描速度加快、分辨率进一步提高,且可采用胸部低剂量扫描,使 CT 在胸部的应用范围明显拓宽。纵隔内结构由于其组织的天然对比小,在常规 X 线检查时不易分辨,故 CT 是有效的检查方法。当前,CT 已成为胸部疾病最主要的影像学检查手段。

一、胸部 CT 检查技术

（一）扫描前准备

① 胸部 CT 检查前应先查看检查单,了解相关病史,并参考胸片等其他资料,确定具体扫描方法和范围;② 摘除检查部位的金属物品,如项链、硬币等;③ 常规 CT 扫描前应训练患者屏气,每次屏气前吸气的幅度应一致,对于不能屏气的患者,修改扫描参数,缩短扫描时间以减少运动伪影;④ 需要做增强扫描的患者,需要提前建立静脉通道。⑤ 对非检查部位进行防护。

（二）体位

胸部 CT 扫描常规取仰卧位,头先进,两臂上举抱头,以减少肩部及两上肢的硬化伪影。对于驼背或不宜仰卧者、鉴别少量胸水与胸膜增厚、怀疑腐生型曲霉菌病等情况下,可采用或加扫俯卧位检查。对肺、纵隔、胸壁等部位病灶行 CT 导向穿刺活检时,则应根据病灶的部位选取合适的体位。

（三）扫描范围及定位像

一般应先扫描正位定位像,扫描范围为肺尖至肺底。扫描时要求患者在深吸气末或平静吸气时屏气。吸气时肺实质扩张充气,肺纹理散开,横膈下移,纵隔影相对较窄,有利于诊断。对近期做过胸部 CT 扫描,仅为明确局部病灶性质或变化者,为减少患者接受的射线量和节约时间,也可仅做局部扫描。

（四）扫描及重建参数

1. 常规扫描:常规胸部 CT 扫描采用螺旋扫描方式。管电压一般设置 120 kV,对于小体型患者可设置为 100 kV,对于大体型患者可设置为 140 kV。推荐使用自动管电流调节技术。螺距常为 1～1.2,对于不能屏气或婴幼儿的患者,扫描中应适当加大螺距,缩短扫描时间,以减少运动伪影。采集层厚 ≤1 mm,重建层厚 5～7 mm,层间距 5～7 mm。

2. 肺高分辨率 CT(high resolution computed tomography, HRCT)扫描:对于肺弥漫性、间质性病变,特别是怀疑支气管扩张时,应采用高分辨率扫描,层厚和层间距设置为 0.6～1.0 mm。

3. 增强扫描:肺部病变 CT 检查只有部分患者需增强扫描。主要适用于下列情况:① 血管畸形或血管性病变;② 明确肺或纵隔肿瘤与大血管的关系,以及血管受侵害的程度;③ 鉴别肺门或变异的纵隔血管与肿大的淋巴结;④ 区分纵隔淋巴结结核与恶性肿瘤的淋巴结肿大;⑤ 鉴别肺内孤立性结节或肿块,如结核病与肺癌等;⑥ 纵隔内缺少脂肪对比的患者,为观察纵隔内有无病变时需增强。

对比剂注射方法:采用高压注射器经内侧肘前浅静脉团注碘对比剂 60～70 ml,对比剂浓度为 300～350 mg I/mL,流率为 2.0～2.5 ml/s,动脉期于注射开始后延迟 30～35 秒后开始扫描,静脉期于注射开始后延迟 60~70 秒开始扫描。扫描范围和扫描参数同平扫。为观察局部病灶的增强特点,可选择有重要价值的层面行灌注成像扫描。

4.肺部病灶动态 CT 增强扫描:在常规 CT 扫描的基础上,选择病灶的上一层面,确定扫描范围,采用静脉团注方法注射 80~100 ml 的非离子型对比剂,流速为 3 ml/s,采用层厚 3~5 mm,标准算法,延迟 15 秒时扫描为肺动脉期,延迟 36 秒扫描为支气管动脉期,延迟 90 秒扫描为平衡期,如此可以获得病变同一层面血供的特点及 CT 值的变化,帮助判断病变的性质。

(五)窗位与窗宽

肺内密度几乎接近于气体,而纵隔大血管及胸壁软组织呈等密度,为分别观察密度相差较大和较小的解剖部位和病灶,胸部 CT 图像上至少应该用两种不同的观察窗进行观察,即肺窗和纵隔窗,有时需加用骨窗。肺窗的窗位一般为-600~-800 HU,窗宽一般为 800~1 500 HU;纵隔窗的窗位一般取 30~50 HU,增强扫描需适当提高窗位,窗宽一般为 300~500 HU。

二、胸部 CT 图像后处理技术

肺部发现病灶,可以根据患者的疾病类型及临床要求做多平面及支气管、血管重组,可帮助病灶定位、定性。对气管或支气管异物的患者,可做 CT 仿真内镜及气道成像等,显示异物的位置、气管或支气管狭窄的情况;对于肺动静脉瘘的患者,可行最大密度投影处理显示与病灶相连的动脉及静脉,帮助病变定性。

三、胸部 CT 正常解剖

(一)纵隔横断位的 CT 解剖

1.胸骨切迹或胸锁关节层面(图 5-1-1、图 5-1-2):在该层面上,气管居中,可见到三对排列在气管两侧的血管,从前到后依次为头臂静脉、颈总动脉及锁骨下动脉。通常头臂静脉最粗大,居前外方,颈总动脉、锁骨下动脉紧贴气管两旁,左侧的相应动脉比右侧者偏后,食管位于气管与椎体之间。有时可见到位于气管两侧的甲状腺下极,其密度较软组织高。有时亦可见胸导管位于左颈总动脉与左锁骨下动脉之间,呈小圆形结节影。

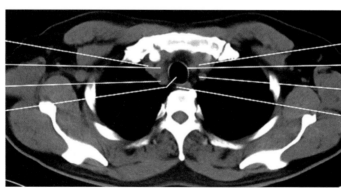

图 5-1-1

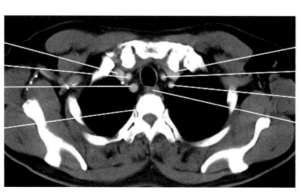

图 5-1-2

2. 主动脉弓上层面(图 5-1-3、图 5-1-4):在该层面上可见 5 支血管,即两侧头臂静脉、头臂干(又称无名动脉,即右颈总动脉与右锁骨下动脉共干)、左颈总动脉、左锁骨下动脉。左头臂静脉呈水平走行,横过左颈总动脉与头臂干的前方,向下与右头臂静脉汇合成上腔静脉。头臂干半数位于气管正前方,其余略偏左或偏右,但总在气管前。左颈总动脉位于气管左前方。左锁骨下动脉位于气管左侧。左椎动脉偶尔可单独起源于主动脉弓或左锁骨下动脉,不要误认为是淋巴结。

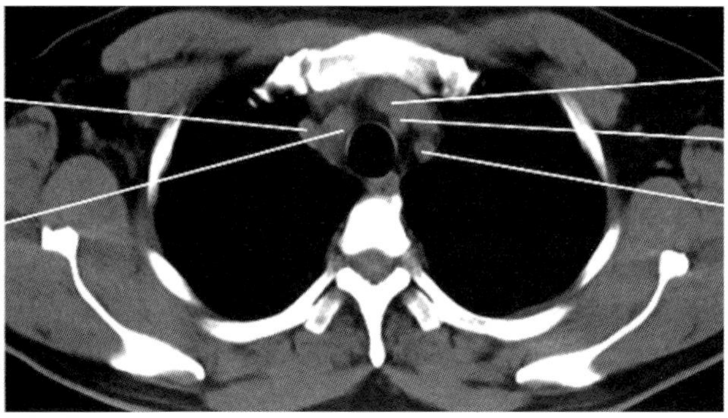

图 5-1-3

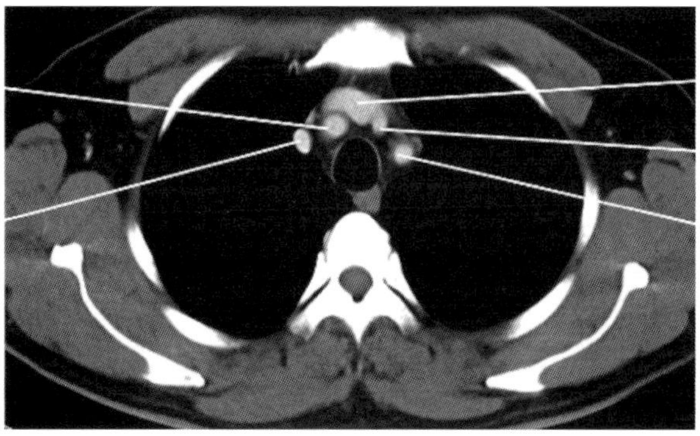

图 5-1-4

3. 主动脉弓层面(图 5-1-5):此层面上血管结构只有主动脉弓及上腔静脉。主动脉弓自右前向左后斜行,其前部位于气管的前方,与上腔静脉的前内侧相邻,其中部位于气管左侧,后部逐渐向胸主动脉降部移行,位于食管的左侧。上腔静脉位于气管的右前方,呈椭圆形或肾形,甚至略不规则。在此层面,有时可见奇静脉沿气管后方向前走行,呈弧形影或逗号状影。有时主动脉弓只显示一段,而其右前方可见头臂干。在主动脉弓左前外侧偶尔可以见到小结节影,为左上肋间静脉的断面,切勿误认为是肿大的淋巴结。

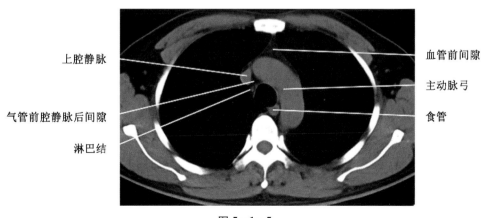

图 5-1-5

251

在这一层面上,可见三个低密度脂肪间隙。① 血管前间隙:位于上腔静脉、主动脉前方,呈三角形,在儿童,主要为胸腺所占据,CT 扫描示胸腺呈三角形或双叶形;在成年,胸腺退化呈点条状影。血管前间隙内常可见到直径为 3~6 mm 的小淋巴结。② 胸骨后间隙:实际与血管前间隙并无明确界线,也可以统称为胸骨后血管前间隙,增强扫描可见中线旁开 2~5 cm 处,左、右侧各有两个点状强化影,为胸廓内动脉和静脉。③ 气管前腔静脉后间隙:呈三角形,主要由上腔静脉、主动脉弓和气管围成,右后侧为奇静脉弓和纵隔胸膜,在此间隙内常见有直径<7 mm 的淋巴结。

4. 气管分叉层面(图 5-1-6、图 5-1-7):相当于主动脉、肺动脉窗平面或稍下方,此层气管分成左右主支气管,呈卵圆形。左主支气管的外前方是左肺动脉,后外方是降主动脉,食管偏左侧,位于左主支气管起始部之后。升主动脉位于前部正中偏右,呈圆形或椭圆形致密影,贴邻其后壁有心包上隐窝,有时 CT 上可显示,呈椭圆形或半月形,凹面与升主动脉后壁相吻。其密度低于血管而高于脂肪,增强扫描不强化。升主动脉后外侧是上腔静脉,上腔静脉的后方是右肺动脉或气管前腔静脉后间隙的延续。右主支气管位于上腔静脉或右肺动脉之后。食管的右后侧是奇静脉的横断面,增强扫描易显示。在食管与奇静脉之间形成一个深的凹陷,称为奇静脉食管隐窝,有肺组织充填于其中。

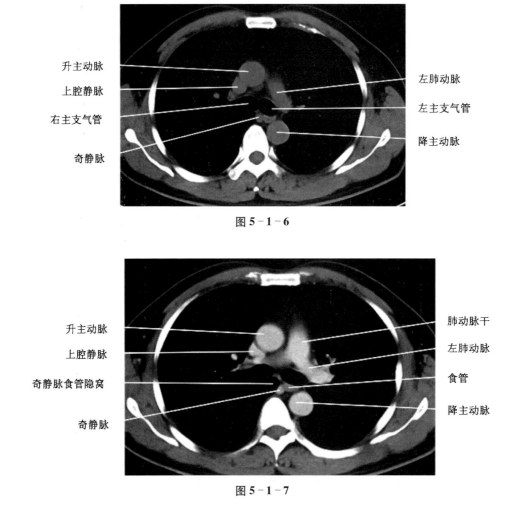

图 5-1-6

图 5-1-7

5. 肺动脉干与右肺动脉层面(图 5-1-8):右肺动脉由肺动脉干发出并向后、向右走行,位于升主动脉和腔静脉后方、中间段支气管的前方。右上肺静脉位于右肺动脉外侧。左肺叶间动脉位于上叶支气管的后外侧。左上肺静脉位于左肺上叶支气管的前方。降主动脉和食管的位置与上一层面相同,奇静脉常位于食管右侧。左肺动脉和降主动脉之间可见肺组织。

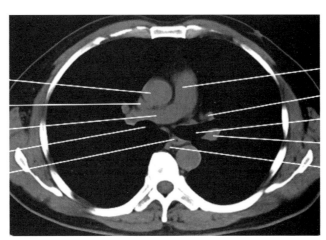

升主动脉
上腔静脉
右肺动脉
中间段支气管
食管

肺动脉干
左肺上静脉
左主支气管
左肺动脉
奇静脉

图 5-1-8

6. 左心房层面(图 5-1-9 至图 5-1-11)：左心房前方为主动脉根部和右心耳，后方为奇静脉、食管和降主动脉。肺静脉回流入左心房的后外侧面。主动脉根部位于右心室流出道、主肺动脉的右后侧。主动脉瓣或主动脉窦可使主动脉根部呈卵圆形，其直径大于上方的升主动脉。在纵隔内脂肪组织的衬托下，CT 上常可显示冠状动脉主干及其主要分支的近段。

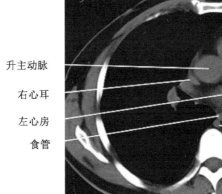

升主动脉
右心耳
左心房
食管

肺动脉干
左心耳
左肺上静脉
左肺下动脉
奇静脉

图 5-1-9

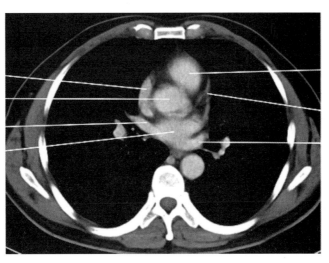

右心耳
主动脉根部
右肺上静脉
左心房

肺动脉干根部
左冠状动脉
左肺上静脉

图 5-1-10

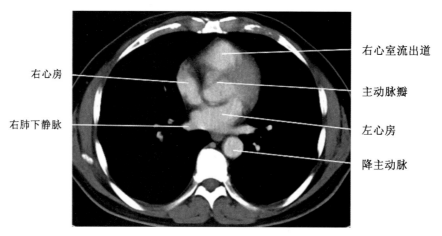

右心房

右肺下静脉

右心室流出道

主动脉瓣

左心房

降主动脉

图 5-1-11

7. 四腔心层面(图 5-1-12):左、右心房和左、右心室可显示,但必须注射对比剂方可区分心腔与心壁。心外脂肪丰富时,能够显示出房间沟与房室间沟。膈神经很细,而且是沿心包外侧与纵隔胸膜之间走行,CT 示心脏两侧呈尖端向外突起的小三角形。

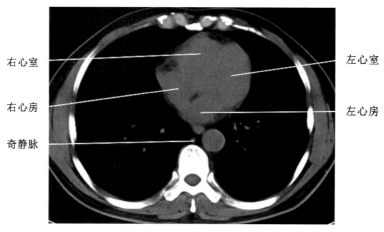

右心室

右心房

奇静脉

左心室

左心房

图 5-1-12

8. 心室层面(图 5-1-13):此层纵隔主要为心脏。左后部是左心室,右前部为右心室。右心室的后外侧是下腔静脉,可呈圆形、椭圆形或肾形。冠状静脉窦位于右心室的后面,下腔静脉的内侧。降主动脉居胸椎左前方。心脏前缘与前胸壁之间,常常可以看到由心包脂肪垫形成的低密度带。

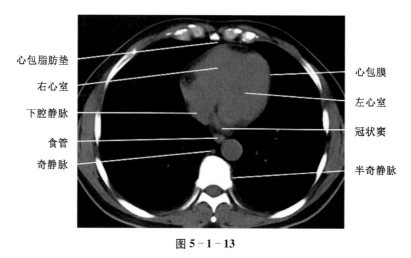

心包脂肪垫

右心室

下腔静脉

食管

奇静脉

心包膜

左心室

冠状窦

半奇静脉

图 5-1-13

（二）正常肺门 CT 解剖

肺门是由两肺支气管、动脉、静脉及神经组织结构进出纵隔而形成的影像。肺门静脉的变异稍多,肺动脉与支气管的位置比较恒定,而支气管是最恒定的解剖标志,故分析肺门要以支气管为依据。其横断位 CT 解剖可大致概括如下:

1. 气管分叉层面(图 5－1－14):相当于两侧肺门上部高度,紧靠中线的两侧是左右主支气管,为卵圆形、环状影。右主支气管短而粗,其外前方为右肺上叶尖段支气管横断面,呈环形。右上叶肺动脉尖支在上叶尖段支气管断面的内前侧,上叶肺静脉后支位于外后侧。左侧可见尖后段支气管横断面,上叶肺动脉位于其前面,上叶肺静脉断面则更靠前且靠内。

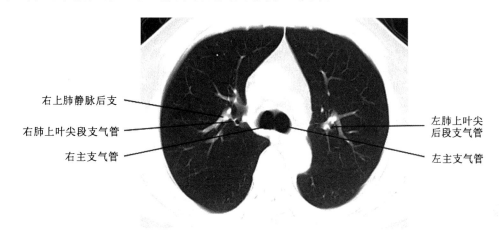

图 5－1－14

2. 右上叶支气管层面(图 5－1－15):在气管分叉平面以下约 1 cm 处,一般可见右上叶支气管从右主支气管侧面发出,向外走行 1~2 cm 后分为前段和后段,右上叶支气管后壁邻接肺野,前面为右肺动脉的前干支,外侧是右上肺静脉后支,位于右上叶前段与后段支气管夹角处。左侧可见到左上叶尖后段支气管或尖亚段和后亚段支气管断面,在其前面为左上肺静脉,其后方是左上肺动脉。

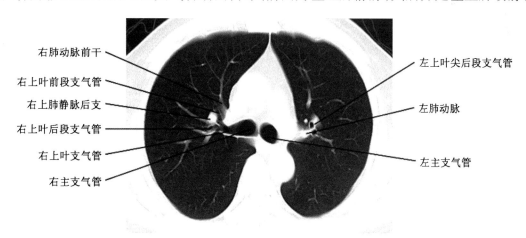

图 5－1－15

3. 左主支气管中段层面(图 5－1－16):一般相当于右侧中间段支气管上段高度。左主支气管在此平面因接近水平方向,切面呈椭圆形或条状。其后方是左下肺动脉,与左支气管壁紧靠在一起,使支气管后壁形成一轻微压迹。右侧中间段支气管有时呈圆形或椭圆形。其后是伸入奇静脉食管隐窝的肺组织,前外侧是右下肺动脉干,向外形成弧形突出影。更前方内侧是上叶尖前段静脉,外侧是上叶后段静脉,因此肺门轮廓不甚规则。

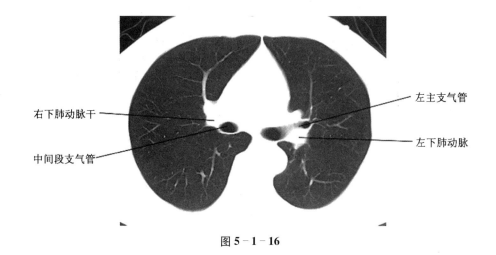

右下肺动脉干

中间段支气管

左主支气管

左下肺动脉

图 5-1-16

4. 左上叶固有段与舌段支气管分叉层面(图 5-1-17):此层面相当或接近右侧肺门角高度,右侧仍见中间段支气管,呈圆形或椭圆形。其前外方是右下肺动脉干。左主支气管的外端呈分叉状,后面是左下肺动脉,降主动脉常紧靠在肺动脉之后。

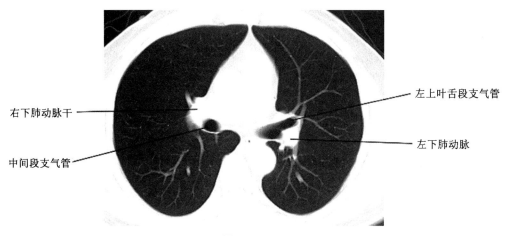

右下肺动脉干

中间段支气管

左上叶舌段支气管

左下肺动脉

图 5-1-17

5. 右中叶支气管开口层面(图 5-1-18):高度一般在上述平面之下 1~1.5 cm。右中叶支气管从中间段支气管右前方分出,向前向外并略向下走行,通常下叶背段支气管与中叶支气管开口在相同高度,从中间段支气管后外侧分出。右肺下动脉位于中叶和下叶支气管分叉的夹角内。在左侧,左肺下叶支气管呈环形,其后外方为左下肺动脉。在外前方可见上叶舌段支气管的断面,呈圆形或椭圆形。

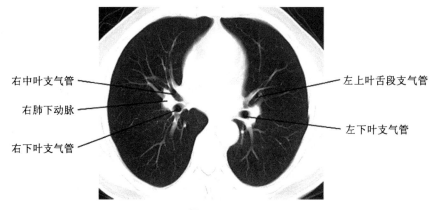

右中叶支气管

右肺下动脉

右下叶支气管

左上叶舌段支气管

左下叶支气管

图 5-1-18

（三）肺野

1. 肺叶和肺段（图 5 - 1 - 19）：用肺窗观察肺野，首先要观察叶间裂，即以两肺的斜裂（主叶间裂）及右肺的水平叶间裂确定肺叶的范围与边界。

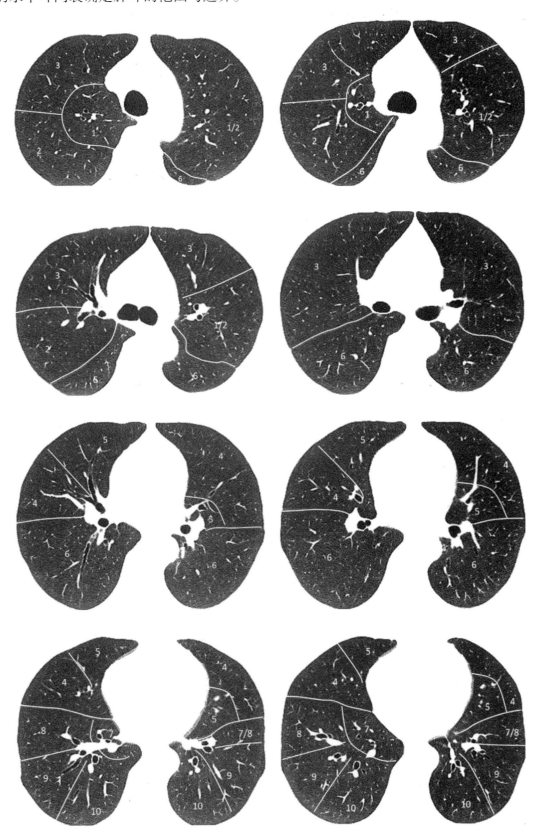

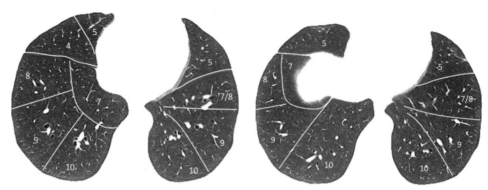

图 5-1-19 CT 横断位图像上的肺叶肺段位置

1. 上叶尖段 1/2. 左上叶尖后段 2. 上叶后段 3. 上叶前段 4. 右中叶外侧段与左叶上舌段 5. 右中叶内侧段与左上叶下舌段 6. 下叶背段 7. 下叶内基底段 7/8. 左下叶前内基底段 8. 下叶前基底段 9. 下叶外基底段 10. 下叶后基底段

（1）斜裂：左侧斜裂起自第4胸椎平面，CT 表现其顶部平面常显示为细线影，也可表现为少血管带，宽约 1 cm；在肺门平面表现为 1.5～2 cm 宽的横行或轻度凹形少血管带，内侧与左叶间动脉相连；在肺门下区表现为 1.5～2 cm 宽的横行或轻度凹形少血管带，内侧与左心缘相连。右侧斜裂起于第4与第5胸椎平面，肺门上区多呈直线或凹面向前的弧形少血管带，很少呈细线状，其内侧端在胸椎和中间段支气管之间。在肺门平面，其内侧与右叶间动脉相连；在肺门下区，内侧与右心缘相连。斜裂的下端在前膈肋窦与膈肌穹隆顶之间。斜裂的 CT 表现与所用的扫描方式关系密切，扫描层厚为 8～10 mm 时，仅少数表现为线状或带状影，以左侧斜裂上部最常见，余均为少血管区。采用 HRCT，80% 以上为线状或带状影（图 5-1-20）。

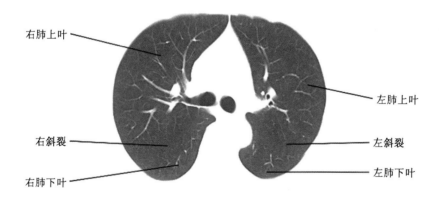

图 5-1-20

（2）水平裂：CT 表现为中间段支气管水平，平右肺动脉叶间部，呈向外横向走行的扇形的少血管区，HRCT 可显示为线状或带状高密度影（图 5-1-21）。

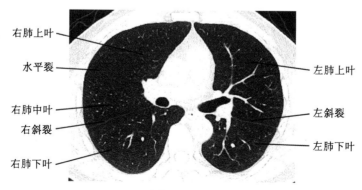

图 5-1-21

要辨认肺段,必须根据不同层面的肺段支气管、肺段动脉的分布,以及边缘动脉分支的走行并结合肺叶间裂来判断。肺动脉位于肺段的中心,并伴随相应的支气管。

2. 肺小叶:由小叶间隔、小叶核心和小叶实质组成,呈不规则的多边形,边长为 1.0~2.5 cm,周边的肺小叶呈角锥状。其基底在胸膜面,尖端对向肺门。HRCT 能显示正常的肺小叶结构。

（四）胸膜

胸膜由双层浆膜构成,连同两者之间的胸膜总厚度为 2~4 mm。壁层胸膜被覆胸廓内面、纵隔及膈肌上;脏层胸膜紧贴着肺,并向叶间延伸成斜裂与水平裂。前上纵隔因有肺和纵隔内脂肪的良好对比,能清晰地显示胸膜。纵隔胸膜在奇静脉弓下方向右后形成反折,构成凸向左的隐窝,称为奇静脉食管隐窝。纵隔胸膜中部在肺门处移行于脏层胸膜的部分,在肺门下方前后两层重叠形成一个皱襞状结构向下止于膈肌,称为肺韧带,约 58.9% 的正常人可在 CT 上显示一侧或两侧肺韧带,CT 表现为鸟嘴状或线状致密影,基底部较宽,向外延伸变细可达数厘米(图 5 - 1 - 22)。

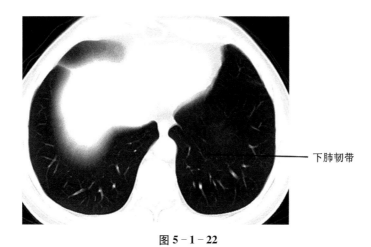

下肺韧带

图 5 - 1 - 22

（祁　丽　孙志远）

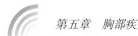

第二节　气管、支气管病变

例1　多发性支气管囊肿伴支气管扩张

【病史摘要】　男性,37岁。胸闷、胸痛7年多。

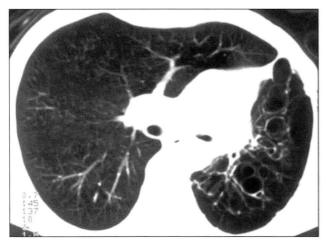
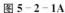
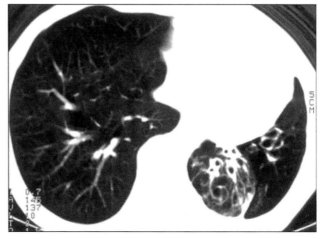

图5-2-1A　　　　　　　　　　　　　　　　　　图5-2-1B

【CT征象】　肺窗示左肺多个圆形、类圆形气囊影,囊壁薄,边缘光滑(图5-2-1A)。左肺下叶基底段为较小的圆形影,壁相对较厚,连同肺纹理聚集,左肺体积缩小,纵隔明显向左移位(图5-2-1B)。

【重要征象】　左肺多发薄壁的含气囊状病变。

【CT拟诊】　① 多发性先天性肺囊肿。② 多发性囊状支气管扩张。③ 金黄色葡萄球菌肺炎。

【病理诊断】　多发性支气管囊肿伴支气管扩张。

【评　　述】　支气管囊肿是一种由胚胎发育障碍引起的先天性疾病,为呼吸系统最常见的先天性病变。该病多发于青年或幼年。多数发生在纵隔,部分发生在肺内称为肺囊肿或肺内型支气管囊肿。囊肿壁薄,可单发或多发,囊肿内的液体可为清亮液、血液或凝固血块。若囊肿与支气管树相通,可形成含气囊肿或液气囊肿。

CT表现　① 单发肺囊肿多见于肺下叶,呈圆形或卵圆形均匀的水样密度,CT值一般在10 HU以下,倘若含黏液较多或出血时,则呈软组织密度,CT值可超过30 HU。当囊肿位于肺外周,且呈分叶状时,则需与肺癌相鉴别。若囊肿与支气管树相通,则成为含气囊肿或含液气囊肿。② 多发性肺囊肿常累及一侧或两侧肺,主要为含气囊肿,多呈弥漫性多个薄壁环形透亮影,部分含有小的液平面,气囊大小不等,边缘锐利。当并发感染时,则囊壁增厚,其周围有斑片状浸润灶。

鉴别诊断　① 金黄色葡萄球菌肺炎:可表现为肺内多个类圆形的薄壁空腔,即肺气囊,但肺气囊变化快,一日内可变大或变小,常伴有肺内浸润病灶或脓肿,一般易于鉴别。② 多发性囊状支气管扩张:多发性肺囊肿的壁较扩张的支气管壁薄,而囊肿相对较大,支气管扩张与肺动脉伴行,并聚集成簇状或囊状。本例左肺上叶及下叶背段为肺囊肿,而下叶基底段为支气管扩张。

例 2　支气管扩张

【病史摘要】　男性,71 岁。反复咳嗽、咯大量脓痰 40 余年,加重 10 日,曾行支气管碘油造影确诊为支气管扩张。

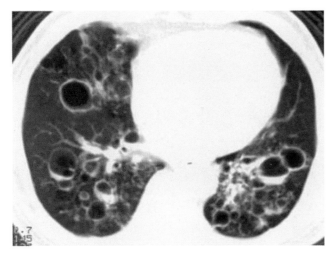
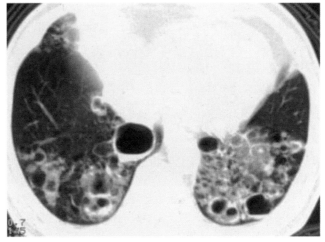

图 5-2-2A　　　　　　　　　　　　　　　　　　　　图 5-2-2B

【CT 征象】　两肺下叶及右肺中叶多发大小不等的囊状病变,最大囊的直径为 3.8 cm,壁较薄,厚度小于 0.4 cm,囊腔内可见少量液体,有气液平面,肺纹理紊乱、增多(图 5-2-2A、B)。

【重要征象】　两肺多发性囊状病变。

【CT 拟诊】　① 支气管扩张。② 多发性肺囊肿。③ 肺大泡。④ 肺气囊。

【最终诊断】　支气管扩张。

【评　　述】　支气管扩张是指支气管内径的异常增宽。多数为后天性,少数为先天性。发病年龄以儿童及青年期为多。多见于左肺下叶、右肺中叶及右肺下叶。临床上以咳嗽、咳痰、咯血为主要症状。依其形态特点和解剖类型可分为 3 型:柱状扩张、囊状扩张、曲张状扩张。CT,特别是高分辨率 CT(HRCT)对显示支气管扩张有极高的价值,其显示支气管扩张的敏感性与支气管造影相仿,对两肺广泛性支气管扩张,CT 已替代支气管造影成为主要的诊断手段。

CT 表现　(1) 支气管腔扩大,伴或不伴支气管管壁增厚。(2) 支气管扭曲变形并聚拢,肺组织发生相应变化。(3) 不同类型支气管扩张的表现不一:① 柱状支气管扩张表现为低密度的支气管直径大于其伴行肺动脉管径,管壁增厚,当支气管呈水平走向时,呈圆柱或管状,典型的表现为印戒征或轨道征。② 囊状支气管扩张呈囊袋状,壁内外光滑,呈水平走向时表现为串珠状,多个相邻扩张支气管构成蜂窝状改变,气液平面多见。③ 曲张状支气管扩张与柱状支气管扩张相似,但呈蚯蚓状迂曲,当其为水平走向时,采用高分辨率 CT 可与柱状支气管扩张区分。(4) 伴随征象:如支气管黏液栓,表现为扩张支气管内柱状或结节状高密度影,伴发感染或节段性肺不张时,可见扩张支气管周围不规则或片状密度增高影。

鉴别诊断　① 肺气囊:最常伴发于金黄色葡萄球菌肺炎,为单发或多发,呈圆形或椭圆形透亮区,可见一层薄壁,一般无液平面,其显著特征是肺气囊变化快,一日之内其大小亦可有变化,通常随炎症吸收而消退。② 肺大泡:是由多个肺泡壁破裂、融合形成的较大含气空腔,常位于肺野边缘部位,呈圆形、椭圆形或较扁的长方形透亮影,多个肺大泡靠拢在一起可呈多面状,其壁极薄,空腔不与支气管树相通,无液平。③ 多发性肺囊肿:其囊壁薄,囊肿相对较大,较少有液平面。

例3　支气管结石

【病史摘要】　女性,75岁。反复咳嗽,有糖尿病病史。

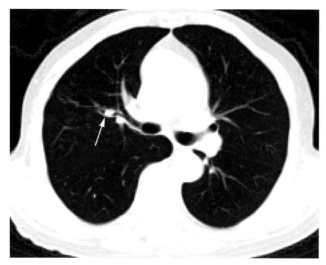
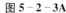
图5-2-3A

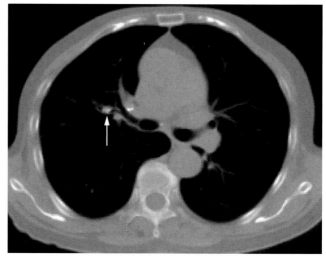
图5-2-3B

【CT征象】　右肺上叶后段局部支气管稍扩张,其管腔内见结节状钙化密度影(箭头),支气管管腔狭窄。右肺门见淋巴结钙化影(图5-2-3A、B)。

【重要征象】　支气管腔内结节状高密度影,CT值>100 HU。

【CT拟诊】　① 支气管结石。② 支气管肿瘤。③ 支气管异物。

【病理诊断】　支气管结石。

【评　述】　支气管结石是指支气管腔内存在钙化或骨化的物体,或支气管周围的结节致支气管树变形为特征的一种疾病,通常是慢性肉芽肿性炎症后钙化的淋巴结侵入邻近支气管内或使支气管扭曲走行,偶尔继发于腔内异物的钙化。临床主要表现为反复咳嗽、咯血、胸痛,偶尔咳出结石,可反复感染。

CT表现　① 钙化的物质多位于支气管内,少数位于支气管周围伴支气管变形。有时支气管周围的淋巴结亦钙化,在CT上位于支气管内,与部分容积效应有关。② 支气管管腔阻塞或狭窄,此表现与支气管内钙化的淋巴结有关。支气管壁的水肿或出血而造成肉芽组织增生引起支气管管壁增厚时亦会引起此改变。③ 可伴发阻塞性肺气肿、阻塞性肺炎及阻塞性肺不张,常由于支气管管腔狭窄引起。④ 支气管扩张,多发生于慢性反复感染的患者。支气管结石没有软组织肿块影是一个重要特征。

鉴别诊断　① 支气管异物:诊断支气管异物最重要的是有吸入异物的病史,结合病史判断吸入异物的性质及其密度,与CT所见吻合则基本可以确定诊断。② 肺癌、肺腺瘤等支气管腔内肿瘤:支气管内结节或肿块可引起支气管狭窄或阻塞,但支气管内肿块常无钙化。唯一例外的情况是类癌可致支气管内钙化或骨化,所以CT虽可诊断支气管结石,但需排除肿瘤后诊断,且应在CT诊断后建议行支气管镜检查。

例4 气管炎症性狭窄

【病史摘要】 男性,30岁。反复咳嗽、咳痰40多天,加重伴气喘2周,吸气时有喉鸣音。

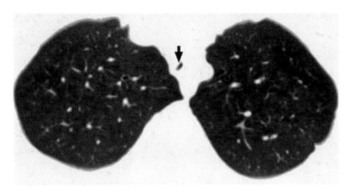

图5-2-4A

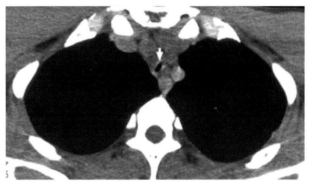

图5-2-4B

【CT征象】 肺窗及纵隔窗示胸廓入口平面稍下方气管壁呈不均匀增厚,尤以后壁为明显,管腔狭窄变形,呈斜形"刀鞘"样(箭头),最窄处内径为3 mm,病变纵向长2.2 cm(图5-2-4A、B)。

【重要征象】 气管壁呈不均匀增厚,管腔狭窄变形。

【CT拟诊】 ①气管炎症性狭窄。②气管先天性狭窄。③气管癌性狭窄。

【病理诊断】 气管炎症性狭窄。

【评 述】 气管狭窄分为先天性和获得性两类,以后者多见。依其病变所在部位又可分为气管腔内(如异物)、壁内(肿瘤、损伤、炎症)及腔外压迫(肿瘤或异常血管压迫)三型。临床症状以呼吸困难为主。CT扫描可分辨病变是在气管腔内、壁内还是气管腔外,特别是显示腔外压迫,CT具有独特的优点。另外CT后处理的气管成像技术可以很好地显示气管狭窄的程度。

CT表现 ①气管变形,左右径小于前后径,呈裂隙状或"刀鞘"状。②气管狭窄,正常气管左右径为2 cm,前后径为1.5 cm。③气管壁呈不均匀增厚。

鉴别诊断 气管壁内病变引起的狭窄与腔外压迫或腔内异物所致的狭窄在CT上容易鉴别。气管壁内病变所致狭窄的原因,CT与临床结合分析也多可区分。如肿瘤性狭窄多可见明显的肿块从气管的一侧壁长出;不同病因的损伤或炎症多有特定的病史,如放疗后的气管软化狭窄位于放射野内,化学腐蚀引起的瘢痕挛缩范围可较长;非特异性炎症所致的气管狭窄在CT上则缺乏特异征象。气管炎症性狭窄与先天性狭窄在形态上往往难以鉴别,两者主要依靠临床发病情况进行区分。进行气管狭窄病因诊断时,要从是局部狭窄还是弥漫性狭窄、气管后方膜部是否受累、气管壁是否增厚及钙化等方面展开思路。

例 5　气管鳞癌

【病史摘要】　男性,18 岁。阵发性咳嗽、间断性咯血半年,近来加重。

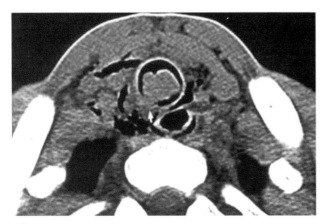
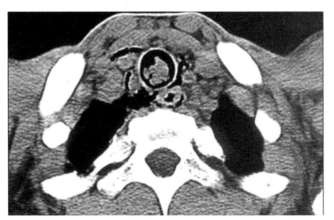

图 5－2－5A　　　　　　　　　　　　　图 5－2－5B

【CT 征象】　纵隔窗示胸廓入口平面气管内有一菜花状软组织结节,密度均匀,大小为 1.5 cm×1.8 cm,有一较粗的蒂连于气管右后壁(箭头),气管周围软组织内积气(图 5－2－5A、B)。

【重要征象】　气管内菜花状软组织结节。

【CT 拟诊】　① 气管癌。② 气管良性肿瘤。③ 气管内血凝块或痰块。

【病理诊断】　气管鳞癌。

【评　　述】　原发性气管恶性肿瘤罕见,发病率为每 10 万人 0.1～0.2 人,在成人包括上皮性肿瘤(如鳞癌、腺癌、神经内分泌肿瘤)、延腺样肿瘤(如腺样囊性癌)和间叶来源肿瘤(如肉瘤、恶性淋巴瘤),其中鳞癌及腺样囊性癌占气管及支气管原发肿瘤的 2/3,多位于气管下 1/3 段。气管内肿瘤以恶性肿瘤较多见,良性肿瘤则以错构瘤、腺瘤、血管瘤、平滑肌瘤、软骨瘤、脂肪瘤等相对多见。气管鳞癌以中老年人多见。多数患者早期无明显临床表现,或仅出现咳嗽、咳痰等黏膜刺激症状。气管管腔阻塞时可发生呼吸困难,呼吸困难与肿瘤的部位及大小关系密切,多呈吸气性呼吸困难,呼吸时有哮鸣音。

CT 表现　① 气管壁上软组织密度肿块,呈球形或菜花状,突入气管腔内。② 肿瘤有蒂或无蒂,无蒂者基底较宽,与气管壁常呈钝角相交,气管呈偏心性狭窄。③ 累及主支气管内的肿块,还可以引起阻塞性肺炎及阻塞性肺不张。④ 肿瘤向周围结构侵犯,CT 可充分显示病灶的长度及范围。

鉴别诊断　① 气管内血凝块或痰块:多见于咯血、呼吸道变态反应等,血凝块常较小,并附着于气管侧壁上,在用力咳嗽后,其形态、位置可发生变化,随访中可消失。② 气管良性肿瘤:大多数气管良性肿瘤表现为主气管壁突入腔内的软组织密度影,直径多小于 2.0 cm,边缘清楚,其附于气管壁的基底多小于肿瘤最大横径,或呈蒂状;肿瘤与气管内壁之间的夹角较小,多为锐角,肿瘤基底部的气管壁正常,瘤灶内有钙化的多为良性,常见于有软骨成分的肿瘤如软骨瘤、错构瘤等。本例气管鳞癌有蒂,为不常见表现,但肿块呈菜花状是其特点。

(祁　丽　孙志远)

第三节 肺部肿瘤

例1 非典型腺瘤样增生

【病史摘要】 女性,52岁。体检偶然发现右肺上叶尖段纯磨玻璃密度结节。

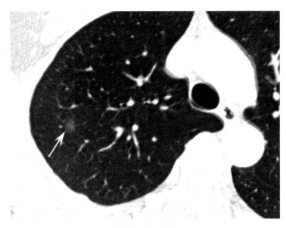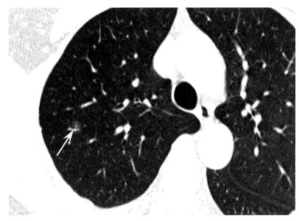

图5-3-1A   图5-3-1B

【CT征象】 肺窗(图5-3-1A)示右肺上叶尖段纯磨玻璃密度结节(箭头),边界尚清,直径约5 mm;肺窗示纯磨玻璃密度结节影(箭头),可见高密度血管穿行(图5-3-1B)。

【重要征象】 类圆形纯磨玻璃密度小结节。

【CT拟诊】 ①肺非典型腺瘤样增生。②肺原位腺癌。③肺微浸润腺癌。④肺炎症性病变。⑤肺出血。

【病理诊断】 非典型腺瘤样增生。

【评 述】 非典型腺瘤样增生是指发生于呼吸性细支气管或肺泡上皮的局灶性轻度或中度非典型细胞增生,不伴间质性炎症和纤维化,病变通常<5 mm,无侵犯性,被视为癌前病变。它的诊断需要结合组织结构及细胞学特征综合诊断。临床上一般无明显症状和体征,多为偶然发现,普通胸部X线片很难发现,多依靠胸部高分辨率CT扫描。

CT表现 非典型腺瘤样增生多呈圆形或类圆形病灶,边界清楚,呈磨玻璃样改变,密度多均匀,无明显实性成分,大多直径≤5 mm。

鉴别诊断 肺磨玻璃结节所涵盖的病种广泛,包括炎症性病变和肿瘤性病变等,常见的原因可以是炎症、出血、非典型腺瘤样增生,也可能是原位癌、微浸润腺癌或浸润性腺癌。①肺出血:呈斑片状、云絮状密度影,常多发,边界不清。②肺炎症性病变:多为片状,边界多较模糊,也可呈圆形或类圆形,偶尔伴有空泡征,无毛刺、分叶、血管集束征、胸膜凹陷等征象,多能在短时间内缩小、消散,也可长期不变。③肺微浸润腺癌:病灶内磨玻璃密度CT值大于-630 HU,其内实性成分出现概率较原位腺癌大,通常磨玻璃病灶内实性成分的多少是判断病变良恶性的重要依据,实性成分越多恶性的可能性就越高;从原位腺癌到微浸润腺癌,病灶边缘毛刺、分叶、内部空泡和胸膜凹陷征发生比率逐渐增加。④肺原位腺癌:现研究认为非典型腺瘤样增生均为密度均匀的磨玻璃结节,且CT值多小于-650 HU;而原位腺癌病灶内磨玻璃密度CT值多在-630 HU左右,病灶内可以出现少许实性成分;最终诊断需要依赖病理。

例2　肺原位腺癌

【病史摘要】　女性,29岁。体检发现右肺结节半年余。

【CT征象】　肺窗(图5-3-2A、B)示右肺下叶后基底段一类圆形混杂磨玻璃密度结节,内含少量实性成分(约20%),直径约6 mm,病灶边缘可见血管影。

【重要征象】　类圆形混杂磨玻璃密度小结节,边界清楚。

【CT拟诊】　① 肺原位腺癌。② 非典型腺瘤样增生。③ 微浸润腺癌或浸润性腺癌。④ 炎症性病变。

【病理诊断】　原位腺癌。

【评　述】　肺癌是我国发病率和死亡率最高的恶性肿瘤。肺原位腺癌在组织病理学上为局灶性小病灶(直径≤3 cm),肿瘤细胞沿原有的肺泡结构贴壁生长,不侵犯基质、胸膜或血管。2021年WHO肺肿瘤组织学分类将肺部原发肿瘤调整为5大类,分别是上皮性肿瘤、肺神经内分泌肿瘤、异位起源性肿瘤、肺间叶性肿瘤、淋巴造血系统肿瘤。在肺上皮性肿瘤中,将原位腺癌和非典型腺瘤样增生归于腺体前驱病变。因原位腺癌预后非常好,不再将其列入手术切除适应证,只需随访观察。

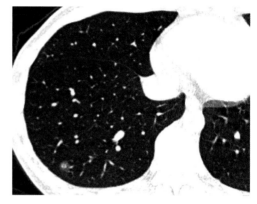

图5-3-2A

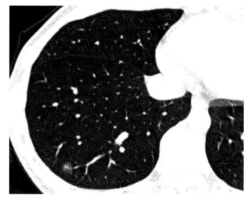

图5-3-2B

CT表现　绝大多数表现为类圆形、边界清楚的磨玻璃密度结节,以纯磨玻璃密度结节为主,且密度多不均匀;部分为混杂磨玻璃密度结节,多数病灶直径<20 mm,实性成分小于25%;少部分可出现分叶征、毛刺征、空泡征等征象。

鉴别诊断　胸部高分辨率CT检查发现磨玻璃密度结节影,大小在6~20 mm之间,实性成分小于25%,病灶边缘清楚,不伴有分叶征、胸膜凹陷及毛刺征时,应考虑原位腺癌。但有时仅凭影像手段确诊原位癌较困难,最终诊断需要依赖组织学检查。通常需要先排除暂时性病变,如炎症等。① 肺炎症性病变:病灶多呈片状,边界模糊,无毛刺、分叶、血管集束、胸膜凹陷等征象,多能在短时间吸收、消散或进展。② 微浸润腺癌或浸润性腺癌:多呈混杂磨玻璃密度结节或部分实性结节,CT表现为结节内密度混杂,含有磨玻璃成分及实性成分密度,病灶边缘常出现毛刺、分叶,内部可出现空泡征,病灶边缘可见胸膜凹陷征。③ 非典型腺瘤样增生:呈类圆形磨玻璃密度影,病灶一般直径多≤5 mm,病灶密度多均匀,呈纯磨玻璃结节改变。

对于直径过小的肺结节,由于其影像学表现特征很少,其良恶性的鉴别非常困难,需采取随访的策略。根据肺结节诊治中国专家共识(2018版),肺内孤立性亚实性结节的临床管理流程依据结节是否为纯磨玻璃密度结节(pGGN)或部分实性结节(mGGN)作了细分。pGGN以5 mm为界进行分类观察:pGGN直径≤5 mm者,建议在6个月随访胸部CT,随后行胸部CT年度随访。pGGN直径>5 mm者,建议在3个月随访胸部CT,随后行胸部CT年度随访;如果直径>10 mm,需非手术活检和(或)手术切除。随访过程中如果pGGN增大(尤其是直径>10 mm)或出现实性成分,通常预示为恶性转化,需进行非手术活检和(或)考虑切除。与pGGN不同,mGGN是以8 mm为界进行分类观察。直径≤8 mm者,建议在3个月、6个月、12个月和24个月进行胸部CT随访,无变化者随后转为常规年度随访;直径>8 mm者,建议在3个月重复胸部CT检查,适当考虑经验性抗菌治疗。若结节持续存在,随后建议使用PET-CT、非手术活检和(或)手术切除进行进一步评估。随访中如果mGGN增大或实性成分增多,通常提示为恶性,需考虑切除。

例3 肺浸润性腺癌

【病史摘要】 女性,63 岁。体检发现右肺上叶尖段混杂磨玻璃密度结节 1 个月余。

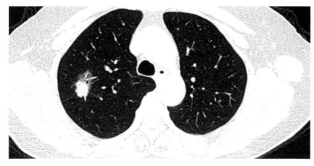
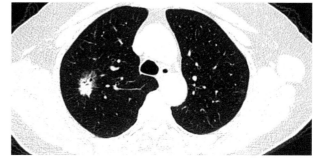

图 5 - 3 - 3A   图 5 - 3 - 3B

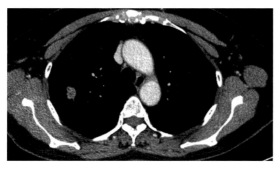
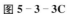
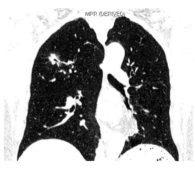

图 5 - 3 - 3C   图 5 - 3 - 3D

【CT 征象】 肺窗(图 5 - 3 - 3A、B)示右肺上叶实性成分为主的混杂磨玻璃密度结节影,大小 27 mm×16 mm,边缘可见分叶、毛刺征象;纵隔窗(图 5 - 3 - 3C)示增强扫描后病变实性成分轻度不均匀强化;肺窗冠状位(图 5 - 3 - 3D)示病灶内支气管截断征象。

【重要征象】 实性成分较多的混杂密度结节。

【CT 拟诊】 ① 肺浸润性腺癌。② 结核。③ 炎性假瘤。④ 真菌感染。

【病理诊断】 肺浸润性腺癌。

【评　述】 2021 年 WHO 肺肿瘤组织学分类中上皮性恶性肿瘤包括:① 腺癌。② 鳞状细胞癌。③ 大细胞癌。④ 腺鳞癌。⑤ 肉瘤样癌。⑥ 其他上皮肿瘤。⑦ 涎腺型肿瘤。肺微浸润性腺癌是指肿瘤直径 < 3 cm,肿瘤细胞以贴壁生长为主,伴间质浸润≤5 mm;肺浸润性腺癌包括贴壁型(间质浸润 > 5 mm)、腺泡型、乳头型、微乳头型、实性型生长方式,以及浸润性黏液腺癌、胶样型、胎儿型、肠型腺癌。

CT 表现　微浸润性腺癌多表现为混杂磨玻璃密度结节,浸润性腺癌可表现为混杂磨玻璃密度结节或实性结节,病变内实性成分较多,通常大于25%,常伴有分叶征、毛刺征、空泡征、空气支气管征(系指病灶内局限性扩张、扭曲、僵硬的支气管)、胸膜凹陷征等恶性征象。

鉴别诊断　① 肺真菌感染:病灶多分布于肺外带胸膜下,形态不规则,分叶不明显,通常无毛刺征、支气管截断征、胸膜凹陷征等恶性征象。病灶周围可出现"晕征",增强扫描呈中度渐进性强化。② 肺炎性假瘤:影像上多表现为楔形、长条形、多边形或片状密度增高影,部分病灶边界模糊,"平直征"和"桃尖征"有较大诊断价值,增强扫描呈渐进性明显强化。③ 肺结核:好发于上叶尖、后段或(和)下叶背段,影像学形态多样,呈结节、斑片或条索影,绝大多数呈实性,仅少数周边因出血而伴磨玻璃密度;结核灶常为多发,或病灶周边伴有卫星灶;病灶密度不均匀,边缘模糊,可见钙化及空洞。

例4 肺腺癌（孤立性实性肺结节）

【病史摘要】 男性,51岁。体检发现左肺下叶病变1个月余。

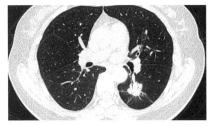
图5-3-4A

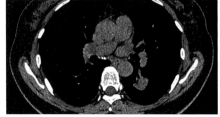
图5-3-4B

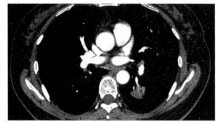
图5-3-4C

【CT征象】 肺窗(图5-3-4A)示左肺下叶背段结节,边缘可见分叶及毛刺征,大小约2.8 cm×2.2 cm,病灶近侧局部支气管截断,邻近胸膜受牵拉;纵隔窗(图5-3-4B)示结节呈软组织密度,密度均匀,其内未见明显钙化或低密度坏死区。增强扫描(图5-3-4C、D)示病灶中度强化,最大增强值约48 HU。

【重要征象】 肺内分叶状孤立性结节,伴支气管截断征象。

【CT拟诊】 ①肺癌。②结核球。③炎性假瘤。④错构瘤。

【病理诊断】 肺腺癌。

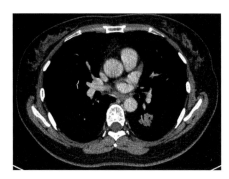
图5-3-4D

【评 述】 肺内孤立性实性结节或球形病灶常无特殊的临床症状,多为偶然发现,在影像上的定性诊断多较困难。据统计,其中大于10毫米的结节约33%是恶性结节,54%是炎性肉芽肿,6%是错构瘤,5%是孤立肺转移,2%是支气管腺瘤。影像诊断的目的是鉴别结节的良恶性,比较公认的判定实性结节为良性的标准是:①结节内出现中央致密、同心圆形和(或)爆米花状的钙化。②实性结节稳定(2年或更长时间,结节无增大)。除上述两个重要特点外,采用高分辨率CT扫描结合增强扫描,可对大部分孤立性肺结节进行定性诊断,但仍有不少病例仅仅从形态和密度上是难以确定其性质的。

人工智能在肺部结节诊断中的应用目前是研究的热点,可以提高结节的检出率和敏感性,提高工作效率和防止漏诊。另外,人工智能及影像组学还可对结节属性进行进一步探索研究,进而提高诊断的准确性。

CT表现 ①直径小于2 cm者呈密度均匀的实性小结节,分叶状,边缘毛糙,CT薄层可见空泡征及边缘细小毛刺。②直径大于2 cm者呈软组织密度,密度多欠均匀,有时可见偏心性癌性空洞,壁厚薄不均,常为分叶状,有脐凹、毛刺及胸膜凹陷征。③周围无卫星灶。④增强扫描多数呈迅速上升后维持强化。

鉴别诊断 一般来讲,孤立性实性肺结节的定性诊断主要为肺癌与结核球、炎性结节以及良性肿瘤的鉴别。根据肺内孤立性结节的病理形态特征,在CT上主要应从6个方面进行分析。(1)结节内部结构:①钙化:结核球多见,支气管肺癌较少见。CT薄层扫描仅可检出约7%的肺癌可有钙化,其形态多为针尖状或斑点状,很少出现大片钙化。年轮样钙化、爆米花样钙化有助于排除恶性。②密度:在肺结节内发现脂肪对错构瘤有定性诊断的价值,原发性肺癌或肉芽肿中不存在脂肪;结节有小泡样气体低密度区或空气支气管征多见于肺癌。(2)边缘:结节边缘有分叶和(或)短密毛刺多为肺癌,肉芽肿或炎性假瘤边缘可见到长条索状影,但多较稀疏。(3)大小和位置:肺内球形病灶大于3.0 cm者应更多考虑为恶性,小于3.0 cm应参考结节形态特征分析,呈分叶状、切迹、毛刺、尾征提示恶性;位于上叶尖段、后段及下叶背段的小结节,其密度较高,甚或有钙化,且边缘光滑者多提示为结核球。(4)结节和胸膜的关系:肺结节远心缘牵拉胸膜形成三角形或放射状线条影,称为胸膜凹陷征。良恶性肺结节牵拉胸膜的影像表现不同,良性结节与胸膜之间可见多条粗线状或索条状阴影,多认为是胸膜增厚、粘连,而非单纯脏层胸膜凹陷所引起。而肺癌引起典型胸膜凹陷征表现为肿瘤远端与胸壁间线状影及小三角形影或喇叭口影,三角形基底位于胸壁缘(或叶间胸膜及纵隔胸膜),尖端指向肺内结节,其病理基础为瘤体内的纤维瘢痕收缩,通过肺组织纤维网架结构传递至游离的脏层胸膜,致局部凹向瘤体,在一定程度上也形成肿瘤的分叶切迹。(5)增强扫描:孤立性肺结节动态增强扫描可以反映结节内细胞间隙大小、血管数量及通透性等。一般结节体积小、强化均匀提示良性病变,而对于结节体积大、强化明显不均匀则倾向于恶性病变。目前有学者常以强化值 20 HU 作为临界值判定孤立性结节性质,恶性结节净增值大多数在 20~60 HU。动态增强扫描,不同性质的结节可表现为不同类型的时间密度曲线:恶性结节大多数呈迅速上升后维持强化;良性结节,除炎症性结节外,一般均为不强化或轻度强化;炎症性结节为明显强化,呈持续上升型强化,部分炎症性结节与肺癌的鉴别有一定的难度。(6)倍增时间:应以体积计算,容积倍增时间>400 天或 2 年以上不生长的实性结节提示为良性。随诊期间结节体积缩小或完全吸收提示为急性炎症性结节。容积倍增时间在 30~360 天要高度警惕恶性,应及时活检或手术切除。但如肺癌有瘤内出血,则在短期内可迅速增大。

本例需鉴别诊断的主要疾病如下。① 肺错构瘤:多为边缘光滑的圆形结节,病灶内出现爆米花样钙化或脂肪密度为其特征性表现,增强扫描无明显强化。② 肺炎性假瘤:病变形态较规则,边缘常光滑,可出现平直征,可有较粗大的索条状影,周围可有斑点状浸润病灶,增强扫描可有显著强化。③ 肺结核球:结节密度较高,常有钙化,其边缘清楚,可伴有条索影,周围多有卫星病灶,增强扫描一般强化不明显或呈周边型轻度强化,增强曲线呈平坦型,无明显强化高峰。

在对孤立性肺结节作 CT 分析时应密切结合临床资料,CT 上无良性病变的特征性征象者应尽早在痰中查找癌细胞、结核菌以及行结核感染 T 细胞检测等,疑为球形肺炎者应行短期的抗感染治疗后随访。经上述分析尚不能确定肿块的良、恶性时,可定期随访,有条件者,可行 PET 检查助诊或(及)穿刺活检。

对于难以定性的结节应随访观察,可以依据结节大小、患者危险因素程度、临床判断及患者意愿来确定随访时间。根据肺结节诊治中国专家共识(2018 版):① 孤立性实性结节直径>8 mm 者,建议临床医生通过定性使用临床判断和(或)定量使用验证模型评估恶性肿瘤的预测概率。② 孤立性实性结节直径≤8 mm 且无肺癌危险因素者,建议根据结节大小≤4 mm、>4~6 mm、>6~8 mm 分别采取选择性影像随访、12 个月后影像随访(如无变化,其后年度随访)、6~12 个月内随访(无变化则 18~24 个月内随访,如仍稳定,其后年度随访)3 种策略。③ 存在 1 项或更多肺癌危险因素的直径≤8 mm 的孤立实性结节者,建议根据结节大小≤4 mm、>4~6 mm、>6~8 mm 分别采取 12 个月后影像随访(如无变化,其后年度随访)、6~12 个月内随访(无变化则 18~24 个月内随访,如仍稳定,其后年度随访)、3~6 个月内随访(无变化则随后 9~12 个月内随访,如仍稳定,随后 24 个月内随访,随后转为年度随访)3 种不同 CT 随访的频率和持续时间。若随访期间结节体积增大、实性成分增多应建议患者积极手术治疗。

例5　肺腺癌(含薄壁囊腔)

【病史摘要】　女性,46岁。咳嗽咳痰1个月余。

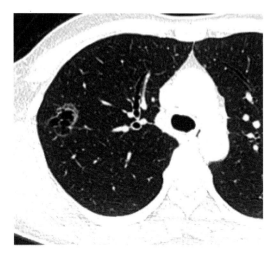
图5-3-5A

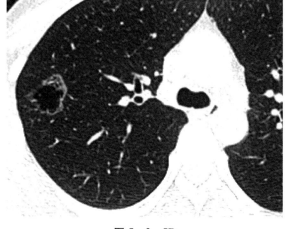
图5-3-5B

【CT征象】　肺窗(图5-3-5A、B)示右肺上叶一薄壁含气囊腔病灶,边缘清楚,可见分叶,壁厚壁不均,较厚侧囊壁呈磨玻璃密度,囊腔内壁边缘光滑,腔内可见细小分隔影。

【重要征象】　薄壁含气囊腔,壁厚薄不均伴分隔

【CT拟诊】　① 肺癌。② 空洞型肺结核。③ 肺囊肿伴感染。④ 囊状支气管扩张。

【病理诊断】　肺腺癌。

【评　述】　薄壁囊腔型肺癌是指肺癌的中央或边缘存在一个或多个含气囊腔。通常囊腔直径>5 mm,厚度<4 mm的囊壁占环周一半以上。这一类肺癌又被称为囊性空洞型肺癌、囊腔样肺癌或囊变性肺癌等。薄壁囊腔型肺癌病理上以腺癌多见,少数为鳞癌,小细胞癌、大细胞癌等罕见。囊腔大部分在磨玻璃密度的生长演变中形成,随着肿瘤不断生长,囊腔可逐渐被实性成分所替代。该类肺癌的发生机制可能有以下几种:① 癌肿发生于细支气管并形成活瓣性阻塞,致使肺泡扩大、破裂及融合,即"单向阀机制"。② 肿瘤坏死液化排出形成薄壁空洞。③ 肺癌细胞沿肺泡伏壁生长形成环形增厚的囊腔。④ 原有肺大泡的囊壁恶变,形成囊腔和结节。根据薄壁囊腔型肺癌的生长方式及形态学特点,有学者将其分为四种类型:Ⅰ型,囊外结节型;Ⅱ型,囊内结节型;Ⅲ型,环形增厚型;Ⅳ型,多房分隔型。

CT表现　薄壁囊腔肺癌绝大多数表现为囊腔伴结节,少数呈环形增厚。其HRCT征象表现为:① 圆形、类圆形或分叶状,边界清楚。② 边缘毛糙,毛刺征、胸膜凹陷征、血管集束征等支持恶性的征象多见。③ 囊腔壁厚薄不均,壁厚1~3 mm,可单房或多房,囊腔多数偏于病灶一侧,囊内可以有粗细不等的分隔,形态不规则;囊外或囊内多见壁结节,结节可呈实性,也可呈磨玻璃密度或混合存在。④ 囊内血管穿行征。

鉴别诊断　① 囊状支气管扩张:连续CT扫描图像表现为"簇样葡萄状"明显扩张,与内侧正常支气管相通,可合并有支气管壁增厚、支气管黏液栓塞等改变。② 肺囊肿伴感染:肺囊肿好发于青少年,多数为多发囊肿,少数为单发囊肿,囊肿壁多较薄,壁光滑均匀无壁结节,多数含气,少数可见液平,囊内无分隔,增强扫描无强化,合并感染时壁增厚而边缘模糊。③ 空洞型肺结核:多位于上叶尖后段及下叶背段,病灶内可有钙化,边缘常有纤维条索,周围有卫星病灶,肺结核空洞内壁多较光整,通常无壁结节,无磨玻璃密度,囊内无分隔。

例6 肺鳞状细胞癌(含空洞)

【病史摘要】 男性,59岁。咳嗽咳痰10天余。

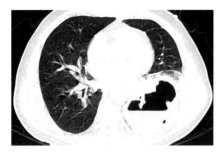 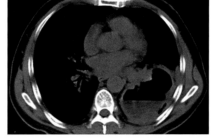 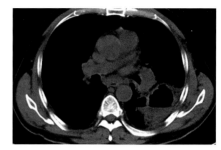

图5-3-6A   图5-3-6B   图5-3-6C

【CT征象】 肺窗(图5-3-6A)、纵隔窗(图5-3-6B)示左肺下叶团状软组织密度影,其内可见不规则厚壁空洞及气液平,内壁不光整,可见不规则结节影;纵隔窗(图5-3-6C)示纵隔内及左肺门肿大淋巴结。

【重要征象】 软组织密度肿块伴厚壁空洞形成,内壁不光整伴壁结节。

【CT拟诊】 ①肺癌伴纵隔、左肺门淋巴结转移。②肺结核。③肺脓肿。

【病理诊断】 肺鳞状细胞癌。

【评 述】 肺鳞状细胞癌病理基础为表皮角化,肿瘤由鳞状上皮细胞团块组成,不规则向真皮内浸润,棘突细胞呈瘤型增生,呈条索状或巢状细胞团,边缘为基底细胞层,中心部有角化性癌珠。鳞癌侵袭性强,易发生胸膜、胸壁、纵隔的直接侵犯。本例病变的特点是癌性空洞。肺内空洞病变是肺组织坏死液化后由支气管排出,同时引入空气而形成,是肺部影像学基本表现之一。肺内空洞病变主要见于肺癌、肺结核和肺脓肿,部分肺梗死、肺转移瘤、肺真菌病、炎性假瘤、坏死性肉芽肿及寄生虫病也可以形成空洞。肺癌空洞发生率为2%~16%,多见于大于3 cm的肿块;按组织类型统计,在所有癌性空洞中,鳞癌的空洞发生率最高,约占80%,腺癌和大细胞肺癌占20%。

CT表现 ①癌性空洞的壁厚或壁厚薄不均,内壁凹凸不平或呈结节状,且壁结节多靠近肺门侧,外壁呈波浪状或分叶状;壁的厚度在诊断上有较高价值。研究显示,空洞壁厚度小于4 mm者大多为良性;而5~15 mm者良、恶性各占半数;大于15 mm者大多为恶性;增强扫描,空洞壁呈明显不均匀强化。②少数个别病例空洞壁非常薄,与肺大疱、肺囊肿的壁相仿。③如并发感染时,则有炎症或脓肿的相应临床表现。④肺门、纵隔淋巴结肿大。

鉴别诊断 ①肺脓肿:厚壁空洞,但空洞内壁多较光整,多可见气液平面,病灶周围多可见明显渗出性改变,增强扫描肺脓肿的壁呈明显均匀强化;其临床症状表现为典型的感染症状。②结核性空洞:好发于青壮年,临床常有结核中毒症状,如低热、乏力、盗汗等,以及咳嗽、胸痛、咯血等呼吸系统症状;其典型影像学表现有薄壁或厚壁空洞,多数为薄壁;空洞内壁多光滑,此为结核性空洞的特点,但亦可不规则;空洞壁可见钙化影;其外缘比较光滑或有浸润或见长的索条状影;空洞内常无气液平面,如出现往往提示继发感染;周围可见不同性质的"卫星灶";增强扫描结核性空洞壁强化不明显或周边花环样强化。本例空洞壁厚薄不均,内壁不规则伴有壁结节,为癌性空洞的表现。

例 7　肺鳞状细胞癌（中央型肺癌伴阻塞性肺不张）

【病史摘要】　男性,61 岁。痰中带血 2 个月余。

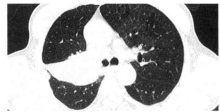
图 5 - 3 - 7A

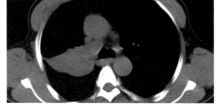
图 5 - 3 - 7B

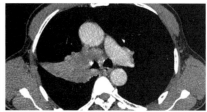
图 5 - 3 - 7C

【CT 征象】　肺窗(图 5 - 3 - 7A)、纵隔窗平扫(图 5 - 3 - 7B)示右肺门旁软组织肿块影,右肺上叶支气管狭窄、闭塞,伴右肺上叶不张,纵隔向右偏移;平扫肿块边缘与不张肺组织分界不清,纵隔内气管前腔静脉后可见肿大淋巴结影。纵隔窗增强扫描(图 5 - 3 - 7C、D)示肿块及肿大淋巴结强化,但强化程度略低于不张肺组织。右侧胸腔少量积液。

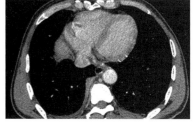
图 5 - 3 - 7D

【重要征象】　肺门软组织密度肿块伴阻塞性肺不张。

【CT 拟诊】　① 中央型肺癌并阻塞性肺不张。② 支气管良性肿瘤伴肺不张。③ 支气管结核伴阻塞性肺不张。④ 大叶性肺炎。

【病理诊断】　肺鳞状细胞癌。

【评　　述】　中央型肺癌是指发生在肺段及肺段以上的肺癌。根据其生长类型,可分为管内型(肿瘤自支气管黏膜表面向管腔内生长)、管壁型(肿瘤沿支气管壁内浸润生长)和管外型(肿瘤穿过支气管外膜,于壁外形成肿块),其癌症病理类型多为鳞状细胞癌,其次是小细胞癌、腺癌。

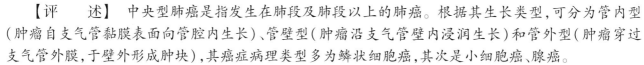

CT 表现　① 肺门区软组织肿块:肿瘤与纵隔结构分界显示不清,周围脂肪间隙消失,常提示纵隔结构受侵。② 肺段以上支气管管壁增厚、狭窄、闭塞,继发阻塞性炎症、阻塞性肺不张或阻塞性肺气肿。③ 纵隔淋巴结转移:纵隔内淋巴结长径大于 15 mm 或短径大于 10 mm,常常提示转移,多发生融合,部分可以出现坏死而密度不均,增强扫描后不均匀强化。

鉴别诊断　① 大叶性肺炎:临床上多伴有高热;CT 上肺段支气管管腔光滑、通畅,无管腔狭窄、闭塞,近肺门处无凸起的肿块影;实变的肺组织体积缩小不明显,其内可见空气支气管征,且肺血管保持正常走行(增强扫描可见);无肺门、纵隔淋巴结肿大;抗感染治疗后吸收。② 支气管结核:可引起支气管内壁不光滑,管腔狭窄、闭塞,可以引起阻塞性改变甚至肺不张,但一般来说支气管病变累及范围广,且无软组织肿块形成,可为单一支气管病变,也可同时侵犯多支气管,可见支气管病变与肺内病变并存;增厚的支气管管壁内见点状或线状钙化有助于诊断;一般无肺门及纵隔淋巴结肿大。③ 支气管良性肿瘤:表现为支气管腔内结节或肿块,但边界清晰光滑,一般无支气管壁增厚,较少引起肺不张;支气管腔外肿块少见,无肺门及纵隔淋巴结肿大。

例8　肺鳞状细胞癌（ⅢA期）

【病史摘要】　男性,59岁。胸闷、声音嘶哑3周。

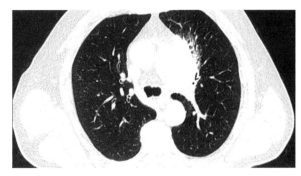

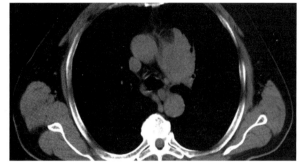

图5-3-8A　　　　　　　　　　　　　　图5-3-8B

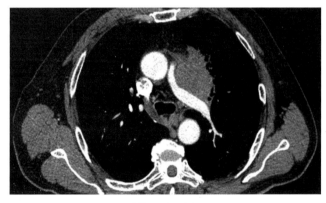

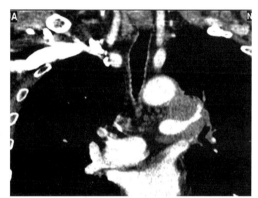

图5-3-8C　　　　　　　　　　　　　　图5-3-8D

【CT征象】　肺窗(图5-3-8A)示左肺上叶支气管根部一不规则软组织密度肿块影,大小约8.3 cm×7.6 cm×6.0 cm,边缘毛糙,左肺上叶支气管狭窄、闭塞。纵隔窗(图5-3-8B、C)示肿块密度较均匀,内缘呈三角状突入纵隔脂肪组织内,增强扫描后轻度强化,纵隔内未见肿大的淋巴结;纵隔窗冠状位重组(图5-3-8D)示病灶与左肺动脉主干紧贴,无分界。左肺动脉主干受侵狭窄。

【重要征象】　肺门根部肿块影,与肺动脉紧贴。

【CT拟诊】　① 左肺上叶肺癌(T4N1)ⅢA期。② 肺癌(T3N1)ⅢA期。③ 肺癌(T2N1)ⅡB期。

【最终诊断】　肺鳞癌(T4N1)ⅢA期。

【评　　述】　CT能较清晰地显示肺癌原发病变(T)范围及与纵隔胸膜、纵隔大血管及其他结构的关系,可较准确地判断肺癌是否侵犯了上述结构。根据肺癌TNM分期(2017 AJCC第八版)中T分期,它从病变大小、位置、浸润范围三个维度界定,满足其中一个维度即可定义该T分期。T0:无原发肿瘤证据。T1:肿瘤最大径≤3cm,周围包绕肺组织或脏层胸膜,支气管镜见肿瘤侵犯未超出叶支气管(未侵及主支气管)。T2:3 cm<肿瘤最大径≤5 cm,或有以下特征任意之一:侵犯主支气管,但未侵及隆突;侵及脏层胸膜;累及肺门的阻塞性肺炎或部分或全肺不张。T3:5 cm<肿瘤最大径≤7 cm;或侵及以下任何一个器官,包括胸膜、胸壁、膈神经、心包;或同一肺叶出现孤立性癌结节。T4:肿瘤最大径>7 cm;或无论大小,侵及以下任何一个或多个器官,包括纵隔、心脏、大血管、主气管、喉返神经、食管、椎体、膈肌;或同侧不同肺叶出现孤立癌结节。主动脉、上腔静脉、肺动脉干、左右肺动脉纵隔段周径1/2~3/4以上为肿瘤包绕,提示已受侵犯(T4),手术一般已不能切除。随着外科肺癌手术技术发展,肺叶切除并肺动脉成形术逐渐成为治疗中心型肺癌的先进术式。这种手术的应用,既能切除肿瘤又能很好地保存肺功能,符合生理需求,提高了患者的生活质量。

CT 表现　① 肺门根部不规则肿块,突入纵隔内。② 肿块包绕肺动脉根部周径>1/2,提示肺动脉受侵,因而可诊断为肺癌(T4)。③ 肺门受侵,但纵隔未见肿大的淋巴结,对于 T4 病变的患者,同侧肺门淋巴结是否转移不影响术前(Ⅲ期)的临床分期。

鉴别诊断　左肺上叶肺癌(T2N1)ⅡB 期或(T3N1)ⅢA 期。当 3 cm<肿瘤最大径≤5 cm,或侵犯主支气管、脏层胸膜或累及肺门的阻塞性炎症及肺不张,则提示为 T2。而当 5 cm<肿瘤最大径≤7 cm,或侵犯胸膜、胸壁、膈神经、心包,或同一叶出现癌性肺结节,则提示为 T3。而本例肿瘤最大径>7 cm,且左肺动脉近端受肿瘤包绕 (包绕大于周径1/2),提示为 T4;本例左肺门受侵,但纵隔未见肿大的淋巴结,提示为 N1。所以本例临床分期为(T4N1)ⅢA 期。

例9　肺鳞癌伴广泛淋巴结转移

【病史摘要】　女性,49岁。因发现肺部病灶1年10月余入院。

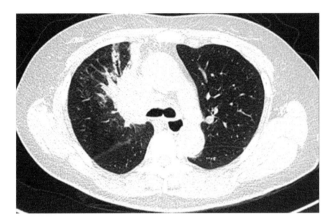

图5-3-9A

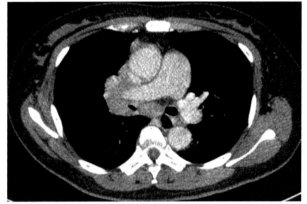

图5-3-9B

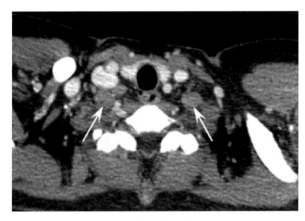

图5-3-9C

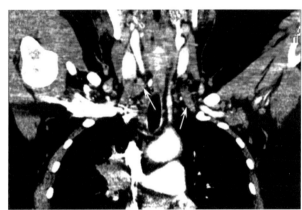

图5-3-9D

【CT征象】　右肺门可见不规则软组织密度肿块,大小约4.6 cm×5.6 cm,右肺上叶支气管狭窄、闭塞(图5-3-9A);纵隔第7、10R、11R组淋巴结肿大并呈轻度强化(图5-3-9B),双侧锁骨上区1组淋巴结肿大并呈轻度强化(图5-3-9C、D)。

【重要征象】　肺门软组织肿块伴广泛肿大淋巴结。

【CT拟诊】　①肺癌并广泛淋巴结转移ⅢC期(T3N3Mx)。②肺癌并广泛淋巴结慢性炎症。

【最终诊断】　肺鳞癌伴同侧肺门、纵隔及双侧锁骨上区淋巴结转移。

【评　述】　肺癌的准确分期是临床诊疗的重点和难点,是制订科学合理的治疗方案的关键。对于可手术的非小细胞肺癌,术前确定是否存在肺门纵隔淋巴结转移尤为重要。虽然纵隔镜淋巴结活检被认为是"金标准",但其创伤相对较大、费用高,且存在假阴性的可能,通常不作为首选检查手段。影像学检查仍是肺癌肺门纵隔淋巴结分期应用最广泛的手段。

非小细胞肺癌的术前分期采用TNM分期。第8版TNM分期标准示N分期:①N0:无区域淋巴结转移。②N1:同侧支气管周围及(或)同侧肺门淋巴结以及肺内淋巴结转移。③N2:同侧纵隔内及(或)隆突下淋巴结转移。④N3:对侧纵隔、对侧肺门、同侧或对侧前斜角肌及锁骨上淋巴结转移。

当非小细胞肺癌的原发肿瘤不大、未侵犯纵隔内结构及椎体时,决定肺癌手术可切除的主要因素为淋巴结转移和(或)远处转移。一般认为肿瘤同侧肺门或纵隔淋巴结转移(N1或N2)仍属于手术可切除范畴。对侧肺门、纵隔淋巴结或锁骨上淋巴结转移(N3)则肿瘤不可切除。目前判断肺门及纵隔淋巴结转移仍以淋巴结的大小作为指标,一般以淋巴结的短径大于 10 mm 作为诊断转移的标准,其诊断效能高于对淋巴结长径的测量。患有肺炎、肺结核或其他肉芽肿性疾病时,淋巴结可发生炎症性肿大。由于上述原因,CT 诊断肺癌纵隔淋巴结转移存在假阳性,而且以 4R、10R 组及第 7 组淋巴结的假阳性最高。另据报道,19%的纵隔淋巴结转移为淋巴结微小转移,淋巴结并不肿大,故以淋巴结大小作为判断转移的指标亦有假阴性。PET/CT 能增加分期的准确性;磁共振扩散加权成像诊断非小细胞肺癌纵隔淋巴结转移具有相似的敏感性,且相较于 PET/CT,DWI 相对价格较低,易于临床选择,但也存在一些固有的缺点使得其标准不统一,现阶段 DWI 诊断非小细胞肺癌纵隔分期并不适用于临床推广。

〔CT 表现〕　参照国际肺癌研究协会(IASLC)2017－12－09 出版的第 8 版 TNM 分期标准,本例 TNM 分期为 T3N3Mx:① 右肺门不规则肿块,肿瘤最大径大于 5 cm 而小于 7 cm(T3)。② 右肺门、纵隔、双侧锁骨上区淋巴结肿大,短径大于 10 mm(N3)。③ 本例仅原发灶经病理证实,未能评估全身其他部位转移情况(Mx)。

〔鉴别诊断〕　判断淋巴结肿大是炎症还是转移,是决定本例肺癌是 Ⅱ 期还是 Ⅲc 期的关键。一般淋巴结肿大伴钙化可提示为慢性炎症,特别是结核性炎症,其直径多在 10 mm 或 15 mm 以下。肿大的淋巴结范围亦较局限,增强扫描可呈环形强化。本例淋巴结肿大分布于右肺门、纵隔及锁骨上区内多组淋巴结分区,且直径多在 15 mm 以上,右上肺门可见原发肿瘤病灶,故应考虑为转移性淋巴结肿大。此病例若行 PET/CT 或 PET/MRI,则能提高纵隔淋巴结分期评估的准确性及进一步评估全身其他部位转移情况。

例 10 小细胞肺癌

【病史摘要】 男性,57 岁。颜面部水肿 6 天余。

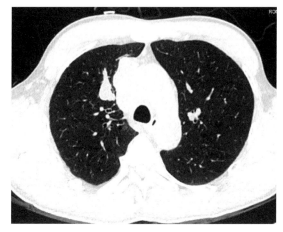
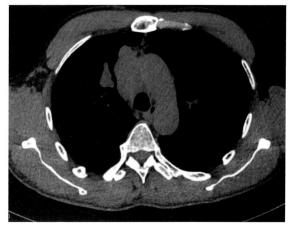

图 5 - 3 - 10A   图 5 - 3 - 10B

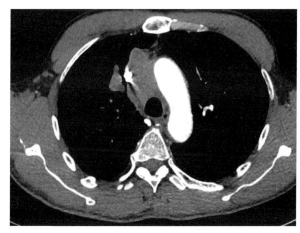
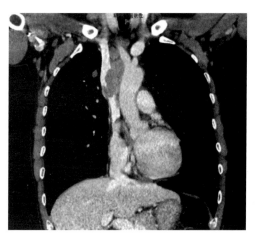

图 5 - 3 - 10C   图 5 - 3 - 10D

【CT 征象】 肺窗示右肺上叶尖段一圆锥形实性结节影,边缘较光滑、清楚。纵隔窗示结节密度均匀,右侧纵隔多组淋巴结肿大并融合,增强扫描示肺内病灶及纵隔淋巴结轻度强化,上腔静脉受压狭窄(图 5 - 3 - 10A～D)。

【重要征象】 孤立性肺结节并纵隔多组淋巴结肿大、融合

【CT 拟诊】 ① 肺癌伴纵隔淋巴结转移。② 纵隔淋巴瘤,右肺受侵。③ 肺结核、纵隔淋巴结炎。④ 结节病。

【病理诊断】 小细胞肺癌,纵隔淋巴结转移。

【评　述】 肺神经内分泌肿瘤包括前驱病变(弥漫性特发性肺神经内分泌细胞增生)、神经内分泌肿瘤(类癌/神经内分泌瘤)、神经内分泌癌(小细胞肺癌、大细胞神经内分泌癌)。小细胞肺癌起源于支气管及细支气管黏膜上皮及黏膜下腺体的神经内分泌嗜银细胞,是最常见的肺神经内分泌肿瘤。小细胞肺癌在支气管源性肺癌中所占比例约20%,其中多数属于中央型,周围型相对少见。小细胞肺癌恶性程度高,早期就可侵犯小血管及淋巴管,80%在初诊时即有胸内淋巴结转移。当肺原发肿瘤较小时,肺门、纵隔淋巴结肿大已较明显,血行转移亦较早发生。以脑、肾上腺、肝、骨及腹腔淋巴结转移多见,临床上有时因先诊断脑转移瘤而发现小细胞肺癌。1973 年美国退伍军人医院分期系统将小细胞肺癌分为局限期及广泛期。国际肺癌研究协会(IASLC)推荐在日常诊疗和临床研究中,小细

胞肺癌同样参照第8版TNM分期法进行分期。对预后的判断,通常了解淋巴结转移的情况比原发肿瘤的大小更有价值。小细胞肺癌好发于中老年男性,平均发病年龄为65岁。临床表现缺乏特异性,常见为咳嗽、咳痰、胸痛、体重下降等。

CT表现 ① 肺门和(或)纵隔淋巴结肿大,常为多个区域淋巴结肿大,并可融合,其密度较均匀,淋巴结常体积巨大,且常大于肺内原发灶。② 肺内病灶常为三角形、圆锥形、菱形或蝌蚪形的结节或肿块,可有分叶,边缘光滑,少有毛刺,增强扫描呈轻至中度均匀强化。中央型则见不到肺外周带病灶。③ 阻塞性肺炎或肺不张,发生概率较低,伴或不伴肿块,有时可显示支气管管壁增厚或管内外形成结节。④ 小细胞肺癌通常以上述的某一个征象为主,也可同时存在多个征象。其他表现还包括胸腔积液、心包增厚或心包积液、纵隔大血管受侵、胸壁受侵及远处转移。

鉴别诊断 ① 结节病:是一种非干酪性的肉芽肿性疾病,临床症状无或轻微。影像学典型表现为纵隔淋巴结肿大及双侧肺门对称性淋巴结肿大,通常无融合,也可累及肺内,表现为结节、斑片及纤维化改变。② 肺结核、纵隔淋巴结炎:病变位于上叶尖段且较小,应考虑肺结核的可能性。此外,结核病患者亦可发生纵隔淋巴结肿大。但小细胞肺癌肺内病灶往往呈结节状,可以有分叶等恶性征象,病灶内部没有液化、坏死及钙化,病灶周围没有卫星灶,增强扫描强化较均匀,与肺结核不同。③ 纵隔淋巴瘤,肺受侵:纵隔淋巴瘤的淋巴结肿大具有多发、多区分布及融合的特点,以前纵隔居多,亦可有肺受侵(19.5%)现象,但淋巴瘤肺浸润常呈多发斑片状或间质浸润,形成单发结节肿块者少见。而小细胞肺癌的特点是病灶呈结节状或肿块状,原发灶小,纵隔、肺门淋巴结肿大明显。诊断困难时,应结合临床病史并行组织学检查。

例11　肺类癌

【病史摘要】　男性,60岁。体检发现肺部结节半月余。

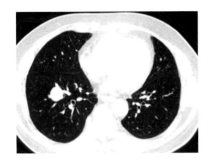 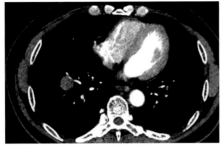 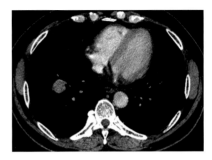

图5-3-11A　　　　　　　　图5-3-11B　　　　　　　　图5-3-11C

【CT征象】　右肺下叶外基底段软组织密度结节影,边缘清楚光整,无毛刺征象,大小2.5 cm×2.4 cm,边缘可见血管影,增强扫描病灶呈明显强化(图5-3-11A~C)。

【重要征象】　肺内孤立性结节或肿块,强化明显,边界清楚、光整。

【CT拟诊】　①肺类癌。②周围型肺癌。③硬化性肺细胞瘤。④错构瘤。⑤结核球。

【病理诊断】　肺类癌。

【评　　述】　类癌绝大多数发生于胃肠道,发生于肺部比较罕见,占原发性肺部肿瘤的1%~2%。肺类癌被认为是神经内分泌肿瘤,属于低度恶性肿瘤并有潜在转移性,起源于支气管和细支气管上皮的Kulchitsky细胞(嗜银细胞)。根据其组织不同的分化程度,分为典型类癌和不典型类癌。典型类癌很少发生转移,非典型类癌更具有潜在侵袭性,可以发生淋巴及血行转移。它主要发生于40~50岁成人,男女发病率相同,儿童及青少年发病少见。常见的临床症状包括咳嗽、咯血、胸部不适等。另外患者还可以表现类癌综合征,包括阵发性皮肤潮红、胸痛、腹泻、哮喘、心动过速等症状,这是由于肺类癌能合成、储存、分泌多肽类激素和神经胺的缘故。

CT表现　肺类癌按部位分为中央型及周围型。①中央型:累及段支气管开口以上,表现为肺门肿块或段支气管内软组织密度肿块或结节,边缘光滑,边界清晰,呈圆形或类圆形,边缘可有分叶,可合并阻塞性肺气肿、肺不张、肺炎改变。"冰山征"是它的特征性影像学表现,CT上显示为病灶的支气管腔内部分要小于支气管腔外部分。②周围型:起源于支气管远段,表现为肺外周类圆形软组织密度肿块,边缘光滑清楚,常无明显分叶,可因病灶内部坏死而密度不均匀,仅少数病灶可出现毛刺或胸膜凹陷等征象。钙化表现为弥散样或偏心性钙化。因血供丰富,增强扫描时多为明显或中度强化。

鉴别诊断　①肺结核球:有典型的好发部位,钙化常见,病灶周围多有卫星病灶,一般不强化、轻度强化或边缘强化。②肺错构瘤:典型者有爆米花样钙化,含脂肪密度成分,轻度强化或无明显强化。③硬化性肺细胞瘤:好发于中青年女性,单发为主,表现为胸膜下、纵隔旁或肺内孤立性实性结节或肿块,增强扫描呈明显强化,可伴有"血管贴边征""空气新月征",有时二者仅从影像学鉴别相当困难。④其他周围型肺癌:好发于中老年男性,发病年龄多大于类癌,典型表现为病灶边缘多不光滑、深分叶、毛刺征、胸膜凹陷征常见,亦可见支气管截断征、血管集束征;肺癌发生囊变坏死、空洞及淋巴结转移概率要高于类癌;类癌增强扫描多呈明显均匀强化,强化程度高于常见的其他类型肺癌。

例12　肺黏液表皮样癌

【病史摘要】　女性,52岁。无明显诱因下咳嗽咳痰3个月余。

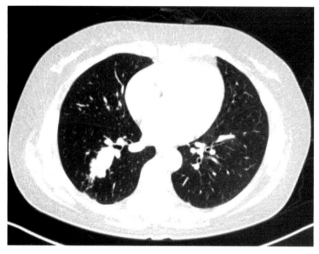

图5－3－12A

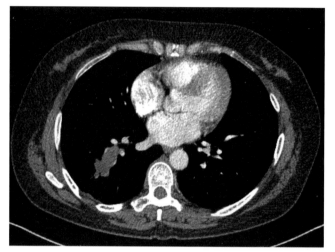

图5－3－12B

【CT征象】　肺窗示右肺下叶后基底段葫芦形软组织密度肿块影,边界清晰,远端可见小斑片状密度增高影(图5－3－12A);纵隔窗示增强扫描肿块轻度强化(图5－3－12B)。

【重要征象】　肺内葫芦形软组织密度肿块,增强扫描轻度强化。

【CT拟诊】　①肺癌。②变态反应性支气管肺曲菌病。③支气管内良性肿瘤。④类癌。

【病理诊断】　肺黏液表皮样癌。

【评　　述】　肺黏液表皮样癌是一种罕见的起源于气管、支气管黏膜下腺体的嗜银Kulchitsky细胞的肺癌,属于唾液腺型肿瘤的一种。根据其细胞异形性的差异又可分为低度恶性(高分化)和高度恶性(低分化)两种亚型,以低度恶性型多见。常见症状表现为咳嗽、呼吸困难、咯血、胸痛、低热等,少数患者无明显临床症状而偶然发现。肺黏液表皮样癌发病年龄小于支气管上皮来源肺癌,多小于30岁。

CT表现　①中央型:为支气管腔内软组织影,常以宽基附于支气管壁上,或呈息肉状、指套状、葫芦状、葡萄状,亦可向管腔外生长,形成较大的肿块,远端产生阻塞性肺炎或阻塞性肺不张。②周围型:为肺外周带肿块,边缘光滑或分叶,密度较高,CT值为80~180 HU,常有斑点状钙化,但无空洞,增强扫描可呈轻度至明显强化,淋巴结转移少见。

鉴别诊断　①类癌:从平均发病年龄上类癌较黏液表皮样癌大,为45~55岁,常伴有副癌综合征临床表现,且类癌钙化比例小,空洞少见,因肿瘤富血供,增强扫描病灶明显均匀强化;类癌恶性程度低,淋巴结转移少见。②支气管内息肉状良性肿瘤:CT表现为密度均匀,边界清楚的息肉样结节,周围组织无浸润,单凭CT鉴别有时较困难。③变态反应性支气管肺曲菌病:表现为支气管壁增厚、扩张及支气管内黏液栓征象,呈Y形、V形、指套征或葫芦状、葡萄状阴影,向肺门集中,具有反复发作及多发的特点,增强扫描无强化是鉴别要点。④肺腺样囊性癌:黏液表皮样癌好发于叶和段支气管,而腺样囊性癌多见于气管、主支气管;腺样囊性癌管壁浸润性增厚,引起长段管腔狭窄常见,CT上一般呈均匀低密度,瘤内钙化少见,增强扫描轻中度强化。

例 13　支气管腺样囊性癌

【病史摘要】　女性,26 岁。咳嗽、咳痰伴间断咯血 1 个月余。

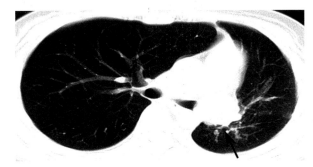
图 5 - 3 - 13A

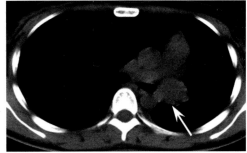
图 5 - 3 - 13B

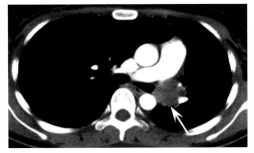
图 5 - 3 - 13C

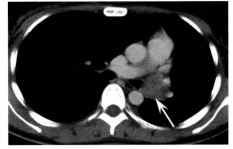
图 5 - 3 - 13D

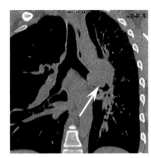
图 5 - 3 - 13E

【CT 征象】　左肺体积缩小,纵隔左移(图 5 - 3 - 13A);左侧肺门影增大,左侧主支气管腔内见一软组织密度肿块影,边界清楚,大小为 4.1 cm×3.2 cm,增强扫描 CT 值上升约 40 HU,左侧主支气管管腔变窄(图 5 - 3 - 13B～D);左下肺见片状高密度影,边缘模糊(图 5 - 3 - 13E)。

【重要征象】　主支气管内软组织密度影,边界清楚。

【CT 拟诊】　① 支气管癌。② 支气管类癌。③ 支气管良性肿瘤。

【病理诊断】　支气管腺样囊性癌。

【评　　述】　气管支气管腺样囊性癌少见,起源于气管支气管黏膜下腺体,以气管前侧壁、后侧壁等区域多见,归于涎腺型肺瘤。气管支气管腺样囊性癌具有缓慢生长、低度恶性的生物学行为,预后较一般支气管肺癌佳。肿瘤可呈息肉状或结节状向腔内突入,宽基底,管壁局部浸润性增厚。亦可同时侵犯腔内外造成腔内外软组织肿块,管腔相应狭窄、阻塞。有时腔外肿块比腔内肿块更大。也有于气管黏膜上皮下方沿着管壁长轴浸润生长,致管壁不同程度地增厚与相应管腔狭窄。

CT 表现　(1)气管或支气管腔内肿块,有以下几种生长类型。① 腔内广基型:最常见,表现为支气管腔内息肉样病变,宽基底与支气管壁相连,无狭颈及带蒂征象,局部支气管壁移行性增厚。② 管壁浸润型:表现为管壁局限性增厚,边缘不整,管壁增厚,沿支气管长轴呈移行性向两端延伸。③ 腔内外生长型:表现为病灶向腔内、外同时生长,气管壁呈环形增厚,管腔狭窄明显。腔外肿块可偏向一侧形成肿块,亦可表现为呈梭形软组织肿块包绕气管生长,气管狭窄程度更重。④ 肿块型:发生于叶支气管以下的支气管腺样囊性癌常表现为结节状软组织密度影,边缘较光整。(2)肿瘤密度多均匀,呈软组织密度或低于软组织密度,较少发生囊变、坏死。(3)增强扫描病灶多呈轻中度强化。

鉴别诊断　① 支气管良性肿瘤:病变多数较小,边缘光滑清楚,呈息肉样或结节样与管壁呈窄基或广基接触,无管壁增厚浸润或外侵征象,如有钙化、脂肪等密度则更支持良性病变。② 支气管类癌:发病年龄为 40～50 岁,平行征(指病变的长轴与支气管血管束平行)及“冰山征”是其较具特征性表现,中央型钙化率较高,强化程度一般高于腺样囊性癌,以中度至明显强化常见。

例 14 肺原发性淋巴瘤

【病史摘要】 女性,47 岁。胸闷、胸痛 40 天。

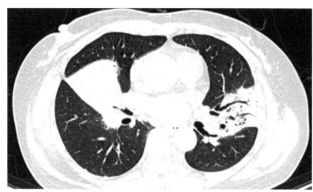
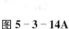

图 5－3－14A

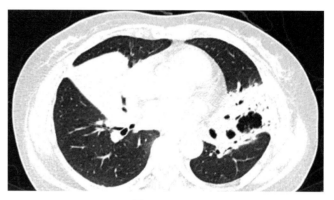

图 5－3－14B

【CT 征象】 右肺中叶及左肺上叶沿支气管血管束分布大片状实变影,其内可见支气管充气征,左肺病灶内局部支气管囊状扩张(图 5－3－14A、B)。

【重要征象】 沿支气管血管束分布斑片影伴支气管充气征,病灶内部分支气管扩张。

【CT 拟诊】 ① 大叶性肺炎。② 肺炎型肺癌。③ 肺淋巴瘤。

【病理诊断】 肺原发性淋巴瘤。

【评　　述】 肺原发性淋巴瘤是肺内罕见的恶性肿瘤性病变,起源于支气管黏膜相关淋巴组织和(或)肺内淋巴组织,病理上分为非霍奇金淋巴瘤和霍奇金淋巴瘤两大类。发病年龄多为 60～70 岁,30 岁以下比较罕见,男女发病比例无明显差异。临床表现多无特异性,多以咳嗽、咳痰、痰中带血、胸痛胸闷、发热等临床症状就诊。

CT 表现 肺内原发淋巴瘤影像学表现复杂多样,可分为以下类型。① 结节或肿块型:表现为单发或多发,多发常见,多分布于气管旁及胸膜下,病变内钙化和空洞少见。② 肺炎肺泡型:表现为沿支气管血管束分布的单发或多发的大片状或斑片状实变影,常见支气管充气征,且病变内支气管扩张常见。③ 间质型(支气管血管淋巴管型):表现为自肺门向肺野外分布的网状结构或网状小结节或磨玻璃样改变。④ 粟粒型:表现为沿支气管分布的粟粒样粗糙小结节影。⑤ 混合型:为以上 4 型混合表现。

鉴别诊断 ① 肺炎型肺癌:较常见于肺腺癌中的黏液型,与淋巴瘤多有类似表现,而肺癌发病率远远高于肺淋巴瘤,常在磨玻璃影基础上出现肺实变,可见支气管充气征,但病变内支气管管壁多不规则,管腔有狭窄、中断,形成“枯树枝样”改变,而淋巴瘤则可由肺门向肺实质内蔓延或沿间质浸润并融合,在肺实质区内出现支气管充气征。② 大叶性肺炎:临床表现明显,多有高热及白细胞增高表现。CT 表现为肺叶或肺段性实变影,其内支气管形态多自然正常,初诊有时很难鉴别,但肺炎经抗感染治疗后通常吸收明显。

例 15　肺腺瘤

【病史摘要】　女性,45 岁。体检发现右肺结节 4 个月余。

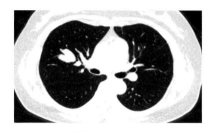

图 5 - 3 - 15A

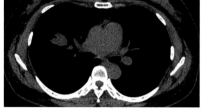

图 5 - 3 - 15B

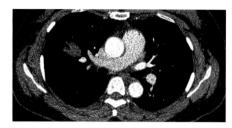

图 5 - 3 - 15C

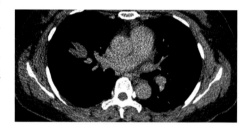

图 5 - 3 - 15D

【CT 征象】　肺窗示右肺上叶后段指套样软组织密度结节影,大小 3.0 cm×2.1 cm,边缘光滑,无毛刺征象(图 5 - 3 - 15A);纵隔窗示病变呈软组织密度影,其内密度均匀,未见明显钙化或低密度坏死区(图 5 - 3 - 15B);增强扫描病灶呈轻度强化(图 5 - 3 - 15C、D)。

【重要征象】　指套样软组织密度结节影,边缘光滑。

【CT 拟诊】　① 肺良性肿瘤。② 肺黏液表皮样癌。③ 支气管黏液嵌塞。④ 肺结核瘤。⑤ 肺癌。

【病理诊断】　肺腺瘤。

【评　　述】　肺腺瘤是一种少见的良性肿瘤。根据 2021 版 WHO 胸部肺肿瘤组织学分类,肺腺瘤分为硬化性肺细胞瘤、肺泡性腺瘤、细支气管腺瘤/纤毛黏液结节性乳头状肿瘤、黏液型囊腺瘤、黏液腺腺瘤。肺腺瘤常发生于 30~50 岁,女性多于男性,可以长期无症状,其他症状包括咳嗽、胸闷、胸痛、痰中带血丝等,还可伴有发热、呼吸困难等症状。肺腺瘤手术切除后不复发,预后良好。

CT 征象:(1)中央型:① 支气管腔内结节或肿块,呈息肉状,或沿支气管呈铸形生长,表面光滑。② 有的见管壁局限性增厚,管腔狭窄。③ 管外型者在肺门区呈圆形高密度结节或肿块,边缘光整,密度均匀,少数可有钙化;肺内可伴有阻塞性肺气肿、肺炎及肺不张。(2)周围型:① 病变位于肺野外周或胸膜下区域。② 形态不规则,部分呈球形,边界光滑清晰,其内密度均匀,可有钙化,增强扫描呈均匀强化。③ 有些边缘可有分叶征象,极少数可见细小毛刺征象。

鉴别诊断　① 肺癌:可呈结节状,其密度欠均匀,有腺泡征,结节多有分叶,边缘毛糙或有毛刺;增强扫描结节可强化,CT 值常增高 20 HU 以上。② 肺结核瘤:密度较高、欠均匀,常有钙化,周围多有卫星病灶。③ 肺支气管黏液嵌塞:支气管黏液嵌塞多继发于支气管扩张曲霉菌感染或肿瘤等,表现为扩张管腔内黏液堵塞,形态呈指套样、串珠样改变,增强扫描无强化。④ 肺黏液表皮样癌:发病年龄多在 30 岁以下,病灶可以较大,可阻塞支气管产生阻塞性炎症或不张,出现恶性征象时较易鉴别,但在较小的支气管腔内生长为主时则鉴别较困难。⑤ 其他肺良性肿瘤:各种肺良性肿瘤间的鉴别不难,如软骨瘤、错构瘤内有钙化;错构瘤内还可有脂肪成分;脂肪瘤密度低,CT 值在-40 HU 以下;平滑肌瘤及血管源性肿瘤的血液供应较丰富,在增强扫描时病变明显强化;若缺乏良性肿瘤各自的特征时,则相互不易区分。

例 16　硬化性肺细胞瘤

【病史摘要】　女性,49 岁。反复咳嗽、咳痰 1 年,发现肺部结节 2 个月。

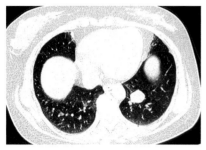
图 5 - 3 - 16A

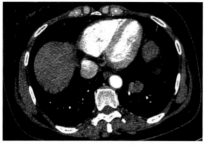
图 5 - 3 - 16B

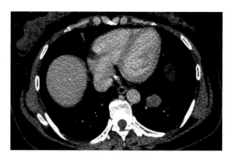
图 5 - 3 - 16C

【CT 征象】　胸部 CT 平扫示左肺下叶一大小 2.2 cm×1.4 cm 软组织密度结节,边界光滑清晰,边缘可见浅分叶,病变内侧缘可见"血管贴边征",外侧缘可见"空气新月征",增强扫描动脉期病灶呈中度强化,平衡期呈持续性强化(图 5 - 3 - 16A~D)。

【重要征象】　类圆形软组织密度结节,强化明显,伴"血管贴边征"及"空气新月征"。

【CT 拟诊】　① 硬化性肺细胞瘤。② 肺错构瘤。③ 周围型肺癌。④ 肺类癌。⑤ 肺炎性假瘤。

【病理诊断】　硬化性肺细胞瘤。

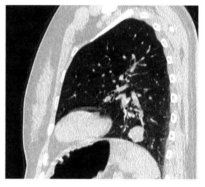
图 5 - 3 - 16D

【评　述】　硬化性肺细胞瘤原称为肺硬化性血管瘤,首次于1956 年由 Liebow 提出,曾将其归为肺部炎性假瘤、肺乳头状瘤或硬化性神经内分泌瘤等,1999 年 WHO 将其正式命名为肺硬化性血管瘤。2015 年 WHO 正式将硬化性血管瘤改名为硬化性肺细胞瘤。2021 年 WHO 肺肿瘤分类继续将硬化性肺细胞瘤归于肺腺瘤分类。硬化性肺细胞瘤多见于中年女性,以 30~50 岁多见。女性发病率高,可能与性激素有关。多无临床症状,有症状者常表现为非特异性症状,多为咳嗽、咳痰、胸闷、胸痛,部分患者可有咯血。

CT 表现　① 肿瘤为软组织密度结节或肿块,呈圆形或类圆形,边界清楚,部分病灶可见浅分叶及钙化。② 肿瘤常为单发,多位于胸膜下,尤其是肺叶间裂处的肺实质内,少数亦可位于肺门旁。③ "贴边血管征"被认为是其特征性表现,为紧贴瘤体边缘的明显强化血管影。④ 为富血供肿瘤,其强化方式一般早期呈中度至明显不均匀强化,静脉期及延迟期呈缓慢持久强化。⑤ 空气新月征:病灶周围可见新月形或半月形的无肺纹理透亮带。

鉴别诊断　① 肺炎性假瘤:病变多呈不规则形或圆形、椭圆形结节或肿块,边缘多不像硬化性肺细胞瘤一样光滑清楚,如出现"桃尖征""平直征"等征象有助于与本病鉴别,少数可有斑点状钙化。② 肺类癌:女性略多见,临床上以类癌综合征为特征,大部分表现为中央型,为肺门肿块伴远处阻塞性肺改变,增强扫描明显强化;周围型类癌因其边缘光滑清楚及明显强化的特点与硬化性肺细胞瘤相似,故鉴别有时相当困难。③ 周围型肺癌:病灶多出现分叶、毛刺、胸膜凹陷等恶性病变的征象,不似本病边缘光滑清楚;强化程度常不及本病;常伴有淋巴结转移和(或)血行转移征。④ 肺错构瘤等其他良性肿瘤:平扫病灶内见到特征性钙化、脂肪密度有助于错构瘤的诊断,增强扫描其他良性肿瘤多为轻度强化或无明显强化。

例 17　肺错构瘤

【病史摘要】　女性,74 岁。因上腹部不适行影像检查时偶然发现右肺结节。

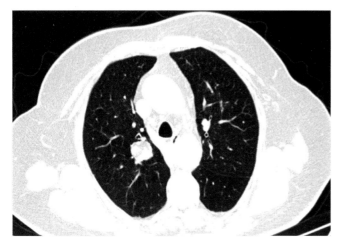

图 5 - 3 - 17A

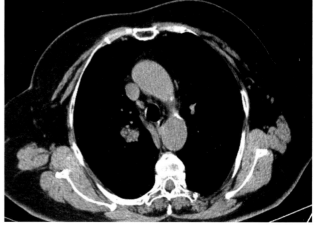

图 5 - 3 - 17B

【CT 征象】　肺窗示右肺上叶后段类圆形结节影,边界清晰,可见浅分叶(图 5 - 3 - 17A);纵隔窗示结节呈软组织密度,其内密度不均,可见脂肪密度及斑点状钙化灶(图 5 - 3 - 17B)。

【重要征象】　肺内孤立性实性结节,并脂肪密度及斑点状钙化灶。

【CT 拟诊】　① 肺错构瘤。② 肺癌。③ 结核瘤。④ 硬化性肺细胞瘤。

【病理诊断】　肺错构瘤。

【评　述】　肺错构瘤是肺良性肿瘤中最常见的一种,属于肺间叶性肿瘤,居肺内孤立性病变的第三位,占 5%~10%,仅次于肺癌和肉芽肿性病变。肺错构瘤发病年龄多以中老年为主。病变主要成分为软骨,另含有脂肪、其他结缔组织及钙化灶,多位于肺外周,少数(1.4%~8%)位于气管、支气管内。临床症状与病变发生部位有关,若发生于外周,一般无明显临床症状,多以体检偶然发现;若发生于中央,临床症状多为咳嗽、发热等。

CT 表现　① 肺内球形结节或肿块,边界清晰,多无分叶及毛刺,少数可有浅分叶,直径多小于4 cm,但最大也有达 10 cm 者。② 结节或肿块呈软组织密度。③ 钙化发生率为 20%~60%,典型者呈爆米花状,亦可为点状、线状或环状,病变越大,钙化的机会越多。④ 肿块内可有脂肪密度影,CT 值为 -40 HU 以下,CT 薄层可提高脂肪检出率。⑤ 病变多邻近胸膜或叶间胸膜。

鉴别诊断　① 硬化性肺细胞瘤:肺内少见的良性肿瘤,既往称为硬化性血管瘤,CT 上呈类圆形或圆形软组织密度结节,病变内多无脂肪成分,可见钙化。"血管贴边征"被认为是特征影像学表现,增强扫描强化明显,呈花斑样强化。② 肺结核瘤:病变呈球形,常在 3 cm 以下,可有与错构瘤相似的浅分叶和钙化,但其密度通常较高,钙化为斑片状、点状或环形;结核瘤多位于两肺上叶尖后段及下叶背段;病变内可出现小空洞,周围肺野常有卫星病灶,如邻近胸膜常伴有胸膜肥厚。③ 肺癌:其结节通常不光整,病变边缘可见分叶、毛刺、血管集束征、胸膜凹陷征等恶性征象;一般结节内无脂肪成分,钙化较少见,多为散在分布的砂砾状钙化灶,增强扫描强化程度多大于 20 HU;另外出现肺门、纵隔淋巴结肿大、胸腔积液或胸壁骨质破坏等恶性征象则具有强烈提示意义。

例 18　肺炎性肌纤维母细胞瘤

【病史摘要】　女性,28 岁。患者 10 日前无明显诱因出现活动后胸闷气喘。

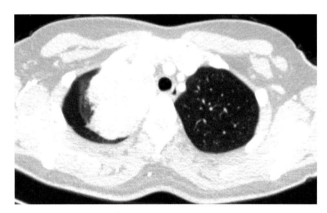

图 5-3-18A

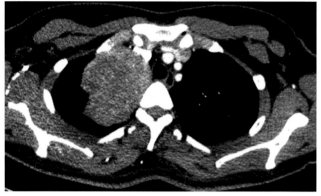

图 5-3-18B

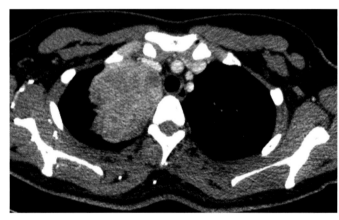

图 5-3-18C

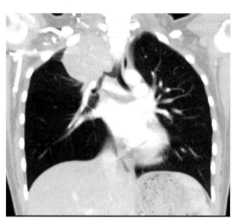

图 5-3-18D

【CT 征象】　肺窗示右肺上叶一类圆形肿块影,边缘部分光滑、锐利,广基底贴于纵隔胸膜,外侧缘边界稍模糊(图 5-3-18A)。纵隔窗示增强扫描病变不均匀中度强化,其内可见散在稍低密度区(图 5-3-18B、C)。多平面重建示右肺上叶支气管截断(图 5-3-18D)。

【重要征象】　广基底贴于纵隔胸膜的软组织密度肿块,增强扫描呈不均匀中度强化。

【CT 拟诊】　① 肺癌。② 神经源性肿瘤。③ 肺炎性假瘤。④ 肺肉瘤。⑤ 肺炎性肌纤维母细胞瘤。

【病理诊断】　肺炎性肌纤维母细胞瘤。

【评　　述】　肺炎性肌纤维母细胞瘤以前与炎性假瘤混淆,被认为是一种非肿瘤性病变。2020年版 WHO 软组织肿瘤分类将其归纳于成纤维细胞/肌纤维细胞肿瘤,由分化的肌纤维母细胞性梭形细胞组成,常伴有大量浆细胞和(或)淋巴细胞的一种间叶性肿瘤,表现低度恶性或交界性肿瘤特点。炎性肌纤维母细胞瘤可发生于任何年龄的任何部位,最常见的好发部位为肺、大网膜和肠系膜,多见于儿童及青少年。部分患者肺部无明显自觉症状,部分患者表现为咳嗽、咳痰、发热、胸痛等。

CT 表现　肺炎性肌纤维母细胞瘤的影像表现多样且特征性征象很少,影像学明确诊断相当困难:① 多为单发,也可呈多中心融合表现;右肺下叶是其好发部位,常位于肺周边表浅部位,病灶可广基底贴于脏层胸膜或叶间胸膜。② 多数表现为圆形或卵圆形肿块影,边界清晰,也有一些病例形态不规则,边界模糊,部分病灶边缘可见粗长毛刺。③ 病变内密度可因出现液化坏死而不均匀,少数病

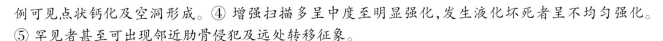

例可见点状钙化及空洞形成。④ 增强扫描多呈中度至明显强化,发生液化坏死者呈不均匀强化。⑤ 罕见者甚至可出现邻近肋骨侵犯及远处转移征象。

鉴别诊断 ① 肺肉瘤:肺内肿块较大,边缘清楚、光滑或分叶,部分病例 CT 表现难以鉴别诊断。② 肺炎性假瘤:病变多位于肺周边,呈不规则形或圆形、椭圆形结节或肿块,如出现"桃尖征""平直征"等征象有助于与本病鉴别,少数可有斑点状钙化。③ 神经源性肿瘤:该病例肿块紧贴于纵隔及脊柱旁,故需与神经源性肿瘤鉴别;神经源性肿瘤如神经鞘瘤,肿块多来源于椎管内或神经孔,椎体、椎间孔或肋骨上常可见边缘光滑的压迹,且常见椎间孔扩大,CT 增强扫描可见明显不均匀强化的肿块呈哑铃状骑跨于椎管内外。④ 肺癌:多好发于中老年人,病灶边缘多呈深分叶、细长毛刺,邻近胸膜受牵拉凹陷,而多数炎性肌纤维母细胞边缘呈粗大毛刺及棘状突起,且极少出现胸膜凹陷,常表现宽基底贴于胸膜,并伴有邻近胸膜增厚。尽管如此,因肺炎性肌纤维母细胞瘤的表现十分多样且特征性征象很少,影像学明确诊断肺炎性肌纤维母细胞瘤极为困难,即便回顾分析亦有困难。

例19 肺炎性假瘤

【病史摘要】 男性,64岁。咳嗽、咳痰伴痰中带血2个月余。

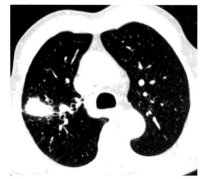
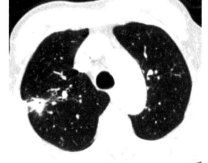
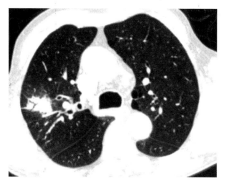

图5-3-19A   图5-3-19B   图5-3-19C

【CT征象】 肺窗示右肺上叶高密度结节影,大小3.6 cm×
2.2 cm,呈浅分叶状,边缘可见毛刺影及"桃尖征""平直征",边
界模糊不清,其内可见小圆形透亮影及支气管充气征(图5-3-
19A~C);增强扫描纵隔窗示肿块中心呈低密度,CT值约
10 HU,周围呈软组织密度,中度强化(图5-3-19D)。

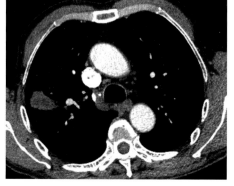

【重要征象】 位于肺表浅部位结节或肿块伴有渗出、"桃
尖征""平直征"。

【CT拟诊】 ① 肺炎性假瘤。② 肺脓肿。③ 周围型肺癌。
④ 肺结核瘤。

【病理诊断】 肺炎性假瘤。

图5-3-19D

【评　述】 肺炎性假瘤属于炎性增生性疾病,并非是真
正意义上的肿瘤。通常表现为结节或肿块,因形态上酷似肿瘤,为鉴别诊断需要在此节介绍。该病可
能是肺实质内各类非特异性慢性炎性病变迁延而形成的瘤样病变。它的发病机制尚不明确,主要与
呼吸道细菌、病毒感染以及不规范应用抗生素相关。患者临床表现多无特异性,可表现为咳嗽、咳痰、
胸痛、痰中带血等。

CT表现 ① 多为单发,常位于肺的表浅部位,邻近胸膜处或叶间裂,常以广基底贴于脏层胸膜
或叶间胸膜。② 病灶表现为不规则结节或肿块,形态多样,可表现为圆形、类圆形或不规则形等,但
多数病灶不同径向长度不一致。③ 病灶边界不清,周围可伴有渗出改变,常无分叶,可有粗长毛刺,
边缘见"桃尖征"或"平直征"被认为是较为特异的征象。④ 密度不均匀,部分病灶因液化坏死而出
现空洞。⑤ 增强扫描多数病灶周围呈现边缘中度强化,病灶内坏死低密度区不强化。

鉴别诊断 ① 肺结核瘤:多好发于上叶尖后段及下叶背段,边缘清楚,病灶内可见斑点样钙化
或边缘性小空洞,周围可伴有"卫星灶",增强扫描不强化或边缘强化。② 周围型肺癌:分叶明显,边
缘细短毛刺,邻近胸膜凹陷征,可伴有其他恶性征象如纵隔淋巴结肿大及胸腔积液等,病灶倍增时间
短。③ 肺脓肿:发热、白细胞计数升高等感染性临床表现明显,早期可表现为大片样高密度实变影,
边界模糊,密度欠均,有时可伴有支气管充气征;随着病变发展,坏死组织排出,表现为一个或多个空
洞形成,空洞内可见气液平面。

例 20　肺转移瘤

【病史摘要】　男性,64 岁。进食哽噎 1 年余,确诊食管癌 1 年余。

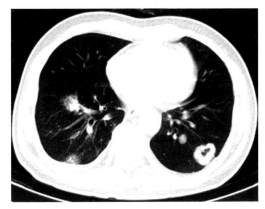
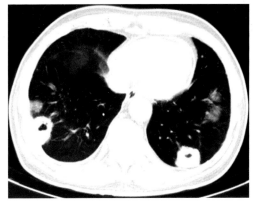

图 5－3－20A　　　　　　　　　　　　　　图 5－3－20B

【CT 征象】　肺窗(图 5－3－20A、B)示两肺下叶外带近胸膜下多发软组织密度结节及肿块,直径为 2.5 cm～5.0 cm,边界清晰,部分病灶可见空洞形成。

【重要征象】　两肺多发软组织密度结节及肿块影,以肺野外带分布为主。

【CT 拟诊】　① 两肺转移瘤。② 肺结核。③ 肺隐球菌感染。④ 肺淋巴瘤。

【病理诊断】　两肺转移瘤。

【评　　述】　肺是转移性肿瘤最好发的部位,理论上全身各组织器官的恶性肿瘤均可能转移至肺,但其中 50% 以上的原发肿瘤为女性生殖器官恶性肿瘤和消化系统恶性肿瘤。而在恶性肿瘤的尸检中发现有肺部转移瘤的达到 20%～45%。肺转移瘤以血行转移多见,少数为淋巴管及其他方式转移。伴有钙化的转移瘤常见于骨肉瘤、软骨肉瘤、甲状腺癌、结肠癌及乳腺癌等转移。转移瘤亦可形成空洞,转移性空洞形成机制可能与鳞癌中心角化物排空、腺癌黏液退变后黏液排空、肿瘤血供不足引起坏死、放化疗、肿瘤向支气管内侵犯形成活瓣等机制有关。引起单发转移瘤最常见的原发肿瘤是直肠癌、结肠癌、肾癌、睾丸肿瘤、骨肉瘤及黑色素瘤等。

CT 表现　① 血行转移:多发或单发结节,大小不一,边缘较清楚。两肺多发转移瘤具有随机分布的特点,HRCT 显示结节位于小叶中心、小叶间隔、支气管血管束及胸膜下,结节大小不均匀。少数结节伴出血时出现晕轮征,即有略高密度影像环绕结节,使病变边缘模糊。血行转移病灶一般为多发,两肺分布,以中、下肺野为多见,病灶多位于肺组织的边缘区域。部分转移瘤可伴有空洞或钙化。空洞多数呈不均匀厚壁空洞,少数也可形成薄壁空洞。转移性钙化多为数目较多的点状钙化(营养不良性钙化),也可以是较大的钙化斑(如骨肉瘤、软骨肉瘤的钙化)。薄层 CT 扫描可以发现微小病灶或隐匿性部位如脊椎旁、心脏后、胸骨后、肺尖及膈肌附近等处的病灶,以确定是否有转移瘤及其数目,了解是单发还是多发转移瘤。② 淋巴道转移:HRCT 表现为沿淋巴管分布的结节。支气管血管束结节状增粗,小叶间隔呈串珠状改变或增粗,并伴有小叶中心分布结节及胸膜下结节。病变在两肺弥漫分布或局限于某一部位,以中下肺多见。常合并胸腔积液。约半数患者有纵隔及肺门淋巴结肿大。

鉴别诊断　① 肺淋巴瘤:肺内淋巴瘤影像表现多样,可以表现为多发或单发的结节或肿块,病灶可见于两肺,也可仅见于单侧肺,通常两肺病变分布不对称、不均匀,多分布于支气管旁及胸膜下,病灶通常大小不一,往往肺实质病变和间质病变共存,病变内钙化和空洞少见;临床上肺转移瘤发病率远远高于肺淋巴瘤,患者既往原发肿瘤病史有助于转移瘤诊断。②肺隐球菌感染:影像表现缺乏特异性,具有多灶、多态和大小不一的特征,以结节型较为多见;病灶分布以双下肺外带及胸膜下为主,通常具有聚集分布的特点(蘑菇兄弟征);病灶内出现空洞时多为多发空洞或融合成不规则形(鬼脸征);若伴随晕征、近端支气管充气征则更易与转移瘤鉴别;如影像鉴别困难,临床上隐球菌荚膜多糖抗原检测阳性可确定诊断。③肺结核:可以表现为两肺大小不等、分布不均的病灶,与转移瘤有相似之处,但结核病灶以两肺上叶及下叶背段分布为主,不同形态、不同密度的新老病灶往往共存,周围常伴有卫星病灶,伴发空洞时多数为内壁光整的单发空洞,结合临床病史二者更容易鉴别。

(孔令彦 孙志远 吴新生)

第四节　肺部感染

例1　大叶性肺炎

【病史摘要】　女性,23岁。淋雨后,发热1天,伴轻度心慌、胸闷不适。

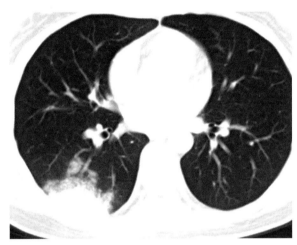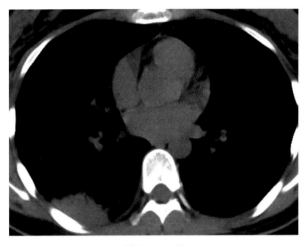

图5-4-1A　　　　　　　　　　　　　　　图5-4-1B

【CT征象】　肺窗示右肺下叶后基底段不规则大片状实变影,边缘模糊,与后胸壁边缘分界清楚。纵隔窗示病灶密度均匀,肺门侧可见支气管充气征,病变边缘欠光滑,与胸膜呈宽基底接触(图5-4-1A、B)。

【重要征象】　肺内大片实变影,边缘模糊;支气管充气征;与胸膜宽基底相连。

【CT拟诊】　① 大叶性肺炎。② 肺结核。③ 周围型肺癌。

【最终诊断】　大叶性肺炎。

【评　　述】　引起肺部炎症的原因很多,从广义上讲包括多种生物和非生物因素;从狭义上讲主要由生物因素如细菌、病毒、真菌或原虫等所致,常见的是细菌性感染。肺部炎症根据解剖分布可分为大叶性、小叶性和间质性肺炎三类。大叶性肺炎可呈大叶分布,亦可呈肺段分布。病理上主要是肺泡内大量纤维蛋白及红细胞、白细胞的渗出,可分为充血期、红色肝样变期、灰色肝样变期和消散期四期。

CT表现　① 肺内实变阴影呈肺叶或段的分布。② 实变期密度均匀,消散期则呈多发斑片状不均匀密度。③ 大叶分布者边缘规则清楚,无明显局限内凹或外凸。④ 可见空气支气管征,与胸膜接触面较宽,胸膜外透亮层存在,此被认为是肺内良性病变包括炎症在内的较可靠征象。⑤ 该类肺炎绝大多数吸收完全,少数机化可永久残留。

鉴别诊断　① 周围型肺癌:发病年龄较大,病灶边缘多清楚,有分叶或毛刺,支气管截断征,近胸膜者胸膜外透亮层多消失,纵隔内常有淋巴结肿大,一般鉴别不难。但对于肺炎型肺癌,鉴别相对困难些,“枯枝征”对于黏液型腺癌的诊断价值较高,如经正规抗炎治疗病灶未见消退甚至反而进展,则应高度警惕肺癌的可能,建议穿刺活检。② 肺结核:多发生于肺上叶尖后段或下叶背段。发生在肺下叶基底段较为少见。在病理上,结核为腺泡性浸润,在CT为小结节病灶,并有融合,边缘相对清楚,且结核常可见卫星病灶,常为渗出、增殖、纤维和钙化多种病灶并存。此外,结合病史和治疗后观察,两者鉴别不难。但有极少数不典型肺结核往往难以与肺炎鉴别,要定期随访,并结合痰结核杆菌培养、结核感染T细胞检测(TB-IGRA)等进行鉴别诊断。

例2 金黄色葡萄球菌肺炎

【病史摘要】 女性,36岁。胸闷气喘10余天,发热,咳嗽、咳痰并痰中带血6天。

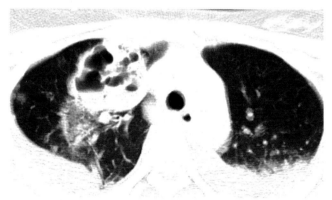

图 5－4－2A

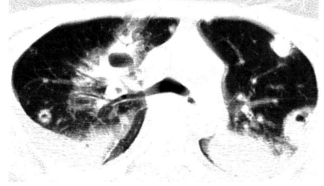

图 5－4－2B

【CT征象】 肺窗示两肺多发斑片状、结节状及团块状病变,大小不等,边缘模糊,部分病变中心见含气囊腔,其内缘光滑清楚,部分腔内见气液平面,伴发双侧胸腔积液(图5－4－2A、B)。

【重要征象】 两肺多发斑片状、结节状及团块状病变,边缘模糊,部分病变中心见含气囊腔,其内缘光滑清楚;双侧胸腔积液。

【CT拟诊】 ① 金黄色葡萄球菌肺炎。② 普通细菌性肺脓肿。③ 肺结核伴空洞形成。

【最终诊断】 金黄色葡萄球菌肺炎。

【评 述】 金黄色葡萄球菌肺炎是一种化脓性炎症,多起病急骤,高热、寒颤,主要有原发性金黄色葡萄球菌肺炎和血源性金黄色葡萄球菌肺炎两种。金黄色葡萄球菌是严重肺部感染的重要原因,发病率约占获得性肺炎的10%,也是流行性感冒的重要并发症。金黄色葡萄球菌吸入性感染病理上有两大特征:一为化脓性病变,可从支气管与细支气管开始,破坏支气管壁,并向周围组织扩展,引起败血症性梗死和脓肿;二为肺气囊形成,实质上肺气囊继发于脓肿。因脓肿常与气道交通,空气进入脓肿,即形成特征性的肺气囊。肺气囊病变痊愈后可完全消失,如果破裂则可造成气胸或脓气胸。血源性感染的病理改变除了形成多发性脓肿及其相应的病理改变外,主要特征为败血症性栓子及多发性肺梗死的形成。

CT表现 ① 病变早期可表现为双肺周边小斑片浸润影,边缘模糊,病变范围可为小叶、肺段或大叶,并可在1天内扩散至两肺,实变区缺乏空气支气管征。② 随着病情进展,可形成脓肿而呈含气液平面的空洞,为厚壁空洞;亦可出现类圆形薄壁空腔的肺气囊,气囊大小1~3 cm,周围多伴炎性病变,其内多无液气平面。③ 可以侵犯胸膜,引起胸腔积液,且有时呈脓胸或脓气胸的典型表现。

鉴别诊断 ① 肺结核伴空洞形成:如金黄色葡萄球菌肺炎发生在上肺,则易误诊为肺结核伴空洞形成。一般而言,肺结核好发于上叶的尖后段及下叶背段,结核性空洞有厚壁空洞、薄壁空洞、张力性空洞及慢性纤维性空洞等,洞内一般无液气平面,周围可见卫星灶,增强扫描一般呈轻度强化。但有时两者影像学不易鉴别,应密切结合临床以及抗感染治疗后随访。② 普通细菌性肺脓肿:可单发或多发,早期呈肺内团片影,周围见模糊渗出,其后形成厚壁空洞,内壁常较光整,可见液气平面,很少出现肺气囊。本例临床上出现发热,CT见肺内多发性结节及含气囊腔病变并伴有胸腔积液,血培养有金黄色葡萄球菌生长,可确诊为金黄色葡萄球菌肺炎。

例3　球形肺炎

【病史摘要】　男性,27岁。因咳嗽、咳痰1个月,痰中带血半月入院,痰查癌细胞阴性。

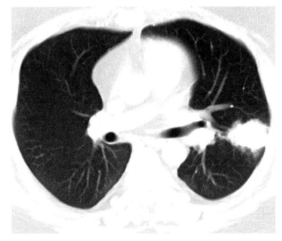
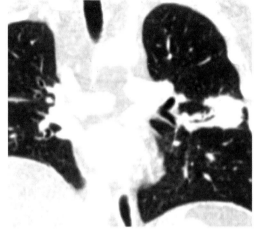

图5-4-3A　　　　　　　　　　　　　　图5-4-3B

【CT征象】　左肺下叶背段可见一球形密度增高影,边界欠清,可见少许短粗条索影;重组冠状位图像可见其肺门侧支气管通畅;纵隔窗病灶呈软组织密度;增强扫描病变呈不均匀较明显强化(图5-4-3A~C)。

【重要征象】　球形密度增高影,边界欠清,病灶内侧支气管通畅;增强扫描呈较明显强化。

【CT拟诊】　①球形肺炎。②周围型肺癌。③肺结核瘤。

【最终诊断】　球形肺炎。

【评　　述】　肺炎的影像表现形式多种多样,多为斑片状,当病灶呈球形时,即称为球形肺炎,是由细菌或病毒引起的急性炎症,以细菌性多见。球形肺炎的病

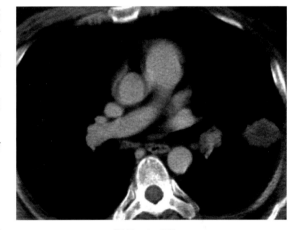

图5-4-3C

理机制尚不完全清楚,多数文献报道认为:①肺炎渗出物沿肺泡孔向周围扩散。②大叶性或节段性肺炎吸收过程中的一种表现。③由于抗生素的广泛应用,大叶性或节段性肺炎发展过程受到限制而成。

CT表现　①病灶在横断位上呈圆形或类圆形,三维重组可呈钱币样或片状改变,即病灶的三条轴线不等长,其中一条明显较短。②密度较均匀,CT值稍低于软组织密度,有的病灶边缘部分稍低于中央部,有时可见空气支气管征或空洞。③边缘较规则,可有毛刺,亦可模糊,周边有索条状或粗大肺纹理。④胸膜下常有局限性胸膜增厚及粘连带。⑤增强扫描病灶呈渐进性明显强化。⑥抗感染治疗后短期内吸收。

鉴别诊断　(1)肺结核瘤:好发于上叶尖后段和下叶背段,结核瘤呈球形,边缘多光滑,可有钙化及卫星病灶等,增强扫描呈轻度强化或无明显强化,或呈边缘环形强化。(2)周围型肺癌:本例不支持肺癌而支持球形肺炎的根据如下。①患者年纪轻,病史较短。②病灶边缘欠清且毛糙,周围的条索较粗大且柔软,与肺癌放射状细短硬的毛刺有所不同。③与胸膜相贴处未见明显胸膜凹陷征。④病灶内侧支气管管壁增厚。⑤痰中未找到癌细胞。本例经抗感染治疗2周后,原病灶CT扫描吸收消退,此后随访未见异常。

例4 机化性肺炎

【病史摘要】 女性,73岁。3年前咳嗽伴低热1个月入院。门诊胸透示右下肺阴影。

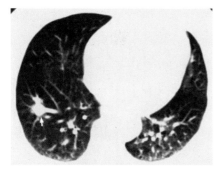
图 5-4-4A

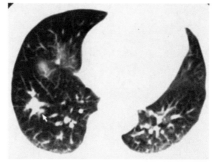
图 5-4-4B

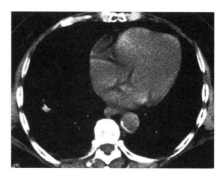
图 5-4-4C

【CT征象】 肺窗示右肺下叶一1.5 cm×1.5 cm结节影,边缘较光滑,略分叶,周围见稀疏的长纤维条索影;纵隔窗示结节密度稍高,较均匀,下半部呈半圆形,上半部见三个尖角状突起,边缘较平直、清楚,肺实质内未见空气支气管征(图5-4-4A~C)。

【重要征象】 肺内结节影,边缘较光滑,周围见稀疏的长纤维条索影;肺实质内未见空气支气管征。

【CT拟诊】 ①机化性肺炎。②周围型肺癌。③肺结核球。

【病理诊断】 机化性肺炎(局限性)。

【评 述】 机化性肺炎指肺部的炎症由于多种原因未得到彻底治疗,而导致病变不吸收或明显吸收延迟,是多原因导致的肺组织损伤后的一种非特异性的病理反应,其病理学以炎性细胞浸润、间质纤维组织及纤维母细胞增生,形成肉芽组织充满肺泡腔为特点。该病可以为特发性,病因不明,也可有很多病因,如炎症感染、药物反应、肺梗死、胸膜病变、肿瘤放化疗、结缔组织病及器官移植等,前者称为隐源性机化性肺炎,后者称为继发性机化性肺炎。前者激素治疗有效而单用抗生素治疗无效,后者除用糖皮质激素治疗,同时还要进行病因治疗。

局限性机化性肺炎指不吸收或延迟吸收的肺部炎症。尽管应用了包括CT在内的各种影像学检查手段,对机化性肺炎的诊断仍很困难,有时需穿刺活检,甚至手术切除才能证实。

CT表现 局限性机化性肺炎的CT征象复杂,主要有以下几种表现。①多位于肺野的中外带,可与胸膜相连,并引起局部胸膜增厚。②大部分为卵圆形、梭形或梯形,少数呈圆形。③大部分边缘清楚,可有分叶,分叶的切迹较浅,可见稀疏的长条索影,无密而细短的丛状毛刺。④约有半数可见卫星灶,有周围血管向病灶处集中。

鉴别诊断 ①肺结核球:边缘较光滑的结节,钙化多见,卫星灶明显,好发于上叶尖后段和(或)下叶背段,与机化性肺炎多可鉴别。②周围型肺癌:结节呈分叶状,可见空泡征、毛刺征、胸膜凹陷征、支气管截断征及血管集束征等征象,但两者往往有许多相同之处。根据机化性肺炎位于肺周围胸膜下或在支气管血管束周围的卵圆形、梭形或梯形的形态及存在卫星灶,边缘有长而稀的纤维条索等特征,可与周围型肺癌相鉴别。尽管如此,也要定期随访复查。本例在诊断8年后,原病变部位结节影突然迅速增大,后经病理诊断为淋巴瘤,值得注意。

例 5　慢性肺脓肿

【病史摘要】　男性,25 岁。3 周前无明显诱因出现胸痛,伴有发热。反复咳嗽、咳脓臭痰 1 年。

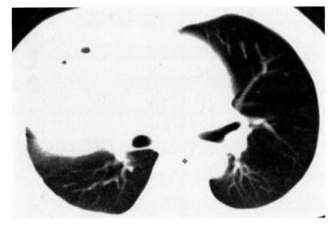

图 5 - 4 - 5A

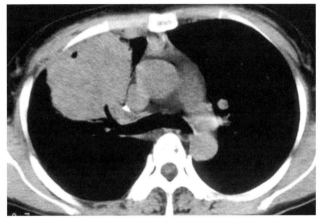

图 5 - 4 - 5B

【CT 征象】　CT 平扫肺窗示右肺上叶一巨大软组织密度团块影,边缘尚光滑,部分欠清晰,与前胸壁界限清楚,并成锐角相贴,周围肺纹理受压、聚集(图5 - 4 - 5A)。纵隔窗示团块影中央大部分液化,前方可见少数含气小腔,肿块壁较厚,外缘部分有分叶状改变,液化坏死,边缘光滑,与胸壁接触面无肋骨破坏,与纵隔界面尚清楚,右肺上叶支气管受牵拉向前移位,前段支气管嵌入肿块内,近端通畅,远端阻塞(图 5 - 4 - 5B、C)。

【重要征象】　软组织密度团块影,中央液化坏死,边缘光滑前方见少数含气小腔。

【CT 拟诊】　① 慢性肺脓肿。② 胸膜腔巨大包裹性脓胸。③ 癌肿伴液化坏死。④ 局限性胸膜间皮瘤。

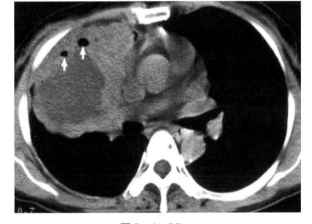

图 5 - 4 - 5C

【病理诊断】　慢性肺脓肿。

【评　　述】　肺脓肿按感染途径可分为吸入性、血源性和邻近器官直接蔓延三种。病原菌以金黄色葡萄球菌和肺炎双球菌多见。按病程长短又分为急性肺脓肿和慢性肺脓肿。急性脓肿在 CT 上多呈软组织密度改变,中心坏死区为低密度,增强扫描脓肿周边强化而中心不强化。慢性脓肿以出现空洞为特征,但支气管阻塞而脓液排出困难时,可以形成含液脓腔。

CT 表现　① 空洞或脓腔呈圆形、椭圆形或不规则形。② 脓腔或空洞壁多较厚,内缘光滑清楚。③ 脓腔内空气、液体两者均有,可见不同程度的气液平面,有时脓肿呈多房性。本例 CT 典型征象是脓肿腔内见液气平面,脓腔壁内缘清楚、光滑,外缘比较模糊;不典型表现为脓腔壁呈分叶状。

鉴别诊断　① 局限性胸膜间皮瘤:起源于胸膜,肿块与胸壁的交角为钝角,中央极少见到液化坏死。② 癌肿伴液化坏死:可形成厚壁空洞,有时很难与厚壁脓肿相鉴别,但癌性空洞多为偏心性,内壁可见局限小结节突起,病灶外缘多清楚,腔内少见液平面,且癌肿病灶较大时常可侵犯邻近胸膜甚至胸壁肋骨引起骨质破坏,结合临床病史有助鉴别。③ 脓胸:多和胸壁呈钝角相贴,可见增厚的胸膜脏层和壁层之间存在液体,三者构成"胸膜分离征"。

例6　新型冠状病毒肺炎(多发)

【病史摘要】　女性,38岁。因发现肺部感染6天,发热4天入院,有新型冠状病毒肺炎患者接触史。

【CT征象】　CT平扫示两肺下叶胸膜下多发大小不等斑片状磨玻璃影,以后、外基底段为主,部分病变融合,小叶间质增厚,可见铺路石征(图5-4-6A、B)。

【重要征象】　胸膜下分布,磨玻璃影,小叶间质增厚,铺路石征。

【CT拟诊】　① 新型冠状病毒肺炎(COVID-19)。② 其他病毒性肺炎。③ 支原体肺炎。④ 真菌感染。

【最终诊断】　新型冠状病毒肺炎(COVID-19)。

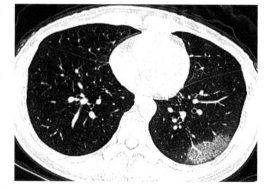

图5-4-6A

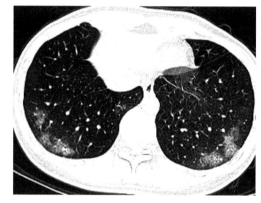

图5-4-6B

【评　　述】　新型冠状病毒肺炎(COVID-19),由WHO正式命名,由β冠状病毒感染所致,自然宿主可能是蝙蝠,中间宿主尚未确定。它通过S-蛋白与人ACE2互作用的分子机制来感染人的呼吸道上皮细胞。COVID-19目前主要传播途径是经呼吸道飞沫传播和接触传播,有较强的传染性。研究者已发现存在动物传人、人传人、医务人员感染、一定范围社区传播的可能。COVID-19潜伏期为1~14天,多为3~7天发病,主要症状以发热、乏力、干咳为主,并逐渐出现气促,呼吸困难。人群普遍易感。多数感染新冠肺炎病毒的患者(约80%)为轻症,13.8%的患者为重症,6.1%的患者为危重型,2020年4月以来发现更多的为无症状的病毒携带者。轻症患者可仅有低热、轻微乏力等症状,无肺炎表现多数患者预后良好。重症患者多在发病1周后出现呼吸困难或低氧血症,严重者快速进展为急性呼吸窘迫综合征(ARDS)、脓毒症休克、心肌损害、难以纠正的代谢性酸中毒和凝血功能障碍。核酸检测是病原性诊断的主要方法。胸部影像学检查,尤其是胸部高分辨率CT检查在新型冠状病毒肺炎诊断中发挥了重要价值,是早期发现肺部异常的关键检查方法,是诊断及鉴别诊断新冠肺炎的重要依据,也是监测新冠肺炎治疗、转归的重要手段。

CT表现　早期:① 单发或多发病灶,以磨玻璃密度为主,其内纹理可呈现铺路石征。② 病变范围小且局限,多位于肺外周或肺胸膜下。③ 一般无胸腔积液或淋巴结肿大。进展期:① 病灶分布区域增多,胸膜下分布为主,可累及多个肺叶;病变范围扩大,可呈大片状。② 部分病灶出现肺实变,并可合并肺组织坏死形成小空洞,病灶进展及变化迅速。重症期:① 双肺弥漫性病变,部分可呈白肺表现。② 病灶以实变为主,合并磨玻璃影,空气支气管征,多发索条状阴影。转归期:病灶范围缩小,密度减低,肺实变逐渐消失,渗出物被吸收或机化,部分残留条索影。

鉴别诊断　① 真菌感染:曲霉菌感染病灶周边可见磨玻璃影(晕征),但多伴有结节病灶、空洞及"空气半月征"等可作鉴别。② 支原体肺炎:多发于儿童,CT多表现为支气管壁增厚,沿支气管血管束走行的斑片影、磨玻璃密度影;无胸膜下分布特点。③ 其他病毒性肺炎:常见的流感病毒肺炎:单侧或双侧的肺磨玻璃影,支气管血管束增粗,合并或不合并局灶肺实变,常分布在支气管血管周围或胸膜下。重症急性呼吸综合征(SARS):其致病原也是一种冠状病毒,CT表现为两肺多灶性磨玻璃病变,单侧或双侧肺实变,大片磨玻璃影中可见小叶间隔增厚及铺路石征,少见空洞、钙化、网格或结节,少见淋巴结增大或胸腔积液。病毒性肺炎影像表现多样,需结合流行病学特点、临床表现及实验室检查等作鉴别,最终诊断需要病原学实验室检查。

例7 新型冠状病毒肺炎(单发)

【病史摘要】 女性,49岁。因咳嗽、咽痛1个月,加重1周于2020年1个月入院,近1周有新型冠状病毒肺炎患者接触史。

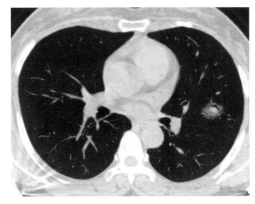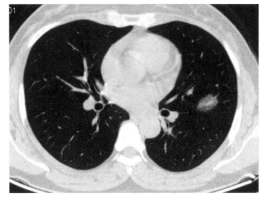

图5-4-7A   图5-4-7B

【CT征象】 CT平扫示左肺上叶一孤立性混杂磨玻璃密度结节影,边缘略模糊,其内见空气支气管征(图5-4-7A、B)。

【重要征象】 混杂磨玻璃密度影。

【CT拟诊】 ① 新型冠状病毒肺炎(COVID-19)。② 肺腺癌。③ 炎性假瘤。④ 支原体肺炎。

【最终诊断】 新型冠状病毒肺炎(COVID-19)。

【评 述】 新型冠状病毒肺炎(COVID-19)除肺部炎症性病变外,还可能引起肠道、肝和神经系统损害和相应症状。从病理上,COVID-19和其他大多数病毒肺炎一样首先累及终末细支气管引起细支气管炎及其周围炎,病损首先在肺间质,表现为肺小叶间隔、小叶内间质、胸膜下间质、小叶中心间质等水肿、增厚,相应地在影像学上即表现为早期的肺外胸膜下分布的磨玻璃影和细网格影。细支气管炎继续进展接着引起弥漫性肺泡损伤,表面被覆含蛋白及纤维蛋白的透明膜,影像上即呈现进展期多发斑片状密度增高影甚至肺实变。病变吸收后可残留肺纤维化。新型冠状病毒肺炎实验室检查表现为:白细胞总数正常或减低,淋巴细胞数计数减低;血清C反应蛋白增高;部分患者肝酶和肌酶升高;鼻咽拭子、痰、下呼吸道分泌物、血液、粪便等标本中检测新型冠状病毒核酸阳性。在COVID-19诊断标准中,疑似病例为:流行病学史+三项临床表现(发热、典型肺炎影像学表现、早期实验室检查白细胞总数正常或减低,淋巴细胞数计数减低)中任意两项。确诊病例为:疑似病例+(同时具备鼻咽拭子、痰、下呼吸道分泌物等标本实时荧光PT-PCR检测)COVID-19核酸一次阳性。

CT表现 根据病变范围及类型将CT表现分为早期、进展期、重症期及消散期。一般常见CT表现为:① 肺内单发或多发,斑片状、结节状或条片样磨玻璃密度影(GGO)为主,其内纹理可呈现"铺路石征"。② 沿支气管束或肺底胸膜下分布为主,可见空气支气管征。③ 合并或不合并小叶间隔增厚。④ 极少数伴胸腔积液或淋巴结肿大。

鉴别诊断 ① 支原体肺炎:多发于儿童及青年,CT可表现为磨玻璃密度影,边界多较模糊,但单发少见,常伴有支气管壁增厚,可见沿支气管血管束走行的点片影;无胸膜下分布特点。② 炎性假瘤:多以实性为主,呈亚实性者相对少见,边界多较清楚,形态多不规则,如见到"平直征"、血管贴边征等相对特异性的征象可资鉴别。③ 肺腺癌:单发类结节样病变首次CT检查需与磨玻璃结节为主要表现的肺腺癌鉴别,后者一般无上呼吸道感染症状,磨玻璃结节多呈混杂磨玻璃结节影,可有毛刺、胸膜牵拉凹陷、支气管截断等征象,3个月至数年内随访结节可增大或实性成分增多,但短期随访1周内不会有明显变化,而新冠肺炎多有明显增大,且边界越来越模糊。本病例3天后复查CT病灶范围明显扩大,从而排除了肺癌的可能,但也提示新冠肺炎初诊CT表现有可能与肺癌类似,在流行该病期间应注意与其鉴别,除结合临床相关病史资料外,短期随访也是一种重要鉴别手段。

例8 支原体肺炎

【病史摘要】 女性,33岁。因反复体温升高5天入院,有支原体肺炎患者接触史。

【CT征象】 CT平扫示右肺下叶多发斑片状磨玻璃影、小结节影及实变影,沿支气管束走行,病变边缘模糊,局部小叶间隔增厚,支气管管壁增厚;右肺中叶亦见少许片絮状磨玻璃密度影(图5-4-8A、B)。

【重要征象】 支气管血管束增粗,磨玻璃影及实变影同时存在。

【CT拟诊】 ① 新型冠状病毒肺炎(COVID-19)。② 其他病毒性肺炎。③ 支原体肺炎。④ 细菌性小叶性肺炎。⑤ 浸润性肺结核。

【最终诊断】 支原体肺炎。

【评 述】 支原体是介于病毒和细菌之间,无细胞壁且能独立生活的最小微生物之一。支原体肺炎由肺炎支原体引发,主要通过呼吸道飞沫传播,多见于儿童及青年,其发病多在秋冬季,是导致社区获得性肺炎的常见因素之一。临床上无明显特征性症状,多表现为咳嗽、乏力、发热,具有起病急、发展快的特点。支原体肺炎病理上以急性支气管溃疡性或水肿性改变为主,肺泡间隔增宽充血,单核细胞、巨噬细胞及淋巴细胞等炎性细胞浸润,诱发肺实质细胞炎性改变,因此它可出现肺间质、实质病变。支原体肺炎虽然预后良好,但临床上在早期支原体肺炎检出率较低,故结合其CT影像学检查对疾病诊治有重要指导作用。

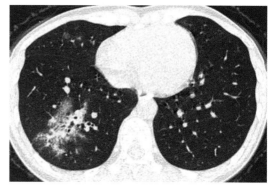

图5-4-8A

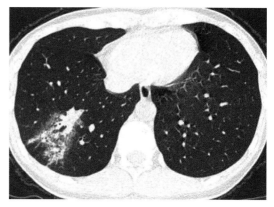

图5-4-8B

CT表现 ① 沿支气管分布为主的点片影、磨玻璃密度影及实变影;常由磨玻璃密度影逐渐过度为大片实变影,或在磨玻璃密度灶中出现散在分布的斑片状实变影,或两者同时存在,或在磨玻璃密度影中出现小叶中心型结节影。② 支气管血管束增粗:主要为支气管壁、血管壁等间质的炎症所致;可伴有腺泡结节、树芽征及树雾征。③ 淋巴结肿大:主要表现为气管前腔静脉后、主肺动脉窗及气管隆突前等纵隔淋巴结肿大。④ 胸腔积液,可为单侧或双侧,多为少量。

鉴别诊断 ① 浸润性肺结核:与支原体肺炎相比,两者都可以表现为结节状或斑片状实变影及树芽征,但浸润性肺结核临床上常伴有肺结核中毒症状,CT上可出现新旧病灶并存,且磨玻璃密度灶少见,常伴有钙化及纤维条索。② 细菌性小叶性肺炎:多表现为沿支气管血管束分布的小片或大片状渗出性阴影,磨玻璃密度影相对少见,且较少累及间质,小叶间隔增厚出现率低;而支原体肺炎常为实质病变和间质病变同时存在的磨玻璃密度影及实变影。③ 其他病毒性肺炎:大多数病毒性肺炎表现为磨玻璃密度影以及斑片状高密度影,常伴有间质病变而出现网格影,多为双肺、多段、多叶受累,少见淋巴结增大或胸腔积液;而支原体肺炎沿支气管血管束分布,病变相对较局限。④ 新型冠状病毒肺炎(COVID-19):发生在流行该病期间,多有新冠肺炎疫区或患者接触史;影像上表现为多发类圆形或斑片状磨玻璃密度影,多为肺外周或胸膜下分布,病变进展可呈弥漫性分布;小叶间隔增厚,病灶内纹理可出现典型"铺路石征"。一般无胸腔积液或淋巴结肿大的影像学表现。本例患者出现在新冠病毒流行期间,故需重点与新冠肺炎鉴别,经新冠病毒核酸检测显示为阴性,抗肺炎支原体IGM抗体(A-MP)弱阳性(±),后经抗支原体药物治疗而明显吸收好转,证实本例确为支原体肺炎。

例9 浸润性肺结核

【病史摘要】 男性,51岁。咳嗽1个月,主诉午后低热、盗汗、大汗并有大咯血5次。多次查痰找到结核杆菌。

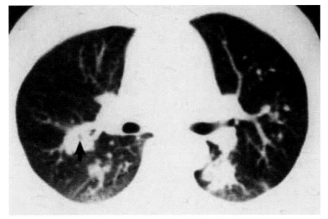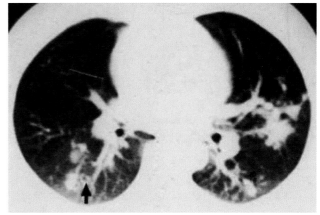

图5-4-9A   图5-4-9B

【CT征象】 两肺下叶以背段为主的小结节状及点状影,直径为0.3~1.5 cm,呈散在分布,有部分融合,其边缘较清楚(图5-4-9A、B)。右肺下叶可见2个小空洞病变(黑箭头示)。

【重要征象】 下叶背段多发小结节,散在分布,部分融合。

【CT拟诊】 ① 浸润性肺结核。② 小叶性肺炎。③ 真菌感染。

【最终诊断】 浸润性肺结核。

【评 述】 浸润性肺结核是一种常见的类型,属于继发型活动性肺结核,好发于上叶尖、后段和(或)下叶背段。主要特征是小叶实变影的中心有干酪样坏死组织,周围为非特异性炎症反应,坏死物质液化经支气管排出后可形成空洞,也可经支气管播散而引起干酪性肺炎。

CT表现 ① 结节性阴影:单发或多发,以多发为常见;结节直径为0.5~2.0 cm,呈圆形、类圆形或点状,为软组织密度影,可有低密度的小空洞或小空泡状区,亦可见钙化。② 斑片状阴影:呈分散的斑片状或斑点状软组织密度影,密度不均匀,边缘模糊,病灶内可见小空洞和钙化,亦可见小支气管扩张或小支气管充气征。③ 干酪性肺炎:表现为肺段或肺叶的实变,密度不均匀,其中可见虫蚀状空洞,病变中亦可见小支气管充气征,下叶常见播散性病灶。④ 结核球:是干酪性病灶为纤维包绕所致,直径多为2~4 cm,呈圆形,可分叶,多有钙化及周围卫星灶。⑤ 空洞型肺结核:以空洞为主的浸润病灶,其周围或下叶可见支气管播散的病灶。

鉴别诊断 ① 真菌感染:一般好发于免疫力低下人群,曲霉菌感染多有"球中球"、空气新月征、晕征等表现;隐球菌感染多表现为多发结节、肿块型,晕征也较常见,且多分布于肺外带胸膜下。② 小叶性肺炎:浸润性肺结核与小叶性肺炎一般可从以下几点鉴别:发生部位:前者多发生于两肺上叶尖后段及下叶背段,后者多发生于两肺下叶后基底段;边缘:后者边缘模糊较前者明显;分布:后者沿支气管血管束分布的特点更明显,呈片状渗出性,少有腺泡性分布;此外结核病灶内可有空洞、支气管扩张及钙化,周围常有卫星病灶或播散性病灶,并可伴肺体积缩小。小叶性肺炎缺乏这些征象。本例病变呈多发性结节状,并伴有空洞,边缘较清楚,多数位于两肺下叶背段,而且两肺下叶可见多数点状较高密度影,为支气管播散的结果。临床上多次痰中找到结核杆菌,也说明结核杆菌经支气管播散。

例10　肺结核伴空洞形成

【病史摘要】　男性,55岁。反复咳嗽、咳痰1个月余,后加重,PPD(+);痰查结核杆菌为阴性,红细胞沉降率35 mm/h。

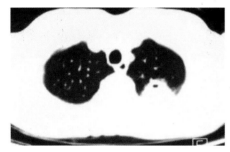

图 5 - 4 - 10A

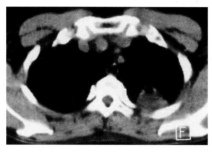

图 5 - 4 - 10B

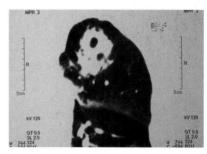

图 5 - 4 - 10C

【CT征象】　肺窗示左肺上叶尖后段团块状病灶,其内有空洞,内壁较光滑,外缘欠光整,周围可见少量卫星病灶(图5 - 4 - 10A、B),纵隔窗示病灶与胸膜界限不清,相邻肋骨未见明显破坏征象(图5 - 4 - 10C、D)。

【重要征象】　薄壁空洞病灶伴卫星灶,空洞内壁光滑。

【CT拟诊】　①肺结核伴空洞。②肺癌。③肺脓肿。

【最终诊断】　肺结核伴空洞形成(抗结核治疗后完全吸收)。

【评　　述】　肺结核好发于肺上叶尖、后段和下叶背段;空洞

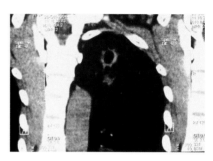

图 5 - 4 - 10D

性肺结核属于继发型肺结核一种。继发型肺结核为肺结核的一个主要类型,包括浸润性肺结核、纤维空洞性及干酪性肺炎等。肺空洞是肺内病变组织发生坏死后,经支气管排出而形成的含气腔,常见于肺结核的干酪样坏死灶、肺脓肿、肺癌及某些真菌感染。结核性空洞有多种多样。急性空洞见于干酪性肺炎,可形成多数较小的、形状不一的空洞,呈虫蚀状;慢性空洞有厚壁空洞、薄壁空洞、张力性空洞及慢性纤维性空洞等。一般先形成厚壁空洞,待干酪样坏死组织进一步排出,则形成薄壁空洞,壁厚小于3 mm,且较均匀,内缘光整。当引流支气管出现活瓣样阻塞时,可导致空洞内空气进入容易而排出困难,会形成张力性空洞,其空洞扩大,张力高,壁薄而光整,常有液气平面。慢性纤维空洞则空洞变形,常同时有肺组织毁损,上叶病变可导致肺门上提。CT相对于平片的优势:可检出更多空洞和渗出性病灶、粟粒样病灶,发现支气管源性播散病灶,判断病变有无活动性;显示纵隔及肺门淋巴结改变等。

CT表现　①发生在肺结核的典型部位:两肺上叶或下叶背段。②薄壁或厚壁空洞,多数为薄壁空洞,洞壁厚薄不均,空洞内缘较光滑,此为结核空洞的特点,但亦可不规则;结核性空洞内常无气液平面,如出现需考虑继发细菌感染。③病变周围有斑点状及索条状卫星灶。④空洞的边缘及周边有索条状影,肺门侧常见引流支气管。⑤空洞附近胸膜常增厚。⑥增强扫描病灶强化多不明显或轻度强化,强化值大多数小于20 HU,也可呈边缘环形强化。

鉴别诊断　①肺脓肿:起病急,临床上急性中毒症状明显,通常发生于下叶背段或后外基底段,可跨叶生长,可多支引流,多叶蔓延,病灶周围常有渗出病灶。CT显示脓肿空洞壁较厚,壁内缘光滑,可见大跨度液平面,病灶边缘浸润明显,CT增强扫描一般呈较明显均匀强化,故易于鉴别。②肺癌伴空洞:常为分叶状肿块,边缘有毛刺,支气管阻塞、截断征,空洞壁较厚而不均匀,常为偏心空洞,其内缘凹凸不平或有瘤结节,可见胸膜凹陷,一般不出现卫星病灶,可发生两肺多发转移灶。

例 11　慢性血行播散型肺结核

【病史摘要】　女性,50 岁。间断咯血伴低热 3 个多月。

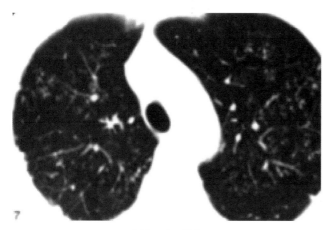

图 5-4-11A

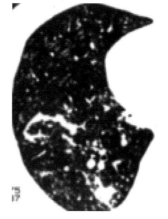

图 5-4-11B

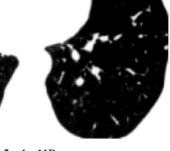

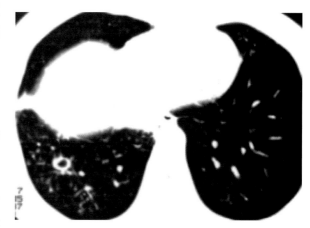

图 5-4-11C

【CT 征象】　肺窗示两肺内粟粒状及小结节状病灶,密度欠均匀,边缘欠清晰,其中右肺下叶结节内可见一小空洞,壁厚为 2 mm,两肺散在纤维索条影,叶间胸膜未见明显增厚(图 5-4-11A~C)。

【重要征象】　两肺多发粟粒状及结节状病灶,分布不均,大小不一。

【CT 拟诊】　① 慢性血行播散型肺结核。② 肺腺癌伴转移。③ 转移瘤。④ 硅盐沉着症(矽肺)。

【最终诊断】　慢性血行播散型肺结核。

【评　　述】　血行播散型肺结核(Ⅱ型)可分为急性粟粒型、亚急性和慢性血行播散型,与结核菌进入血液循环的途径、数量、次数及机体的反应性不同有关。急性粟粒性肺结核早期 X 线表现为两肺野密度呈磨玻璃样增高,约 10 天后出现分布均匀、大小为 1.5~2.0 mm、密度相同的粟粒状病灶。亚急性及慢性血行播散型肺结核的 X 线表现为大小不等、密度不同、分布不均匀的多种性质的病灶,小者如粟粒,大者为较大结节,可出现钙化、空洞及纤维索条状病灶。

CT 表现　① 慢性血行播散型肺结核主要分布于两肺上、中野,下肺野较少。② 病灶大小不等,小者为 1~2 mm,大者 10 mm 左右,呈粟粒状、小结节状及小片状。③ 病灶密度各不相同,一般呈较高密度,边缘模糊或清楚,较小病灶在常规 CT 平扫其边缘模糊,但薄层(1~2 mm)扫描其边缘清楚。④ 多种不同性质病灶如增殖、渗出、钙化、空洞及纤维索条状影常混合存在。

鉴别诊断　① 硅盐沉着症(矽肺):肺内多发或弥漫性小结节,大多直径小于 10 mm,主要见于肺上叶,但小结节病灶较血行播散型肺结核的密度高,而且边缘清楚,有融合趋势,小叶间隔增厚并伴肺大疱,有粉尘吸入病史,可以区分。② 转移瘤:病变分布以两肺下叶为主,常较大(直径为 5 mm 以上),其边缘清楚,结合临床病史及随访观察,可以进一步明确诊断。③ 肺腺癌伴转移:当表现为两肺弥漫分布的小结节状或小斑片状病变时,应与慢性血行播散型肺结核鉴别。前者病变多见于两肺中、下野,且分布不均匀,某些部位病变密集,而某些部位则较稀疏,有时可见较大的结节,常有磨玻璃密度结节或片状磨玻璃密度影,查痰中癌细胞常阳性;后者在临床上有较明显的结核中毒症状,抗结核治疗有效。

例 12　肺结核球(瘤)

【病史摘要】　男性,61 岁。检查发现左下肺占位 4 年余。

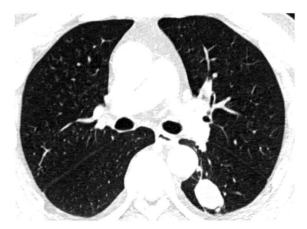

图 5 - 4 - 12A

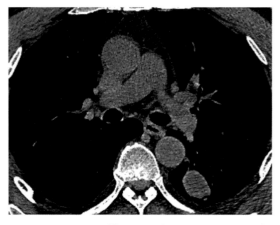

图 5 - 4 - 12B

【CT 征象】　平扫示左肺下叶背段一 1.7 cm×2.8 cm 的球形软组织密度影,边缘光滑清楚,其内可见细点状钙化,边缘密度稍高,内部密度稍低,无明显分叶征;周围可见散在小点状高密度影(图 5 - 4 - 12A~C)。

【重要征象】　球形病灶,边缘清晰,内伴钙化灶;病灶内可见低密度区。

【CT 拟诊】　① 肺结核球(瘤)。② 周围型肺癌。③ 球形肺炎。④ 肺错构瘤。

【病理诊断】　肺结核球(瘤)。

【评　　述】　结核球(瘤)是浸润性肺结核的一种表现,病理基础是由纤维肉芽组织包裹的干酪样坏死物质形成的,多数直径在 3 cm 以下。

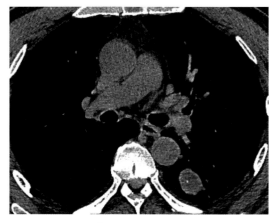

图 5 - 4 - 12C

CT 表现　① 圆形或类圆形结节或肿块,边缘多光滑清楚,密度较高,均匀或不均匀,可见钙化,特点为较大钙化。② 部分病变有分叶但较浅,脐凹征少见,可见较长但较稀疏的毛刺或条索,可见胸膜凹陷征或局部胸膜增厚。③ 卫星病灶较多见,有时这一征象为与周围型肺癌鉴别的关键。④ 周围无明显血管集束征。⑤ 增强扫描强化多不显著,CT 值增加多在 15 HU 以下,有的可呈薄环状强化。

CT 是目前诊断可疑肺部结节的首选方法,可提供结节精确位置和特征,如钙化、空洞形成、分叶和毛刺样边缘等。肺结节钙化最具诊断价值,CT 显示结节中心较大钙化、完全钙化或同心圆钙化,可肯定地诊断为肉芽肿,其中以结核性病变的可能性最大。对于精确显示结节较为细小的钙化,要采取容积扫描 1 mm 层面重组。病灶周围有卫星灶,可作为诊断结核球(瘤)的重要辅助征象,但不可作为唯一确诊征象。

鉴别诊断　① 肺错构瘤:边缘更加光滑、锐利,呈圆形或类圆形,无分叶或浅分叶;病灶内出现脂肪密度或爆米花样钙化提示为错构瘤;周围无卫星灶;增强扫描多数呈无强化或轻微强化。② 球形肺炎:形态与结核球(瘤)相似,但密度较均匀,边缘多较模糊甚至有晕征,一般无钙化,病变周围没有卫星病灶;增强扫描病灶强化多显著;发生部位及临床表现亦有区别,应综合分析,有时两者不能区分。③ 周围型肺癌:钙化少见,即使有钙化其面积常不超过病灶的 10%,而且呈分散细点状,肿块分叶、毛刺多见,周围多无卫星病灶,增强扫描病灶 CT 值增加多超过 20 HU,与结核球(瘤)的轻微强化或薄环状强化不同。

例 13　肺曲霉菌病

【病史摘要】　男性,53 岁。反复咳嗽、咳痰,痰中带血 1 年余。

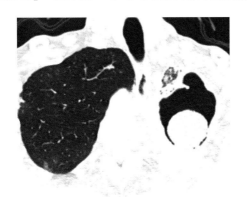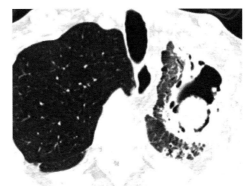

图 5－4－13A　　　　　　　　　图 5－4－13B

【CT 征象】　肺窗示左肺上叶一空洞性病变,空洞外壁模糊,周围见渗出影,空洞内壁光整;空洞内可见一直径约 3 cm 的球形病灶,边缘光滑,仅以小面积与空洞后壁相接触,形成"空气新月征";纵隔窗示空洞壁及空洞内球形病灶呈软组织密度,邻近肋骨未见明显骨质破坏(图 5－4－13A～C)。

【重要征象】　肺内空洞病灶,其洞腔内球形阴影,仅以小面积与空洞后壁相接触,形成"空气新月征"。

【CT 拟诊】　① 肺曲霉菌病(曲菌球)。② 空洞性肺结核。③ 慢性肺脓肿。④ 肺囊肿并发感染。

【最终诊断】　肺曲霉菌病(曲菌球)。

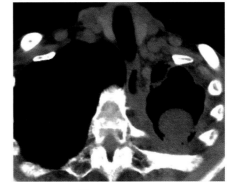

图 5－4－13C

【评　　述】　肺曲霉菌病是肺真菌感染性病变的一种类型。肺真菌病常见致病菌有曲霉菌、隐球菌、念珠菌等,肺曲霉菌感染胸部 X 线片和 CT 上有特征性表现。肺曲霉菌病在临床可分为:① 腐生型(曲菌球)。② 变态反应性支气管肺曲霉菌病。③ 侵袭性曲霉菌病(IPA)。腐生型常继发于支气管囊肿、支气管扩张或结核净化空洞。

CT 表现　① 腐生型(曲菌球):在肺原有空洞灶内(如结核空洞)或空腔内(如肺囊肿、支气管扩张)生长一个球形灶称为曲菌球,典型征象为"球中球"表现,并可见空气新月征;当空洞腔足够大时,改变体位可见曲菌球的活动。② 变态反应性支气管肺曲霉菌病:肺内浸润阴影有反复发作和多发游走的特点;支气管壁增厚及扩张;支气管内黏液栓征象(Y 形、V 形、指套征或葡萄状阴影,向肺门集中)。③ 侵袭性曲霉菌病:早期特征 CT 表现为"晕征",结节是该病最常见 CT 表现,菌丝浸润血管可形成栓塞出血带,表现为结节周围的磨玻璃影,称为"晕征";肺组织坏死、收缩,可见肺部结节周围形成半月形气影,称为"空气半月征",较"晕征"出现得晚。

鉴别诊断　① 肺囊肿并发感染:肺囊肿呈多发性时,常表现为一侧或两侧肺内多数薄壁透亮环,可含有小的液平面;并发感染时囊壁增厚,边缘模糊,可见炎性浸润灶,但囊壁上无棘状突起,邻近区域缺乏粟粒状和小结节状病灶。② 慢性肺脓肿:呈圆形、椭圆形,壁较厚,可见气液平面,边缘清楚,可有播散病灶,但脓肿通常为单发,胸膜增厚较明显,有的伴有脓胸,一般无"球中球"表现。③ 空洞性肺结核:一般空洞内容物为干酪坏死物质,密度不均,形态不规则,无典型球形结节影,且增强强化轻微或无强化。但肺曲霉菌病的影像表现多样,当病灶缺乏特征性改变时,特别是侵袭性曲霉菌病早期阶段,诊断多有困难,应结合病史,确诊主要依靠呼吸道分泌物或活检组织的病原学检查。

例 14 肺隐球菌病

【病史摘要】 女性,56岁。因咳嗽1周,加重4天入院。既往有慢性支气管炎病史30年。

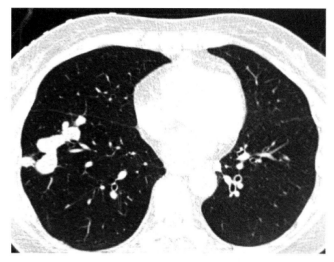

图 5-4-14A

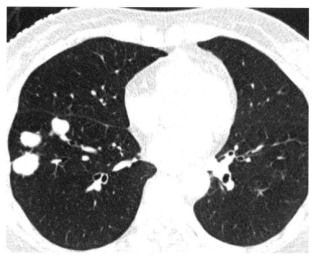

图 5-4-14B

【CT征象】 肺窗示右肺下叶胸膜下多个类圆形结节影,大小、形态相似,边界清楚,聚集分布,部分呈融合改变;局部支气管走行尚正常;周围肺野清晰。纵隔窗示病灶呈软组织密度影,密度较均匀(图5-4-14A~C)。

【重要征象】 多发形态、大小相似的结节,聚集分布,边界清楚。

【CT拟诊】 ① 肺隐球菌病。② 肺结核。③ 转移瘤。④ 血管侵袭性肺曲霉菌病。⑤ 韦格纳肉芽肿。

【最终诊断】 肺隐球菌病。

【评 述】 肺隐球菌病是由于感染新型隐球菌引起的一种肺部真菌病,在整个肺部真菌病变中,仅次于肺曲霉菌病,占20%左右。新

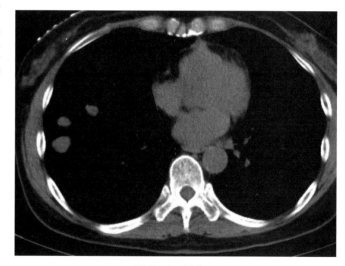

图 5-4-14C

型隐球菌可分为A、B、C、D 4个血清型,临床以A型和D型常见。以往研究认为免疫低下者为易感人群,长期居住于潮湿环境或接触鸽子及其排泄物为高危因素。而近年研究发现免疫正常人群发病率呈上升趋势。隐球菌病主要通过吸入空气中的新型隐球菌孢子而感染,因此呼吸系统是其进入人体的主要途径。隐球菌进入肺部后主要有3种表现形式:① 隐球菌定植:可以定植在气道或肺泡,不产生症状,也无影像学改变。② 隐球菌聚集:指菌体在肺泡内生长但不引起机体的炎症反应。③ 肉芽肿形成。肺隐球菌病临床症状无特异性,主要表现为咳嗽、咳痰、发热、头痛、胸痛等,部分患者无明显症状,体检时无意中发现病变。

CT表现 病灶多分布于肺外带胸膜下,下肺多见。CT表现大致可分为3种类型:① 支气管浸润性实变:多为局限浸润性实变,病灶呈大小不一,形态各异,单发或多发的浸润性病变,可为小条片或斑片影,病灶长轴多与胸膜平行,收缩征(指病变远端两侧向病灶中心靠拢且与胸膜夹角呈锐角,近端肺血管及支气管聚拢或病灶所在肺叶缩小)常见,较具特征性。② 肺内结节或肿块型:其中最常见为单发结块型,其次为多发结块型,结节大小不等,绝大多数呈实性,边界较清楚,形态不规则,分叶

不明显,多位于肺外带胸膜下,增强扫描呈中度渐进性强化,少数病灶可有毛刺或不规则空洞。③ 弥漫混合病变:表现为结节、斑片、团块等多样化病灶共存。对诊断肺隐球菌较有价值的一些影像征象有:① 晕征:病灶周围磨玻璃影,如日光晕环一般,但并非所有病变都会出现,且常见于其他肺部真菌感染。② 支气管征:支气管顺利从病灶内自然走行,但不到达病灶远端。③ "蘑菇兄弟征":指多发结节形态一致,多聚集在一起,后期可融合,较有特征性。④ "鬼脸征":主要是病灶后期出现多中心性干性坏死后形成不规则空洞,形似鬼脸。本例 CT 表现应属于多发结节型,并呈现"蘑菇兄弟征"。

　　鉴别诊断　① 肺韦格纳肉芽肿:也称肉芽肿性多血管炎,常表现为两肺外带散在分布多发类圆形肿块或结节,病灶内空洞常见(50%~80%),边缘毛糙,常见毛刺或条索影,周围可出现晕征。② 血管侵袭性肺曲霉菌病:主要发生在免疫抑制患者,常伴有严重的中性粒细胞减少症。CT 表现为肺外带或下肺的多发结节或楔形实变影,周围可见"晕征",病灶内可出现"新月征"。③ 肺转移瘤:多有原发病史,结节呈两肺多发,散在分布,发现原发灶有助鉴别,且转移灶多数与原发灶影像特点相似。④ 肺结核:有结核中毒症状,病灶多发于上叶尖后段及下叶背段,一般结节较小,边缘常见纤维条索或长毛刺,沿支气管血管束分布,常合并空洞、钙化等,也可表现为较大结节或肿块伴周围多发卫星病灶,增强扫描病灶多数呈轻度强化或环形强化。

例15 肺包虫病

【病史摘要】 男性,37 岁。胸闷伴腹胀不适 2 个月余。

【CT 征象】 纵隔窗示右肺上叶纵隔旁一囊实性肿块,边缘光滑清楚,囊内多发分隔形成多个小囊,实性部分密度稍高(图 5－4－15A、B)。

【重要征象】 多囊性病灶,边界清晰;囊中囊(子囊)。

【CT 拟诊】 ① 肺包虫病。② 肺脓肿。③ 肺囊肿。④ 肺曲霉菌病。⑤ 纵隔畸胎瘤。

【最终诊断】 肺包虫病。

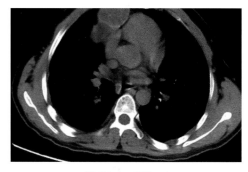

图 5－4－15A

【评 述】 肺包虫病又称细粒棘球蚴病,是细粒棘绦虫中绦期——棘球蚴寄生在哺乳动物脏器内所引起的人兽共患寄生虫病,呈世界性分布。包虫病在我国主要分布于西北边远牧区,尤其是新疆、西藏及内蒙古等地区发病率较高。该病可侵犯任何器官,通常多在肝和肺内寄生(肌肉、肾、胃等部位发生较少)。发病年龄集中在 20～50 岁,有与牛、羊、马等动物密切接触史,因进食被虫卵感染的食物而发病(犬为终宿主);临床表现多为胸痛、咳嗽、咯血、消瘦、咳水样液或粉皮样物。在肺内发病部位右肺多于左肺,下叶多于上叶。怀疑肺包虫病时,禁忌使用肺穿刺术,以免囊液渗出及棘球蚴播散,手术是唯一有效治疗手段。

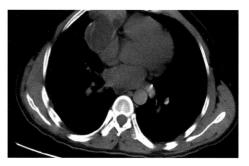

图 5－4－15B

CT 表现 ① 肺包虫囊肿分为单发性囊肿和多发性囊肿,常在肺中下外围发生,囊肿有大有小,肺中完整的病灶,边缘较清晰,形状一般为圆形或椭圆形,一般呈浅分叶状,囊内可见有子囊,呈蜂窝状和花瓣状的多个子囊分隔,且密度比较均匀,少数囊壁可见蛋壳样钙化。② 肺包虫病的破裂及感染率较高,当受到感染后,密度会增高,囊壁的边缘变得异常模糊且粗糙,CT 表现和肺脓肿相似。囊肿破裂后可形成特征性 CT 征象"新月征":仅有外囊破裂小口,少量空气进入内、外囊之间,形成新月形透亮影;"双弓征":如内外囊都破裂,囊内容物部分排出,空气同时进入内、外囊内有液平面出现,其上方有两层弧形的透亮带,称为"双弓征";囊完全破裂,内囊塌陷,飘浮于液平面上,使液气面凹凸不平,出现"水上浮莲征"。

鉴别诊断 ① 纵隔畸胎瘤:该病例贴近前上纵隔,故需与前上纵隔内囊实性肿瘤,主要是畸胎瘤鉴别,后者常含有脂肪、大块钙化、骨、牙齿或毛发等多胚层组织成分,但无囊中囊表现。② 肺曲霉菌病:曲菌球的"空气新月征"需与包虫囊肿破裂鉴别,后者多继发于肺结核空洞、支气管扩张、肺囊肿的基础上,反复间断痰中带血或咯血,无发热、胸痛、气急等症状,腔内容物可随患者体位改变而移位,且球体呈软组织密度,而包虫病的球形物为薄壁囊性病灶,腔内为液性密度。③ 肺囊肿:是胚胎发育障碍引起的先天性疾病,好发于幼年或青年,一般囊壁菲薄,与支气管相通可形成液气囊肿或气囊肿,不出现囊中囊表现。④ 肺脓肿:起病急,一般有高热、胸痛等症状。急性肺脓肿空洞壁厚,边缘模糊,内有液平面;慢性肺脓肿内、外壁较光滑清楚,并有液平面,抗感染治疗有效。总之诊断肺包虫囊肿,需结合牧区病史、临床以及特征影像表现综合做出诊断。

(该病例图片由西藏军区总医院 CT/MRI 室刘洁主任提供)

例 16 嗜酸粒细胞性肺病

【病史摘要】 男性,28 岁。劳累后胸闷、干咳、发热 1 个月。查血嗜酸粒细胞增高,激素治疗 1 周后症状明显好转,14 天后复查胸部 X 线片正常。

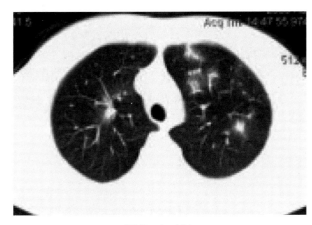 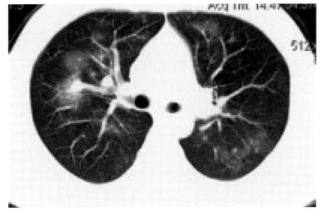

图 5 - 4 - 16A　　　　　　　　　　　　　　　图 5 - 4 - 16B

【CT 征象】 平扫示双侧中上肺野透亮度降低呈磨玻璃样改变,双肺中、外带可见散在不规则云絮状、斑片状及少许小结节样模糊影,病灶边界不清,纵隔内可见数个直径小于 1 cm 的淋巴结,2 周后复查胸部 X 线片显示正常(图 5 - 4 - 16A~C)。

【重要征象】 两肺多发斑片状模糊病灶,查血嗜酸粒细胞增高。

【CT 拟诊】 ① 病毒性肺炎。② 过敏性肺炎。③ 浸润性肺结核。④ 嗜酸粒细胞增多症。

【最终诊断】 嗜酸粒细胞性肺病。

【评　述】 嗜酸粒细胞性肺病是一种与肺嗜酸粒细胞浸润有关的变态反应性疾病,病因与寄生虫

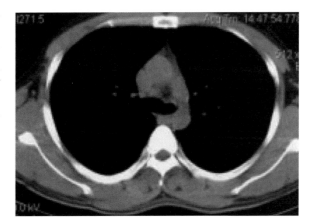

图 5 - 4 - 16C

感染、真菌感染、药物过敏等有关,但很多病因不很明确,发病机制亦不清楚。目前多采用 Allen 和 Davis 所提的 10 种疾病归为嗜酸粒细胞性肺病,这类疾病包括单纯型肺嗜酸粒细胞增多症(simple pulmonary eosinophilia,sPE,或称 Löffler 综合征)、急性嗜酸粒细胞性肺炎、慢性嗜酸粒细胞性肺炎、特发性高嗜酸粒细胞综合征、变应性肉芽肿性血管炎(Churg-Stmuss 综合征)、变应性支气管肺曲霉病、支气管中心性肉芽肿病、支气管哮喘、寄生虫感染(包括单纯型肺嗜酸粒细胞增多症、热带型嗜酸粒细胞增多症、内脏幼虫移行症)及药源性嗜酸粒细胞性肺炎。女性较多见,任何年龄均可罹患。发病年龄以 50 岁为一高峰,初发症状无特异性,最常见的为发热、乏力、咳嗽及胸痛,常伴有胸腔积液。单纯型嗜酸粒细胞性肺炎的症状和体征在短期内消失,很少超过 2 周,但容易反复,而且部位多变。可出现红细胞沉降率增快,外周血白细胞计数升高,嗜酸粒细胞百分比和绝对数均可明显升高。痰液检查可发现大量嗜酸粒细胞;肺泡灌洗液中嗜酸粒细胞百分比增高,可达 25% 以上;病理检查是确诊嗜酸粒细胞性肺炎的重要依据,如可能应尽早进行肺活检。

CT 表现 ① 单纯型嗜酸粒细胞性肺炎的肺浸润为一过性或游走性,短期内减少或消失,而同时其他部位又可出现新病灶。② 急性嗜酸粒细胞性肺炎常为两肺磨玻璃样改变和实变,支气管周围

和间隔增厚,常见胸腔积液。③ 慢性嗜酸粒细胞性肺炎患者多表现在上肺和肺部周边,又称为"肺水肿负片相"(即分布与肺水肿影像表现刚好相反),治疗后有些患者可能会发现残留的肺纤维化。④ 变应性肉芽肿性血管炎(Churg-Stmuss 综合征)常表现为靠近外周胸膜和小叶分布的磨玻璃或实变,小叶中心结节,支气管管壁增厚和小叶间隔增厚。⑤ 变应性支气管肺曲霉病是由曲霉属物种抗原的超敏反应引发的,常见于哮喘和囊性纤维化患者,表现为肺的上部区域和相应支气管扩张,支气管充满黏液,支气管黏液栓阻塞可形成 V 形、Y 形或葡萄状阴影。⑥ 支气管中心性肉芽肿病常表现为以气道为中心的单发或多发的结节或肿块样病变。⑦ 热带型嗜酸粒细胞性肺炎典型者为弥漫性、分布较一致、边界不清的小结节和斑点状模糊阴影,也可融合成片,慢性者形成纤维化。

鉴别诊断 此病特点为两肺多发病变,呈一过性、游走性阴影,病程短,外周血及痰中嗜酸粒细胞增多、糖皮质激素治疗有效,应与病毒性肺炎、过敏性肺炎、浸润性肺结核相鉴别;① 浸润性肺结核:新老病灶、多形性病灶共存,病程长,无一过性、游走性特征。② 过敏性肺炎:有过敏原接触史,CT 表现一般呈不规则的云雾状阴影,两肺弥漫性分布,以中下肺野为多,以末梢支气管、肺小叶为主,肺部阴影的部位、范围、形状、密度均无一定规律,常伴发"马赛克征"而呈现"三种肺密度"表现。③ 病毒性肺炎:好发于冬春季节,多见于婴幼儿、老年人和原有慢性心肺疾病的患者。早期表现多为磨玻璃密度阴影,常位于下叶和肺野外带,病变进展可形成双肺弥漫性磨玻璃影,合并小叶间隔增厚网状影则形成较典型的"碎石路"征,同时存在肺实变时还可见到支气管充气征等改变。

(陈 随 刘春雨 孙志远 吴新生)

第五节　肺部弥漫性病变

例1　类风湿性间质性肺炎

【病史摘要】　女性,65岁。反复咳嗽、咳痰6个月余,确诊类风湿性关节炎6年。

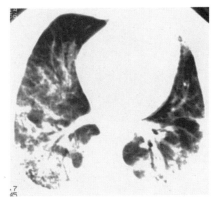
图5-5-1A

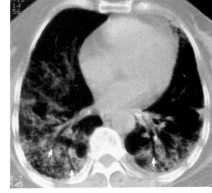
图5-5-1B

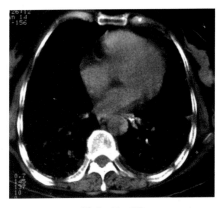
图5-5-1C

【CT征象】　肺窗示两肺以中下叶为著的网状影,肺纹理明显增粗,其周围有浸润,边缘模糊,部分融合成大片状。中间窗示大片状影中有空气支气管征。纵隔窗示病灶散在,多呈索条状,左下肺静脉旁及后基底段支气管旁淋巴结钙化,两侧胸膜轻度增厚(图5-5-1A~C)。

【重要征象】　两肺以中下叶为著的间质网状改变,肺纹理明显增粗。

【CT拟诊】　① 类风湿性间质性肺炎。② 浸润性黏液腺癌。③ 非特异性间质性肺炎。④ 特发性肺纤维化。

【最终诊断】　类风湿性间质性肺炎。

【评　　述】　类风湿是一种慢性全身性自身免疫性疾病,病变主要发生于关节,也可累及其他器官或组织。肺部是类风湿患者最常受累的关节外器官,几乎呼吸道任何部位包括气道、胸膜、肺实质及肺血管等都可累及,而间质性肺炎是肺部受累最常见的表现形式。诊断类风湿性间质性肺炎需要排除药物(如金制剂、氨甲蝶呤、生物制剂)所致肺间质性纤维化等。

CT表现　在CT上(包括HRCT),其表现无特征性,可分为两种表现类型:① 间质性浸润伴蜂窝状阴影常见,晚期与特发性肺纤维化相似,主要分布于两肺下叶基底部,以胸膜下为主,膈面上方层面较明显。纤维化严重区域常有牵引性支气管和细支气管扩张和(或)胸膜下肺蜂窝样改变(普通型间质性肺炎)。本例属此型,但浸润病变明显,可见空气支气管征,这种表现少见。② 肺内结节,较少见,呈多发性,数量不多,以上中肺外周性分布为主,直径为5mm~7mm,边缘清楚,50%出现空洞,无钙化,有融合趋势,结节及空洞的大小变化与全身类风湿活动有关。结节状病变与间质纤维化常不同时出现,胸膜增厚常见。少数病例合并胸腔积液,量较少,多为两侧性分布。

鉴别诊断　① 其他肺弥漫性肺疾病:如非特异性间质性肺炎、特发性肺纤维化以及其他结缔组织病,类风湿性间质性肺炎的诊断主要依靠全身性改变与肺内病变相结合,单纯胸部影像改变与其他弥漫性肺疾病难以鉴别。② 肺类风湿性病变表现为小结节者,主要应与浸润性黏液腺癌鉴别,后者与肺类风湿性病变在影像学上有相似之处,但一般来说,浸润性黏液腺癌融合明显,有广泛空气支气管征(形成"枯枝征"或部分支气管扭曲、扩张或中断),叶间胸膜牵拉凹陷,肺门纵隔淋巴结多增大。临床资料在鉴别诊断上十分重要。

例2 特发性肺纤维化

【病史摘要】 男性,47岁。无明显诱因反复咳嗽8个月余,逐渐加重。

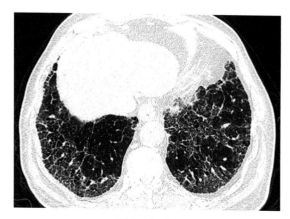
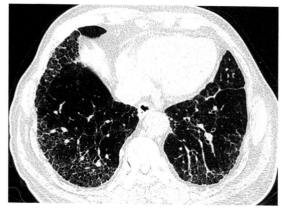

图 5-5-2A   图 5-5-2B

【CT征象】 两肺纹理明显增粗,两肺近胸膜下多发网格状密度增高影,边界模糊,以两肺下叶为著,部分呈蜂窝状改变,两侧胸膜下区可见磨玻璃密度,两侧斜裂及后胸壁胸膜轻度增厚(图5-5-2A、B)。

【重要征象】 两肺近胸膜下多发网格状密度增高影,边界模糊,以两肺下叶为著,部分呈蜂窝状改变。

【CT拟诊】 ① 非特异性间质性肺炎。② 特发性肺纤维化。③ 类风湿性间质性肺炎或其他结缔组织病肺部受累。

【最终诊断】 特发性肺纤维化。

【评　述】 特发性肺纤维化是一种原因不明的慢性疾病,可能与免疫、基因异常和病毒感染有关。其特征为进行性加重的呼吸困难和肺功能变差,预后不良,影像表现和(或)组织学类型符合普通型间质性肺炎(usual interstitial pneumonia, UIP)。UIP的主要病理特征包括:致密的纤维化,可导致肺结构的重塑并常伴有蜂窝状纤维化;成纤维细胞灶,通常散布在致密瘢痕的边缘,斑片状肺部受累;常分布于胸膜下、间隔旁、腺泡周围的纤维化。

CT表现 ① 蜂窝影:蜂窝影是UIP的一个关键特征,通常位于肺的背侧、基底部和胸膜下区域。为成簇或层状排列的、直径相似的厚壁囊性空腔,直径为3~10 mm,偶见直径达25 mm,相邻囊腔共壁,其内为空气密度。② 网状阴影:多为小叶间隔增厚,主要位于肺的外周部,其病理基础为小叶内细支气管、血管周围间质及肺泡间隔间质增厚,特征为细线样的网格;UIP患者的CT上,网状结构常间隔不规则,并有粗、细线样影混合存在。③ 牵拉性支气管扩张:主要见于肺的外周部,表现为周围肺实质退缩性纤维化引起的支气管和细支气管扩张,受累气道通常具有不规则的静脉曲张外观。④ 磨玻璃样密度,见于周围肺野。⑤ 其他表现:包括轻度纵隔淋巴结增大、纤维化区域内偶见细线状影或小结节钙化灶等。上述病变以下叶肺胸膜下分布为主,各种阴影可并存,也可以某一种阴影为主,但病变的解剖分布特点不变。磨玻璃样密度影是疾病的早期表现,代表肺泡壁炎和少量纤维化,对治疗敏感;肺纤维化在病理上属于不可逆改变,随着病程的进展,肺纤维化程度逐渐加重,从而在CT上出现相应的改变,蜂窝肺病程较长,代表不可逆和终末肺,对治疗无反应,预后差。

鉴别诊断 ① 类风湿性间质性肺炎或其他结缔组织病肺部受累:晚期与特发性肺纤维化相似,主要分布于两肺下叶基底部,多表现为蜂窝状影,有渐进性坏死结节及肉芽肿等表现,单纯依靠CT鉴别困难,结合临床、实验室检查有助于明确诊断。② 非特异性间质性肺炎:显著特征是微结节,网格状影和双肺胸膜下对称分布的斑片状磨玻璃样影伴不规则线,而胸膜下相对不受累,临床症状与特发性肺纤维化相似,但程度较轻。

例 3　肺泡蛋白沉积症

【病史摘要】　男性,53 岁。反复咳嗽、咳痰 4 年余,咯血约 1 个月。

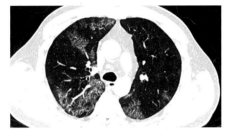
图 5 - 5 - 3A

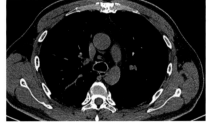
图 5 - 5 - 3B

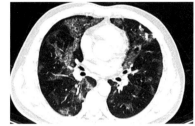
图 5 - 5 - 3C

【CT 征象】　肺窗示两肺多发斑片状磨玻璃密度影,部分呈铺路石样改变,其间可见密度稍高的肺纹理。肺实质呈地图样改变。所见支气管开口无狭窄,两肺门大小、形态、位置正常。两肺弥漫性浸润阴影,在纵隔窗完全消失(图 5 - 5 - 3A~C)。

【重要征象】　两肺多发斑片状磨玻璃密度影,部分呈铺路石样改变,其间可见密度稍高的肺纹理;肺实质呈地图样改变。

【CT 拟诊】　① 肺泡性肺水肿。② 急性呼吸窘迫综合征。③ 肺泡蛋白沉积症。④ 过敏性肺炎。

【最终诊断】　肺泡蛋白沉积症。

【评　　述】　肺泡蛋白沉积症是一种原因不明的罕见病,于 1958 年由 Rose 等人首先报道,近年来略有增多。它是由于表面活性剂的稳态被打破,造成磷脂和表面活性剂样物质大量蓄积于细支气管和肺泡腔中而发生的。本病好发于 30~50 岁成人,但小至几个月的婴儿,老至 70 岁以上的患者均有报道。男女比例为 4:1。分为特发性、继发性和先天性三类。原因不明的称为特发性,约占 90%。继发性占 5%~10%,主要见于吸入工业粉尘、恶性血液系统疾病或免疫缺陷病的患者。先天性罕见,表现为新生儿期的严重缺氧。临床症状与胸部 CT 征象往往有矛盾,即 CT 表现严重,而临床症状较轻。病理特征是肺泡上皮和间质细胞正常,肺泡腔内充满嗜酸性、不可溶性、均匀一致、无结构富磷蛋白物质;小叶间隔可因水肿及淋巴细胞浸润而增厚。

CT 表现　① 肺实质从模糊结节影至大片实变影均可,反映了肺泡腔内磷脂蛋白样物质不同的充盈情况,未完全充盈时表现为磨玻璃影,完全充盈则表现为实变,其内可见空气支气管征。② 典型表现为磨玻璃影,因密度不如大叶性肺炎实变期高,故本病在实变区内可见肺血管影,类似在严重脂肪肝时 CT 平扫能清楚显示肝内血管一样。③ 患者的肺实变多与正常肺组织分界清楚,呈地图样改变。④ 病变分布可以是中央性的,也可以是周围性的,也可两者均有,多以内中带分布为著而胸膜下病变较轻。⑤ 在 HRCT 上可有多发细线及网格影,代表小叶内及小叶间隔增厚,光滑的小叶间隔增厚可能是由于血管扩张、渗出及水肿,不规则的小叶间隔增厚可能是由于细胞浸润或间质纤维增生。

鉴别诊断　① 过敏性肺炎:两肺或单侧肺多发斑片状磨玻璃密度影,可以为实性密度,也可实性与磨玻璃密度混杂,边缘模糊,可出现"三种肺密度"。② 急性呼吸窘迫综合征:也可产生与肺泡蛋白沉积症相似的肺内 CT 征象,但病变以实变影居多,且因血管通透性增高而容易产生坠积性改变,疾病变化快,心脏有异常,结合临床一般鉴别不难。③ 肺泡性肺水肿:多为实性密度与磨玻璃密度混杂,呈大片状,以肺门为中心,典型者呈蝶翼状,心源性肺水肿伴有双侧肺门增大,肺静脉增粗,且变化快,短期内可明显进展或消散。本例病变 CT 征象呈多样化,总的表现为肺泡浸润,这是该病的病理基础,CT 征象相当典型。据文献报道,MRI 诊断肺泡蛋白沉积症价值较高,在 T1WI 及 T2WI 上均呈高信号。

例4　肺泡微结石症

【病史摘要】　男性,25岁。气喘、气急5年余,伴两下肢水肿。

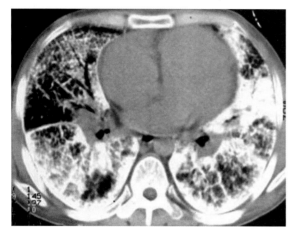

图5-5-4A

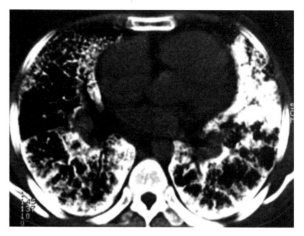

图5-5-4B

【CT征象】　肺窗示两肺小叶间隔和肺泡内弥漫性高密度影,(CT值为250~350 HU),分布以两下肺野为著,尤以肺周围、纵隔旁和叶间胸膜明显。纵隔窗示两侧肺野内弥漫性高密度影(图5-5-4A~C)。

【重要征象】　两肺小叶间隔和肺泡内弥漫性高密度影,CT值为250~350 HU,高于纵隔组织密度。

【CT拟诊】　① 肺泡微结石症。② 硅沉着症(矽肺)和煤工尘肺。③ 结节病。

【最终诊断】　肺泡微结石症。

【评　　述】　肺泡微结石症病因不明,可为散发或家族性发病,有60%为家族性发病,有文献报道其为一种常染色体隐性遗传性疾病,男女发病比例无明显差异。大体病理标本病肺组织硬度高,无弹性,触之有砂

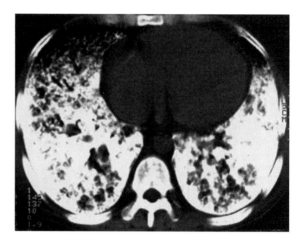

图5-5-4C

砾感,切面呈"沙纸"样纹理改变,布满结节状小突起。光学显微镜下见扩张的肺泡内大量钙化细小结节,直径大多为1 mm左右,由层状钙质包绕无定形的或者颗粒状的"同心圆状"的钙化小体。临床症状表现为逐渐加重的非劳力性呼吸困难、气急、气短、咳嗽,渐进性肺动脉高压、肺源性心脏病。

CT表现　① 两肺广泛的、对称的沿支气管血管束和胸膜下分布的微小钙化结节影,以中下肺野密集,直径为1~2 mm,边缘锐利,密度高,CT值可高达215 HU。② 病灶可融合,在胸膜下聚集呈宽窄不一的片状高密度钙化影,呈"白描征"。③ 沿脏层胸膜排列的结节融合的高密度片状影,内缘轮廓模糊且不规则,向肺内延伸密度逐渐变淡呈"火焰状"。④ 胸膜下可见排列成行的直径为5~10 mm的薄壁小气囊,呈狭长透亮带(黑胸膜线)。⑤ 双肺可伴有不同程度肺间质纤维化,表现为不规则条索状及网格状影。

鉴别诊断　① 结节病:在肺窗位上有时两者不易区别,但在纵隔窗上结节病很少有钙化密度,且常伴对称分布的肺门及纵隔淋巴结肿大,可资鉴别。② 硅沉着症(矽肺)、煤工尘肺:有长期职业史,CT可表现为肺内多发大小不等结节性钙化,但分布多不均匀,不融合成弥漫大片影,病变分布与支气管走行方向一致。可见间质纤维化改变,晚期两肺上部常可见融合性矽结节,有肺门淋巴结肿大和钙化。

例5　结节病

【病史摘要】　女性,59岁。间断胸闷1年余。

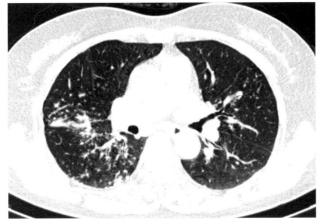
图5-5-5A

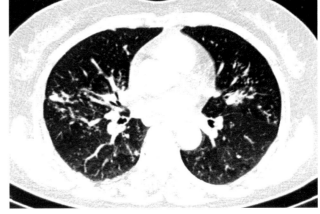
图5-5-5B

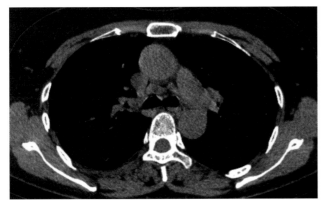
图5-5-5C

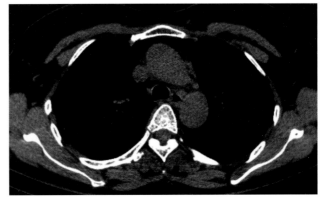
图5-5-5D

【CT征象】　两肺纹理增多、紊乱,两肺多发斑片、粟粒及结节状影,边缘模糊,小叶间隔增厚,纵隔内见散在多发稍大淋巴结影,两侧肺门未见肿大淋巴结或肿块,右侧胸膜增厚(图5-5-5A~D)。

【重要征象】　两肺多发斑片、粟粒及结节状影,边缘模糊,小叶间隔增厚。

【CT拟诊】　①结节病。②癌性淋巴管炎。③非特异性间质性肺炎。④淋巴瘤肺浸润。

【最终诊断】　结节病。

【评　　述】　结节病是一种原因不明的多系统非干酪样肉芽肿性疾病。好发于中青年女性,男女发病率约5∶7,以30~50岁多见,儿童和老年人很少患病。病变可自动吸收或进展为两肺纤维化。它几乎可侵犯全身各个器官,但最常累及的脏器是肺。该病对激素治疗敏感。结节病可累及多系统是其特点之一,肺及胸腔内淋巴结最常受累,约占90%,在胸部首先累及肺门淋巴结,随之沿支气管周围、血管周围、肺泡间隔及胸膜下淋巴管向肺间质内浸润,小的肉芽肿可融合形成不同大小的点状阴影,间质异常最终导致程度不等的肺纤维化,亦可发生胸腔积液,但极为少见。根据影像学表现,通常将胸部结节病分为5期。0期:无可见的异常表现(5%~10%)。1期:纵隔或肺门淋巴结肿大,而肺部无异常(50%)。2期:纵隔或肺门淋巴结肿大,同时有肺部病变(25%~30%)。3期:肺部弥漫性病变,不伴有淋巴结肿大(10%~12%)。4期:肺部分或弥漫性纤维化(5%)。这种分期与预后有关。

CT 主要用于显示肺内的小肉芽肿病变及早期纤维化,对胸部 X 线片不易显示的肺门和(或)纵隔淋巴结亦有较高的诊断价值。

CT 表现　①结节病典型者早期为双侧肺门淋巴结肿大,同时伴纵隔单组或多组淋巴结肿大,单侧肺门淋巴结肿大只占 1%~3%,肿大淋巴结无融合,可发生钙化,以肺门和气管旁者为多见,钙化形态多无特异性。②淋巴结无中心低密度区。③增强扫描病灶轻中度强化或强化不明显。④结节病在肺部的表现多种多样,主要沿淋巴道累及肺间质,形成多种形态的病灶,包括支气管血管束增粗、小叶间隔及叶间裂增厚、磨玻璃密度影、弥漫性肺内结节及融合性片状影("星系征")等。肺内病变迁延不愈者或病程较长者最终导致纤维化,表现为胸膜下线、网格样或蜂窝样改变。

鉴别诊断　①淋巴瘤肺浸润:肿大的淋巴结以纵隔淋巴结为主,双侧肺门同时受累少见,可以融合成团,也可以分散存在,肿块较大时可出现中心坏死,但钙化少见,增强扫描多为轻度强化;肺部浸润病灶多为由肺门向肺实质内蔓延的大片阴影或沿间质浸润的网状及结节状影,在肺实质区内常出现空气支气管征。②非特异性间质性肺炎:主要表现为肺纹理增多,网状及小结节状影,多呈对称性,以肺下野及胸膜下为主。③癌性淋巴管炎:肺癌性淋巴管炎可使支气管血管束、小叶间隔出现串珠状增厚,其小结节影进展较快,多为光滑的小圆形,而结节病的小结节是不规则形,同时结节病的纤维性病变可造成肺结构的变形,发现癌性原发病灶常成为二者鉴别的关键。

例6　肺淋巴管平滑肌瘤病

【病史摘要】　女性,26岁。活动性气促半年余。

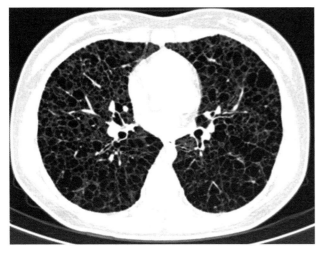 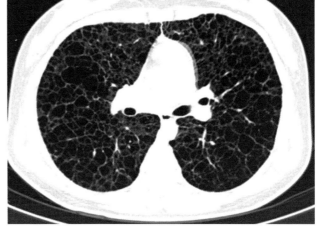

图 5－5－6A　　　　　　　　　　　　　　　　　　图 5－5－6B

【CT 征象】　肺窗示两肺纹理增多增粗,弥漫分布类圆形薄壁囊状透亮影,大小不一,伴小叶间隔增厚(图 5－5－6A、B)。

【重要征象】　两肺弥漫分布类圆形薄壁囊状透亮影,大小不一,伴小叶间隔增厚。

【CT 拟诊】　① 肺淋巴管平滑肌瘤病。② 特发性肺纤维化。③ 结节病。④ 肺朗格汉斯细胞组织细胞增生症。⑤ 肺气肿。

【最终诊断】　肺淋巴管平滑肌瘤病。

【评　　述】　肺淋巴管平滑肌瘤病是一种病因不明的少见疾病,以持续发展的弥漫性肺间质疾病为主要表现的全身性疾病,由 Burrell 及 Ross 于 1937 年首先描述,主要累及肺、纵隔及腹部淋巴结。2021 年 WHO 肺肿瘤组织学分类将其归于间叶性肿瘤。该病可不伴其他疾病(即散发型 LAM)或伴有结节性硬化(TSC－LAM),多发生在育龄期妇女,月经、妊娠和口服雌激素、避孕药均可使病情恶化,所以推测可能与雌激素水平有关。临床以反复发作的自发性气胸、乳糜性胸腔积液或腹腔积液、间断性咯血及进行性呼吸困难为特征。晚期常因严重低氧血症导致死亡。

在大体病理标本上呈两肺弥漫的大小不等的含气小囊,囊腔之间肺组织相对正常。其主要特征为肺支气管及细支气管壁、肺泡间隔、肺血管、淋巴管及胸膜的平滑肌进行性不规则增生,引起局部管腔部分或全部狭窄、阻塞,从而引起一系列继发性病理改变:① 细支气管活瓣阻塞,导致空气潴留,肺过度膨胀,肺泡扩大融合呈囊腔,肺泡囊腔破裂可引起自发性气胸。② 肺小静脉阻塞、淤血扩张,破裂出血,可致肺水肿,肺出血及含铁血黄素沉积。③ 淋巴管或胸导管阻塞可引起淋巴回流障碍,造成淋巴管扩张,而致乳糜性胸腔积液、腹腔积液。④ 平滑肌的增生和淋巴管的扩张,可导致小叶间隔增厚,两肺弥漫性浸润。

CT 表现　① 主要表现为双肺密度弥漫性减低,两肺含气囊肿,轻者直径小于 5 mm,当肺实质受累达 80% 以上时,囊肿直径可大于 1.0 cm,最大可达 6.0 cm,但一般多较小或中等大小。② 囊壁厚薄不等,从几乎不可辨认至 4.0 mm,大多数小于 2.0 mm。囊肿多呈圆形,也可呈多边形或不规则形;周围有正常肺组织环绕,囊壁互相邻近,但极少融合。③ CT 还可表现为斑点状、边缘模糊的高密度区、间隔线、纵隔肿大淋巴结、胸腔积液和少量心包积液等。④ HRCT 表现与病理所见一致,呈特征性的两肺广泛薄壁分布均匀的囊状影。HRCT 能清楚显示常规 CT 不易发现的小囊状影。囊状影呈两肺弥漫均匀分布,累及肋膈角,无明显纤维化或结节状影。

鉴别诊断 ① 肺气肿:其低密度区无明确的囊壁,分布不均匀,在低密度区中可见小叶中央动脉。而肺淋巴管平滑肌瘤病的气囊有明确的薄壁,分布均匀,血管影位于囊状影边缘;结合发病年龄、性别不难鉴别。② 肺朗格汉斯细胞组织细胞增生症:肺部 CT 表现与肺淋巴管平滑肌瘤病相似,亦为多发性薄壁囊肿,但其病灶分布几乎只累及肺的上 2/3 部,不累及肋膈角,形态多不规则且囊壁可厚薄不均,病灶可有游走性特点;很少伴有淋巴结肿大,肺间质呈结节状、网状改变;多发生于 20~40 岁吸烟患者,发病机理被认为与对香烟烟雾中抗原的异常免疫反应有关。③ 结节病:CT 上主要表现为对称性的肺门淋巴结肿大为主,肺野内可见沿支气管血管束分布的小结节,少数患者也可见肺野内的小囊状影,多数和本病易鉴别。④ 特发性肺纤维化:与肺淋巴管平滑肌瘤病相比,两者均以弥漫分布的大小不等的气囊为特点,因此极易混淆,但两者气囊分布明显不同,特发性肺纤维化分布于胸膜下,它的影像表现也更多样,典型表现为"蜂窝影",而肺淋巴管平滑肌瘤病的气囊均匀分布于整个肺野。其他征象还包括磨玻璃影、胸膜下线及细支气管扩张等,肺纤维化的气囊壁厚,形态不规则,囊状影之间纤维化明显。

例7　肺朗格汉斯细胞组织细胞增生症

【病史摘要】　男性,22岁。体检发现两肺多发小结节,有吸烟史。

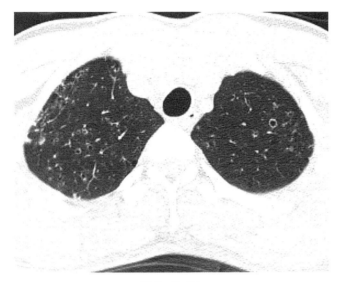

图5-5-7A

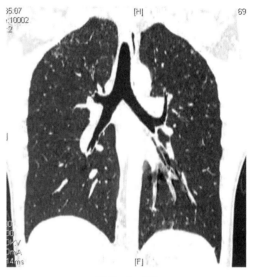

图5-5-7B

【CT征象】　肺窗示两肺弥漫分布细支气管周围和小叶中心结节,多发不同形态薄壁空洞,病灶均小于5 mm,两肺上叶为著。骨窗示胸11椎体溶骨性骨质破坏(图4-5-7A~C)。

【重要征象】　两肺多发小结节及不同形态薄壁空洞。

【CT拟诊】　① 肺朗格汉斯细胞组织细胞增生症。② 结节病。③ 肺淋巴管平滑肌瘤病。④ 结核。⑤ 转移瘤。

【病理诊断】　肺朗格汉斯细胞组织细胞增生症。

【评　　述】　朗格汉斯细胞组织细胞增生症(LCH)是一种以朗格汉斯细胞组织浸润为特点的罕见的多系统疾病,可累及多个器官,包括骨骼、肺、中枢神经系统以及皮肤,其中骨骼最常累及。儿童多

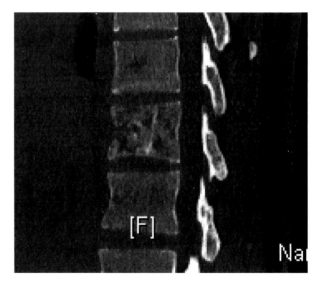

图5-5-7C

见,发病高峰为1~3岁,男女发病比例为1.5∶1。单器官受累,多见于成人,多为有吸烟史的年轻患者,以肺部受累为主,预后较好,临床上将这种病变累及肺部的LCH称为肺朗格汉斯细胞组织细胞增生症(PLCH);多系统受累,好发于儿童,预后较差。2021版WHO肺肿瘤组织学分类将其归于淋巴造血系统肿瘤。该病发病机制目前仍未明确。肺朗格汉斯细胞组织细胞增生症的临床表现主要是干咳、活动后呼吸困难、胸痛等,也有少数患者无明显症状,仅于体检时发现肺部影像异常而就诊。也有少数患者因自发性气胸首诊。以单侧气胸多见,也可为双侧气胸。组织病理学上,病变可分为3期:① 富细胞期:主要表现为大量的朗格汉斯细胞构成的肉芽肿,并可见嗜酸粒细胞、淋巴细胞、浆细胞及少量中性粒细胞浸润。② 增生期:肺泡内朗格汉斯细胞数量减少,可见大量的巨噬细胞及慢性炎症细胞,同时伴有肺上皮细胞增生。③ 纤维化期:朗格汉斯细胞消失,纤维细胞增多,出现肺大泡、蜂

窝肺及肺纤维化。

CT表现　胸部HRCT上,早期多表现为双肺对称性、弥漫性分布的实性小结节,直径多数小于10 mm,部分可伴有不规则薄壁囊腔样改变,病灶边界欠清,呈小叶中心性分布,分布于两肺中上肺野,肺底及双侧肋膈角通常不累及;随着疾病进展,囊性病变越来越明显,CT表现为大量的囊腔影,可弥漫于全肺,亦可只累及中上肺野,囊腔形态各异,大小不一,囊壁厚薄不均,可相互融合形成多边形或不规则形,部分囊腔破裂可形成气胸;疾病晚期,开始出现明显的肺纤维化或形成肺大疱,可呈肺气肿或蜂窝肺样改变。肺部病变的演变过程为:结节-囊性结节-厚壁囊腔-薄壁囊腔。此外,骨骼是LCH最常累及的系统,多累及颅骨、中轴骨和股骨近端,骨质破坏多呈不规则形边界清楚的破坏区;颅骨多表现为地图样改变,长骨多表现为骨内膜缘贝壳样压迹,脊柱骨质破坏如伴发压缩骨折多表现为"扁平椎"。

鉴别诊断　① 转移瘤:两肺多发结节,多数以两肺外带分布为主,少数可累及全肺,可伴发空洞,空洞内壁多不光整,患者通常年龄较大,结合临床原发肿瘤病史很重要。② 结核:也可表现为两肺弥漫分布的结节,部分可伴有空洞,但其形态较规则,囊壁密度较实,常伴有钙化,外缘多较毛糙,与PLCH的不规则形厚薄不均的囊腔样病灶不同。③ 肺淋巴管平滑肌瘤病:多见于育龄期妇女,该病亦可表现为两肺弥漫分布的多发薄壁囊腔,但其分布均匀,往往累及全肺,包括肺底和双侧肋膈角区;其病灶囊壁薄而均匀,呈类圆形或多边形,与PLCH的不规则形且厚薄不均的囊腔不同。④ 结节病:结节以微小结节为主,通常位于支气管血管束周围及胸膜下,叶间裂附近,也可融合成片,多伴有对称性肺门淋巴结肿大,晚期可有肺纤维化。本病例患者是一名吸烟的青年男性,CT表现完全符合朗格汉斯组织细胞增生症,后经胸腔镜活检肺内病灶送病理证实,之后给予化疗,3个月后复查CT,显示肺内病灶及胸椎病灶均有明显好转。

(吕文晖　孙志远)

第六节　肺部其他病变

例1　球形肺不张

【病史摘要】　男性,59岁。外伤1月后发现左侧胸腔积液,伴有胸痛、气促、低热4月。

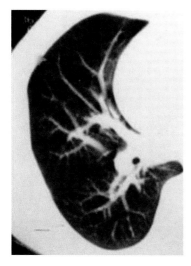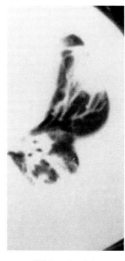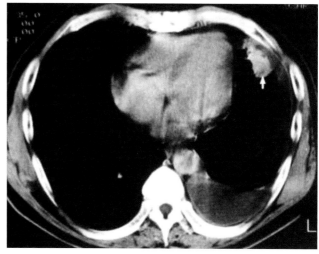

图 5-6-1A　　　　　　　　　　　　图 5-6-1B

【CT征象】　左肺上叶舌段有一类圆形肿块影,大小为3cm×2cm,其内后侧缘表面欠光整,有多发条状影与肿块影相连;其前外侧为条状液体密度影,肿块借此与前胸壁相连。左下胸后部见胸腔积液,前外侧胸壁胸膜肥厚,左侧胸腔缩小(图5-6-1A、B)。

【CT拟诊】　① 球形肺不张伴胸腔积液。② 肺癌伴胸腔积液。③ 肺结核瘤伴胸腔积液。

【重要征象】　肺内类圆形肿块影,表面欠光整,有多发条状影与肿块相连,肿块与胸壁间有条状液体密度影。

【病理诊断】　球形肺不张;胸腔积液。

【评　　述】　球形肺不张是一种非节段性不张,其形成与结核性胸膜炎、外伤手术、接触粉尘(石棉)等致相邻胸膜异常(如胸腔积液、胸膜增厚)有关,国外报道半数以上的球形肺不张患者有石棉接触史,好发在下叶后基底段。一般认为胸膜腔积液使萎陷的肺折叠而卷入含气的肺组织内,部分为胸膜脏层所包裹,形成球形,直径多为3~5cm,形态上可酷似肿瘤,术前诊断困难。

CT表现　① 肿块影呈圆形或类圆形,贴附胸膜并与其成锐角。② 血管与支气管成为卷线状或条束状,进入肿块的肺门侧边缘,呈典型的"彗星尾征"。③ 在肿块内可见空气支气管征。④ 邻近肺组织代偿性肺气肿。⑤ 患侧胸腔积液常伴有胸膜肥厚。⑥ 球形肺不张好发于两肺下叶后基底段。

鉴别诊断　① 肺结核瘤伴胸腔积液:结核瘤的好发部位为上叶尖后段及下叶背段,密度欠均匀,多有钙化,亦可有空洞,病灶周围可见卫星病灶。② 肺癌伴胸腔积液:肺癌的肿块形态不规则,有分叶且较深,边缘有锯齿状突起或细短毛刺,常伴胸膜凹陷征。本例有胸腔积液合并胸膜肥厚,具有导致球形肺不张的基础,但部位在舌段,较不典型。

(本病例图片由中国医学科学院肿瘤医院放射诊断科吴宁主任提供)

例 2　肺不张

【病史摘要】　女性,34 岁。胸部术后 2 年。

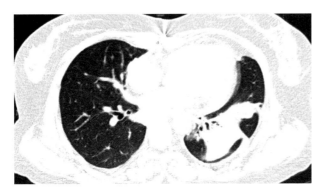
图 5-6-2A

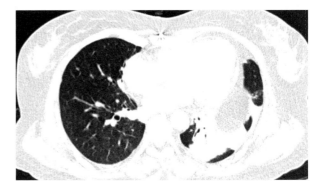
图 5-6-2B

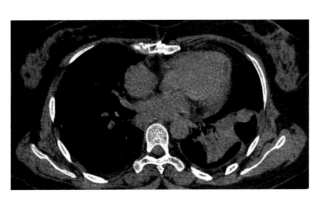
图 5-6-2C

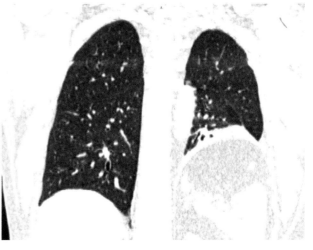
图 5-6-2D

【CT 征象】　胸部术后,左侧横膈上抬,胸骨可见高密度金属线影;前上纵隔间隙变窄;左肺下叶体积缩小并实变,边缘凹陷,其内支气管聚集(图 5-6-2A~D)。

【重要征象】　左肺下叶体积缩小并实变,边缘凹陷,其内支气管聚集

【CT 拟诊】　① 盘状肺不张。② 大叶性肺炎。③ 肺淋巴瘤。

【最终诊断】　肺不张。

【评　　述】　肺不张最常见的原因是肿瘤或其他原因导致支气管阻塞,也可以是周围组织压迫造成的被动性不张,如胸腔积液、膈肌上抬或膈疝、胸廓塌陷等因素。CT 可显示气管、各叶支气管以及段支气管,甚至亚段支气管,通常能清楚显示肺叶支气管以上管腔内的病变,但 CT 不易将支气管内肺癌、良性肿瘤或肉芽肿鉴别;CT 亦可以观察到肺组织受压的因素,从而推断被动性肺不张的原因。肺不张的 CT 表现取决于肺不张的范围、部位及程度。肺不张的不同病因及伴随因素,亦与肺不张的 CT 表现密切相关。

CT 表现　肺不张通常表现为:① 密度增高,完全性肺不张或肺不张伴有阻塞性炎症时呈软组织密度。② 体积缩小,肺上叶不张向上、向前并向内移位;中叶不张向上、向内移位;下叶肺不张向后移位。血管、支气管聚集拥挤,叶间胸膜产生相应的移位;肺不张边缘平直或凹陷,但当支气管壁外有

肿瘤和(或)肺叶根部淋巴结肿大时,肺不张可呈分叶状。③支气管内的阻塞因素,可见软组织结节、肿块、黏液栓或支气管狭窄。④胸部 X 线片能显示的间接征象 CT 都能显示,如纵隔向患侧移位、肺门移位、胸廓塌陷、膈肌抬高、膈疝、胸腔积液及代偿性肺气肿等。

　　鉴别诊断 ①肺淋巴瘤:偶尔可发生于支气管内而引起阻塞性肺炎或肺不张,但肺叶根部的肿块相对较小,而且纵隔内常有广泛而明显的淋巴结肿大;肺淋巴瘤有时可表现为大片状阴影,但很少占据整个肺叶或肺段,且没有肺体积缩小的直接和间接征象,可见空气支气管征且支气管常扩张。②大叶性肺炎:占据肺叶或肺段的大片实变阴影,受累肺叶或肺段体积无明显缩小,边缘平直,其内支气管通畅,走行正常。

例3　放射性肺炎

【病史摘要】　女性,60岁。左乳腺癌术后半年余,放疗6个疗程,近期胸部不适。

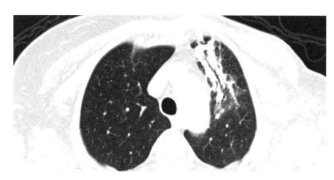
图5-6-3A

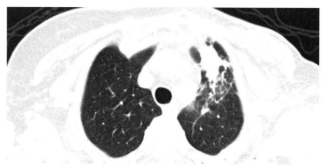
图5-6-3B

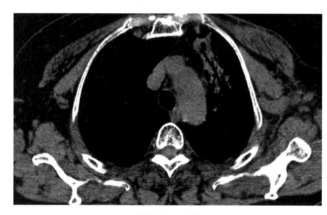
图5-6-3C

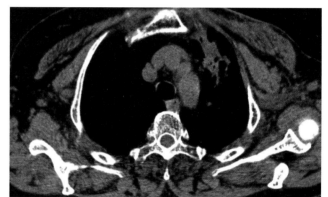
图5-6-3D

【CT征象】　左侧乳腺癌伴左腋窝淋巴结转移术后,放疗后,左侧胸大肌增厚。左肺上叶不规则片状、条索状及网状高密度影,其范围与放疗照射野一致,内见空气支气管征(图5-6-3A~D)。

【重要征象】　肺内不规则片状及条索状高密度影,其范围与放疗照射野一致,内见空气支气管征。

【CT拟诊】　① 放射性肺炎。② 感染性肺炎。③ 肺结核。

【最终诊断】　放射性肺炎。

【评　　述】　放射性肺炎是肺部因放射性治疗而产生的病变,是在胸部肿瘤放射性治疗过程中产生的并发症,是一种非细菌性炎症,主要是由于物理刺激所产生。放射性肺损伤病理上表现为肺泡细胞,特别是Ⅱ型肺泡细胞及毛细血管内皮细胞的损伤,产生渗出、间质性水肿,异常表面活性物质释放及透明膜形成。继续发展致原病变加重,胶原纤维开始沉积。至修复阶段,以肥大细胞占优势的多种细胞增殖,胶原纤维继续增生,最后肺出现纤维化。

CT表现　① 早期在照射区内肺野呈均匀或不均匀的轻度密度增高影,CT显示这种改变较常规胸部X线片早且敏感,可在照射后25天显示。② 病变呈斑片状或大片状实变,其边缘多较模糊,少数实变影与放射治疗野的边缘平行一致,与正常肺有截然分界,此征常见于纵隔旁的肺野。③ 病变绝大多数限于放射治疗野内,但50%可跨越正常的解剖边缘。④ 25%的病例有空气支气管征。⑤ 在急性期15%的肺体积缩小。⑥ 于纵隔区受照射并涉及肺动脉的患者,在放射性肺炎的发展过程中,还可见放射野内甚至延及放射野外的肺血管口径进一步缩小。⑦ 在照射区的前部或后部还可见胸膜增厚或心包增厚。上述改变多出现在放疗后 4 个月内。在放射性肺炎中交替存在着纤维变,病变的大小、形态亦处于不断变化中。4 个月后其病灶的发展已趋于稳定,患者肺部出现明显的纤维化和不良充气现象,具体表现为肺部条状阴影互相交错形成一定范围的网状阴影,并伴有支气管扩张,周围胸膜出现粘连,支气管、横膈、纵隔等不同程度移位,病灶对侧肺叶呈明显代偿性肺气肿征象。

鉴别诊断　① 肺结核:好发于上叶尖后段和下叶背段,结核通常表现为结节状或不规则斑片影,边缘模糊,浸润性病变通常与纤维化钙化并存,可伴有邻近支气管扩张。② 感染性肺炎:患者多有感染症状,病灶呈斑片状密度增高影,可有小片实变影,边界较模糊,没有与放射野一致的边缘平直征象,结合临床可以区分。

例4 肉芽肿性多血管炎

【病史摘要】 女性,24 岁。反复咯血、紫癜、血尿,首次胸部 X 线片示两肺弥漫性粟粒样病变,化验检查示抗中性粒细胞胞浆抗体(c - ANCA)阳性。经糖皮质激素治疗多年,现症状改善。

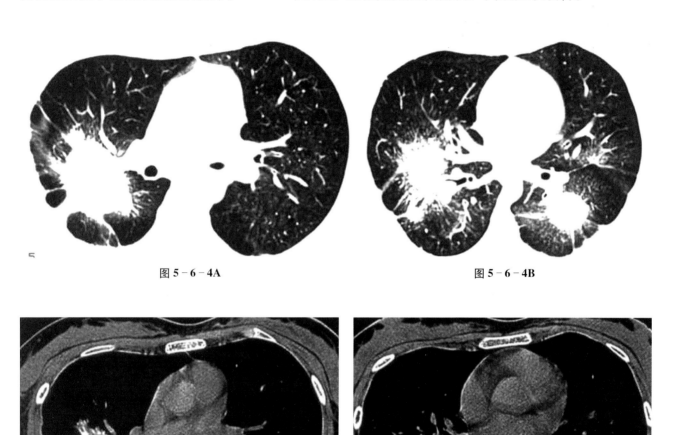

图 5 - 6 - 4A   图 5 - 6 - 4B

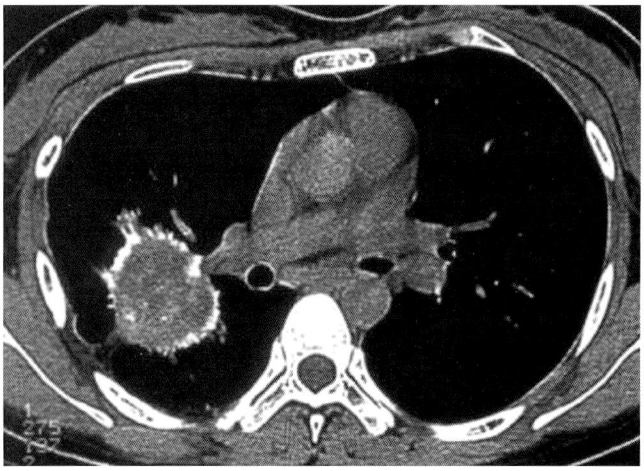

图 5 - 6 - 4C 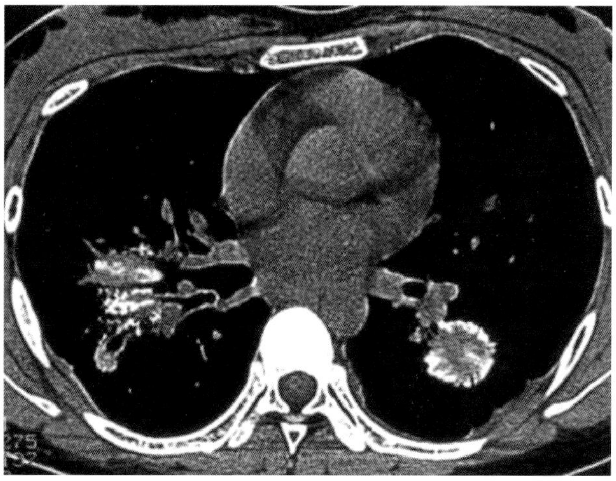   图 5 - 6 - 4D

【CT 征象】 右肺上叶和下叶交界处及左肺下叶分别见一直径为 5.1 cm 和 2.9 cm 的类圆形肿块,边缘有大量长短不一的毛刺,密集呈光芒状,肿块边缘有许多细小钙化聚集成环状,并沿毛刺向外延伸,中心亦见有少许小点状钙化。其外后侧的支气管局限性扩张及囊状肺气肿,邻近胸膜增厚(图 5 - 6 - 4A~D)。

【重要征象】 类圆形肿块,边缘有大量长短不一的毛刺,密集呈光芒状,肿块边缘有许多细小钙化聚集成环状,并沿毛刺向外延伸。

【CT 拟诊】 ① 肉芽肿性多血管炎。② 肺结核。③ 肺癌。④ 肺转移瘤。

【病理诊断】 肉芽肿性多血管炎。

【评 述】 肉芽肿性多血管炎,既往称为韦格纳肉芽肿(Wegener's granulomatosis, WG),是一种少见的免疫介导的系统性小血管炎,2012 年 Chapel Hill 共识会议(CHCC)将其归为抗中性粒细胞胞浆抗体(ANCA)相关性血管炎(AAV)三种类型之一,可分为全身型或局限型。可发生于任何年龄阶段,以40~50岁居多,男性稍多于女性,特征是上下呼吸道坏死性炎性肉芽肿、血管炎性肾小球肾炎以及肺和其他器官组织的坏死性血管炎。病理特点为肺内小血管炎,肺实质坏死和伴有炎性细胞浸润的肉芽肿形成,局限于肺的病变表现为单发或多发结节,大小不等,大结节内可见坏死空洞。

CT表现 ① 两肺多发结节多见,少数为单发,大小为数毫米到数厘米,边缘光滑或稍模糊。② 约一半的病灶有空洞,多为内壁不规则的厚壁空洞,病灶发展时空洞增大,空洞壁变薄,洞内可见坏死残留物(孤岛征),甚至可见液平面,巨大空洞可达整个肺叶。经激素等免疫抑制剂治疗后随病情好转空洞缩小,甚至完全消失。③ 可见小点状钙化,多出现在长期治疗后,且主要在肿块的边缘区。④ 邻近支气管扩张及囊泡状肺气肿。⑤ 周围可见毛刺及胸膜牵拉征。⑥ 纵隔淋巴结肿大及胸腔积液少见。⑦ 具有"游走性",原结节愈合后,其他部位又可出现与原结节相似的新结节。

鉴别诊断 ① 肺转移瘤:多数边缘光滑,钙化者罕见,偶可见于骨骼系统恶性肿瘤转移,但多呈块状或斑点状钙化,并有原发病史。② 肺癌:本例病灶周围毛刺细而多,酷似肺癌,但周围有支气管扩张、肿块边缘区钙化,并向毛刺中延伸等,便可排除肺癌。③ 肺结核:好发于两肺上叶和下叶的背段;结核钙化多见,但多出现在病灶内部;空洞内缘多数较光滑,薄壁空洞较多见;病灶边缘可以出现较长较粗的毛刺,像本例这样呈光芒状的毛刺则更少见于结核;结核患者多有低热、盗汗等临床症状,经治疗病灶吸收消散慢,而肉芽肿性多血管炎病灶具有"游走性"特点;部分病例,特别是表现为单发结节或空洞的病变,与结核鉴别相当困难。本例经穿刺活检及血清免疫学检查,并经临床治疗随访后确诊。病程历经10年,首次X线表现为两肺弥漫性粟粒状病灶,发病5年后CT检查显示两肺下叶多个小结节,其中两个直径在2cm上的病灶内有空洞,病情反复,曾出现过肺内病灶增大、空洞扩大。但随着病情稳定,10年后病灶缩小,肿块内空洞消失,代之出现边缘部钙化。本病病情反复,旧的病灶被吸收,新的病灶又出现为本病较特征的表现。

例5 矽肺

【病史摘要】 男性,67岁。咳嗽、气喘多年,近期加重,呼吸困难伴两下肢水肿。从事矿山井下工作25年。1981年在武汉一职业病医院诊断为Ⅱ期矽肺。

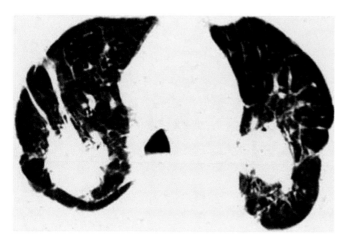
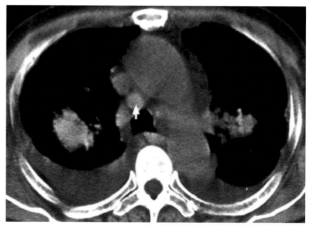

图 5-6-5A　　　　　　　　　　　　　　　　图 5-6-5B

【CT征象】 肺窗示两肺上叶团块状影,外形欠规则,周围有长的条状影并可见局限性不规则的过度透亮区,两肺纹理紊乱、增粗,小叶间隔线增厚(图5-6-5A)。纵隔窗示肿块密度较均匀,4R组淋巴结肿大(箭头),直径为1.5 cm,密度较高,两侧胸膜腔内积液,并伴胸膜增厚(图5-6-5B)。

【重要征象】 两肺上叶团块状影,外形欠规则,周围有长的条状影并可见局限性不规则的过度透亮区;纵隔窗示肿块密度较均匀,4R组淋巴结肿大。

【CT拟诊】 ①硅沉着症(矽肺)Ⅲ期,矽结节融合。②肺癌。③结核瘤。

【最终诊断】 矽肺,两肺上叶矽结节融合。

【评　　述】 矽肺是长期吸入游离二氧化硅粉尘微粒所致的尘肺病。肺泡中巨噬细胞吞噬二氧化硅后进入肺间质,通过淋巴管向肺门淋巴结汇集。大量的尘细胞堆积在支气管或血管分支处的微小淋巴组织内,引起广泛的纤维变及结节形成。通常首先在较细微的间隔内由胶原纤维形成小结节,其直径为2~3 mm,散在分布于两肺,以上肺和肺后部为多;在胸部X线平片上呈网织结节状改变,高达20%的肺内结节钙化。当病情进展时,结节融合成大而不规则的块状病变,称为进行性大块纤维化。

矽肺阴影按大小分为小阴影、大阴影以及≥20 mm的阴影。其中,小阴影指肺内直径或宽度不超过10 mm的阴影,大阴影指肺内直径或宽度大于10 mm且小于20 mm的阴影,≥20 mm的阴影指长径不小于20 mm、短径不小于10 mm的阴影。密集度是指一定范围内小阴影的数量,矽肺总体密集度是在对小阴影密集度分肺区判断的基础上对全肺小阴影密集度的一个总体判断,判断方法以最高肺区密集度作为矽肺阴影密集度。小阴影按密集度分为4级:0级,无小阴影或甚少,未达到1级标准;1级,有一定量的小阴影;2级,有多量的小阴影;3级,有很多量的小阴影。矽肺分为Ⅰ期、Ⅱ期、Ⅲ期。矽肺Ⅰ期:有总体密集度1级的小阴影,分布范围至少达到2个肺区。矽肺Ⅱ期:有总体密集度2级的小阴影,分布范围超过4个肺区,或有总体密集度3级的小阴影,分布范围达到4个肺区。矽肺Ⅲ期主要表现为下列3种表现之一:①有大阴影出现,其长径不小于20 mm,短径不小于10 mm。②有总体密集度3级的小阴影,分布范围超过4个肺区并有小阴影聚集。③有总体密集度3级的小阴影,分布范围超过4个肺区并有大阴影。

CT表现　①早期在肺小叶和大叶间隔内出现网状阴影或呈蜂窝状阴影改变,分布于肺门区及肺的边缘区。②肺内弥漫性分布的微小结节,以上肺和肺后部为明显,直径多为几毫米,密度较高,边缘清楚。HRCT能增加微小结节的显示。③当病变进展时,矽结节增大、增多,并融合成纤维化团块,以两肺上叶多见。④矽肺的团块内可有钙化,大于4 cm的团块常有坏死和空洞形成,矽肺团块外缘常可见肺气肿和肺大泡。⑤肺门、纵隔淋巴结肿大,密度较高,典型者肺门淋巴结肿大,并有蛋壳样钙化。

鉴别诊断　①结核瘤:病变常较小,多在3 cm以下,边缘多较光滑,钙化更常见。矽肺表现为淋巴结外周部分的桑葚样、蛋壳样钙化,而结核钙化呈斑点样、斑片状,分布不具特征性。②肺癌:多为单发球形病变,其内钙化少见。肿块周围有粗毛刺或细毛刺。粗者粗细不均,数目较少可扭曲;细者短而直,数目较多,呈放射状,毛刺间可见气肿肺组织,但较局限。硅沉着症肿块可多发,常位于两肺上叶,肿块周围为粗长的索条影,肺气肿范围较大,肿大的淋巴结密度亦较高,甚或呈蛋壳样钙化。表现不典型时,与肺癌鉴别有困难。MRI T2WI对两者鉴别价值较大,矽肺融合结节呈低信号,而肺癌呈高信号。

(吕文晖　孙志远)

第七节　纵隔占位病变

例1　胸内甲状腺腺瘤

【病史摘要】　女性,72岁。无明显不适,体检发现。

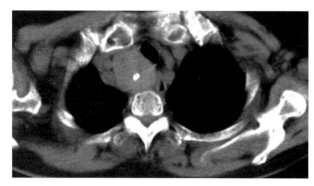
图5-7-1A

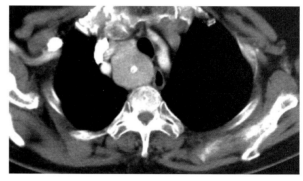
图5-7-1B

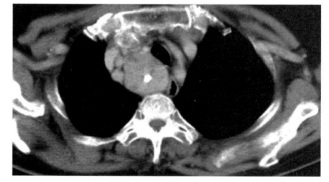
图5-7-1C

【CT征象】　平扫示右上纵隔气管旁不均匀稍高密度肿块影,其内有颗粒状钙化,气管受压变扁,向左前移位。增强扫描示右上纵隔肿块强化明显,密度不均匀,可见低密度区,其周围脂肪间隙清楚,邻近大血管向外侧推移(图5-7-1A~C)。

【重要征象】　平扫密度高于肌肉组织,其内可见钙化,增强扫描明显强化。

【CT拟诊】　① 胸内甲状腺腺瘤。② 胸内结节性甲状腺肿。③ 甲状旁腺瘤。

【病理诊断】　胸内甲状腺腺瘤。

【评　　述】　胸内甲状腺腺瘤是上纵隔常见的占位病变,为甲状腺肿块向下生长进入胸腔而成,常跨前、中纵隔生长。

CT表现　① 上纵隔肿块,多位于胸骨后、气管前及气管旁,与颈部甲状腺相连。② 肿块密度较高,可不均匀。③ 钙化多见,呈针尖状、颗粒状、弧形或环状。④ 气管受压变形、移位。⑤ 增强扫描肿块强化明显,而且强化快和持久。⑥ 肿块边缘光滑清楚,周围脂肪存在(当肿块边缘不规则、周围脂肪层消失或纵隔淋巴结肿大时,提示甲状腺癌的可能)。

鉴别诊断　① 甲状旁腺瘤:属良性肿瘤,可发生于颈下部气管食管隐窝区、颈根部或上纵隔,呈膨胀性生长,具有完整包膜,一般肿块不大,常为圆形或卵圆形,边界清楚,与甲状腺之间有一界线;较少有坏死、囊变及钙化;增强扫描肿块呈轻至中度均匀强化,易与颈部正常结构或肿大的淋巴结区分。② 胸内结节性甲状腺肿:范围多较腺瘤广泛,一般可见其通过胸廓入口与颈部甲状腺相连,通常为多个结节伴囊变,常累及甲状腺的两叶,病灶密度较低且不均匀;增强扫描囊壁明显强化,并见突入囊内的壁结节呈岛状强化。

例2　胸腺增生

【病史摘要】　男性,7岁。临床表现为眼肌型重症肌无力。

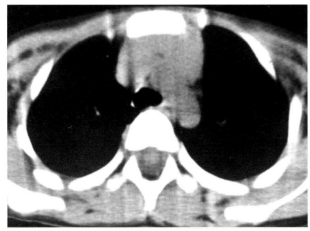
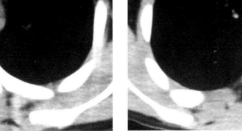

图5-7-2A　　　　　　　　　　　　　　　　　图5-7-2B

【CT征象】　前纵隔上部可见一马蹄形软组织密度影,大小为3.2 cm×4.5 cm,密度均匀,边缘锐利,未见钙化影,其后方大血管影明显向后推移,但血管间隙脂肪带存在(图5-7-2A、B)。

【重要征象】　前纵隔上部马蹄形软组织密度影,密度均匀,边缘锐利。

【CT拟诊】　① 胸腺增生。② 胸腺瘤。③ 淋巴瘤。④ 畸胎瘤。

【病理诊断】　胸腺增生。

【评　　述】　胸腺增生是指增大的胸腺超过正常年龄组的标准,一般指其体积超过正常值的50%。本病多见于婴幼儿,少见于成人。胸腺增生有两种不同的组织类型:真性胸腺增生和淋巴性胸腺增生。前者累及皮质和髓质,表现为弥漫和对称性腺体增大,大体形态和组织学正常;后者常伴重症肌无力,也被称为自身免疫性"胸腺炎",较真性胸腺增生多见,此时,胸腺的大小和质量正常,但髓质扩张,皮质受损。胸腺增生在病理上是胸腺淋巴样滤泡增生,常因合并有重症肌无力而就诊,有报道重症肌无力患者65%有胸腺增生。

CT表现　① 胸腺弥漫性增大,尤其是厚度的增加(20岁以下,大于1.8 cm;20岁以上,大于1.3 cm),但仍保持其正常形态,与周围正常结构分界清楚。② 偶尔胸腺增生可以表现为结节样突出,颇似胸腺瘤。③ 少数胸腺增生者其胸腺大小正常。④ 胸腺增生一般密度均匀,在HRCT上有时可见密度不均,偶见细小钙化。

鉴别诊断　① 畸胎瘤:瘤内有多种组织成分,故密度不均,钙化和囊变常见,有时可见脂肪、骨骼、牙齿等成分;而胸腺增生一般密度均匀,钙化少见,即使发生钙化亦为细小钙化,故鉴别一般不难。② 淋巴瘤:常为多组淋巴结受累,前纵隔受累最常见,常为多个淋巴结融合成团,形态不规则,与周围结构界限不清,肿块内较少出现液化坏死灶,密度通常较均匀,增强扫描病灶轻度强化,可见邻近血管被包绕推挤现象。③ 胸腺瘤:与胸腺增生的鉴别要点为前者常造成胸腺轮廓改变或两侧不对称,激素治疗试验也是一种鉴别方法。经激素治疗后正常胸腺和增生胸腺常萎缩,停止治疗后又可重新增大,而胸腺瘤对激素治疗无反应。

例 3 胸腺瘤

【病史摘要】 女性,44 岁。无明显临床症状。

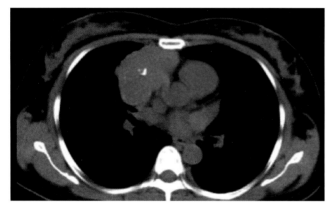

图 5 - 7 - 3A

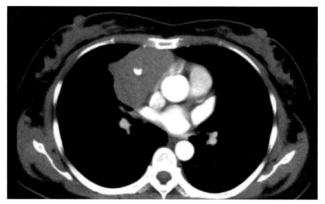

图 5 - 7 - 3B

【CT 征象】 纵隔窗示前上纵隔软组织密度肿块,偏于右侧,呈分叶状,密度欠均匀,内见钙化灶,周围脂肪间隙存在,增强扫描呈中度强化,部分强化欠均匀(图 5 - 7 - 3A~C)。

【重要征象】 前上纵隔边界清楚的软组织密度肿块,密度不均匀,有钙化,中度不均匀强化。

【CT 拟诊】 ① 胸腺瘤。② 淋巴瘤。③ 畸胎瘤。④ 胸内甲状腺肿。

【病理诊断】 胸腺瘤。

【评 述】 2017 年基于多学科专家共识,国际胸腺肿瘤协会(ITMIG)提出一种基于横断位成像的纵隔分区新标准。纵隔分为血管前区(前纵隔),其上界为胸廓入口,下界为膈肌,前界为胸骨后缘,后界为心包前部,主要结构为胸腺、脂肪、

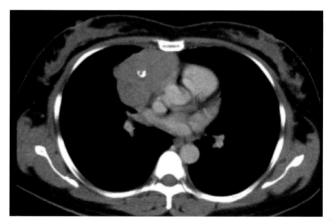

图 5 - 7 - 3C

淋巴结以及左侧头臂静脉;内脏器官纵隔(中纵隔),主要组成结构分为两类,第一类为血管结构,包括心脏、上腔静脉、升主动脉、主动脉弓及降主动脉,第二类为非血管结构,包括气管、食管和淋巴结;椎旁纵隔(后纵隔),其前界为胸椎前缘后 1 cm,后界为垂直于胸椎椎体横突外侧缘连线的垂直面,主要包括胸椎及椎旁软组织。本书所列纵隔占位病变按上述分区标准进行定位。

胸腺瘤是前纵隔最常见的肿瘤,起源于胸腺上皮细胞或显示向胸腺上皮细胞分化的肿瘤。主要发生于成年人,约占前纵隔肿瘤的 50%,好发年龄为 40~60 岁,无性别差异。20 岁以下少见,儿童罕见。胸腺瘤 95% 位于前纵隔,多发生在主动脉弓平面,少数伴有重症肌无力。根据 2021 年胸腺和纵隔肿瘤的 WHO 分类,胸腺上皮性肿瘤包括胸腺瘤、胸腺癌和神经内分泌肿瘤,其中胸腺瘤被分为 A 型、AB 型、B 型(包括 B_1、B_2 和 B_3 型)、微结节伴淋巴间质型和化生性胸腺瘤。胸腺癌是发生在胸腺的恶性上皮性肿瘤,发生率低,占所有纵隔肿瘤的 2.7%,占胸腺肿瘤的 17.4%,多见于成年男性,平均年龄 50 岁(19~74 岁),与重症肌无力无关联。

多数胸腺瘤为实性肿瘤,可出现出血、坏死及囊变。大多具有完整的纤维包膜,部分可突破包膜侵犯邻近组织。容易侵犯至同侧胸膜及心包,可经横膈侵犯腹腔,很少发生淋巴转移及血行转移。

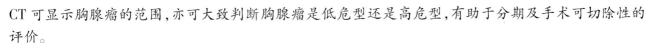

CT 可显示胸腺瘤的范围,亦可大致判断胸腺瘤是低危型还是高危型,有助于分期及手术可切除性的评价。

CT 表现 ① 发生于胸骨后血管前间隙的卵圆形肿块,常偏于一侧生长,直径为 1~10 cm,边缘较光滑,可分叶。② 肿块多为软组织密度,多较均匀,可有囊性变,亦可有钙化,很少有脂肪样密度。③ 增强扫描示均匀或不均匀强化。④ 肿瘤周围的脂肪间隙消失,肿瘤包绕大血管、气管等,甚或侵入肺实质内表明具有侵袭性,可能转为高危型,如肿块周围脂肪间隙存在,则可能为低危型;高危型胸腺瘤易侵犯邻近浆膜,包括胸膜和心包,表现为受侵浆膜增厚及结节或肿块形成,常伴胸腔或心包腔积液。⑤ 肿瘤体积小或有钙化并不一定提示低危型。

鉴别诊断 (1) 胸内甲状腺肿:① 常位于胸骨后间隙,也可发生于纵隔的任何部位,气管常受压移位。② 肿块常向颈部延伸。③ 钙化比较常见。④ 增强扫描强化程度较高且不均匀。(2) 畸胎瘤:① 发病年龄小于胸腺瘤。② 肿块内可见多种成分结构,如脂肪、骨、钙化等。③ 囊变多见。(3) 淋巴瘤:① 肿大的淋巴结主要位于血管前间隙及气管周围,亦可在纵隔内弥漫浸润,常融合成团块状,包绕周围结构,其密度均匀或少数中心低密度坏死。② 多为对称性或双侧性分布。③ 少有坏死,无钙化,增强扫描多数轻中度均匀强化。

例4　胸腺囊肿

【病史摘要】　女性,50岁。背痛半月余。

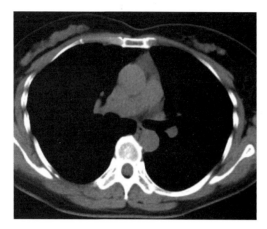

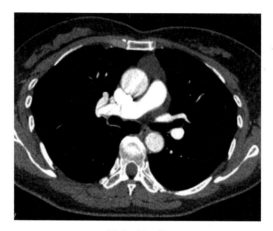

图 5-7-4A　　　　　　　　　　　图 5-7-4B

【CT征象】　平扫纵隔窗示前上纵隔囊状水样密度影,密度均匀,边缘光滑,囊壁薄,周围脂肪间隙清晰可见,与升主动脉界限分明,大小为 3.6 cm×1.3 cm。增强扫描病变不强化(图 5-7-4A~C)。

【重要征象】　前纵隔胸腺区囊状水样密度影,增强扫描无强化。

【CT拟诊】　① 胸腺囊肿。② 胸腺瘤囊变。③ 囊性淋巴管瘤。④ 皮样囊肿。

【病理诊断】　胸腺囊肿。

【评　述】　前纵隔囊性病变可为胸腺起源的,如胸腺囊肿,囊性胸腺瘤;亦常见于胚胎源性病变,如皮样囊肿和囊性畸胎瘤。此外,尚有支气管源性囊肿、囊性淋巴管瘤、心包囊肿。胸腺囊肿相对罕见,据统计仅占胸腺肿瘤样

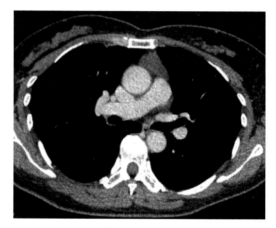

图 5-7-4C

病变的 5.71%,占纵隔肿瘤样病变的 1%~3%。胸腺囊肿来自胸腺开始基第三对咽囊,为胚胎时期胸腺导管或胸腺咽导管的发育异常,胸腺胚胎发生过程中,从下颌角到胸骨柄之间都可发生。胸腺囊肿可分为先天性和获得性两种:先天性胸腺囊肿来源于咽胸腺导管,常为单房性;获得性囊肿为胸腺小体、原始内胚层细胞、淋巴细胞和网状细胞的炎性或退行性改变,常为多房性,体积常较大。胸腺囊肿以胸骨后前上纵隔最好发,常见于儿童和青年。胸腺囊肿体积较小时可以无特殊症状。有症状者则为囊肿增大、压迫周围脏器并影响其生理功能所致。

CT表现　① 前纵隔圆形或卵圆形病变,多位于前纵隔上部,边缘光滑,周围脂肪结构清楚。② 病变密度均匀,多呈水样密度,当囊内有出血或坏死物或胆固醇结晶时,密度可升高且不均匀。③ 囊壁薄而均匀,内缘光滑,没有钙化,有时囊壁不易明确显示。

鉴别诊断　① 皮样囊肿:囊壁较厚,张力较高,囊内可出现脂肪密度,囊壁可钙化。② 囊性淋巴管瘤:表现为壁菲薄的囊性低密度灶,边缘光滑清楚,增强扫描无强化。囊内张力低,变换体位后常可见其形态发生改变。上纵隔的囊性淋巴管瘤常同时可见颈部病变,故胸部CT扫描发现该纵隔的囊肿样病灶时一定要扫完病变上缘,不仅为明确病变范围,亦有利于定性诊断。胸腺囊肿偶见稍厚或厚薄不均的囊壁,此时与囊性淋巴管瘤鉴别较容易,但大多数胸腺囊肿囊壁菲薄,CT单从形态、密度上观察与后者鉴别有时相当困难。③ 胸腺瘤囊变:囊变区常较小,壁较厚,囊内壁欠光滑完整、不规则,增强扫描囊壁强化。

例5 囊性畸胎瘤

【病史摘要】 男性,46岁。胸痛2个月余。

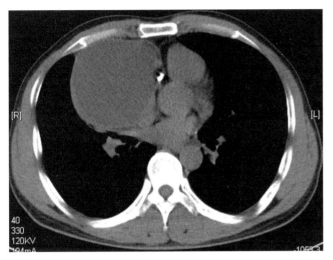

图5-7-5A

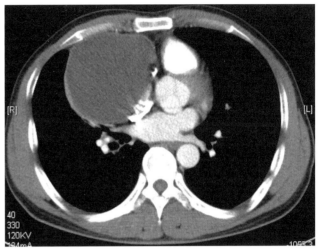

图5-7-5B

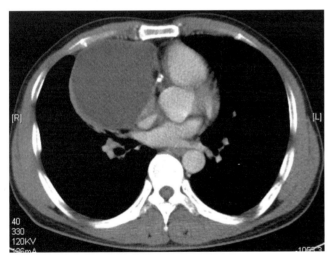

图5-7-5C

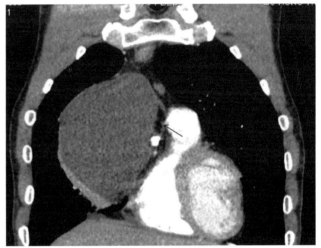

图5-7-5D

【CT征象】 前纵隔偏右侧心缘旁见一囊实性肿块影,内含结节状钙化及条状脂肪密度区(图5-7-5D箭头),CT值为-73~230 HU,大小为12.2 cm×9.2 cm×8.1 cm,大部分边缘光滑完整,增强扫描实性成分可见中度强化。右肺中叶见部分不张肺组织贴于病变旁(图5-7-5A~D)。

【重要征象】 纵隔内囊实性病变,内可见钙化及脂肪密度,边缘光整。

【CT拟诊】 ① 囊性畸胎瘤。② 囊性胸腺瘤。③ 支气管囊肿。④ 淋巴管囊肿。

【病理诊断】 囊性畸胎瘤。

【评　　述】 畸胎瘤来源于原始生殖细胞,具有向体细胞分化的潜能,大多数畸胎瘤含有两个或三个胚层组织成分。胸内畸胎类瘤可分为囊性和实性两种。成熟性囊性畸胎瘤又称皮样囊肿,由外胚层、内胚层或外胚层构成,囊壁常衬有角化鳞状上皮,囊内容物可为清亮浆液或黏稠的皮脂样物。实性畸胎瘤组织学上含有内、中、外三个胚层成分。该类肿瘤常见于30岁以下的年轻人,最常出现于前纵隔的中下部,常位于胸骨及心脏大血管之间。CT 由于具有较高的密度分辨率,可清楚地显示畸胎瘤内的各种结构。

CT 表现 ① 发生于前中纵隔中下部的囊性或囊实性肿块。② 病变内部有脂肪成分或骨化阴影。③ 囊壁相对较厚,可能发生钙化,但并不常见。④ 囊内多为液性密度,可有脂肪性低密度,密度不均匀,当出现脂肪液体平面时诊断有特征性。⑤ 增强扫描囊壁可呈环形强化,囊内容物一般不强化。

鉴别诊断 ① 纵隔淋巴管囊肿:纵隔淋巴管囊肿较少见,小儿多位于前纵隔的中上部,部分与颈部淋巴管囊肿同时存在;成人多位于前纵隔的下部,亦可位于中纵隔。肿物呈圆形或不规则形,边缘光滑、壁薄,无钙化,可有分隔,但囊肿内容物呈均匀水样密度;无脂肪及软组织块影。② 纵隔支气管囊肿:可发生于前纵隔、中纵隔、气管隆嵴旁,形态较规则,囊壁光滑,内部结构均匀,没有分隔,囊壁很少钙化;无脂肪;部分支气管囊肿呈等、高密度,增强扫描无强化。③ 纵隔囊性胸腺瘤:发病年龄较畸胎瘤相对较大,多见于前纵隔的中上部,囊壁较薄但通常不太均匀,分隔不明显,极少见到脂肪密度。

例6 支气管囊肿

【病史摘要】 男性,43岁。体检发现胸腔肿块5年余。

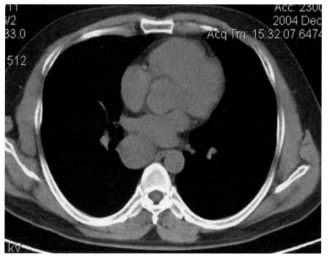

图 5-7-6A

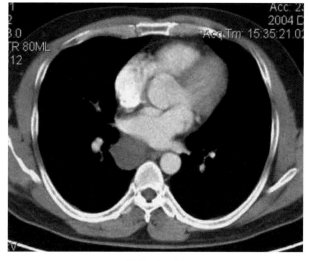

图 5-7-6B

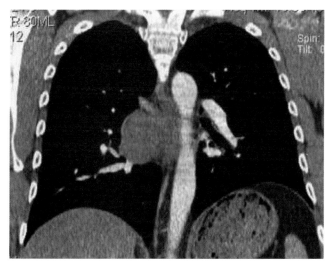

图 5-7-6C

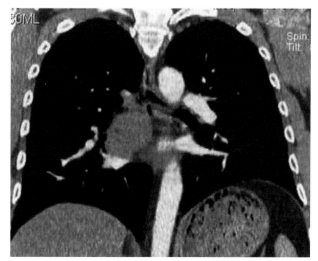

图 5-7-6D

【CT 征象】 平扫示中纵隔(左心房后方)一圆形软组织密度肿块影,CT 值为 37.5 HU,其内密度均匀,边缘光滑、清楚 (图 5-7-6A);增强扫描病灶无强化(图 5-7-6B);冠状位重组下病灶呈类圆形,与周围血管分界较清楚(图 5-7-6C、D)。

【重要征象】 中纵隔圆形软组织密度肿块影,边缘光滑、清楚,增强扫描病灶无强化。

【CT 拟诊】 ① 纵隔支气管囊肿。② 神经源性肿瘤。③ 食管重复囊肿。④ 囊性淋巴管瘤。

【病理诊断】 支气管囊肿。

【评　　述】 支气管囊肿是一种较少见的先天性疾病,它是指胚胎时期支气管和肺芽发育过程中,远端部分分离的一种发育畸形。支气管囊肿占原发纵隔肿瘤样病变的 6%~15%,好发于儿童及青壮年,一般无临床症状,常于体检时发现,症状有无或轻重与囊肿发生的部位、大小及有无并发症有关。根据发生部位不同,支气管囊肿可分为:① 纵隔型支气管囊肿。② 肺内型支气管囊肿。③ 异位型支气管囊肿。当发生于纵隔时,常发生于中纵隔及前纵隔。纵隔支气管囊肿可分为五型:气管旁型、隆突下型、肺门型、食管旁型及其他部位型。

CT 表现　① 纵隔内支气管囊肿多为单发,形态多为圆形、类圆形,内部密度较均匀,为液性成分,若有出血或蛋白成分含量增高,则病灶密度亦增高,CT 值为 10～100 HU,增强扫描囊液无强化。② 囊壁较薄有时显示不清,若显示则囊壁清晰光整,增强扫描可均匀强化。③ 囊肿边缘一般光滑锐利,若合并感染则与肺组织交界面模糊不清,周围肺组织可见不规则斑片样浸润影,边缘模糊。④ 囊肿若与支气管相通,可出现气液平面。

鉴别诊断　① 纵隔囊性淋巴管瘤:常为边界清楚、水样密度的肿块。囊壁极薄而不能显示。囊肿张力低,可为单房,亦可为蔓状或分叶状。单纯淋巴管瘤增强无强化,合并有血管瘤成分的混合性脉管瘤内可见强化。② 纵隔食管重复囊肿:与支气管囊肿同起源于胚胎前肠,发生部位与食管旁型支气管囊肿相同,其密度较低,无出血时,以水样密度较为多见,影像学主要观察病变与食管的关系,主要依赖病理学鉴别。③ 纵隔神经源性肿瘤:为后纵隔最常见的占位病变,多位于脊柱旁后外侧,若椎管内同时有病变,则可呈"哑铃状"改变,椎间孔可扩大,肿瘤密度均匀或不均匀,常有液化坏死,增强扫描肿块明显强化。

例7 心包囊肿

【病史摘要】 女性,54岁。胸闷5年,心前区不适2周。

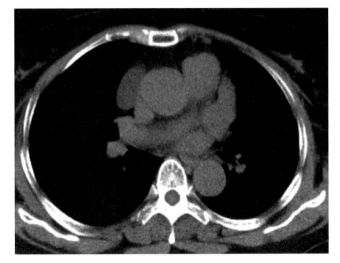

图 5-7-7A

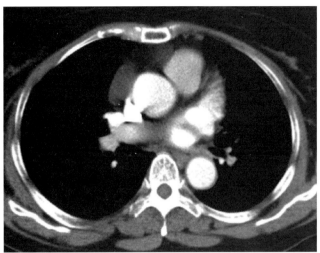

图 5-7-7B

【CT征象】 平扫示升主动脉及上腔静脉右前方一囊状均匀水样密度影,大小为2.7cm×4.2cm,边缘光滑、清楚、锐利,囊壁未见钙化,增强扫描未见强化(图5-7-7A~C)。

【重要征象】 心缘旁单房囊性病变,增强扫描未见强化。

【CT拟诊】 ① 纵隔心包囊肿。② 支气管囊肿。③ 淋巴管囊肿。④ 囊性畸胎瘤。⑤ 胸腺囊肿。

【病理诊断】 心包囊肿。

【评 述】 心包囊肿占原发纵隔肿瘤样病变的5%~8%。纵隔内水样密度的囊性病变相对常见的有支气管囊肿、胸腺囊肿和心包囊肿。心包囊肿在心包的任何反折处均可发

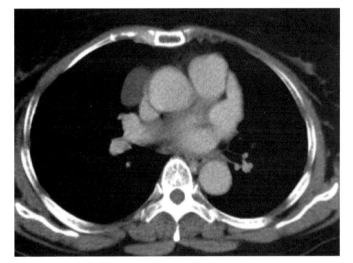

图 5-7-7C

生,以宽基底或狭蒂附于心包,常位于右心肋膈角处。多呈圆形或类圆形,大多数内含清亮液体。

CT表现 ① 单房性囊性肿物,常位于心缘旁,CT值为0~10 HU。② 形态与大小有关,较小者为圆形、类圆形或梭形,较大者可沿心影走行而成为新月形。③ 囊壁薄或呈线状,不易显示,偶有钙化。

鉴别诊断 ① 胸腺囊肿:位置一般在前上纵隔,与心包囊肿相比,两者单从形态上不能鉴别。② 纵隔囊性畸胎瘤:囊壁相对较厚,易显示,可见钙化,囊内常可见脂肪密度。③ 纵隔淋巴管囊肿:儿童可与颈部囊性病变相连,位于前下纵隔,部分并不固定在心包反折处,可为多房性。④ 纵隔支气管囊肿:多位于中纵隔、气管分叉上方及前纵隔,部分密度较高,当病变为水样密度且位于心膈角区时,很难与心包囊肿区分。

例8　淋巴管囊肿

【病史摘要】　男性,51岁。体检发现囊肿。

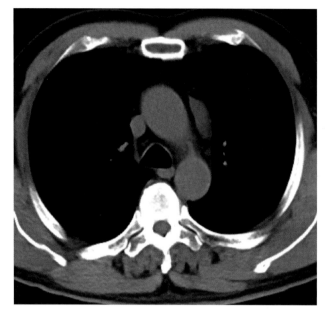

图5-7-8A

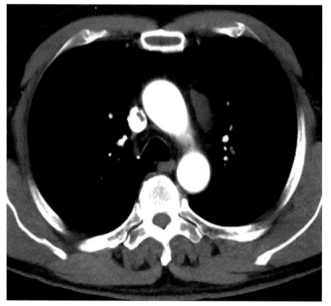

图5-7-8B

【CT征象】　平扫示主动脉弓左缘有一大小4.5 cm×2.4 cm的梭形囊性低密度影,CT值约为7 HU,囊壁薄而均匀,边缘光滑,周围脂肪间隙清晰,增强扫描未见强化(图5-7-8A~C)。

【重要征象】　中纵隔囊性病变,壁菲薄,张力较低,增强扫描无强化。

【CT拟诊】　①淋巴管囊肿。②胸腺囊肿。③支气管囊肿。

【病理诊断】　淋巴管囊肿。

【评　　述】　淋巴管囊肿约占纵隔肿瘤样病变的3.8%,可分为纵隔型和颈纵隔型,前者多见于成人,可发生在纵隔的任何部位,以前纵隔为常见;后者90%发生在2岁以内儿童。病变大小不一,小者仅几厘米,大者几乎充满整个胸腔。

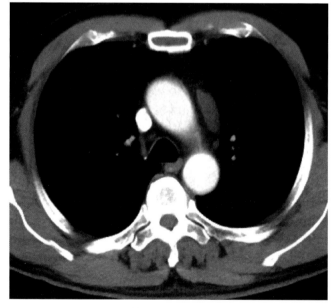

图5-7-8C

CT表现　①纵隔内卵圆形或囊袋形肿块影,呈均匀水样密度,单房或多房。②囊壁薄而均匀,边缘光滑、整齐,少数轮廓欠清楚,边缘欠光整;张力低,见缝就钻为其特征表现。③2岁以下的儿童如发现纵隔内囊性病变,伴有颈部囊性占位,应更多考虑淋巴管瘤。④单纯淋巴管瘤增强扫描无强化,合并有血管瘤成分的混合性脉管瘤可见强化。

鉴别诊断　①支气管囊肿:好发于前、中纵隔,仅偶见于后纵隔,发生在不典型部位,病灶的组织来源定性诊断困难。②胸腺囊肿:位置一般在前上纵隔胸腺区域,张力较淋巴管囊肿略高,囊内一般不出现分隔。

例 9 食管囊肿

【病史摘要】 男性,51 岁。体检发现纵隔占位。

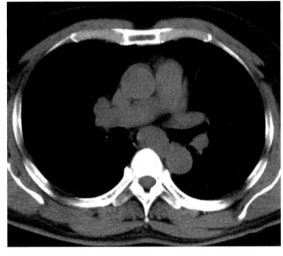

图 5-7-9A

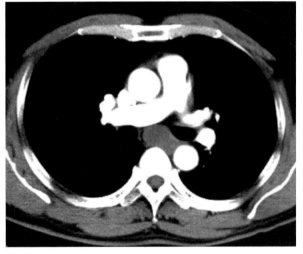

图 5-7-9B

【CT 征象】 平扫示中纵隔食管左侧一圆形软组织密度肿块影,大小为 3.2 cm×2.1 cm,CT 值为 35 HU,其内密度均匀,边缘光整、清楚;增强扫描病灶无强化;食管受压,管腔变窄;与邻近心包及胸主动脉分界较清楚(图5-7-9A~C)。

【重要征象】 中纵隔食管旁单房囊性病变,食管受压右移,增强扫描未见强化。

【CT 拟诊】 ① 食管囊肿。② 神经肠源性囊肿。③ 支气管囊肿。④ 淋巴管瘤。⑤ 神经源性肿瘤囊变。

【病理诊断】 食管囊肿。

【评 述】 食管囊肿为食管先天异常,其胚胎起源与支气管囊肿非常接近,其发病率远较支气管囊肿低。囊肿可呈单房或多节段管状,大小为 2~10 cm。典型发病部位为食管内或食管周围,食管中 1/3 附近。

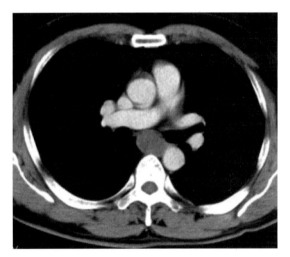

图 5-7-9C

CT 表现 ① 中纵隔内圆形、卵圆形或管状囊性肿块,呈均匀水样密度。② 囊壁菲薄难辨,边缘光滑、整齐,与周围分界清楚。③ 多位于食管周围或食管壁内,可与食管相连。④ 如合并出血囊内CT 值可增高,50% 的囊肿因蛋白或钙盐含量高而呈软组织密度。⑤ 增强扫描可显示薄且光滑的强化的囊壁,而囊内容物无强化。⑥ 合并感染时囊壁增厚。

鉴别诊断 ① 纵隔神经源性肿瘤囊变:多数贴于椎旁一侧,囊壁较厚且不均匀,增强扫描可见囊壁强化。② 纵隔淋巴管瘤:常为边界清楚水样密度的肿物,囊肿张力低,易变形,见缝就钻,可为单房或多房,亦可为蔓状或分叶状,分隔菲薄。单纯淋巴管瘤增强扫描无强化,合并有血管瘤成分的混合性脉管瘤内可见强化。③ 纵隔支气管囊肿:二者胚胎起源相近,与发生在食管旁的支气管囊肿较难鉴别,但支气管囊肿平扫呈等高密度的概率更高。二者术前不易鉴别,确诊有赖于病理组织学。④ 纵隔神经肠源性囊肿:为罕见病,发生于后纵隔位于椎旁,常伴有椎体先天性畸形,并可有一开放性管道与消化道相通,在囊内可有气体。

例10　纵隔脂肪瘤

【病史摘要】　男性,28岁。体检发现脂肪瘤。

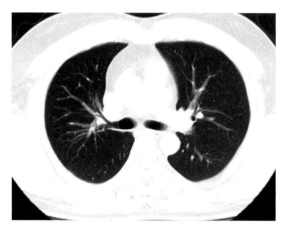

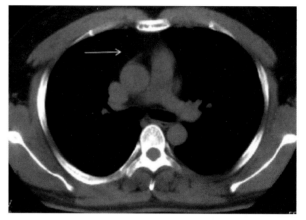

图5-7-10A　　　　　　　　　　　　　图5-7-10B

【CT征象】　平扫示前纵隔偏右侧不规则团块影,呈脂肪性低密度(箭头),CT值为-108 HU,边缘光滑、清楚(图5-7-10A、B)。

【重要征象】　纵隔内均一脂肪密度团块,边界清楚。

【CT拟诊】　①纵隔脂肪瘤。②纵隔脂肪肉瘤。③纵隔脂肪沉积症。④纵隔畸胎瘤。

【病理诊断】　纵隔脂肪瘤。

【评　　述】　纵隔脂肪瘤较罕见,常为单侧性,好发于前纵隔及心膈角区,也可位于后纵隔或胸壁任何部位,可向胸外延伸,临床上多无症状。

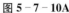 **CT表现**　①肿瘤密度低,CT值在-40 HU以下,通常密度均匀,有时瘤内可见条状略高密度影。②病变边缘清楚,常有薄层包膜。③肿瘤较小者呈圆形或椭圆形,但大多数肿瘤巨大,可从前上纵隔向下延伸到心膈角区,上窄下宽,呈沙钟样改变,邻近结构不被推移。④当肿瘤密度高于正常脂肪,特别是位于后纵隔、邻近结构受推移时,应考虑为脂肪肉瘤。

鉴别诊断　①纵隔畸胎瘤:含有脂肪、软组织及钙化或骨化、牙等多种成分,有囊壁脂肪瘤无钙化或骨化。②纵隔脂肪沉积症:发生于肥胖患者或使用激素治疗的患者,纵隔内脂肪弥漫增多,但无肿块形态、无包膜。③纵隔脂肪肉瘤:密度高于正常脂肪,甚至其中有团块状软组织密度影,且多位于后纵隔,其边缘不清,向周围组织浸润生长,邻近结构可发生受压推移。

例11 纵隔淋巴瘤

【病史摘要】 女性,27岁。双颈部肿块2个月余伴咳嗽、气喘30天。

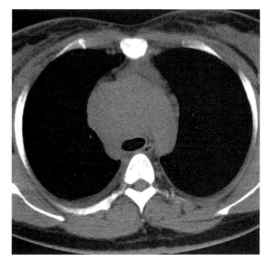

图 5-7-11A

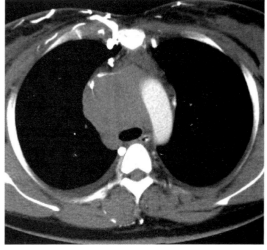

图 5-7-11B

【CT征象】 平扫示中纵隔内软组织密度肿块影,密度均匀,无坏死囊变区。肿块呈灌注样生长,包绕邻近大血管、气管,气管明显受压向后移位,心包及双侧胸膜腔内有少量液性密度区,增强扫描肿块轻度均匀强化(图5-7-11A~C)。

【重要征象】 纵隔内密度均匀软组织肿块,灌注样生长,侵犯邻近血管及心包,增强扫描均匀轻度强化。

【CT拟诊】 ① 纵隔淋巴瘤。② 胸腺瘤。③ 纵隔淋巴结转移。

【病理诊断】 纵隔霍奇金淋巴瘤。

【评　述】 淋巴瘤在病理上可分为霍奇金淋巴瘤(Hodgkin lymphoma,HL)和非霍奇金淋巴瘤(NHL)两类,二者均可累及纵隔。纵隔淋巴瘤可孤立存在,但更常见的是作为淋巴瘤全身病变的一部分,与其他病变同时存在或先后发生。霍奇金淋巴瘤更易侵犯纵隔,HL 50%~70%侵犯纵隔,而NHL为15%~25%,但由于NHL的发病率高于

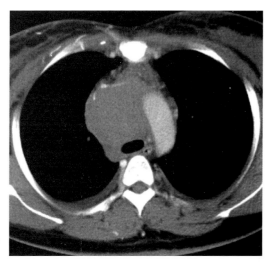

图 5-7-11C

HL,故实际侵犯纵隔的病例中,NHL所占的比率更高。纵隔淋巴瘤可原发性累及胸腺或纵隔淋巴结,以结节硬化型霍奇金淋巴瘤、纵隔弥漫性大B细胞淋巴瘤和淋巴母细胞淋巴瘤这3种亚型最为常见。

CT表现 ① 结节融合状或无结构的软组织样肿块,位置以中纵隔及前纵隔为常见,通常为居中或双侧对称性。② 淋巴结肿大可表现为单发或多发卵圆形肿块,多位于气管旁或血管前间隙。③ 肿块的密度平扫时常稍低于软组织,增强扫描轻至中度强化,密度多数均匀,少数也可不均匀,而明显囊变坏死少见,钙化罕见。④ 较大肿块常呈灌注样生长,邻近血管被包绕或推移,其脂肪间隙消失。⑤ 当肿块较大时通常可侵犯肺、胸膜壁及心包。

鉴别诊断 ① 纵隔淋巴结转移:范围相对局限;多为单侧或两侧,但不对称;肿大淋巴结融合相对少见;如在甲状腺、肺、食管找到原发病灶或有原发肿瘤病史则有助于诊断。② 胸腺瘤:多偏于前纵隔一侧生长,肿瘤位于前纵隔呈浸润生长时可从前方包绕纵隔大血管,致使血管前间隙和大血管间脂肪层消失,一般不侵及至气管旁,一般无颈部肿块;增强扫描多呈不均匀强化。如患者合并重症肌无力可支持诊断。

例 12　纵隔淋巴结结核

【病史摘要】　女性,37 岁。咳嗽、胸闷 1 个月伴反复午后低热。

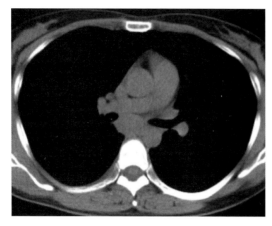

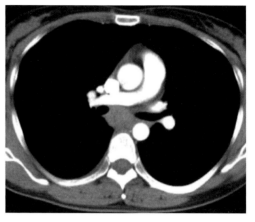

图 5 - 7 - 12A　　　　　　　　　　　图 5 - 7 - 12B

【CT 征象】　平扫示中纵隔多发肿大淋巴结,最大者位于气管隆突下,大小为 3.4 cm×2.4 cm;周围脂肪间隙清楚;增强扫描呈轻度强化,病灶内见无强化区域(图 5 - 7 - 12A ~ C)。

【重要征象】　纵隔内多发肿大淋巴结,增强扫描轻中度强化,可见坏死无强化区。

【CT 拟诊】　① 纵隔淋巴结结核。② 非特异性淋巴结炎。③ 淋巴结转移瘤。④ 淋巴瘤。⑤ 巨淋巴结增生症。⑥ 结节病。

【病理诊断】　纵隔淋巴结结核。

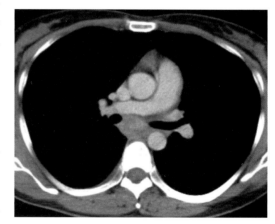

图 5 - 7 - 12C

【评　　述】　纵隔淋巴结结核为结核分枝杆菌侵入纵隔内多组淋巴结引起的慢性疾病,由于常无肺实质性病变,早期亦无特异征象,临床上结核中毒症状表现不典型。纵隔淋巴结结核通常是原发性肺结核的一部分。原发性肺结核多发生于儿童,也可见于未感染过结核杆菌的青少年或成年人。免疫功能受抑制的成年人也可多次发生原发性肺结核。在成年人继发肺结核中,由于机体具有一定的免疫力,再感染时结核病灶多局限于肺内,发生纵隔淋巴结结核者并不多见。淋巴结结核病理分型:干酪型结核、增殖型结核、混合型结核、无反应性结核。纵隔淋巴结结核可单发也可多发,常产生单侧性肺门和(或)纵隔淋巴结肿大,以右侧气管支气管旁区最常受累。

CT 表现　① 单侧性纵隔和(或)肺门淋巴结肿大,主要是中、前纵隔的淋巴结肿大,可同时伴有肺门淋巴结肿大,淋巴结内钙化对结核的定性诊断很有价值。② 约 61% 的患者有肺结核,约半数患者常合并同侧胸膜腔积液,积液量较少,一般不超过中等量。③ 增强扫描,纵隔淋巴结呈轻度强化,密度不均,典型表现为中心为低密度而外周环形强化。

鉴别诊断　① 结节病:多为双侧对称的肺门淋巴结肿大伴纵隔淋巴结肿大,可伴有肺内间质浸润病变,增强扫描肿大淋巴结呈中度均匀强化,无中央干酪样坏死低密度区。② 纵隔巨淋巴结增生症:CT 平扫不易鉴别,但单发肿大淋巴结多见,无钙化,增强扫描强化明显,多无中心低密度区。③ 纵隔淋巴瘤:纵隔淋巴瘤亦可引起淋巴结肿大,绝大多数为中央或双侧性肿大,而且肿大淋巴结常有融合,但淋巴瘤较少液化坏死,未治疗前无钙化灶,增强扫描可与之鉴别。④ 纵隔淋巴结转移瘤:年龄常较大,有原发肿瘤表现,多数在颈部、胸部或腹部能找到原发灶,多呈中度以上强化,中央可有液化坏死区。⑤ 纵隔非特异性淋巴结炎:如有肺部炎症亦可引起单侧纵隔、肺门淋巴结肿大,因肺部表现更明显,故结合病史诊断不难。

例 13 纵隔巨淋巴结增生症

【病史摘要】 女性,47 岁。胸部 X 线片提示左肺门占位。

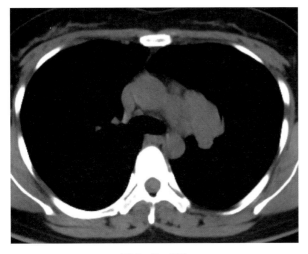

图 5 - 7 - 13A

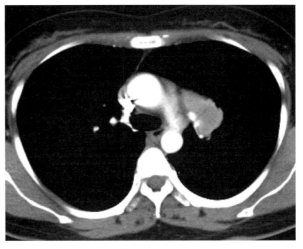

图 5 - 7 - 13B

【CT 征象】 中上纵隔偏左侧单发肿块,部分累及左肺门,大小 4.6 cm×2.8 cm,边界清楚,增强扫描明显不均匀强化,并见病灶边缘结节状血管样强化(图 5 - 7 - 13A~C)。

【重要征象】 单发肿块,平扫呈软组织密度,增强扫描明显强化,并见病灶边缘结节状血管样强化。

【CT 拟诊】 ① 纵隔巨淋巴结增生症。② 淋巴瘤。③ 胸腺瘤。④ 肺癌。⑤ 结节病。

【病理诊断】 巨淋巴结增生症。

【评 述】 巨淋巴结增生症是极少见的慢性淋巴组织增生性疾病,于 1954 年由 Castleman 首先报道,故又称之为 Castleman 病。本病 70% 发生在纵隔、肺门淋巴结,亦可发生在腹膜后淋巴结,发生于

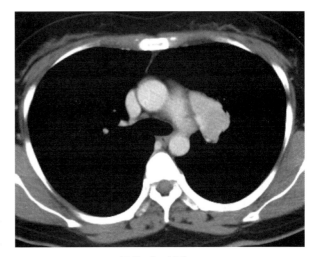

图 5 - 7 - 13C

颈部、腋下少见。病理学上分两型:① 透明血管型:主要由增生的淋巴细胞及丰富的血管构成,占80%~90%,多无临床症状。② 浆细胞型:主要以大量浆细胞浸润为主,而血管成分少,占 10%~20%。浆细胞型 50%的患者同时伴有低热、红细胞沉降率增高、贫血、球蛋白增高,当淋巴结切除后,上述症状可消失。

CT 表现 ① 纵隔或肺门单发淋巴结肿大,呈肿块或结节样,多见于透明血管型,平扫密度均匀,增强扫描肿大的淋巴结明显不均匀强化,其周边尚可见多数斑点状异常高强化影呈弧形环绕,此为血管丰富的表现,为透明血管型巨淋巴结增生的特征性表现。② 多发淋巴结肿大或淋巴结融合,多见于浆细胞型,CT 表现缺乏特异性。③ 继发性改变,如胸腔积液、腹腔积液和肝、脾肿大等。

鉴别诊断 ① 结节病:以两侧肺门淋巴结肿大为主,伴发肺间质性改变,以患者症状轻、病变进展缓慢为特点。② 肺癌:纵隔旁肺癌常呈中度强化,一般没有巨淋巴结增生症强化明显,特别是没有那种特征性的血管样强化表现。③ 胸腺瘤:多位于前上纵隔偏于一侧,病变强化程度亦不如巨淋巴结增生症。④ 淋巴瘤:纵隔淋巴瘤亦可引起淋巴结肿大,绝大多数为中央或双侧性肿大,而且肿大的淋巴结常有融合,多数呈轻中度均匀强化。

例 14　神经鞘瘤

【病史摘要】　女性,43 岁。偶感胸痛 2 个月。

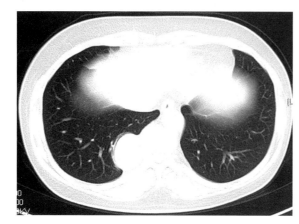
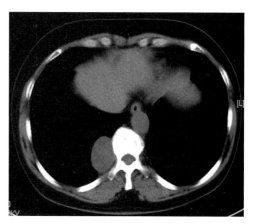

图 5-7-14A　　　　　　　　　　　　图 5-7-14B

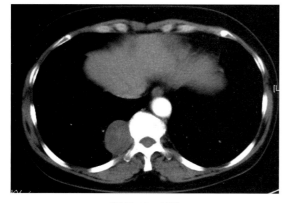
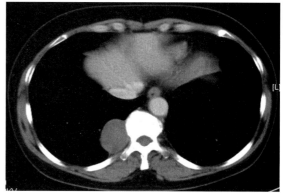

图 5-7-14C　　　　　　　　　　　　图 5-7-14D

【CT 征象】　平扫示右后纵隔脊柱旁一类圆形软组织密度肿块,大小 4.6 cm×4.2 cm,密度均匀,边缘光滑锐利,邻近肺组织受压,增强扫描轻度不均匀强化;邻近骨质有轻度受压吸收改变(图 5-7-14A~D)。

【重要征象】　后纵隔脊柱旁类圆形软组织密度肿块,边缘光整,增强扫描轻度强化。

【CT 拟诊】　① 纵隔神经鞘瘤。② 神经纤维瘤。③ 神经节细胞瘤。④ 胸膜间皮瘤(局限型)。

【病理诊断】　后纵隔神经鞘瘤。

【评　　述】　神经源性肿瘤为后纵隔内最常见的肿瘤,一般位于椎旁沟处紧贴椎体外侧缘椎间孔附近,部分肿瘤组织可存在于椎管内。病理上可分为:① 起源于周围神经的神经纤维瘤和神经鞘瘤。② 起源于交感神经节的交感神经节瘤、神经母细胞瘤、节神经母细胞瘤。③ 起源于副交感神经节的副交感神经节瘤。多数为良性,恶性约占 30%。

CT 表现　① 肿块位于脊柱旁。② 呈圆形或卵圆形,亦可为扁平形。③ 密度均匀,与肌肉相似,但部分神经鞘瘤含有类脂质,其 CT 值稍低。④ 椎体、椎间孔或肋骨上可见边缘光滑的压迹,若肿瘤部分位于椎管内,部分居椎管外,则形成哑铃状外观,椎间孔常扩大。⑤ 增强扫描,肿块有不同程度的强化。⑥ 肿块的边缘是否清楚、邻近结构是否受侵,是良、恶性肿瘤的区别点。

鉴别诊断　① 胸膜间皮瘤(局限型):一般胸膜有增厚,多数为多发,单发少见,且肿块或结节多呈梭形或椭圆形,与胸膜广基底相贴。② 神经节细胞瘤:呈低密度,在椎体前外侧纵向延伸,多数呈扁平状或梭形,范围一般超过 3~5 个椎体,不引起椎间孔扩大。③ 神经纤维瘤:坏死囊变较少,呈渐进性轻度强化。

(杨振悦　孙志远)

第八节　胸膜胸壁病变

例1　包裹性脓胸

【病史摘要】　男性,49岁。呕吐后检查发现左侧液气胸1个月余。

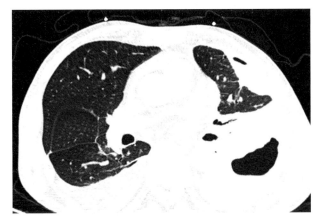 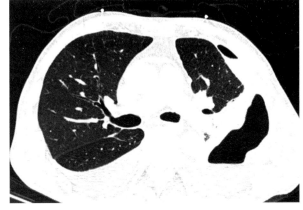

图5-8-1A　　　　　　　　　　　　　　　　　图5-8-1B

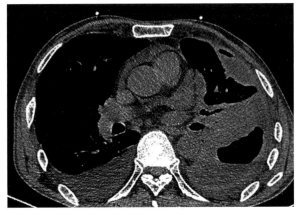 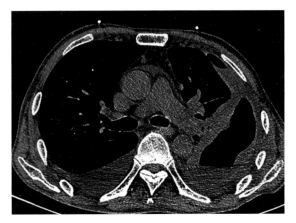

图5-8-1C　　　　　　　　　　　　　　　　　图5-8-1D

【CT征象】　肺窗示左侧胸腔包裹性气液平面,纵隔窗示左胸膜明显增厚,胸膜脏层、壁层之间有液性密度,上方可见三角形气液平面(图5-8-1A~D)。

【重要征象】　胸腔包裹性液气平面,伴胸膜增厚。

【CT拟诊】　①包裹性脓胸。②包裹性胸腔积液。③肺周围部脓肿累及胸膜。④胸膜间皮瘤。

【病理诊断】　包裹性脓胸。

【评　　述】　脓胸系病菌侵入胸膜腔而发生的感染积脓,大多为继发于细菌性肺炎或肺脓肿,也可因胸腔手术、外伤和胸外感染后形成。脓胸时,胸膜有炎症反应及中性粒细胞、纤维蛋白和其他血浆凝固因子进入胸膜腔,纤维蛋白覆盖于胸膜脏层和壁层,若治疗不及时,可于发生脓胸7天就开始纤维蛋白的机化。

CT表现　①胸膜脏层、壁层之间有局限性液性密度区,呈双凸形或新月形,其中可见空气及液气平面,病变与胸壁交角呈钝角。②胸膜明显增厚,可伴有钙化。③同侧胸廓塌陷。④局部肺组织实变移位。⑤多数脓胸患者的胸膜外脂肪的CT值增高,这种表现在漏出液中很少见,在增厚的胸膜

345

脏层和壁层之间存在液体,构成"胸膜分离征"。⑥ CT 增强扫描,增厚的胸膜脏层和壁层都有强化。

鉴别诊断　(1)胸膜间皮瘤:① 胸膜广泛性增厚,增厚的胸膜上可见不规则结节状胸膜斑块。② 很少见到典型的"胸膜分离征"。(2)肺周围部脓肿累及胸膜:常呈圆形,壁较厚,内壁不光滑,病灶与胸壁的交角呈锐角,与肺的境界不清楚,相应部位的支气管和血管延伸到病变内;而脓胸多呈双凸形、卵圆形,与胸壁交角呈钝角,与肺实质之间的境界锐利,并挤压周围血管和支气管使之移位、弯曲。(3)包裹性胸腔积液:与包裹性脓胸相比,形态上两者相似,但两者有以下区别。① 包裹性胸腔积液的胸膜没有脓胸厚,增强扫描强化亦不明显,胸膜钙化亦较少。② 包裹性积液密度基本呈水样密度,而脓胸密度常较高,但当脓胸内脓性物完全液化后,则在密度上难以与包裹性积液区别。③ 脓胸可见液气平面,而包裹性胸腔积液本身没有液气平面。

例 2　结核性胸膜腔积液

【病史摘要】　男性,17 岁。1 个月前因咳嗽伴胸闷气短、盗汗,检查发现两肺病变,两侧胸腔积液。

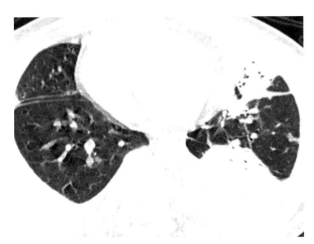

图 5 - 8 - 2A

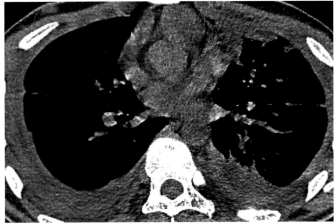

图 5 - 8 - 2B

【CT 征象】　肺窗示左肺内斑片状密度增高影;纵隔窗示两侧胸膜弥漫性增厚,两侧胸膜腔后部弧形影,其凹面向前,左侧胸腔局部包裹性隆起,其内为均匀液性密度,CT 值约 10 HU(图 5 - 8 - 2A~C)。

【重要征象】　双侧胸膜弥漫性增厚伴胸膜腔内弧形液性密度影。

【CT 拟诊】　① 结核性胸膜腔积液。② 急性化脓性胸膜炎。③ 癌性胸腔积液。

【最终诊断】　结核性胸膜炎,胸膜腔积液,左肺病变,临床诊断为结核。

【评　　述】　结核性胸膜炎是 V 型肺结核。结核杆菌进入胸膜腔,当人体处于高过敏状态时,可发生渗出性胸膜炎,表现为胸腔积液。胸腔积液多聚集在胸腔的最低部位,CT 易于显示。

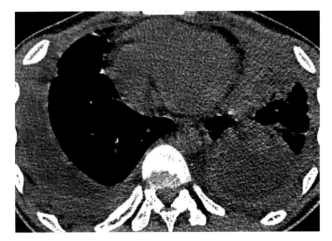

图 5 - 8 - 2C

　　CT 表现　① 在仰卧位时,表现为沿后胸壁并沿侧胸壁延伸的半月形均匀水样密度影。少量积液则水样密度影位于横膈的后内侧,膈角向前外侧移位。积液量多时可进入叶间裂形成一致的弧形或条片状密度增高影。CT 几乎不能鉴别胸腔积液是漏出性、渗出性或乳糜性。但有时结核性胸腔积液的 CT 值较高。② 当量较大时,局部肺受压产生不同程度的肺不张,萎陷的肺位于积液的上方并移向肺门,其内仍可见充气支气管影。③ 胸膜可弥漫性均匀增厚,常为渗出性胸腔积液所伴发,但也可见于其他病因所致胸膜炎。④ 胸腔积液的其他伴随征象。结核性胸膜腔积液除胸腔积液外,肺内相对干净,仅部分患者肺内可见少许条索状、小结节或斑片状阴影;纵隔亦少见肿大淋巴结。

　　鉴别诊断　① 癌性胸腔积液:多数能找到肺内原发灶,但有时癌灶隐蔽在萎缩的肺组织内不易显示;年龄较大的患者有一侧胸腔积液应警惕癌灶;一般癌性胸膜转移胸膜很少呈弥漫性增厚,即使胸膜增厚范围较广也很少均匀性增厚,常伴有多发结节;有时癌性胸腔积液为血性胸腔积液,故密度较高。② 急性化脓性胸膜炎:CT 上亦表现为胸腔积液,但更易形成局限性包裹。病情发展较快,临床上常有急性炎症的表现。

例3 恶性胸膜间皮瘤

【病史摘要】 男性,53岁。咳嗽1个月余,伴胸闷半月。

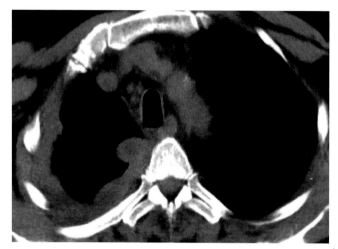

图 5-8-3A

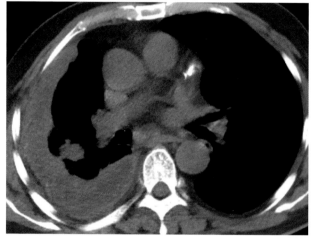

图 5-8-3B

【CT征象】 平扫示右侧壁胸膜、纵隔胸膜增厚影,可见多个大小不等的结节影,斜裂呈结节状增厚,伴少量胸膜腔积液(图5-8-3A~C)。

【重要征象】 胸膜多发结节状增厚伴胸腔积液。

【CT拟诊】 ①肺癌胸膜转移。②恶性胸膜间皮瘤。③结核性胸膜腔积液伴胸膜肥厚。

【病理诊断】 恶性胸膜间皮瘤。

【评 述】 恶性胸膜间皮瘤组织学上分为上皮型、肉瘤型和混合型三种,约80%发生于吸入石棉的患者,其潜伏期可达数十年,约20%可无石棉接触史,少数可发生于放射线治疗后。

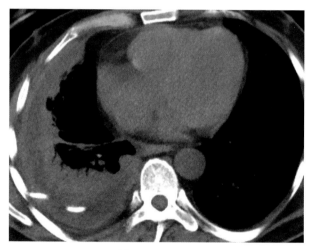

图 5-8-3C

CT表现 CT诊断恶性间皮瘤有其独特的优点。①胸膜增厚最为常见,约占92%,一般为单侧受累,其中绝大多数合并胸腔积液,胸膜增厚广泛,可呈结节状或块状,可同时累及脏层和壁层胸膜。②叶间裂胸膜增厚而呈结节状。③胸腔积液的量多少不等。④受累侧的胸腔容积减少,半数以上纵隔向病侧移位,部分患者因纵隔胸膜增厚而固定,此即“冻结”征,此征对诊断恶性胸膜间皮瘤具有重要意义。⑤20%的患者胸壁受累,可破坏肋骨,亦可扩散到纵隔、心包、椎管内、对侧胸腔甚至腹膜腔、腹膜后间隙。⑥纵隔、胸骨后、膈肌旁淋巴结可肿大。⑦胸膜钙化。⑧胸膜恶性间皮瘤有时呈低密度,易误认为是胸腔积液,增强扫描间皮瘤有强化,有助于两者的鉴别。

鉴别诊断 ①结核性胸膜腔积液伴胸膜肥厚:胸膜肥厚相对广泛且均匀,很少呈波浪状或结节状,纵隔胸膜受累亦相对少见,多无纵隔“冻结”征,同侧胸廓多无变小趋势。②肺癌胸膜转移:肺内可见原发灶,当胸膜出现结节或广泛性增厚时,胸腔积液常为中等量到大量,而且胸膜增厚没有间皮瘤明显,很少形成大块状胸膜肥厚。

例 4 胸壁转移瘤

【病史摘要】 男性,19 岁。左侧股骨下段骨肉瘤术后半年余,复查。

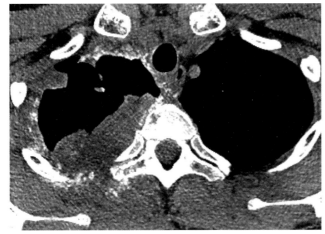 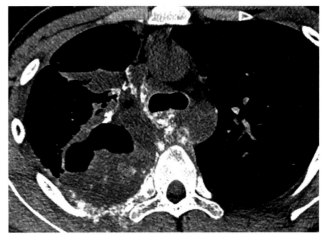

图 5-8-4A   图 5-8-4B

【CT 征象】 平扫示右侧胸壁多发软组织结节、肿块影,邻近胸壁肋骨多发骨质破坏,肿块内可见多发斑片状钙化密度影(图 5-8-4A、B)。

【重要征象】 胸壁多发肿块及结节,邻近胸壁肋骨多发骨质破坏。

【CT 拟诊】 ① 骨肉瘤胸壁转移。② 恶性胸膜间皮瘤。③ 胸壁结核瘤。④ 胸壁 Askin 瘤。⑤ 肺癌并胸膜转移瘤。

【病理诊断】 骨肉瘤胸壁转移。

【评　　述】 除胸壁原发肿瘤外,几乎所有全身的恶性肿瘤晚期都可发生胸壁转移,CT 扫描尤其是薄层多平面重组是观察胸壁转移瘤及其骨质破坏的最佳影像学手段。

 ① 胸壁软组织内或胸膜多发结节、肿块影。② 胸壁肋骨及其他胸廓组成骨可见骨质破坏,可伴软组织肿块形成。③ 可形成胸腔积液。

鉴别诊断 ① 肺癌并胸膜转移瘤:一般能发现肺内的原发肿块,如果是直接侵犯胸膜及胸壁,原发灶多数较转移灶体积大,受侵犯的胸膜及胸壁出现结节或肿块,远处转移则较难鉴别。② 胸壁 Askin 瘤:是一种发生于胸壁的恶性小圆细胞肿瘤,属原始神经外胚叶肿瘤,主要见于儿童和青年,CT 表现主要是单侧胸壁软组织肿块,肿块通常巨大,可累及胸膜引起胸膜增厚及胸腔积液,侵犯肺组织时瘤-肺界面毛糙,肿瘤常引起肋骨骨质破坏。③ 胸壁结核瘤:病灶有钙化或附近的胸膜粗线样增厚(该病诊断的关键),增强扫描病灶不强化或花环状强化。④ 恶性胸膜间皮瘤:多数患者有吸入石棉的病史,最典型的特点为弥漫性胸膜增厚伴多发或单发结节;多合并胸腔积液;5%~20% 出现胸膜钙化;增强扫描胸膜明显均匀强化,较大肿块内可见有囊变坏死。

此例患者有明确的骨肉瘤病史,且胸壁多发肿块内见多发斑片状钙化密度影,符合骨肉瘤的瘤骨形成征象,因此优先考虑骨肉瘤胸壁转移。

例5 乳腺癌

【病史摘要】 女性,76岁。无意中发现左侧乳腺包块3个月余,伴有乳头血性溢液。

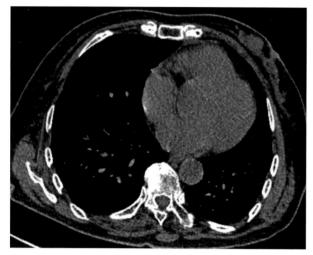

图5-8-5A

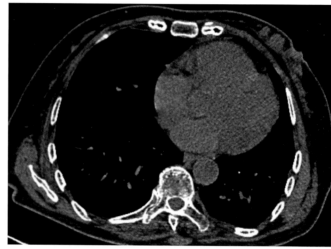

图5-8-5B

【CT征象】 CT平扫示左乳腺内不规则软组织结节影,左乳头牵拉凹陷改变。所见纵隔内未见明显肿大的淋巴结(图5-8-5A、B)。

【重要征象】 乳腺不规则结节,乳头牵拉、凹陷。

【CT拟诊】 ①乳腺癌。②乳腺纤维腺瘤。③乳腺囊肿。④乳腺炎。

【病理诊断】 乳腺癌。

【评 述】 乳腺癌是女性最常见恶性肿瘤之一,发病率逐年上升,世界卫生组织国际癌症研究机构发布最新的《2020全球癌症报告》显示乳腺癌超过肺癌成为全球发病率第一的癌症,2020年新增人数高达226万例,在新增癌症人数中占比超过18%。临床多表现为乳腺肿块,乳头溢液,皮肤改变(酒窝征、橘皮征),乳头异常(回缩、糜烂破溃),腋窝淋巴结肿大等。大部分乳腺病变在常规CT检查中容易被忽视,常规CT对于乳腺微钙化的显示欠佳,主要用于判断有无腋窝、纵隔及内乳淋巴结转移。新型锥光束乳腺CT以高空间分辨率和高密度分辨率对乳腺组织进行360°全方位扫描,大大减少乳腺腺体与病变组织重叠对诊断的影响,搭配全真3D动态影像,真正实现了乳腺组织的精确三维成像,使乳腺内部病灶数量、位置、形状、大小及血管分布一目了然,将乳腺癌病灶的发现能力提升到了2~3 mm。

CT表现 ①乳腺内结节或肿块影,形态不规则,边缘可见毛刺征或分叶征。②增强扫描不均匀强化。③可见乳头凹陷改变,局部乳腺皮肤增厚。④可见腋窝淋巴结肿大,或纵隔内淋巴结肿大征象。⑤钙化小于2 mm时CT显示欠佳,因此CT对乳腺癌内砂砾样钙化的显示相对于乳腺钼靶摄片不具优势。

CT对于乳腺癌肿块轮廓的观察、毛刺的显示、钙化的显示不如钼靶有优势;对于乳腺的血供情况、强化类型的观察则不如MRI更清晰。乳腺癌CT检查观察的重点是有无腋窝淋巴结、纵隔淋巴结转移,或肺内或胸壁是否有转移灶等。

鉴别诊断 ①乳腺炎:发病年龄较轻,乳腺局部表现为红、肿、热、痛;CT上表现为片状或团块状软组织密度影,边界不清,密度不均匀,增强扫描可见明显强化;脓肿可为环形或蜂窝状强化;可有淋巴结肿大。②乳腺囊肿:为圆形或类圆形囊性低密度影,边界清晰,增强扫描无强化;无腋窝淋巴结肿大。③乳腺纤维腺瘤:为乳腺最常见良性肿瘤,发病年龄较轻,多为类圆形结节影,边界清楚;其内可见钙化,且为粗大结节或不规则斑片状钙化;一般不伴乳头凹陷改变,不伴有腋窝淋巴结转移等恶性肿瘤征象。此例患者,年龄较大,且有乳头血性溢液的体征,CT可见乳头明显牵拉凹陷征象,因此首先考虑乳腺癌的可能。

(江 静 孙志远)

第九节　胸部疾病 CT 检查适应证及应用进展

一、胸部疾病 CT 检查适应证

1. 肺：CT 是肺部病变诊断的最佳影像学检查手段,得益于其良好的空间分辨率和解剖结构形成的天然密度分辨率。CT 对肺部肿瘤、炎症、间质性和弥漫性病变的检出都非常敏感,可对典型表现的病变做出定性诊断。因肺组织的含气特征,CT 相较 MRI 具有更高分辨率,但 MRI 可显示不同组织的特异信号,与其结合有可能提高实性病变定性诊断的准确率。

（1）肿瘤：CT 对于实性结节和磨玻璃密度结节的检出具有高度敏感性,对于 1 cm 以上的肺结节的定性诊断具有较高的特异性,辅以 CT 增强检查,可以进一步提高实性肿块或结节的定性诊断的特异度。CT 可以精确检出肺癌等恶性肿瘤的转移灶,包括肺内转移、肺门及纵隔淋巴结转移以及远处转移灶,从而为肿瘤的分期提供可靠的依据。

（2）炎症：CT 可以精确地判定炎症的范围,治疗后 CT 随访复查可用于临床上疗效判断,从而指导进一步治疗。可一定程度显示细菌性肺炎、病毒性肺炎、结核、真菌及其他病原体所致肺部炎症的特异征象,在肺炎性质判断方面具有一定的诊断价值,结合实验室检查或病理学检查更能确立诊断,尤其是在世界性疫情如新冠肺炎防治工作方面发挥了重要的作用。对于非感染性炎症,如放射性肺炎、免疫性炎症等的性质判断,则需密切结合临床病史及相关实验室检查作出判断,必要时也要借助病理学检查手段。

（3）间质性和弥漫性病变：由于 CT 的高空间分辨率和密度分辨率,可以敏感地检出肺部间质性和弥漫性病变的微细病灶,从而在一定程度上对于病变的性质作出判断。CT 在该类病变的范围界定、分期以及治疗中疗效的观察上也具有很高的价值。

2. 纵隔：CT 可用于纵隔内大血管、食管及纵隔间隙的肿瘤/肿瘤样病变、炎症、淋巴结病变、血管源性病变的检出和定性诊断。

（1）肿瘤和肿瘤样病变：CT 可以检出纵隔内肿瘤和肿瘤样病变。因纵隔有较多大血管结构,CT 增强扫描有助于隐匿病变的检出。对于纵隔内肿块的定性诊断,CT 平扫对于一些含脂肪或钙化的病变如畸胎瘤等具有确定诊断的价值;而对于一些不含有特殊密度的实性和囊实性病变,平扫结合增强扫描对于确定性质很有帮助;对于一些表现不典型而难以定性的肿块,例如前纵隔的胸腺瘤、淋巴瘤和生殖源性肿瘤等,进一步行 MRI 检查可以为病变的组织成分提供更多的信息,从而为定性诊断提供帮助。

（2）炎症：CT 可以检出纵隔的炎性病变如脓肿、结核等,特别是病灶内伴有气体或钙化等特殊密度时,对于定性非常有帮助;同样,CT 增强扫描也有助于炎性病变的定性,例如结核灶常常呈现薄环状的轻度强化,比较有特征性。

（3）淋巴结病变：CT 平扫结合增强扫描对于纵隔内淋巴结的检出非常敏感,结合肺内的、相邻部位的以及远处的病变情况还可以在一定程度上判断淋巴结的性质,为肺部和纵隔肿瘤的临床分期提供重要的依据。

（4）血管源性病变：纵隔是容纳心脏大血管的区域,一些血管源性的病变经常发生于纵隔,如大动脉壁病变:动脉粥样硬化、动脉夹层、壁间溃疡等,相应内容见血管成像相应章节。

3. 胸膜和胸壁：胸膜和胸壁的肿瘤、炎症、外伤、淋巴结病变、血管源性病变的检出或定性诊断,胸膜腔积液、积气和胸膜增厚的范围与程度,了解胸壁疾病的侵犯范围及肋骨和胸膜的关系。

（1）肿瘤：CT 易于发现胸膜肿瘤如转移瘤、间皮瘤、纤维瘤等病灶,通过对病变的形态和强化特点分析,大多数病灶可以得到定性诊断。对于胸壁的肿瘤,CT 可以发现部分较大的肿块,但定性诊断困难,需借助 MRI 甚至病理学检查方可明确诊断。

（2）炎症：CT 可以非常敏感地显示胸膜的增厚、钙化及胸腔积液或积气,并可对胸腔积液或积气的量作出大致的估计。

（3）外伤：CT是胸部外伤的最佳影像学检查方式，方便快捷，可以敏感发现并准确诊断外伤性病变，如肋骨、胸骨和脊柱的骨折，以及血气胸、纵隔和胸壁的气肿以及肺部挫裂伤等；但对于胸壁软组织损伤，往往只限于肿胀显示，所能提供的信息不如MRI丰富。

（4）淋巴结病变：CT可以敏感地检出颈根部、锁骨上下窝和双侧腋窝淋巴结的肿大，结合邻近器官的病变可以推测其性质，诊断困难时往往借助穿刺活检及病理学检查。

（5）血管源性病变：颈部及上肢大血管途经上胸壁，如发生血管源性病变可以被CT检出，但往往需要增强扫描以确定其与血管的关系，并做出相应的定性诊断。

4. 心包和心脏：肿瘤和肿瘤样病变的检出和定性诊断，明确心包积液、心包肥厚及钙化程度。

（1）肿瘤和肿瘤样病变：CT可以敏感地发现心包的肿瘤如转移瘤和肿瘤样病变如心包囊肿等，并根据病变的形态、密度及邻近器官病变作出性质的判定或推测，但对于心脏肿瘤的发现和性质判定，通常需要增强扫描，有时还需要应用心电门控以抑制心脏搏动伪影才能获得清晰的图像。

（2）心包积液、增厚和钙化：CT对于心包的积液、增厚和钙化非常敏感，也可以估测积液的量；同样，对于积液性质的判定需借助其他检查。

5. 心脏、大血管病变：各种先天性和后天性心脏病、胸部大血管病变包括主动脉、肺动脉和冠状动脉病变的检出和定性、定量诊断，详见心血管一章。

二、胸部疾病CT检查应用进展

1. 低剂量CT扫描技术：由于胸片对 I 期肺癌的检出率较低，选择用CT进行肺癌筛查逐渐成为一种趋势，但常规CT扫描的辐射剂量较大，尤其是对于短期内需要多次复查或随诊观察的患者而言，辐射剂量问题备受关注。低剂量CT技术已成为临床应用的热点，也是CT发展的重要趋势之一。

低剂量胸部CT扫描是指在不影响图像诊断的情况下尽可能使用最低的辐射剂量进行CT扫描。降低CT胸部扫描辐射剂量的方法有：① 降低球管电流：可以线性减少辐射剂量，但是会降低图像信噪比，近年来，临床上常使用自动管电流调制技术来调节管电流，它会根据患者的体型、扫描部位自动调节。② 降低球管电压：管电压近似与辐射剂量的平方成正比，降低管电压可大幅度降低CT辐射剂量，主要用于增强检查，也用在肾功能受损和外周血管条件较差的患者，对体型正常或偏瘦的患者可使用80~100 kV进行CT增强检查。③ 增大螺距：可以减少扫描时间从而减少辐射剂量，还可以减少图像的呼吸运动伪影。④ 迭代重建算法：可以减少低辐射剂量扫描的图像噪声，常和低辐射剂量技术联用，以提高图像信噪比。⑤ 双能量CT（dual energy computer tomography，DECT）结合双低技术（低辐射剂量和低对比剂用量），能生成物质密度图像（虚拟平扫或水图像），可以代替在多期检查中的平扫，因而达到降低剂量的目的。

2. 双能量CT成像技术的应用：双能量CT扫描可以获得两种管电压（常为140 kV及100 kV/80 kV）扫描的图像，可用于分辨不同的物质和组织。在肺部中的应用主要有肺通气成像及在肺癌中的应用。

（1）肺通气成像：双能量肺通气成像是用于评估肺功能的影像学方法，可用于肺通气成像的对比剂有氙气、氪气及雾化碘对比剂，其中以氙气应用较多，但是目前均处于研究阶段，尚未大范围地临床应用。该技术不仅能显示正常的肺通气功能，而且能动态或静态评估不同肺疾病局部通气功能，如慢性阻塞性肺疾病、哮喘、支气管炎、肺动脉栓塞等，能同时提供高分辨率的解剖信息和氙气通气图像。动态扫描时，氙气通气成像能提供量化的氙气时间衰减曲线。

（2）肺结节良恶性的评估：双能量CT的碘图可提供结节的强化特征，从而有助于鉴别肺结节的良恶性。恶性结节碘图上的CT值明显高于良性结节。碘图鉴别结节良恶性的敏感度及准确度高。

（3）肺癌分期及疗效评估：肺癌的准确诊断及分期与其治疗方案制订关系密切。双能量CT动脉期及静脉期碘图上测得的碘含量比值可以帮助鉴别纵隔和肺门淋巴结是转移性还是非转移性的，以帮助对患者进行准确分期。另外，双能量CT碘图能定量分析肿瘤和转移性淋巴结治疗前后血供变化,从而更好地评估肺癌的治疗反应。

3. CT灌注成像的应用:

(1) 肺癌的鉴别诊断、恶性程度的判断:研究发现肺癌的灌注值血流量(Blood flow,BF)介于良性结节和炎性结节之间。

(2) 预测肺癌的预后:研究发现BF值越低,术后发生转移和复发的危险性越高,较形态学变化更能准确评价患者的疗效和预后。

(3) 评价抗血管生成药物对肺癌的疗效:治疗后BF值下降表明疗效好。

(4) 指导肺结节活检,提高CT引导下穿刺活检的阳性率:穿刺活检肺结节的高灌注区阳性率更高。

(5) 纵隔内肿瘤的诊断和鉴别诊断:前纵隔常见肿瘤中,胸腺瘤的BF和血容量(Blood volume,BV)较其他恶性肿瘤均较高。

4. 人工智能技术的应用:AI对于胸部疾病的检出、诊断及鉴别诊断、风险分层及疾病分期分级、治疗方案决策等均有较大作用,可以减少误诊漏诊、提高工作效率。目前AI在胸部CT中的应用主要包括以下方面:

(1) 肺结节及肺癌:AI检测肺结节特别是磨玻璃结节非常敏感,为放射科医生减轻了很大负担。AI在肺结节检测、自动化定量分析及良恶性鉴别诊断中已有广泛研究并取得了较好结果,已有部分AI辅助肺结节检测产品被CFDA认证上市。此外,AI在肺癌的分期分型、基因突变预测、治疗疗效评估、预后预测等多个方面也有大量研究。

(2) 慢性阻塞性肺炎、肺气肿、间质性肺疾病:AI在慢性阻塞性肺炎的分期及急性发作预测、间质性肺疾病的分类等方面均表现出较好的分类效能。

(3) 结核:AI在结核与肺癌的鉴别诊断、结核的活动性判断及治疗反应、耐药预测等方面均有研究并取得了较好的结果。

(4) 新型冠状病毒性肺炎:AI可以快速地对新型冠状病毒性肺炎进行筛查和辅助诊断,加快诊断流程,精准定量分析疾病的严重程度并预测患者的预后。

(5) 肋骨骨折:AI辅助肋骨骨折的检测、分割及分类(新鲜骨折、愈合期骨折及陈旧性骨折),可以提高医生诊断效率,减轻工作负担。

(6) 全胸病变检出:AI在全胸病变检出的研究正方兴未艾,在急诊人群诊疗优先级分类中已有一定应用,未来有望在其他临床场景辅助医生进行全胸病变诊断。

AI在胸部CT中已经显现出巨大的应用前景,但目前只有少数领域已实现初步的临床落地与应用推广,实现全面、规范化的AI临床应用落地还需要前瞻性、多中心、大样本的研究来证实模型的鲁棒性(算法对数据变化的容忍度)、准确性以及泛化性。

(祁　丽　孙志远)

第六章　腹部疾病

第一节　腹部 CT 检查技术及正常解剖

一、腹部 CT 检查技术

（一）腹部 CT 检查前准备及注意事项

1. 一般患者：① 上午检查早餐禁食，下午检查午餐禁食，禁食时间不少于 4 小时；② 检查前 1 周内不服含重金属的药物，在 1 周内行消化道钡餐检查者 CT 检查前先腹部透视，明确腹部无钡剂影响时方可行 CT 扫描，对需提早检查者应行清洁灌肠或口服缓泻药处理；③ 扫描前 15~30 分钟口服温水 500~1 000 ml，检查前即刻再饮 200~300 ml，使胃及十二指肠壶腹部充盈，检查肾及肾上腺前也需要在检查前 30 分钟口服温水；④ 预先让患者了解检查过程，训练患者平静均匀呼吸并在扫描时屏气（听扫描时的语言提示及看扫描机架上指示灯），特别要根据具体检查部位强调螺旋扫描时屏气时长。

2. 对于急诊患者是否需要做上述准备则视情况而定，对于临床禁食（如急性胰腺炎）、怀疑肠穿孔或昏迷患者可以不用口服对比剂，同时应尽可能在最短的时间内完成扫描。

3. 需增强扫描的患者，请患者及家属在使用碘对比剂知情同意书上签字，无需碘过敏试验，除非产品说明书注明特别要求。

4. 不配合的患者或 5 岁以下患者使用镇静剂，通常采用水合氯醛口服或灌肠，须由有相关资质人员按规范使用。

5. 检查的其他常规准备，如移去检查部位金属（物品）和对 CT 扫描检查产生影响的物品。

（二）腹部 CT 扫描常规应用技术概述

1. 体位通常为仰卧位，特殊情况下加扫其他体位，如左侧位、右侧位及俯卧位，以利于病变显示或明确是否有病变存在。

2. 扫描范围，先扫腹部定位片，根据检查要求在定位片上确定扫描部位和范围。扫描范围应包括检查脏器的上缘和下缘，对肿瘤分期、并发症者或为了解病因应扩大扫描范围。① 肝：通常从膈顶扫至肝右叶下缘。② 胰腺：通常自肝门扫至肾门平面，但胰腺癌的扫描上缘应至膈顶，下缘应视淋巴结转移范围而定，一般应扫至肾下极平面。急性胰腺炎上缘包括下胸部有助于观察有无胸腔积液。③ 肾上腺：一般自第 11 胸椎椎体扫描至左肾门平面，但临床高度怀疑嗜铬细胞瘤而肾上腺未发现病变时，应扫描全腹部（包括盆腔），甚至还需行纵隔扫描。

3. 较大脏器如肝、肾、脾通常采用层厚 5 mm 扫描，疑为小病灶在可疑病灶处用层厚 1~3 mm 薄层扫描或重建，较小脏器如胰、肾上腺采用层厚为 1~3 mm 薄层扫描。

4. 不同脏器窗技术、不同背景使用的窗宽（windows width，WW）、窗位（windows level，WL）有所不同，一般窗宽为 200~250 HU，窗位应与所观察脏器的 CT 值相接近。观察肝或较消瘦患者的其他脏器宜采用窄窗技术，有些部位的病灶如胰腺采用两种窗位观察。增强扫描的窗位应比平扫时增加 10~20 HU。常用参数：① 肝：WW 为 180~200 HU，WL 为 45~60 HU；② 胰腺：观察胰腺实质采用 WW 为 180~200 HU，WL 为 40~50 HU，观察胰腺周围结构采用 WW 为 250~400 HU，WL 为 10~50 HU。③ 肾上腺：WW 为 250~400 HU，WL 为 0~30 HU；④ 外伤患者为了观察有无骨折应采用骨窗位，WW 为 1500~2000 HU，WL 为 400~500 HU。

5. 扫描方式常采用常规螺旋扫描、平扫与增强扫描相结合，增强扫描常用的对比剂为非离子型碘对比剂,剂量为 60~100 ml,成人或儿童也可按每千克体重 1.5~2.0 ml 的比例给予。对胆系统及泌尿系统结石而不怀疑癌肿者可只行平扫。增强扫描方法见各脏器 CT 扫描技术。采用普通 CT 扫描肝海绵状血管瘤时,国内李果珍提出的"两快一长"技术很有意义,即快速注射、快速扫描及延迟扫描。鉴别诊断困难的病灶还可采用团注法同层动态增强扫描,即在病灶的中心层面第 1 分钟扫 2~3 次,然后分别在第 2 分钟至第 3 分钟每分钟各扫一层,直至病灶充盈对比剂。

二、腹部各脏器 CT 扫描特点

(一)肝脏 CT 扫描

1. CT 平扫:显示肝内钙化或出血性病灶敏感,亦可以清晰显示肝弥漫性病变,如脂肪肝、血色素沉着病、肝糖原储积病等。在显示肝局部肿瘤方面 CT 平扫多不如动态增强 CT 扫描,但在某些情况时 CT 平扫对高血供的转移瘤的检出可能更敏感,这是由于这些肿瘤在动态增强扫描中有一部分呈等密度而不易显示。对 CT 平扫没有发现任何病变者可以根据临床情况选择增强扫描。

2. 增强扫描:对比剂在肝内的动态循环过程可分为三期,① 肝动脉期:透视追踪技术,阈值超过 100 HU 后 15 秒触发扫描;② 门静脉期:动脉期扫描结束后 35 秒扫描;③ 实质期:门静脉期结束后 100 秒扫描。对比剂的注射速度越快,产生的浓度曲线越高,而对比剂的用量越大,最大浓度曲线维持的时间也越长。增强扫描应根据病变的特点,选择在合适时期扫描。

(1)肝的血供特点与对比剂的相互作用:肝由肝动脉和肝门静脉双重供血,肝动脉供应的血液占 20%~25%,肝门静脉占 75%~80%。但肝的大多数肿瘤仅由肝动脉供血,少、甚至无肝门静脉供血,这是 CT 增强扫描可以检出肝肿瘤的关键所在。

在静脉团注对比剂后,由肝动脉输送的对比剂比由肝门静脉输送的对比剂早 20~30 秒到达肝。虽然肝动脉仅输送 1/4 的对比剂到达肝,但由于它与肝门静脉输送的大量对比剂到达肝时有 20~30 秒的间隔,为由肝动脉供血的肿瘤检出和定性诊断留下了一个时间间隔。在静脉注射对比剂 20~30 秒钟后,仅由动脉供血的腹部脏器如脾、肾和胰腺等开始明显强化,而此时肝实质则强化不明显,这是由于肝门静脉为肝提供了 4 倍于肝动脉的血流,而肝门静脉的血流此时尚不含对比剂,冲淡了肝动脉血的增强效应,肝仅有轻微强化,富血管性肿瘤仅有肝动脉供血,无肝门静脉供血,故其强化不被冲淡,在 CT 图像上肿瘤强化呈高密度,与肝形成鲜明对比。在静脉注射对比剂 60 秒后,对比剂主要经肝门静脉输送到达肝,肝将明显强化,即使继续有对比剂由肝动脉到达富血管的肿瘤内,但两者的密度差异显著性下降,达到相对平衡。

(2)增强扫描的价值:① 提高病灶显示的敏感性:多数肝内占位病灶的 CT 值低于正常肝实质,平扫表现为低密度,但部分病灶与正常肝实质或脂肪肝呈等密度,单纯平扫难以检出,增强扫描能显示平扫不能或不易发现的病灶;② 鉴别病灶性质:平扫不易进行定性,增强扫描时由于对比剂经血流进入肿瘤和肝实质的时间、程度以及廓清速度不同,产生不同的增强特征,有助于病灶的检出和鉴别;③ 更好地显示肝内血管:既有助于区分平扫图像上见到的血管截面所致的低密度影、轻度扩张的肝内胆管与小结节病灶,又能清楚显示肝门静脉栓塞或肿瘤侵犯肝内血管。

(3)增强扫描的方法:目前主要使用的是团注动态增强扫描的方法,重点应注意静脉内注射对比剂的量、注射速度和扫描的方法 3 个方面。

团注动态增强扫描的对比剂注射速度为 2.5~3.5 ml/s,总量 80~100 ml,建议碘负荷 450 mg I/kg。或采用双期注射法,前 50 ml 采用 2~3 ml/s 的注射速度,以后改为 1 ml/s 的速率将对比剂注射完毕。通常在注射对比剂 40 秒时开始扫描。使最初的扫描处于动脉期晚期,主要在肝门静脉期,并在实质期之前(2 分钟内)扫完全肝。与慢速延长对比剂注射速率或 CT 平扫相比,团注动态增强扫描是检测肝肿瘤的最敏感的方法,这项技术需要应用压力注射器以保证快速和持续的对比剂灌注,并且避免在增强的平衡期扫描。用老式的 CT 机对全肝扫描需 4~6 分钟,需采用双期注射对比剂的技术,首先用快速注射将部分对比剂输入血管内,第二期用慢速注射以保证增强的持续性,而使实质期延长。应用较快扫描机可以在 2 分钟内完成全肝扫描,可以提供满意的肝实质强化,因此没有必要将实质期推迟。

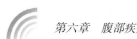

大多数肝肿瘤是少血供的,腹部 CT 扫描为使肝实质强化达到最大,选取在肝门静脉期(非平衡期)扫描以使肿瘤表现为明显低密度。通常以 2 ml/s 的速度注射 60% 的碘对比剂 100 ml,开始注射后 40 秒开始扫描,2 分钟内扫描完全肝,以保证图像扫描完而平衡期未出现。但一些高血供的肝肿瘤如原发性肝癌、肝非典型性增生、肝腺瘤和某些高血供的转移瘤,可能在门静脉期呈等密度改变而不显示,而在肝动脉期则表现为高密度。对此种情况应在肝动脉期扫描。对动脉期成像,最重要的是用较快的注射速度以输送足够量的对比剂到肿瘤以便能检出它们,通常以 3~5 ml/s 的速率注射,在注射开始后 20~30 秒开始扫描,并在 20~40 秒内完成扫描。为使整个肝成像,此项技术仅能用螺旋 CT 或电子束 CT 来完成。虽然动脉期扫描能发现一些在肝门静脉期不能显示的病变,但由于低血供的肿瘤在动脉期可能漏诊,同时肝动脉期增强扫描时可能会出现肝实质的一过性衰减不均匀,即部分肝实质可以明显强化而类似于肿瘤,因此通常不做单期的动脉期扫描。一般应在肝动脉期扫描后再行肝门静脉期和(或)实质期扫描,即肝双期或三期扫描,以提高肝高血供肿瘤检出的敏感性及肝病变定性诊断的准确性。肝动脉和肝门静脉双期肝 CT 扫描时,因对比剂注射速度较快,故肝门静脉期扫描应比单期肝门静脉扫描要早一些做。

延迟实质期 CT:尽管很少选择延迟平衡期成像来检出肿瘤,但有一些肿瘤可做延迟增强扫描。特别是明显延迟后可见碘对比剂在纤维性肿瘤或肿瘤的纤维瘢痕内的潴留,通常在注射对比剂后 10~20 分钟扫描明显。这是由于纤维组织内的碘对比剂在血管外缓慢流入流出所致。当表现为均匀一致的强化时,可高度提示为胆管癌,其他肿瘤在延迟扫描时很少有此种表现,但许多肿瘤由于中心有局部的纤维灶或中心瘢痕形成,常呈不均匀的或轻度的强化,与肝内胆管癌的强化形式完全不同。延迟成像有助于胆管梗阻原因的诊断和胆管癌肝内侵犯范围的辨别。

3. 肝 CT 血管成像(CTA):需要观察肝动脉、门静脉及肝静脉系统病变时可行肝 CTA 检查。肝动脉 CTA 通常在注入对比剂后 20~25 秒进行扫描,当肝动脉内对比剂 CT 值>200 HU 时,经过血管重建能够获得满意的肝动脉 CTA 图像。肝门静脉 CT 血管成像需要注入对比剂后 50~60 秒开始扫描,此时肝门静脉血流在门静脉管腔内流入,是肝门静脉 CT 血管成像扫描的最佳时间,经过重建能够清楚地显示肝门静脉主干及肝内门静脉细小分支。肝静脉 CT 血管成像可选择注入对比剂后 65~75 秒进行扫描。对于部分循环时间较长的患者可以增加延迟扫描。

4. 肝灌注成像:采用团注对比剂的电影扫描采集方式。对比剂注射速度为 4.0~8.0 ml/s,使用对比剂 50 ml,扫描过程中尽量要求患者屏气或者平静呼吸,扫描完毕后使用灌注软件进行相应参数后处理。

(二)胆道系统 CT 扫描

对怀疑为胆道系统结石者可只做平扫。增强扫描可静脉内团注 60% 泛影葡胺 80~100 ml,常规增强扫描或移床式动态扫描。该方法应用最普遍,可清楚显示肝门静脉系统血管结构,提高胆道系统的显示能力,了解病变的增强情况。轻度甚至中度扩张的肝内胆管,在平扫图上与之平行的肝门静脉血管都呈低密度条状影或小圆形阴影;也许扩张胆管的密度较血管影更低些,但不能明显区分,尤其胆管扩张较轻时易疏忽。静脉内注射对比剂后,血管得到明显强化,而胆管密度不变,两者形成鲜明的黑白对比,易区分。另外,正常大小的肝外胆管在平扫图上的显示率为 60%~70%,增强扫描管壁强化,并且可借助胆总管与显影的肝门静脉伴行的解剖关系帮助识别,其显示率明显提高。当胆总管有某种程度扩张时,在增强 CT 图像上 100% 可显示之。

(三)胰腺 CT 扫描

胰腺多采用螺旋 CT 双期扫描(即动脉期与胰腺实质期),既有利于小病灶的显示,也有利于胰腺癌的分期。众所周知,相对于正常胰腺而言,胰腺癌为较少血供的肿瘤,正常胰腺有动脉供血,故在胰腺实质期扫描,肿瘤强化不及正常胰腺实质而能提高检出小胰腺癌的敏感性。在动脉期癌灶与邻近正常组织间密度差增大,是提高小胰腺癌检出率的基础。此外动脉期胰周动脉的显示良好,在胰腺实质期,胰周静脉显示良好,有助于了解肿瘤有无侵及血管与有无淋巴结肿大的鉴别,同时有利于了解是否有肝转移。双期扫描常用90~150 ml 对比剂,注射速率为3~5 ml/s。动脉期在开始注射对比剂后30~40秒,胰腺实质期为注射对比剂后65~70秒扫描。

胰腺属于腹膜后器官,邻近许多重要脏器,胰腺癌临床表现无特异性,侵袭性又极强,因而胰腺癌的早期诊断和术前可切除性判断对胰腺癌的治疗与预后至关重要。MSCT薄层增强扫描可无创性地清晰显示胰腺周围结构,清晰显示肿瘤与正常胰腺、邻近脏器、邻近系膜的关系,通过三维重组,能全方位、多角度观察肿瘤对胰周组织的侵犯。利用MSCT(双期薄层增强扫描)所获得的信息进行三维血管重组,可将胰腺癌对血管侵犯检出的准确度提高至92%~99%(单纯轴位图像为67%~87%)。Raptopoulos 等研究认为,MSCT血管造影能常规显示胰腺周围小血管分支,对胰腺癌的可切除性预测值达96%,可完全替代有创的常规血管造影检查。相信随着这方面研究的不断深入,MSCT对胰腺癌早期诊断及术前评估的应用前景将会更广阔。

（四）脾CT扫描

脾CT扫描应将平扫与增强扫描相结合,平扫是基本的检查步骤,增强扫描不仅能了解病灶的血供情况,而且能提高正常脾实质和病灶之间的密度差异,有利于小病灶的发现。对外伤患者,增强扫描可发现血管破裂对比剂外漏。如果扫描时发现病变可能为血管瘤,可加延迟扫描。

增强扫描一般采用团注法或静脉内快速注射法。增强扫描使脾密度在短时间内达到一个高峰,这对病变的显示和鉴别极有帮助。增强扫描时间不能过早,因为动脉期扫描可导致脾密度不均匀而误认为是脾有病理性改变。脾的团注法动态扫描有助于区别正常脾还是邻近组织结构,如肝、肾、胰尾、副脾、脾静脉曲张、脾门区淋巴结增大等。一般情况下,脾门部位扭曲扩张的静脉血管和侧支血管与胰后方的脾静脉同步显影。在平扫图像上这些血管颇似肿块或增大的淋巴结。脾动脉瘤与腹主动脉同步显影。这些血管性病变强化时最高CT值都大于副脾、脾门淋巴结和胰尾部肿瘤。副脾的强化程度与时间密度曲线一般与正常脾相仿,而脾门淋巴结一般强化不显著。

（五）胃肠道CT扫描

胃肠道CT扫描包括胃、小肠、结肠及直肠CT检查。胃部CT检查需要空腹4小时以上,检查前30分钟服用阴性对比剂500~800 ml,充盈胃腔。小肠CT扫描需要检查前45~60分钟口服2.5%等渗甘露醇1 000~1 500 ml,肠梗阻患者不可服用。结肠、直肠CT检查前需要清洁肠道,并在检查当日禁食早餐,做仿真内窥镜检查的患者需肛门注入气体充盈肠道,充气完毕后进行体位旋转后再进行CT扫描。胃肠道CT扫描均推荐行肝动脉期和门静脉期双期扫描。

（六）肾上腺CT扫描

肾上腺CT扫描首先应显示好肾上腺,因肾上腺为细长结构,故宜采用薄层扫描。一般(可)只行平扫,但下列情况下须增强扫描:① 鉴别肾上腺与血管(脾动静脉);② 了解肿瘤的血供情况;③ 肿块性病变的鉴别诊断;④ 判断肿瘤的外侵程度或转移情况。较大的肾上腺肿块定位有时困难,行冠状位及矢状位重组对准确定位有帮助。

（七）肾CT扫描

肾平扫用于显示结石、钙化及出血。常规应行增强扫描,用离子型或非离子型碘对比剂60~100 ml,静脉快速注射,2~3 ml/s,注射45~60秒后扫描,为显示肾盂和输尿管应延迟扫描。采用螺旋CT动态增强双期/三期扫描有一定优势。通常在肾CT平扫基础上静脉团注对比剂,分别于皮质期、髓质期和排泄期扫描,皮质期延迟25~30秒,髓质期延迟90~110秒,排泄期延迟3~5分钟。肾皮质期由于对比剂存留在肾血管及细胞外间质,未进入远曲小管,仅肾皮质强化,髓质不强化,反映对比剂首次血液循环的肾灌注情况。此期肾动脉显示良好,可显示肾血管异常和肾灌注异常。肾髓质期的肾皮质与髓质均强化,肾髓质病变在此期显示最好。排泄期肾盂内充满对比剂,对肾盂及输尿管的病变显示有利。

（八）腹膜腔及腹膜后间隙 CT 扫描

扫描范围以临床疑诊病变为基础决定扫上腹部、中腹部、盆腔或全腹。一般层厚为 5～10 mm，病变局部可用层厚为 1～3 mm。观察后腹膜、筋膜、系膜、韧带宜采用较宽窗宽，而窗位宜低。肿块性病变采用与观察胰腺病变相似的窗技术。是否采用增强扫描，要视检查目的而定，如观察淋巴结或肿块病变或血管性病变应增强扫描。

三、腹部 CT 图像后处理技术

在腹部 CT 检查中，可以根据不同的疾病类型和临床要求采用相应的后处理重组技术。MPR 可用于观察病灶的位置及其与周围组织结构关系。VR 可以立体观察病变全貌，特别是血管性病变。MIP 在显示血管性病变的细节中具有一定优势，如血管畸形、肿瘤供血血管等。CPR 使血管病变的显示更加直观、清晰，CT 仿真内窥镜技术则可以无创条件下观察腔内结构，有助于疾病的诊断及临床治疗策略的制订。

四、腹部 CT 正常解剖

（一）正常肝的 CT 解剖（图 6－1－1A～F）

1. 肝实质：平扫示正常肝实质的密度比腹部其他实质性脏器（脾、胰、肾）稍高，CT 值为 38～80 HU，平均比脾高 7～8 HU，比血液的密度也高，故肝门静脉及肝静脉呈条状或椭圆形的低密度影。增强扫描示肝实质呈均匀强化，但在肝动脉期及肝门静脉早期强化可不均匀。

2. 肝血管：肝内有三套血管系统，即肝静脉、肝门静脉及肝动脉。平扫示肝静脉呈分支状或类圆形低密度影，在增强扫描肝静脉期呈高密度影。平扫示肝门静脉主干呈树枝状低密度区，其属支在横断面上呈斜线或竖直走向，显示为椭圆形及圆形低密度影。增强扫描肝静脉呈高密度强化，但在增强扫描早期肝静脉尚未强化时仍呈低密度。在 CT 上，肝静脉可作为肝段划分的标记：肝右静脉位于右叶前段和后段之间，肝中静脉位于左叶和右叶之间，肝左静脉位于左叶内侧段和外侧段之间。

（1）肝静脉在膈下平面，肝右、肝中及肝左静脉基本呈横向走行并汇入下腔静脉，此区称为第二肝门。尾状叶静脉直接汇入下腔静脉，因此肝硬化时尾状叶不容易受到门静脉高压的影响。

（2）肝门静脉其主干长 4.8～8.8 cm，在肝门（称为第一肝门）处为最粗的管状结构，肝门静脉在肝门处分左、右两支。平扫示左、右门静脉呈条状低密度区，从中央走向末梢的肝门静脉分支在横断面上斜行或垂直走行，呈椭圆形或圆形低密度影。增强扫描呈高密度，且强化早于肝静脉。

（3）肝动脉平扫时，肝动脉的肝内分支不能分辨，增强扫描动脉期，肝固有动脉及左、右肝动脉分支的起始部可呈高密度影。CTA 可显示部分肝动脉分支。

2. 肝内胆管：正常肝内胆管直径为 1～3 mm，伴随肝动脉和肝门静脉走行。用高分辨率 CT 扫描，约 40% 的病例可显示肝内胆管，呈低密度影。肝内胆管从肝周边向肝门走行，到达肝门时则可见由左右肝管汇合成的肝总管。

3. 肝韧带和沟裂：肝韧带和沟裂周围存在脂肪、结缔组织，显示为低密度影。肝圆韧带和镰状韧带几乎呈矢状走行。静脉韧带沟裂位于尾叶和肝左叶外侧段之间，胆囊窝与下腔静脉窝的连线为肝左、右叶的分界。

（二）正常脾的 CT 解剖（图 6－1－1A～F）

脾位于左膈下，其内侧与胃、肾及胰腺相毗邻，可有压迹而呈微波状或分叶状。CT 平扫示脾密度均匀，正常 CT 值平均为（45±22）HU，增强扫描动脉期脾可明显强化，呈高密度，但密度不均匀，于 40 秒后 CT 值升至最高值，之后缓慢下降，密度逐渐均匀。正常脾长度不超过 15 cm，脾下缘不低于肝右叶最下缘，脾前缘不超过腋中线。CT 横断位若以 1 根肋骨或肋间隙作为 1 个肋单元，在一个层面上脾的长度以 5 个肋单元作为正常标准，大于 5 个肋单元者可考虑为脾大，但诊断中还应结合脾的宽度和厚度进行综合分析。

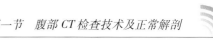

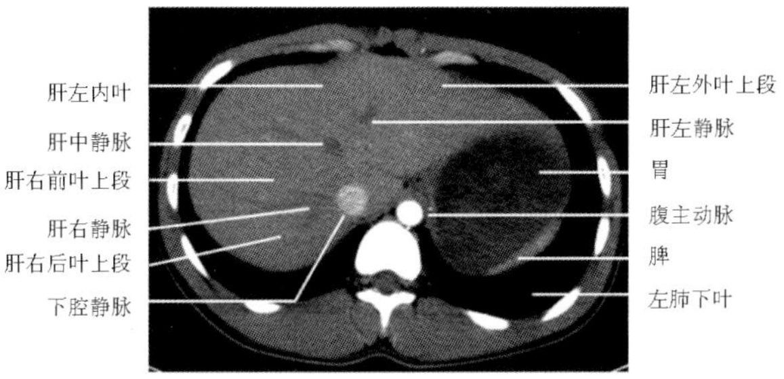

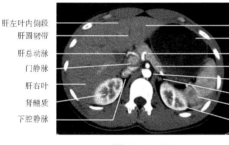

图 6-1-1A

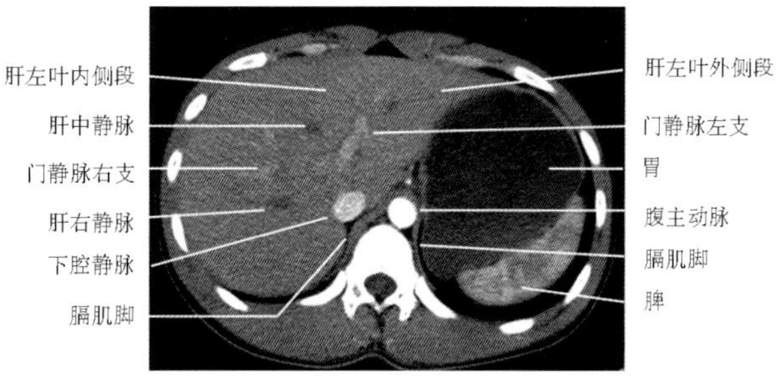

图 6-1-1B

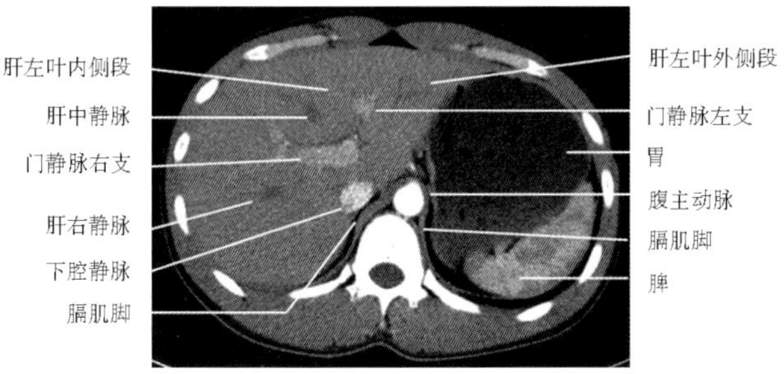

图 6-1-1C

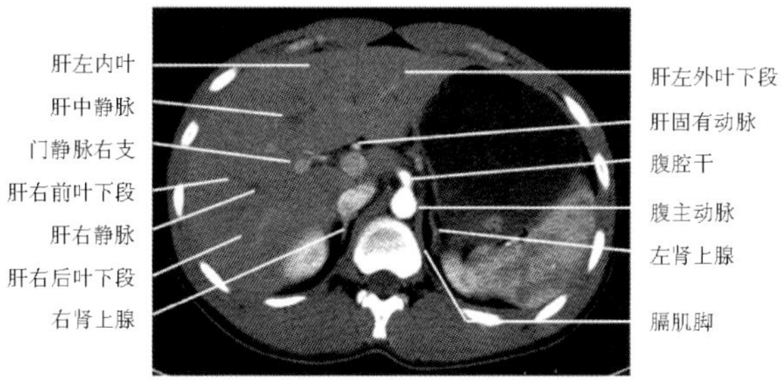

图 6-1-1D

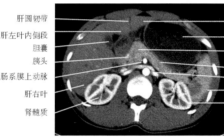

图 6-1-1E

图 6-1-1F

（三）正常胆道的 CT 解剖（图 6-1-2）

1. 肝内胆管已如前所述。

2. 肝外胆管：肝总管直径 3~5 mm，CT 表现为肝门处环形低密度影。肝总管与胆囊管合并形成胆总管，胆总管直径多小于 6 mm，大于 10 mm 则为异常，向下向左绕过十二指肠球部后进入胰头，再向左下行，在十二指肠降部内侧壁内与胰管汇合形成肝胰壶腹（Vater 壶腹），其横断位呈圆形。

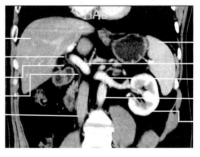

图 6-1-2

3. 胆囊：胆囊的形状及位置变异较大，CT 扫描示胆囊位于肝右叶和左叶内侧段（方叶）之间肝门下的胆囊窝内，胆囊腔 CT 值为 0~20 HU，依胆汁黏稠度而异。胆囊壁厚薄均匀一致，正常厚度为 1~2 mm，超过 3.5 mm 可疑为异常，大于 5 mm 则为病理性增厚。胆囊长径为 4~5 cm，可因充盈程度而异。

（四）正常胰腺的 CT 解剖（图 6-1-3A、B）

胰腺位于腹膜后肾旁前间隙，为凸面向前的条带状结构。胰头位置较低，位于十二指肠降部内侧、下腔静脉前方，横断面上呈圆形。胰头部向下延伸是胰腺的钩突部，呈钩形向肠系膜上静脉后方反折，其外侧为十二指肠。胰颈部略窄于体部，左后方为肠系膜上动脉，后方为门静脉。胰体部位于肠系膜上动脉的前方，脾静脉紧贴胰体尾后缘，向右走行，与肠系膜上（下）静脉汇合成门静脉。胰尾位置较高，指向脾门。胰体尾交界部的后方是左肾上腺，十二指肠空肠曲位于胰尾附近。在 CT 上，胰腺呈软组织密度影,CT 值为 35~45 HU,老年人胰腺密度可稍不均匀,系小叶间脂肪较多所致。主胰管位于胰腺体、尾部中央,正常胰管内径为 2~4 mm,在高分辨率 CT 上常能显示长段的胰管。

（五）正常肾的 CT 解剖(图 6-1-3A、B)

肾位于腹膜后间隙,肾周围有大量脂肪组织。肾上下径为 10~12 cm。在肾门平面,正常肾横径为 5~6 cm,前后为 4 cm。肾实质厚度为 1.5 cm。肾盂位于肾动、静脉的后方,与输尿管相连。输尿管经腰大肌的前方下降至盆腔内,在膀胱底外上角从后方入膀胱。平扫时,输尿管有时呈点状影,通常不易辨认。左肾静脉比右肾静脉长,从肾门发出后跨越腹主动脉前方汇入下腔静脉,右肾静脉呈锐角注入下腔静脉。平扫示肾实质密度均匀一致,CT 值为 30~50 HU,不能分辨肾皮质和髓质。肾盂肾盏近似水密度。增强扫描肾实质密度明显升高,其强化表现的特点取决于注射对比剂的量、浓度、速率和CT 扫描的时间与速度。在大剂量对比剂静脉注射后,肾皮质于动脉期早期主动脉峰值后 10 秒强化;此时髓质尚呈低密度,约 60 秒后,皮髓质密度相似。随后,肾髓质的强化比皮质明显,肾盏、肾盂显影。

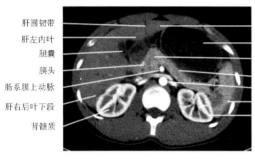

图 6-1-3A

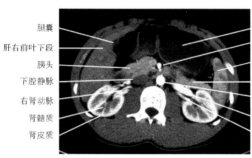

图 6-1-3B

（六）正常肾上腺的 CT 解剖(图 6-1-4)

肾上腺位于肾周间隙上端,与肾筋膜相连,其周围有脂肪组织。两侧肾上腺与肾脏的位置关系稍有不同。右肾上腺居下腔静脉后方、肝右叶内侧和右膈肌脚外侧;左肾上腺位于左膈肌脚外侧,脾动、静脉及胰尾部的后方,脾的内侧,其位置比右肾上腺略低,10% 的肾上腺下端可达肾门。通常肾上腺厚度为 5~8 mm,小于 1 cm,而且比同侧膈肌脚细,从前向后自然走行,无局部结节状突出。

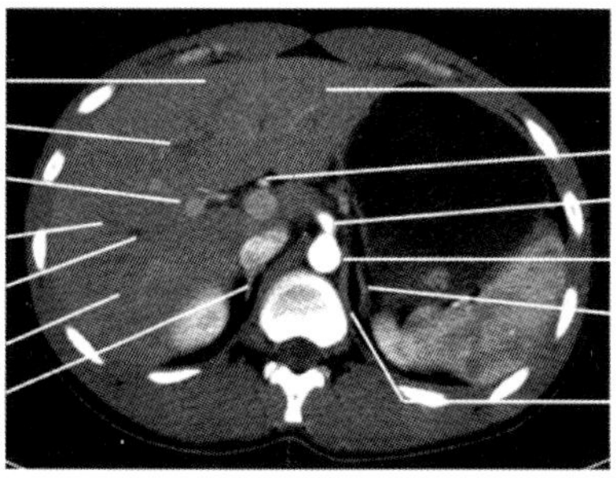

图 6-1-4

（七）正常消化道的 CT 解剖(图 6-1-5A~F)

胃位于上腹的中部偏左,右侧为肝,左侧为脾,其后方为胰体部和伴行的脾动静脉及小肠系膜血管,胃与胰之间的潜在间隙称为胃小网膜囊。胃底位于左膈下,与膈肌相邻,胃体斜行横过中线与胃窦一起占据腹部的前份,胃腔在胃窦部变窄,后者与十二指肠球相连接。

正常小肠的 CT 解剖:十二指肠上接胃窦部,向下包绕胰头及钩突。球部位于胃窦的右后外侧,降部位于胰头部右侧外,肝和胆囊的内侧,肾和肾上腺前方。胆总管经球部后方沿十二指肠降部内缘下行与胰管共同形成肝胰壶腹进入十二指肠乳头部。水平部横跨中线,走行于腹主动脉、下腔静脉之前,肠系膜上动、静脉的后方。后经一段短的十二指肠升部,约在第 1 腰椎水平成为十二指肠空肠曲,移行为空肠。通常空肠位于左上腹部,回肠位于右下腹部。CT 图像上难以判断具体某一肠襻。

升结肠和降结肠分别位于右侧和左侧肾旁前间隙内,在肾的前外方,位置较固定。在 CT 横断位上呈环形,其内常含气体。升结肠上升至肝右叶下方左折转形成结肠右曲(又称肝曲),横结肠在脾的脏面下方折转向下形成结肠左曲(又称脾曲),这两部分肠曲的位置比较固定。横结肠与乙状结肠为腹膜内器官。横结肠位于中腹,贴近前腹,因有结肠系膜,在腹腔内活动度较大,CT 上呈管状,其中常含有气体,外形可见向外膨出的结肠袋。直肠位于骶骨前方、膀胱的后方,在腹膜反折线以下部分变宽,形成直肠壶腹,内含有气体及粪便。其周围有脂肪组织,在直肠和膀胱之间男性为精囊腺,女性为子宫或宫颈。在直肠与肛门交界处,其周围被提肛肌包绕。盆腔两侧壁的肌肉及筋膜对称。

（八）正常腹膜腔及腹膜后间隙的 CT 解剖(图 6 - 1 - 5A~F)

腹膜可分为壁层与脏层,前者覆盖腹腔与盆腔壁,后者覆盖脏器的表面,两层之间的潜在腔隙为腹膜腔。腹膜腔形状极不规则,正常状态下 CT 图像上能显示中、下腹侧腹壁腹膜,呈细丝状,其外侧为腹膜外脂肪并与腹膜后间隙相通,但不能完整地显示腹膜腔的边界与分隔,只有当其腔内有液体、积气或腹膜增厚时才能显示。腹膜腔可以横结肠为界分为两部分,即横结肠系膜上腔和横结肠系膜下腔。

腹膜后间隙是后腹膜(壁层)与腹横筋膜之间的解剖间隙及解剖结构的总称。筋膜间隙可分为肾旁前间隙、肾周间隙及肾旁后间隙。肾旁前间隙指后腹膜与肾前筋膜之间的区域,其中含有十二指肠(球部除外)、胰腺、升结肠、降结肠、肠系膜血管、淋巴结以及脂肪组织。肾周间隙指肾前筋膜(即 Gernta 筋膜)与肾后筋膜(即 Zuekerkandle 筋膜)之间的区域。肾前筋膜位于肾脏前方,与包绕腹主动脉、下腔静脉和肠系膜上动、静脉的结缔组织相融合,两侧无明显边界;肾后筋膜与覆盖腰方肌、腰大肌的筋膜融合。肾周间隙内有肾上腺、肾、脂肪以及滋养肾周脂肪的肾包膜血管。肾旁后间隙是指位于肾后筋膜与腹横筋膜之间的区域,两侧肾旁后间隙对称,内有脂肪、血管和淋巴结,但无脏器。

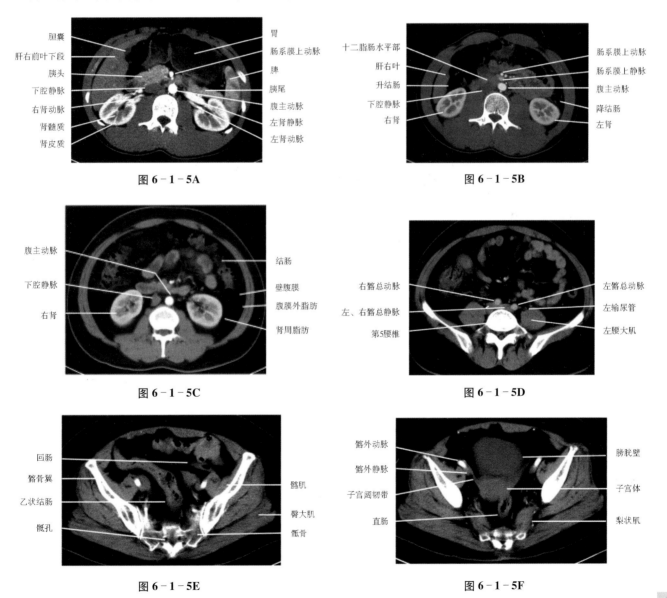

图 6 - 1 - 5A

图 6 - 1 - 5B

图 6 - 1 - 5C

图 6 - 1 - 5D

图 6 - 1 - 5E

图 6 - 1 - 5F

（程晓青 刘 嘉）

第二节　肝疾病

例1　肝细胞癌

【病史摘要】　男性,69岁。肝区隐痛1周,外院B超提示肝实质占位。

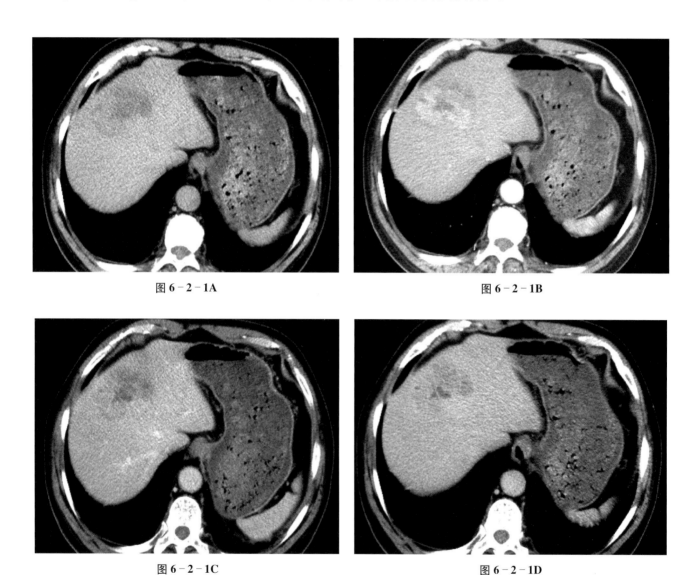

图6-2-1A　　　　　　　　　　　　　　　　　图6-2-1B

图6-2-1C　　　　　　　　　　　　　　　　　图6-2-1D

【CT征象】　平扫示肝左右叶交界区一大小5 cm×6 cm的低密度肿块影,密度不均匀,边界不清(图6-2-1A);增强扫描动脉期示肿块呈不均匀明显强化,门静脉期及实质期强化部分迅速廓清,坏死部分未见明显强化(图6-2-1B~D)。

【重要征象】　肝左右叶交界区密度不均匀的肿块,增强扫描呈"快进快出"改变。

【CT拟诊】　①肝细胞癌。②肝内胆管细胞癌。③肝转移瘤。④肝硬化不典型增生结节。

【病理诊断】　中-低分化肝细胞癌。

【评　　述】　原发性肝癌是我国排名第5位常见的恶性肿瘤及第2位的肿瘤致死病因,根据细胞类型分为肝细胞型、胆管细胞型和混合型,以肝细胞型即肝细胞癌最常见,临床上常将此型简称为肝癌。占原发性肝癌的75%~85%(因占比高,临床诊断中也用原发性肝癌代替肝细胞癌这一标准用法),多发生于50~70岁,男性为女性的3倍。我国90%的肝癌病例合并肝硬化,以大结节肝硬化为主。肝癌可分结节型、巨块型、弥漫型,其中20%~40%表现为单发巨块型。单个结节直径小于3 cm,或两个结节直径之和小于3 cm,称为小肝癌。大部分肝细胞肝癌患者存在慢性肝病,因此临床症状多表现为腹痛、乏力、消瘦及肝硬化、门静脉高压相应的体征。血清甲胎蛋白(alpha-fetoprotein, AFP)是诊断肝癌的重要的血清学分子标记物,在排除妊娠、慢性或活动性肝病以及生殖腺胚胎源性肿瘤情况下,放射免疫法测量AFP≥400 μg/L时则高度提示肝癌。但需要注意的是约30%的肝癌患者AFP水平可表现为正常。

CT表现 ① 肿瘤可呈单发、多发结节、肿块或呈弥漫性病变,境界多不清楚,有假包膜者则境界清楚。② 平扫多呈低密度,约12%为等密度;肿瘤坏死、囊变或脂肪浸润呈相对更低密度;钙化和出血表现为不同水平高密度,但两者均较少见。③ 增强扫描动脉晚期,血供丰富的肝癌表现为高密度,20~30秒后出现短暂的混杂密度或等密度,其后表现为低密度。10%~20%为血供不丰富的肝癌,在动态增强扫描早期并不出现高密度。④ 增强扫描肝门静脉期病灶多数为低密度,但可出现高密度或等密度。⑤ 延迟扫描:肿瘤多呈为低密度,当肿瘤内有纤维瘢痕时,可有不均匀的轻度强化,肿瘤中心呈略高密度。⑥ 肿瘤假包膜:平扫呈薄环状低密度或显示不清楚,增强扫描动脉期无明显强化,延迟扫描呈环状高密度,其强化比肿瘤晚。⑦ 肝癌累及的血管主要是肝内门静脉,常引起癌栓,CT表现为受累血管增粗,肝门静脉主干和分支粗细不成比例,增强扫描癌栓呈相对低密度充盈缺损,并可见强化;肝静脉及下腔静脉亦可受累。⑧ 淋巴结转移:常见于肝门区。

鉴别诊断 ① 肝硬化不典型增生结节:平扫多为等密度,少数为轻微高密度,增强扫描动脉期多无强化,少数可明显强化,实质期表现为强化纤维网格背景中的低密度结节。② 肝转移瘤:一般有原发恶性肿瘤病史,平扫表现为肝内多发大小不等低密度影,增强扫描典型者呈"牛眼征",原发性肝癌易侵犯肝门、门静脉等,而转移瘤很少出现。③ 肝内胆管细胞癌:仅占原发性肝癌的5%~20%,常伴肝内胆管扩张,不伴肝硬化,AFP多阴性,增强扫描动脉期病变无强化,延迟则可见肿瘤呈渐进性强化。

例2 肝癌并发门静脉内癌栓形成

【病史摘要】 男性,47岁。右上腹疼痛20余天,无发热,乙型肝炎病史20余年,AFP明显升高,当地医院B超提示肝占位。

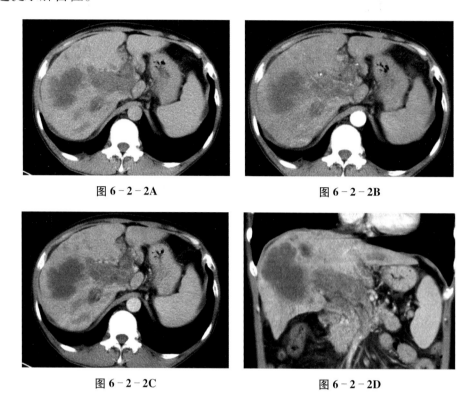

图6-2-2A　　　　　　　　　图6-2-2B

图6-2-2C　　　　　　　　　图6-2-2D

【CT征象】 平扫示肝右叶大片状不规则低密度影,边界欠清,肝门增宽,门静脉主干及右支增粗,腔内可见软组织密度影充填(图6-2-2A);肝内病灶增强扫描呈不均匀轻度强化;门静脉腔内病灶动脉期可见边缘点状、线状明显强化区,门静脉期及实质期呈轻中度不均匀强化(图6-2-2B~D)。

【重要征象】 肝肿块不均匀强化;门静脉增粗,腔内充盈缺损并强化。

【CT拟诊】 ① 肝癌并门静脉内癌栓形成。② 肝门静脉血栓形成并肝梗死。③ 肝转移瘤。

【最终诊断】 肝癌并门静脉内癌栓形成。

【评　　述】 肝门静脉系统受侵和癌栓形成是肝癌肝内扩散的最主要形式,也是影响患者预后和介入治疗的主要因素,其发生率与肝癌的类型、病灶大小及病程长短有关。弥漫型肝癌90%以上并发肝门静脉内癌栓形成,巨块型肝癌中并发率在70%以上,而在结节型肝癌中较少见,仅3%左右。门静脉受侵多见于分支血管,亦可侵犯主干。肝门静脉癌栓形成的部位与肿瘤位置有关,肝右叶肿瘤常累及肝门静脉右支及主干,而肝左叶肿瘤常累及肝门静脉左支及主干。门静脉癌栓由动脉血管供血,主要包括肝动脉细小分支、门静脉周围细小动脉和胆管周围的毛细血管。

CT表现 ① 平扫示受累的肝门静脉增宽,与主干或分支的比例失调,癌栓的密度与血液密度无明显差异或稍低。② 增强扫描表现为肝门静脉内的充盈缺损,动脉早期癌栓即可强化,其内可见细小的供血血管,即"门静脉动脉化征"。③ 肝门静脉周围可见细小的网状异常强化的侧支循环血管。④ 具有肝癌的其他CT特点。

鉴别诊断 ① 肝转移瘤:多有恶性肿瘤史,通常病灶为多发性,增强扫描中央坏死区无强化,边缘强化呈高密度,外周伴稍低密度水肿带,形成典型的"牛眼征",伴发门静脉癌栓罕见。② 肝门静脉血栓形成并肝梗死:血栓的密度相对较高,增强扫描不强化,受累门静脉管腔不扩张,管壁连续光滑;动脉期癌栓滋养动脉显影是鉴别癌栓与血栓的主要依据,诊断特异性为100%;而肝梗死的典型表现有为楔形均匀低密度区,增强扫描不强化。在快速螺旋扫描时,应避免把肝门静脉内尚未充盈对比剂的区域误诊为栓子。

例 3　小肝癌

【病史摘要】　男性,65 岁。乙型肝炎病史 10 年,外院 B 超提示肝右叶占位。

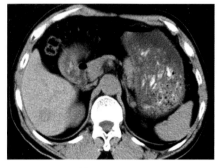
图 6 - 2 - 3A

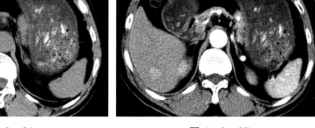
图 6 - 2 - 3B

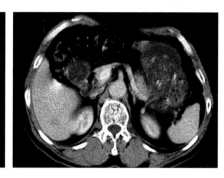
图 6 - 2 - 3C

【CT 征象】　平扫示肝右后叶一低密度结节,境界不清,直径约 1.9 cm(图 6 - 2 - 3A);增强扫描肝动脉期病灶呈明显均匀强化,门静脉期及实质期强化减低,呈"快进快出"的强化方式(图 6 - 2 - 3B~D)。

【重要征象】　肝结节增强呈"快进快出"的强化方式。

【CT 拟诊】　① 原发性小肝癌。② 肝血管瘤。③ 肝硬化再生结节。

【病理诊断】　小肝癌。

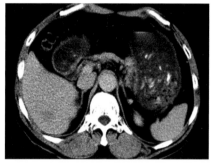
图 6 - 2 - 3D

【评　　述】　小肝癌是指单个结节直径小于 3 cm,或两个结节的最大直径之和小于 3 cm 的肝癌。当单个肿瘤直径≤1 cm 称为微小肝癌。小肝癌多数分化好,呈膨胀性生长,组织结构均匀,坏死与出血少见,有不同程度的纤维假包膜形成,境界清楚。小肝癌患者术后 5 年总生存期和无复发生存期分别为 67.8% 和 52%。因此,在小肝癌高侵袭性行为之前及时检出及有效的手术治疗对提高患者远期疗效具有重要的临床实际意义。目前 CT 检查的方法很多,一般采用平扫与双期或三期动态增强扫描相结合进行诊断。肝 CT 灌注成像显示小肝癌的血流量(BF)、血容量(BV)、肝动脉分数(HAF)显著高于肝实质,能够提高肝硬化背景下小肝癌的检出率。

CT 表现　① 病灶多呈圆形或卵圆形低密度,密度常较均匀,境界清晰,边缘光滑。② 动态增强扫描在肝动脉期多明显均匀强化,呈结节状高密度,周边常有低密度环,即"晕环征",为肝癌假包膜,在门静脉期病灶呈不均匀低密度,延迟扫描呈低密度。③ 合并脂肪肝的患者,平扫与肝背景相比则呈高或等密度,增强扫描呈低密度或高密度。

鉴别诊断　① 肝硬化再生结节:平扫多表现为高密度,增强扫描呈现不同程度强化,延迟扫描呈等密度改变,有时两者难以鉴别;肝 CT 灌注成像小肝癌的血流量(BF)、血容量(BV)、肝动脉分数(HAF)显著高于肝实质,MRI 肝胆特异性对比剂动态增强扫描肝胆期小肝癌呈低信号,而再生结节可有不同程度对比剂摄取,对鉴别诊断具有重要意义。② 肝血管瘤:平扫呈均匀的低密度,增强扫描动脉期为边缘或中心斑片、结节样明显强化,随时间延迟强化范围扩大,延迟 3~10 分钟扫描呈等密度或稍高密度。

例4　纤维板层型肝癌

【病史摘要】　男性,48岁。腹胀乏力1个月余。

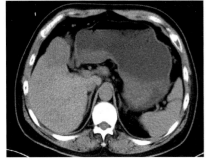

图6-2-4A

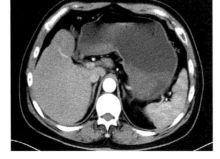

图6-2-4B

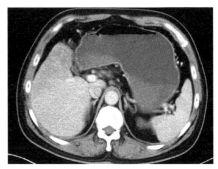

图6-2-4C

【CT征象】　肝右前叶胆囊窝旁可见低密度肿块影,局部向外膨隆,大小3cm×2cm,边界欠清(图6-2-4A);增强扫描呈中度渐进性强化,强化均匀(图6-2-4B、C)。冠状位MPR显示肿瘤全貌,呈外生性生长方式(图6-2-4D)。

【重要征象】　肝外生性肿块,呈中度渐进性强化方式。

【CT拟诊】　①原发性肝癌。②肝血管瘤。③局灶性结节增生(FNH)。④肝腺瘤。

【病理诊断】　纤维板层型肝癌。

【评　述】　纤维板层型肝癌是一种罕见的特殊类型肝细胞

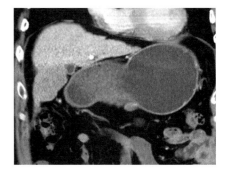

图6-2-4D

肝癌,占原发性肝癌的0.5%~9.0%,病因不明,常发生于年轻人,85%的患者发病年龄≤35岁,一般无肝病病史,不伴有肝硬化改变,临床表现缺乏特异性,常见症状包括腹痛、肝肿大、可触及包块、恶病质、发热等,血清AFP无升高。病理上肿瘤切面呈显著的纤维化改变和独特的中央瘢痕,中央瘢痕周围的纤维间隔呈放射状排列。约48%的患者可采用手术方法治疗,切除肿块及局部淋巴结;对于无法手术的患者,可采用放化疗。

CT表现　①肿瘤好发于肝左叶,体积常较大,边界清晰,多呈分叶状改变。②肿瘤平扫呈不均质性低密度影,坏死囊变发生率高,增强扫描呈不均匀强化,肿瘤实质呈持续性强化。③20%~71%的患者可见肿瘤内纤维瘢痕,增强早期纤维瘢痕呈相对低密度,延迟扫描可强化,为其典型表现。④肿瘤内钙化是其特点,典型的钙化位于中央瘢痕处,呈斑点状、结节状或星状。⑤约50%患者可出现局部淋巴结肿大。⑥肝内胆管扩张及血管侵犯较为少见。

鉴别诊断　①肝腺瘤:常发生于年轻女性,肿瘤呈富血供,强化均匀,常有假包膜和瘤内出血。②局灶性结节增生(FNH):好发于年轻女性,钙化少见,动脉期呈明显强化,门静脉期及延迟期多呈等密度或略高密度,两者在肿瘤中心都可见中央瘢痕形成,增强检查FNH的中央瘢痕延迟期可强化;另外,纤维板层型肝癌的中央瘢痕T1WI、T2WI均呈低信号,而FNH中央瘢痕T2WI呈高信号,是两者重要的鉴别点。③肝血管瘤:增强扫描动脉期肿瘤周边呈结节样明显强化,门静脉期、实质期呈渐进性填充式强化是其特征。④常见类型原发性肝细胞肝癌:多发生于有肝炎、肝硬化基础上,AFP多有升高,典型强化方式为"快进快出",无中央瘢痕,肿瘤容易侵犯血管引起血管狭窄及癌栓。

例 5 肝胆管细胞癌

【病史摘要】 女性,66 岁。右上腹不适 1 周,CA199、CA125 均有升高。

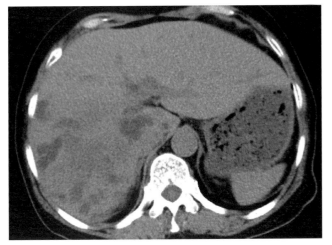

图 6-2-5A

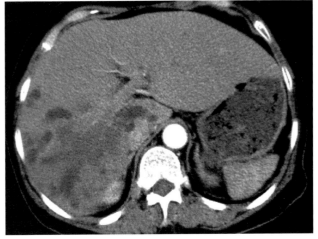

图 6-2-5B

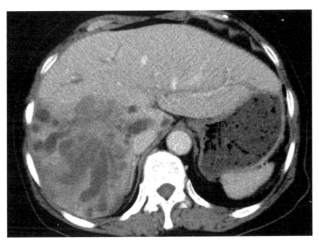

图 6-2-5C

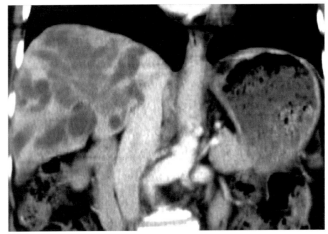

图 6-2-5D

【CT 征象】 平扫示肝右叶近肝门处团片状稍低密度影,大小 6.6 cm×5.2 cm,边界不清,肝门部胆管截断,肝右叶胆管明显扩张(图 6-2-5A);增强扫描病变轻度延迟强化,实质期病灶与正常肝组织对比加大,显示更清楚(图 6-2-5B~D)。

【重要征象】 肿块边界不清,伴有胆管扩张,增强扫描呈轻度延迟强化。

【CT 拟诊】 ① 肝胆管细胞癌。② 肝脓肿。③ 原发性肝细胞癌。④ 肝胆管囊腺瘤。

【病理诊断】 肝胆管细胞癌。

【评 述】 肝胆管细胞癌又称胆管细胞癌或外周型胆管癌,起源于胆管二级分支以远肝内胆管上皮细胞,是肝第二高发的原发恶性肿瘤,占原发性肝癌的 5%。病因目前尚不清楚,可能与结石、胆汁淤积、胆道感染有关,多发生于 60~70 岁,小于 40 岁者罕见。早期无明显症状,也可表现为腹部不适、疲劳、消化不良等非特异性症状,晚期可出现腹痛、体重下降、腹部包块等,黄疸少见。血清癌胚抗原(CEA)可升高,AFP 水平正常。肝胆管细胞癌具有发生隐匿、发展迅速、临床预后差等特点。WHO 根据肿瘤大体形态将其分为三型:肿块型、管周浸润型和管内型。其中肿块型最多见,占 60%,在肝内形成明确的肿块;管周浸润型主要沿胆管的长轴生长,常导致周围胆管扩张;管内型呈乳头状或瘤栓样向胆管腔内生长。由于肝胆管细胞癌缺乏特异的临床表现及血清肿瘤标记物,术前主要依靠影像学检查。CT是临床上常用的检查方法,对肝胆管细胞癌有较高的诊断正确率。

CT表现 ① 肿块型:分叶状低密度灶,密度不均匀,边缘多较模糊,可伴有局限性肝包膜凹陷及远侧肝叶萎缩,增强扫描早期周边轻中度强化,随时间延迟,中央强化逐渐明显,呈"慢进慢出"的强化方式,病灶周围常见胆管扩张,扩张胆管可包绕病灶呈"胆管包绕征"。② 管周浸润型:肿瘤沿扩张或狭窄的胆管壁呈浸润性生长,局部胆管壁增厚、强化,无软组织肿块,发生于肝门部的胆管细胞癌以此型多见。③ 管内型:扩张的胆管内可见低密度或等密度肿块,增强扫描肿块呈轻中度强化,病灶远侧肝内胆管明显扩张。④ 常伴有结石或钙化。⑤ 肝胆管细胞癌对肝门静脉血管侵犯以包埋、压迫为主,较少形成门静脉癌栓。

鉴别诊断 ① 肝胆管囊腺瘤:少见肝内胆管扩张,表现为囊性肿块,囊内呈均匀水样密度,囊壁较为均匀,可见分隔及壁结节。② 原发性肝细胞癌:病灶密度较肝内胆管癌高,周围无胆管扩张,增强扫描动脉期强化明显,延迟扫描呈低密度,没有延迟强化特点,常侵及血管形成门静脉癌栓,血清AFP可升高。③ 肝脓肿:无肝内胆管扩张,临床上常有感染症状,增强扫描壁环形强化,呈现"簇状征""花瓣征""蜂窝征"等,周围肝实质可有炎性充血水肿改变。

例 6 肝母细胞瘤

【病史摘要】 男性,2 岁。上腹不适 1 个月,体重下降 5 kg,外院 B 超提示肝右叶占位。

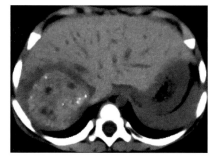 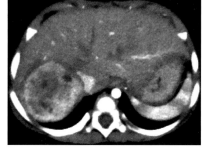 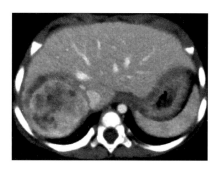

图 6-2-6A 　　　　　　　　　图 6-2-6B 　　　　　　　　　图 6-2-6C

【CT 征象】 平扫示肝右叶一类圆形高低混杂密度影,直径约 7 cm,其内可见散在点状钙化,境界清晰,周围肝实质呈环形略低密度影 (6-2-6A);增强扫描肿块强化较明显,密度不均匀,其内可见斑片状的低密度区,邻近血管受压,肿块周围肝实质环形低密度影未见明显强化(6-2-6B、C);冠状位 MPR 可清楚显示肿瘤的整体形态(图 6-2-6D)。

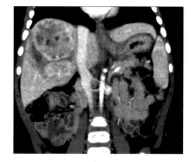

【重要征象】 肿块密度不均,其内散在点状钙化,增强扫描明显强化。

【CT 拟诊】 ① 肝母细胞瘤。② 原发性肝癌。③ 肝血管瘤。④ 肝横纹肌肉瘤。

图 6-2-6D

【病理诊断】 肝母细胞瘤。

【评　述】 肝母细胞瘤是原发于肝的一种高度恶性胚胎源性上皮组织的肿瘤,好发于婴儿和儿童,尤其多见于 5 岁以下,成人罕见。临床特点是血清 AFP 明显升高,常见症状为腹膨隆,肝肿大,早期发生转移。在病理上肿瘤属于胚胎型肿瘤,可由包括胎儿型肝上皮、胚胎型肝上皮、未分化小细胞和间叶成分等多种不同的组织学形态的成分构成,肿瘤周围肝组织无肝硬化。

CT 表现 ① 肝右叶好发,肿块单发或多发,多为圆形或类圆形,平扫呈低密度或等密度,中心可有更低密度区,边缘清楚,有假包膜形成。② 钙化多见,可高达 50%,呈斑点状、细条状,亦有大块钙化,多密集于一处。③ 增强扫描病灶呈轻度到明显强化,密度可低于周围正常肝组织,亦可高于周围正常肝组织,强化的形态呈环状、弧形、网格状或不均匀的整个病灶密度增高,坏死区域不强化。④ 肿瘤内可见供血血管影,周围肝静脉和门静脉主要为受压变窄或闭塞,较少形成癌栓。

鉴别诊断 ① 肝横纹肌肉瘤:肿瘤体积较大,出血坏死少见,钙化罕见,可与肝母细胞瘤鉴别;此外,肝横纹肌肉瘤 AFP 多为阴性有助于鉴别。② 肝血管瘤:平扫密度均匀,增强扫描动脉期边缘结节状明显强化,门静脉期、实质期呈渐进性填充式强化,延迟期多呈均匀等密度。③ 原发性肝癌:肝母细胞瘤多见于 5 岁以下的儿童,偶尔可见于成人;原发性肝癌多见于 40 岁以上,肿块密度不均匀,增强扫描动脉期不均匀强化,延迟扫描呈低密度,本例虽增强扫描动脉期病变呈不均匀较明显强化,但门静脉期及实质期仍呈明显强化,与原发性肝癌"快进快出"的强化方式不同。

例7　肝血管内皮细胞肉瘤

【病史摘要】　女性,45岁。体检时发现肝占位性病变,临床上无症状及体征。

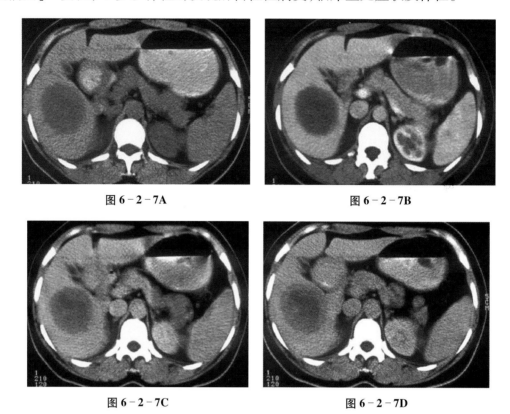

图 6-2-7A　　　　　　　　　　　　图 6-2-7B

图 6-2-7C　　　　　　　　　　　　图 6-2-7D

【CT征象】　平扫示肝右叶一类圆形低密度肿块,大小6 cm×5 cm,境界清晰(图6-2-7A);增强扫描肝动脉期肿块仅边缘有轻度强化(图6-2-7B),2分钟后病变有轻度强化,外周密度稍低,中心为更低密度区(图6-2-7C),延迟7分钟扫描病变密度不均,中心区为明显的不规则大片状低密度,外周部强化较2分钟时明显,为稍低密度区,与正常组织交界处隐约可见细如毛发的环形更低密度影(图6-2-7D)。

【重要征象】　肝肿块向心性持续强化,边缘见薄环低密度影。

【CT拟诊】　① 原发性肝癌。② 肝血管瘤。③ 肝转移瘤。

【病理诊断】　肝血管内皮细胞肉瘤。

【评　　述】　血管内皮细胞肉瘤又称肝血管肉瘤或肝星形细胞肉瘤,是一种肝血窦(壁)内皮细胞异常增生所形成的原发性恶性肿瘤。它虽然是血管源性恶性肿瘤最常见的一种,但仍是肝脏罕见肿瘤,少数发生于儿童。临床表现为不明原因的肝肿大或肝内肿块。

〔CT表现〕　① 平扫时多呈低密度肿块,有新鲜出血时可见高密度区,境界多较清楚。② 增强扫描早期病变示边缘强化,随时间的延迟,强化逐渐向中心扩展,但仍为低密度。③ 增强扫描后期仍呈低密度,但由于变性坏死区不强化,故病变中心呈更低密度区。

〔鉴别诊断〕　本瘤应与肝单发转移瘤、肝血管瘤、原发性肝癌等鉴别,各种肿瘤的CT特点见本章相应病例。本瘤是罕见病,其病史是否具有特征性尚缺乏认识,故术前诊断困难。回顾分析本例有如下特点:① 在增强扫描早期病变边缘轻度强化,2分钟后病变轻度强化,而7分钟后病变强化最为明显。这一特点,与肝癌及转移瘤均不相同,而与血管瘤的增强表现较为接近,但病变未变为等密度,又不同于血管瘤。其中心更低密度区只在增强扫描后方显示,这也不同于血管瘤。② 肿瘤周边呈毛发状环形低密度影,此为假包膜所致,亦有别于血管瘤。增强扫描的两个征象是否对诊断具有特异性,尚需更多病例的积累,并有必要分析其病理基础。

例8 肝淋巴瘤

【病史摘要】 女性,82岁。无诱因出现肝区钝痛不适10余天。

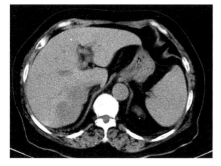
图6-2-8A

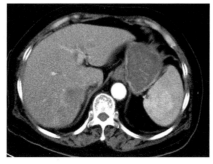
图6-2-8B

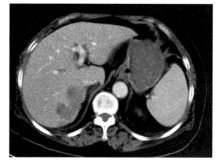
图6-2-8C

【CT征象】 平扫示肝右叶不规则低密度影,边界不清,大小6.7 cm×4.1 cm,密度欠均匀,病灶与右侧肾上腺分界不清(图6-2-8A);增强扫描动脉期病灶呈不均匀强化,门静脉期强化程度减低(图6-2-8B、C);冠状面MPR可见右侧肾上腺受侵,与肿块分界不清(图6-2-8D)。

【重要征象】 肿块边界不清,增强扫描轻度强化。

【CT拟诊】 ① 原发性肝癌。② 肝转移瘤。③ 胆管细胞癌。④ 肝淋巴瘤。

【病理诊断】 肝淋巴瘤(B细胞性),右侧肾上腺受侵。

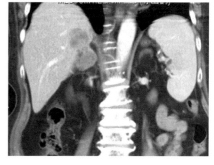
图6-2-8D

【评 述】 原发性肝淋巴瘤罕见,继发性肝淋巴瘤较为常见,尸检发现20%的霍奇金淋巴瘤和50%的非霍奇金淋巴瘤可有肝累及。肝淋巴瘤可发生在任何年龄,临床主要表现为发热、消瘦和夜间盗汗。肿瘤指标AFP及CEA多不升高。诊断为肝原发性淋巴瘤需满足以下三个条件:① 症状或体征主要为肝受累的表现,包括右上腹痛、右上腹肿块或黄疸。② 无可触及的淋巴结肿大或远处淋巴结肿大的影像学证据。③ 外周血涂片无白血病表现,确诊有赖于肝穿刺活检或手术切除肿块后病理证实。肝淋巴瘤可分为结节型和弥漫浸润型两种,其中结节型又分为单发结节和多发结节,无包膜,弥漫浸润型表现为肝弥漫性浸润改变,肝体积往往增大。

CT表现 ① 肝弥漫性肿大。② 肝实质内单发或多发的结节状、球形或不规则低密度灶,边界多数清楚,少数不清楚,密度均匀,坏死少见。③ 增强扫描病灶轻度强化,但低于正常肝,故在动脉期及门脉期呈低密度改变,以门脉期显示更为清晰,继发性淋巴瘤有其他部位的淋巴结肿大。④ 可观察到"血管漂浮征",即病灶可穿过血管或沿血管浸润,而血管无明显狭窄、包绕的受侵表现,对淋巴瘤诊断具有提示性。MRI检查DWI序列显示肿瘤明显扩散受限。

鉴别诊断 ① 胆管细胞癌:左叶多见,邻近肝萎缩,包膜皱缩,肝内胆管有扩张,增强扫描轻度至中度强化,呈延迟强化趋势。② 肝转移瘤:多有原发肿瘤病史,病灶常为散在分布的多发类圆形、大小不等低密度病变,增强扫描门脉期病灶边缘强化,典型者呈"牛眼征"。③ 原发性肝癌:血清AFP多有升高,肿块强化多呈速升速降模式,容易侵犯门静脉形成癌栓,而肝淋巴瘤AFP多正常,强化程度轻,周围血管较少受侵或形成癌栓。

例9　肝转移瘤

【病史摘要】　男性,58岁。右上腹疼痛20余天,钡剂灌肠示结肠占位。

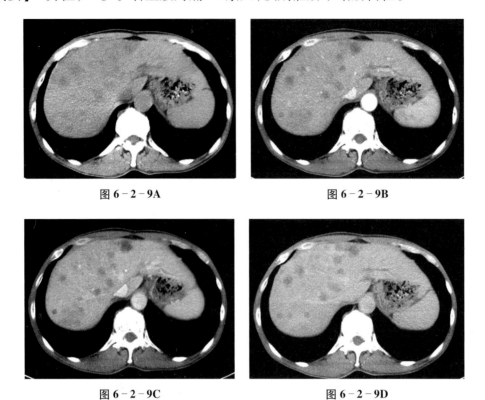

图6-2-9A　　　　　　　　　　图6-2-9B

图6-2-9C　　　　　　　　　　图6-2-9D

【CT征象】　平扫示肝实质内多个大小不等低密度结节影,密度不均匀,边缘欠清(图6-2-9A);增强扫描动脉期示病灶边缘部分强化(图6-2-9B),门静脉期病灶强化比正常肝脏实质低,呈低密度(图6-2-9C),实质期病灶呈明显的低密度,周围可见环形强化(图6-2-9D)。

【重要征象】　肝多发低密度结节,边界不清,增强扫描呈环形强化。

【CT拟诊】　①肝多发性转移瘤。②肝多发性血管瘤。③肝淋巴瘤。

【最终诊断】　肝转移瘤。

【评　　述】　人体任何部位的恶性肿瘤均可经肝门静脉、肝动脉及淋巴途径转移到肝脏,也可以直接侵犯。原发性肿瘤多为消化系统肿瘤、乳腺癌和肺癌。肝转移瘤的大小、数目和形态多变,以多个结节病灶为常见,也可形成巨块,多分布在肝表面。转移瘤可以发生出血、坏死、囊变及钙化等。

　CT表现　　(1)病灶常多发,散在分布,少数为单个病变。平扫时多为低密度,有的呈囊性。若并发脂肪肝,则可高于、等于肝实质;钙化少见,多见于胃肠道的黏液腺癌转移。(2)病灶部分边缘模糊,部分清晰,一些病灶周围可有更低密度软组织影。增强扫描时,转移瘤的表现取决于肿瘤本身的血供和增强扫描的方式,可有以下几种表现:①病灶边缘强化,强化程度不一,大部分仍低于正常肝实质,当病变周围有环状或半环状更低密度影时称为“牛眼征”,此征对转移瘤的诊断有较高特异性,通常认为是正常肝组织和血窦受压所致,而并非水肿。②病灶大部分或全部均匀强化,通常低于周围肝组织。③肝动脉期,少数血供丰富的癌肿强化显著,密度高于正常肝组织,延迟期病灶一般呈低密度。

　鉴别诊断　　①肝淋巴瘤:病灶密度均匀,坏死少见,增强扫描轻度均匀强化,MRI检查弥散明显受限有助于两者的鉴别。②肝血管瘤:平扫表现为均匀低密度,边界清晰,增强扫描早期病灶边缘呈斑片状或结节状明显强化,随之增强区域向中心扩展,延迟扫描为等密度或略高密度。本例病灶在平扫呈略低密度,境界不清楚,增强扫描呈厚壁环状强化,延迟扫描病灶仍呈低密度,与血管瘤不同。

例 10 肝血管瘤

【病史摘要】 女性,48 岁。体检时 B 超发现肝占位,无明显临床症状及体征。

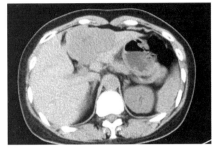

图 6-2-10A

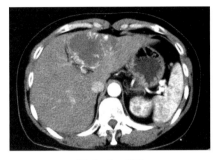

图 6-2-10B

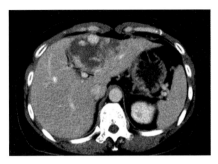

图 6-2-10C

【CT 征象】 平扫示肝左叶一 7.5 cm×5.5 cm 的低密度肿块影,密度较均匀,边界清晰,略分叶(图 6-2-10A);增强扫描动脉期可见病灶边缘呈结节样明显强化,其密度与血管一致,而病灶中心无明显强化(图 6-2-10B),门静脉期可见病灶强化逐步向病灶中心扩展(图 6-2-10C),延迟 5 分钟后扫描,病灶大部分呈略高密度,而中心见不规则低密度区(图 6-2-10D)。

【重要征象】 肝肿块边缘结节样强化,并逐渐向病灶中心充填。

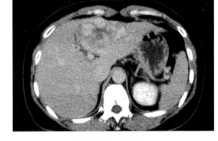

图 6-2-10D

【CT 拟诊】 ① 肝血管瘤。② 肝腺瘤。③ 原发性肝癌。④ 肝转移瘤。

【最终诊断】 肝血管瘤。

【评   述】 肝血管瘤是最常见的肝良性肿瘤之一,发病率为 0.4%~20%,女性多见。肿瘤由内衬内皮细胞的血窦构成,由外周的肝动脉分支供血。组织学上可分为海绵状血管瘤、硬化性血管瘤、血管内皮细胞瘤和毛细血管瘤四型,以海绵状血管瘤最为多见。血管瘤大小不一,多为 3~5 cm,但较大的病变亦不少见。单发多见,多发者占 5%~15%。绝大部分肝血管瘤患者无临床症状,少数大的血管瘤可压迫肝组织或邻近脏器,产生上腹部不适、胀痛。

CT 表现 ① 病变多为圆形或类圆形,边缘清楚,无假包膜。② 平扫时病变一般呈均匀低密度,部分病变特别是较大的病变中央可见更低密度区,其病理基础为瘢痕组织、血栓形成、陈旧性出血或囊性变,病灶内偶见钙化。③ 直径在 3 cm 以上的血管瘤,增强扫描早期病灶边缘呈明显的不连续的结节状强化,强化区域进行性向中心扩展,延迟扫描病灶呈等密度或高密度,较大的病灶其中心区域可以始终不充填,与平扫时所见的更低密度区一致或更明显。④ 直径小于 3 cm 的血管瘤,其增强扫描表现较复杂,部分病灶早期明显强化,从整个边缘或局部边缘开始,与大血管瘤的表现一致,部分病灶早期中心强化,或整个病灶均匀强化,或病灶边缘与中心同时强化,部分病灶强化不显著,低于正常肝组织,延迟扫描绝大多数病灶均有等密度充填表现。

鉴别诊断 ① 肝转移瘤:早期边缘环状或整个瘤体强化,门静脉期、实质期呈低密度,典型表现为"牛眼征",无充填式强化特点。② 原发性肝癌:多有肝炎、肝硬化病史,AFP 可为阳性,在动态增强动脉期多数肝癌呈显著的结节状或团块状强化,在 2 分钟内迅速下降为等密度或低密度,部分肝癌可见延迟性强化的假包膜。③ 肝腺瘤:平扫瘤周可见假包膜,增强扫描早期可见明显均匀强化,随后呈等密度,延迟扫描密度低于正常肝实质,与肝血管瘤病灶填充式强化及延迟扫描呈等密度不同。

例 11 肝局灶性结节增生

【病史摘要】 男性,22 岁。体检发现肝右叶占位 1 个月余,无明显自觉症状,无肝炎史。

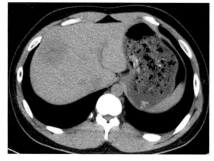

图 6-2-11A

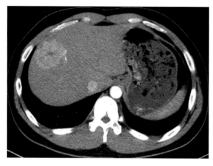

图 6-2-11B

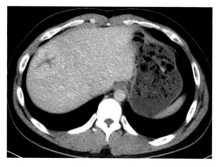

图 6-2-11C

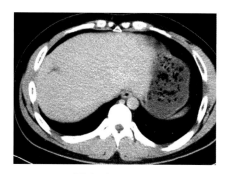

图 6-2-11D

【CT 征象】 平扫示肝右前叶上段类圆形低密度影,大小 4.8 cm ×4.5 cm,边界不清,中心可见点状更低密度影(图 6-2-11A);增强扫描动脉期及门静脉期呈明显强化,中心低密度灶未见明显强化,延迟后中心低密度灶呈渐进性强化,肿块与肝实质呈等密度(图 6-2-11B~D)。

【重要征象】 肝肿块强化明显,中心可见延迟强化的星状瘢痕。

【CT 拟诊】 ① 肝局灶性结节增生。② 肝腺瘤。③ 原发性肝癌。④ 肝血管瘤。

【最终诊断】 肝局灶性结节增生。

【评 述】 肝局灶性结节增生(focal nodular hyperplasia,FNH)是肝少见的一种良性占位病变,常为单发,约 20% 为多发。它是由结构紊乱的正常肝细胞、Kupffer 细胞、血管和胆管等构成,失去正常肝小叶的条索状结构,境界清晰,但无包膜。FNH 发病机制不明确。该病多见于 30~60 岁女性,病灶直径可达 8 cm 以上,与肝腺瘤在组织学上的不同之处在于肝腺瘤内无胆管存在。临床上 FNH 无出血倾向,亦未见有恶变报道,患者通常无症状,仅在检查时偶然发现。

CT 表现 ① 平扫为境界清晰的低密度肿块,少数呈等密度,常位于肝外周,可向肝表面隆起。② 增强扫描通常在动脉期强化最显著,呈明显均匀性强化,其强化程度在 1 分钟后迅速下降,并呈低密度。但少数血液供应不丰富的肿瘤,在增强扫描的各期均不强化。③ 中央瘢痕早期无明显强化而呈低密度,延迟后部分可出现强化,14%~44% 的肿瘤中心星状瘢痕无强化。④ 部分病灶中心或者周围可见粗大扭曲的供血动脉。

鉴别诊断 ① 肝血管瘤:增强扫描病灶强化以从边缘开始、慢进慢出为特征。CT 表现典型者不难与 FNH 鉴别。② 分化良好的原发性肝癌和纤维板层样肝癌:在鉴别困难时,MRI 检查特别是采用特异性对比剂增强检查有较大帮助,FNH 在肝胆期可摄取对比剂而呈高信号,肝癌则为低信号,必要时应做细针穿刺活检。③ 肝腺瘤:多见于长期口服避孕药的女性,未口服过避孕药的妇女及男性极少见,肝腺瘤可有假包膜,瘤内可见出血和脂肪变性,而 FNH 则较多见中心星状瘢痕,MRI 检查正反相位图像可检出肝腺瘤中的脂质成分,有助于鉴别诊断。

例 12　肝腺瘤

【病史摘要】　女性,28 岁。炎性肠病就诊,CT 扫描发现肝占位。

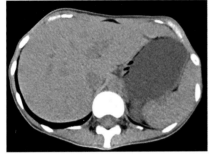

图 6-2-12A

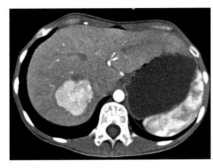

图 6-2-12B

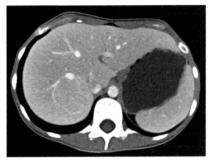

图 6-2-12C

【CT 征象】　平扫示肝密度均匀,肿块与肝实质呈等密度(图 6-2-12A);增强扫描动脉期肝右后叶上段可见一肿块影,明显强化,大小 4.1 cm×4.8 cm,周围可见环形略低密度影,延迟扫描肿块密度减低,与肝实质相比呈等密度,周围可见环形更高密度影(图 6-2-12B~D)。

【重要征象】　肿块强化明显,周围环绕低密度假包膜。

【CT 拟诊】　① 肝腺瘤。② 原发性肝癌。③ 肝局灶性结节增生。④ 肝海绵状血管瘤。

【病理诊断】　肝腺瘤。

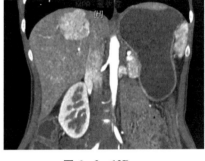

图 6-2-12D

【评　　述】　肝腺瘤为非常少见的肝肿瘤,其内含肝细胞、散在的 Kupffer 细胞,没有胆管。其病因不明,多见于长期口服避孕药的育龄期妇女和用合成类固醇的男性,但国内文献报道多无口服避孕药史。平均发病年龄为 31~34 岁,其发病率为 3/10 万~4/10万,偶见于儿童和男性。病理表现以单发为主,呈圆球形,与周围组织分界清晰。肿瘤以实性成分为主,可以发生坏死、梗死和一过性的出血。根据肝腺瘤的基因型和表型特征可分为 4 种病理亚型:转录因子 1(transcription factor 1,TCF1)基因突变型、β-连环蛋白激活型、炎症型和未分类型。临床表现为腹痛、腹部肿块,并发大量出血时可出现休克。

CT 表现　① 平扫为边界清楚的略低密度肿块,呈类圆形,边缘清楚。② 肿块内有坏死、梗死或陈旧出血时,病灶的中心或一部分呈不规则的囊性低密度,瘤周围"透明环"影为特异性表现,其病理基础为瘤周挤压的肝细胞内的脂肪增加所致。③ 肿块内有新鲜出血时可见高密度,此时有助于与局灶性再生结节鉴别。④ 增强扫描大部分病例肿块明显强化,显示为富血管肿瘤的特征,与正常肝实质相比,增强早期肿瘤呈高密度,延迟扫描病灶则由高密度变为等密度,最后表现为低密度。⑤ 肿瘤内的坏死、梗死和陈旧出血不强化,而呈低密度。⑥ 少部分病例肿瘤在增强过程中始终不强化,表现为低密度。

鉴别诊断　肝腺瘤通常较大,CT 表现较典型,结合临床病史资料,一般不难诊断,尤其当肿瘤并发新鲜出血时更易诊断。但通常需和肝局灶性结节增生、分化良好的肝细胞肝癌及血管瘤相鉴别。① 肝海绵状血管瘤:平扫呈低密度,增强扫描从病灶边缘强化,并向中心充填;延迟扫描呈等密度,很少出现囊性低密度区。② 肝局灶性结节增生:病灶在动态增强早期明显强化而呈高密度,与肝腺瘤相似,但约 50% 可见肿瘤中心呈星状低密度,有时可见从中心到边缘的强化。鉴别困难时,用 99mTc-硫胶体扫描,FNH 有浓聚。③ 原发性肝癌:CT 特点如前述,本例病灶边缘清楚,且为女性,AFP 阴性,没有肝硬化基础,可基本排除肝癌,进一步诊断可采用 99 mTc 吡哆醛 5 甲基色氨酸(99 mTc-PMT)扫描,肝腺瘤有延迟浓聚作用而显影,而肝癌一般不浓聚 PMT。

例13 肝血管平滑肌脂肪瘤

【病史摘要】 女性,66岁。体检发现肝占位,主诉无特殊不适。

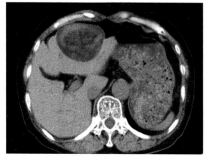

图6-2-13A

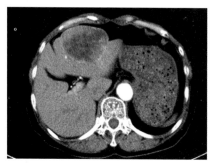
图6-2-13B

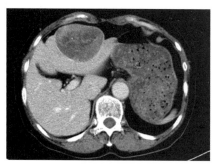
图6-2-13C

【CT征象】 平扫示肝左叶一团块状混杂密度影,边界清晰,可见包膜,部分突出肝轮廓外,大小7.5 cm×5.7 cm,病灶内见多发脂肪密度影,并夹杂斑片状、索条状软组织密度影(图6-2-13A);增强扫描呈明显不均匀强化,包膜呈环形强化,其内可见索条状强化血管影(图6-2-13B~D)。

【重要征象】 肝肿块内可见脂肪密度影,增强扫描呈明显不均匀强化。

【CT拟诊】 ① 肝血管平滑肌脂肪瘤。② 脂肪瘤或脂肪肉瘤。③ 原发性肝癌。④ 髓质脂肪瘤。

【病理诊断】 肝血管平滑肌脂肪瘤。

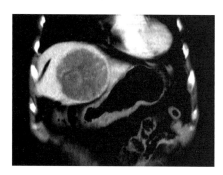
图6-2-13D

【评 述】 血管平滑肌脂肪瘤是血管周上皮样细胞肿瘤(PEComa)家族中最常见的类型之一,多见于肾,发生于肝者罕见,是一种罕见的起源于间叶组织的肿瘤,具有恶性潜能。肿瘤由比例不等的脂肪组织、梭形或上皮样的平滑肌样细胞和畸形的厚壁血管混合组成。血管平滑肌脂肪瘤根据三种成分比例的不同可分为混合型、肌瘤型(脂肪<10%)、脂肪型(脂肪>70%)和血管型。肿瘤多为单发,少数为多发。与肾血管平滑肌脂肪瘤不同,肝血管平滑肌脂肪瘤多与结节性硬化无关。临床上患者可无症状或有上腹部疼痛不适。

CT表现 肝血管平滑肌脂肪瘤根据分型不同有不同的影像学表现:① 混合型:CT平扫多表现为混杂密度影,增强扫描动脉期多呈不均匀强化,门静脉期亦部分增强,病灶中心或边缘可见高密度血管影。② 肌瘤型:CT平扫表现为软组织密度,增强扫描动脉期多呈不均匀强化,门静脉期、实质期呈持续强化。③ 脂肪瘤型:CT平扫以脂肪密度为主,CT值在-20 HU以下,增强扫描脂肪成分不强化,软组织成分强化。④ 血管瘤型:CT平扫呈低密度,增强扫描动脉期明显均质强化,门脉期强化有所减退,实质期呈低密度。

鉴别诊断 此肿瘤的影像表现复杂、多样,术前诊断时有困难,有赖于综合影像检查。在CT诊断中应与肝其他含脂肪成分的病变鉴别。肝内含有脂肪成分的肿瘤少见,包括脂肪瘤、脂肪肉瘤、血管平滑肌脂肪瘤、髓质脂肪瘤,极少数为肝癌、恶性畸胎瘤和脂肪肉瘤肝内转移、局限性肝脂肪浸润。① 髓质脂肪瘤:罕见,为少血供的良性肿瘤,增强扫描无强化,有助于与血管平滑肌脂肪瘤的鉴别。② 含有脂肪成分的肝癌:常有肝硬化的病史,病变常为多发,其密度极不均匀,脂肪性低密度区范围小,且病变边缘不清晰,增强扫描实质成分有明显的不均匀强化。③ 肝脂肪瘤或脂肪肉瘤:脂肪瘤表现为密度均匀一致的明显低密度,增强扫描无强化;脂肪肉瘤罕见,境界不如血管平滑肌脂肪瘤清晰。

例 14　肝内胆管囊腺癌

【病史摘要】　男性,65 岁。突发腹胀腹痛,纳差 2 日。

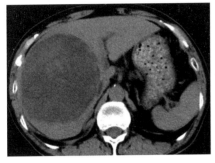

图 6－2－14A

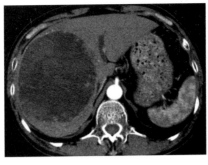

图 6－2－14B

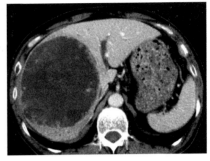

图 6－2－14C

【CT 征象】　平扫示肝右叶一巨大囊性低密度影,境界清楚,大小 13 cm×11 cm,囊内可见斑片状高密度影(图 6－2－14A);增强扫描囊壁下可见多发小结节样强化影(图 6－2－14B、C),冠状位 MPR 可见分隔影,分隔强化(图 6－2－14D)。

【重要征象】　肿块呈囊性,增强扫描囊壁、壁结节及分隔强化。

【CT 拟诊】　① 肝内胆管囊腺癌。② 肝内胆管囊腺瘤。③ 肝囊肿。④ 肝包虫病。

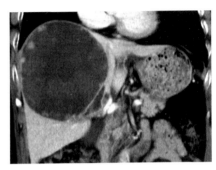

图 6－2－14D

【病理诊断】　肝内胆管囊腺癌。

【评　　述】　胆管囊腺癌是罕见的恶性病变,85%～94%位于肝内,其他多位于肝外胆管,极少数也可发生于胆囊。大体病理标本示肿瘤较大,平均直径在 10 cm 以上。囊性肿块内可有不同程度的间隔和结节,囊性成分可为血性、胆汁性或混合性。根据病理的组织类型胆管囊腺癌可分为含有卵巢基质和无卵巢基质两个亚型,前者多由囊腺瘤演变而来,预后较好,仅见于女性;后者与囊腺瘤无关,可以见于女性和男性,恶性程度高,预后差。2010 年及 2019 年 WHO 分类采用肝黏液性囊性肿瘤(mucinous cystic neoplasm, MCN)取代原来的"胆管囊腺瘤"和"囊腺癌",但目前文献中仍然较多采用肝内胆管囊腺癌这一名称。

CT 表现　① 平扫示肝内囊性肿块,直径可达 10 cm 以上,内可见不规则的分隔。② 囊壁厚度不均,内缘常不规则,伴有壁结节或肿块,囊壁偶可见钙化。③ 增强扫描示囊性肿块内的结节、囊壁和分隔可有强化,囊性区不强化。对于中年女性,临床上表现为右上腹不适或疼痛,腹部包块和黄疸等,肝 CT 显示有圆形或卵圆形低密度单囊或多囊分隔,以及内壁附有圆形或卵圆形结节或混合密度伴有囊变时,均应考虑本肿瘤的诊断。

鉴别诊断　本肿瘤主要应与肝内胆管囊腺瘤、肝囊肿和肝包虫病鉴别。① 肝包虫病:CT 特征是母囊内有子囊,呈多房状或蜂窝状改变,单囊者内囊分离脱落,可呈"飘带征",通常无壁结节。② 肝囊肿:为单个或多个边缘锐利的囊性低密度区,通常无壁结节和囊内分隔,CT 诊断容易。③ 肝内胆管囊腺瘤:囊巨大,囊液密度较均匀,壁结节少见或较小,可有分隔,通常不易与囊腺癌鉴别,当囊壁厚、结节或软组织肿块较大时应考虑恶性可能。

例 15 肝内胆管囊腺瘤

【病史摘要】 女性,25 岁。突发间断性腹痛,无发热、畏寒症状。

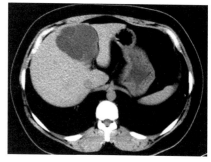

图 6－2－15A

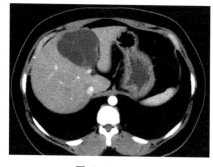

图 6－2－15B

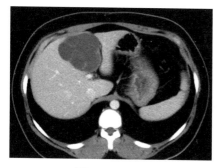

图 6－2－15C

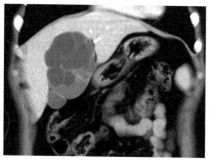

图 6－2－15D

【CT 征象】 平扫示肝左内叶一多房囊性低密度影,大小 7.5 cm×6.1 cm,边界清晰,囊壁较薄,光滑,囊内可见多个分隔(图 6－2－15A);增强扫描分隔轻度强化,囊腔内未见明显强化(图 6－2－15B、C)。冠状位 MPR 可见部分囊腔内密度略高(图 6－2－15D)。

【重要征象】 肝肿块呈多房囊性,囊壁较薄,未见壁结节。

【CT 拟诊】 ① 肝内胆管囊腺瘤。② 肝包虫病。③ 肝转移瘤。④ 原发性肝癌。⑤ 肝脓肿。

【病理诊断】 肝内胆管囊腺瘤。

【评　述】 胆管囊腺瘤和囊腺癌绝大部分发生于肝内,发生于肝外胆道者少见,发生于胆囊者极少见。超过 80% 发生于女性,超过 80% 的病例年龄大于 30 岁。多为单发病灶,多个病灶者非常少见;几乎所有胆管囊腺瘤均呈多房,单房的病例少见,而胆管囊腺癌多为单房。组织学上,肝内胆管囊腺瘤和囊腺癌类似于胰腺和卵巢来源的黏液性囊腺瘤。病灶切面观,囊内含胆汁样、黏液样、血性或透明的液体。囊腺瘤囊壁薄,纤维组织部分呈乳头状生长,乳头分支少,被覆良性立方上皮或扁平上皮,组织无明显异型性。目前普遍认为囊腺瘤是囊腺癌的癌前病变,治疗上均需外科手术切除。

CT 表现 ① 平扫为肝内低密度囊性肿块,呈多囊或单囊状改变,囊壁较薄,CT 值小于 30 HU,合并出血时可见液液平面。② 囊内可有分隔和壁结节,多囊病灶各囊密度可不一,囊壁或分隔可有钙化。③ 增强扫描囊壁和分隔有强化。④ 螺旋 CT 双期增强扫描动脉期囊壁及壁结节呈明显强化,门脉期强化减退。以往文献报道肿瘤实质成分在动脉期即有强化,门静脉期、实质期有持续强化。CT 表现无法完全鉴别肝内胆管囊腺瘤与肝内胆管囊腺癌,但是有间隔增厚、壁结节或乳头状突起、囊内出血以及伴粗大钙化者多考虑为囊腺癌。

鉴别诊断 肝内胆管囊腺瘤主要与肝内的囊性病变鉴别。① 肝脓肿容易和囊腺瘤混淆,一般 20%~30% 的肝脓肿(包括细菌性和阿米巴性肝脓肿)有分隔或多房,但肝脓肿往往有厚的不规则的壁,强化的脓肿壁和外周无强化的水肿带构成"双环征",另外临床上有急性感染的症状,如高热和血中白细胞升高可资鉴别。② 原发性肝癌,表现为坏死为主时,可类似囊性肿瘤,而残留的癌组织可类似壁结节,病灶周边显示"晕圈征"。但肝内胆管囊腺瘤的囊壁光滑、锐利,壁结节也规则,壁和结节内可见钙化,囊内多为水样密度,不合并肝硬化,肝炎系列检查和 AFP 阴性可以与肝细胞癌鉴别。③ 囊性肝转移瘤非常少见,但是与肝内胆管囊腺瘤和囊腺癌表现相似,如果未能找到原发病灶,经皮穿刺活检可予鉴别。④ 肝包虫病表现和胆管囊腺瘤相似,但包虫病囊壁常有弧形或蛋壳状钙化,无明确壁结节。内部的子囊通常更小和更规则,囊内分离表现具有特征性,内外囊分离呈"双边征",内囊完全分离脱落于囊液中,呈"飘带征"或"水上百合花征",牧区生活史和血清学检查亦有助于鉴别诊断。

例16　肝单纯囊肿

【病史摘要】　女性,76岁。直肠癌术后1年。

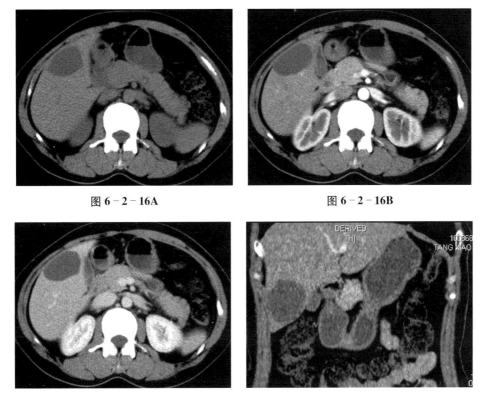

图 6 - 2 - 16A　　　　　　　　图 6 - 2 - 16B

图 6 - 2 - 16C　　　　　　　　图 6 - 2 - 16D

【CT征象】　平扫示肝右前叶下段一4.5 cm×2.5 cm大小的囊性病灶,病灶内密度均匀,CT值约18 HU,境界清楚、锐利(图6-2-16A);增强扫描动脉期(图6-2-16B)、门静脉期(图6-2-16C、D)病灶未见强化和分隔。

【重要征象】　病灶呈均匀水样密度,边界清楚,增强扫描无强化。

【CT拟诊】　①肝单纯囊肿。②肿瘤囊性变。③棘球蚴病。④Caroli(Ⅰ型)。

【病理诊断】　肝单纯囊肿。

【评　　述】　一般认为肝囊肿是由小胆管丛扩张演变而成,囊壁衬以分泌液体的上皮细胞。可分为孤立性(单纯性)和多囊性囊肿两类。孤立性或单纯性囊肿,多发生于40～50岁的女性,囊肿的数目和大小不等(习惯上将与多囊病无关的多发囊肿分类归于孤立囊肿内),最大直径可达20 cm。这些囊肿含有液体成分,多数无临床症状,但巨大囊肿可有压迫症状。

CT表现　①水样密度的球形病灶,密度均匀。②边缘光滑,境界清楚。③囊壁薄而不能显示。④增强扫描病变不强化。CT容易做出准确诊断,但对小的囊肿由于受部分容积效应的影响,有时难以与实质性病灶区分,应采用薄层CT扫描。若鉴别仍有困难时,应结合超声诊断。有原发肿瘤病史者,诊断不肯定时要密切随访或穿刺活检。

鉴别诊断　①Caroli病(Ⅰ型):表现为肝内散在大小不等的囊性低密度区,部分形态不规则,且与胆管相通,鉴别困难时可行MRCP检查帮助诊断。②肝棘球蚴病:通常表现为母囊内有子囊,有时可呈"睡莲征",囊壁可钙化。③肿瘤囊性变:原发性肝癌、肝转移瘤、肝胆管囊腺瘤或囊腺癌呈囊性时,可类似肝囊肿,但常可见其壁较厚,内壁不规则或有分隔或壁结节,增强扫描实性成分常可强化。有时囊腺瘤或囊腺癌CT检查不能与单纯囊肿相鉴别。笔者曾遇到1例囊腺癌,与单纯囊肿表现相同,在形态上不能鉴别,但随访中见病灶增大。

例17 多囊肝

【病史摘要】 男性,55岁。上腹部疼痛1个月余。

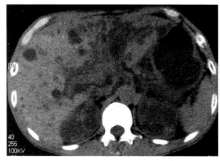
图6-2-17A

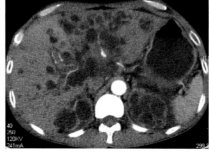
图6-2-17B

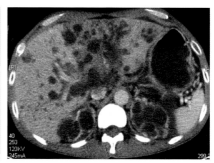
图6-2-17C

【CT征象】 平扫示肝体积略增大,肝实质内可见弥漫多发大小不等囊性低密度影,边界清楚,较大者直径约3.7 cm,囊内密度均匀,CT值约15 HU;双肾体积增大,双肾弥漫多发大小不等囊性低密度影,边界清楚,部分边缘可见点状钙化,较大者直径约42 mm(图6-2-17A),增强扫描肝及双肾病灶均未见强化(图6-2-17B~D)。

【重要征象】 弥漫分布水样密度病变,边界清楚,增强扫描无强化。

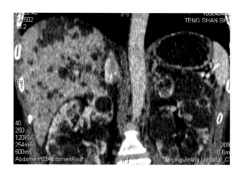
图6-2-17D

【CT拟诊】 ① 多囊肝、多囊肾。② 肝、肾多发囊肿。③ 先天性肝内胆管扩张。④ 囊肿合并转移瘤。

【最终诊断】 多囊肝、多囊肾。

【评 述】 多囊肝(polycystic liver disease,PLD)是一类罕见的基因病,流行病学研究将其分为三类:常染色体显性多囊肝、常染色体显性多囊肾病伴多囊肝和常染色体隐性多囊肾病伴多囊肝。PLD特征性表现为肝囊肿,起源于胆管上皮细胞,由PLD相关的基因突变所引发。肝囊肿会随时间推移而恶化,肝体积每年可增加0.9%~1.6%。PLD的持续进展会导致肝肿大。严重PLD患者会出现持续的腹痛、腹胀、胃食管反流、背痛,以及肝静脉、门静脉的压迫症状。目前针对PLD的治疗多是外科干预,易发生并发症,复发率较高,远期疗效不理想。

CT表现 ① 肝内多发圆形、椭圆形水样密度,大小不等,直径一般<1.5 cm,病灶相互融合,弥漫分布。② 边缘光滑、清晰、锐利。③ 无明显囊壁。④ 增强扫描一般无强化。⑤ 囊肿合并感染时,腔内密度增高,偶可伴积气,此时增强扫描可见囊壁环形强化。⑥ 囊肿合并出血时,腔内密度不均匀增高,可伴液液平面,增强扫描无强化。

鉴别诊断 ① 肝囊肿合并转移瘤:转移瘤多有明确的原发肿瘤病史,病灶密度多不均匀,边缘不清,增强扫描实性成分强化,典型表现为"牛眼征"。② 先天性肝内胆管扩张:扩张的胆管较为局限,沿胆管走向分布,无分隔或有不完整分隔,常合并结石,增强扫描可见"中心静脉点征",并与胆管树相通。③ 肝、肾多发囊肿:肝及两肾体积一般正常,可见多个囊肿,囊肿数目相对较少,较多保存正常肝、肾实质,无家族史、肝肾功能障碍。

例 18　胆源性肝脓肿

【病史摘要】　男性,57 岁。上腹不适 3 周,伴轻度黄疸、发热。

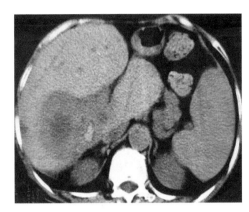

图 6 - 2 - 18A

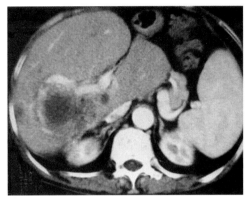

图 6 - 2 - 18B

【CT 征象】　平扫示肝右叶后段一不规则低密度病灶,大小约 7 cm×6 cm,病灶边界欠清楚,密度不均匀,边缘呈略低密度,中心有囊性更低密度区,其内壁欠光滑,其旁可见结节状、椭圆形高密度影(图 6 - 2 - 18A);增强扫描病灶动脉期边缘明显强化,中央区无明显强化;延迟扫描中心低密度区更明显,并可见相邻胆管扩张(图 6 - 2 - 18B、C)。

【重要征象】　厚壁囊实性病变,增强扫描实性成分明显持续性强化。

【CT 拟诊】　① 胆源性肝脓肿。② 肝肿瘤合并感染。③ 肝囊肿合并感染。

【病理诊断】　胆源性肝脓肿。

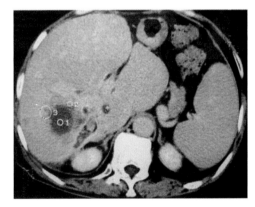

图 6 - 2 - 18C

【评　　述】　肝脓肿是在化脓病菌作用下发生的肝组织局限性化脓性炎症,按病原可分为细菌性、溶组织阿米巴原虫性和真菌性。可以单发也可以多发,常位于肝右叶,按其来源可分为血源性、胆源性、肠源性、外伤性等。临床上患者多有体温升高、腹痛和肝肿大,很少出现黄疸。

CT 表现　① 平扫病灶多呈圆形或类圆形低密度区或水样密度区,CT 值为 2~36 HU。② 约 20% 的病例在低密度区内出现气体影,表现为多个小泡或形成较大的气液平面,这是肝脓肿的特征性表现。造成气液平面的原因,多系脓肿与胃肠道或含气的胆道相通,或产气杆菌感染所致。③ 病灶边缘多数较模糊,或边缘部分清晰、部分模糊。有时病灶边缘可见一高于脓肿密度,但低于周围正常肝实质的低密度环。④ 增强扫描脓肿壁可见环状强化,有时其外围可见一环形低密度带,即所谓的"双环征",而脓腔内容物不强化。⑤ 延迟扫描脓肿壁和周围的低密度带变为等密度,而脓肿中心仍为低密度。⑥多个细小的脓肿可相互聚集在一起,并融合成簇状或花瓣状,呈多房性或蜂窝状低密度区,形成所谓的"簇形征"或"花瓣形征",增强扫描脓肿壁及分隔均有明显的强化。

鉴别诊断　① 肝囊肿合并感染:囊肿内壁及外壁均清楚、锐利,且相对较薄,常无分隔或少量分隔,不呈多房样改变。病灶内含气体罕见,若囊肿与含气胆管相通,其内可含气体。② 肝肿瘤合并感染:常能显示肿瘤本身的征象,如软组织密度肿块,液化坏死时其内缘不规则,增强扫描病灶实性成分常可见肿瘤自身强化特点,结合临床病史及实验室检查,较易鉴别。诊断困难时,应行肝穿刺活检。

例19 肝结核

【病史摘要】 男性,51岁。进行性体重下降1年余,发热伴咳嗽咳痰1周。

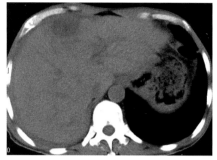

图6-2-19A

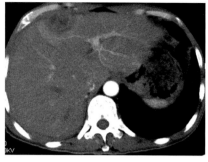

图6-2-19B

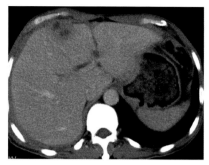

图6-2-19C

【CT征象】 平扫示肝左内叶一类圆形稍低密度影,边界不清,大小2.3 cm×2.0 cm(图6-2-19A);增强扫描动脉期病灶内见片状无强化坏死区及较厚分隔,分隔及病灶壁轻度强化,周围肝实质明显强化;门脉静期及实质期病灶显示更清晰,周围肝实质强化程度减低(图6-2-19B~D)。

【重要征象】 单发厚壁病灶;中心坏死,增强扫描壁及分隔轻度强化。

【CT拟诊】 ① 肝结核。② 细菌性肝脓肿。③ 原发性肝癌。④ 肝转移瘤。⑤ 肝真菌感染。

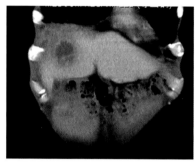

图6-2-19D

【最终诊断】 肝结核。

【评 述】 肝结核少见,多继发于其他脏器结核播散,无结核病史和肝外结核症状的局限性肝结核更为少见。有报道表明死于急性粟粒性结核的患者90%~100%有肝受累。临床上患者可表现为低热、右上腹疼痛和局限性肿块等。从病理形态看,肝结核可分为粟粒型肝结核、局限型肝结核和结核性胆管炎三种,以前两者多见,而结核性胆管炎少见。

CT表现 (1)粟粒性肝结核表现为:① 平扫时肝呈弥漫性肿大。② 肝内多发粟粒状低密度灶。③ 肝肿大伴肝实质密度减低。④ 增强扫描病灶无强化。(2)局限型肝结核表现为:① 肝内单发或多发圆形或类圆形病灶,直径多为2~5 cm。② 病灶多呈低密度或混合密度,亦可中心呈等密度或高密度,病灶边缘可有一厚度均匀的低密度环。③ 病灶内可见钙化,"粉末状"钙化是其特征。④ 增强扫描整个病灶可呈轻至中度强化,亦可为病灶边缘或中心强化。(3)结核性胆管炎表现为:沿胆管走行的钙化或肝门区钙化。(4)几种类型的肝结核可以同时存在,且并发腹部其他部位结核,如腹腔淋巴结结核、结核性腹膜炎等。

鉴别诊断 ① 肝真菌感染:多见于血液系统恶性肿瘤或免疫系统受损者,表现为弥漫多发等密度影。② 肝转移瘤:多有明确原发恶性肿瘤病史,增强扫描典型表现为"牛眼征",少见多房、蜂窝样改变;除结肠癌、直肠癌、乳腺癌、甲状腺癌转移外,钙化罕见。"粉末状"钙化是肝结核特征性表现之一,肝外特别是肺结核病灶对肝结核的诊断有帮助。③ 原发性肝癌:病灶内可出现液化、坏死,但一般位于病灶中央区,多房性坏死及蜂窝状改变少见;增强扫描实性成分呈"快进快出"表现,一般不出现持续性强化及病灶缩小征象,肿块内见粗大供血血管。④ 细菌性肝脓肿:结核性脓肿需与之鉴别。细菌性肝脓肿常有成簇征或集合征,多个小脓肿趋于形成单一的大脓肿,结核性脓肿无此表现;此外,细菌性肝脓肿壁的强化更明显。

例 20　肝炎性肌纤维母细胞瘤

【病史摘要】　男性,48 岁。乏力 1 个月,加重 1 周。

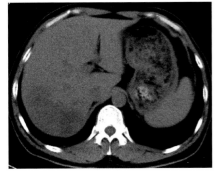

图 6－2－20A

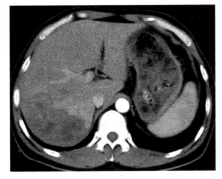

图 6－2－20B

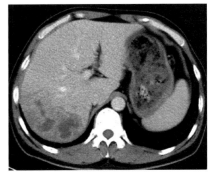

图 6－2－20C

【CT 征象】　平扫示肝右后叶一片状低密度影,边界不清(图 6－2－20A);增强扫描动脉期病灶呈不均匀轻度强化,周围肝实质明显强化,其内见斑片状无强化液化坏死区,呈多囊样改变,门静脉期及实质期呈向心性强化,周围肝实质强化程度减低。(图 6－2－20B～D)。

【重要征象】　密度不均,增强扫描邻近肝实质异常强化,病灶呈渐进性强化。

【CT 拟诊】　①肝脓肿。②肝癌。③肝转移瘤。④肝胆管细胞癌。⑤肝炎性肌纤维母细胞瘤。

【病理诊断】　肝炎性肌纤维母细胞瘤。

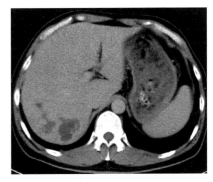

图 6－2－20D

【评　　述】　炎性肌纤维母细胞瘤(inflammatory myofibroblastic tumor,IMT),曾以炎性假瘤、浆细胞肉芽肿及黄瘤性炎性假瘤等命名。曾认为是一种慢性炎症性病变,2013 年 WHO 定义 IMT 是一种少见的间质性真性肿瘤,由分化的肌纤维母细胞性梭形细胞组成,常伴大量浆细胞和(或)淋巴细胞浸润。本病与 EB 病毒、细菌等微生物感染,机体损伤后局部修复异常及激素治疗或放化疗有关。IMT 可发生于任何年龄,男性多见,多为单发病灶,常见于肺,肝发病者少见,且多位于肝右叶。大部分患者起病隐匿,多以体检或肿瘤引起的占位效应就诊,AFP、CEA 等实验室检查多阴性。

CT 表现　①病灶多为圆形、类圆形,平扫呈低密度、稍低密度,密度可不均匀,低密度区为浸润的慢性炎性细胞,相对高密度区为增生的纤维母细胞。②增强扫描表现多样,从不强化到明显强化均可,但门静脉期及实质期的明显持续强化较具特征性,部分病灶强化区与低密度区夹杂呈网格状、蜂窝状改变。③部分病灶内可见明显强化的迂曲血管,通常位于病灶表面。本病较罕见,且影像表现缺乏特异性,因此术前影像诊断较困难。

鉴别诊断　本病需要与肝脓肿、肝癌、肝转移瘤及肝胆管细胞癌鉴别。①肝胆管细胞癌:多位于肝左叶,病灶周边常见扩张的胆管,邻近肝被膜皱缩,肿瘤标志物 CA199 常升高,而 IMT 无此表现,结合临床有助于鉴别。②肝转移瘤:常为多发,可大小不等,平扫呈低密度,边缘模糊,增强扫描常呈"牛眼征"。③肝癌:病灶内坏死多位于中心,增强扫描呈"快进快出"表现,一般不出现持续性强化表现。④肝脓肿:一般起病急,有发热及白细胞计数升高表现,典型病灶具有脓肿壁,中心坏死液化明显且张力较大。

例21　肝棘球蚴病

【病史摘要】　男性,31岁。体检发现肝右叶占位一个半月。

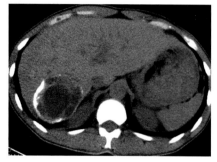

图6-2-21A

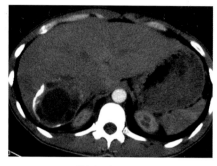

图6-2-21B

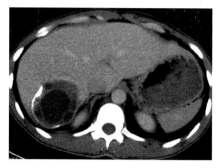

图6-2-21C

【CT征象】　平扫示肝右后叶一多房囊性低密度肿块,大小7.1 cm×6.2 cm,边界清楚,病灶中心见一大囊,边缘见多发大小不等子囊,囊壁边缘见弧形钙化(图6-2-21A);增强扫描囊壁及分隔呈轻度强化,囊液无强化(图6-2-21B~D)。

【重要征象】　病灶大囊包小囊,囊壁弧形钙化。

【CT拟诊】　①肝棘球蚴病。②肝囊肿合并感染。③肝结核。④阿米巴性肝脓肿。⑤肝胆管囊腺癌。

【病理诊断】　肝棘球蚴病。

【评　　述】　肝棘球蚴病又称为肝包虫病,有两种类型。一种是细粒棘球绦虫感染引起的囊型包虫病;一种是由多房棘球绦虫感

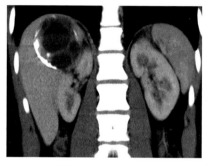

图6-2-21D

染所致的泡型包虫病,后者仅占1%~2%。细粒棘球蚴在肝内以包囊膨胀的方式逐渐增大,外壁是由宿主的反应性组织构成,为一层较厚的纤维组织,称为外囊。内囊系棘球蚴本身形成的囊,壁甚薄。

CT表现　(1)囊型包虫病:①肝包虫囊肿大小不一,单发或多发,呈圆形,有时见浅分叶。②病灶边缘光滑、清晰。③囊壁薄而不易显示,若囊壁钙化或合并感染囊壁明显增厚时则可显示。④囊内密度均匀一致,CT值15~25 HU。⑤增强扫描后囊内密度不变,但囊壁可强化。⑥母囊内出现子囊为肝包虫病的特征,子囊的数目和大小不一,而且无钙化的子囊密度总是低于母囊,这是由于母囊较子囊的时间长所致。⑦外囊壁常发生钙化呈弧形或蛋壳状,其壁可厚薄不均匀,囊内容物、母囊碎片、退化的头节和子囊等亦可发生钙化,且常呈无定形的条片状。⑧并发感染时,可有以下特点:囊内密度增高,囊壁增厚,偶见气泡影或气液平面。(2)泡型包虫病:①肝内实质性肿块,边界不清,形态不规则。②其内密度不均,呈低或混杂等低密度。③病灶内可见多发小囊泡及广泛颗粒状、不定型钙化,构成地图样外观。④较大病灶内可出现液化、坏死,呈熔岩洞样表现。⑤增强扫描周围肝实质明显强化,病灶不强化,使得病灶边界显示更清楚。

鉴别诊断　肝疾病中可发生钙化的有肝棘球蚴病、囊肿合并感染、结核、血吸虫、转移瘤、阿米巴性肝脓肿、黏液性囊性肿瘤等,本例需与以下疾病相鉴别。①肝胆管囊腺癌:囊壁厚薄不均,可见壁结节或肿块,偶见钙化,可呈多房性改变,但无大囊包小囊征象。②阿米巴性肝脓肿:增强扫描脓肿周围出现不同密度的环形带称为环征,多为双环,无大囊包小囊改变;极少数脓肿壁呈慢性过程,有钙质沉着,而形成脓壁钙化。③肝结核:肝棘球蚴病需与局限型肝结核相鉴别,后者多边界不清,病灶内可见钙化,"粉末状"钙化为其特征,少见弧形钙化,另肝结核病灶内可呈多房性坏死及蜂窝状改变,无大囊包小囊表现。④肝囊肿合并感染:肝囊肿多为规则的单房囊性病变,合并感染时可有囊壁增厚,增强扫描可类似肝脓肿的强化方式,钙化少见。

例22 慢性血吸虫性肝病

【病史摘要】 男性,48岁。反复头晕8年,加重1个月,既往有日本血吸虫感染史。

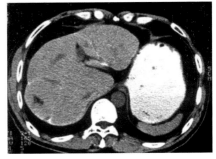

图6-2-22A

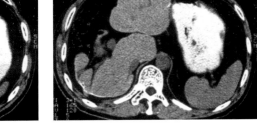

图6-2-22B

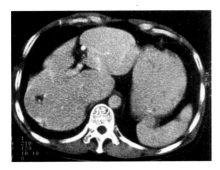

图6-2-22C

【CT征象】 平扫示肝外形不规则,肝缘圆钝,肝叶比例失调,肝左叶及尾状叶明显增大,肝右叶缩小,肝裂明显增宽,肝内及肝右叶包膜可见多发线状高密度影,右后叶见一小结节状等密度突起(图6-2-22A、B)。增强扫描肝实质较均匀强化,肝右后叶小结节强化不明显(图6-2-22C、D)。

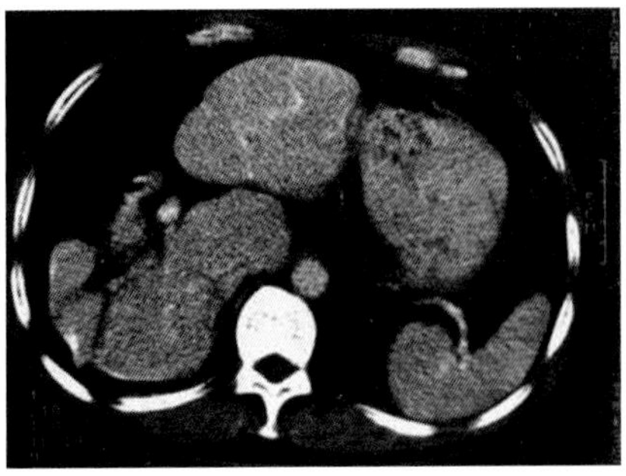

【重要征象】 肝叶比例失调,肝实质及包膜多发线状钙化。

【CT拟诊】 ① 慢性血吸虫性肝硬化。② 肝炎后肝硬化。③ 酒精性肝硬化。④ 胆汁淤积性肝硬化。⑤ 心源性肝硬化。⑥ 代谢性肝硬化。

图6-2-22D

【最终诊断】 慢性血吸虫性肝病、肝硬化。

【评 述】 血吸虫病是一种广泛流行的寄生虫病,其地理分布范围最广泛,水传播居首位,流行于热带和亚热带地区。我国血吸虫病流行于长江流域及南方部分地区。血吸虫肝病的发病机制是血吸虫尾蚴穿过人体皮肤,经血液循环到达肠系膜下静脉,再经过门静脉到达肝,虫卵沉积于汇管区,导致局部组织缺血和炎症,随着虫卵肉芽肿的形成,肝组织发生纤维化,晚期可引起肝硬化或肝癌,部分虫卵可沉积于肠壁、胆道、膀胱壁等。

CT表现 ① 肝内钙化,96%有不同程度的钙化,典型表现为肝包膜下和(或)实质内的线样、地图样或网状钙化。② 肝内汇管区低密度及中心血管影,是因虫卵在汇管区沉积引起纤维化反应而导致汇管区的增宽所致。③ 肝形态改变,肝裂增宽,肝叶比例失调,70%的患者有肝左叶和(或)尾状叶增大,而右叶萎缩,一般肝左外叶增大,左内叶相对萎缩,继而引起胆囊窝增大,40%的患者肝缩小。④ 肝门静脉系统钙化。⑤ 脾大、腹水。⑥ 其他表现包括肠系膜纤维化、结肠壁增厚钙化等。⑦ 多发合并症:胆囊炎、胆囊结石,部分患者可发生肝癌。

鉴别诊断 在肝硬化的CT诊断中首先应排除有无合并肿瘤,其次为判断病因和程度,病因包括代谢性、心源性、胆汁性、酒精性及肝炎。本例CT表现典型,根据肝缘圆钝,肝叶比例失调,肝裂增宽,可作出肝硬化的诊断;包膜下和肝实质内线样钙化,为血吸虫性肝硬化的特征性表现,其他类型肝硬化均无钙化征象。肝右叶后段小结节状突起,可能为大量纤维组织增生,造成局部肝轮廓变形,而产生的突起结节。另外,其他病因导致的肝硬化均有相应的临床特点,结合病史、体征及CT征象较易鉴别。

例 23　肝硬化、门静脉高压

【病史摘要】　男性,71 岁。反复呕血 2 年,伴黑便。

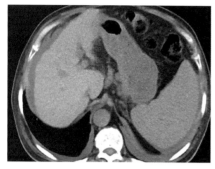

图 6 - 2 - 23A

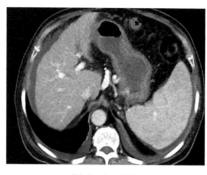

图 6 - 2 - 23B

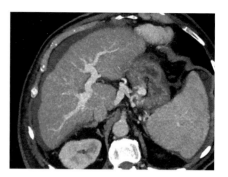

图 6 - 2 - 23C

【CT 征象】　平扫示肝体积缩小,边缘呈波浪状改变,肝叶比例失调,尾状叶增大,肝质地粗糙,未见明显异常密度影;脾体积增大,肝脾外缘可见弧形液性密度影(图 6 - 2 - 23A);增强扫描肝实质强化均匀,食管下段及胃底见多发迂曲血管影(图 6 - 2 - 23B~D)。

【重要征象】　肝体积缩小,食管胃底侧支血管形成。

【CT 拟诊】　① 肝硬化、门静脉高压。② 血吸虫性肝硬化。③ 布加综合征导致肝硬化。

【最终诊断】　肝硬化、门静脉高压。

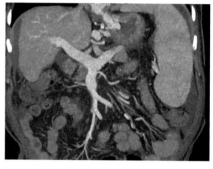

图 6 - 2 - 23D

【评　述】　肝硬化是以肝细胞变性、坏死、再生、纤维组织增生及肝结构紊乱为特征的一种病理过程。肝硬化是一种慢性疾病,由多种原因导致,乙型肝炎是我国引起肝硬化的最常见病因。早期肝硬化经过治疗后会明显好转,晚期进一步发展、恶化则会导致原发性肝癌发生,其发病率高达 90%。

CT 表现　① 肝缩小,密度可不均匀,外形呈结节状或分叶状改变。② 肝叶比例失调,多表现为右叶萎缩,左叶外段和尾状叶代偿性增大,严重者肝叶彼此似乎分离。③ 肝裂增宽,肝门扩大。④ 继发性改变,包括脾肿大、腹腔积液、门脉系统血管扩张、迂曲和侧支循环血管扩张,如食管下段、胃底周围及脾门处出现结节状或团块状软组织影,增强扫描密度增高,并呈血管形态,但食管下段则可呈与血管密度一致的管壁的增厚。部分患者肝的大小、形态及密度基本接近正常,尤其是肝炎后肝硬化早期者,有的患者肝虽不能发现异常,但已出现脾大和门静脉高压的表现。

鉴别诊断　① 布加综合征导致肝硬化:晚期布加综合征患者会出现肝硬化表现,肝实质密度不均,增强扫描强化欠均匀,会出现尾状叶为中心的"扇样强化",肝静脉、下腔静脉管腔狭窄或闭锁,肝静脉显影不清,梗阻远端下腔静脉及肝静脉扩张,周围多发侧支循环开放及肝内交通支形成;而肝炎后肝硬化肝实质强化基本均匀,肝静脉及下腔静脉正常,可以通过 CT 增强及 CTA 检查来鉴别。② 血吸虫性肝硬化:患者往往有疫区病史,其虫卵寄生于肠系膜下静脉,经门静脉分流进入肝左叶较多,所以血吸虫性肝硬化常引起肝左叶增大为著;而肝炎后肝硬化常以右叶萎缩及单纯尾状叶增大为著。肝炎后肝硬化很少出现肝实质及包膜下线状、地图状钙化及门静脉系统管壁钙化等。

例 24　脂肪肝

【病史摘要】　男性,28 岁。上腹痛 3 天。

【CT 征象】　平扫示肝大小正常,肝实质密度均匀性减低,CT 值约 15 HU,低于脾密度(CT 值约 53 HU),肝内血管呈相对高密度(图 6-2-24A);增强扫描肝实质均匀性强化,强化程度低于脾,肝内血管显示清晰,其走行及管径均未见明显异常(图 6-2-24B)。

【重要征象】　肝实质密度弥漫减低,肝内血管呈相对高密度。

【CT 拟诊】　① 弥漫性脂肪肝(重度)。② 弥漫性脂肪肝(中度)。③ 药物性肝损害。④ 急性病毒性肝炎。

【最终诊断】　弥漫性脂肪肝(重度)。

【评　　述】　脂肪肝是因肝的代谢和功能异常肝细胞内甘油三酯聚集过多所致,又称为肝脂肪浸润。其发病机制尚不清楚,临床可有腹胀、腹痛、肝大等症状。肝脂肪浸润可分为弥漫性和局灶性,后者多位于肝裂周围及肝边缘部分。大体病理可见肝大,颜色变黄,肝脂肪含量增高。当脂肪含量占肝总量的 5%～10% 时为轻度脂肪肝,10%～25% 时为中度脂肪肝,大于 25% 时为重度脂肪肝。

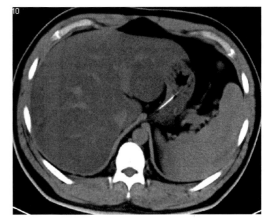

图 6-2-24A

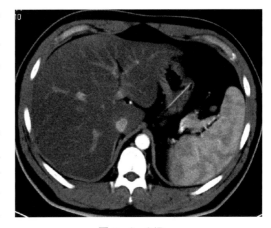

图 6-2-24B

CT 表现　在 CT 上其表现因肝脂肪浸润的程度和范围不同而不一。(1)弥漫性脂肪肝:① 平扫时肝实质密度弥漫性均匀或不均匀降低,常低于脾的密度;肝内血管呈等密度而显示不清楚,严重者呈相对高密度,犹如增强扫描的 CT 表现。② 增强扫描肝实质仍保持相对低密度,肝内血管影更清晰,其粗细、形态、走行基本正常;但增强早期,肝密度低于脾密度,不能作为脂肪肝的诊断依据;典型脂肪肝的 CT 诊断一般无需增强扫描,但怀疑合并存在其他局灶性低密度病变如肿瘤等,须增强扫描。(2)局灶性脂肪浸润:① 平扫局灶性脂肪肝呈局限的斑片状或块状低密度。② 增强扫描可见血管走行于病灶内,而无形态及位置的改变,周围血管亦无推移受压征象。③ 动态增强扫描,病灶区 CT 值改变的时间密度曲线与正常肝组织类似或一致。

鉴别诊断　① 急性病毒性肝炎:肝体积弥漫性增大,密度不均匀减低,增强扫描门静脉周围可见"晕环征",动脉期肝包膜下实质可见楔形异常强化,门脉期及实质期肝边缘区域强化高于中央区。② 药物性肝损害:有服用肝毒性药物史,最常见于服用土三七;CT 表现为肝体积增大,肝实质密度不均匀,增强扫描不均匀强化,呈斑片状或地图样改变,肝静脉显示不清,下腔静脉肝段狭窄。③ 弥漫性脂肪肝(中度):根据肝实质密度降低程度可将脂肪肝分为轻、中、重三度,临床中可采用精确的肝实质与脾实质 CT 比值进行定量判断,也可以根据肝实质与肝内血管密度差异进行主观判断;肝/脾 CT 值之比在 0.7～1.0 之间为轻度脂肪肝,此时肝实质密度与肝内血管密度相仿;肝/脾 CT 值之比在 0.5～0.7 之间为中度脂肪肝,此时肝实质密度低于肝内血管密度,呈现血管反转征象;肝/脾 CT 值之比小于 0.5 为重度脂肪肝,此时肝实质密度明显低于肝内血管密度,呈现类似增强扫描的改变。

例 25　肝血色素沉着症

【病史摘要】　男性,34 岁。再生障碍性贫血 10 年,脾切除术后 8 年。

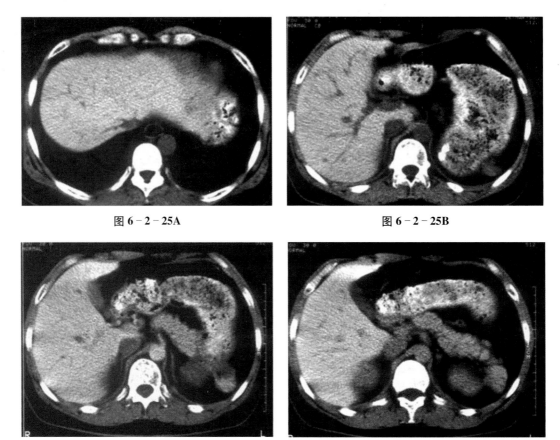

图 6 - 2 - 25A　　　　　　　　　　　　　　　图 6 - 2 - 25B

图 6 - 2 - 25C　　　　　　　　　　　　　　　图 6 - 2 - 25D

【CT 征象】　平扫示肝实质密度均匀性增高,呈亮灰色,在 130 kV 条件下其 CT 值为 90 HU,与肝内血管对比明显(图 6 - 2 - 25A、B);增强扫描肝实质强化均匀,脾缺如(图 6 - 2 - 25C、D)。

【重要征象】　肝实质密度均匀性增高。

【CT 拟诊】　① 肝血色素沉着症。② 肝糖原贮积病。③ 肝豆状核变性。

【最终诊断】　肝血色素沉着症。

【评　　述】　肝血色素沉着症又称血色病、血红蛋白沉着症或血红蛋白病,是一种代谢性疾病,以过量的铁质在人体组织内沉着为特征,最后可导致受累器官纤维化和功能不全。临床可分为原发和继发两种,前者为一种铁代谢缺陷的遗传性疾病,后者多见于严重的慢性贫血、反复的输血或肝硬化。

　　CT 表现　① 肝密度普遍性增高,采用 120 kV 扫描,其 CT 值为 73~130 HU(正常肝组织 CT 值为 40~65 HU),与肝内血管的低密度影形成明显对比,应用双能量 CT 扫描可作定量测定。② 原发性肝血色素沉着症患者,仅有肝密度增高而脾密度正常。③ 继发性肝血色素沉着症患者,除肝密度增加外,还有脾、胰腺、淋巴结、肾上腺、心脏等部位的密度增高。④ 增强扫描肝实质强化均匀。

　　鉴别诊断　此病需与其他可引起肝实质密度增高的疾病进行鉴别。① 肝豆状核变性:多见于青少年,临床常有进行性肢体震颤、眼角膜 K - F 环等表现,头颅 CT 检查发现双侧豆状核对称性密度减低有助于鉴别诊断。② 肝糖原贮积病:可采用双能量 CT 扫描对两者进行鉴别,即在 80 kV 与 120 kV 的 CT 图像上肝密度差异大者为肝血色素沉着症,而糖原贮积病患者肝实质密度的变化不大。MRI 检查,肝血色素沉着症在 T2WI 图像中肝实质呈均匀性低信号,即"黑肝"征,有较高的鉴别诊断价值。

例 26　布-加综合征

【病史摘要】　男性,30 岁。双下肢静脉曲张 10 余年,腹壁静脉曲张 5 年。

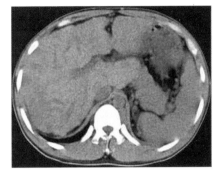

图 6-2-26A

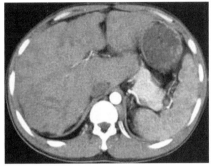

图 6-2-26B

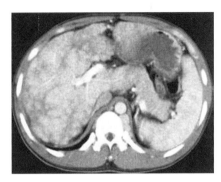

图 6-2-26C

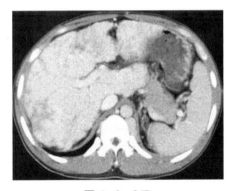

图 6-2-26D

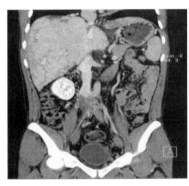

图 6-2-26E

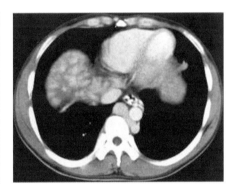

图 6-2-26F

【CT 征象】　平扫示肝明显增大,肝叶比例失调,尾叶明显增大,肝实质密度欠均匀,肝表面呈波浪状;脾增大(图 6-2-26A)。增强扫描各期肝实质强化不均匀,高密度及低密度区混杂存在,界限欠清(图 6-2-26B~D),冠状位 MPR 可见下腔静脉在第二肝门处明显狭窄(图 6-2-26E);奇静脉和半奇静脉迂曲扩张(图 6-2-26F)。

【重要征象】　肝静脉显示不清,下腔静脉于第二肝门处明显狭窄。

【CT 拟诊】　① 布-加综合征伴肝硬化、门静脉高压。② 门静脉性肝硬化。③ 肝窦综合征。④ 弥漫性肝癌或多发转移瘤。⑤ 右心衰竭引起的肝淤血。

【最终诊断】　布-加综合征伴肝硬化、门静脉高压。

【评　述】　布-加综合征是指肝静脉流出道和(或)肝段下腔静脉部分或完全性梗阻所引起的一组症候群。主要表现为肝后性门静脉高压和下腔静脉回流障碍所致的一系列表现,如治疗不及时可导致肝实质纤维化、肝硬化甚至肝衰竭。以 20~40 岁的男性多见。按病因可分为原发性和继发性,前者是指肝静脉或肝静脉下腔静脉入口处的先天性蹼或隔膜导致阻塞,后者的主要原因是静脉血栓、肿瘤压迫肝静脉或下腔静脉。根据病变部位和范围可分为四型:Ⅰ型为单纯肝静脉病变,为肝静脉狭窄或完全闭塞,下腔静脉基本通畅;Ⅱ型为下腔静脉闭塞型;Ⅲ型为肝、下腔静脉闭塞型;Ⅳ型为肝小静脉闭塞型。

CT 表现　取决于发病缓急、病程长短和阻塞的部位,可表现为:① 急性期肝肿大,因肝尾状叶的静脉血直接回流到下腔静脉,而使尾状叶的体积多明显增大。② 平扫肝外周部分密度偏低,左叶中央部分和尾状叶密度相对较高。③ 增强扫描动脉期尾状叶及左叶中央部分强化,边缘模糊,门静脉期表现相反,即周边部逐渐明显强化,而尾状叶及邻近左叶中央部分的密度减低;肝呈斑片状强化,区域性或广泛性密度不均匀是其特征性表现。④肝静脉、肝段下腔静脉变细或不显影或栓塞是确诊的征象。⑤腹水。⑥慢性期可见肝硬化表现,肝内、外侧支循环形成。

鉴别诊断 ①右心衰竭引起的肝淤血:有相关基础疾病病史,增强扫描肝静脉、下腔静脉显示清晰,肝实质强化均匀,临床心功能检查具有鉴别意义。②弥漫型肝癌或肝多发转移瘤:可见明确结节或肿块影,增强扫描病灶强化,其余肝实质强化基本一致,偶见门静脉栓子或病灶邻近肝静脉受累狭窄,但其余肝静脉、下腔静脉正常。③肝窦综合征:多由土三七中毒引起,增强扫描肝静脉显示不清,但无肝内、外侧支循环形成,下腔静脉正常。④门静脉性肝硬化:以肝硬化及门静脉高压表现为主,可有肝外侧支循环形成,但肝静脉及下腔静脉多正常,少数患者可见静脉血栓形成,无肝内交通支形成。

例27 肝撕裂伤，右肾上腺区血肿

【病史摘要】 男性，25岁。腹部外伤致腹痛1天。

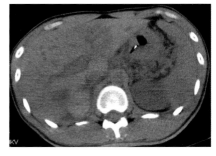
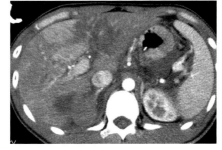
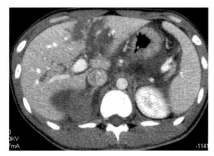

图6-2-27A   图6-2-27B   图6-2-27C

【CT征象】 平扫示肝左叶多发条片状低密度影，边界不清；右侧肾上腺区见一大小4.0 cm×3.1 cm稍高密度影，与右侧肾上腺分界不清，右肾周及腹腔内见渗出及积液（图6-2-27A）；增强扫描肝内病灶未见明显强化，周围肝实质动脉期异常高灌注（图6-2-27B~D）。

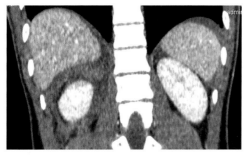

【重要征象】 肝脏低密度影，边界不清；右肾上腺区稍高密度灶。

【CT拟诊】 肝撕裂伤，右肾上腺区血肿。

图6-2-27D

【最终诊断】 肝撕裂伤，右肾上腺区血肿。

【评 述】 肝撕裂伤主要分为钝性伤和穿通伤。钝性伤多由暴力引起。在不严重的钝性伤中肝包膜完整；肝边缘的肝实质撕裂，常形成肝包膜下境界清晰的血肿。肝实质中心的撕裂多见于较重的腹部外伤，而形成一局限性的挫裂伤带，但肝包膜常保持完整。发生在肝右叶头侧段的肝撕裂常伴有下腔静脉和肝中静脉的损伤。非常严重的腹部闭合性损伤和穿通伤引起的肝撕裂，常伴有肝包膜撕裂和腹腔内血肿，肝门损伤多见于穿通伤，常引起严重的内出血。

CT表现 肝撕裂伤的CT表现因肝损伤的程度和距检查时间长短不一而有所不同。① 肝内急性血肿平扫表现为单发或多发的类圆形或不规则的低密度区，亦可为等密度区，密度均匀或不均匀，血肿的密度随时间的推移逐渐降低。② 肝包膜下血肿典型表现为肝缘弧形或梭形等或低密度区（CT值高于水），大的血肿晚期可形成囊肿样改变。③ 肝撕裂表现为单一性或多发性线状低密度，边缘模糊，常延伸到肝包膜下，与肝包膜下血肿相连。④ 胆道内出现气体常提示有胆道损伤。⑤ 胆汁性假性囊肿（胆汁瘤）通常位于肝包膜下或肝实质的边缘部分，为境界清晰的低密度，CT值为10~20 HU。⑥ 增强扫描正常肝实质均匀强化，而挫裂伤区多不强化；若肝内病变与动脉同期明显强化，则提示假性动脉瘤形成。⑦ 可同时发生肾上腺区血肿、肾包膜下血肿、腹腔出血、血性胸腔积液等。

鉴别诊断 肝撕裂伤患者有明确的腹部外伤史，结合病史一般不难诊断；但小的撕裂伤，当CT平扫呈等密度时可能漏诊，应尽可能增强扫描。

（张玲艳 程晓青）

第三节　胆道疾病

例1　急性胆囊炎,胆囊结石

【病史摘要】　男性,52岁。中下腹间歇性隐痛2个月余。

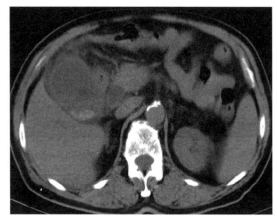
图6-3-1A

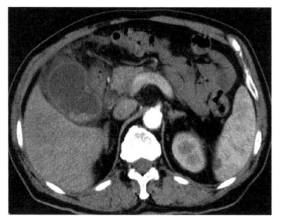
图6-3-1B

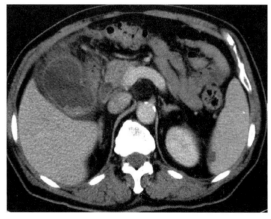
图6-3-1C

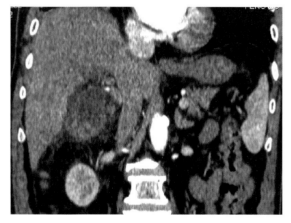
图6-3-1D

【CT征象】　平扫示胆囊体积增大,囊内见多发结节状高密度影,并见胆汁分层征象,胆囊壁增厚、毛糙,周围脂肪间隙不清,见片状渗出,增强扫描胆囊壁强化(图6-3-1A~D)。

【重要征象】　胆囊体积增大并腔内高密度结节,壁增厚毛糙。

【CT拟诊】　①胆囊多发结石伴急性胆囊炎。②腺肌症。③胆囊炎合并肿瘤。

【病理诊断】　胆囊多发结石伴急性胆囊炎。

【评　述】　胆囊结石以胆固醇结石和混合性结石多见。胆固醇结石常为单发,体积较大;混合性结石常为多发,直径较小。胆囊结石常并发胆囊炎,0.4%~14%的患者并发胆囊癌。结石多发生于中年女性,50%的患者无症状。有症状者表现为右上腹不适、消化不良,并发梗阻时因胆囊积液增加,临床上会出现右上腹胀痛。胆囊结石的化学成分不同,在CT上所表现的密度亦不同,可呈高密度、等密度和低密度。约25%的胆囊结石密度与胆汁相同,故CT平扫能显示75%左右的结石。CT显示胆囊等密度、稍低密度结石及泥沙样结石不及B超,故目前CT较少用于单纯胆囊结石的诊断。根据结石在CT上的表现,可以推测结石的含钙量及其化学组成,因而用于指导非手术治疗如溶石或体外冲击波碎石,具有很大的价值。

CT 表现　(1)胆囊结石因其成分不同而表现各异。① 均匀高密度的结石,CT 值大于 90 HU 的致密阴影,多为胆色素钙结石。② 稍高密度的结石表现为略高密度或软组织密度,CT 值为 30~90 HU,多为混合性结石。③ 等密度的结石,其密度与胆汁相同,在平扫时不能显示,口服碘番酸或静脉注射胆影葡胺后,可见胆囊腔内充盈缺损。④ 环状或板层状结石,表现为结石的边缘或中心呈高密度,而部分呈等密度环状或板层状结构。⑤ 低密度的结石,密度低于胆汁,表现为胆囊内的低密度圆形或卵圆形结构,多为纯胆固醇结石。(2)急性胆囊炎:① 胆囊增大,直径>5 cm。② 胆囊壁弥漫性增厚超过 3 mm。③ 增强扫描胆囊壁呈分层强化,内层黏膜面及外层浆膜面明显强化,水肿的肌层强化不明显。④ 胆囊窝渗出、积液。⑤ 胆囊坏死、穿孔可见胆囊壁连续性中断,胆囊窝见含液平面的脓肿。⑥ 气肿性胆囊炎可见胆囊壁内或胆囊内有气体影。

鉴别诊断　高密度和低密度的胆囊结石的诊断一般不难,而等密度的结石需与以下疾病鉴别。① 胆囊炎合并肿瘤:肿瘤性病变多为胆囊壁局限型增厚,可见结节或肿块,胆囊窝无渗出积液,增强扫描病灶强化,无胆囊壁分层强化的特点。② 胆囊腺肌症:弥漫型可见胆囊壁增厚欠均匀,并可见多发小囊状低密度影;局限型和节段型胆囊壁增厚为局限性,增强扫描无分层强化的特点。

例 2　慢性胆囊炎

【病史摘要】　男性,72 岁。上腹部隐痛 1 个月余。

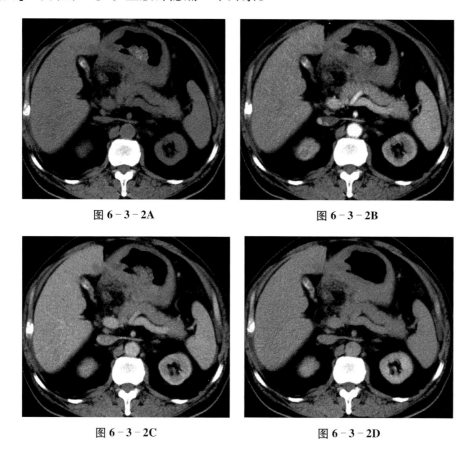

图 6 - 3 - 2A　　　　　　　　　　图 6 - 3 - 2B

图 6 - 3 - 2C　　　　　　　　　　图 6 - 3 - 2D

【CT 征象】　平扫示胆囊体积缩小,胆囊壁增厚、毛糙,胆囊腔内见环形高密度影(图 6 - 3 - 1A)。增强扫描胆囊壁及胆囊腔内病灶未见明显强化征象(图 6 - 3 - 2B~D)。

【重要征象】　胆囊缩小伴囊壁均匀性增厚。

【CT 拟诊】　① 慢性胆囊炎伴胆囊结石。② 胆囊息肉。③ 胆囊腺肌症。④ 胆囊癌。

【病理诊断】　慢性胆囊炎。

【评　　述】　慢性胆囊炎(Chronic cholecystitis,CC)一般是由于胆囊长期持续或间断性刺激引起的慢性炎症改变,可为急性胆囊炎反复发作形成或开始就为慢性病程。基本病因为感染、胆汁排空受阻、结石阻塞、胆囊开口过低等。由于长期慢性炎症刺激,胆囊黏膜萎缩、粗糙不平,胆囊壁纤维组织增生、钙化,常表现为胆囊明显缩小;部分病例因胆囊管完全阻塞,表现为胆囊积水。瓷性胆囊是慢性胆囊炎后遗症,表现为胆囊周壁钙化,患胆囊癌的风险增加。

CT 表现　① 胆囊体积明显缩小。② 胆囊壁均匀一致性增厚。③ 增强扫描胆囊壁均匀强化,多数黏膜线完整,仅少数病例因胆囊壁重度纤维化和炎性水肿导致黏膜线不完整。④ 胆囊窝与邻近肝实质的分界清晰。⑤ 一般无胆管扩张。

鉴别诊断　① 胆囊癌:胆囊体积增大或正常,胆囊壁呈不规则结节状增厚、僵硬,一般厚度超过 5 mm,内壁凹凸不平,可有邻近肝实质、肝门部胆管及周围脂肪侵犯表现。② 胆囊腺肌症:胆囊壁局限性或广泛性不规则增厚,并可见憩室形成。③ 胆囊息肉:胆囊体积正常,胆囊壁局限性乳头状、结节状软组织密度突起,突向腔内。

例3　黄色肉芽肿性胆囊炎

【病史摘要】　男性,72岁。右上腹伴肩背部疼痛6天。

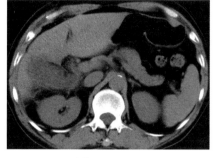
图6-3-3A

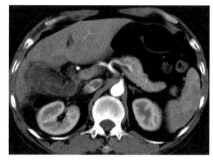
图6-3-3B

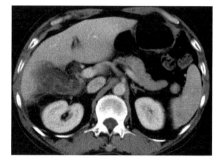
图6-3-3C

【CT征象】　平扫示胆囊体积明显增大,囊壁不均匀增厚,周围脂肪间隙模糊(图6-3-3A);增强扫描胆囊壁呈多发"串珠状"强化,内见多发线状分隔,呈明显强化,胆囊黏膜线连续,周围肝胆界面模糊(图6-3-3B~D)。

【重要征象】　胆囊壁增厚伴"串珠状"强化。

【CT拟诊】　①胆囊癌。②黄色肉芽肿性胆囊炎。③胆囊腺肌症。④慢性胆囊炎。

【病理诊断】　黄色肉芽肿性胆囊炎。

【评　述】　黄色肉芽肿性胆囊炎是一种少见的胆囊慢性炎性病变,多数学者认为是由于炎症和阻塞(结石嵌顿、胆汁淤积)共同作用所致,以胆囊壁内形成胆汁性肉芽肿,伴重度增生性纤维化及大量泡沫样细胞为特征。男女均可发病,多数为50~60岁。该病属于良性病变但具有浸润性生长的特点,累及邻近结构时可引起穿孔、脓肿和瘘管形成。

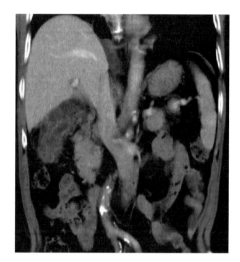
图6-3-3D

CT表现　①胆囊壁弥漫性或局限性增厚,一般厚度超过3 mm。②胆囊壁内低密度结节,呈串珠样排列时表现为分隔状或栅栏状。③"三明治"样强化:胆囊壁浆膜层、黏膜层强化,中间肌层不强化,胆囊黏膜线多连续。④80%合并胆囊结石和(或)胆管结石。⑤浸润性生长,邻近肝实质受累时强化程度低于正常肝实质,胆囊与邻近空腔脏器出现内瘘时,胆囊腔可见积气。

鉴别诊断　①慢性胆囊炎:胆囊常缩小,胆囊壁弥漫性均匀增厚,无囊壁结节。②胆囊腺肌症:胆囊壁局限性或弥漫性增厚,胆囊壁内可见多发小憩室,增强扫描胆囊壁间可见多发无强化的R-A窦腔,呈"花环状",而本病壁内可见低密度结节,无胆囊憩室形成。③胆囊癌:胆囊壁呈不规则结节状增厚、僵硬,一般厚度超过5 mm,内壁凹凸不平,增强扫描黏膜线不连续,邻近肝实质易受侵,而本例壁内结节较胆囊癌表现明显,增强扫描黏膜线连续,周围无淋巴结转移征象。由于本病少见,且生长方式具有浸润性,因此临床诊断较困难,并且易误诊为恶性肿瘤,因此仔细分析病例影像征象,注意鉴别诊断,有助于提高术前诊断率,诊断不肯定时可穿刺活检助诊。

例4　胆囊腺肌症

【病史摘要】　男性,67岁。外院B超提示胆囊息肉。

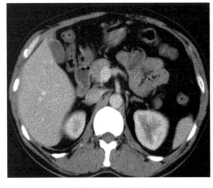
图6-3-4A

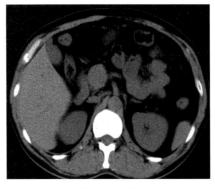
图6-3-4B

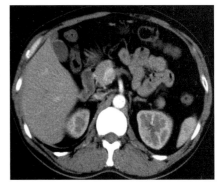
图6-3-4C

【CT征象】　平扫示胆囊底部局限性增厚,囊壁呈帽状向腔外突出,边界清楚(图6-3-4A);增强扫描动脉期、静脉期示胆囊内壁光整,黏膜线完整、连续,呈明显强化(图6-3-4B、C),矢状位MPR示病灶向胆囊腔外突出(图6-3-4D)。

【重要征象】　胆囊底部呈帽状增厚。

【CT拟诊】　① 胆囊腺肌症。② 胆囊息肉。③ 胆囊癌。④ 慢性胆囊炎。⑤ 黄色肉芽肿性胆囊炎。

【病理诊断】　胆囊腺肌症。

【评　　述】　胆囊腺肌症(gallbladder adenomyomatosis,GBA),即胆囊腺肌增生症,也称胆囊腺肌瘤病、胆囊壁憩室症,是一种以胆囊腺体、肌层慢性增生,同时伴有黏膜上层陷入肌层从而形成罗

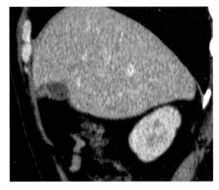
图6-3-4D

-阿氏窦(Rokitansky-Aschoff sinus,RAS)为特征的非炎症性、非肿瘤性的良性病变。多见于中老年女性,大多数患者临床表现与胆囊结石、胆囊炎极为相似,常表现为恶心、呕吐、上腹饱胀、右上腹隐痛等,少数患者无症状,仅体检时发现。

CT表现　GBA根据累及范围可分为弥漫型、局限性(基底型)、节段型三种。① 弥漫型:胆囊壁广泛性增厚,欠均匀,可见多发小囊状低密度影,即囊壁罗-阿氏窦形成,部分窦腔与胆囊腔相通,典型表现为"花环征"。② 局限型(基底型):病变局限于胆囊底部,囊壁呈帽状增厚,多向腔外凸出,开口较宽而深度较浅,表现为"脐凹征",囊腔内面较光整。③ 节段型:胆囊壁节段性增厚,可呈局部缩窄环,也可表现为一侧壁增厚,局部胆囊缩窄变形,远端囊腔内可伴有小结石。④ 增强扫描动脉期病变区域黏膜层及黏膜下层明显强化,门脉期及延迟期强化逐渐向肌层、浆膜层延伸。⑤ 各型增厚的壁内所见的低密度无强化影即为罗-阿氏窦。

鉴别诊断　① 黄色肉芽肿性胆囊炎:胆囊壁呈弥漫或局限性增厚,胆囊壁内可见多发低密度结节,呈串珠样排列,无胆囊憩室,可浸润邻近肝实质。② 慢性胆囊炎:胆囊常缩小,胆囊壁弥漫性均匀增厚,一般无壁结节。③ 胆囊癌:胆囊壁呈不规则结节状增厚,一般厚度超过5mm,囊壁僵硬,内壁凹凸不平,增强扫描胆囊壁环形强化,黏膜线不连续,邻近肝实质易受侵。④ 胆囊息肉:胆囊腔内乳头状、结节状稍高密度突起,边缘光滑,增强扫描一般呈轻度均匀强化。

例5 胆总管结石伴急性化脓性胆管炎,胆囊结石伴急性胆囊炎

【病史摘要】 女性,80岁。反复无明显诱因突发右上腹部绞痛数年,厌食,伴乏力、消瘦,突然出现高 热,精神差,嗜睡,尿色深黄、大小便失禁3天。

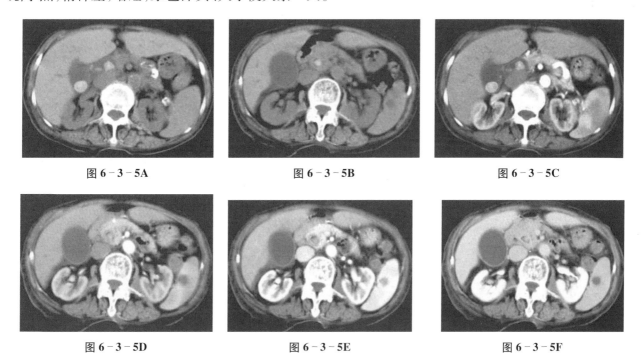

图6-3-5A 图6-3-5B 图6-3-5C

图6-3-5D 图6-3-5E 图6-3-5F

【CT征象】 平扫示胆囊明显增大,胆囊内、胆总管上段及下段均可见结节状高密度影,境界清晰;脾内可见一低密度影,边界清晰(图6-3-5A、B)。增强扫描动脉期、门静脉期及实质期均见胆囊壁及胆总管壁增厚并强化,周围见线样低密度影环绕,与胰头分界清晰,其内高密度灶无强化;脾内低密度灶未见强化(图6-3-5C~F)。

【重要征象】 胆囊、胆总管多发结节样高密度影,增强扫描壁增厚并强化。

【CT拟诊】 ① 胆囊结石、胆总管结石伴胆管及胆囊炎。② 胆囊结石、胆总管结石合并胆管肿瘤。

【病理诊断】 胆总管结石伴急性化脓性胆管炎,胆囊结石伴急性胆囊炎。

【评 述】 结石是胆管系统最常见的疾病,约占60%,其临床症状与结石的大小、部位及有无并发胆管炎症有关。其主要症状为右上腹痛、黄疸、发热等。胆管结石是梗阻性黄疸的重要原因,占20%~40%,CT可显示45%~90%的胆管系统结石。

CT表现 ① 胆管内有环形或圆形的高密度影,有时CT可显示直径仅2 mm的结石,当结石位于胆总管中心或背侧部,周围或腹侧被低密度的胆汁环绕时,则可形成"靶征"或"新月征"。② 结石呈等密度时CT不能显示,表现为扩张的胆管突然中断或变细,但无软组织肿块。③ 梗阻平面以上胆管扩张,当胆总管直径大于9 mm时为胆总管扩张。④ 结石可随体位变化而移动,也可因嵌顿或附壁而固定。⑤ 增强扫描能更清楚地显示肝内胆管扩张,但少部分胆总管结石并不伴发胆管扩张。

鉴别诊断 其他病变引起的胆总管扩张,如胆总管肿瘤等引起的胆道梗阻,常可见管壁不规则增厚或软组织肿块,与周围结构分界不清,梗阻部位呈鸟嘴样狭窄,而结石梗阻处管腔呈"杯口"样改变,但胆总管结石并发存在小的肿瘤时难以鉴别。本例胆总管壁环形均匀增厚,增强扫描见线样低密度环,与邻近胰腺分界清楚,不符合肿瘤征象。对于手术后或Oddi括约肌功能不全的患者,高密度的结石还应与口服对比剂经胆总管逆流相区别,扫描时可饮水而不口服对比剂充盈肠道。

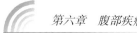

例6　肝内胆管结石伴急性化脓性胆管炎

【病史摘要】　男性,36 岁。呕吐伴发热 5 天。

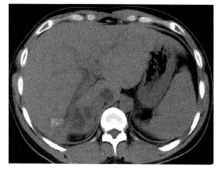
图 6 - 3 - 6A

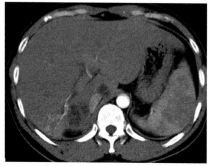
图 6 - 3 - 6B

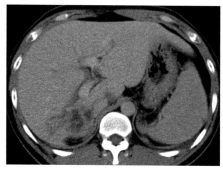
图 6 - 3 - 6C

【CT 征象】　平扫示肝右后叶不规则混杂密度,边界不清,胆管走行区见条状高密度影,邻近胆管扩张(图 6 - 3 - 6A);增强扫描肝内扩张胆管显示清晰,动脉期周围肝实质斑片状明显强化,门静脉期及实质期呈等密度(图 6 - 3 - 6B~D)。

【重要征象】　胆管走行区高密度结节。

【CT 拟诊】　① 肝内胆管结石并化脓性胆管炎。② 肝脓肿。③ 肝胆管细胞癌。④ 肝血肿。

【最终诊断】　肝右叶胆管结石并化脓性胆管炎。

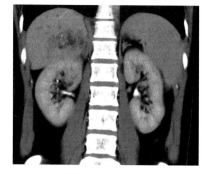
图 6 - 3 - 6D

【评　述】　胆管结石是胆管系统常见病,好发于青壮年。根据结石发生部位分为肝内胆管结石和肝外胆管结石。化学组成多为胆色素混合性结石,常多发,大小不等,起因与胆道感染、胆汁淤滞等有关。临床症状常因结石的大小、发生部位及有无并发胆管炎症而不同,最常见的表现是右上腹疼痛、发热和黄疸等,同时胆管结石是引起梗阻性黄疸的常见原因。

CT 表现　① 平扫多表现为胆管走行区域圆形或类圆形高密度影,边界清楚,密度均匀。② 结石平面以远胆管扩张(肝内胆管直径大于 5 mm,肝外胆管直径大于 10 mm),一般肝外胆管的扩张程度大于肝内胆管,与结石梗阻呈间断性和不全性的特点有关。结石刺激管壁或引起慢性炎症,可导致局部胆管壁增厚。③ 若结石位于扩张的胆管中央,周围环绕低密度胆汁,称为"靶征"。若结石紧贴于扩张胆管的一侧壁,胆汁呈偏心状围绕结石,则形成"新月征"。④ 合并感染时,增强扫描可见增厚的胆管壁强化,周围肝实质可有动脉期一过性异常强化,并发脓肿时形成多房性、蜂窝样强化。

鉴别诊断　① 肝内血肿:多由外伤或手术引起,无胆管扩张,短期随访可见密度及形态有变化。② 肝胆管细胞癌:可形成软组织肿块或结节,也可为胆管壁局限型增厚,可合并肝包膜凹陷,增强扫描早期肿瘤呈轻中度强化,并随时间延迟,强化逐渐明显。③ 肝脓肿:一般无肝内胆管扩张,增强扫描典型表现为多房性、蜂窝样强化,胆道感染时可合并肝内脓肿。部分胆管结石的密度较低,不易显示,应注意观察有无胆管扩张,并测量其 CT 值。如胆管扩张明显并且局部 CT 值高于正常胆汁,应考虑有结石存在。如结石体积较小并呈等密度,又不引起胆管扩张,CT 检查容易漏诊。

例7　胆囊癌

【病史摘要】　男性,85岁。反复咳嗽、咳痰20年,再发加重半月余。

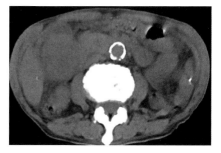
图6-3-7A

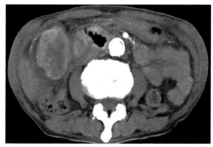
图6-3-7B

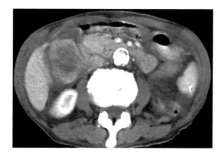
图6-3-7C

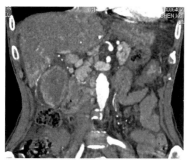
图6-3-7D

【CT征象】　平扫示胆囊窝团块状软组织密度影,边界欠清,大小5.0 cm×3.9 cm,胆囊正常结构消失,病灶与邻近肝右叶分界欠清,周围脂肪间隙模糊,肝周见液体密度影(图6-3-7A);增强扫描肿块呈不均匀渐进性强化,其内见片状低密度影。肝门部及腹膜后见多发肿大淋巴结,部分融合呈团块状,呈明显强化(图6-3-7B~D)。

【重要征象】　胆囊窝软组织肿块,增强扫描呈明显不均匀强化。

【CT拟诊】　① 胆囊癌。② 胆囊癌肉瘤。③ 胆囊腺瘤。④ 慢性胆囊炎。

【病理诊断】　胆囊癌。

【评　　述】　胆囊癌是胆管系统最常见的恶性肿瘤,好发于50岁以上的中老年女性,男女之比为(1∶3)~(1∶5)。多伴有胆囊结石,有学者认为结石的长期刺激及其引起的慢性炎症是诱发胆囊癌发生的重要原因。绝大多数为腺癌,极少数为鳞癌。好发于胆囊底部、体部,少数见于胆囊颈部。癌肿可沿胆囊壁浸润性生长,或呈局限性肿块突向胆囊腔内。易直接侵犯周围组织器官,如肝、结肠、十二指肠等,常有肝转移及腹膜后淋巴结转移。临床表现无特异性,与胆囊结石、胆囊炎类似。

CT表现　胆囊癌分三型:① 胆囊壁增厚型,胆囊壁局限性或弥漫性不规则增厚,内缘凹凸不平,增强扫描明显强化。此型常有邻近肝实质侵犯,表现为胆囊周围肝实质低密度区,少数胆囊壁增厚呈均匀一致性,须与慢性胆囊炎鉴别。② 结节型,单发或多发结节或较小肿块,由胆囊壁突向腔内,局部胆囊壁增厚,增强扫描明显强化,此型较少侵犯邻近肝实质。③ 肿块型:胆囊窝较大软组织肿块影,有明显强化。常伴肝转移,周围组织器官侵犯,肝门、胰头周围及腹主动脉旁淋巴结转移。肝门区胆道受侵或肿大淋巴结压迫可出现肝内胆管扩张。

鉴别诊断　① 慢性胆囊炎:胆囊常缩小,胆囊壁均匀一致增厚,边缘光整,无软组织肿块或结节形成,无转移及邻近侵犯征象。② 胆囊腺瘤:局限性结节状突起,边缘光整。③ 胆囊癌肉瘤:极为少见,影像表现与胆囊癌相似,确诊依赖于病理检查。

例8 胆囊腺瘤

【病史摘要】 女性,43岁。体检发现胆囊占位。

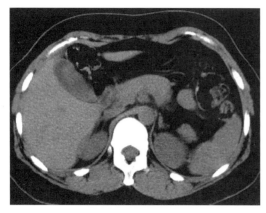

图6-3-8A

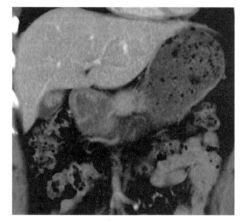

图6-3-8B

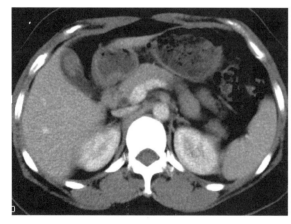

图6-3-8C

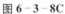

图6-3-8D

【CT征象】 平扫示胆囊腔内类圆形软组织密度影,边界清楚,大小2.0 cm×1.6 cm(图6-3-8A);增强扫描动脉期病灶明显强化,门静脉期强化程度减低,腹膜后未见明显肿大的淋巴结(图6-3-8B~D)。

【重要征象】 胆囊腔内软组织结节,边界清楚、光滑。

【CT拟诊】 ① 胆囊腺瘤。② 胆囊癌。③ 胆囊息肉。④ 胆囊腺肌症。

【病理诊断】 胆囊腺瘤。

【评　述】 胆囊腺瘤属于胆囊息肉样病变,被认为是一种癌前病变。病变多发生于胆囊体靠近底部,多为单发,自黏膜生长,可呈结节状向胆囊腔突出,直径为0.5~2 cm。组织学上,胆囊腺瘤分为管状、乳头状和管状乳头状。临床多无明显症状,常为体检时超声发现。病变多发生于中老年女性,20%的病例合并胆结石、慢性胆囊炎。当胆囊腺瘤大于10 mm有恶变倾向,应行胆囊切除术。

CT表现 ①从胆囊壁突向腔内的结节,胆囊壁无浸润增厚。②平扫呈软组织密度,高于胆汁和胆固醇结石。③增强扫描明显中度或明显强化,边缘光滑。

鉴别诊断 ① 胆囊腺肌症:胆囊壁可见憩室形成,增强扫描可见胆囊壁内无强化腔隙,即罗-阿氏窦。② 胆囊息肉:胆囊息肉呈乳头状、结节样稍高密度突起,边缘光滑,增强扫描一般呈轻度强化。息肉可为多发,大小多在2 mm~4 mm,较胆囊腺瘤体积小,常有蒂与黏膜相连。CT较难对两者进行区分。③ 胆囊癌:胆囊壁明显不规则增厚,表面粗糙,伴结节者多大于1 cm,可伴邻近肝实质、周围脂肪结构侵犯脏器、淋巴结转移征象。

例9　胆管癌

【病史摘要】　男性,60岁。发热伴皮肤、小便黄染1个月余。

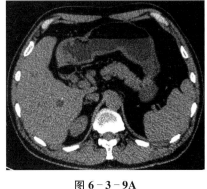

图6-3-9A

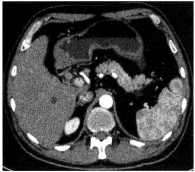

图6-3-9B

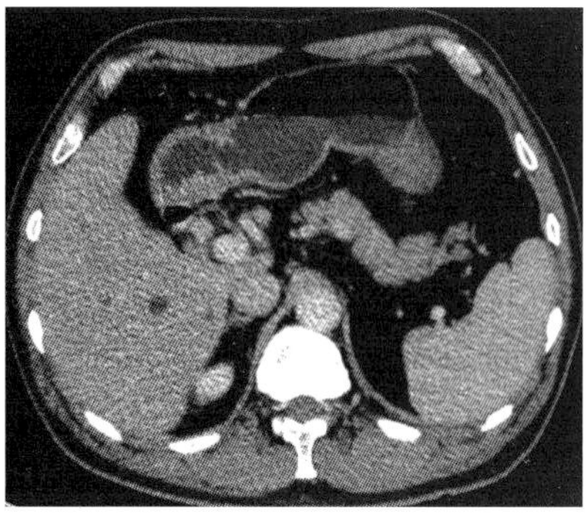

图6-3-9C

【CT及MRI征象】　CT平扫示胆总管中段管壁局限性增厚,可见一软组织结节向腔内突起,大小约1.4cm×1cm,边界清楚(图6-3-9A);增强扫描动脉期、门静脉期示结节渐进性中度强化(图6-3-9B、C);MRCP示胆总管中段局限性管腔截断,以上肝内、外胆管明显扩张(图6-3-9D)。

【重要征象】　胆总管中段管壁增厚伴结节,伴梗阻性胆管扩张。

【CT拟诊】　①胆管癌。②肝门区肝癌。③肝门区淋巴结转移。④硬化性胆管炎。

【病理诊断】　胆管癌。

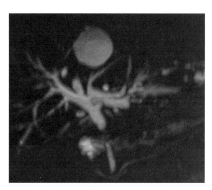

图6-3-9D

【评　述】　胆管癌统是指胆管系统衬覆上皮发生的恶性肿瘤,按所发生的部位分为肝内胆管癌和肝外胆管癌两大类。前者起源于肝内胆管及其分支至小叶间隙胆管树的任何部位的衬覆上皮,后者又以胆囊管及肝总管汇合点为界分为肝门部胆管癌和远端胆管癌。胆管癌常见于50岁以上中老年人,男女之比为(2:1)~(3:1)。病因不明,因部分胆管癌患者伴有胆结石,故有学者认为与胆结石有关。病理上多为分化较好的腺癌,未分化癌、鳞癌及类癌少见。85%的胆管癌患者伴有CA199升高,65%的患者伴有CA125升高,30%的患者伴有CEA升高。临床表现为梗阻性黄疸,进行性加重,常伴上腹部不适或胀痛。

CT表现　①肝内胆管癌:肝实质内低密度病灶,增强扫描多数呈轻度至中度渐进性强化,周围常有肝内胆管扩张。②肝门部胆管癌:肝门区肿块及肿块以上部位胆管梗阻扩张,增强扫描轻度强化。③中下段胆管癌:胆管壁不规则增厚或形成结节、肿块影,管腔不规则狭窄或闭塞,病变段上方肝内、外胆管扩张。另外,胆管癌在引起肝内胆管扩张的同时,常伴有同侧肝叶萎缩,这是因胆管阻塞、肝门静脉血流不再进入梗阻的肝叶,使肝细胞萎缩与梗阻后纤维化所致。部分学者认为肝叶萎缩对肝门胆管癌的诊断有特征性。

鉴别诊断　①硬化性胆管炎:管壁增厚程度较轻,一般不超过5mm,无局部结节或肿块,肝内胆管轻度扩张,狭窄段和扩张段交替出现为其特点。②肝门区淋巴结转移:消化道恶性肿瘤常伴有肝门区淋巴结肿大,压迫胆管引起梗阻性胆管扩张。CT增强延迟扫描,转移淋巴结一般不出现延迟强化。③肝门区肝癌:肝门区肿块压迫胆管引起肝内胆管扩张。肝癌在增强扫描早期明显强化,动态增强病灶的时间密度曲线呈速升速降型,而胆管癌增强早期不强化或仅轻度强化,并有延迟强化,与肝癌不同。

例 10 先天性胆总管囊肿

【病史摘要】 女性,28 岁。腹痛腹胀伴发热 3 天。

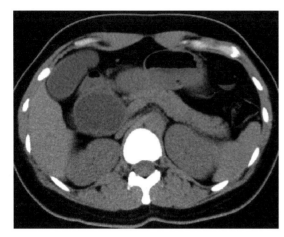

图 6 - 3 - 10A

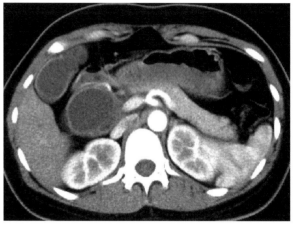

图 6 - 3 - 10B

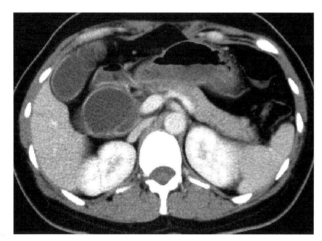

图 6 - 3 - 10C

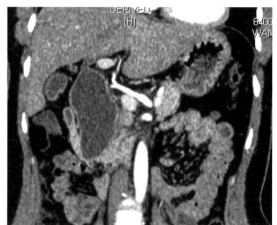

图 6 - 3 - 10D

【CT 征象】 平扫示胆总管全程显著囊状扩张,最宽处 5.0 cm×4.2 cm,边界光滑锐利,管壁光整,未见结节或肿块,其内密度均匀,CT 值 10 HU,胰头受推压下移(图 6 - 3 - 10A);增强扫描未见强化(图 6 - 3 - 10B、C),冠状位 MPR 显示胆总管全程扩张,其上方胆管无扩张(图 6 - 3 - 10D)。

【重要征象】 胆总管囊状扩张,边缘光滑、锐利。

【CT 拟诊】 ① 胆总管囊肿。② 梗阻性胆总管扩张。③ 胰头部假性囊肿。

【病理诊断】 先天性胆总管囊肿(Ⅰ型)。

【评 述】 胆管囊肿是在先天性胆管壁发育不全基础上,长期受胆管腔内压力作用而导致胆管的异常扩张。好发于 10 岁以下儿童,女性多于男性。通常分为五型。Ⅰ 型:胆总管囊肿,此型最常见,占胆管囊肿的 80%~90%;胆总管可呈囊状、梭形扩张或节段性扩张;Ⅱ 型:胆总管单发憩室;Ⅲ型:十二指肠壁内段的胆总管局限性囊状膨大;Ⅳ型:多发性肝内、外胆管囊肿;Ⅴ型:又称 Caroli 病,为单发或多发肝内胆管囊肿。临床上主要有黄疸、腹痛和腹部肿块。

CT 表现 根据分型不同而异。① Ⅰ 型、Ⅱ 型:肝门、胆总管走行区囊状低密度病灶,囊壁薄而均匀,厚度一般小于 2 mm,边界清楚锐利;囊肿较大时可压迫推移周围组织器官;口服或静脉注射胆囊造影剂后 CT 扫描,病灶内若见造影剂存在则提示病灶与胆管或胆囊相通,可以明确诊断。② Ⅲ型:突入十二指肠腔内或壁内低密度囊性病灶,边界清楚,密度均匀。③ Ⅳ型:肝内、外多发性囊性低密度病灶,此型较少见,CT 表现与其他肝内、外囊性病变较难鉴别。④ Ⅴ型(Caroli 病):肝内多发或单发囊状低密度病灶,病灶之间或周围可见轻度扩张的小胆管且与病灶相通;囊状低密度病灶中央有时可见点状软组织影,增强扫描有明显强化,这一征象为胆管囊肿包绕肝门静脉分支所形成,有学者称之为"中心圆点征"。

　　鉴别诊断　　① 胰头部假性囊肿:胰腺假性囊肿多有急性胰腺炎或外伤等病史,多位于胰周,位于胆总管走行区者少见,且形态多不规则,囊壁厚薄不均,多伴有周围间隙的炎性表现,如肾周筋膜增厚等。② 梗阻性胆总管扩张:多可见明确梗阻征象,肿瘤性梗阻可见胆管壁局限性增厚、结节或肿块;结石性梗阻可见腔内结石及局部胆管狭窄或截断征象;炎性病变可见胆管壁节段性或弥漫性增厚伴异常强化,梗阻平面以上肝内、外胆管均扩张。本例未见明确梗阻性病变征象,且仅胆总管扩张,不符合胆道梗阻表现。

例 11　Caroli 病（Ⅰ型）

【病史摘要】　男性,67 岁。咳嗽、咯血 1 天。

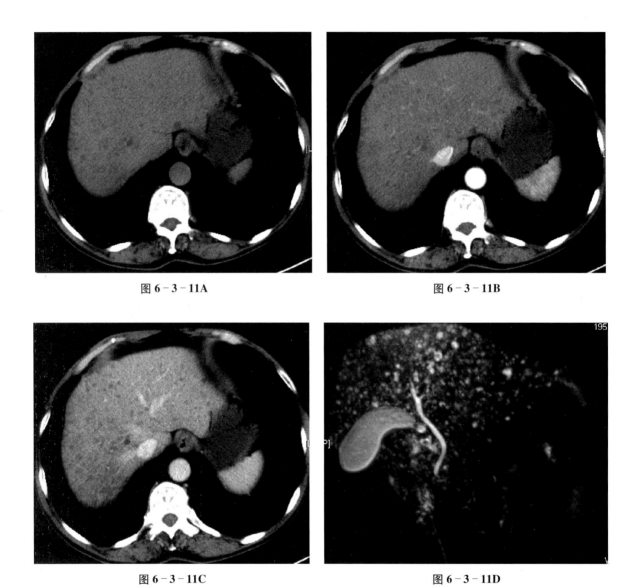

图 6-3-11A

图 6-3-11B

图 6-3-11C

图 6-3-11D

【CT 及 MRI 征象】　CT 平扫示肝大小、形态正常,肝实质内见弥漫分布小囊状低密度影,边界清楚(图 6-3-11A);增强扫描未见强化(图 6-3-11B、C)。MRCP 肝实质内弥漫分布小圆形囊状高信号影,边界清晰锐利(图 6-3-11D)。

【重要征象】　肝内弥漫分布小囊性灶,增强扫描无强化。

【CT 拟诊】　① Caroli 病（Ⅰ型）。② 多囊肝。③ 肝多发囊肿。④ 肝转移瘤。⑤ 粟粒样肝结核。

【最终诊断】　肝内胆管囊肿[Caroli 病（Ⅰ型）]。

【评　　述】　Caroli 病又称交通性海绵状胆管扩张症,1958 年 Caroli 首先报道此病,分为两型。Ⅰ型特点:① 肝内胆管囊状扩张。② 多数伴有胆结石和胆管炎。③ 无肝硬化或门静脉高压。Ⅱ型特点:① 肝内末端小胆管扩张,而近端胆管无或仅有轻度扩张。② 有肝硬化和门静脉高压。③ 不伴结石或胆管炎。

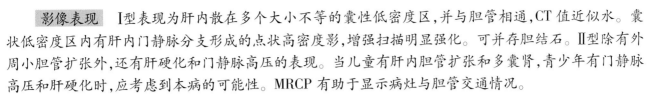

影像表现　Ⅰ型表现为肝内散在多个大小不等的囊性低密度区,并与胆管相通,CT 值近似水。囊状低密度区内有肝内门静脉分支形成的点状高密度影,增强扫描明显强化。可并存胆结石。Ⅱ型除有外周小胆管扩张外,还有肝硬化和门静脉高压的表现。当儿童有肝内胆管扩张和多囊肾,青少年有门静脉高压和肝硬化时,应考虑到本病的可能性。MRCP 有助于显示病灶与胆管交通情况。

鉴别诊断　① 粟粒样肝结核:罕见,表现为肝肿大,肝内粟粒样结节,不与胆管相通。② 肝转移瘤:多有明确原发恶性肿瘤病史,平扫边界模糊,增强扫描病灶强化,典型表现为"牛眼征",不与肝内胆管相通。③ 肝多发囊肿:圆形或椭圆形,边界清楚锐利,数目相对较少,不与胆管相通。④ 多囊肝:肝体积增大,病灶边界清楚锐利,不与胆总管相通,且多合并多囊肾,鉴别困难时可行 MRCP 观察病灶是否与胆管相通。

(张玲艳　程晓青)

第四节　胰腺疾病

例1　胰腺假性囊肿

【病史摘要】　男性,48岁。急性胰腺炎治疗1年后复查。

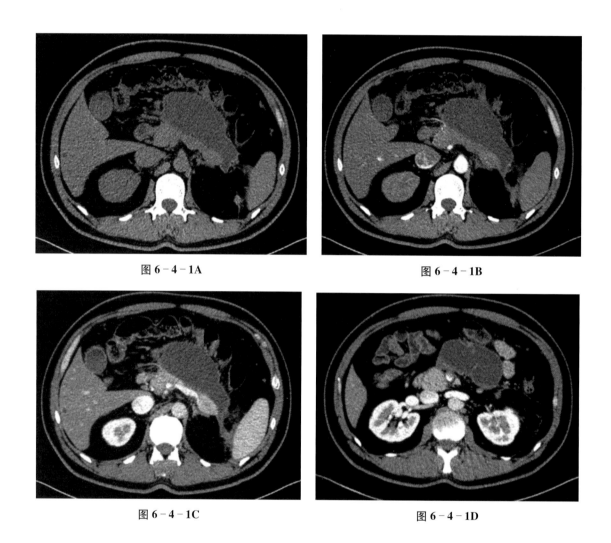

图6-4-1A　　　　　　　　　　　　图6-4-1B

图6-4-1C　　　　　　　　　　　　图6-4-1D

【CT征象】　平扫示胰腺稍缩小,实质密度未见明显异常;胰体尾部周围可见囊性低密度影,大小约12cm×5cm,内可见线样分隔影,周围脂肪间隙欠清(图6-4-1A);增强扫描囊壁及分隔强化,前下壁可见局限性类结节样突起;左侧肾周筋膜增厚(图6-4-1B~D)。

【重要征象】　胰腺周围囊性低密度灶;增强扫描囊壁及分隔强化,厚度较均匀。

【CT拟诊】　① 胰腺体尾部假性囊肿。② 浆液性囊腺瘤。③ 黏液性囊腺瘤。④ 导管内乳头状黏液性肿瘤。⑤ 先天性囊肿。

【病理诊断】　胰腺体尾部假性囊肿。

【评　　述】　胰腺假性囊肿由胰周血液、渗液或者胰液积聚后被周围纤维组织包裹形成,占胰腺囊性病变的80%~90%,囊壁内面无胰腺上皮细胞衬覆,因此称为假性囊肿。临床多有急性胰腺炎发作史、外伤或手术史。大体标本上囊壁厚,囊液浑浊或为血性,可含坏死胰腺组织。假性囊肿可随访观察,部分囊肿可自行吸收,对较大无法吸收的囊肿可采用穿刺引流或手术治疗。

CT表现 ① 多位于胰腺内或胰周;位于胰腺内者通常为小囊状病变(胰头约占15%,胰体尾部约占85%);位于胰周者多见于小网膜囊或腹膜后间隙。② 单房多见,呈圆形、椭圆形或不规则形,为均匀水样密度;合并出血或感染时,呈混杂密度;囊壁可有钙化;少数可见分隔,囊壁及分隔毛糙。③ 增强扫描囊壁及分隔强化,囊内容物无强化。④ 囊肿常挤压周围器官,使其受压或移位,并与周围器官粘连。⑤ 有时伴有主胰管或胆总管扩张;可伴胰周脂肪间隙模糊、渗出、腹膜增厚。

鉴别诊断 ① 先天性胰腺囊肿:罕见,与Von Hippel-Lindau(VHL)综合征和常染色体显性遗传多囊性肾病相关;通常表现为小而多的囊肿,无急性胰腺炎的发作史、手术或外伤史。② 胰腺导管内乳头状黏液性肿瘤:表现为主胰管和(或)分支胰管扩张、扭曲,形态不规则,假性囊肿可伴胰管扩张,但病灶与胰管不相通。③ 胰腺黏液性囊腺瘤:表现为多发的小囊状低密度肿块,多见壁结节,鉴别需结合临床病史。④ 胰腺浆液性囊腺瘤:最常见于中老年女性;增强扫描囊壁及囊内分隔强化,呈蜂窝状或海绵状表现,中央瘢痕可有钙化。

例2 胰腺上皮性囊肿

【病史摘要】 女性,50岁。上腹部间歇性胀痛不适4个月余。

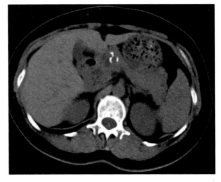

图6-4-2A

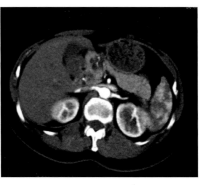

图6-4-2B

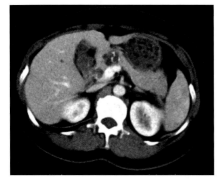

图6-4-2C

【CT征象】 平扫示胰头颈部一囊性低密度影,边界清晰,大小2.5 cm×2.3 cm,局部囊壁见点状及弧形钙化灶(图6-4-2A),增强扫描囊壁轻度强化;胰管未见明显扩张,胰腺周围脂肪间隙清晰(图6-4-2B~D)。

【重要征象】 胰头颈部薄壁囊性低密度影,囊壁可见钙化。

【CT拟诊】 ①胰腺上皮性囊肿。②导管内乳头状黏液性肿瘤。③浆液性囊腺瘤。④假性囊肿。⑤结核。⑥神经鞘瘤。

【病理诊断】 胰腺良性上皮性囊肿。

【评 述】 胰腺囊肿分为真性囊肿和假性囊肿。真性囊肿少见,囊壁由上皮组织构成,包括先天性囊肿、潴留性囊肿、寄生虫性囊肿及肿瘤性囊肿。先天性囊肿为胰管系统先天发育畸形所致,囊

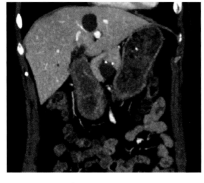

图6-4-2D

肿多位于胰体尾,囊肿内含清亮或浑浊的黄色液体。潴留性囊肿为获得性胰腺真性囊肿,其形成多由于胰管阻塞导致远侧胰管或腺泡发生囊性扩张,胰液潴留形成单发或多发囊肿,囊内充满富含胰酶的清亮液体。非肿瘤性真性囊肿一般患者无明显症状,临床多采取随访观察。

CT表现 ①常为单发单囊,亦可为多发囊肿。②通常较小,亦有文献报道直径超过15 cm的巨大囊肿。③形态呈圆形或椭圆形,境界清楚。④囊壁菲薄,囊内无分隔,呈均匀低密度囊性病变,CT值接近水的密度。⑤增强扫描囊壁可轻度强化,囊内容物无强化。

鉴别诊断 ①胰腺神经鞘瘤:极为罕见,囊变、钙化、出血等多见,增强扫描可见实性区域呈渐进性强化。②胰腺结核:罕见,增强扫描不均匀延迟强化或环形强化、蜂窝状强化;可伴腹腔、后腹膜淋巴结肿大。③胰腺假性囊肿:壁薄的假性囊肿有时难以与真性囊肿鉴别,前者多有急性胰腺炎发作、外伤或手术病史,并伴有邻近脂肪间隙不清、肾周筋膜增厚等征象。④胰腺浆液性囊腺瘤:最常见于老年女性;增强扫描呈蜂窝状或海绵状表现,囊壁及囊内分隔强化,中央瘢痕可有钙化;大囊型浆液性囊腺瘤有时与真性囊肿相似,影像学难以鉴别。⑤胰腺导管内乳头状黏液性肿瘤:好发于老年男性;表现为囊性病变与扩张的主胰管和(或)分支胰管相通,可见分隔及壁结节。

例3　胰腺浆液性囊腺瘤

【病史摘要】　女性,62岁。体检发现胰腺占位3天。

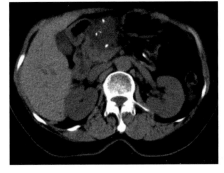
图6-4-3A

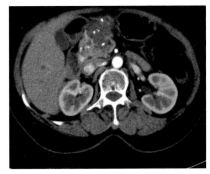
图6-4-3B

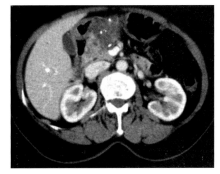
图6-4-3C

【CT征象】　平扫示胰头区一多房囊性肿块影,边界尚清,大小6.7 cm×6.4 cm,并见多发点状钙化灶,与正常胰腺分界清楚(图6-4-3A);增强扫描囊壁及分隔强化(图6-4-3B~D)。

【重要征象】　胰头部多房囊性肿块,内见钙化,增强扫描囊壁及分隔强化。

【CT拟诊】　① 胰腺浆液性囊腺瘤。② 导管内乳头状黏液性肿瘤。③ 黏液性囊腺瘤。④ 假性囊肿。⑤ 先天性囊肿。

【病理诊断】　浆液性囊腺瘤(微囊型)。

【评　　述】　胰腺囊性肿瘤包括浆液性囊性肿瘤、黏液性囊性肿瘤、导管内乳头状黏液性肿瘤和实性假乳头状瘤。浆液性囊

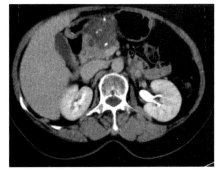
图6-4-3D

腺瘤为起源于腺泡细胞的胰腺良性肿瘤,大体病理上可分为微囊型和大囊型。微囊型多见,占70%~80%,每个微囊直径多小于1 cm,肿瘤平均直径可达到5 cm,微囊之间由纤维结缔组织间隔组成,呈多房蜂窝样改变,囊内含透明浆液,纤维间隔可形成特征性的中心瘢痕,中心瘢痕和纤维分隔有时可见条状不规则钙化或特征性日光放射状钙化,钙化较黏液性囊性肿瘤常见。大囊型少见,边界清晰,囊直径大于2 cm,囊内壁可见壁结节。胰腺浆液性囊腺瘤多见于50~65岁中老年女性,生长缓慢,10%~30%的患者为偶然发现,临床无症状,肿瘤较大时压迫周围结构可产生症状。最常见于胰头,亦可见于胰腺其他部位。可见于Von Hippel-Lindau(VHL)综合征患者。

CT表现　① 微囊型浆液性囊腺瘤:呈多房囊性肿块,由多个小囊组成,其小囊直径多小于1 cm,呈蜂窝状改变,为典型特征;增强扫描囊壁及囊内间隔强化,使得肿瘤的蜂窝状结构显示更为清晰;囊内间隔可见钙化,形成特征性的中央放射状钙化。② 大囊型浆液性囊腺瘤:体积略大,增强扫描可见囊壁强化,有时可见强化壁结节。

鉴别诊断　① 胰腺先天性囊肿:少见,常为较小的单发或多发囊性病变,囊内无分隔、钙化。② 胰腺假性囊肿:多有急性胰腺炎、胰腺外伤或手术病史,囊壁较厚,多伴有周围脂肪间隙、腹膜炎性改变,结合病史不难鉴别。③ 胰腺黏液性囊腺瘤:常见于40~60岁中年女性,病灶多为单房囊性病变,增强扫描囊壁及分隔强化,囊壁有壁结节。④ 胰腺导管内乳头状黏液性肿瘤:起源于主胰管或分支胰管的低度恶性肿瘤,分支型需要与浆液性囊腺瘤进行鉴别,浆液性囊腺瘤不与胰管相通,而分支型的导管内乳头状黏液性肿瘤与胰管相通。

例4　胰腺黏液性囊腺瘤

【病史摘要】　女性,70岁。进食后上腹部饱胀4年。

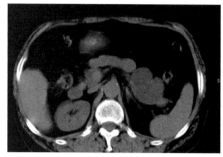

图6-4-4A

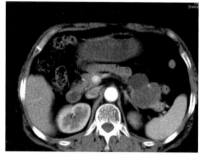

图6-4-4B

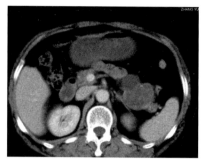

图6-4-4C

【CT及MRI征象】　CT平扫示胰腺尾部一囊性肿块,大小6 cm×4.8 cm,边界尚清,其内可见多发分隔,囊内的密度不一致(图6-4-4A、B);增强扫描囊壁及分隔强化,囊性成分未见强化;胰管未见明显扩张(图6-4-4C)。MRI T2WI清楚显示多房囊性改变及其内分隔,囊内的信号不一致(图6-4-4D)。

【重要征象】　胰腺尾部多房囊性肿块,囊内密度/信号不一致。

【CT拟诊】　① 胰腺黏液性囊腺瘤。② 导管内乳头状黏液性肿瘤。③ 浆液性囊腺瘤。④ 假性囊肿。⑤ 实性肿瘤囊性变。

【病理诊断】　胰腺黏液性囊腺瘤。

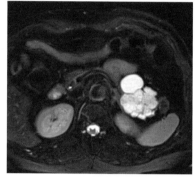

图6-4-4D

【评　　述】　胰腺黏液性囊腺瘤为含有大量黏蛋白成分的、厚壁、囊性肿瘤,常为大的多囊或偶尔单囊的肿块。多位于胰腺体尾部,肿瘤一般较大,直径为2~12 cm,平均在10 cm左右。囊壁厚薄不一,有时可见乳头状结节突入腔内,含有多少不等的黏液。囊壁有时可见壳状或不规则钙化。多见于成年女性,发病年龄高峰为40~60岁,被称为"妈妈瘤"。黏液性囊腺瘤常有恶变的可能,为潜在的恶性肿瘤,与囊腺癌统称为黏液性囊性肿瘤。临床上主要为肿瘤压迫症状,当肿瘤标记CEA和CA-199升高,提示恶性的可能。

CT表现　① 单房或多房的低密度囊性病变,边界清楚光滑。② 有壁结节,囊内有分隔,囊壁或囊内分隔可见钙化,囊内可因黏液含量不同而密度不同。③ 增强扫描可见囊壁、分隔及壁结节强化。④ 当肿瘤直径超过5 cm要考虑恶性的可能,超过8 cm则多为恶性。

鉴别诊断　① 胰腺实性肿瘤囊性变:多表现为囊实性肿块,囊壁厚而不规则,内面毛糙,多房囊性改变较少见,囊实性成分分界不清。② 胰腺假性囊肿:多有急性胰腺炎或外伤史,单房、圆形或椭圆形低密度囊性病变,内壁光滑,无壁结节,增强扫描囊壁强化,病变周围脂肪间隙模糊,肾周筋膜增厚,结合病史不难鉴别。③ 胰腺导管内乳头状黏液性肿瘤(IPMN):多见于60~80岁老年男性,主胰管扩张、扭曲,分支胰管呈葡萄状、簇状或小管状,囊性病灶与胰管相通,鉴别困难时可行MRCP观察病灶是否与胰管相通。④ 胰腺浆液性囊腺瘤:多见于50~65岁老年女性,典型表现呈蜂窝状或海绵状,囊壁及囊内分隔强化,中央瘢痕可有钙化;囊液成分相对单一,呈均匀水样密度,黏液性囊腺瘤因囊液含有黏液成分而密度多样。

例5 胰腺黏液性囊腺癌

【病史摘要】 女性,36岁。发现左上腹包块10余日。

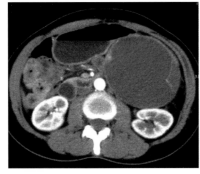
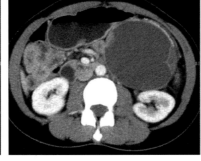
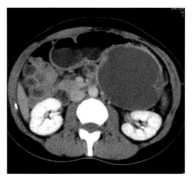

图6-4-5A　　　　　　图6-4-5B　　　　　　图6-4-5C

【CT征象】 平扫示胰体尾后下缘一囊实性肿块影,囊性为主,边界清楚,最大截面大小11.0 cm×9.1 cm,其内见分隔影及钙化灶,并可见壁结节;肿块位于肾静脉前方,胰体尾部受压前移,与病灶关系密切。增强扫描囊壁、分隔及壁结节均见强化(图6-4-5A~D)。

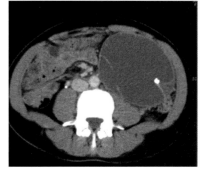

图6-4-5D

【重要征象】 胰体尾部多房囊实性肿块,内见分隔、壁结节及钙化。

【CT拟诊】 ① 胰腺黏液性囊腺癌。② 黏液性囊腺瘤。③ 实性肿瘤囊性变。④ 假性囊肿。⑤ 腹膜后神经鞘瘤。

【病理诊断】 胰腺黏液性囊腺癌。

【评　述】 胰腺黏液性囊腺癌为较少见的肿瘤,好发于中年女性。常与黏液性囊腺瘤同时存在或由它恶变而来。一般为囊性或囊实性肿瘤。胰腺囊腺癌的表现与囊腺瘤十分相似,难以鉴别,但有时囊腺癌可显示边缘模糊、不整齐,内部实性成分增多,向邻近器官浸润性生长,周围淋巴结肿大。部分胰管有轻度扩张,多数无明显变化。肿瘤有浸润生长趋势,囊壁上有乳头状突起者,提示为囊腺癌。

CT表现 ① 单房或多房囊性或囊实性肿块。② 囊壁厚薄不均,可见壁结节。③ 实性部分可有钙化。④ 增强扫描囊壁、分隔和壁结节有强化。⑤ 转移征象:如肝、肺转移,胰周、腹膜后淋巴结转移。

鉴别诊断 ① 腹膜后神经鞘瘤:多位于脊柱、大血管旁,易发生囊变坏死,但多房囊性改变少见,且本例位于左肾静脉前方,与神经鞘瘤好发部位不同。② 胰腺假性囊肿:多有急性胰腺炎或外伤史,单房、圆形或椭圆形低密度囊性病变,内壁光滑,无壁结节,增强扫描囊壁强化,病变周围脂肪间隙模糊,肾周筋膜增厚,结合病史不难鉴别。③ 胰腺实性肿瘤囊性变:多表现为囊实性肿块,囊壁厚而不规则,内面毛糙,多房囊性改变较少见,实性成分与囊变区分界不清。④ 胰腺黏液性囊腺瘤:两者统称为黏液性囊性肿瘤,体积较小者(1~3 cm)多为良性,当肿瘤直径超过5 cm要考虑恶性的可能,超过8 cm则多为恶性。

例6　胰腺导管内乳头状黏液性肿瘤

【病史摘要】　男性,63岁。无诱因出现上腹部疼痛,并反复发作。

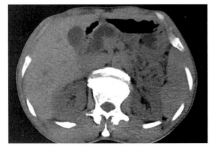

图6-4-6A

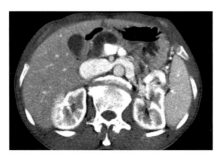

图6-4-6B

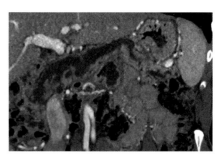

图6-4-6C

【CT及MRI征象】　CT平扫示主胰管弥漫性扩张,最大截面大小1.6 cm×2.5 cm,分支胰管亦可见扩张,胰腺实质萎缩(图6-4-6A);增强扫描及冠状位MPR示胰头部扩张,胰管内可见软组织结节影,呈中度强化(图6-4-6B、C)。MRCP可见主胰管及多支分支胰管明显扩张(图6-4-6D)。

【重要征象】　主胰管及分支胰管弥漫性扩张,主胰管内见软组织密度结节。

【CT拟诊】　① 胰腺导管内乳头状黏液性肿瘤。② 慢性胰腺炎。③ 胰头癌。

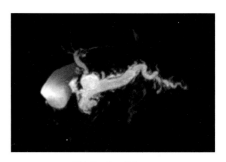

图6-4-6D

【病理诊断】　胰腺导管内乳头状黏液性肿瘤伴高度异型增生。

【评　　述】　导管内乳头状黏液性肿瘤为起源于主胰管和(或)分支胰管上皮细胞(分泌大量黏蛋白)的低度恶性肿瘤,常伴有导管内大量黏液积聚而导致胰管明显扩张。通常发生在60~80岁的老年人,男性多见。按细胞学类型可分为良性、交界性和恶性。病理上明显特点为肿瘤在胰腺导管内生长,使得主胰管及分支胰管局限性或弥漫性扩张,胰腺实质受压萎缩。分为三型:① 分支胰管型:局限性分叶状多囊病变,伴分支胰管扩张。② 主胰管型:主胰管的弥漫性扩张,当主胰管扩张>1 cm需要警惕恶性的可能。③ 混合型:最常见,同时伴有主胰管和分支胰管的扩张。

CT表现　① 分支胰管型:分叶状多囊病变,呈葡萄状、簇状或小管状结构,囊壁菲薄,增强扫描呈周围环形强化,伴分支胰管扩张。② 主胰管型:主胰管显著扩张、扭曲,主胰管内可见息肉状或结节状病灶,可伴点状钙化。③ 混合型:多囊性病变,伴主胰管和分支胰管扩张。④ 增强扫描囊性区域无强化,囊壁结节样突起呈轻或中度强化。⑤ 肿瘤远端胰腺腺体可萎缩。

鉴别诊断　① 胰头癌:常见胰头增大而胰体尾部萎缩,胰管和胆总管同时受累扩张时呈"双管征",管壁光滑,无壁结节及腔内软组织密度影,常见邻近血管侵犯及脏器、淋巴结转移征象。② 慢性胰腺炎:胰腺多呈萎缩改变,形态僵硬,边缘不规则,胰管不均匀扩张,典型表现为"串珠样",管壁增厚毛糙,无壁结节或腔内软组织影,可见胰腺实质钙化及胰管结石。

例 7　胰腺癌

【病史摘要】　女性,57 岁。皮肤、巩膜黄染伴小便发黄 10 天。

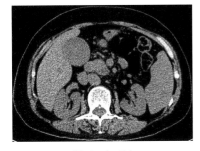
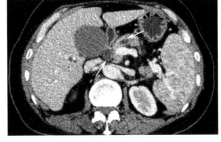
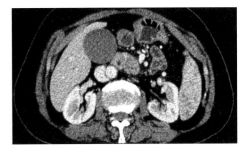

图 6-4-7A　　　　　　　　　图 6-4-7B　　　　　　　　　图 6-4-7C

【CT 征象】　平扫示胰头钩突部一软组织密度结节影,边界欠清,直径约 2 cm(图 6-4-7A);增强扫描强化低于正常胰腺实质,胆总管及胰管扩张呈"双管征"(箭头)(图 6-4-7B);另可见脾增大,内见弥漫小片状低密度影,边界不清(图 6-4-7C、D)。

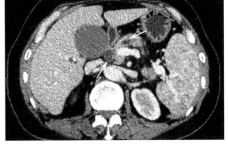

图 6-4-7D

【重要征象】　胰头低密度结节并轻度强化,"双管征"。

【CT 拟诊】　① 胰头癌伴低位胆道梗阻。② 淋巴瘤。③ 转移瘤。④ 慢性胰腺炎。

【病理诊断】　胰头低分化腺癌伴大片坏死。

【评　　述】　胰腺癌为起源于外分泌胰腺导管上皮细胞的恶性肿瘤,是胰腺最常见的恶性肿瘤,占胰腺肿瘤的 75%,好发于 40 岁以上的中老年人。发生部位以胰头最多,约占 60%;其次为胰体,约占 20%,胰尾约占 5%,弥漫型(全胰癌)约占 15%。胰头癌体积一般较小,常早期浸润胰段胆总管和胰管,致其狭窄甚至闭塞,远端胰管扩张,胰腺组织萎缩和纤维化。胰体尾部癌通常较大,常累及门静脉、肠系膜血管或腹腔神经丛。胰头癌大多数表现为进行性阻塞性黄疸;体尾部癌则更为隐蔽,发现时多已有转移。由于其发病隐匿,很难早期发现和治疗,5 年生存率仅为 1%~3%。

CT 表现　① 胰腺局限性肿大变形或隆突、肿块形成,形态不规则或分叶状,与正常胰腺实质分界不清;肿瘤较小时,胰腺增大及轮廓改变可不明显;肿瘤远端胰腺实质萎缩。② 平扫时多数呈等密度,如肿瘤发生液化坏死时,可密度不均匀或呈低密度;肿瘤一般无出血,钙化罕见;增强扫描呈不均匀轻度强化,其密度低于周围正常胰腺组织;肿瘤的液化、坏死所致的低密度改变较平扫显示更清楚。③ 当肿瘤侵犯或压迫胰管、胆总管时,导致其狭窄、闭塞,阻塞远端的胰管和(或)胆管扩张;病变位于胰头,可引起胰管和胆总管同时受累闭塞、继发扩张,呈"双管征",是胰头癌的典型 CT 表现;少数胰头钩突部腺癌发生在副导管,可不引起主胰管扩张。④ 肿瘤可侵及或包绕周围血管,与血管间的脂肪间隙消失,血管形态不规则、管腔狭窄甚至闭塞。⑤ 肿瘤可局部蔓延侵犯邻近脏器,如十二指肠、胃、结肠、脾、胆囊等。⑥ 远处转移:肝是胰腺癌最常见的血行转移部位;淋巴转移最常见于腹腔干和肠系膜上动脉周围区域的淋巴结。

鉴别诊断　① 慢性胰腺炎:可表现为胰头局限性增大,但其密度较均匀,钙化较多见;胰腺局限性或弥漫性萎缩,胰管不规则扩张、迂曲但无截断,伴导管内钙化。② 胰腺转移瘤:多有明确原发恶性肿瘤病史,罕见引起胰管和胆总管闭塞。③ 胰腺淋巴瘤:胰腺局限性或弥漫性肿大,密度及强化均匀,罕见引起胰管闭塞。

例8　胰腺神经内分泌肿瘤(功能性胰岛细胞瘤)

【病史摘要】　女性,53 岁。低血糖 18 天,检查发现胰头部肿瘤 8 天。低血糖发作时血糖 1.9 mmol/L,并有血浆 C 肽及胰岛素水平升高。

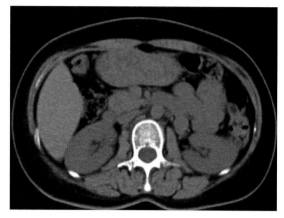

图 6 - 4 - 8A

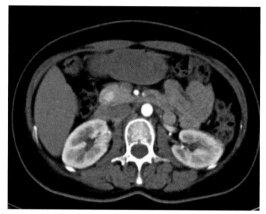

图 6 - 4 - 8B

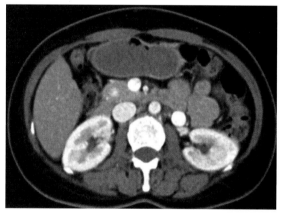

图 6 - 4 - 8C

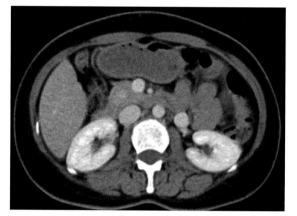

图 6 - 4 - 8D

【CT 征象】　平扫胰头部略增大,可见一稍低密度影结节,直径约 1.2 cm(图 6 - 4 - 8A);增强扫描动脉期结节明显强化,其边界清楚,内部密度均匀,门静脉期及实质期呈略高密度影(图 6 - 4 - 8B~D)。

【重要征象】　胰头部结节伴持续性明显强化。

【CT 拟诊】　① 功能性胰岛细胞瘤。② 胰腺转移瘤。③ 慢性胰腺炎。④ 胰腺结核。

【病理诊断】　胰腺神经内分泌肿瘤(功能性胰岛细胞瘤)。

【评　　述】　胰腺神经内分泌肿瘤少见,占所有胰腺肿瘤的 1%~2%,多见于胰腺体尾部;肿瘤可发生于任何年龄,高峰发病年龄为 30~60 岁。根据肿瘤核分裂象计数和 Ki - 67 阳性指数分为高分化(低-中级别)神经内分泌肿瘤(G1,G2)和低分化(高级别)神经内分泌癌(G3),其分级及 AJCC/UICC 分期和预后密切相关。胰腺内分泌肿瘤有胰岛素瘤、胰高血糖素瘤、胃泌素瘤、VIP 瘤、生长抑素瘤等多种类型,最常见的是胰岛素瘤。胰岛细胞瘤是起源于胰腺内分泌细胞(胰岛)的肿瘤,按其有无分泌激素的功能分为功能性胰岛细胞瘤和无功能性胰岛细胞瘤,多为良性肿瘤,少数为恶性。胰岛细胞瘤患者临床表现为 Whipple 三联症:① 饥饿或运动后发生低血糖症状。② 发作时血糖 <2.8 mmol/L(50 mg/dl)。③ 注射葡萄糖后立即缓解。低血糖时的血浆胰岛素及 C 肽增高。采用薄层扫描、胰腺双动脉期扫描可以提高小病灶的检出率。CT 灌注可更清楚显示病灶,获得病灶动态增强曲线和各种灌注参数,为定性诊断和临床提供更丰富的影像资料。

CT 表现　① 多位于胰体尾部,瘤体较小,直径多小于 2 cm;平扫呈等密度或稍低密度,很少造成胰腺形态和轮廓的改变;约 20% 的病例可见钙化。② 增强扫描动脉期为明显均匀强化或环形强化,边界清楚,门静脉期仍可表现为高密度。③ 少数胰岛素瘤 CT 增强扫描呈低密度,甚至为囊性改变。④ 恶性胰岛细胞瘤还可以发现肝内转移灶或胰周淋巴结肿大,部分病例甚至可因原发瘤较小而仅见转移灶。

鉴别诊断　① 胰腺结核:罕见,平扫为低密度,增强扫描不均匀延迟强化或环形强化、蜂窝状强化,强化低于胰腺实质,可侵犯邻近血管;蜂窝状强化的局灶性胰腺肿块可视为胰腺结核脓肿的重要特征。② 慢性胰腺炎:主要与胰头部肿块型慢性胰腺炎鉴别,肿块型胰腺炎临床上多有急性胰腺炎发作病史,肿块边界不清,多有坏死,可见钙化,增强扫描不均匀强化;病灶周围可见渗出改变。③ 胰腺转移瘤:胰腺转移瘤少见,当为富血供转移瘤时需与本例鉴别;转移瘤多发生于恶性肿瘤的晚期,原发肿瘤明确。根据内分泌症状及临床相关病史,一般较容易鉴别。

例9 胰腺神经内分泌肿瘤(无功能性)

【病史摘要】 女性,64岁。无明显诱因出现腹部胀痛。

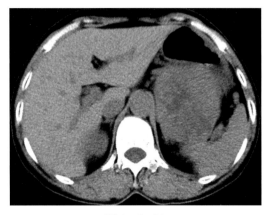
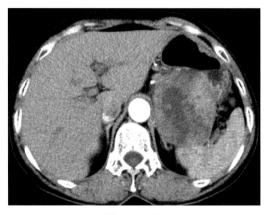

图6-4-9A　　　　　　　　　　图6-4-9B

【CT征象】 平扫示胰腺体尾一部较大囊实性肿块,大小8.0 cm×7.4 cm,边界清晰,肿块密度不均匀,中心可见不规则囊变坏死区(图6-4-9A);增强扫描肿块实性成分明显强化,囊变区不强化,其余胰腺实质强化均匀,胰管未见明显扩张(图6-4-9B、C)。

【重要征象】 胰腺体尾部较大囊实性肿块,增强扫描实性成分明显强化。

【CT拟诊】 ① 胰腺无功能性神经内分泌肿瘤。② 实性假乳头状肿瘤。③ 胰腺癌。④ 腺泡细胞癌。

【病理诊断】 胰腺神经内分泌肿瘤。

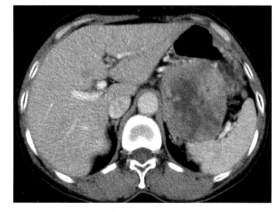

图6-4-9C

【评　述】 无功能性胰腺内分泌肿瘤是指无明确临床表现的胰腺内分泌肿瘤,占胰腺内分泌肿瘤的75%~85%,可发生在任何年龄,男女发病率相似。常以发现腹部肿块就医,临床发现较晚,故检出时肿瘤体积通常较大,大者超过10 cm。手术切除是目前主要治疗方法。

CT表现 ① 多位于胰体尾部,瘤体较大,最大可达10 cm,直径小于5 cm的肿瘤多为圆形、均匀低密度,边界清楚,较大的肿瘤呈类圆形、分叶状或不规则形,密度不均匀,可出现囊变。② 平扫多有包膜而边界清楚、光整,密度等于或低于正常胰腺实质,中心囊变坏死时呈混杂密度肿块,部分可见钙化,可致胰腺变形,并挤压邻近血管、脏器。③ 增强扫描呈富血供肿块,多表现为周边强化,囊变坏死区无强化,少数肿瘤呈均匀强化。④ 恶性者一般体积较大,形态不规则,常有局部浸润或肝、脾、淋巴结转移。

鉴别诊断 ① 胰腺腺泡细胞癌:多为乏血供肿瘤,囊变、坏死多见,亦可发生钙化和出血,增强扫描肿瘤实性成分多呈持续渐进性强化;少数为富血供肿瘤,坏死相对少见,增强扫描明显强化。② 胰腺癌:为乏血供肿瘤,增强扫描轻度不均匀强化;可有胰管、胆总管截断征,并继发胰管和(或)胆管扩张及远侧胰腺萎缩;可伴胰周脂肪浸润,肿瘤易侵犯邻近血管,常有区域淋巴结和远处转移。③ 胰腺实性假乳头状瘤:好发于青春期或年轻女性,多发生在胰尾部的囊实性肿块,向外膨胀生长,肿瘤容易出血,增强扫描实性成分呈渐进性强化,强化程度低于正常胰腺组织。

例 10　胰腺实性假乳头状肿瘤

【病史摘要】　女性,13 岁。急性上腹部疼痛伴呕吐 5 天。

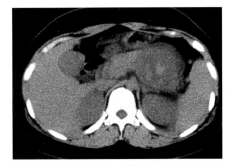

图 6 - 4 - 10A

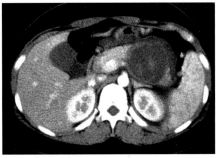

图 6 - 4 - 10B

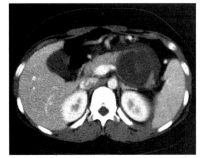

图 6 - 4 - 10C

【CT 征象】　平扫示胰腺体尾部一囊实性肿块,大小 6.3 cm×6.1 cm,囊壁略厚,囊内见斑片状高密度影(图 6 - 4 - 10A);增强扫描囊壁强化,囊内高密度影未见明显强化(图 6 - 4 - 10B~D)。

【重要征象】　胰腺体尾部较大囊实性肿块,增强扫描囊壁强化。

【CT 拟诊】　① 胰腺实性假乳头状肿瘤。② 黏液性囊性肿瘤。③ 胰腺假性囊肿。④ 无功能性胰岛细胞瘤。⑤ 胰腺癌。

【病理诊断】　胰腺实性假乳头状肿瘤(低度恶性)。

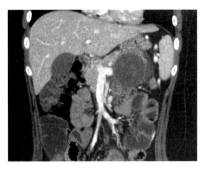

图 6 - 4 - 10D

【评　　述】　胰腺实性假乳头状肿瘤为一种少见的胰腺低度恶性肿瘤,据统计该病占胰腺原发肿瘤的 1 %~2 %。好发于青春期或年轻女性(平均年龄 25 岁),男性及老年女性罕见。肿瘤可发生于胰腺各部,以胰尾部多见。多为孤立的囊实性肿块,境界清楚,均具纤维包膜,且包膜完整。肿瘤与正常胰腺组织分界清楚,囊壁偶可见钙化。肿瘤体积常较大,呈类圆形或圆形,大小 2.5 ~ 20 cm,平均 10 cm。多向胰外生长,周围脏器明显受推压移位。肿瘤内可出现出血、坏死、囊变及钙化。

临床上可无症状或仅有上腹不适,多以腹部肿块或腹痛就诊,很少出现黄疸。部分患者为偶然发现。肿瘤生长缓慢,一般预后良好。10%~15% 出现转移。转移部位主要为肝和腹膜,淋巴结转移少见。

CT 表现　① 体积常较大,往往直径>3 cm。② 肿瘤内有实性和囊性结构,囊性为主,典型表现为实性成分呈条索状分布于囊性成分之间,称为"浮云征"。③ 平扫呈低密度或等密度,有包膜,境界清楚;瘤内可见出血和钙化,钙化位于肿瘤内部者呈斑点状、结节状或不规则的斑块状,位于周边包膜或包膜下者常表现为线状或者弧形条带状。④ 增强扫描呈不均匀强化,实性成分强化呈渐进性,强化程度多低于正常胰腺实质,囊性部分无强化。⑤ 可有肝转移,多无腹腔及腹膜后淋巴结转移。

鉴别诊断　① 胰腺癌:乏血供肿瘤,增强扫描轻度强化,其恶性程度高,浸润性强,病灶边缘模糊,常有邻近结构受侵及转移征象。② 无功能性胰腺神经内分泌肿瘤:为富血供性肿瘤,增强扫描实性成分较明显强化,本例的强化程度相对较低且呈渐进性强化。③ 胰腺假性囊肿:有急性胰腺炎发作或外伤、手术病史,囊壁相对菲薄、均匀,无壁结节,多有病变周围脂肪间隙渗出、肾周筋膜增厚等征象。④ 胰腺黏液性囊性肿瘤:多见于 40~60 岁女性,常表现为多房囊性肿块,囊液密度不一,可见壁结节,囊壁及分隔强化。

例 11　胰腺腺泡细胞癌

【病史摘要】　女性,64 岁。上腹部疼痛、消瘦。

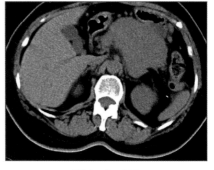
图 6-4-11A

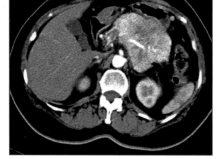
图 6-4-11B

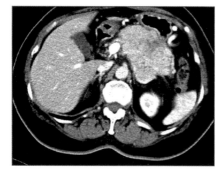
图 6-4-11C

【CT 征象】　平扫示胰腺体尾部一较大不规则软组织密度肿块影,呈外生性膨胀生长,边界清晰,密度均匀(图 6-4-11A);增强扫描肿瘤呈中度强化,门静脉期及实质期呈持续性强化,其内可见小片状无强化坏死区(图 6-4-11B~D)。

【重要征象】　体尾部巨大膨胀生长肿块,持续性中度强化。

【CT 拟诊】　① 胰腺无功能性神经内分泌肿瘤。② 实性假乳头状肿瘤。③ 腺泡细胞癌。

【病理诊断】　胰腺腺泡细胞癌。

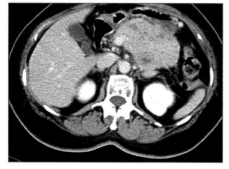
图 6-4-11D

【评　　述】　胰腺腺泡细胞癌是一种临床少见的胰腺外分泌恶性肿瘤,起源于胰腺腺泡细胞和终末分支胰管,其发病率仅占胰腺原发肿瘤的 1%~2%。好发于中老年男性。临床表现无特异性,以腹部不适、腹痛、消瘦乏力多见;部分患者会出现脂肪酶升高综合征,如皮下脂肪坏死、嗜酸性粒细胞增多、脂膜炎、大动脉炎等。

胰腺腺泡细胞癌可发生于胰腺任何部位,以体尾部多见;肿瘤生物学特性为生长缓慢、缺乏浸润性生长,故其体积较大,大部分为边界清楚的外生性生长,胆管和胰管扩张少见;较大的肿瘤坏死囊变较常见,可发生钙化和出血。肿瘤亦可侵犯胰管和血管,转移最常发生的部位是肝和淋巴结。

CT 表现　① 肿块呈类圆形或椭圆形,体积常较大(以胰体尾部更常见),平扫时表现为等密度或低密度灶,呈外生性膨胀性生长,也可沿胰腺长径生长,边界清晰,可有假包膜。② 多为乏血供肿瘤,坏死囊变多见,即使肿瘤较小也会出现坏死,肿瘤坏死区以裂隙状、旋涡状为主,亦可发生钙化和出血。③ 少数呈富血供表现,表现为较均质的肿块,坏死范围小。④ 不论乏血供还是富血供,增强扫描动脉期病灶内多可见增粗、穿行的肿瘤血管影。⑤ 胰管和(或)胆管扩张少见,胰头部的较大肿瘤可压迫胰、胆管而引起胰、胆管扩张。⑥ 肿瘤包绕周围血管相对少见。⑦ 最常转移至肝和淋巴结。

鉴别诊断　① 胰腺实性假乳头状瘤:好发于年轻女性,多呈囊实性肿块,境界清楚,均具纤维包膜,且包膜完整;而胰腺腺泡细胞癌好发于中老年男性,乏血供者坏死以裂隙状、旋涡状为主,富血供者坏死少见,且肿块内多见增粗的肿瘤血管影穿行。② 胰腺神经内分泌肿瘤:功能性神经内分泌肿瘤有相应临床症状,发现时肿瘤常较小;无功能性神经内分泌肿瘤体积较大时可出现囊变;增强扫描典型特征为动脉期肿瘤明显强化并高于正常胰腺,远处转移及周围淋巴结肿大少见;结合患者临床病史及肿瘤强化程度与坏死范围有助于鉴别。

例 12　胰腺淋巴瘤

【病史摘要】　男性,66 岁。上腹部疼痛,检查发现胰腺尾部、胰周及脾占位 20 余天。

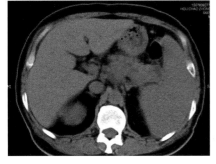
图 6 - 4 - 12A

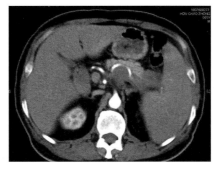
图 6 - 4 - 12B

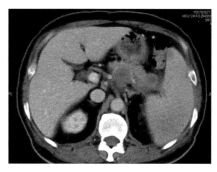
图 6 - 4 - 12C

【CT 征象】　平扫示胰尾部一不规则稍低密度肿块影,密度均匀,边界欠清晰,大小 3.6 cm×2.4 cm(图 6 - 4 - 12A);增强扫描呈轻度均匀强化,强化程度低于正常胰腺实质;腹膜后可见肿大淋巴结影,增强扫描其强化方式与胰尾部病灶相似(图 6 - 4 - 12B、C)。脾内亦可见多发占位(图 6 - 4 - 12D)。

【重要征象】　胰尾部稍低密度肿块影,增强扫描轻度均匀强化,腹膜后肿大淋巴结,脾多发占位。

【CT 拟诊】　① 胰腺淋巴瘤伴腹膜后淋巴结肿大。② 胰腺癌伴腹膜后淋巴结转移。③ 转移瘤。

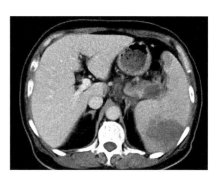
图 6 - 4 - 12D

【病理诊断】　胰腺及脾脏弥漫性大 B 细胞淋巴瘤。

【评　　述】　胰腺淋巴瘤可分为原发性和继发性。原发性胰腺淋巴瘤是指起源于胰腺或仅侵犯胰腺及其区域淋巴结的恶性淋巴瘤,但病变范围外的淋巴结及其他部位如肝、脾并不浸润,无纵隔及浅表淋巴结肿大。继发性胰腺淋巴瘤是指淋巴瘤不仅侵及胰腺组织,还侵及其他脏器和(或)其他部位的淋巴结。胰腺淋巴瘤根据组织病理学不同分为霍奇金淋巴瘤和非霍奇金淋巴瘤。霍奇金淋巴瘤多不沿淋巴系统外扩散,而非霍奇金淋巴瘤可累及淋巴结及结外组织。累及胰腺的非霍奇金淋巴瘤非常少见,多见于老年人;而原发于胰腺的淋巴瘤更为罕见。胰腺淋巴瘤临床表现无特异性,早期症状不明显,以上腹部不适、腹痛、体重减轻、黄疸、恶心、呕吐为主。

CT 表现　① 按其形态学改变分为局限型和弥漫型,其中局限型多见,局限型好发于胰头部,表现为局部软组织肿块,边界相对清楚。弥漫型表现为胰腺体积弥漫性增大,可取代胰腺正常实质,边界不清,并可累及胰周脂肪,表现可与急性胰腺炎相似。② 平扫呈等密度或稍低密度影,密度均匀,坏死、钙化少见;增强扫描呈轻度均匀强化。③ 胰管扩张罕见;若病灶位于胰头部,可压迫胰胆管致其轻度扩张。④ 胰周淋巴结肿大;在肾静脉水平以下淋巴结受累肿大,此为淋巴瘤的特点。⑤ 肿瘤可包绕胰周血管生长,但受累及血管无明显狭窄。⑥ 累及邻近器官。

鉴别诊断　① 胰腺转移瘤:多有明确的原发恶性肿瘤病史,典型表现为不均匀低密度灶,增强扫描环形强化;而胰腺淋巴瘤密度均匀,且增强扫描均匀强化。② 胰腺癌:病灶密度不均匀,可有坏死,增强扫描不均匀强化;可有胰管截断征,并继发胰管和(或)胆管扩张;原发性胰腺淋巴瘤通常密度及强化均匀,无明显的胰、胆管受侵和继发性扩张表现,而胰腺癌因近端胰管受侵犯导致远端胰管扩张,此外胰腺癌在肾静脉水平以下淋巴结较少受累。

例 13　急性胰腺炎

【病史摘要】　女性,27 岁。急性上腹痛 3 天,加重半天。

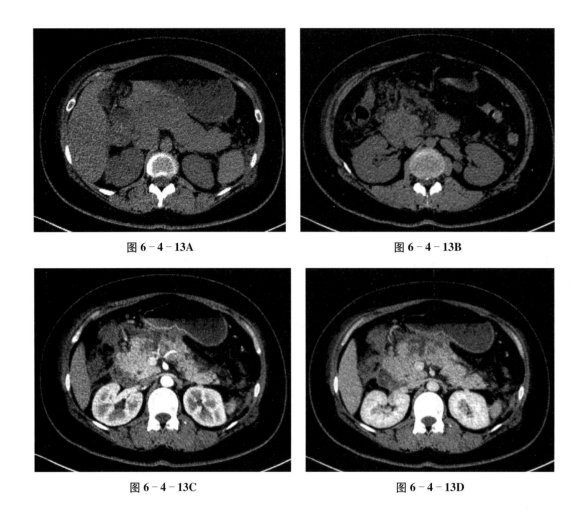

图 6-4-13A　　　　　　　　　　图 6-4-13B

图 6-4-13C　　　　　　　　　　图 6-4-13D

【CT 征象】　平扫示胰腺体积增大,密度减低,头颈部见斑片状低密度影,边界不清,胰周脂肪间隙模糊,双侧肾周筋膜增厚(图 6-4-13A);增强扫描胰腺头颈部见斑片状无强化区,其余胰腺实质强化均匀(图 6-4-13B~D)。

【重要征象】　胰腺肿胀,密度减低,胰周渗出,头颈部实质内无强化区。

【CT 拟诊】　① 急性坏死性胰腺炎。② 急性水肿性胰腺炎。③ 胰腺癌。④ 十二指肠溃疡穿孔。

【病理诊断】　急性坏死性胰腺炎。

【评　　述】　急性胰腺炎一般是指各种原因(如胆结石、感染、酗酒、外伤等)导致胰酶异常激活而出现胰腺自我消化所形成的胰腺炎。根据病程分为急性胰腺炎和慢性胰腺炎。急性胰腺炎根据病理形态分为急性水肿性(或称间质性)胰腺炎和急性坏死性胰腺炎。前者胰腺炎症较轻,并发症少,预后好;后者胰腺有广泛坏死、液化及出血,可有严重的并发症,死亡率高。病理改变主要为早期胰腺肿胀、间质充血水肿,随病情进展可出现坏死和出血,腺泡及小叶结构破坏,胰腺内、胰腺周围、肠系膜及腹膜后脂肪组织可出现坏死。

CT 表现　(1)急性水肿性胰腺炎:① 少数轻型患者 CT 可无阳性发现。② 多数呈不同程度的胰腺弥漫性肿大,轮廓清楚或模糊,渗出明显者可有胰周积液。③ 胰腺密度正常、均匀或不均匀性轻度减低,增强扫描强化均匀。(2)急性坏死性胰腺炎:① 胰腺弥漫性明显肿大,轮廓规则或不规则,实质内可见低密度坏死区及高密度出血区。② 胰腺边界不清,胰周脂肪间隙模糊、消失。③ 胰周积液,常见于肾旁前间隙、小网膜囊,亦可有腹盆腔、胸腔积液,肾周筋膜增厚,炎症亦可累及肾周间隙。④ 增强扫描出血、坏死区域不强化。⑤ 胰腺脓肿表现为胰腺内不规则低密度区,可见较厚且明显强化的脓肿壁,其内可出现散在小气泡。⑥ 假性囊肿形成,表现为胰腺内、胰腺外大小不一的囊性病灶,与积液分布范围一致,绝大多数为单房,囊壁较均匀,增强扫描无强化或轻度强化,并发感染时囊壁可明显强化。⑦ 假性动脉瘤形成,以脾动脉最常见,表现为血管受侵后破裂出血,被周围纤维组织包裹的改变,增强扫描腔内强化与动脉一致,周围纤维组织及附壁血栓无强化。⑧ 胰周血管并发症,常见脾静脉、肠系膜上静脉及门静脉狭窄,并可见侧支血管等胰源性门静脉高压表现。

鉴别诊断　大多数病例有较典型的表现,结合临床表现和血淀粉酶检查,可做出诊断。① 十二指肠溃疡穿孔:穿透性溃疡可引起肾旁前间隙渗出性改变,病变可累及胰头,胰腺实质密度一般均匀,穿孔部位肠壁水肿增厚,典型病例可出现腔外游离气体影,口服对比剂扫描可见局部对比剂外漏、聚集;血尿淀粉酶检查有助两者鉴别。② 胰腺癌:局限性软组织肿块,形态不规则、密度不均匀的乏血供肿块,胰管中断闭塞伴远端胰管扩张;肿块直接侵犯邻近器官及远处转移,一般无胰周渗出;当胰腺癌合并急性胰腺炎时容易漏诊,需要治疗后复查。③ 急性水肿性胰腺炎:表现为胰腺弥漫性肿大,平扫胰腺密度轻度降低、均匀,增强扫描均匀强化,无不强化坏死区域。

例14 慢性胰腺炎

【病史摘要】 女性,44岁。中上腹疼痛2周。

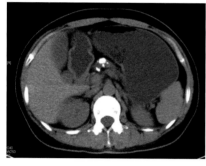

图 6-4-14A

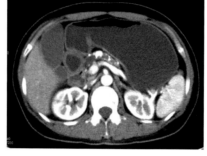

图 6-4-14B

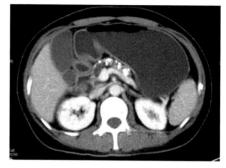

图 6-4-14C

【CT及MRI征象】 CT平扫示胰腺萎缩,胰管扩张并其内多发钙化影,周围脂肪间隙清晰,未见明显渗出积液(图6-4-14A);增强扫描胰腺实质轻度强化,胰管粗细不均匀,与周围血管界限清晰,腹腔、腹膜后未见明显肿大的淋巴结或肿块(图6-4-14B、C)。MRCP示胰管明显不规则扩张,其内多发充盈缺损(图6-4-14D)。

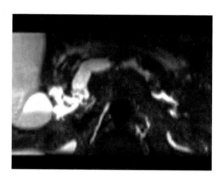

图 6-4-14D

【重要征象】 胰腺萎缩,胰管不规则扩张伴多发钙化、结石。

【CT拟诊】 ① 慢性胰腺炎。② 胰腺导管内乳头状黏液性肿瘤。③ 胰腺癌。④ 结核。

【病理诊断】 慢性胰腺炎。

【评 述】 慢性胰腺炎在临床多呈反复发作或隐匿发作的轻度炎症,以胰腺腺泡组织逐渐由纤维组织所取代为其特征。发病因素有胰管阻塞(癌或结石)、酗酒、遗传因素等。病理上主要是炎症、纤维化和瘢痕收缩,导致胰腺及胰管形态改变。从形态上可分为慢性阻塞性胰腺炎和慢性钙化性胰腺炎两型。慢性阻塞性胰腺炎多为主胰管靠近壶腹2~4 cm处的结石或肿瘤阻塞所致。慢性钙化性胰腺炎占慢性胰腺炎的95%。慢性胰腺炎临床表现变化多样,特异性差,影像学检查在诊断中有着重要的作用,但病理形态学的改变仍是诊断慢性胰腺炎的金标准。

CT表现 ① 胰腺大小变化不一,但大多数表现为萎缩,偶尔可见局限性或弥漫性肿大;胰腺形态僵硬,边缘不规则。② 肿块型胰腺炎的炎性肿块通常位于胰头,平扫呈局限性低密度,增强扫描呈不均匀强化,与肿瘤相似。③ 胰管呈不均匀性扩张,典型表现为"串珠样",管壁增厚毛糙;钙化型慢性胰腺炎常伴有胰管内结石形成。④ 胰腺实质内可见条状或斑点状钙化灶;胰腺内及胰周假性囊肿形成,囊壁较厚且不规则,边界模糊。

鉴别诊断 ① 胰腺结核:罕见,平扫呈低密度,增强扫描呈环形、蜂窝状强化,少有胰管扩张及钙化、结石。② 胰腺癌:表现为形态不规则、密度不均匀的乏血供肿块;两者胰管扩张有所不同:慢性胰腺炎的胰管扩张呈串珠状、迂曲状或不规则状;而胰头癌的胰管扩张多较光滑和规则,或呈截断状;胰腺钙化多见于慢性炎症而少见于胰腺癌。③ 胰腺导管内乳头状黏液性肿瘤:多见于老年男性,表现为胰管扩张和胰腺实质萎缩,扩张的胰管壁不光滑,可见壁结节,钙化、结石少见;胰管扩张伴导管内结石对慢性胰腺炎有确诊价值。

例 15 自身免疫性胰腺炎

【病史摘要】 男性,55 岁。反复中上腹部疼痛 5 天。

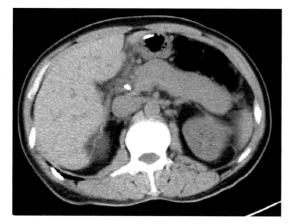 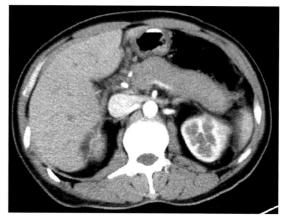

图 6－4－15A   图 6－4－15B

【CT 征象】 CT 平扫示胰腺呈腊肠样肿胀,边缘可见包膜样低密度影,胰腺实质密度均匀(图 6－4－15A),增强扫描均匀强化(图 6－4－15B、C)。

【重要征象】 胰腺呈腊肠样肿胀,边缘包膜样低密度影。

【CT 拟诊】 ① 自身免疫性胰腺炎。② 急性水肿性胰腺炎。③ 淋巴瘤。

【病理诊断】 IgG4 相关性自身免疫性胰腺炎。

【评   述】 自身免疫性胰腺炎(autoimmune pancreatitis,AIP)是由自身免疫介导,以淋巴细胞、浆细胞浸润伴有胰腺纤维化及功能障碍为特征的特殊的慢性胰腺炎。本病可累及胆管、涎腺、肺、肾等胰外器官,对类固醇类药物治疗敏感。实验室检查见 IgG4 增高或自身免疫抗体阳性。

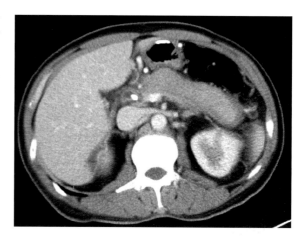

图 6－4－15C

临床表现无特异性,可以急性起病,也可缓慢起病,主要表现为胰腺症状或胰腺外症状。部分患者表现为黄疸、腹痛、体重下降、食欲不振和胰腺肿块等,类似于胰腺癌;部分患者以急性腹痛、胰酶升高等急性胰腺炎表现发病,甚至形成假性囊肿。此外,某些患者伴有胰腺外器官病变,可以此为首发症状,如泪腺炎、涎腺炎、间质性肺炎、硬化性胆管炎、腹膜后纤维化、间质性肾炎等,并与 AIP 密切相关。

CT 表现 ① 从形态上分为弥漫型和局灶型。弥漫型最常见,典型表现为胰腺弥漫性增大,呈"腊肠样"改变,边界清楚;局灶型表现为局灶性肿块,以胰头部常见,表现类似胰腺癌,病灶边界多清晰。② 平扫病灶表现为等密度或低密度影;增强扫描均匀强化,动、静脉期呈相对低密度,延迟扫描呈等密度,延迟强化是 AIP 的一个特征性表现。③ 胰腺病变周围"包鞘样"改变,呈界限清晰、平整的低密度包膜样边缘。④ 胰管弥漫性不规则狭窄。⑤ 钙化、假性囊肿及胰腺萎缩少见。⑥ 涉及其他脏器时,可表现为胆道狭窄(胆管炎)、腹膜后纤维化或偶发的纵隔淋巴结肿大等。

鉴别诊断 ① 胰腺淋巴瘤:胰腺局限性或弥漫性肿大,罕见引起胰管闭塞,可伴有腹腔及腹膜后多发淋巴结肿大。② 急性水肿性胰腺炎:胰腺弥漫性肿大,胰腺周围脂肪间隙无渗出或少量渗出,无"腊肠样"外观及周围"包鞘样"改变,有时影像鉴别困难,结合实验室检查以及随访复查有助于鉴别。

例 16　胰腺损伤

【病史摘要】　男性,22 岁。腹部外伤后腹痛 4 天。

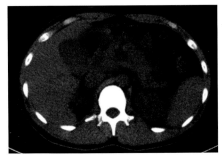
图 6-4-16A

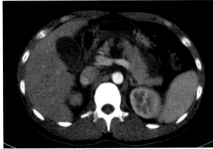
图 6-4-16B

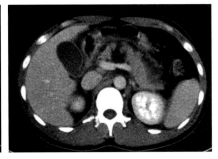
图 6-4-16C

【CT 征象】　平扫示胰腺肿胀,胰腺头颈交界处可见斑片状低密度影及少许高密度影,周围脂肪间隙模糊,可见多发渗出影(图 6-4-16A);增强扫描病灶区无强化,呈相对低密度影(图 6-4-16B、C);冠状位 MPR 示病灶横贯胰腺(图 6-4-16D)。

【重要征象】　胰腺肿胀,胰腺头颈交界处斑片状低密度影,增强扫描无强化。

【CT 拟诊】　① 胰腺损伤伴胰腺头颈交界处断裂出血。② 急性坏死性胰腺炎。③ 十二指肠破裂出血。

【最终诊断】　胰腺损伤伴胰腺头颈交界处断裂出血。

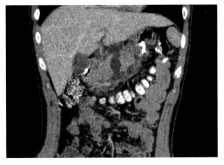
图 6-4-16D

【评　　述】　胰腺损伤指外力作用下导致的胰腺创伤,占所有腹部损伤的 3%～12%,80% 的患者可出现其他器官的综合性损伤,以车祸伤、高处坠落伤或其他暴力伤害多见。一般患者需经过 8～12 小时才出现症状,胰液外溢可出现腹胀、腰背部疼痛、伴恶心呕吐等症状,以及腹膜炎相关的体征。根据美国创伤外科学会胰腺损伤分级标准,将胰腺损伤分成五个等级:Ⅰ级:胰腺小挫伤或浅表挫伤,无胰管损伤;Ⅱ级:胰腺较大挫伤或较深挫伤,无大胰管损伤及组织脱落;Ⅲ级:胰腺远端实质裂伤伴胰管损伤;Ⅳ级:胰腺近端断裂或累及壶腹部的损伤,伴胰管损伤;Ⅴ级:胰头部严重损伤,伴胰管损伤。最常见的断裂部位是胰头颈部交界处。导管破裂,尤其是涉及次要或较小的导管,可导致胰腺假性囊肿形成。CT 是诊断胰腺损伤的首选成像方式,并且是诊断胰腺及胰管断裂所必须进行的检查。对于强烈怀疑胰腺损伤而 CT 平扫不能明确诊断者,建议增强检查或在 24～48 小时内进行复查。

CT 表现　① 胰腺局限性或弥漫性肿胀,断裂伤可见胰腺连续性中断,轮廓不规则。② 胰腺实质密度不均匀,可见低密度坏死区和(或)高密度出血;增强扫描可见正常强化的胰腺组织包裹着局灶性或弥漫性低密度影。③ 胰周脂肪模糊,可伴有积液积血,尤其在脾动静脉与胰腺之间出现时,常提示胰腺损伤的可能。④ 其他胰腺损伤的非特异性表现包括肾周筋膜增厚、胰管扩张、假性囊肿等。

鉴别诊断　① 十二指肠破裂出血:邻近腹膜后间隙出现气液平面;口服对比剂时,对比剂可溢出肠管,外渗到肾前间隙内;十二指肠破裂出血可与胰腺损伤同时发生。② 急性坏死性胰腺炎:两者影像学鉴别困难,且胰腺损伤常合并急性胰腺炎表现,需密切结合临床有无外伤史、急性胰腺炎诱因进行鉴别诊断。

(王俊鹏　程晓青)

第五节 脾疾病

例1 脾挫伤,脾内血肿

【病史摘要】 男性,31岁。外伤后腹痛、腹胀7天,经保守治疗无好转。

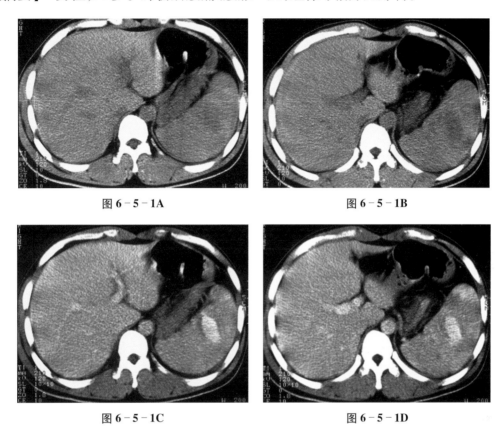

图6-5-1A

图6-5-1B

图6-5-1C

图6-5-1D

【CT征象】 平扫示脾体积增大,脾内密度不均匀,见片状低密度区(图6-5-1A、B);增强扫描脾内病灶明显强化,边界清楚,周围见低密度水肿带(图6-5-1C、D)。

【重要征象】 脾增大;脾内低密度灶,增强扫描明显强化。

【CT拟诊】 脾挫裂伤,脾内血肿。

【最终诊断】 脾挫伤,脾内血肿。

【评 述】 脾损伤在腹部外伤中居腹内脏器损伤之首,占40%~50%,分为三类:① 真性脾破裂:脾完全破裂(脾实质及脾包膜均破裂)。② 中央型脾破裂:脾中心破裂致使脾髓质内形成血肿。③ 包膜下脾破裂:包膜下破裂而形成包膜下血肿。临床表现为左上腹部或全腹部疼痛,体征有血液外溢后腹膜刺激征象,血色素迅速下降等。对于脾外伤CT为主要的检查技术,能够直接显示脾实质及包膜下血肿、脾撕裂伤或脾破裂导致的血肿形成。

CT表现 ① 新鲜血肿平扫呈高密度或等密度,随时间延长,血肿逐渐变为低密度。② 脾包膜下血肿压迫脾实质可使脾变形,脾实质内血肿多不规则。③ 若脾内血肿未及时发现,脾包膜无破裂,可形成脾内假性囊肿。④ 增强扫描脾实质明显强化,血肿一般不强化,形成低密度影。在急性损伤时,常规应做增强扫描,以发现等密度的血肿。⑤ 若脾破裂伴有活动性出血,增强扫描可见对比剂外渗至撕裂处形成明显的高密度强化区。

鉴别诊断 本例有明确外伤史,血肿平扫呈低密度,增强扫描强化明显,提示有活动性出血。

例 2 脾梗死

【病史摘要】 男性,50 岁。腹痛 4 天入院。

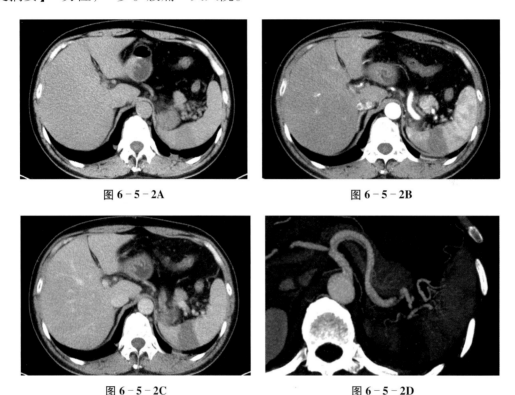

图 6 - 5 - 2A   图 6 - 5 - 2B

图 6 - 5 - 2C   图 6 - 5 - 2D

【CT 征象】 平扫示脾内楔形低密度影,尖端指向脾门,密度较均匀(图 6 - 5 - 2A);增强扫描病灶未见明显强化,边界更清晰(图 6 - 5 - 2B、C)。CTA 显示腹腔干、脾动脉呈双腔改变(图 6 - 5 - 2D)。

【重要征象】 脾内楔形无强化低密度影,脾动脉双腔样改变。

【CT 拟诊】 ① 脾梗死。② 挫伤。③ 炎性病变。④ 淋巴管瘤。

【最终诊断】 脾动脉夹层导致脾梗死。

【评 述】 脾梗死是指脾血管闭塞所致脾实质节段性缺血坏死,可由血管内栓子形成或动脉夹层、动脉炎等导致。脾梗死的栓子多来自心腔附壁血栓和主动脉粥样斑块脱落。典型梗死灶呈锥形,底部位于包膜面,尖端指向脾门。梗死分为缺血性和出血性两类,出血性梗死区可见含铁血黄素沉积。梗死灶可以囊变液化而形成假性囊肿。钙化少见。梗死后坏死的脾组织被结缔组织替代,瘢痕收缩而形态不规则。临床常表现为左上腹部疼痛。

CT 表现 ① 梗死早期可见脾内局限性、境界清楚的低密度区,呈楔形、圆形或线样;典型者呈楔形低密度阴影,尖端指向脾门;有合并出血者,可出现高、低混杂密度影。② 随着病程延长,梗死灶因纤维化、瘢痕收缩,病变区密度增高而体积缩小,有时在脾边缘形成对应局限性凹陷;部分可以囊变而形成假性囊肿;梗死区可见钙化。③ 增强扫描新鲜梗死区不强化,呈明显低密度;陈旧梗死区可有轻度强化;囊性变时边缘可见明显强化。

鉴别诊断 ① 脾淋巴管瘤:单发或多发的多房囊性病灶,合并出血、感染或囊内成分不同时,密度不一,增强扫描囊壁及分隔可见强化。② 脾炎性病变:脓肿形成前期增强扫描明显不均匀强化,动脉期周边脾实质内可见一过性异常灌注,脓肿形成表现为蜂窝样强化,部分病灶内可见气体影,有占位效应。③ 脾挫伤:有腹部外伤史,常合并脾周或脾内血肿;本例无外伤病史,CTA 可见脾动脉夹层改变,符合脾梗死诊断。

例 3　脾囊肿

【病史摘要】　女性,47 岁。发现脾占位 2 年余。

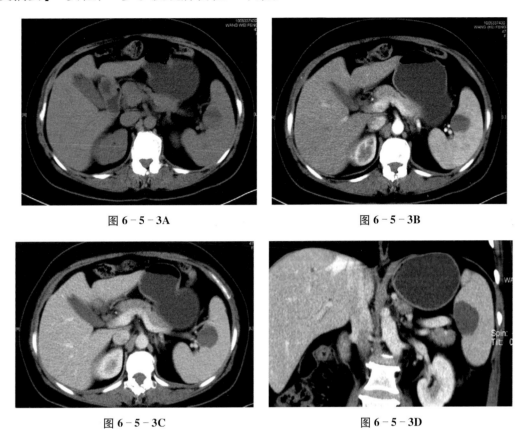

图 6 - 5 - 3A　　　　　　　　　　　　　　图 6 - 5 - 3B

图 6 - 5 - 3C　　　　　　　　　　　　　　图 6 - 5 - 3D

【CT 征象】　平扫示脾实质内一类圆形囊性低密度灶,边界较清,密度均匀,大小约 3.2 cm×
3.2 cm(图 6 - 5 - 3A);增强扫描病灶无强化(图 6 - 5 - 3B~D)。

【重要征象】　脾内囊性低密度灶,增强扫描无强化。

【CT 拟诊】　① 脾囊肿。② 脾淋巴管瘤。③ 棘球蚴病。④ 慢性期脾梗死。

【病理诊断】　脾囊肿。

【评　　述】　脾囊肿较少见,根据囊肿壁有无上皮成分可分为两类:先天性(原发性或真性)囊
肿,囊内壁衬覆有上皮细胞,占脾囊肿的 10%~25%,包括包涵性囊肿、表皮样囊肿、脉管性囊肿等;获
得性(继发性或假性)囊肿,常见于外伤或脾梗死后,囊壁由纤维组织构成,内壁无被覆上皮,占脾囊
肿的 80%,其中 38%~50%病例可见囊壁钙化。

CT 表现　① 边界清楚的圆形水样低密度灶,轮廓清楚,密度均匀,出血、感染或含有黏蛋白时,
囊内密度增高,通常位于脾下极,大小不一(先天性通常较大,获得性通常较小),囊肿较大时可压迫
周围脏器。② 先天性囊肿多为单发单房囊性病变,壁薄,囊壁钙化罕见,而获得性囊肿可见蛋壳样的
囊壁钙化。③ 增强扫描囊壁及内容物无强化。

鉴别诊断　① 慢性期脾梗死:液化坏死时可表现为接近水的低密度影,形态多不规则,增强扫
描无强化,随访可见病灶吸收,邻近脾包膜凹陷,而囊肿随访无变化或增大。② 脾棘球蚴病:大的单
房或多房、境界清楚的囊性低密度病变,大的囊性病变内可见到子囊,常见弧形或环形钙化,增强扫描
囊壁及分隔强化,可见肝、肺等脏器累及。③ 脾淋巴管瘤:表现为多房囊性、圆形或不规则形病灶,典
型表现可见病灶内间隔,间隔可有强化,而囊肿多无分隔。

例4 脾血管瘤

【病史摘要】 女性,40岁。体检发现脾占位半个月余,余无特殊。

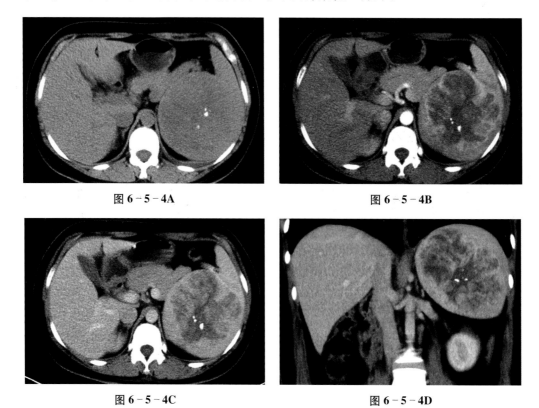

图6-5-4A   图6-5-4B

图6-5-4C   图6-5-4D

【CT征象】 平扫示脾体积增大,脾实质内可见一巨大肿块影,大小约11 cm×10 cm,肿块内散在钙化灶(图6-5-4A);增强扫描动脉期肿块边缘强化明显,延迟后强化区逐渐向肿块中心扩展(图6-5-4B、C),冠状位MPR能够很好地显示肿块全貌(图6-5-4D)。

【重要征象】 脾内实性肿块,中心钙化;增强扫描呈渐进性强化。

【CT拟诊】 ①脾血管瘤。②血管肉瘤。③淋巴瘤。④转移瘤。

【病理诊断】 脾海绵状血管瘤。

【评　述】 脾血管瘤为脾最常见的良性肿瘤,大多为海绵状血管瘤,也有毛细血管瘤、静脉性血管瘤的报道。尸检的发病率为0.03%~14%,通常为影像学检查时偶然发现,发病高峰年龄35~55岁。一般认为是在脾血管组织胚胎发育异常的基础上,不断扩张而形成。肿瘤由毛细血管或海绵状血管组成,病变中心或边缘可发生钙化。可单发或多发(后者称脾血管瘤病),如弥漫性脾血管瘤伴有脾功能亢进,则称为Kasabach-Merritt综合征。临床上通常无症状,但较大的血管瘤可伴有脾增大而压迫周围脏器产生相应的症状。

CT表现 ①脾实性肿块,表现为单发或多发大小不等的圆形、类圆形肿块,呈均匀的低密度或等密度影,边缘清晰,增强扫描其特征性表现为早期病灶边缘强化,并逐渐向病灶中心弥漫,实质期整个病灶强化,密度与正常脾实质一致。②在较大的血管瘤中心为纤维瘢痕,可始终不被对比剂所充盈。③不典型者强化差异较大,可不均匀强化或不强化。④可有钙化,表现为中央斑点状钙化或边缘蛋壳状钙化。

鉴别诊断 ①脾转移瘤:多发生于恶性肿瘤晚期,有明确原发肿瘤病史,坏死常见,增强扫描典型表现为环形强化,无填充式强化特点,且常伴有其他脏器或淋巴结转移征象。②脾淋巴瘤:原发性淋巴瘤罕见,全身性淋巴瘤脾浸润常见,病灶密度均匀,增强扫描轻度强化,无血管瘤渐进性充填式强化表现,可伴有腹腔和腹膜后淋巴结肿大。③脾血管肉瘤:罕见,侵袭性强,增强扫描强化方式与血管瘤类似,有对比剂向肿块中央充填的趋势,病变早期可出现出血、囊变,并可早期出现肝、腹膜后淋巴结转移。

例5　脾淋巴管瘤

【病史摘要】　女性,48岁。左上腹间断性隐痛不适2年余。

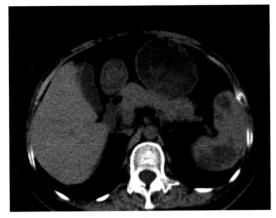
图6-5-5A

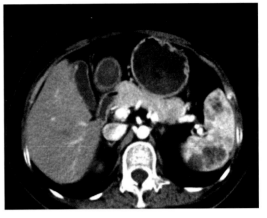
图6-5-5B

【CT征象】　平扫示脾实质内多发大小不等的类圆形低密度影,部分病灶融合,边界清晰,其内可见分隔,最大者2.6 cm×3.0 cm(图6-5-5A);增强扫描部分病灶边缘及分隔见轻度强化(图6-5-5B、C)。

【重要征象】　多房囊状低密度影,增强扫描边缘及分隔轻度强化。

【CT拟诊】　① 脾淋巴管瘤。② 囊肿。③ 脓肿。④ 血肿。⑤ 转移瘤。

【病理诊断】　脾淋巴管瘤。

【评　　述】　脾淋巴管瘤是少见的脾良性脉管源性肿瘤,为淋巴管系统的先天性畸形,在脾局部淋巴管发育异常的基础上伴有局部淋巴液引流受阻,使淋巴液

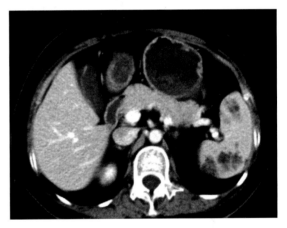
图6-5-5C

积聚而形成囊状扩张。病理学上可分为毛细血管状淋巴管瘤、海绵状淋巴管瘤和囊状淋巴管瘤。脾淋巴管瘤可以单发或多发,儿童多见。临床表现可以为无症状或仅表现为左上腹包块。

CT表现　① 囊状淋巴管瘤最常见,表现为脾实质多房囊性病灶,圆形或不规则形,境界清楚,但合并出血、感染或囊内成分不同时,其内密度可不均匀;病灶内可见间隔,增强扫描病灶边缘及间隔可有轻度强化,中央囊性部分无强化。② 毛细血管状及海绵状淋巴管瘤,表现为边界清楚或不清楚的低密度灶,增强扫描病灶边缘或分隔有强化。

鉴别诊断　① 脾转移瘤:多有明确的原发恶性肿瘤病史,多有坏死囊变,少见分隔,无多房囊性改变。② 脾血肿:包膜下血肿(慢性期)表现为新月形液性低密度影;脾内血肿(慢性期)可表现为不规则形液性低密度影。③ 脾脓肿:大小不等的单发或多发低密度影,增强扫描边缘轻度强化。但其壁强化显著,外周可伴有水肿带,此与脾淋巴管瘤不同。④ 脾囊肿:边缘锐利的低密度影,无强化;壁可见环状钙化;脾淋巴管瘤的CT表现类似囊肿,但又不同于单纯的囊肿,其CT值偏高,内有粗间隔和边缘轻度强化为其特点。

例6 脾淋巴瘤

【病史摘要】 女性,54岁。腰背部疼痛不适20余天。

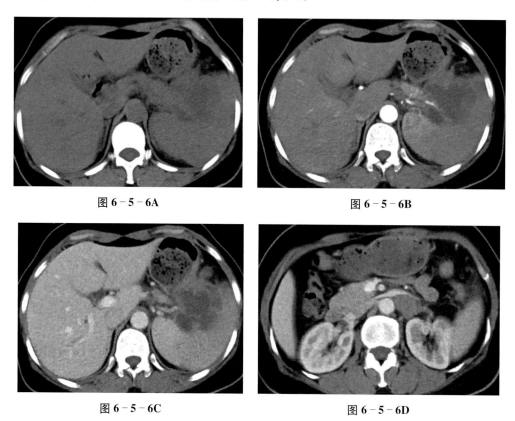

图6-5-6A   图6-5-6B

图6-5-6C   图6-5-6D

【CT征象】 平扫示脾实质内及脾门区不规则状稍低密度影,境界欠清,大小约6.3 cm×6.1 cm(图6-5-6A);增强扫描病灶不均匀轻度强化,与明显强化的正常脾实质密度差别增大,病灶边界清晰。腹主动脉周围见数个肿大淋巴结,增强扫描呈轻度强化(图6-5-6B~D)。

【重要征象】 脾实质不规则稍低密度影;增强扫描轻度强化;腹膜后肿大淋巴结。

【CT拟诊】 ① 脾淋巴瘤。② 转移瘤。③ 淋巴管瘤。④ 血管瘤。

【病理诊断】 脾弥漫性大B细胞淋巴瘤。

【评 述】 脾淋巴瘤是最常见的脾恶性肿瘤,病理学上分为霍奇金淋巴瘤(HL)和非霍奇金淋巴瘤(NHL)两大类。脾淋巴瘤按组织来源可分为原发性脾淋巴瘤和全身性淋巴瘤脾浸润,原发性淋巴瘤罕见,且多为非霍奇金淋巴瘤(NHL),青年人多见;而全身性淋巴瘤脾浸润常见,多为霍奇金淋巴瘤(HL),常见于老年人。根据大体病理可分为弥漫型、粟粒结节型、多发肿块型、巨块型。临床常表现为左上腹疼痛和肿块。影像学检查对显示脾病变部位、大小、形态及病变与周围组织结构和邻近脏器的关系、有无其他部位的脏器浸润和淋巴结肿大很有帮助,且有助于确定病变性质。

CT表现 与脾淋巴瘤大体病理分型有关:① 弥漫型、粟粒结节型表现为弥漫性脾大。② 多发肿块型及巨块型表现为局限性脾增大,肿块呈结节状、球形或不规则形低密度影,罕见液化坏死或囊变。③ 增强扫描轻度强化,与正常强化脾实质相比仍呈低密度区,显示更清楚。④ 有或无腹腔积液。⑤ 腹腔和腹膜后淋巴结肿大。

鉴别诊断 ① 脾血管瘤:增强扫描典型表现为病灶由周围向中心逐渐填充式强化。② 脾淋巴管瘤:常为多房囊性表现,可有钙化,增强扫描囊壁及分隔可有强化。③ 脾转移瘤:脾转移瘤的表现与恶性淋巴瘤不易区分,但脾转移瘤多发生于其他部位恶性肿瘤广泛转移的晚期,原发肿瘤明确,脾肿大不如恶性淋巴瘤明显,转移瘤病灶较易发生坏死,而淋巴瘤肿块密度及强化均匀,需结合病史鉴别诊断。

例7 脾转移瘤

【病史摘要】 女性,52岁。卵巢癌术后7年,发现脾占位2个月。

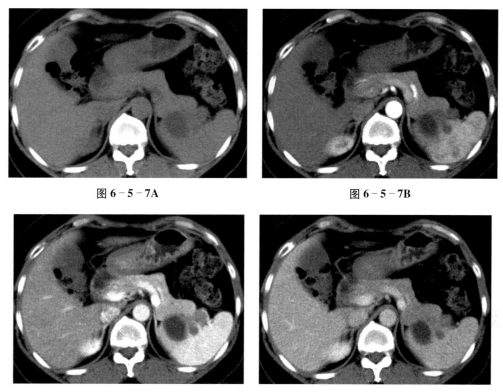

图6-5-7A   图6-5-7B

图6-5-7C   图6-5-7D

【CT征象】 平扫示脾实质内及脾门区多发不规则等、低密度肿块影,最大者直径约3.0 cm,边界欠清楚(图6-5-7A);增强扫描呈轻中度强化(图6-5-7B~D)。

【重要征象】 脾内多发不规则等、低密度肿块影,增强扫描轻中度强化。

【CT拟诊】 ① 脾转移瘤。② 淋巴瘤。③ 血管瘤。

【病理诊断】 脾低分化腺癌(转移性卵巢癌)。

【评 述】 脾转移瘤相对少见,可单发或多发;常见转移途径为血行转移,少数为直接侵犯或经淋巴逆行转移。原发病灶多为乳腺癌、肺癌、卵巢癌、胃癌、黑色素瘤、前列腺癌等。肿瘤发生脾转移时,多数病例已有全身性广泛转移。临床表现为消瘦、乏力、低热和贫血,体检可发现脾肿大。

CT表现 ① 脾内单发或多发、大小不等的实性、囊实性或囊性病变,实性多见;与正常脾实质密度相比呈相对低密度影,少数病灶呈等密度;形态不一,边界清楚或不清楚。② 钙化罕见。③ 增强扫描病灶轻度或边缘强化,亦可无明显强化,与正常强化脾实质密度差别增大,境界较平扫清楚,有助发现较小及等密度病灶。④ 腹腔内有其他脏器、淋巴结转移征象。

鉴别诊断 ① 脾血管瘤:良性肿瘤,均匀实性肿块或多发囊性肿块;平扫呈低密度,可见中央斑点状钙化或边缘蛋壳状钙化;增强扫描早期病灶边缘强化,并逐渐延伸到病灶中心。② 脾淋巴瘤:形态上两者多难以鉴别,但脾转移瘤或继发性脾淋巴瘤均发生在疾病的晚期,结合临床病史有助于两者鉴别;淋巴瘤临床多有长期发热、浅表淋巴结肿大以及骨髓浸润等征象;转移瘤有明确的肿瘤病史。

(王俊鹏 程晓青)

第六节　胃肠道疾病

例1　食管裂孔疝

【病史摘要】　女性,83岁。吞咽困难1个月。

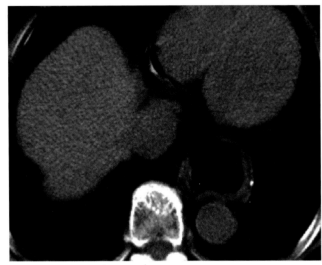

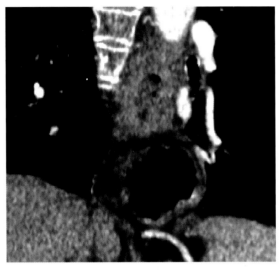

图6-6-1A

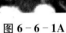

图6-6-1B

【CT征象】　平扫示膈上胸腔内部分胃腔影(图6-6-1A),冠状位MPR更清晰显示胃腔部分由膈肌食管裂孔进入胸腔内(图6-6-1B)。

【重要征象】　胃部分通过膈肌食管裂孔进入胸腔。

【CT拟诊】　①食管裂孔疝。②食管膈壶腹。③胸腔胃。

【最终诊断】　食管裂孔疝。

【评　　述】　食管裂孔疝是一种较常见的消化道疾病,是指胃的一部分和(或)腹腔内脏器、网膜等组织通过膈食管裂孔进入胸腔,好发于老年人。病因:先天因素多为膈肌部分或完全缺失,膈食道裂孔宽大松弛;后天因素多为长期腹内压增高、手术后裂孔疝或创伤性裂孔疝。分型:① 滑动型食管裂孔疝。②食管旁型裂孔疝。③混合型食管裂孔疝。常与反流性食管炎伴发,引起疼痛、吞咽困难甚至上消化道出血等症状,严重者需手术治疗。由于疝内容物的不同,影像表现多样,以往临床多通过上消化道造影及胃镜诊断。随着MSCT在临床的广泛应用,越来越多的食管裂孔疝在胸、腹部CT检查中被偶然发现。多平面重组图像与膈面相垂直,可以更直观地反映疝囊的形态、大小、密度以及与周围组织的关系。

CT表现　① 横断面图像示膈上心后区大小不同、密度不均匀的疝囊,疝囊表现为胃和网膜脂肪局部疝入胸腔,即胸腔胃。② 重组图像更清晰显示"胸腔胃黏膜征""领征"和"阳性血管征","胸腔胃黏膜征"指在膈上疝囊内显示胃黏膜,增强扫描其与膈下胃黏膜强化程度一致;"领征"即"束腰征",指通过食管裂孔水平的疝囊由于裂孔的挤压,较其上下部狭窄,形成一狭颈;"阳性血管征"是指膈下网膜血管局部通过食管裂孔向上走行,然后又转弯向下回到膈下,形成向上的弓形。

鉴别诊断　① 胸腔胃:由后天因素引起,如手术、创伤等造成胃疝入胸腔或人为提拉至胸腔,结合病史可与先天因素所致食管裂孔疝相鉴别。② 食管膈壶腹:为正常生理现象,表现为膈上4~5 cm的一段椭圆形管腔扩张,边缘光滑,随其上方食管蠕动到达而收缩变小。而食管裂孔疝的疝囊大小不一,边缘可不光滑,疝囊收缩与食管无关,可观察到"胸腔胃黏膜征",一般不难做出诊断。

例 2　食管鳞癌

【病史摘要】　女性,60 岁。进食后不适感 2 个月余。

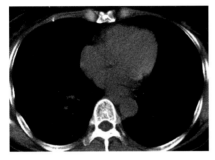
图 6 - 6 - 2A

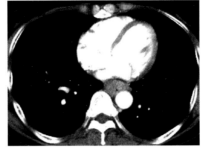
图 6 - 6 - 2B

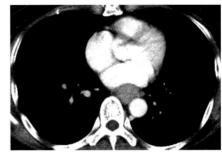
图 6 - 6 - 2C

【CT 征象】　平扫示食管中下段局部管壁明显增厚、管腔狭窄(图 6 - 6 - 2A),增强扫描可见病变明显不均匀强化,周围脂肪间隙尚清晰(图 6 - 6 - 2B~D)。

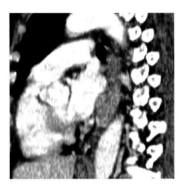
图 6 - 6 - 2D

【重要征象】　食管壁局限性不规则增厚,管腔狭窄。

【CT 拟诊】　① 食管中下段癌。② 平滑肌瘤。③ 炎性狭窄。

【病理诊断】　食管鳞状细胞癌。

【评　　述】　食管癌是原发于食管黏膜上皮或腺体的恶性肿瘤,是我国常见恶性肿瘤之一,组织学分为鳞状细胞癌、腺癌、未分化癌等类型,以鳞状细胞癌最多见,占 90% 以上。发病年龄多在 50~60 岁,男性多于女性。发病部位以食管中、下段多见。临床症状包括进行性吞咽困难、不同程度的吞咽不适、胸痛、消瘦等。根据食管癌的病理形态特点分为:① 早期食管癌,包括隐伏型、糜烂型、斑块型和乳头型。② 中晚期食管癌,包括髓质型、蕈伞型、溃疡型、缩窄型和腔内型。CT扫描可以显示食管与邻近器官、组织的关系,确定肿瘤在食管腔外的侵犯范围、程度及周围和远处淋巴结转移情况,对食管癌分期、评估肿瘤能否手术切除、设计治疗方案以及疗效随诊有一定帮助。

CT 表现　① 食管壁增厚:正常食管壁在充分扩张时其厚度应小于 3 mm,当厚度大于 5 mm 为异常。② 病变近端食管继发性扩张,有时可见液平面。③ 管壁周围脂肪境界不清楚或脂肪带消失,提示有局部外侵,食管壁肿块和降主动脉接触大于 90°,应高度怀疑降主动脉受侵,小于 45° 则可能仅为贴邻,但当气管、主支气管和血管的外形或腔内轮廓有改变时应高度怀疑这些器官的受侵。④ 食管周围和远处的淋巴结转移:当食管周围淋巴结短径大于 10 mm,或膈下淋巴结短径大于 8 mm,提示转移。⑤ CT 增强扫描均匀或不均匀强化,黏膜线中断。

鉴别诊断　① 食管炎性狭窄:临床上以反流性食管炎和腐蚀性食管炎多见,前者有餐后 1~2 小时胸骨后烧灼痛表现,后者有腐蚀剂吞服或误服史;病变食管壁相对较均匀,狭窄节段较长,与正常食管壁分界不清,呈渐进性、移行过渡改变,一般结合临床病史可做出诊断,鉴别困难时可随访或行内镜检查。② 食管平滑肌瘤:表现为食管壁局限性增厚、边缘光滑、锐利,局部黏膜皱襞完整或变细、平坦,与周围组织境界清楚。

例3 胃癌

【病史摘要】 男性,72岁。间断性上腹部饱胀不适2个月余。

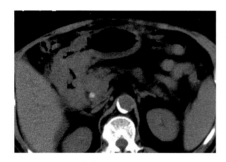 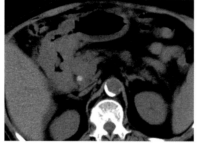 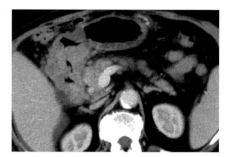

图6-6-3A　　　　　　　图6-6-3B　　　　　　　图6-6-3C

【CT征象】 平扫示胃窦部不规则增厚并软组织肿块影,幽门管狭窄;增强扫描示病灶呈不均匀较明显强化,周围见肿大并明显强化的淋巴结。(图6-6-3A~C)。

【重要征象】 胃窦部胃壁不规则增厚,周围见肿大的淋巴结。

【CT拟诊】 ① 胃癌。② 淋巴瘤。③ 间质瘤。

【病理诊断】 胃癌(低分化腺癌)。

【评　述】 胃癌是最常见的恶性肿瘤之一,居消化道肿瘤死亡原因的第一位。多发生于中年,男性多于女性。其发病原因不明,与多种因素如生活习惯、环境因素、遗传因素、精神因素等有关,也与慢性胃炎、胃息肉、胃黏膜异型增生和肠上皮化生、手术后残胃以及长期幽门螺杆菌(HP)感染等有一定关系。胃癌可发生于胃的任何部位,半数以上发生于幽门区,其次为贲门部、胃体区。临床表现主要是上腹部疼痛不适、上消化道出血、消瘦、贫血等。早期胃癌组织病理学大体分型分为3型:隆起型(Ⅰ型)、表浅型(Ⅱ型)、凹陷型(Ⅲ型)。进展期胃癌多采用Borrmann分型标准:① Ⅰ型:隆起型,肿瘤向胃腔隆起呈息肉状、巨块状,也称为息肉状癌或巨块型癌。② Ⅱ型:溃疡型,癌组织形成明显的溃疡,溃疡边缘明显隆起成堤状,浸润现象不明显。③ Ⅲ型:浸润型,明显的溃疡形成,溃疡边缘呈坡状,向周围浸润。④ Ⅳ型:弥漫浸润型,癌组织呈弥漫性浸润胃壁,累及全胃时则整个胃壁僵硬,称为"皮革胃"。近年来在Borrmann分型基础上增添了两型:浅表扩散倾向的进展期胃癌,称为Borrmann O型(浅表扩散型胃癌);不能归入以上分型者称为Borrmann V型。依据CT表现可分为四期:Ⅰ期,限于腔内肿块,无胃壁增厚,无邻近或远处转移;Ⅱ期,胃壁厚度>1.0cm,但病变未超出胃壁;Ⅲ期,胃壁增厚,并直接侵及邻近器官,但无远处转移;Ⅳ期,有远处转移征象。

CT表现 ① 胃壁局限性或弥漫性增厚,常超过1.0cm,内缘常凹凸不平;早期胃癌局限于黏膜或黏膜下层,96%的进展期胃癌伴有三层结构的破坏,肿瘤明显强化,密度等于或超过邻近正常的黏膜层。② 部分显示为胃壁软组织肿块,可有溃疡或突出腔外。③ 肿瘤向外侵犯,根据CT所见分为四级:S0,病灶周围有清晰脂肪界面;S1,病灶周围脂肪界面模糊;S2,脂肪层内有线状或网状阴影;S3,肿瘤与邻近组织无明确分界或有侵犯邻近器官的征象,通常CT上难以区分S1、S2而将两者并为一组。④ 淋巴结转移,一般认为淋巴结短径大于5mm即提示转移可能,但有时小于5mm也有转移,转移性淋巴结多形态饱满,边缘毛糙,且易坏死,增强扫描呈环形强化。

鉴别诊断 ① 胃间质瘤:常为膨胀性球形肿块,境界清晰,瘤体与胃壁相连部以外的胃壁结构层次正常,无邻近胃壁浸润表现。② 胃淋巴瘤:多为胃壁全层普遍性增厚,无钙化及坏死,增强扫描均匀强化;不会引起胃壁僵硬改变,胃腔狭窄不明显,因此临床症状出现较晚,症状相对较轻,病变常累及两个及以上部位;而胃癌易向胃周浸润,临床症状出现较早;淋巴瘤治疗前的淋巴结坏死少见,而胃癌转移性淋巴结易出现坏死。

例 4　胃淋巴瘤

【病史摘要】　男性,66 岁。反复腹胀 2 个月余,胸闷气喘近 2 个月。

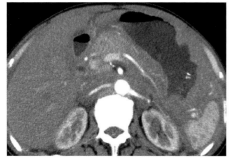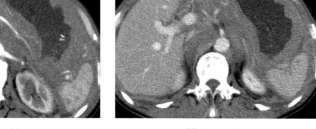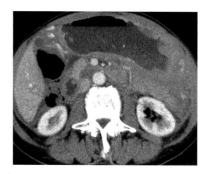

图 6-6-4A	图 6-6-4B	图 6-6-4C

【CT 征象】　增强扫描示胃壁弥漫性增厚,动脉期较均匀轻度强化,门静脉期较明显均匀强化。腹主动脉周围可见多发肿大淋巴结融合(图6-6-4A~D)。

【重要征象】　胃壁广泛增厚,伴淋巴结肿大、融合。

【CT 拟诊】　① 胃淋巴瘤。② 胃癌。③ 巨大肥厚性胃炎。

【病理诊断】　胃淋巴瘤。

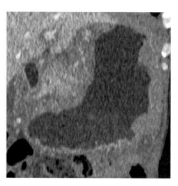

图 6-6-4D

【评　　述】　胃淋巴瘤可分为原发性和继发性,原发性胃淋巴瘤是指起源于胃黏膜下层淋巴组织的恶性肿瘤,占胃恶性肿瘤的 1%~5%,常累及胃窦、胃体部,肿瘤只局限于胃肠道及周围区域淋巴结,肝脾正常。而继发性指继发于全身性淋巴瘤。根据细胞形态特点和组织结构特点分为霍奇金和非霍奇金淋巴瘤,其中绝大多数为非霍奇金淋巴瘤,其病理类型又以弥漫性大 B 细胞淋巴瘤、黏膜相关淋巴组织淋巴瘤为常见。按大体病理分可为肿块型、溃疡型、浸润型和结节型四型,以溃疡型最为多见。

CT 表现　① 明显的弥漫性或局限性胃壁增厚,厚度大于 1 cm,球形或息肉样病变较少见。② 肿瘤突入胃腔时,表面呈波浪状,可以发生溃疡,发生率为 25%~68%;深溃疡常发生于息肉样病变。③ 肿块与邻近器官的境界较清楚。④ 病变范围广,易向十二指肠侵入;胃可发生穿孔而形成瘘;淋巴结肿大常见。⑤ 胃壁无明显缩窄、僵硬,质地柔软,较少引起梗阻。⑥ 增强扫描,动脉期呈轻度强化,门脉期强化明显且均匀;胃黏膜呈细线样强化。

鉴别诊断　① 巨大肥厚性胃炎:表现为黏膜皱襞粗大、扭曲,呈指状、脑回状或息肉状,多见于胃体及胃底部,很少累及胃窦,无软组织肿块及淋巴结肿大,胃周结构清晰。② 胃癌:胃癌多为局限性胃壁增厚或肿块伴溃疡,其胃壁僵硬,黏膜破坏;胃淋巴瘤引起的胃壁增厚范围较广,并常累及一个以上的区,胃黏膜常不被破坏,胃壁的柔软性及扩张性好;与胃癌相比,胃淋巴瘤病灶与邻近器官或组织之间多有较清晰的低密度脂肪层,此脂肪层的消失更可能为胃癌引起;肾蒂平面以下有淋巴结肿大,而胃周围无淋巴结肿大则胃淋巴瘤可能性大。

例 5 胃间质瘤

【病史摘要】 男性,48 岁。黑便 1 周,腹部隐痛不适 3 天。

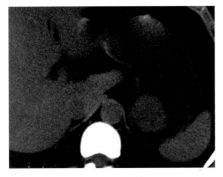 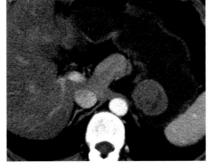 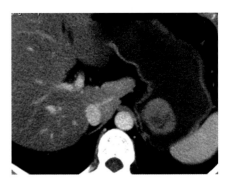

图 6 - 6 - 5A 图 6 - 6 - 5B 图 6 - 6 - 5C

【CT 征象】 平扫示胃底腔内一类圆形软组织密度肿块影,密度欠均匀大小 3.9 cm×2.8 cm;增强扫描病灶呈不均匀较明显强化,其内见斑片状无强化区(图 6 - 6 - 5A~C)。

【重要征象】 胃腔内软组织密度肿块,不均匀强化。

【CT 拟诊】 ① 胃间质瘤。② 神经源性肿瘤。③ 平滑肌瘤。④ 胃癌。

【病理诊断】 胃间质瘤,中度危险度。

【评　　述】 胃间质瘤是最常见的胃肠道间叶源性肿瘤,发病率占所有胃肠道间质来源肿瘤的 60%~70%,约占胃间叶源性肿瘤的 90%,多见于中老年人,以 55~60 岁多见。临床表现缺乏特异性,早期可无明显体征,晚期多因腹部肿块增大、腹痛、呕吐或表现为上消化道出血而就诊。根据瘤体与胃壁的关系,胃间质瘤主要可分为黏膜下型(肿瘤从黏膜下向腔内生长,约 60%)、浆膜下型(肿瘤从浆膜下向腔外生长,约 30%)、肌壁间型(肿瘤同时向腔内外生长,约 10%)。胃间质瘤具有潜在恶性,术后可能出现复发或转移,常为血行转移,主要的转移部位是肝和腹膜,淋巴转移罕见,这一点与胃癌、胃淋巴瘤有差异。根据瘤体大小和核分裂像,间质瘤可分为极低度、低度、中度和高度危险度 4 级。胃间质瘤最大径<5 cm 多为低危险度,>5 cm 多为高危险度,高危组的术后复发率高,5 年生存率低。

CT 表现 ① 肿瘤多表现为与胃壁宽基底相连的软组织密度肿块,可向腔内、腔外或同时向腔内外突出,周边胃壁无明显增厚。② 极低、低危险度肿块直径多小于 5 cm,以圆形或椭圆形为主,密度均匀,与周围器官或组织分界较清,或仅轻度压迫邻近器官或组织。③ 高危险度肿块直径多大于 5 cm,肿瘤越大越容易呈分叶状,与周围结构分界不清。④ 恶性度高者瘤内易出现出血、坏死和囊变,密度不均匀;肿瘤坏死严重者,溃疡较深时可出现气液平;钙化出现率不高。⑤ 增强扫描肿瘤实性部分多呈中度至明显强化,最显著者在门静脉期;低危险度者常为均匀强化,高危险度者由于病灶容易出现坏死、囊变多为不均匀强化。⑥ 可伴随恶性征象包括邻近结构的侵犯、腹水、网膜及腹膜或肝转移等,淋巴结转移少见。

鉴别诊断 ① 胃癌:肿瘤沿胃黏膜及黏膜下浸润性生长,可见局部软组织肿块,胃腔变窄,大多数肿瘤黏膜面不光整,病灶与周围组织分界欠清,常见肝胃间隙及肠系膜淋巴转移。② 胃平滑肌瘤:多起源于胃壁肌层,肿块多小于 3cm,边缘光整或轻度分叶状,与周围正常胃壁分界清楚,肿瘤密度较均匀,有时可见钙化,坏死、囊变很少见,增强扫描肿块多呈渐进性轻度强化,以门脉期及平衡期强化最明显。③ 胃神经源性肿瘤:较为罕见,其更倾向于是较均质的肿块,强化较均匀,囊变、坏死较少见。有时胃平滑肌瘤或神经源性肿瘤与胃间质瘤在大体病理及影像学上表现极为相似,难以鉴别,确诊只有靠病理学免疫组化检查。

例6 胃平滑肌瘤

【病史摘要】 女性,57岁。发现胃底黏膜下隆起8个月。

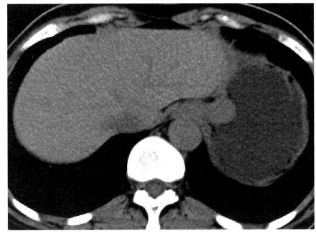

图 6 - 6 - 6A

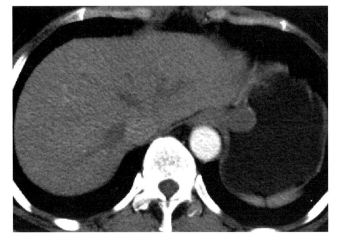

图 6 - 6 - 6B

【CT征象】 平扫示胃小弯侧胃腔内可见一圆形的软组织密度肿块,边缘光滑,密度均匀,大小 2.2 cm×1.7 cm(图 6 - 6 - 6A);增强扫描肿块中度均匀强化(图 6 - 6 - 6B、C)。

【重要征象】 胃腔内软组织密度肿块,密度、强化均匀。

【CT拟诊】 ① 胃间质瘤。② 息肉。③ 平滑肌瘤。④ 神经鞘瘤。⑤ 淋巴瘤。

【病理诊断】 胃平滑肌瘤。

【评 述】 胃平滑肌瘤为起源于胃间质的良性肿瘤,多见于女性,好发年龄为50~60岁。多见于胃体部,可分为壁内型、壁外型和混合型。在临床及影像表现、常规病理上均难以与平滑肌分

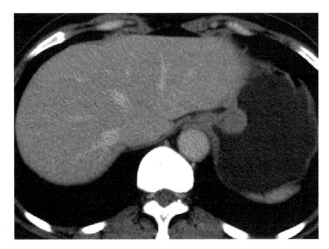

图 6 - 6 - 6C

化的间质瘤区分。肿瘤较小时多无临床症状及体征,而在胃肠造影时发现。典型的肿瘤表现为胃壁的半圆形光滑压迹,局部黏膜皱襞呈外压变浅、消失等,容易诊断;而壁外型生长为主的肿瘤胃壁无明显压迹等表现,胃肠造影检查由于方法和技术的问题而易误诊或漏诊。CT图像可显示完整的胃壁外和胃壁内肿瘤的形态及大小。

CT表现 发生于胃壁并向胃腔内或(和)腔外突出的软组织密度肿块,圆形或椭圆形,边界清楚,密度均匀,胃黏膜受推压变薄,但其完整性良好。增强扫描肿块均匀强化,肿块与胃黏膜面形成连续的弧形强化为其特征性CT表现。

鉴别诊断 ① 胃淋巴瘤:胃壁增厚范围较广,形成局限性肿块者少见,强化程度轻,常伴远处淋巴结肿大。② 胃神经鞘瘤:较为罕见,增强扫描呈渐进性强化。③ 胃息肉:起源于胃的黏膜上皮组织,呈圆形或菜花样,有蒂或无蒂,通常为狭蒂,好发于胃窦部,而平滑肌瘤好发于胃体及胃底部,病变多较大。④ 胃间质瘤:多表现为以宽基底与胃壁相连的软组织密度肿块,增强扫描多呈中度至明显强化,部分强化不均。胃神经鞘瘤、平滑肌瘤及间质瘤影像学表现相似,鉴别有一定难度,确诊需要结合病理免疫组化检查,胃间质瘤 CD117 及 CD34 阳性,而胃神经鞘瘤 S100 多阳性。

例7　胃神经鞘瘤

【病史摘要】　女性,49岁。胃部间歇性隐痛4年,嗳气约2个月。

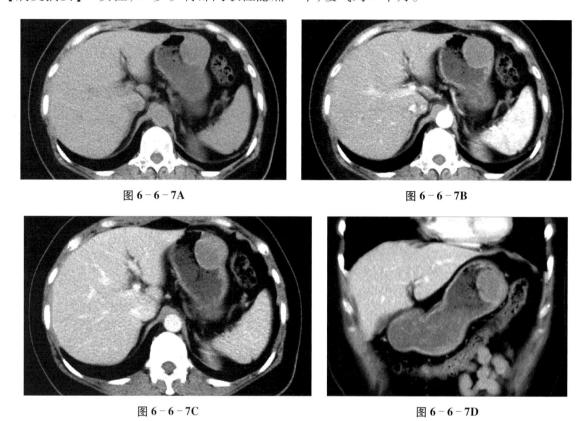

图6-6-7A　　　　　　　　　　　　　　　图6-6-7B

图6-6-7C　　　　　　　　　　　　　　　图6-6-7D

【CT征象】　平扫示胃体大弯侧胃壁一类圆形软组织密度影,凸向腔内,边界清晰,密度均匀,大小3.9 cm×3.0 cm,邻近胃壁未见明显增厚(图6-6-7A);增强扫描呈均匀中度、渐进性强化(图6-6-7B~D)。

【重要征象】　胃壁软组织密度肿块,密度均匀,增强扫描渐进性强化。

【CT拟诊】　①胃间质瘤。②平滑肌瘤。③神经源性肿瘤。④淋巴瘤。⑤胃癌。

【病理诊断】　胃神经鞘瘤。

【评　述】　胃神经鞘瘤是一种起源于胃肠道肌间Auerhach神经丛神经鞘施旺细胞的间叶源性肿瘤,较为罕见,在消化道间叶源性肿瘤中发病率极低,好发部位为胃体及胃窦,发生于黏膜下层较多,好发于50~60岁女性。无特异性临床表现,多以腹痛、腹胀、反酸、消化不良等症状就诊,部分为体检无意发现。大多数学者认为胃神经鞘瘤属于良性肿瘤,但部分呈现恶性特征。病理免疫组化检查S100阳性。由于该病临床及影像学表现均缺乏特异性,故术前误诊率较高。

CT表现　①多表现为边界清晰、密度均匀、类圆形或椭圆形软组织密度肿块,增强扫描呈中度渐进性强化。②部分病灶内可见小斑片状囊变区,增强扫描实性成分呈轻度、渐进性强化。③病灶周围脂肪间隙清晰,无淋巴结肿大及远处转移等恶性征象。

鉴别诊断　①胃癌:病灶呈浸润性生长,坏死多见,胃黏膜破坏,易出现邻近结构侵犯及淋巴结转移、远处转移。②胃淋巴瘤:病灶多侵犯胃壁全层,累及范围广,增强扫描胃壁强化均匀、程度低,常伴胃周广泛淋巴结肿大或淋巴结融合。③胃平滑肌瘤:一般体积较小,典型表现为凸入胃腔内边界清楚的软组织密度肿块,平扫及增强扫描强化程度均与肌肉类似,而胃神经鞘瘤多呈渐进性强化。④胃间质瘤:血供丰富,强化程度一般高于胃神经鞘瘤,体积较大或高危险度的间质瘤坏死、囊变、出血多见,且有对周围组织侵犯的特征,具有较高的鉴别诊断价值。鉴别困难时,需行病理免疫组化检查。

例8　十二指肠憩室

【病史摘要】　男性,67岁。血糖升高数年。

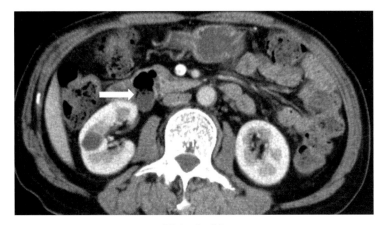
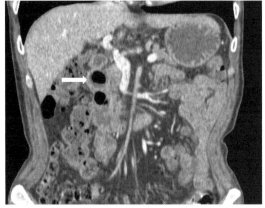

图6-6-8A　　　　　　　　　　　　　　　　　　　　　　图6-6-8B

【CT征象】　增强扫描示十二指肠降部一突出于肠腔外的囊袋状影(箭头),其内可见气液平以及食物残渣,可见囊壁强化;冠状位MPR可清楚显示十二指肠降部多发囊袋状突起影(箭头,图6-6-8A、B)。

【重要征象】　十二指肠局部向腔外囊袋状膨出;其内见液平及食物残渣。

【CT拟诊】　① 十二指肠降部憩室。② 十二指肠穿孔。③ 腹膜后脓肿。④ 胆总管结石、积气。

【最终诊断】　十二指肠降部憩室。

【评　　述】　十二指肠憩室是各种病因所致的十二指肠局部黏膜下层通过肌层缺损处向外膨出而形成,局部肠壁薄弱和肠腔内压力增高是本病发生的主要原因,病理上为多层或单层肠壁向腔外呈囊袋样膨出。在我国发病率占消化道憩室的首位,多见于老年人,人群发生率1%~15%,80%为单发,目前多依赖于消化道造影及内镜检查诊断。十二指肠憩室好发于十二指肠降部乳头旁(胆总管开口处2~3 cm范围内),60%~70%发生于降部内侧壁;其次为水平部和上部。绝大多数无症状,若开口较小、食物潴留、合并炎症或溃疡时可引起上腹部不适、腹痛、恶心、呕吐、反酸、黑便等症状。当憩室较大,特别是十二指肠乳头旁憩室,可对胆总管、胰管近端造成压迫,继发胆道梗阻,这种由十二指肠憩室引起的胆、胰疾病称为十二指肠乳头旁憩室综合征,又称为Lemmel综合征。

CT表现　① 突出于十二指肠腔轮廓外的圆形或椭圆形囊袋状影;大多数位于十二指肠环内,以降部内侧壁与胰头间居多。② 憩室内密度根据内容物不同有多种表现,病灶内只含气体或液体时呈含气或含液囊袋影,当同时含有气体和液体时可见含气液平的囊袋影;若憩室内混有食物,则呈气液和食物混杂密度影;若憩室内主要为气体和食物残渣混杂,可表现为网格状或筛板状囊袋影。③ 增强扫描大部分憩室壁与十二指肠壁强化程度一致;憩室内容物无强化,且不同期相持续存在,形态、位置可有变化。④ 合并炎症者憩室壁增厚、不规则,动脉期强化明显,周围脂肪间隙密度增高或与周围组织分界不清。

鉴别诊断　① 胆总管结石、积气:胆总管结石合并感染时可出现腔内积气,但病变位于胆总管走行区,且有胆道梗阻征象。② 腹膜后脓肿:临床有感染症状及相关血常规检查改变,病变形态多不规则,周围脂肪间隙模糊,增强扫描脓肿壁明显强化,邻近肠壁、腹膜可受累增厚,积气与肠腔内气体多不相连。③ 十二指肠穿孔:多并发于十二指肠溃疡,临床有反复发作腹痛等症状,穿孔多可见游离气体,部分可见肠壁不连续,无囊袋状膨出改变,穿孔部分肠壁水肿、增厚,病变周围脂肪间隙模糊。

例9　十二指肠腺癌

【病史摘要】　男性,56 岁。反复发热 6 个月余。

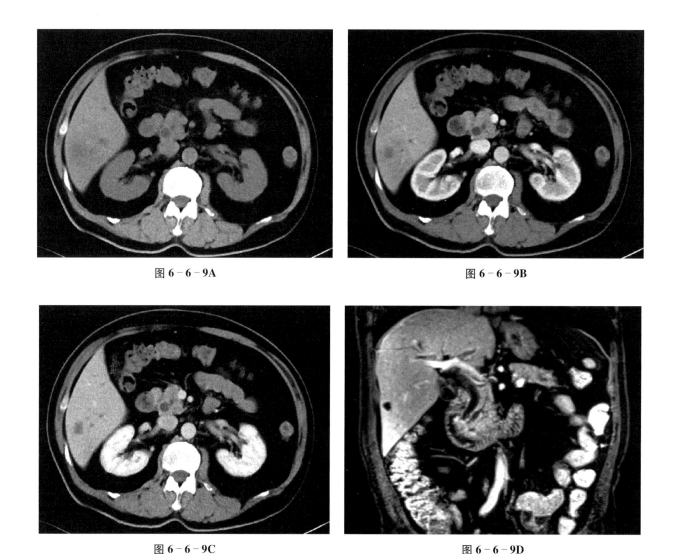

图 6-6-9A　　　　　　　　　　　　　图 6-6-9B

图 6-6-9C　　　　　　　　　　　　　图 6-6-9D

【CT 及 MRI 征象】　CT 平扫示十二指肠乳头一软组织密度结节,大小 3.5 cm×2.5 cm,边界尚清(图 6-6-9A);增强扫描结节均匀中度强化;另见肝右后叶边界不清低密度灶,动脉期呈轻度环形强化(图 6-6-9B、C)。MRI 冠状位较好地显示十二指肠乳头部强化的软组织信号影,并继发胆总管及肝内外胆管扩张(图 6-6-9D)。

【重要征象】　十二指肠乳头部结节,继发低位胆道梗阻。

【CT 拟诊】　① 十二指肠腺癌,伴肝内转移。② 壶腹癌。③ 十二指肠间质瘤。④ 十二指肠淋巴瘤。⑤ 胆总管末端结石。

【病理诊断】　十二指肠腺癌(中分化腺癌,部分呈黏液腺癌),肝转移。

【评　　述】　十二指肠恶性肿瘤少见,约占胃肠道肿瘤的 0.4%,其中 90% 为十二指肠腺癌,好发于 50~60 岁。病理上以黏膜破坏、中断及肠壁不规则增厚、肠腔狭窄为主要表现。好发部位为十二指肠乳头。临床上表现为十二指肠梗阻症状,如恶心、呕吐、上腹痛,当阻塞胆总管时可引起梗阻性黄疸。由于临床症状无特异性,故发现时常处于晚期,其 5 年生存率为 15%~40%。

CT表现　①平扫表现为十二指肠肠壁明显不规则增厚,可形成软组织密度肿块突向肠腔内外,边缘毛糙。②增强扫描肿块均匀或不均匀轻至中度强化。③间接征象,如肿瘤引起肠道、胆道梗阻改变,肠系膜、网膜、淋巴结及其他脏器转移征象。

鉴别诊断　①胆总管末端结石:结石嵌顿可导致十二指肠乳头水肿及低位胆道梗阻改变,扩张的胆总管内可见充盈缺损,并可见杯口样改变,十二指肠乳头水肿增大,但形态规则,增强扫描明显均匀强化。②十二指肠淋巴瘤:小肠淋巴瘤多见于回肠,十二指肠罕见,表现为肠壁环形或不对称性增厚,累及范围较广,但肠壁柔软,典型表现为动脉瘤样扩张;病变周围及远处可见多发肿大淋巴结。③十二指肠间质瘤:小肠间质瘤多见于空肠,十二指肠间质瘤较少见;病灶多向腔外生长,边缘多较光滑,邻近肠壁无增厚;本例病灶体积小,合并肝内病变,间质瘤体积较小者多为低危险度,一般无转移。④壶腹癌:有胆道梗阻黄疸者,需与胰头癌、胆管癌等疾病鉴别;胰头癌肿块多境界不清,有周围组织器官、血管侵犯征象,可引起胰体尾部萎缩并胰管扩张,增强扫描呈低于胰腺实质强化表现;胆总管癌病灶多以胆总管为中心,表现为管壁局限性增厚,管腔鸟嘴样狭窄,上方胆总管、肝内外胆管、胰管继发性扩张。

例 10　小肠间质瘤

【病史摘要】　女性,55 岁。体检发现盆腔包块。

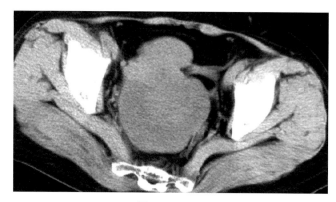

图 6 - 6 - 10A

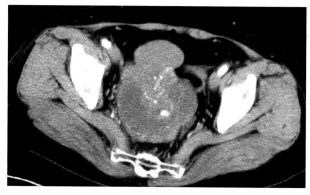

图 6 - 6 - 10B

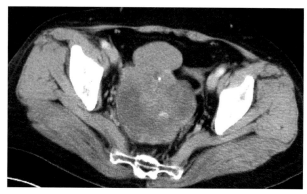

图 6 - 6 - 10C

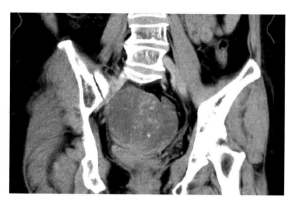

图 6 - 6 - 10D

【CT 征象】　平扫示盆腔内一巨大不规则软组织密度肿块,分叶状,密度不均匀,与邻近肠管分界不清,子宫受推挤前移(图 6 - 6 - 10A);增强扫描动脉期及静脉期肿块呈不均匀强化,动脉期可见供血动脉影(图 6 - 6 - 10B~D)。

【重要征象】　盆腔分叶状肿块,与肠管分界不清;增强扫描不均匀强化。

【CT 拟诊】　① 小肠间质瘤。② 小肠腺癌。③ 小肠淋巴瘤。④ 肠道外器官起源肿瘤。

【病理诊断】　小肠间质瘤(高度恶性潜能)。

【评　　述】　小肠间质瘤占胃肠道间质瘤的 20%~30%。组织学上主要有梭形细胞和上皮样细胞 2 种类型。好发年龄为 50~60 岁,无明显性别差异,好发部位是空肠,其次是十二指肠及回肠。小肠间质瘤较胃间质瘤更常为外生性、膨胀性生长,主要表现为向肠腔外生长的肿块一般不引起梗阻。年龄及性别与小肠间质瘤的预后无关。所有的小肠间质瘤都应视为潜在恶性的肿瘤,有复发和转移的可能。小肠间质瘤最常见的转移途径是腹腔内直接播散或经血行转移至肝,淋巴结转移少见。

CT 表现　① 当病灶较小、偏良性时,呈圆形或椭圆形,境界清楚,边缘光整,密度均匀。② 恶性者肿块直径常大于 5 cm,表现为不规则形或分叶状,伴有坏死、出血及钙化。③ 膨胀性生长方式,周围组织受压、推移,受浸润较少见,很少沿肠壁或腹膜蔓延。④ 增强扫描偏良性者强化较轻且较均匀,恶性者多为不均匀强化;明显强化见于恶性程度较高的病例,有时可见到增粗的肿瘤供血血管。⑤ 腔外型肿块坏死区常与肠腔间有不规则窦道相通,肿块内有气体及对比剂充填。

鉴别诊断　① 肠道外器官起源肿瘤:小肠间质瘤体积较大以及肿瘤与肠壁相连部分较少或仅以蒂相连时,定位困难,常误诊为其他器官来源的肿瘤,仔细分析肿块主体位置及其与周围组织关系、血供特点等有助于定位诊断；例如本病例为女性，需与子宫、附件肿瘤或其他肠系膜或腹膜起源肿瘤等鉴别，肿块与子宫、附件分界清楚，与邻近肠管分界不清，且周围其他结构均呈受压改变，应首选考虑肠道起源肿瘤可能。② 小肠淋巴瘤：肠壁明显均匀性增厚，受累肠管多较广泛，密度较均匀，很少见坏死，增强扫描轻度均匀强化；多有腹腔及腹膜后淋巴结肿大融合。③ 小肠腺癌：浸润性生长，表现为黏膜皱襞破坏、中断及肠壁不规则增厚、僵硬，肠腔呈向心性狭窄，常可以引起梗阻，易发生淋巴结转移，而小肠间质瘤一般不引起梗阻，且很少发生淋巴结转移。

例11 小肠克罗恩病

【病史摘要】 男性,52岁。反复脐周疼痛伴腹泻7年余,消瘦乏力1个月。

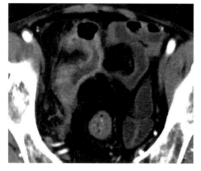
图6-6-11A

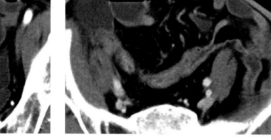
图6-6-11B

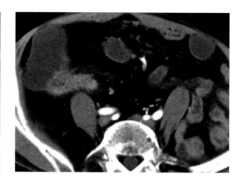
图6-6-11C

【CT征象】 腹盆腔内多节段小肠壁增厚,全层均匀强化,管腔狭窄,周围脂肪间隙略模糊,肠系膜血管增多,呈"梳齿征"(图6-6-11A~D)。

【重要征象】 多节段性小肠壁增厚,肠系膜血管呈"梳齿征"。

【CT拟诊】 ① 小肠克罗恩病。② 结核。③ 淋巴瘤。

【病理诊断】 小肠克罗恩病。

【评 述】 克罗恩病为好发于青壮年的胃肠道非特异性肉芽肿性炎性病变,病因迄今不明,多数学者认为与自身免疫、感染及遗传等有关。本病可累及消化道的任何部位,但以末段回肠和结肠最为多见,受累节段为间断性。病理改变主要为肉芽肿性炎症,自黏膜下层起始,累及肠壁全层,早期病变呈鹅口疮样小溃疡,晚期为深入

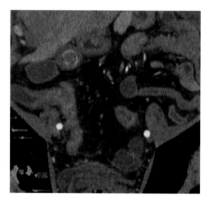
图6-6-11D

肠壁的纵行溃疡,沿肠系膜侧分布。本病临床表现为腹痛、腹泻、便血、肠梗阻,部分患者伴有杵状指、关节炎、虹膜睫状体炎、葡萄膜炎、结节性红斑坏疽性脓皮病、口腔黏膜溃疡、小胆管周围炎、硬化性胆管炎、慢性肝炎等肠外表现。病程多迁延,反复发作,不易根治。克罗恩病并发症包括肠腔狭窄、瘘及脓肿形成。随着多层螺旋CT技术的迅速发展,结合传统钡剂造影发展起来的多层螺旋CT小肠造影逐渐应用于克罗恩病的诊断。

CT表现 ① 节段性肠壁增厚,呈多节段性、间断性分布。② 急性期肠壁出现分层现象,表现为"靶征"或"双晕征",内、外层分别为黏膜层和浆膜层,呈软组织密度环,中间为黏膜下层和肌层水肿所致的低密度环,增强扫描黏膜层和浆膜层明显强化,分层改变更明显;在慢性期,随着纤维化的出现,可导致肠管节段性狭窄,肠壁分层现象消失,增强扫描强化均匀一致。③ 肠系膜脂肪组织的CT值增高,肠壁与肠系膜之间的界限消失;增强扫描可见病变肠管的肠系膜血管增多、扩张、扭曲,血管弓呈"梳齿征"。④ 当引起不全性肠梗阻时,表现为狭窄前肠管扩张。⑤ 肠系膜内淋巴结肿大,短径一般为3~8mm,有15%~20%的患者可出现腹腔脓肿。

鉴别诊断 ① 小肠淋巴瘤:肠壁增厚可对称或不对称,受累肠管节段较长,节段性、间断性分布较少见;受累肠管柔软,无明显狭窄,典型者呈"动脉瘤样扩张";肠系膜脂肪间隙无渗出性改变;多伴有腹腔和腹膜后多发淋巴结增大。② 肠结核:好发于回盲部,临床多有结核中毒症状及肠外结核表现特别,是肺结核,病变为连续性、全周性管壁侵犯,肠挛缩更明显,升结肠与末端回肠呈"一"字形。

例 12　肠结核

【病史摘要】　男性,23 岁。反复腹胀半年余,伴低热、盗汗、无力等。

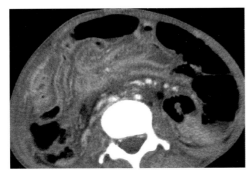

图 6 - 6 - 12A

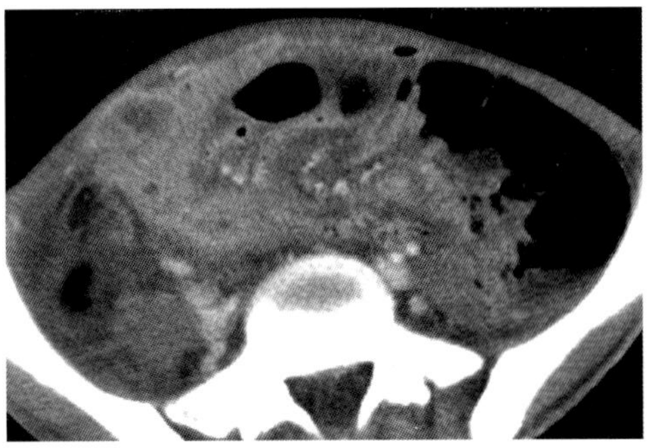

图 6 - 6 - 12B

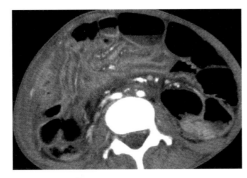

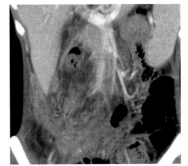

图 6 - 6 - 12C

图 6 - 6 - 12D

【CT 征象】　增强扫描示腹部多发肠壁环形增厚,轻中度强化,肠管排列略紊乱,回盲部显示不清,周围脂肪间隙模糊、结构紊乱(图 6 - 6 - 12A～D)。

【重要征象】　肠壁增厚、肠腔狭窄,周围组织粘连、紊乱。

【CT 拟诊】　①肠结核。②克罗恩病。③溃疡性结肠炎。④腹茧症。⑤腹腔广泛转移。

【病理诊断】　肠结核。

【评　　述】　肠结核是由于结核分枝杆菌侵犯肠道而引起的慢性特异性感染,主要有 3 种感染途径:①肠源性:咽下含结核分枝杆菌的痰液引起感染。②血源性:肺结核经血行播散。③邻近脏器结核直接蔓延:如结核性腹膜炎、盆腔结核、胰腺结核等。好发于青壮年,男性多于女性,主要发生于回盲部,升结肠、横结肠次之。临床症状多表现为腹痛、腹胀、腹泻等,部分患者伴低热、盗汗、乏力、体重下降等结核中毒症状。

CT 表现　①平扫常表现为肠壁增厚,肠腔狭窄;早期增强扫描肠壁呈分层状强化,肠黏膜下层水肿呈相对低密度,黏膜及浆膜层呈相对高密度,表现为"靶征"和"双环征"。②结核性肉芽肿形成和纤维化导致肠壁呈不规则增厚,增强扫描呈均匀或不均匀强化。③病变肠段周围脂肪组织模糊、结构紊乱,邻近腹膜增厚,表面较光滑;小肠、肠系膜粘连、边界不清;肠系膜淋巴结增多、增大、钙化。

鉴别诊断　①腹腔广泛转移:一般有明确的恶性肿瘤病史,表现为腹膜结节、肿块或饼样增厚,表面不光整,肠壁受累少见,多伴有其他部位转移征象。②腹茧症:特点是全部或部分肠管被一层纤维膜包绕,肠管聚集,常伴有肠梗阻。③溃疡性结肠炎:病变以结肠为主,可累及回盲部和回肠末端,本例小肠广泛受累,发病部位不符。④克罗恩病:多见于末段回肠,受累肠段呈跳跃性分布,病变分界清楚,肠系膜血管呈"梳齿征";肠系膜弥漫性渗出、粘连改变较少见。本例患者肠壁环形增厚,增强扫描呈"双环征",周围脂肪间隙模糊、结构紊乱,并有结核中毒症状的临床表现,故首先考虑肠结核的可能。

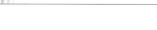

例 13　小肠扭转

【病史摘要】　女性,50岁。腹痛伴恶心呕吐1周。

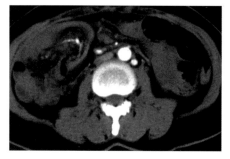

图 6-6-13A

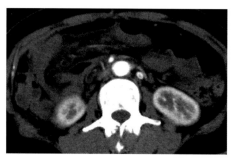

图 6-6-13B

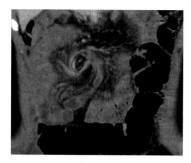

图 6-6-13C

【CT 征象】　增强扫描示右腹部小肠排列紊乱,肠管及其系膜血管扭转(图 6-6-13A、B);冠状位 MPR 及 MIP 显示肠系膜血管扭转,呈旋涡状改变(图6-6-13C、D)。

【重要征象】　肠系膜血管及肠管呈旋涡状。

【CT 拟诊】　① 小肠扭转。② 肠粘连。③ 中肠旋转不良。

【最终诊断】　小肠扭转。

【评　　述】　小肠扭转是指小肠袢沿其肠系膜纵轴顺时针或逆时针方向扭转超过180°,使得扭转肠袢的两端及肠系膜血管均受压,肠管发生完全或部分闭塞和血运障碍即可形成闭袢性肠梗阻,可在短时间内发生肠绞窄、坏死穿孔,引起弥漫性腹膜炎及休克,病死率

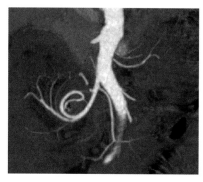

图 6-6-13D

较高。其发病因素包括解剖因素、物理因素及动力因素。解剖方面如肠系膜过长、系膜根部过窄;物理因素如肠壁肿瘤、既往手术的粘连等;动力因素如强烈的肠蠕动和体位的突然改变。目前随着MSCT 的不断发展,CT 已经成为急腹症的首选检查方法,在急性小肠扭转诊断中起到非常重要的作用,全腹部增强 CT 薄层扫描,再结合 VRT、MPR、MIP 等多种图像后处理技术,能够更清晰显示病变区域肠系膜血管的扭曲和"旋涡征"的改变。

CT 表现　①"旋涡征":为最常见的征象,即肠系膜血管及肠管紧紧围绕着某一中轴盘绕聚集而成,在 CT 图像上形成"旋涡"状影像。该征象包括系膜血管"旋涡征"及肠管"旋涡征"。②"鸟喙征":常见于肠管"旋涡征"边缘,为扭转开始后未被卷入"涡团"的近端肠管充气、积液或内容物而扩张,其紧邻旋涡缘的肠管受压变扁呈鸟嘴样变尖,故称之为"鸟喙征"。③"旋涡中心致密征":为肠系膜静脉受压狭窄、闭塞、淤血、扩张,管腔增粗、边缘模糊,甚至完全闭塞,远侧血液回流中断,静脉内血栓形成,平扫时密度明显增高而形成。④肠壁强化减弱,出现"靶征",晚期可肠壁积气,甚至腹腔积液等,提示绞窄性肠梗阻,肠缺血坏死。

鉴别诊断　小肠扭转患者 CT 表现有一定特征性,尤其是系膜血管及肠管"漩涡征"具有较高特异度和敏感度,结合患者急腹症病史诊断不难。肠管"漩涡征"虽然是小肠扭转的重要征象,但并非特异征象,当仅观察到肠管"漩涡征"时,要与中肠旋转不良、肠粘连等疾病相鉴别。① 中肠旋转不良:为先天发育异常,多在婴儿期发病,并发肠扭转时除"漩涡征"外,还可见十二指肠、空肠与右半结肠排列异常及肠系膜动静脉位置异常,即"换位征",仔细观察肠管及肠系膜血管排列情况较容易鉴别。② 肠粘连:单纯性肠粘连也可显示为"漩涡征",可能为粘连的肠管受牵拉、扭曲并局部肠壁水肿增厚而形成,肠管及系膜血管相对关系紊乱,而肠扭转肠管及系膜血管沿肠系膜纵轴旋转,排列相对规律。

例14　肠梗阻

【病史摘要】　女性,82岁。上腹部疼痛8天。

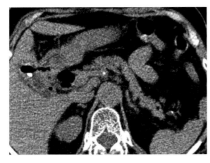 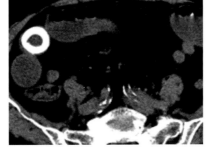 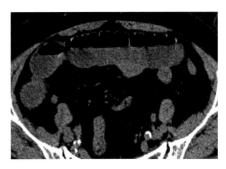

图6-6-14A　　　　　　　　　　图6-6-14B　　　　　　　　　　图6-6-14C

【CT征象】　平扫示胆囊与十二指肠分界不清,胆囊及胆管内积气,胆囊内见高密度结石影(图6-6-14A);右中腹部空肠腔内见环形高密度影,腹腔肠腔明显扩张,内见气液平面(图6-6-14B、C)。

【重要征象】　胆囊及胆管积气,胆囊及空肠腔内高密度影;肠管扩张并气液平。

【CT拟诊】　① 胆石性空肠梗阻。② 肿瘤引起的肠梗阻。③ 粘连性肠梗阻。

【最终诊断】　胆石性空肠梗阻。

【评　　述】　急性肠梗阻是一种常见的急腹症,主要是指部分或全部肠内容物不能正常通过肠道,引起梗阻近端肠管的异常扩张,可以发生在小肠或结肠。一般小肠肠腔大于3 cm,结肠肠腔大于5 cm认为是异常扩张。肠梗阻通常有腹痛、恶心、呕吐、停止排气排便和腹胀等症状。肠梗阻按梗阻原因可分为机械性肠梗阻、动力性肠梗阻和血运性肠梗阻,机械性肠梗阻又可分为单纯性肠梗阻和绞窄性肠梗阻。单纯性肠梗阻多由于肠粘连、肠管内肿瘤压迫、寄生虫、粪石等所致;绞窄性肠梗阻即梗阻肠管出现血运障碍,一般由于肠扭转、腹内疝等所致,判断梗阻肠段是否出现血供障碍,即绞窄与否,对于临床治疗方法的选择及预后具有重要意义。动力性肠梗阻可分为麻痹性肠梗阻和痉挛性肠梗阻。麻痹性肠梗阻多由于腹部手术、全麻、腹膜炎、肠炎等原因所致,肠动力丧失,一般没有肠腔狭窄。痉挛性肠梗阻多由于过敏或中毒所致。血运性肠梗阻一般是由于肠系膜血管阻塞,如动静脉内血栓形成所致。腹部CT检查有助于显示梗阻的部位及严重程度,发现梗阻的原因,评估肠系膜血管情况。

CT表现　(1)单纯性肠梗阻:肠腔明显扩张,肠管内可见积气、积液及气液平面,梗阻点远端肠管正常或塌陷。(2)绞窄性肠梗阻:除肠段扩张积液等肠梗阻的征象外,还有肠段血供障碍的表现:① 肠壁增厚:梗阻肠段出现血供障碍后,肠壁的出血、水肿、感染可导致肠壁增厚。② 靶征:肠壁缺血产生的肠壁黏膜下层水肿增厚,平扫显示为低密度,增强扫描黏膜和浆膜强化呈高密度,黏膜下层呈低密度,横断位呈同心环状改变,即为靶征。③ 肠壁强化异常:增强扫描小肠肠壁强化减低或无强化,说明肠壁缺血或无血供。④ 肠壁积气:当肠壁缺血坏死时,肠腔内气体穿破脆弱的、缺血的肠壁进入肠壁肌层或浆膜下。⑤ 肠系膜积液、肠系膜血管水肿:梗阻肠袢周围肠系膜密度普遍增高,边缘模糊;肠系膜血管缺血水肿呈"缆绳状"增粗,边缘毛糙,其分布呈扇形改变,此征象被称为"缆绳征"。

鉴别诊断　① 粘连性肠梗阻:多因腹部手术、炎症、创伤等原因所致,一般有相关的临床病史可做鉴别,其次肠粘连局部的肠管可出现走行异常、形态改变等表现。② 肿瘤引起的肠梗阻:肠道肿瘤多为偏心性,伴一侧肠壁不规则增厚。肿瘤亦常致肠套叠,典型者具有三层同心圆形的软组织密度影。此例患者可见胆囊局部与十二指肠相通形成胆囊-十二指肠瘘,胆囊及胆总管内见气体密度影,加之空肠内环形高密度影及肠梗阻改变,因此首先考虑胆石性空肠梗阻,属于单纯性机械性肠梗阻。

例15　阑尾黏液性囊腺瘤

【病史摘要】　女性,62岁。反复腹痛30余年。

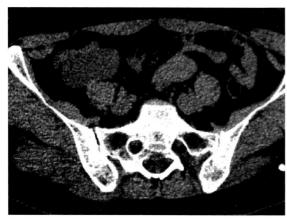

图6-6-15A

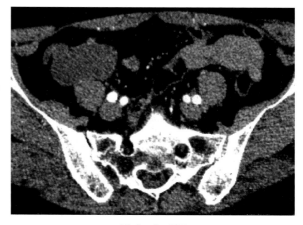

图6-6-15B

【CT征象】　平扫示右下腹部一类圆形囊性低密度影,界限清晰(图6-6-15A);增强扫描局部囊壁轻度强化(图6-6-15B、C)。

【重要征象】　阑尾囊性肿块,增强扫描分隔、囊壁强化。

【CT拟诊】　① 阑尾黏液性囊腺瘤。② 肠系膜囊肿。③ 阑尾脓肿。④ 腹腔假性黏液瘤。

【病理诊断】　阑尾黏液性囊腺瘤。

【评　　述】　阑尾黏液性囊腺瘤少见。在阑尾黏液性病变中,属良性的有黏液性囊肿和黏液性囊腺瘤,前者为潴留性假性囊肿,后者囊壁上皮细胞呈乳

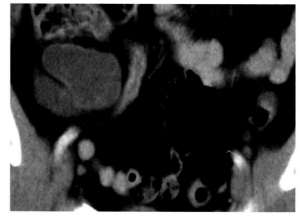

图6-6-15C

头状排列,不典型增生,由此可与黏液性囊肿区别。2010年WHO新增加了阑尾低级别黏液性肿瘤,属难以分类、交界性或难以明确生物学行为的肿瘤类别。

CT表现　① 右下腹与盲肠相连的囊性病灶,呈类圆形或长管状;囊壁厚薄均匀或不均,部分有钙化,部分囊壁可见乳头状凸起;内容物呈水样密度,囊内可见分隔。② 增强扫描囊壁、分隔及乳头凸起可见强化。

鉴别诊断　① 腹腔假性黏液瘤:黏液囊肿及黏液性肿瘤破裂均可在腹腔内形成假性黏液瘤,一般可见原发肿瘤或有相关手术病史,病灶形态不规则,呈胶冻样改变。② 阑尾脓肿:多有转移性右下腹痛症状,阑尾肿大,周围脂肪间隙模糊,阑尾区可见团块状混杂密度影,多可见粪石及气体密度;系膜血管增粗、扭曲、增多,邻近肠壁水肿增厚。③ 肠系膜囊肿:好发于肠系膜根部,表现为囊性低密度灶,边缘清楚、锐利,壁薄而均匀,无分隔,增强扫描不强化。

例 16　阑尾黏液囊肿

【病史摘要】　男性,53 岁。右下腹包块半个多月,无不适感,查体右下腹鸡蛋大小肿块,质较硬且固定。

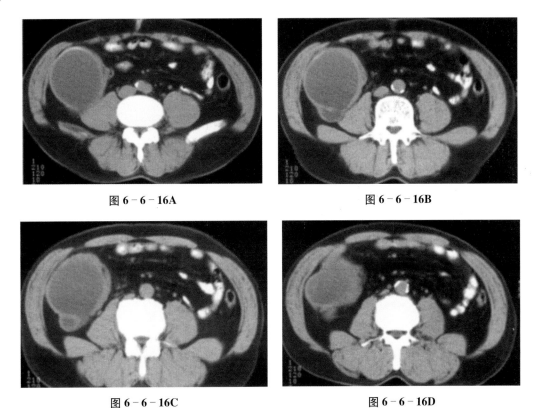

图 6-6-16A　　　　　　　　　　　　图 6-6-16B

图 6-6-16C　　　　　　　　　　　　图 6-6-16D

【CT 征象】　右下腹阑尾区可见一类圆形的均匀水样密度影,CT 值为 16.8 HU,边缘清晰,囊壁较厚,为 2~3 mm,局部腹膜呈线样增厚(图 6-6-16A~D)。

【重要征象】　阑尾区囊性水样密度影。

【CT 拟诊】　① 阑尾黏液囊肿。② 阑尾周围脓肿。③ 盲肠憩室。④ 肠系膜囊肿。⑤ 阑尾黏液性囊腺瘤。

【病理诊断】　阑尾黏液囊肿。

【评　　述】　阑尾黏液囊肿可分为单纯性黏液囊肿和潴留性黏液囊肿,以潴留性黏液囊肿较常见。多因局部炎症使阑尾管腔闭塞,而远端阑尾壁黏膜功能仍然保留,并不断分泌黏液积聚在阑尾腔内,使管腔扩大、管壁变薄,形成球形或椭圆形大小不一的囊肿,囊壁上可有钙盐沉着。其临床表现多类似于阑尾炎,有上腹部不适或脐周腹痛。

<u>CT 表现</u>　① 右下腹阑尾区较大的囊性肿块,囊内为均匀水样密度;壁光滑,均匀,无壁结节,囊壁有时可见钙化;囊壁与周围组织无粘连,界限清晰。② 增强扫描囊内容物无强化,而囊壁可见强化。

<u>鉴别诊断</u>　① 阑尾黏液性囊腺瘤:两者影像学表现相似,有时鉴别困难;囊腺瘤部分囊壁可见乳头状凸起;内容物呈水样密度,囊内可见有分隔;增强扫描囊壁、分隔及乳头凸起可见强化。② 肠系膜囊肿:多位于小肠系膜根部、壁薄,与肠管分界清晰,邻近腹膜不增厚。③ 盲肠憩室:多较小,直径多在 3 cm 以下,而且口服对比剂能进入憩室内,但对于直径较大的憩室常因憩室口部被阻塞而对比剂不能进入时,在 CT 上则难以鉴别,仔细观察病变与阑尾的关系有助于鉴别诊断。④ 阑尾周围脓肿:一般急性起病,右下腹压痛、反跳痛明显,外周血白细胞计数明显升高;CT 表现为阑尾肿大,阑尾区渗出并可见团块状混杂密度影,增强扫描实性部分明显强化。

例17 急性阑尾炎、阑尾周围脓肿

【病史摘要】 女性,21岁。腹痛1个月余,畏寒发热。

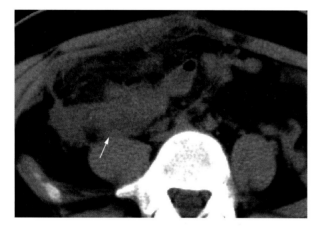
图6-6-17A

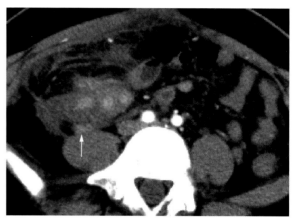
图6-6-17B

【CT征象】 平扫示右下腹阑尾明显增粗,周围脂肪间隙模糊(箭头),见片絮渗出影,局部呈团片状密度增高影(图6-6-17A);增强扫描呈不均匀斑片状、边缘较明显强化(图6-6-17B、C)。

【重要征象】 阑尾增粗,周围炎性渗出。

【CT拟诊】 ① 急性阑尾炎并周围脓肿形成。② 克罗恩病。③ 回盲部结核。④ 回盲部肿瘤。

【病理诊断】 阑尾炎、阑尾周围脓肿。

【评 述】 急性阑尾炎是常见的急腹症,多因阑尾管腔粪石阻塞、细菌感染等原因所致。可发生于任何年龄,以青壮年多见。典型急性阑尾炎腹痛开始时多从中上腹或脐周,逐渐加重转移至右下腹阑尾

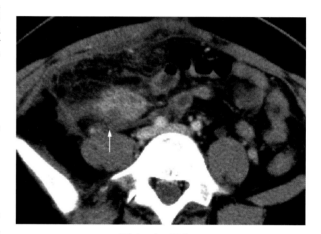
图6-6-17C

所在部位,呈持续性疼痛,查体可有压痛、反跳痛。2%~6%的急性阑尾炎从蜂窝组织炎发展成阑尾脓肿,当阑尾化脓或穿孔后,被大网膜及周围组织粘连包裹形成炎性包块,即阑尾周围脓肿。查体右下腹出现软组织肿块,有明显压痛,体温明显升高。部分患者病史及体征不典型,需进一步行CT检查方可确诊。

CT表现 ① 阑尾增粗,阑尾壁增厚。② 阑尾周围脂肪组织内见斑片状、索条状、云絮状高密度影,边界不清,可局部形成软组织肿块,常可见粪石及气体影。③ 右侧腰大肌可受累,前缘略肿胀,密度降低、边界模糊。④ 增强扫描脓肿壁呈环形或不规则形强化。

鉴别诊断 如CT明确找到增粗的阑尾,局部包裹性渗出影,加之典型的体征诊断阑尾炎、阑尾周围脓肿不难,但有时表现不典型需与下列疾病鉴别:① 回盲部肿瘤,表现为回盲部肠壁不规则增厚或肠壁内外的软组织肿块,肿块内少见气体密度影,周围炎性渗出没有阑尾脓肿明显,一般可见正常阑尾显示。② 回盲部肠结核:增殖性肠结核一般表现为肠壁增厚,边缘不规则、狭窄、缩短,增强扫描强化较均匀,可见黏膜破坏;结核患者一般有慢性结核感染中毒症状,而阑尾炎并阑尾周围脓肿多有急腹症症状,可作为鉴别。③ 克罗恩病:表现为多节段性肠壁增厚,肠腔狭窄,病变较少累及阑尾,且临床多有长期、反复发作腹泻病史。

例18　结肠癌

【病史摘要】　女性,66岁。肠镜检查发现升结肠占位半个月。

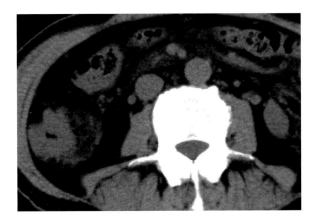

图6-6-18A

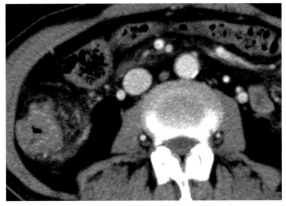

图6-6-18B

【CT征象】　平扫示升结肠肠壁不规则增厚,肠腔狭窄(图6-6-18A);增强扫描肿块呈明显不均匀强化,周围脂肪间隙略模糊,见供血血管影(图6-6-18 B、C)。

【重要征象】　升结肠壁不规则增厚、肠腔狭窄。

【CT拟诊】　① 升结肠癌。② 淋巴瘤。③ 结肠炎症性病变。

【病理诊断】　升结肠癌。

【评　　述】　结肠癌是消化道最常见的恶性肿瘤之一,发病年龄以40~50岁为高峰,男性多于

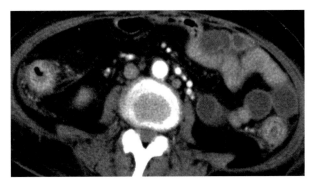

图6-6-18C

女性,在病理上多为腺癌。按肿瘤大体形态可分为三类:① 息肉样或增生型癌:体积大,突入肠腔内,质地较软,外形不规则,呈分叶状或菜花状,此型多见于右半结肠,常偏肠腔一侧生长。② 浸润型或硬癌:癌肿沿肠壁呈浸润性生长,形成明显的肠腔狭窄,黏膜破坏,病变范围多较局限,此型多发生在左半结肠。③ 溃疡型癌:肿瘤呈较大的盘状溃疡。临床表现随癌肿的大小、所在部位和病理类型不同而有所不同。不少早期结肠癌无症状,发生在左半结肠者容易引起肠梗阻。当癌肿出现坏死和溃疡时,可有脓血和黏液样粪便。发生在右半结肠的癌肿,其主诉常为腹部肿块,尤以盲肠癌更为突出。结肠癌CT检查主要用于了解病灶向肠腔外生长的范围、有无淋巴结和远处脏器的转移。多排螺旋CT冠状位、矢状位重组,MIP、VR等技术的应用有助于了解肿瘤的范围,与周围组织结构特别是大血管的关系,为临床治疗提供重要的信息。

CT表现　① 肠壁增厚,正常肠壁在完全充盈状态时厚度不应大于2 mm,当超过5 mm时为异常,右半结肠癌多表现为偏心性增厚,而左半结肠癌多呈环形增厚。② 肠腔狭窄、不规则。③ 肠腔内偏心性分叶状肿块。④ 局部和腹膜后淋巴结肿大。⑤ 增强扫描肿块有较明显的强化。

鉴别诊断　① 结肠炎症性病变:如溃疡性结肠炎、Crohn病、结核等,炎性病变多累及范围广泛,肠壁环形增厚,厚度较均匀,无局限性软组织肿块形成,周围脂肪间隙可见渗出改变;结肠癌累及肠段局限,肠壁增厚不规则,可见不规则形、分叶状软组织肿块,伴周围浸润性改变,并常有局部和(或)远处转移灶;另外,结肠炎性病变临床多表现为感染、腹泻等症状,结肠癌多有便血、肠梗阻表现。② 结肠淋巴瘤:病变累及肠段较结肠癌长,并常累及回盲部,单纯发生于升结肠者少见,肠壁增厚相对规则,肠腔狭窄少见,增强扫描轻-中度均匀强化,常合并系膜及腹膜后淋巴结肿大。

例19 溃疡性结肠炎

【病史摘要】 女性,61岁。反复腹泻伴脓血便2年,加重1个月。

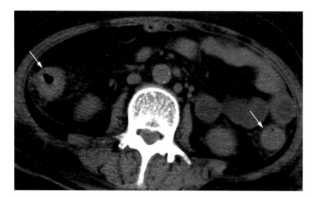
图 6-6-19A

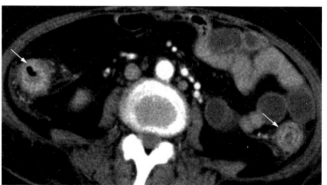
图 6-6-19B

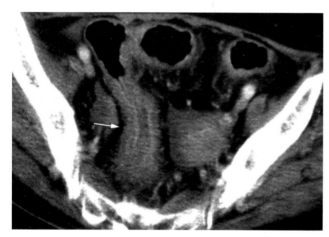
图 6-6-19C

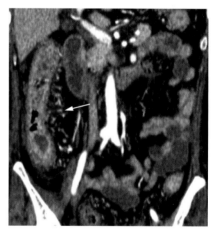
图 6-6-19D

【CT征象】 平扫示升结肠、降结肠壁弥漫性环形增厚,周围脂肪间隙模糊(图6-6-19A,箭头);增强扫描可见升结肠、降结肠及乙状结肠呈分层强化,黏膜层呈明显强化(图6-6-19B、C);冠状位MPR更加清楚显示肠壁增厚、强化,并可见增多、增粗的直血管,呈"梳齿征"(图6-6-19D,箭头)。

【重要征象】 结直肠肠壁连续、对称、均匀、弥漫性增厚。

【CT拟诊】 ① 溃疡性结肠炎。② 克罗恩病。③ 感染性肠炎。④ 肠淋巴瘤。

【病理诊断】 溃疡性结肠炎。

【评 述】 溃疡性结肠炎是一种病因未明的慢性非特异性炎性肠病,其发病率逐年上升。以结肠黏膜弥漫性、连续性炎症改变为特点,病变多限于大肠黏膜与黏膜下层,主要累及直肠和乙状结肠,部分可累及全结肠及回肠末端,呈连续性弥漫性分布,与克罗恩病跳跃式分布不同。临床表现为持续或反复发作的腹泻、黏液脓血便,伴腹痛、里急后重和不同程度的全身症状。腹部外的表现包括骶髂关节炎、虹膜炎、结节性红斑、坏疽性脓皮病。诊断主要依靠临床、内镜、活检病理及影像学检查进行综合分析。多层螺旋CT肠道造影能一站式观察全消化道包括大肠、小肠的肠腔内外情况,在消化道疾病的诊断中发挥越来越重要的作用。

CT 表现 ① 肠壁增厚、分层：肠壁连续、对称、均匀增厚，肠壁的厚度在6~10 mm范围，早中期浆膜面光滑，增强扫描可见分层状强化表现。② 黏膜面的改变：CT 通过调整合适的窗宽、窗位可较清晰地显示出结肠腔内黏膜面锯齿状凹凸不平的改变，而非病变区的黏膜面则是光滑的。③ 肠管形态的改变：病变区的肠管出现肠腔变细、肠管缩短等表现，同时伴有结肠袋、半月皱襞的变浅或消失。④ 肠系膜改变：结肠系膜密度增高、模糊，同时伴有系膜血管束边缘不清，可见散在增大淋巴结。

鉴别诊断 ① 肠淋巴瘤：肠壁增厚可对称或不对称，受累肠管范围较长。受累肠管呈动脉瘤样扩张，无明显狭窄，较少引起肠梗阻；肠系膜和腹膜后淋巴结可出现显著性增大。② 感染性肠炎：一般急性起病，多有不洁饮食或受凉病史，两者影像表现可相似，结合临床病史一般不难鉴别；③ 克罗恩病：好发回肠末端，常表现为偏心性、节段性肠壁增厚，呈现"跳跃征"，肠壁与肠系膜之间的界限消失，增强扫描可见病变肠管肠襻的肠系膜血管增多、扩张、扭曲，肠系膜血管弓呈"梳齿征"。

例20 直肠癌

【病史摘要】 女性29岁。腹泻伴发热20余天。

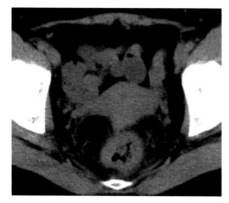

图6-6-20A

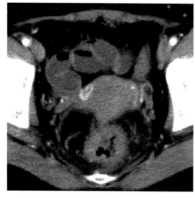

图6-6-20B

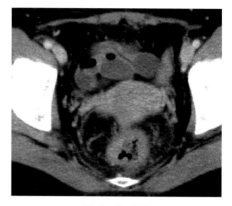

图6-6-20C

【CT征象】 平扫示直肠壁不规则明显增厚,肠腔狭窄,周围脂肪间隙模糊(图6-6-20A);增强扫描横断面及矢状位MPR可见肿块明显强化(图6-6-20B~D)。

【重要征象】 直肠壁不规则增厚,肠腔变窄,增厚的肠壁明显强化。

【CT拟诊】 ① 直肠癌。② 直肠腺瘤。③ 溃疡性结肠炎。④ 直肠淋巴瘤。

【病理诊断】 直肠癌。

【评 述】 直肠癌的发病率在消化道恶性肿瘤中仅次于胃癌和食管癌,90%~95%为腺癌。肿瘤在肠壁内浸润易沿肠周径发展,沿长轴浸润少见。临床表现主要为便血、粪便变细和里

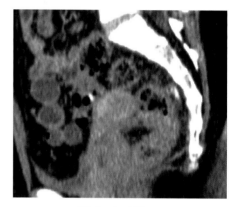

图6-6-20D

急后重感。大便隐血试验、肛门指诊异常有提示意义,直肠乙状结肠镜检查和钡灌肠能明确病变部位、性质。CT检查则对病变的外侵、转移的判断有帮助,是术前分期及判断可否手术切除的主要方法,但对肿瘤分期准确性不如MRI。根据第八版AJCC分期,直肠癌分为,T1期:肿瘤浸润黏膜下层,未累及肌层;T2期:肿瘤浸润肌层;T3期:肿瘤累及直肠周围脂肪;T4期:肿瘤侵犯邻近脏器。N0:无区域淋巴结转移;N1:1~3个区域淋巴结转移;N2:≥4个区域淋巴结转移。M0:无远处转移;M1:有远处转移。

CT表现 ① 肠壁增厚:在肠腔充盈良好的状态下,肠壁厚度超过5 mm提示异常,表现为局限性或环形肠壁增厚,肠腔变窄。② 充盈缺损:当直肠肿物大于2 cm时,在有阳性对比剂充盈的直肠腔内可显示充盈缺损。③ 肿瘤浸润到直肠周围脂肪时,表现为肿块外缘不整,呈毛刺状或索条状,但此征象判断肿瘤T4期假阳性率较高,因为存在炎症时亦有类似表现。④ 肿瘤侵犯周围结构:如侵及坐骨直肠窝、提肛肌,表现为肿瘤延伸至这些结构,并与其分界不清。⑤ 淋巴结转移:前哨淋巴结直径大于5 mm或超过3个成簇更小前哨淋巴结且明显强化。

鉴别诊断 ① 直肠淋巴瘤:肠壁多较均匀增厚,密度均匀,增强扫描轻度均匀强化,可有多发肿大的淋巴结,但一般不侵犯浆膜层,无周围结构侵犯征象,但当淋巴瘤呈局限肿块型时,与直肠癌较难鉴别。② 溃疡性结肠炎:一般病变范围广泛,肠壁多较均匀增厚,周围可有渗出改变,增强扫描呈环形较均匀强化。③ 直肠腺瘤:表现为菜花状、分叶状、结节状肿块,其特点是密度均匀,直肠周围没有外侵征象,也没有淋巴结肿大,增强扫描明显强化。

例 21　直肠淋巴瘤

【病史摘要】　女性,62 岁。解脓血便 9 个月余,伴排便困难 4 个月,无明显发热及消瘦。

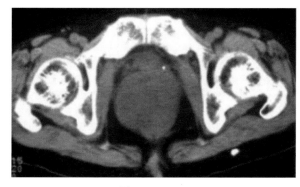
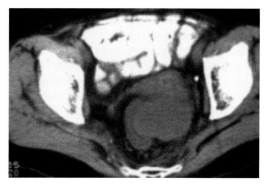

图 6-6-21A　　　　　　　　　　　　　图 6-6-21B

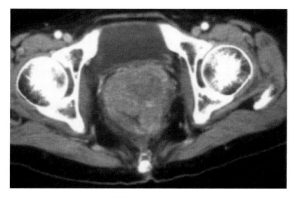
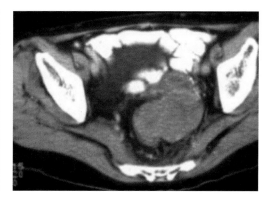

图 6-6-21C　　　　　　　　　　　　　图 6-6-21D

【CT 征象】　平扫示直肠壁软组织密度肿块影,大小为 6 cm×6 cm,边界清晰,其密度均匀,肿块周围脂肪间隙存在(图 6-6-21A、B);增强扫描肿块呈不均匀中度强化(图 6-6-21C、D)。

【重要征象】　直肠软组织肿块,密度均匀,增强扫描中度强化。

【CT 拟诊】　① 直肠癌。② 间质瘤。③ 淋巴瘤。

【病理诊断】　直肠淋巴瘤。

【评　　述】　胃肠道淋巴瘤是结外淋巴瘤最好发的部位,其中以胃最常见,其次是小肠,大肠最少见;原发淋巴瘤占所有结肠肿瘤的 0.05% 和直肠原发肿瘤的 0.1%。在大肠原发淋巴瘤中以盲肠和直肠最常见,两者占 60%,而继发淋巴瘤多为多中心性。结直肠淋巴瘤主要为 NHL,以低分化最常见。大体病理上的表现根据肿瘤起源位置的不同而有所不同,起自黏膜固有层者表现为向腔内突起的肿块,起自黏膜下层者可表现为腔内肿块,也可沿肠壁生长,引起肠壁的弥漫性增厚。肠淋巴瘤常见症状为腹痛、腹部肿块、黑便或血便、大便次数增多等。

CT 表现　① 局部肿块型:表现为肠腔内肿块,可伴有乙状结肠的推压和狭窄。② 弥漫型:最常见的,表现为多发的软组织密度肿块和肠壁的弥漫性增厚。③ 肿块周围的脂肪间隙多清晰。④ 增强扫描肿块较均匀强化。

鉴别诊断　① 直肠间质瘤:多呈圆形或分叶状肿块,外生性生长,肿块较大,大于 5 cm 时密度不均,可有坏死、囊变及出血,增强扫描呈较明显强化,淋巴结转移少见。② 直肠癌:表现为肠壁不规则增厚,可呈偏心性肿块,易引起肠道狭窄,可侵犯周围脂肪间隙,并有淋巴结转移征象。对于单发腔内息肉型淋巴瘤,两者鉴别困难;对于病变范围较大,特别是周围软组织肿块明显,而无明显周围器官的侵犯时应首先考虑淋巴瘤的可能。

例 22 直肠癌术后复发,侵及周围脂肪间隙、前列腺及膀胱

【病史摘要】 男性,46 岁。直肠癌手术后 4 年,肛门部疼痛不适 5 个月。

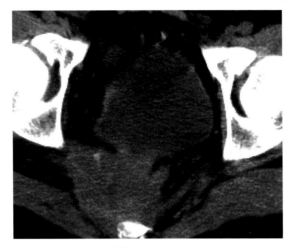
图 6-6-22A

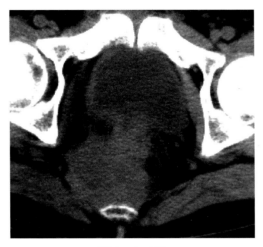
图 6-6-22B

【CT 征象】 平扫示骶前区直肠部位一不规则软组织密度肿块影,与膀胱后壁及前列腺后部分界不清,膀胱壁局部稍增厚,肿块周围脂肪不清(图 6-6-22A~C)。

【重要征象】 骶前软组织密度肿块,与前列腺、膀胱分界不清。

【CT 拟诊】 ① 直肠癌术后复发,侵及周围脂肪间隙、前列腺及膀胱。② 直肠癌术后盆腔感染性病变。③ 骶骨起源肿瘤。

【最终诊断】 直肠癌术后复发,侵及周围脂肪间隙、前列腺及膀胱。

【评 述】 直肠癌术后复发率高达 30%~50%,CT 对直肠癌切除术后局部复发的评价有较高的临床价值,但有时 CT 不能鉴别是肿瘤复发还是术后肉芽组织形成的瘢痕。因此,手术后应尽早进行 CT 基线检查,为复发时作参考用。MRI T2WI 呈低信号对诊断纤维组织有一定价值。

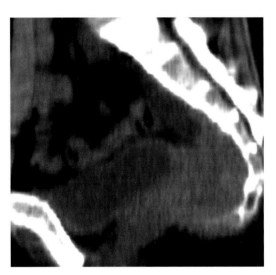
图 6-6-22C

CT 表现 ① 骶尾骨前软组织密度肿块,多呈球形,密度均匀或不均匀,边缘不规则,或表现为肠壁局限性不对称的增厚。② 肿块内气体密度影,见于肿瘤坏死并与肠腔相通时,亦可见于合并感染或肿瘤累及阴道形成直肠-阴道瘘。③ 增强扫描肿块呈不均匀强化。④ 肿瘤复发的可靠征象包括:骶尾骨破坏,邻近器官如膀胱、梨状肌、闭孔内肌及臀肌的浸润,明确的淋巴结肿大,晚发的肾积水亦可考虑为复发的间接征象。⑤ 当肿瘤复发与纤维化不能区分时,要与手术后的基线检查做比较,明显增大时提示复发。

鉴别诊断 ① 骶骨起源肿瘤:骶骨肿瘤也可以突向骶前区,伴有骨质破坏,前缘骨皮质中断,盆腔内器官特别是直肠以受压推移常见,少见受侵表现。② 直肠癌术后盆腔感染性病变:表现为手术部位的软组织密度或厚壁囊性肿块,边缘模糊,多包绕直肠,增强扫描可见直肠轮廓;当脓肿包裹形成炎性肿块时与肿瘤复发难以鉴别,慢性炎性病变常引起邻近骶骨前缘骨质增生、硬化,肿瘤复发则会引起骨质侵犯、破坏,结合基线 CT 检查及临床症状,一般可做出正确诊断。

例23　放射性肠炎,直肠-阴道瘘

【病史摘要】　女性,55岁。宫颈癌术后14年,放疗后,阴道内流黄色肠液5个月。

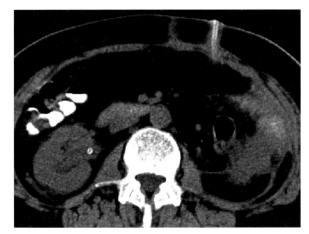

图6-6-23A

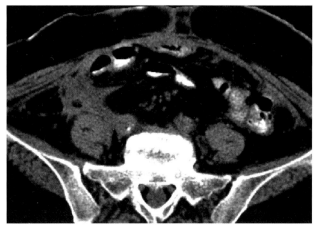

图6-6-23B

【CT征象】　平扫示腹腔部分肠管周围脂肪间隙不清,见片絮状渗出积液影(图6-6-23A、B);直肠部分与阴道分界不清,注入高密度对比剂,可见对比剂经直肠进入阴道内,阴道内可见少许气体影(图6-6-23C)。

【重要征象】　直肠、阴道分界不清,对比剂经直肠进入阴道。

【CT拟诊】　①放射性肠炎、直肠-阴道瘘。②宫颈癌术后复发,周围肠管浸润。③宫颈癌术后,盆腔感染。

【最终诊断】　放射性肠炎,直肠-阴道瘘。

【评　　述】　宫颈癌术后复发率高,为减少复发,提高5年生存率,临床常在手术切除后

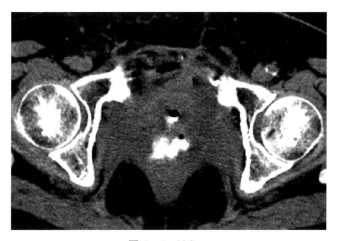

图6-6-23C

辅以放射治疗。但术后放射治疗预防复发的照射量常较大,此剂量可导致放射性肠瘘。若照射剂量不够,亦可复发,再次外照射同样可能引起放射性肠瘘。放射性直肠炎是宫颈癌放疗后常见并发症,慢性放射性肠炎病程长、易迁延不愈,治疗上较困难,是影响宫颈癌患者放疗后生活质量和生存率的重要因素之一。

CT表现　①放疗野内条状、片状或肿块状软组织密度影,与放射性炎症或纤维化有关。②邻近正常组织可发生肿胀。③肠瘘征象:瘘口向腹腔、盆腔时,可产生脓肿,形成游离或包裹积液、积气;与阴道形成瘘时,则含空气的囊性包块与阴道紧密相连,并可在阴道内显示与之相连续的气体影;与膀胱形成瘘,则含气的囊性包块可与膀胱相连,膀胱壁增厚,膀胱内可见气体影。④口服或经肠道注入对比剂,可见对比剂经瘘口进入相近结构内。

鉴别诊断　①宫颈癌术后,盆腔感染:多于术后短期内发生,有感染的全身症状;CT可见盆腔内脓肿形成,较少发生肠瘘。②宫颈癌术后复发:肿瘤复发常可见明确肿块,盆腔淋巴结肿大,邻近骶尾骨可发生骨破坏。但宫颈术后复发与放射性肠炎所致的直肠阴道粘连和瘘的CT征象有较多相似之处,故当缺乏上述典型征象时,亦不能排除肿瘤复发所致的直肠-阴道瘘,且即便确诊为放射性肠炎所致的直肠-阴道瘘亦需随访观察,警惕肿瘤复发。了解放疗的有关病史及放射性肠瘘的临床知识有助于鉴别。

(刘春雨　李　骁　程晓青)

第七节　肾上腺疾病

例1　肾上腺皮质增生

【病史摘要】　女性,73岁。既往高血压病十余年。

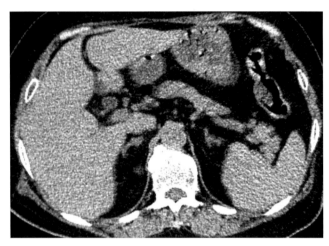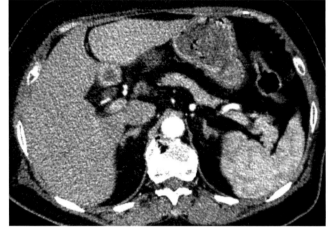

图6-7-1A　　　　　　　　　　　　　　　　　　图6-7-1B

【CT征象】　平扫示双侧肾上腺内、外侧肢明显增粗,超过同平面的膈脚厚度,体部饱满,增强扫描呈均匀轻度强化(图6-7-1A、B)。

【重要征象】　肾上腺增粗,超过同水平膈脚厚度。

【CT拟诊】　① 肾上腺皮质增生。② 皮质腺瘤。③ 转移瘤。④ CT表现正常肾上腺。

【最终诊断】　肾上腺皮质增生。

【评　述】　肾上腺皮质分泌适量的盐皮质激素、糖皮质激素和性激素,来调节人体代谢。肾上腺皮质增生可分为原发性和继发性,继发性多为垂体或下丘脑病变或者异位产生过多肾上腺皮质激素导致。当皮质增生时,根据增生来源皮质细胞的不同,临床上可表现为醛固酮增多症(高血压、低血钾)、皮质醇增多症(库欣综合征)、肾上腺性腺异常(女性男性化,男性为性早熟)等。肾上腺皮质增生可发生于任何年龄,以20~40岁多见,男女比约1:4。

CT表现　　分为弥漫型增生和结节型增生,后者又可分为单结节型和多结节型。① 肾上腺双侧弥漫性增粗或者单侧局限性增粗,其厚度超过同平面膈脚的厚度,密度与正常肾上腺无明显差异。② 结节样增生,边缘呈结节状突起或小结节影,密度与正常肾上腺相似,增强扫描与肾上腺强化一致。③ 皮下及腹膜后脂肪沉积。

鉴别诊断　　① CT表现正常肾上腺:如垂体ACTH腺瘤时,可导致肾上腺皮质增生虽有功能异常,但其厚度和长度未超过正常值,形态未见明显异常,CT表现可显示正常。② 肾上腺转移瘤:双侧或单侧软组织密度结节,体积较小时密度较均匀,边界清晰,增强扫描轻至中度强化或环形强化。③ 肾上腺皮质腺瘤:常单侧发生,体积较小,边界清晰,均匀低密度,增强扫描强化程度低于正常肾上腺,迅速廓清。

例2　肾上腺皮质腺瘤

【病史摘要】　女性,60岁。B超示右侧肾上腺实性占位,促肾上腺皮质激素减低。

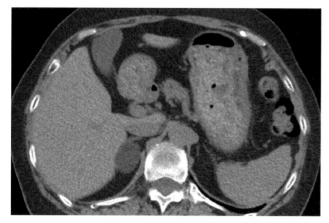

图6-7-2A

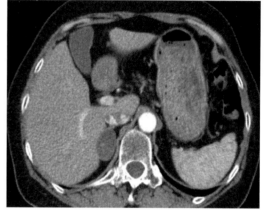

图6-7-2B

【CT征象】　平扫示右侧肾上腺区一卵圆形低密度影,长径约4 cm,CT值约18 HU,密度均匀,边缘光整(图6-7-2A);增强扫描见轻度强化(图6-7-2B、C)。

【重要征象】　肾上腺低密度结节,增强扫描轻度强化。

【CT拟诊】　①肾上腺皮质腺瘤。②皮质腺癌。③节细胞神经瘤。④肾上腺囊肿。

【病理诊断】　肾上腺皮质腺瘤。

【评　述】　肾上腺皮质腺瘤是肾上腺皮质细胞的上皮性肿瘤,包括醛固酮增多症腺瘤、皮质

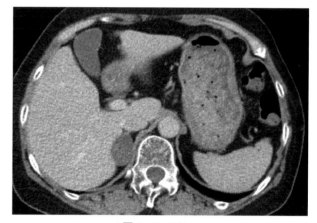

图6-7-2C

醇增多症腺瘤及无功能腺瘤,前两者称为功能性皮质腺瘤,根据其内分泌特点,临床表现不同。醛固酮增多症腺瘤起源于肾上腺皮质球状带,以高血压、高血钠、低血钾为主;而皮质醇增多症腺瘤起源于肾上腺皮质束状带,分泌过多的糖皮质激素,表现为肥胖、满月脸、多毛、高血压等。无功能腺瘤多为偶然发现,没有肾上腺疾病的临床表现。大体病理上肾上腺皮质腺瘤边界清晰,罕见出血坏死,组织学上肿瘤由不同比例的伴丰富胞浆内脂滴的亮细胞和含脂质稀少嗜酸性胞质的暗细胞构成,故MRI化学位移反相位成像上信号较同相位成像减低为其诊断提供重要依据。

CT表现　①肾上腺圆形、境界清楚的结节或肿块,一般为2~5 cm。②由于大部分腺瘤细胞质内充满类脂颗粒或空泡,CT值密度略低,醛固酮腺瘤CT值在10 HU以下,甚至为负值,而皮质醇腺瘤CT值为20~48 HU。③增强扫描肿瘤早期呈轻、中度强化,迅速廓清。④肿瘤同侧肾上腺可见,对侧肾上腺可萎缩。⑤间接征象,临床典型的Cushing综合征,可见皮下及腹膜后脂肪沉积。

鉴别诊断　①肾上腺囊肿:呈类圆形,均匀水样密度,边界清晰,囊壁薄,增强扫描无强化或仅囊壁轻度强化。②肾上腺节细胞神经瘤:类圆形或不规则形,均匀低密度,少数可见点、条状钙化,呈嵌入式生长,增强扫描呈轻度渐进性强化。③肾上腺皮质腺癌:体积较大,多呈分叶状,形态不规则,密度不均,中心见坏死低密度区,可见钙化,增强扫描明显不均匀强化,可侵犯周围结构。

例3　无功能性肾上腺腺瘤

【病史摘要】　女性,53岁。体检超声发现胰尾后方中等回声结节,无明显内分泌症状。

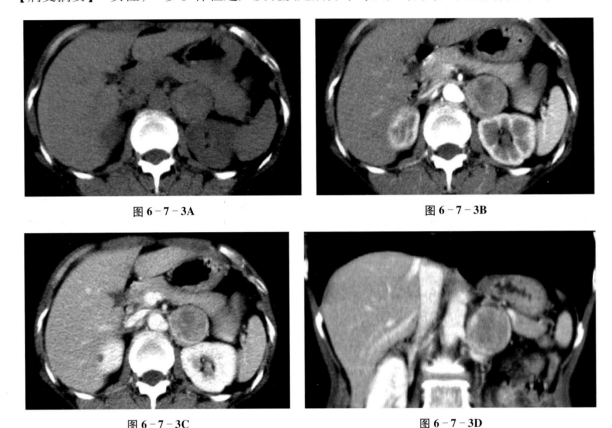

图6-7-3A　　　　　　　　　　　　图6-7-3B

图6-7-3C　　　　　　　　　　　　图6-7-3D

【CT征象】　平扫示左侧肾上腺区一椭圆形软组织密度肿块,边界清楚,大小为3.6 cm×3.8 cm(图6-7-3A);增强扫描不均匀中度强化(图6-7-3B、C),冠状位MPR显示肿瘤全貌(图6-7-3D)。

【重要征象】　肾上腺软组织密度肿块,增强扫描不均匀中度强化。

【CT拟诊】　①无功能性肾上腺腺瘤。②肾上腺皮质腺癌。③肾上腺转移瘤。④肾上腺节细胞神经瘤。

【病理诊断】　无功能性肾上腺腺瘤。

【评　　述】　不产生肾上腺皮质激素的肾上腺皮质肿瘤被称为无功能性肾上腺肿瘤。无功能腺瘤占腺瘤的90%,通常无症状,多为偶然发现。无功能性腺瘤常单发,仅10%为双侧或多发。肿瘤的大小一般在2~5 cm,大于5 cm时应考虑手术切除。肿瘤的密度因其组织成分的不同而各异,呈软组织或低密度,CT值10~40 HU,增强扫描CT值可增加20~30 HU,廓清较快。腺瘤可钙化,但钙化更常见于皮质腺癌。如与其他部位的恶性肿瘤并发时需与转移瘤相鉴别。

CT表现　①单侧或双侧肾上腺圆形、卵圆形肿块,境界清楚。②肿瘤直径2~5 cm,密度尚均匀,可见钙化。③增强扫描轻中度强化,动态增强检查可表现快速强化和迅速廓清。④肿瘤随访6个月一般无明显变化。

鉴别诊断　①肾上腺节细胞神经瘤:呈类圆形或不规则形,均匀低密度,少数可见点、条状钙化,呈嵌入式生长,增强扫描轻度渐进性强化。②肾上腺转移瘤:原发肿瘤病史,双侧或单侧软组织密度肿块,较大者密度不均匀,中心见囊变坏死,增强扫描轻至中度强化或环形强化。③肾上腺皮质腺癌:体积较大,多呈分叶状,形态不规则,密度不均,中心见坏死低密度区,可见钙化,增强扫描明显不均匀强化,可侵犯周围结构。

例4　嗜铬细胞瘤

【病史摘要】　女性,37岁。下肢浮肿、尿检异常伴血肌酐及血压升高2个月。

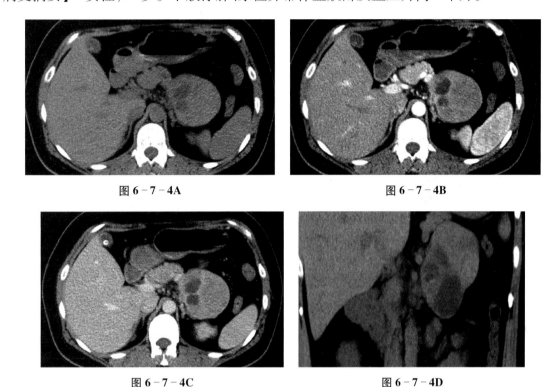

图6-7-4A　　　　　　　　　　　　图6-7-4B

图6-7-4C　　　　　　　　　　　　图6-7-4D

【CT征象】　平扫示左侧肾上腺区一类圆形软组织密度肿块,大小6.4 cm×7.5 cm,边缘清楚,密度不均匀,中心可见囊变坏死区（图6-7-4A）;增强扫描明显不均匀强化,中心坏死区无强化（图6-7-4B、C）;冠状位MPR可见肿瘤全貌（图6-7-4D）。

【重要征象】　肾上腺明显强化软组织密度肿块,中心囊变坏死。

【CT拟诊】　①肾上腺嗜铬细胞瘤。②皮质腺癌。③转移瘤。④节细胞神经瘤。

【病理诊断】　肾上腺嗜铬细胞瘤。

【评　　述】　嗜铬细胞瘤是肾上腺髓质最常见的肿瘤,它起源于神经外胚层周围组织,能分泌儿茶酚胺。"10%法则"被用来描述嗜铬细胞瘤:约10%的肿瘤双侧发生,10%为恶性,10%发生在儿童,10%的患者有家族史,10%无功能,10%多发及10%发生在肾上腺以外,位于肾上腺以外者称为副神经节瘤。该肿瘤90%为良性,血管丰富,间质有少量出血,因细胞能被铬盐染色而得名。多见于青壮年,瘤细胞分泌肾上腺素及去甲肾上腺素,临床表现为阵发性或持续性高血压及代谢紊乱,血、尿中儿茶酚胺升高。

CT表现　①肾上腺圆形、椭圆形或分叶状肿块,肿块的大小一般为2~5 cm,少数可达10 cm以上,良性者肿块形态规则,常不侵犯邻近结构。②较大的肿瘤密度不均匀,可有出血、囊变坏死区,少数肿瘤可有钙化。③增强扫描肿块包膜及实质部分明显强化。

当出现以下征象提示恶性嗜铬细胞瘤的可能:①肿瘤切除后复发。②肿瘤直径大于5 cm,形态不规则,密度不均匀,有囊变坏死。③异位或多发嗜铬细胞瘤。④呈浸润性生长者,边界不清。对有典型临床症状而肾上腺形态正常的病例,应扩大扫描范围,寻找肾上腺以外的肿瘤。

鉴别诊断　①肾上腺节细胞神经瘤:呈类圆形或不规则形,均匀低密度,少数可见点、条状钙化,呈嵌入式生长,增强扫描渐进性轻度强化。②肾上腺转移瘤:双侧或单侧软组织密度肿块,较大者密度不均匀,中心见囊变坏死,增强扫描轻至中度强化或环形强化。③肾上腺皮质腺癌:体积较大,多呈分叶状,形态不规则,密度不均,中心见坏死低密度区,可见钙化,增强扫描明显不均匀强化,可侵犯周围结构。

例 5　双侧嗜铬细胞瘤(家族性)

【病史摘要】　男性,17 岁。血压升高 1 个月,体检发现双侧肾上腺占位,其父有双侧肾上腺肿瘤史。

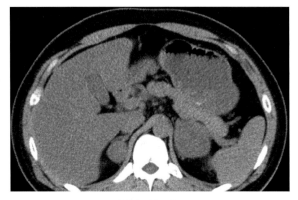

图 6-7-5A

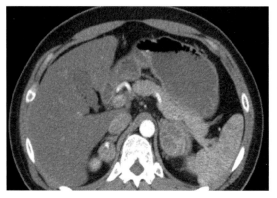

图 6-7-5B

【CT 征象】　平扫示双侧肾上腺区类圆形软组织密度肿块,左侧肿块直径约 6.4 cm,右侧肿块直径约 3.3 cm,边缘清楚,密度不均(图 6-7-5A);增强扫描呈明显强化,中心区无强化(图 6-7-5B、C)。

【重要征象】　双侧肾上腺明显强化肿块,中心囊变坏死。

【CT 拟诊】　① 肾上腺嗜铬细胞瘤。② 转移瘤。③ 皮质腺瘤。④ 淋巴瘤。

[病理诊断]　双侧肾上腺嗜铬细胞瘤。

【评　　述】　嗜铬细胞瘤的病因与胚胎期神经嵴细胞的发育生长有关,神经嵴细胞系各种内分泌腺的始基,由于基因发育缺陷,形成了与内分泌腺肿瘤有密切联系的

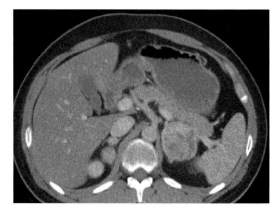

图 6-7-5C

特殊类型的嗜铬细胞瘤。① 多发性内分泌腺瘤(MEN):其嗜铬细胞瘤常为双侧多发,与甲状腺髓样癌和甲亢并发者称为 MEN-2A;与甲状腺髓样癌和皮肤黏膜改变并存者的称为 MEN-2B;伴有中枢神经系统血管母细胞瘤或视网膜血管瘤的称为 von-Hippel-Lindau 综合征。② 家族性嗜铬细胞瘤:系常染色体显性遗传,各型 MEN 并不属于此病。家族性嗜铬细胞瘤多为双侧和有两个以上内分泌腺受累。其特点包括:好发于儿童,发病年龄早,双侧约占 50%,尸检双侧发生率可达 75%,恶性率较低。本例患者父亲有双侧嗜铬细胞瘤病史,属于此种类型。③ 多内分泌功能性嗜铬细胞瘤:它能分泌两种以上内分泌激素,是近年来发现的。因此,当发现双侧肿瘤时,应排除其他内分泌腺肿瘤,尤其应观察中枢神经系统、甲状腺及皮肤、黏膜有无异常。

CT 表现　① 双侧肾上腺肿块,大小不一,大者可超过 10 cm。② 较小者密度均匀,较大者密度不均匀,周边为软组织密度,中心为囊变坏死的低密度。③ 增强扫描肿块实质部分明显强化,囊变坏死区无强化。

鉴别诊断　① 肾上腺淋巴瘤:多为双侧,呈类圆形或不规则形,软组织密度肿块,密度均匀,增强轻至中度均匀强化。② 肾上腺皮质腺瘤:偶为多发,体积较小,边界清晰,均匀低密度,增强扫描轻度强化,迅速廓清。③ 肾上腺转移瘤:中老年多见,有原发恶性肿瘤病史,常为双侧发生,软组织密度肿块,较大者密度不均匀,中心常见囊变坏死,增强扫描轻至中度强化或环形强化。

例6　肾上腺髓样脂肪瘤

【病史摘要】　男性,53岁。左侧腰部持续性疼痛半年。

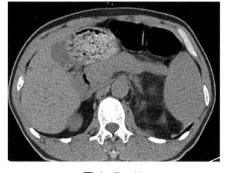
图6-7-6A

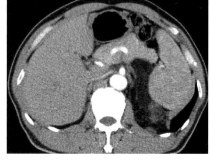
图6-7-6B

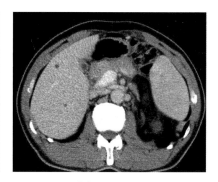
图6-7-6C

【CT征象】　平扫示左肾上腺区一不规则混杂密度肿块,含脂肪及软组织密度,大小约3.0 cm×7.5 cm,(图6-7-6A);增强扫描软组织成分轻度强化,病灶与左侧肾上腺及周围脂肪分界不清(图6-7-6B、C);冠状位MPR示病变与左侧肾上腺相连,并推压邻近组织(图6-7-6D)。

【重要征象】　左肾上腺含脂肪及软组织混杂密度肿块,实性成分强化。

【CT拟诊】　① 肾上腺髓样脂肪瘤。② 肾上极血管平滑肌脂肪瘤。③ 腹膜后脂肪肉瘤。④ 腹膜后囊性畸胎瘤。

【病理诊断】　肾上腺髓样脂肪瘤。

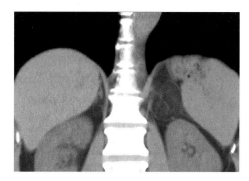
图6-7-6D

【评　　述】　肾上腺髓样脂肪瘤是一种少见的间叶组织来源的良性肿瘤。尸检发现率为0.08%~0.2%。肿瘤内主要含有成熟脂肪成分和骨髓造血组织,约20%可发生钙化,其边缘光滑,包膜完整,大多数起源于肾上腺皮质或髓质,但无激素活性。好发年龄为30~50岁,典型肿瘤小于5 cm,大者也可达10 cm以上;患者常无临床症状,行B超和CT检查时偶然被发现。当肿瘤出血或肿块较大时引起周围组织受压,有时患者可表现为上腹部疼痛,极少数可发生自发性出血而导致出血性休克。

CT表现　① 单侧肾上腺区混杂密度肿块,大小不等,直径一般为3~10 cm,边界清晰。② 特征性表现为瘤内含不等量的脂肪成分,CT值为-50~-80HU,并见不规则软组织密度影呈结节、团块状及条索状分隔。③ 肿块出血区域可以机化,偶有环状或斑点状钙化,并与脂肪成分有明显分界。④ 增强扫描脂肪成分无强化,软组织成分轻度或渐进性强化。⑤ 同侧肾上腺消失、肾受压,肿块与肾上极有分界。

鉴别诊断　① 腹膜后囊性畸胎瘤:密度不均匀的肿块,边界清晰,可见液性密度、脂肪密度、骨化组织或钙化。② 腹膜后脂肪肉瘤:巨大肿块,肾上腺移位,密度不均,含脂肪密度、软组织密度、黏液样低密度,增强扫描软组织成分强化。③ 肾上极血管平滑肌脂肪瘤:位于肾实质,混杂密度肿块,内见脂肪密度,增强扫描软组织密度区强化。

例 7　肾上腺节细胞神经瘤

【病史摘要】　女性,40 岁。高血压病史 3 年。

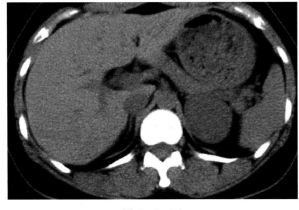

图 6 - 7 - 7A

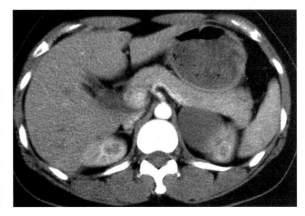

图 6 - 7 - 7B

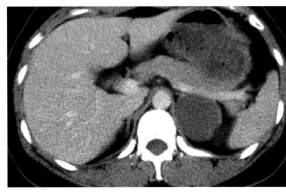

图 6 - 7 - 7C

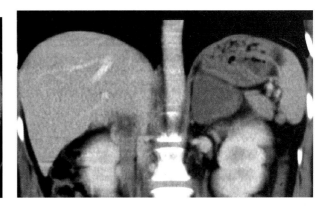

图 6 - 7 - 7D

【CT 征象】　平扫示左肾上腺区一类圆形低密度肿块,大小约 4 cm×3.2 cm,CT 值约 33 HU,密度均匀,无明显钙化灶,边缘清楚(图 6 - 7 - 7A);增强扫描肿块边缘轻度强化(图 6 - 7 - 7B、C);冠状面 MPR 示病灶呈水滴形(图 6 - 7 - 7D)。

【重要征象】　肾上腺低密度肿块,密度均匀,强化不明显,嵌入式生长。

【CT 拟诊】　① 肾上腺腺瘤。② 节细胞神经瘤。③ 嗜铬细胞瘤。④ 肾上腺囊肿。

【病理诊断】　肾上腺节细胞神经瘤。

【评　　述】　节细胞神经瘤是一种罕见的良性肿瘤,起源于成熟的交感神经细胞,可发生于任何年龄,以成人为多,其中又以女性多见,占周围神经组织肿瘤的 2%~3%。发生于肾上腺髓质少见,大部分起源于后纵隔和腹膜后间隙,即胸腹部交感神经节上,肿块常沿脊柱两旁生长,并可伸入椎管内。主要症状为腹部肿块、腹胀、慢性腹泻、体重减轻,常伴有高血压。一般认为节细胞神经瘤是非功能性肿瘤,但偶尔亦会分泌儿茶酚胺。病理诊断主要依靠肿瘤内神经节细胞的存在。

CT 表现　① 呈卵圆形、水滴形或分叶状,边界光滑,有包膜,生长方式为沿周围组织间隙延伸,发生于脊柱两旁的肿块可沿椎间孔生长。② 等密度或低密度,CT 值为 10~40 HU,较均匀。③ 病灶内可出现钙化。④ 增强扫描病变强化多不明显或轻度渐进性强化。

鉴别诊断　① 肾上腺囊肿:呈类圆形,均匀水样密度,边界清晰,囊壁薄,增强扫描无强化或仅囊壁轻度强化。② 肾上腺嗜铬细胞瘤:呈类圆形或分叶状,密度不均匀,边界清晰,可见囊变坏死区,增强扫描实性成分明显强化。③ 肾上腺皮质腺瘤:呈类圆形,体积较小,边界清晰,均匀低密度,强化程度低于正常肾上腺,迅速廓清。

例8　肾上腺支气管源性囊肿

【病史摘要】　男性,40岁。持续性左上腹疼痛半年,无发热,曾血尿1次。

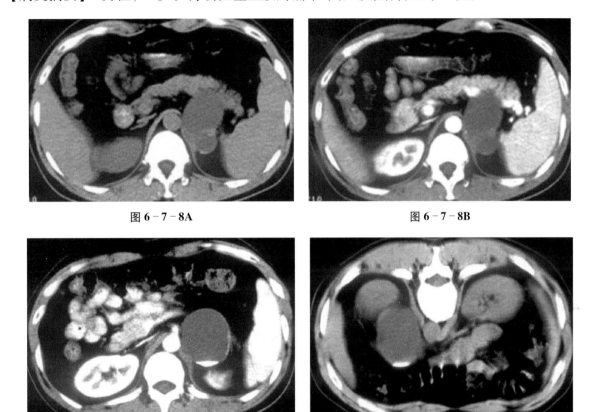

图6-7-8A　　　　　　　　　　　图6-7-8B

图6-7-8C　　　　　　　　　　　图6-7-8D

【CT征象】　平扫示左侧肾上腺区一椭圆形囊性病灶,内侧与膈脚紧密相连,囊壁薄,内可见粗分隔,大小约5.0 cm×6.0 cm,肿块为水样密度(图6-7-8A);增强扫描囊壁及其分隔呈轻度强化(图6-7-8B);内后缘可见细弧状高密度影(图6-7-8C),俯卧位见其随体位改变移至囊肿的前缘(图6-7-8D)。

【重要征象】　肾上腺囊性肿块,内有"钙乳",囊壁及分隔轻度强化。

【CT拟诊】　① 肾上腺囊肿。② 腹膜后囊性畸胎瘤。③ 节细胞神经瘤。④ 腹膜后囊性淋巴管瘤。

【病理诊断】　肾上腺支气管源性囊肿。

【评　　述】　支气管源性囊肿是一种罕见的先天性疾病,在胚胎发育的3~6周,由原始前肠发育异常所致。位于肾上腺的支气管源性囊肿极为少见,囊壁有支气管的纤毛柱状细胞,属错构性囊肿。可发生于任何年龄,以30~50岁多见,女性多于男性,男女比约为3∶1。双侧占15%,85%为单侧性,15%有钙化。此例在手术中切破囊壁后流出乳白色的液体,其中有钙盐沉积,可解释CT所见的沉于囊肿底部的线弧状高密度影。

CT表现　① 肾上腺区囊性肿块,壁薄、边界清楚。② 囊内为水密度,一般较均匀,但有时也可因其中所含的成分而有不同的密度及分隔。③ 少数囊壁可见线状钙化。④ 增强扫描囊壁及分隔可轻度强化。

鉴别诊断　① 腹膜后囊性淋巴管瘤:单房或多房囊性病灶,类圆形、不规则分叶状或沿纵轴走行长袋状,边界清楚,密度均匀,囊壁菲薄,增强扫描囊壁及分隔可强化。② 肾上腺节细胞神经瘤:呈类圆形或不规则形,均匀低密度,少数可见点、条状钙化,呈嵌入式生长,增强扫描呈轻度渐进性强化。③ 腹膜后囊性畸胎瘤:密度不均匀的肿块,边界清晰,可见液性密度、脂肪密度、骨化组织或钙化。

例9　肾上腺假性囊肿

【病史摘要】　女性,19岁。体检发现左侧腹膜后占位性病变半月,无血尿、腰痛等不适。

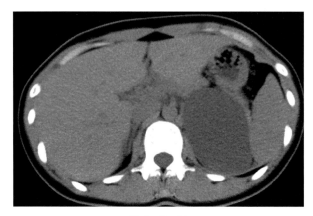

图 6-7-9A

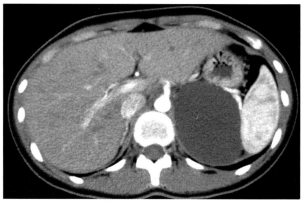

图 6-7-9B

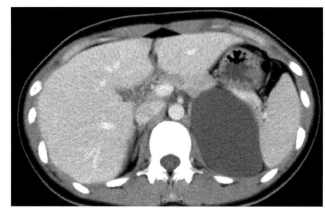

图 6-7-9C

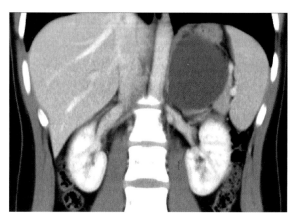

图 6-7-9D

【CT征象】　平扫示左侧肾上腺区一类卵圆形低密度灶,大小约 6.4 cm×6.8 cm,边缘清楚,肿块中心 CT 值 11 HU,其内密度均匀(图 6-7-9A);增强扫描未见明显强化(图 6-7-9B、C);冠状位 MPR 示胰腺明显受压(图 6-7-9D)。

【重要征象】　肾上腺区水样密度灶,囊壁薄,无强化。

【CT拟诊】　①腹膜后囊性畸胎瘤。②肾上腺假性囊肿。③肾上腺囊性淋巴管瘤。④肾上腺皮质腺瘤。

【病理诊断】　肾上腺假性囊肿。

【评　述】　假性囊肿多系肾上腺出血后形成,可继发于创伤、肿瘤应激反应、外科手术所致出血,也可为尿酸盐沉积性假性囊肿,约占所有囊肿的39%,其特点为囊壁由纤维组织构成,缺乏内皮或表皮细胞;囊壁较厚,但无淋巴管或血管异常,该囊肿易与邻近结构形成紧密粘连。影像上首先要确定病变是否来源于肾上腺,其次才是诊断。患者无明显内分泌异常体征。

CT表现　①边缘锐利的类圆形囊性肿块,可为水样密度或高于水密度。②囊壁常有弧形或"蛋壳样"钙化。③较大的肿块可明显推压邻近器官。④增强扫描肿块无明显强化。

鉴别诊断　①肾上腺皮质腺瘤:体积较小,边界清晰,均匀低密度,强化程度低于正常肾上腺,迅速廓清。②肾上腺囊性淋巴管瘤:类圆形、不规则分叶状或沿纵轴走行长袋状,边界清楚,密度均匀,囊壁菲薄,增强扫描内部不强化,囊壁及分隔可强化。③腹膜后囊性畸胎瘤:密度不均匀的肿块,边界清晰,可见液性密度、脂肪密度、骨化组织或钙化。

例 10 肾上腺皮质腺癌

【病史摘要】 男性,26 岁。体检发现后腹膜占位 1 周余。

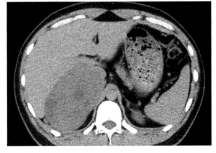

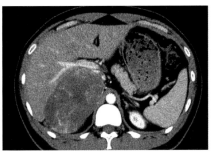

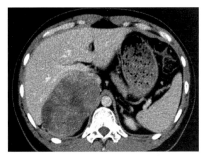

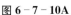

图 6-7-10A   图 6-7-10B   图 6-7-10C

【CT 征象】 平扫示右侧肾上腺区一大小约 11.1 cm×9.3 cm 的软组织密度肿块,密度不均,与肝后缘、下腔静脉分界欠清(图 6-7-10A);增强扫描肿块不均匀、中度强化,内见不规则坏死区(图 6-7-10B、C);CTA 冠状面 MIP 示肿瘤由右侧膈动脉供血(图 6-7-10D)。

【重要征象】 肾上腺区较大不规则肿块,密度不均,与邻近组织分界不清,不均匀强化。

【CT 拟诊】 ① 肾上腺皮质腺癌。② 肾上腺无功能嗜铬细胞瘤。③ 肾上腺转移瘤。④ 腹膜后平滑肌肉瘤。

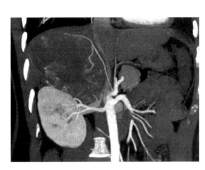

图 6-7-10D

【病理诊断】 肾上腺皮质腺癌。

【评 述】 原发性肾上腺皮质腺癌是一种少见的恶性肿瘤,根据患者有无内分泌体征分为功能性和无功能性。前者少见,好发于女性;后者以男性和老年人多见。在功能性肿瘤中,临床可表现为 Cushing 综合征、女性男性化、性早熟、闭经、多毛等。无功能性肿瘤患者症状出现晚,常以腰部不适、腹部肿块或其他原因行 B 超或 CT 检查而意外发现。皮质腺癌呈侵袭性生长,预后不佳,5 年生存率仅为 35%,常伴有出血及坏死,早期通过淋巴道转移至局部及腹膜后淋巴结,血行转移至肺、骨、肝等部位。

CT 表现 ① 肾上腺区体积较大实性肿块,呈圆形、椭圆形或轻度分叶状,当肿块较大时,正常肾上腺显示欠佳,无法区分肿块是来源于肾上腺还是原发于腹膜后。② 肿块中心因液化坏死而呈低密度,并有无定形钙化,通常坏死和钙化可作为皮质肿瘤的恶性征象。③ 肿瘤常有包膜,边界较清晰。④ 增强扫描实质部分中度到明显强化,瘤体内可见血管影。⑤ 邻近器官受压、移位,可见肾静脉或下腔静脉癌栓。⑥ 肾上腺巨大肿块侵犯肝时,有时与肝癌侵及肾上腺不易区分。

鉴别诊断 ① 腹膜后平滑肌肉瘤:不规则软组织密度肿块,密度不均,中心多有广泛和不规则的坏死或囊变,通常不出现钙化,增强扫描实性部分呈花环状强化,强化较肾上腺皮质腺癌更明显。② 肾上腺转移瘤:常双侧发生,单发巨大的转移瘤少见,较大者密度不均匀,中心常见囊变坏死,增强扫描轻至中度强化或环形强化。③ 肾上腺无功能嗜铬细胞瘤:呈类圆形或分叶状,密度不均匀,边界清晰,可见出血、囊变坏死区,增强扫描实性成分明显强化。

例11　肾上腺淋巴瘤

【病史摘要】　女性,48岁。左侧腰痛1个月余。

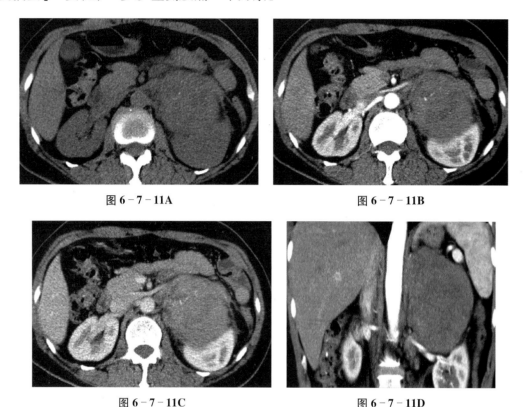

图6-7-11A　　　　　　　　　　　图6-7-11B

图6-7-11C　　　　　　　　　　　图6-7-11D

【CT征象】　平扫示左侧肾上腺区一巨大椭圆形软组织密度肿块,大小约10 cm×10 cm,与左肾分界不清并与肾静脉粘连,内可见散在小点状钙化灶(图6-7-11A);增强扫描肿块轻度强化(图6-7-11B、C);冠状位MPR示腹膜后多发肿大的淋巴结(图6-7-11D)。

【重要征象】　肾上腺巨大软组织密度肿块,与邻近脏器分界不清,密度均匀,轻度强化。

【CT拟诊】　① 肾上腺皮质腺癌。② 肾上腺转移瘤。③ 肾上腺嗜铬细胞瘤。④ 肾上腺淋巴瘤。

【病理诊断】　肾上腺淋巴瘤。

【评　　述】　淋巴瘤是淋巴网状系统的系统性恶性增殖性疾病。分为霍奇金淋巴瘤(HL)和非霍奇金淋巴瘤(NHL)两种,在我国NHL发病率较高。肾上腺本身并无淋巴组织,肾上腺淋巴瘤多为继发性,原发性少见。在尸检中肾上腺受累率约25%。多见于老年男性,其临床表现主要为腹痛、腹部包块,亦可有发热、浅表淋巴结肿大等,偶有肾上腺功能低下。肾上腺淋巴瘤的CT检出率约4%。肾上腺淋巴瘤体积差异较大,发现时往往较大,这与多数肾上腺淋巴瘤临床症状不明显、发病隐匿、肿瘤生长时间长有关。

CT表现　① 单侧或双侧肾上腺区的肿块,体积较大,形态多样,有时仅为弥漫性肿大。② 软组织密度,平扫密度均匀,坏死囊变少见。③ 增强扫描呈乏血供改变,动脉期轻度强化,门静脉期呈轻或中度强化。④ 可有邻近器官或组织侵犯征象及腹膜后淋巴结肿大。

鉴别诊断　① 肾上腺嗜铬细胞瘤:呈类圆形或分叶状,密度不均匀,边界清晰,可见囊变坏死区,增强扫描实性成分明显强化。② 肾上腺转移瘤:常双侧发生,单发巨大的转移瘤少见,较大者密度不均匀,中心常见囊变坏死,增强扫描轻中度强化或环形强化。③ 肾上腺皮质腺癌:体积较大,多呈分叶状,形态不规则,密度不均,中心见坏死低密度区,可见钙化,增强扫描明显强化,可侵犯周围结构。

例 12 肾上腺转移瘤

【病史摘要】 男性,67 岁。右肺小细胞癌,伴双侧肺门及纵隔淋巴结转移。

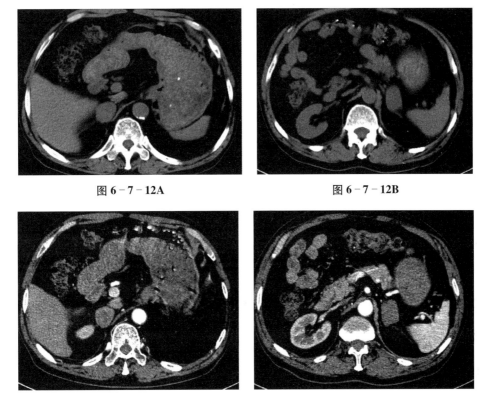

图 6 - 7 - 12A   图 6 - 7 - 12B

图 6 - 7 - 12C   图 6 - 7 - 12D

【CT 征象】 平扫示双侧肾上腺见类圆形软组织结节,密度不均匀,左侧大小 2.3 cm×3.9 cm,右侧大小 2.6 cm×3.2 cm(图 6 - 7 - 12A、B);增强扫描边缘呈不均匀强化(图 6 - 7 - 12C、D)。

【重要征象】 双侧肾上腺结节,不均匀强化。

【CT 拟诊】 ① 双侧肾上腺转移瘤。② 肾上腺嗜铬细胞瘤。③ 肾上腺皮质腺瘤。④ 肾上腺结核。

【病理诊断】 双侧肾上腺转移瘤。

【评 述】 肾上腺转移瘤较常见。据统计,在肿瘤血行转移中,居于肺、肝、骨骼后为第四位。肿瘤来源按发生率,首先为支气管肺癌,其次为乳腺癌、肾癌、胰腺癌、肝癌等,肝、肾肿瘤亦可直接侵犯肾上腺。患者多无内分泌症状,少数因腺体破坏超过 50% 而导致肾上腺功能低下。肾上腺转移瘤50%以上为双侧。

CT 表现 ① 双侧或单侧软组织肿块,类圆形、卵圆形或形态不规则,大小不等。② 较小的肿瘤境界清楚,密度均匀;大的肿瘤密度不均匀,可见囊变、坏死,钙化少见。③ 增强扫描强化方式根据原发肿瘤而不同。

鉴别诊断 ① 肾上腺结核:单侧或双侧肾上腺形态不规则增大或软组织结节,密度不均匀,中心可见低密度坏死、砂砾状或不规则钙化,增强扫描边缘强化。② 肾上腺皮质腺瘤:偶为多发,体积较小,边界清晰,均匀低密度,轻度强化,迅速廓清。③ 肾上腺嗜铬细胞瘤:多为单侧,双侧者常合并多发内分泌腺瘤,呈类圆形或分叶状,密度不均匀,边界清晰,可见出血、囊变坏死区,增强扫描实性成分明显强化。

例 13   肾上腺结核

【病史摘要】   男性,46岁。发现双侧肾上腺占位1周,无明显诱因出现腹痛伴有腹泻,无血便、恶心、呕吐等。

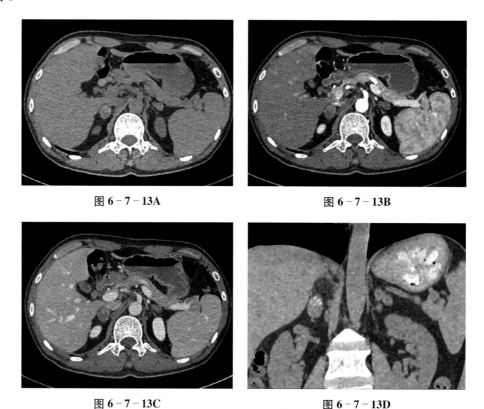

图 6-7-13A   图 6-7-13B

图 6-7-13C   图 6-7-13D

【CT征象】   平扫示双肾上腺区不规则软组织密度结节,左侧大小1.9 cm×1.0 cm,右侧大小2.2 cm×1.6 cm,边界清晰,病变中心CT值约为27 HU,其内和边缘可见点状钙化影(图6-7-13A);增强扫描边缘轻度强化,中心不强化(图6-7-13B~D)。

【重要征象】   双侧肾上腺不规则结节,中心坏死,砂砾状钙化。

【CT拟诊】   ①双侧肾上腺结核。②肾上腺转移瘤。③畸胎瘤。④肾上腺嗜铬细胞瘤。

【病理诊断】   肾上腺结核(干酪样坏死期)。

【评   述】   肾上腺结核是慢性肾上腺皮质功能减退的主要原因之一,双侧发病者占80%。临床上有衰弱无力、色素沉着、胃肠道及神经系统的各种症状,且多继发于其他脏器的结核,常与肾、腹膜及附睾结核并存。双侧肾上腺常先后受累,早期肾上腺腺体肿大,呈结节状增生,其边缘不规则,因中心常有干酪样坏死而表现为中心密度不均匀的肿块,内常伴有小钙化灶。晚期表现为肾上腺萎缩,并有多灶钙化斑,甚至整个肾上腺均钙化。当腺体破坏超过50%时,临床上有肾上腺功能减退的症状。

CT表现   ①单侧或双侧肾上腺增大,外形不规则。②如病变中心有干酪样坏死,则呈不规则低密度区,壁较厚,病变内可见砂砾状钙化。③增强扫描肿块边缘强化。④晚期肾上腺缩小、弥漫性钙化并与周围组织粘连。

鉴别诊断   ①肾上腺嗜铬细胞瘤:多为单侧,双侧者常合并多发内分泌腺瘤,呈类圆形或分叶状,密度不均匀,边界清晰,可见出血、囊变坏死区,增强扫描实性成分明显强化。②肾上腺畸胎瘤:密度不均匀的肿块,边界清晰,可见脂肪密度、骨化组织或钙化。③肾上腺转移瘤:双侧或单侧软组织密度结节,体积较小者密度较均匀,较大者囊变、坏死,密度不均,增强扫描轻中度强化或环形强化。

例14　肾上腺血肿

【病史摘要】　男性,25岁。车祸腹部外伤腹痛1天,伴恶心、呕吐,胸闷不适。

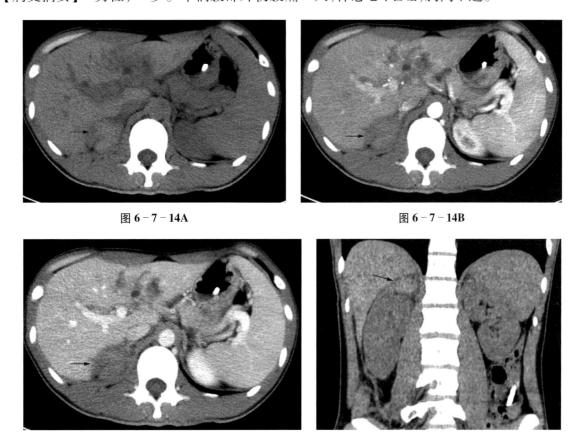

图6-7-14A

图6-7-14B

图6-7-14C

图6-7-14D

【CT征象】　平扫示右侧肾上腺区一大小4.3 cm×3.1 cm团状高密度影(箭头),CT值为68 HU,正常肾上腺未见显示(图6-7-14A);增强扫描无强化(图6-7-14B、C);冠状面MPR示病灶与右肾分界清楚(图6-7-14D)。

【重要征象】　肾上腺区团块状高密度影,增强扫描无强化。

【CT拟诊】　① 肾上腺血肿。② 皮质腺瘤。③ 支气管源性囊肿。

【最终诊断】　肾上腺血肿。

【评　　述】　外伤性肾上腺血肿较少见,文献报道在外伤患者中肾上腺血肿的发病率在2%~3%之间,早期不易发现,极易造成漏诊。肝和右肾损伤常合并右侧肾上腺出血,胰腺和脾损伤易导致左侧肾上腺损伤。右侧肾上腺出血多于左侧,因其肾上腺中央静脉汇入下腔静脉,且长度仅约0.5 mm,易受损伤。肾上腺血肿可导致肾上腺功能不全,如不及时处理可导致严重后果,可出现肾上腺危象,故外伤后及时、准确地诊断非常重要。

CT表现　① 多为椭圆形肿块,常单侧发生,右侧好发。② 急性期呈高密度影,增强扫描无强化。③ 病变周围脂肪密度增高,邻近膈脚与筋膜增厚,合并肝、脾损伤等。④ 慢性期为低密度,增强扫描边缘强化,可见钙化,形似肿瘤。

鉴别诊断　① 肾上腺支气管源性囊肿:均匀水样密度,边界清晰,壁薄可有钙化,增强扫描囊壁及分隔轻度强化。② 肾上腺皮质腺瘤:体积较小,边界清晰,均匀低密度,强化程度低于正常肾上腺,迅速廓清。

(李梦迪　程晓青　李苏建)

471

第八节 肾疾病

例1 肾发育不良

【病史摘要】 男性,44岁。因主动脉夹层入院。

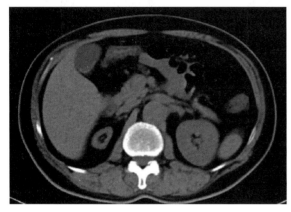
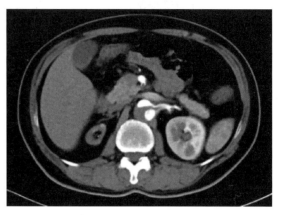

图6-8-1A   图6-8-1B

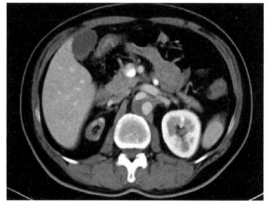

图6-8-1C

【CT征象】 平扫示右肾明显缩小,外观仍保持正常肾的形态,左肾代偿性增大(图6-8-1A),增强扫描示双肾皮质明显强化,髓质密度稍低,右肾的形态及排泄功能与左肾相似(图6-8-1B、C)。腹主动脉见夹层形成。

【重要征象】 右肾体积小,肾皮质和髓质密度、强化相对正常,"肾缩影征"。

【CT拟诊】 ① 肾发育不良。② 肾动脉狭窄肾萎缩。③ 肾炎后肾萎缩。④ 肾损伤后肾萎缩。

【最终诊断】 肾发育不良。

【评 述】 肾发育不良是以肾未完全发育成熟,肾脏结构基本正常,仅体积明显缩小为特征的肾发育异常,原因尚不清楚,有学者认为可能与肾血管发育不良导致供血不足有关或胚胎发育过程中输尿管芽和后肾胚基融合不良造成。一般为单侧性,双侧发生者少见。患肾甚小,常仅及正常大小的16%~33%,外形大多如常。肾单位的发育及分化可正常,输尿管结构也往往正常。肾动脉细小,但肾脏血液供应仍来自它,因而小肾有排泄功能,加上对侧肾代偿性肥大,完全可以担负正常的生理需要。因此,肾发育不良可无症状,常终生不被发现,或在体检时偶然被发现,亦可有高血压时才被检出。

CT表现 ① 多为单侧,表现为肾区小的软组织影,其肾实质、肾窦普遍缩小,可见肾盂,如正常肾的"缩影"。② 肾动脉及输尿管细小,增强扫描肾实质强化,可见肾盂、肾盏内对比剂影。③ 对侧肾代偿性增大,皮质明显增厚。

鉴别诊断 ① 肾损伤后肾萎缩:通常有外伤史,肾体积进行性缩小,外形轮廓不规则,肾周及肾内可见钙化。② 肾炎后肾萎缩:慢性肾盂肾炎性肾萎缩表现为肾实质萎缩,外形小而不规则、不光滑,可有钙化,肾小球肾炎性肾萎缩常为双侧性,边缘光滑,肾窦大,肾窦内和肾周脂肪多,肾功能差。③ 肾动脉狭窄肾萎缩:单、双侧均可发生,肾体积缩小,肾实质萎缩变薄,外形轮廓规则,肾排泄功能延迟,且多伴有明显的血压升高及腹部血管杂音。

例2　重复肾重复输尿管

【病史摘要】　女性,47岁。左肾区疼痛半年。

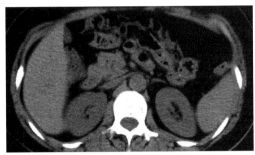

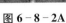
图6-8-2A

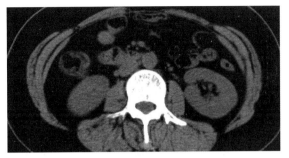
图6-8-2B

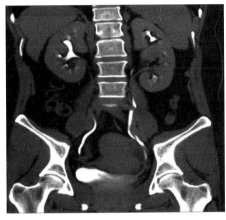
图6-8-2C

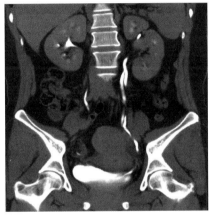
图6-8-2D

【CT征象】　平扫示左肾体积增大,表面见凹痕(图6-8-2A、B),排泄期扫描左肾上部及下部各见一肾门影;冠状位MPR示左肾上、下两个肾盂及输尿管影并列走行(图6-8-2C、D)。

【重要征象】　两套肾盂及输尿管。

【CT拟诊】　①重复肾重复输尿管畸形。②肾肿瘤伴重复输尿管畸形。③肾上腺占位伴重复输尿管畸形。

【最终诊断】　重复肾重复输尿管畸形。

【评　　述】　肾和输尿管的重复畸形是泌尿系统常见的先天发育异常。重复肾可各有独立的排泄系统,主要表现为双肾盂、双输尿管。双输尿管可分别开口于膀胱(即完全性),亦可先汇合成一条输尿管后进入膀胱(即不完全性)。女性患者较多,可引起肾盂肾炎、肾结石、肿瘤、积水等并发症。一般患者多无明显临床症状,或出现排尿异常、尿路梗阻、尿路感染等。CT可多角度、多平面全面显示肾及输尿管的解剖结构,动态增强和CT尿路成像可以显示集合系统和输尿管的畸形情况及间接评估重复肾的功能。治疗以手术为主,术前应常规行静脉肾盂造影和肾核素显像检查,注意观察重复肾的形态、积水程度、肾单位功能情况等。

CT表现　①单侧或双侧肾形态异常,体积多有增大,可见形状及肾门位置略不相同的两部分肾组织。②增强扫描显示两者排泄功能可相同,也可不同,常见重复的上肾发育异常及合并肾盂、输尿管积水征。③在常规轴位像上可见两个圆形的输尿管断面,以及方向略有不同的两个独立的肾门影。在冠状位MPR像,尤其在CT尿路成像上能清楚地显示重复输尿管的形态。

鉴别诊断　①肾上腺占位伴输尿管重复畸形:位于肾前上方,与肾分界清楚,病灶内无肾盂、输尿管结构。②肾肿瘤伴输尿管重复畸形:常呈稍低密度影,增强扫描病灶显示更明显,较大的肿块可压迫使肾盏或肾盂影消失,或局限性肾盏积水,无双输尿管及双肾盂征。

例3 输尿管囊肿

【病史摘要】 女性,17岁。左肾积水1年余。

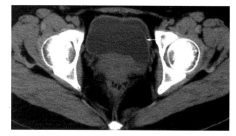

图6-8-3A

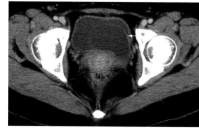

图6-8-3B

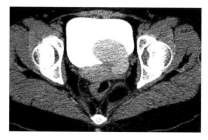

图6-8-3C

【CT征象】 平扫示左侧输尿管膀胱入口处一囊性低密度影突入膀胱,密度均匀,囊壁薄且光整(图6-8-3A);增强扫描病灶无强化,排泄期输尿管末端"蛇头状"膨大,有对比剂进入(图6-8-3B、C);左肾重复畸形,见双肾、双输尿管影,重复输尿管于输尿管下段汇合,冠状位MPR示左侧上部肾盂、肾盏及输尿管全程扩张、积水(图6-8-3D)。

【重要征象】 输尿管膀胱入口囊性扩张突入膀胱,"蛇头征"。

【CT拟诊】 ① 重复肾、重复输尿管畸形。② 肾盂、肾盏及输尿管全程扩张、积水并输尿管囊肿。③ 输尿管假性囊肿。④ 膀胱肿瘤。

【最终诊断】 重复肾、重复输尿管畸形,输尿管囊肿。

【评 述】 输尿管囊肿是输尿管末端的囊性扩张,又称输尿管膨出,是由于输尿管口先天性狭窄或功能性挛缩及输尿管壁发育不全所致。胚胎发育期输尿管与尿生殖窦之间的隔膜未吸收消退,

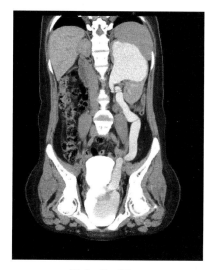

图6-8-3D

形成输尿管口不同程度狭窄,也可是输尿管末端纤维结构薄弱或壁间段的走行过长、过弯等因素引起,经尿流冲击后形成囊性扩张突入膀胱。按输尿管口位置与囊肿的关系分为:单纯型,囊肿开口位于膀胱内者;异位型,囊肿开口位于膀胱颈、尿道或子宫,多合并肾-输尿管重复畸形。早期病例,临床上可无症状,最常见的症状为尿路梗阻继发的尿路感染。

CT表现 ① 一侧或双侧输尿管膀胱交界区囊性病灶,大小不一,可突入膀胱三角区,边界清楚,壁薄,内呈均匀的水样密度,有时内可见钙化灶。② 增强扫描囊壁可线状强化,囊内无强化,延迟扫描膀胱内见充盈缺损。③ CTU典型表现为输尿管末端"蛇头状"膨大伸入膀胱内,称为"蛇头征",其内可见对比剂充盈。④ 较大的囊肿可致同侧输尿管迂曲扩张、肾盂不同程度地积水,而使肾的排泄功能延迟或无功能。⑤ 合并重复肾时,可见与之相连的畸形肾也有扩张积水,多为重度积水。

鉴别诊断 ① 膀胱肿瘤:膀胱壁不规则增厚或结节状软组织肿块,可伴有钙化,增强扫描可见强化及充盈缺损,延迟期充盈缺损内无对比剂进入。② 输尿管假性囊肿:外伤、结石、炎症等阻塞输尿管口,造成输尿管远端囊状扩张,囊壁常不规则,厚薄不均,边界不清。

例4　马蹄肾

【病史摘要】　男性,52岁。腹胀半年余。

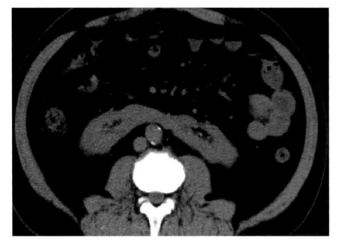

图 6-8-4A

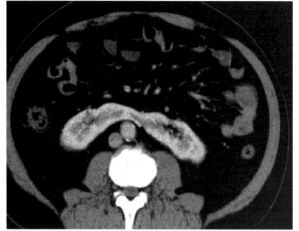

图 6-8-4B

【CT征象】　平扫示双肾下极在腹主动脉及下腔静脉前方融合,双肾蒂位于肾前外方(图6-8-4A);增强扫描双肾均匀强化,下极相连,肾内无占位征象(图6-8-4B、C)。

【重要征象】　双肾下极于中线部异常融合。

【CT拟诊】　①先天性马蹄肾。②双肾旋转不良。③"乙状"肾。

【最终诊断】　先天性马蹄肾。

【评　　述】　马蹄肾是先天性融合肾中最常见的一种畸形,约占肾脏融合异常的90%。根据形态不同,融合肾还有其他如盘状肾、乙状肾、块肾等类型。马蹄肾为双肾下极在脊柱大血管前方互相融合,连接处称为峡部,由肾实质或结缔组织

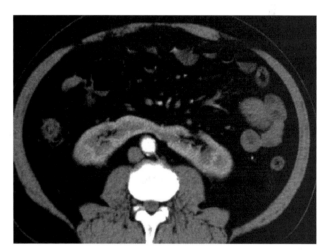

图 6-8-4C

构成。若融合部分多,则可成为盘状或块肾等。多见于男性,临床症状多由合并症引起,1/3以上病例合并有其他泌尿系统畸形,如肾盂输尿管连接部梗阻、膀胱输尿管反流、输尿管重复畸形、隐睾及脊柱裂、肠道畸形等。患者常因触及腹部肿块,或因并发肾积水、尿路感染而就诊。80%的病例发生肾积水。其原因有:①输尿管在肾盂高位开口。②由于肾盂受肾融合限制,不能正常旋转,输尿管越过峡部时向前移位,导致尿流不畅。③常并发膀胱输尿管反流,易发生感染及结石。上述肾畸形CT平扫时偶尔可误为腹部肿块,增强扫描可准确地显示肾融合部位的形态,易于确诊。

CT表现　①双肾旋转不良,肾门位于肾前方。②双肾下极在脊柱前方连接,增强扫描可见双肾下极肾实质融为一体,边界清楚,密度同双侧肾实质。③CTA可以显示马蹄肾异常供血动脉。

鉴别诊断　①"乙状"肾:双肾位于一侧,且融合在一起,呈"乙"字状,或"C"形"S"形。②肾旋转不良可为单侧,亦可为双侧,肾门位于肾前方;双肾各自位于脊柱的两侧,无膜性或实质性连接。

例5 髓质海绵肾

【病史摘要】 男性,37岁。腰酸、腰胀4年,怀疑双肾结石就诊。

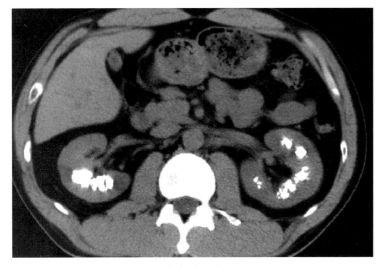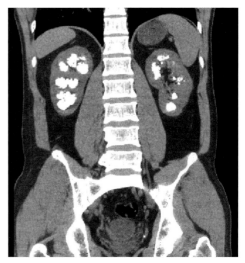

图6-8-5A   图6-8-5B

【CT征象】 平扫示双侧沿肾乳头、肾椎体分布多发点状、簇状、花瓣状致密影,肾盂、肾盏未见扩张积水,双肾外观未见异常(图6-8-5A、B)。

【重要征象】 双侧肾髓质区多发沙粒状钙化。

【CT拟诊】 ① 双侧髓质海绵肾。② 肾钙盐沉着症。③ 肾结核。④ 肾结石。⑤ 肾乳头坏死。

【最终诊断】 髓质海绵肾。

【评　述】 髓质海绵肾是先天性的、可能有遗传倾向的良性肾髓质囊性病变,常于40岁以后发现,易误诊为肾结石或尿路感染。其病理特征是肾小管远端集合管扩张,形成小囊和囊性空腔,并位于肾盏的相连处,易导致结石、感染等。病变一般为双侧,80%的患者部分或全部乳头受累。临床上病变局限,轻微者无明显症状,常见的症状为腰痛、血尿、尿路感染及肾绞痛等。尿检示血尿、脓尿、尿酸化能力受损、尿细菌阳性。髓质海绵肾的影像诊断以往主要靠静脉尿路造影(intravenous urography,IVU)。CT对海绵肾集合管的囊状扩张小钙化灶较X线敏感,有取代静脉尿路造影的趋势。

CT表现 ① 平扫见环绕诸肾小盏的斑点状钙化灶,可单发或成簇状,呈花瓣样、扇形分布,一般钙化较小,无肾盂肾盏的积水征。② 增强扫描因肾实质明显强化反而使肾小盏外围的钙化不明显,可见远端集合管的囊状扩张。③ 延迟扫描见钙化灶在肾乳头部位而不在肾盏肾盂内。

鉴别诊断 ① 肾乳头坏死:病变主要位于肾锥体和乳头部,坏死肾乳头内、肾盏旁三角形或球形空洞,其内可见三角形或环形钙化,排泄期肾盂肾盏或输尿管内可见充盈缺损。② 肾结石:位于肾盂或肾小盏内,位置可变动,较大的结石常使其以远的肾盏发生梗阻性积水。③ 肾结核:常单侧发生,肾实质内可见单发或多发大小不等、形态不一的囊腔,囊壁有钙化斑,病变范围较广,形态不规则,病灶可突破肾盏进入肾盂,伴有输尿管及膀胱结核,常合并肾盂肾盏积水,尿检可发现结核菌。④ 肾钙盐沉着症:肾集合管及周围的钙盐沉着,但无集合管囊状扩张,钙化较弥漫并累及肾实质,多发生于甲状旁腺功能亢进、肾小管酸中毒、特发性高尿钙症等疾病。

例6　肾结石

【病史摘要】　男性,58岁。突发腹痛半日。

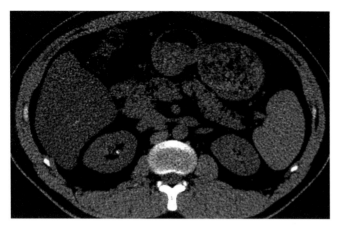 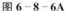 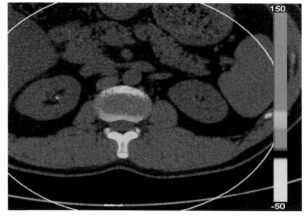

图6-8-6A　　　　　　　　　　　　　　　图6-8-6B(见书末彩插)

【CT征象】　平扫示右侧肾盏内不规则形高密度影,CT值高达300 HU,大小约10 mm×8 mm(图6-8-6A、B)。双能量CT扫描未见绿色编码。

【重要征象】　肾盏内高密度影。

【CT拟诊】　① 肾非尿酸结石。② 尿酸结石。③ 肾钙盐沉着症。④ 髓质海绵肾。⑤ 肾结核。

【病理诊断】　肾结石。

【评　　述】　肾结石在泌尿系统结石中居首位,多见于青壮年,20～50岁者约占90%,男女比约3∶1,双侧结石约占10%。临床症状主要为疼痛、血尿及感染。结石的成分主要有草酸钙、磷酸钙、磷酸铵镁、尿酸、胱氨酸等,成分不同,CT值也不同。双能量CT成像技术可以分析结石的成分,不但能区分尿酸和非尿酸结石,还可以鉴别胱氨酸、草酸钙、磷酸钙结石。不同成分结石的治疗方式存在差异,因此双能量CT技术有助于结石成分分析,对指导临床治疗、预测预后具有重要的参考价值。

CT表现　① 肾盂肾盏内不定型的钙化灶,边界清晰,肾结石的形态、密度、结构、数量及体积大小存在差异,小者仅为点状或结节状,大者充满全部肾盂肾盏,呈鹿角形、铸型结石。② 结石可引起肾盂、肾盏积水,但无破坏。

鉴别诊断　① 肾结核:常单侧发生,肾实质内可见单发或多发大小不等、形态不一的囊腔,囊壁有钙化,病变范围较广,形态不规则,病灶可突破肾盏进入肾盂,伴有输尿管及膀胱结核,常合并肾盂肾盏积水,肾盂、肾盏破坏变形,可有钙化,弥漫性钙化虽亦可呈肾盂、肾盏状,但密度不均,临床上有感染征象及尿检查结核菌阳性。② 髓质海绵肾:多为双侧,肾小盏锥体部见簇状、粟粒状钙化灶,80%的肾乳头受累。增强扫描可见细小钙化位于集合小管中。③ 肾钙盐沉着:多位于肾集合小管内及其周围,常累及双侧,无肾盂、肾盏积水等。④ 肾尿酸结石:常规CT表现与非尿酸结石一致,双能量CT分析尿酸结晶阳性。

例7 肾积水,输尿管慢性炎症致纤维增生性狭窄

【病史摘要】 男性,45岁。右肾积水就诊。

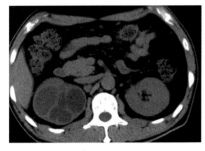 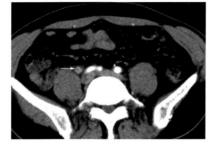 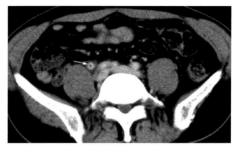

图6-8-7A   图6-8-7B   图6-8-7C

【CT征象】 平扫示右侧肾盂、肾盏扩张,右肾实质明显变薄(图6-8-7A);增强扫描示右侧输尿管管壁增厚、毛糙,明显强化,并且输尿管中下段狭窄,周围可见渗出影,(图6-8-7B~D)。

【重要征象】 输尿管管壁增厚、管腔狭窄,周围渗出,伴肾盂肾盏扩张。

【CT拟诊】 ① 慢性输尿管炎、肾盂积水。② 多发肾囊肿。③ 肾盂旁囊肿。④ 多囊肾。

【病理诊断】 输尿管纤维增生及慢性炎症性狭窄,右肾积水。

【评 述】 肾积水常见的原因是:① 尿路管腔梗阻(系结石、肿瘤和外伤所致)。② 管壁内病变(系先天性、感染或放射性狭窄和

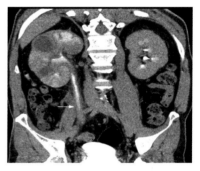

图6-8-7D

闭锁)或尿路受压(系腹膜后肿瘤、淋巴瘤、腹膜后纤维化、盆腔肿瘤、血肿、外伤或异常的输尿管的通路所致)。③ 神经源性的输尿管反流少见。CT检查对肾盂积水的病因学诊断有帮助:① 可以清楚地显示肾大小、轮廓以及结石、积水程度、肾实质病变和所剩皮质状态,还能鉴别是肾盂积水还是肾囊性病变。② 可以辨认来自尿路以外的病变。③ 增强检查可以了解肾功能。④ CTU不仅可以显示整个尿路腔内的情况,还能提示梗阻部位和原因。

CT表现 ① 以肾盂为基底向肾皮质呈扇形改变的水样密度区,夹有间隔线;轻度梗阻时肾轮廓正常,肾实质受压不明显;急性或重度梗阻时,肾外形扩大,肾内扇形的低密度区明显扩大,境界清楚,并压迫肾实质使其变薄。② 可提示梗阻段平面,并可发现梗阻原因如肿瘤、结石等。若输尿管肿瘤较小且与结石并存时,常只见结石而遗漏肿瘤;在一些患者因先天性或慢性炎症及纤维增生所致的输尿管狭窄,CT显示狭窄不及静脉尿路造影。③ 增强扫描:轻度梗阻时肾功能可正常,表现为扩张的肾盏、肾盂内有对比剂潴留;严重梗阻时,肾功能明显下降,肾盂内无或极淡的对比剂充盈。

鉴别诊断 ① 多囊肾:双肾明显增大,轮廓呈分叶状,双肾皮髓质内布满大小不等的囊性病灶,囊肿内可伴出血、感染,囊壁可钙化,肾盂、肾盏变形,增强扫描无强化,常合并有其他脏器多发囊肿。② 肾盂旁囊肿:表现与单纯肾囊肿相同,位于肾窦脂肪内的不与集合系统相通,少数可压迫肾盂、肾盏造成肾积水,增强扫描无强化。③ 多发肾囊肿:常多发,大小不等,位于肾内或突出于肾轮廓外,类圆形水样密度,囊壁薄,增强扫描无强化,肾盂、肾盏及输尿管无扩张。

例8 肾囊肿

【病史摘要】 女性,50岁。B超发现左肾囊性占位。

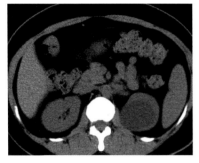
图6-8-8A

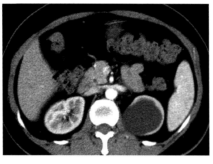
图6-8-8B

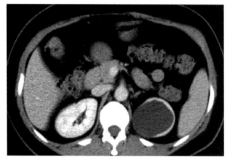
图6-8-8C

【CT征象】 平扫示左肾上极一类圆形水样密度病灶,边界清楚锐利,密度均匀,直径约为5.7 cm(图6-8-8A);增强扫描病灶无强化,与肾实质界面清楚(图6-8-8B、C);冠状位 MPR 显示更清楚(图6-8-8D)。

【重要征象】 肾实质内水样密度影,无强化。

【CT拟诊】 ① 单纯肾囊肿。② 囊性肾癌。③ 肾盂源性囊肿。

【最终诊断】 肾囊肿。

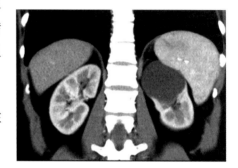
图6-8-8D

【评 述】 肾囊肿是肾最常见的良性病变,以单纯性囊肿居多,常见于30~60岁,男女比例为2∶1。有报道认为50岁以上的成人半数有肾囊肿。肾囊肿可为单发或多发,常位于肾皮质,与遗传无明显关系,并不伴有其他先天性异常。通常肾囊肿患者临床上常无症状,有时感觉腹部不适、胀痛等,多因检查其他器官时偶尔被发现。囊肿大小不一,内含清亮浆液性液体,其囊壁薄且光滑,偶有钙化。囊肿一般生长缓慢,但亦可迅速生长。Bosniak 分级有助于肾脏囊性病变良恶性的鉴别:Ⅰ级(单纯性肾囊肿),薄壁,无分隔及钙化,无强化;Ⅱ级(略微复杂囊肿),可包含少许纤细分隔、钙化,可轻度强化;ⅡF级是介于Ⅱ级和Ⅲ级之间的一种中等复杂囊肿,良恶性状态不定;Ⅲ级为较复杂囊性病变,囊壁、分隔不规则可伴钙化,增强扫描可见强化;Ⅳ级是明确的囊性恶性肿瘤,具有Ⅲ级的特点并可见囊内强化的软组织区域。根据 Bosniak 分级可进一步鉴别诊断,并进行治疗方案的确定。

CT表现 ① 肾实质内单发或多发的圆形、椭圆形均匀低密度区,CT值为水样密度,增强扫描无强化。② 囊肿与肾实质分界锐利清楚,大小差别很大,小的仅数毫米。③ 囊壁薄而均匀,小于1 mm 时常不能清楚分辨。④ 当囊肿感染、囊内出血或囊液蛋白含量高时,囊肿密度可增高。具有①至③项的肾囊肿,CT诊断的正确率几乎为100%。当囊肿为复杂性囊肿时可有出血、分隔、钙化等表现。

鉴别诊断 ① 肾盂源性囊肿(肾盂肾盏憩室):肾内囊性病变,与肾盂肾盏相通,增强对比剂进入囊肿,多合并结石。肾盂源性囊肿较大,偏中央;肾盏憩室较小,偏周围。② 囊性肾癌:单房或多房类圆形液性密度肿块,囊壁及分隔不规则增厚,有时可见附壁结节、钙化,囊液密度不均,增强扫描囊壁、分隔及壁结节可见强化。

例9 多囊肾,多囊肝

【病史摘要】 女性,54岁。确诊乳腺癌6个月。

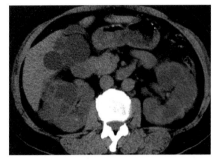

图6-8-9A

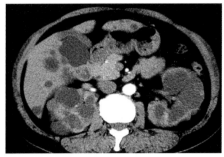

图6-8-9B

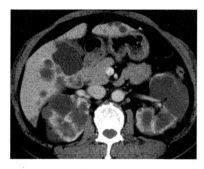

图6-8-9C

【CT征象】 平扫示双肾,体积增大,边缘不规则,肾内见弥漫性大小不等的囊状低密度区,部分为高密度,部分囊壁见点状钙化,肾皮质变薄(图6-8-9A);增强扫描病变未见明显强化,双侧肾盏、肾盂明显受压(图6-8-9B、C);肝内亦可见多发无强化囊性病变,边缘光滑锐利(图6-8-9D)。

【重要征象】 双肾及肝弥漫大小不等囊性病变,边缘光整,无强化。

【CT拟诊】 ① 多囊肾,多囊肝。② 多发肾囊肿。③ 多囊性肾发育不良。④ 多房囊性肾瘤。

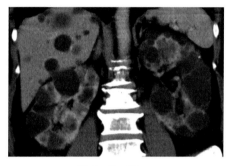

图6-8-9D

【最终诊断】 多囊肾,多囊肝,部分囊壁钙化。

【评　　述】 多囊肾系遗传性囊性肾病,可分为常染色体隐性遗传(婴儿型)和常染色体显性遗传(成人型)两种类型。前者少见,大部分患儿在出生后即死亡,少数活到成年;后者较常见,多有家族史,一般到成年后出现症状,双肾受累,肾内满布大小不等的囊肿,并随着年龄增长而进行性增大,使功能性肾单位日益减少,导致肾功能衰竭。成人型多囊肾是多系统性疾病,常见的症状为腰背及上腹部胀痛、钝痛或绞痛及血尿。40岁以后常有进行性高血压及肾功能衰竭。30%~40%的患者伴有肝囊肿,10%伴有胰囊肿,5%伴有脾囊肿,38%并发结肠憩室。腹股沟疝和脐疝在此型患者中发病率高。

CT表现 ① 婴儿型:双肾增大,外形保持,肾内布满数毫米大小的囊肿,不伴肾盏、肾盂变形,常合并肝、脾囊肿,少数活到成人者可见门脉高压征象。② 成人型:双肾增大,外形呈分叶状,皮髓质内见大小不等的薄壁囊肿,呈蜂窝状,增强扫描囊间肾实质可强化,肾盏、肾盂受压变形,约1/3的病例可合并肝、脾、胰腺囊肿,并常见肾结石。

鉴别诊断 ① 多房囊性肾瘤:肾体积较大,轮廓光整,由多个大小不等互不交通的囊腔构成,分隔完整粗细不均,无明显结节,增强扫描可有强化。② 多囊性肾发育不良:多为单侧,患肾正常形态消失,多发直径为1~3 cm的水样低密度,各囊孤立存在,增强扫描囊肿不强化,囊间肾组织强化。③ 多发肾囊肿:可累及双肾,囊肿数目相对较少,大小不等,位于肾内或突出于肾轮廓外,增强扫描无强化,较多保存正常肾实质。

例 10　肾结核(皮质脓肿型)

【病史摘要】　女性,41 岁。右侧腰部疼痛不适 2 个月。

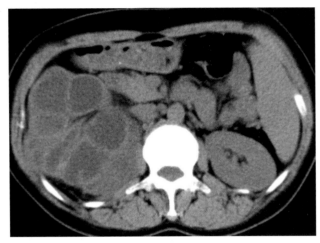

图 6-8-10A

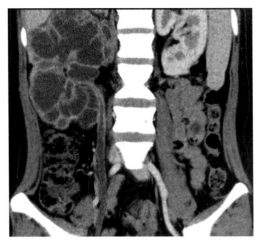

图 6-8-10B

【CT 征象】　平扫示右肾明显增大,形态不规则,实质变薄,可见多发囊状低密度影,围绕肾盂呈"花瓣样"排列,肾周筋膜局部增厚,右侧腰大肌肿胀并密度减低(图 6-8-10A);增强扫描髓质期冠状位 MPR 示髓质区多发呈环状强化的低密度影,右肾盂壁增厚、挛缩,右侧输尿管中上段管壁增厚、强化,扩张积水(图6-8-10B)。

【重要征象】　"花瓣样"低密度影围绕肾盂排列,累及肾盂、输尿管。

【CT 拟诊】　① 肾及输尿管结核。② 输尿管肿瘤合并肾积水。③ 多囊肾。④ 多发肾囊肿。

【病理诊断】　肾结核(皮质脓肿型)。

【评　述】　泌尿系统结核是肺外结核最常见的部位之一。肾结核多见于 20~40 岁青壮年,男性多于女性,90%为原发感染时结核菌经血行抵达肾,结核菌多停留在肾小球周围毛细血管内,若患者免疫力高,细菌量少,则病变限于肾皮质内,形成多个微小肉芽肿,最后愈合而不发病。当患者抵抗力差时,早期在肾皮质内形成结核结节,以后逐渐融合而中心发生干酪样坏死。当病变发展到肾髓质后,肾乳头发生溃疡、坏死,并蔓延至肾盏形成空洞性溃疡。病变并可通过血液及淋巴从肾播散,形成多个空洞。若病变继续发展可成为无功能脓肾,并可侵及肾周而引起炎症及脓肿;晚期可发展为肾自截,使全肾萎缩钙化而无功能。肾结核的主要临床表现为尿频、尿急、血尿、脓尿,少数可有高血压。

CT 表现　① 早期肾皮质内多发点片状低密度灶,边界不清,边缘强化。② 中期表现髓质内扩大、融合的低密度灶或空洞,皮质变薄,全肾出现结核性脓肿,边缘强化,围绕肾盂呈"花瓣状"排列,而后沿着肾盂播散至输尿管、膀胱,可见增厚的输尿管及膀胱壁,进一步蔓延至周围组织及器官,如腰大肌、髂肌等,多发点状或不规则钙化。③ 晚期肾功能减弱甚至丧失,全肾广泛钙化形成"肾自截"。本例为肾结核的中期,表现为皮质脓肿并累及输尿管及腰大肌。

鉴别诊断　① 多发肾囊肿:多发境界清楚的类圆形的囊性病灶,大小不等,位于肾内或突出于肾轮廓外,水样密度,囊壁薄,增强扫描无强化,肾盂、肾盏及输尿管无扩张。② 多囊肾:双肾明显增大,轮廓呈分叶状,肾实质布满大小不等的囊性病灶,囊肿内可伴出血、感染,囊壁可钙化,肾盂肾盏变形,增强扫描无强化,常合并有其他脏器多发囊肿。③ 输尿管肿瘤合并肾积水:输尿管管壁环状或偏心不均匀增厚,可向腔内外形成软组织结节,管腔狭窄、闭塞,梗阻以上的输尿管及肾盂、肾盏扩张、积水,肾皮质变薄,腹主动脉周围可见肿大的淋巴结,结核输尿管管壁均匀增厚且病变范围广泛。

例 11　急性局灶性细菌性肾炎

【病史摘要】　男性,35 岁。尿痛伴血尿,左侧腰痛 2 个月余。

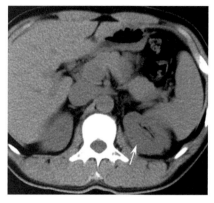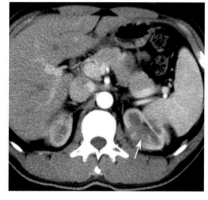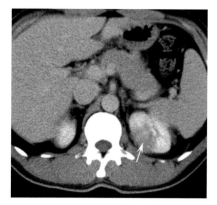

图 6-8-11A　　　　　　　　图 6-8-11B　　　　　　　　图 6-8-11C

【CT 征象】　平扫示左肾上极肾实质局部增厚、饱满,边缘毛糙(图 6-8-11A);增强扫描皮质期及髓质期示左肾上极后内侧病变强化;但低于正常肾实质,分界欠清,局部突出皮质外,肾周脂肪不清晰(图 6-8-11B、C)。

【重要征象】　边界不清低密度区,肾皮髓质模糊。

【CT 拟诊】　① 急性局灶性细菌性肾炎。② 肾细胞癌。③ 肾梗死。④ 转移瘤。

【最终诊断】　急性局灶性细菌性肾炎。

【评　　述】　急性局灶性细菌性肾炎是指由急性细菌性感染而引发的非液化性、局限性肾炎症性疾病,因本病多局限于一个或多个肾小叶,故又称为急性大叶性肾炎。病理上表现为病变处肾肿大,肾盂黏膜充血、溃疡、坏死,肾间质炎性变并可见许多微小脓肿。因急性炎症致使肾血管收缩而引起局部缺血,炎症吸收后导致肾皮质瘢痕形成。本病以女性常见,尿路梗阻和尿流停滞是最常见的诱因,急性期临床症状有畏寒、发热、恶心及腰部疼痛;慢性期发热不明显,而表现为尿频、尿急及血尿。

CT 表现　① 平扫呈等密度或稍低密度的楔形或肿块状病灶,边缘模糊。② 增强扫描病变不均匀强化明显低于正常肾组织。③ 严重者可累及肾周间隙,引起肾筋膜增厚,甚至脓肿,囊内密度较高,囊壁可强化。④ 慢性期局部皮质萎缩、凹陷。

鉴别诊断　① 肾转移瘤:原发肿瘤病史,单发或多发软组织密度,多为等密度或稍低密度,其强化程度及方式与原发肿瘤相似。② 肾梗死:肾实质内节段性低密度灶,呈尖端指向肾门的楔形病变,增强扫描无强化,肾动脉内可见栓子形成。③ 肾细胞癌:局部肾实质外突,肿块呈类圆形,与肾包膜成角。平扫呈等密度或稍低密度,增强扫描瘤体强化。

例 12　肾脓肿

【病史摘要】　男性，35 岁。畏寒发热伴右腰痛 1 周。

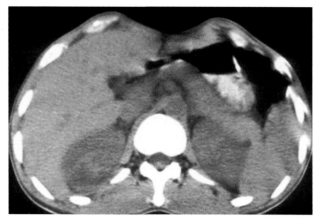

图 6 - 8 - 12A

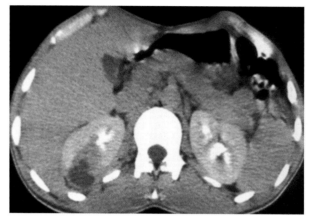

图 6 - 8 - 12B

【CT 征象】　平扫示右肾上极后部一卵圆形混杂密度肿块影(图 6 - 8 - 12A);增强扫描呈不均匀强化,以周边强化为主,内见斑片状低密度无强化区,大小约 3.0 cm× 5.0 cm;右肾盂肾盏受压,局部肾周筋膜轻度增厚(图 6 - 8 - 12B)。

【重要征象】　肾密度不均软组织肿块,边缘强化。

【CT 拟诊】　① 肾脓肿。② 肾细胞癌。③ 肾结核。④ 黄色肉芽肿性肾盂肾炎。

【最终诊断】　肾脓肿。

【评　　述】　当急性肾盂肾炎或局灶性肾炎进展时,白细胞浸润发展至微小脓肿形成,并最终融合成大的脓肿。随着病情进展,脓肿可累及集合小管系统或肾周间隙。囊肿或血肿伴有感染时,可在没有局灶性肾炎的情况下直接形成脓肿。肾脓肿可由血行播散产生,以坏死和大量的肉芽组织为特征。糖尿病患者因免疫系统功能受损,故更易产生肾脓肿。发热是最常见的临床表现。实验室检查可见外周血白细胞计数增多和脓尿,血培养部分为阳性。

CT 表现　① 肾脓肿呈低密度,密度高于水,但低于周围肾实质,CT 值为 20～30 HU。② 病变内有气体是其特征性表现,含气较多时可形成液气平面。③ 脓肿可穿破肾包膜形成肾周脓肿。④ 肾筋膜增厚,肾旁脂肪层模糊,严重者可累及腰大肌、腹壁而形成脓肿。⑤ 增强扫描示脓肿内低密度区无强化,脓肿壁均匀强化,壁较薄,无壁结节,脓肿内可见多发条状分隔,并有强化。

鉴别诊断　① 黄色肉芽肿性肾盂肾炎(局限型):肾实质局灶性囊实性肿块,内伴不规则囊变坏死区,增强扫描部分明显强化,常合并肾结石。② 肾结核:单侧或双侧肾内多囊状病变,围绕肾盂呈"花瓣状"排列,囊腔内或周边常有钙化,囊腔内无气体影。③ 肾细胞癌:局部肾实质外突,平扫肿瘤为等低密度,增强扫描瘤体强化,肾透明细胞癌与乳头状细胞癌容易囊变坏死,坏死腔形态不规则;患者一般无发热及尿频、尿急症状。

例13　黄色肉芽肿性肾盂肾炎

【病史摘要】　男性,39岁。左肾结石术后反复发热10月余。

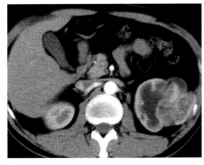
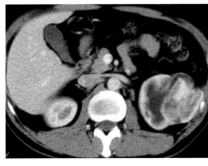
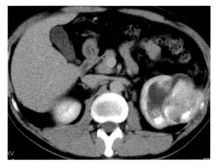

图6-8-13A　　　　　　　　图6-8-13B　　　　　　　　图6-8-13C

【CT征象】　增强扫描示左肾上极一囊实性异常强化肿块影,突出肾轮廓,肾皮质变薄,实性成分呈渐进性不均匀明显强化,囊性成分无强化,左肾周脂肪渗出,肾周筋膜增厚(图6-8-13A~C);冠状位MPR示左肾盂内见结节状钙化影(图6-8-13D)。

【重要征象】　囊实性肿块伴结石。

【CT拟诊】　① 黄色肉芽肿性肾盂肾炎。②肾细胞癌。③ 肾脓肿。④ 肾结核。

【病理诊断】　黄色肉芽肿性肾盂肾炎。

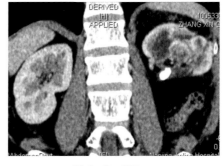

图6-8-13D

【评　　述】　黄色肉芽肿性肾盂肾炎是一种少见的慢性肉芽肿样炎性疾病。目前认为与发病有关的主要因素有尿石症、尿路梗阻、感染、脂质代谢异常和免疫功能紊乱。病变多为单侧,病肾呈弥漫性肿大或呈局灶性改变。病变开始为部分或全部肾盏、肾盂扩大,充满脓液,继而肾实质破坏,病变处被内含脂肪的泡沫样巨噬细胞、浆细胞及淋巴细胞的黄色结节及囊性坏死性空洞所取代。晚期病变可扩散到肾脏周围间隙及腰大肌内,并可累及邻近的器官,如肝、膈、结肠等。本病80%合并有肾盏或肾盂结石。多见于中年女性,临床上表现为腰痛、发热、消瘦、尿细菌培养阳性等急、慢性肾盂肾炎症状。50%~80%的患者可以出现典型表现:单侧肾增大,该肾无功能或有少许功能,并且在肾盂内有一较大结石。

CT表现　① 局限型表现为肾盂内软组织密度肿块影,边缘多不清楚。弥漫型表现为肾弥漫性增大,内有不规则的低密度囊变区,可多发或单发,肾皮质变薄,呈"熊掌征"。② CT值与脂质含量有关,一般为-10~60 HU,病变常伸延到肾周,少数引起肾旁及腰大肌脓肿,累及结肠可形成瘘。③ 增强扫描病变内实性成分呈明显不均匀或环形强化,囊变区不强化。④ 肾盂内结石呈鹿角状,较小的结石在肾盏旁表现为点状钙化。

鉴别诊断　① 肾结核:结核性脓肿为累及肾盂、肾盏的多发脓肿,围绕肾盂"花瓣状"排列,肾皮质变薄,常可沿同侧输尿管、膀胱播散,引起输尿管及膀胱壁增厚、挛缩。② 肾脓肿:圆形、卵圆形囊性病变,境界清楚,壁薄,不伴软组织肿块,钙化少见,病灶内气体是其特征性改变,囊壁明显均匀强化,囊液无强化。经抗感染治疗后大多可吸收。③ 肾细胞癌:肿瘤体积较大时易发生囊变、坏死,可见非外周性斑点状钙化及边缘假包膜钙化;增强扫描肾透明细胞癌呈"快进快出"型高强化,肾周筋膜增厚少见。

例 14 肾裂伤合并包膜下出血

【病史摘要】 男性,17 岁。外伤致左侧腰部疼痛不适 1 天。

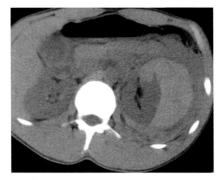
图 6-8-14A

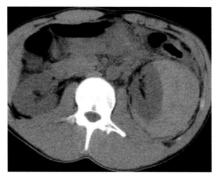
图 6-8-14B

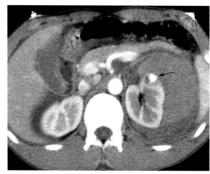
图 6-8-14C

【CT 征象】 外伤后第 1 天平扫示左肾实质斑片状稍高密度影,包膜下新月形高密度影,密度欠均匀,CT 值约 66 HU,腹腔内见液体影(图6-8-14A、B)。外伤后第 4 天增强扫描左肾包膜下见新月形稍高密度影,CT 值约 55 HU,左肾实质局部强化程度减低,内见斑片状明显强化灶,皮质期与动脉血管强化一致(箭头),髓质期强化减低,左肾周脂肪间隙渗出模糊,腹腔内见液体影(图6-8-14C、D)。

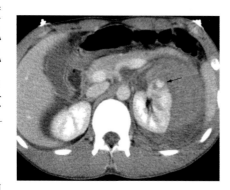
图 6-8-14D

【重要征象】 肾周新月形高密度影,肾实质可见破裂口。

【CT 拟诊】 ① 肾挫裂伤并包膜下出血,腹腔积液。② 肾内型肾动脉瘤破裂并包膜下出血。

【最终诊断】 肾裂伤合并包膜下出血。

【评 述】 根据 OIS 肾脏损伤分级可分为五级。Ⅰ级:挫伤,镜下或肉眼血尿;包膜下血肿,无扩展,无实质损伤。Ⅱ级:皮质裂伤,深度<1.0 cm,无尿外渗;无扩展的肾周血肿,局限于腹膜后。Ⅲ级:实质裂伤,深度>1.0 cm,无集合管系统破裂或尿外渗。Ⅳ级:实质裂伤累及皮质、髓质和集合管系统。Ⅴ级:肾完全撕脱,血管损伤,主肾动静脉损伤伴局限性血肿,肾门断裂致全肾失血运。对于Ⅲ级损伤,如为双侧肾损伤,应算为Ⅳ级。增强 CT 有助于肾损伤分级诊断。

CT 表现 ① 包膜下血肿:新鲜出血表现为新月形高密度影,邻近肾实质边缘常受压和变形,数日或 1 周后密度逐渐减低;增强扫描病变区无强化。② 肾周血肿:早期肾周血肿呈弧形或新月形高密度影,位于肾周围并限于肾筋膜囊内,数日后血肿密度可减低;肾周血肿范围较广,而且不造成肾表面变形,可使肾发生移位。③ 肾实质内血肿:可呈高密度、混杂密度或低密度灶;增强扫描病变多无强化,有时在增强早期见对比剂外溢,提示有活动性出血。④ 肾撕裂伤和粉碎性肾损伤:肾实质不连续或肾表面连续性中断,其内因有血液和(或)尿液外溢而呈不规则带状或片状高密度、混杂密度或等密度,增强扫描撕裂的肾组织发生强化,但如肾组织完全离断则无强化;常伴肾周血肿。

鉴别诊断 肾内型肾动脉瘤发生在肾实质内二、三级以远的下动脉,平扫肾内见类圆形稍高密度影,边缘清晰锐利,部分病灶边缘可见弧形钙化,增强扫描呈明显均匀强化,强化程度与动脉一致。肾动脉瘤破裂可见对比剂外溢,周围形成血肿及腹腔积血。

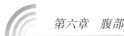

例 15　肾内血肿

【病史摘要】　女性,29岁。左肾区疼痛,B超发现左肾占位,无明显外伤史。

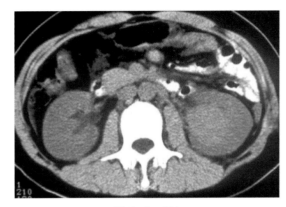

图 6-8-15A

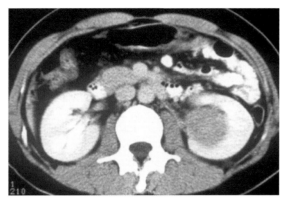

图 6-8-15B

【CT征象】　平扫示左肾中下部一类圆形略高密度肿块影,CT值约49 HU,累及左肾盂,大小为3.0 cm×3.5 cm,病灶无钙化(图6-8-15A);增强扫描病变呈轻度均匀强化,CT值约61 HU,边缘不锐利,与肾实质分界清楚(图6-8-15B、C)。

【重要征象】　肾内高密度病灶,边界清楚;轻度强化。

【CT拟诊】　①肾肿瘤。②肾盂内血肿。③肾高密度囊肿。

【病理诊断】　肾内血肿。

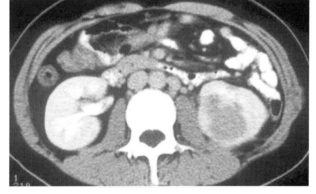

图 6-8-15C

【评　述】　除外伤外,各种肾疾病如肾炎、肾肿瘤、肾动脉瘤、肾动脉硬化、肾盂积水、结节性多动脉炎、肾结核、肾囊肿和凝血性疾病,都能引起肾出血,有的找不到病因而称为自发性出血。当出血局限于肾内而未累及包膜时,即为肾内血肿。患者的症状与血肿的大小及出血的多少有关,通常表现为腰部胀痛、血尿及高血压。肾内血肿与肾内肿瘤在静脉肾盂造影时,均表现为肾实质内或累及肾盂的肿块,肾盏、肾盂受压移位等,定性有困难。行选择性肾动脉造影时,肾肿瘤可见血供丰富及肿瘤染色等,而肾内血肿则表现为肾动脉及其分支的推压移位等良性占位征象。

CT表现　①平扫较新鲜的血肿呈高密度区,随着时间的延长,停止出血的血肿密度逐渐减低,陈旧性血肿分层,上层为低密度,下层为高密度。②血肿外有包膜,使其与肾实质境界清楚、锐利。③增强扫描对比剂经过毛细血管或肾盏排泄时血肿密度可有轻度升高。④愈合的血肿可机化和钙化。

鉴别诊断　①肾高密度囊肿:平扫呈类圆形稍高密度病灶,边界清晰,CT值为40~90 HU,囊液含蛋白或血液成分,增强扫描无强化。②肾盂内血肿:位于肾盂,平扫呈类圆形,边缘光整,境界清晰,平扫CT值为30~60 HU,增强扫描无强化,位置、大小及密度可随时间而变化。③肾肿瘤:平扫多呈等密度或稍低密度,增强扫描有不同程度强化。

例 16 肾透明细胞癌

【病史摘要】 女性,51 岁。右侧腰部酸痛 2 个月余,后症状反复发作。

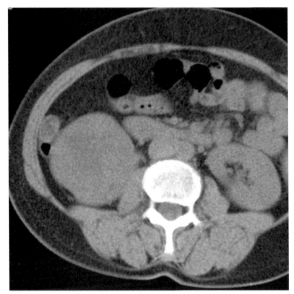
图 6－8－16A

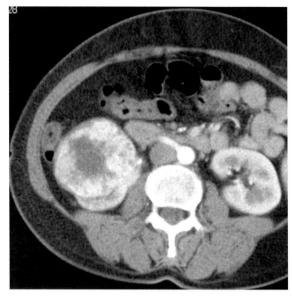
图 6－8－16B

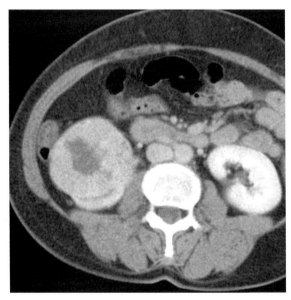
图 6－8－16C

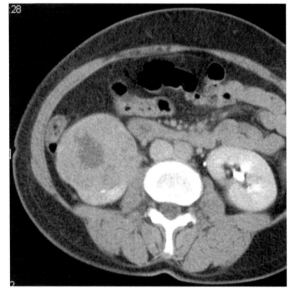
图 6－8－16D

　　【CT 征象】 平扫示右肾一软组织密度肿块,肾轮廓外突,大小约 6.9 cm×6.5 cm,CT 值约 31 HU,中央可见低密度区,边界不清(图 6－8－16A);增强扫描皮质期肿块周边呈不均匀明显强化,强化程度稍高于肾皮质,中央见不规则斑片状无强化低密度区(图 6－8－16B);髓质期强化程度减低,强化范围稍增大(图 6－8－16C);排泄期强化程度继续减低,内见斑片状无强化区(图 6－8－16D)。

　　【重要征象】 肾皮质富血供实性肿块,中心坏死囊变,"快进快出"强化方式。

　　【CT 拟诊】 ① 肾透明细胞癌。② 嗜酸细胞腺瘤。③ 血管平滑肌脂肪瘤。④ 其他亚型肾细胞癌。

　　【病理诊断】 肾透明细胞癌。

　　【评　述】 肾细胞癌是起源于肾小管的原发性肾肿瘤,最常见的三种亚型为透明细胞癌、乳头状细胞癌和嫌色细胞癌,约占全部肾癌的95%以上,其中透明细胞癌占肾细胞癌的70%~80%。透明细胞癌好发于肾皮质,向外膨隆,周边常有假包膜,为富血供肿瘤,常见出血、坏死、囊变、钙化。肿瘤可以直接侵犯邻近组织,向内侵犯集合系统、肾静脉或下腔静脉形成癌栓,也可经淋巴系统转移至肾门及远处淋巴结。临床多表现为无痛性肉眼血尿、腰痛、腹部包块三联征。

CT表现　①多为圆形、卵圆形单发肿块,好发于肾皮质,突出于肾轮廓。②平扫呈等密度、稍高密度或稍低密度,可有钙化,常发生出血、坏死及囊变,密度不均。③强化程度高,呈"快进快出"型:皮质期肿块实性成分明显不均匀强化,强化程度接近或高于肾皮质,CT值经常较平扫时高出100 HU;髓质期对比剂迅速廓清,强化程度明显低于正常肾实质。④易侵及患侧肾静脉或下腔静脉形成癌栓,表现为静脉增粗,腔内软组织影,增强扫描可有强化。⑤转移淋巴结及其他脏器内转移灶的增强表现多数与原发肿瘤相似,亦表现为"快进快出"。

鉴别诊断　①其他亚型肾细胞癌:乳头状细胞癌多位于皮髓交界,较小者密度均匀,较大者密度不均,可出血、坏死、囊变,钙化少见,强化方式呈"缓慢升高"型;嫌色细胞癌多位于肾髓质,呈等密度或稍高密度,密度较均匀,钙化多见,坏死、囊变较少见,增强扫描呈轻中度强化,中央可见星状瘢痕及轮辐状强化。三者强化程度由高到低依次为透明细胞癌、嫌色细胞癌和乳头状细胞癌。②肾血管平滑肌脂肪瘤:多种成分混合,含脂肪密度,密度不均,可见"杯口征"与"劈裂征",软组织成分明显均匀强化。③肾嗜酸细胞腺瘤:密度较高,钙化、囊变坏死少见,中央星芒状瘢痕延迟强化,增强扫描呈"快进慢出"型,节段性强化反转。(备注:"杯口征"是指肾实质与肿瘤交界处杯口样隆起,"劈裂征"是指肿瘤肾内部分与肾实质交界平直形似劈裂。)

例17 肾透明细胞癌(囊性)

【病史摘要】 男性,58岁。体检发现右肾占位3年。

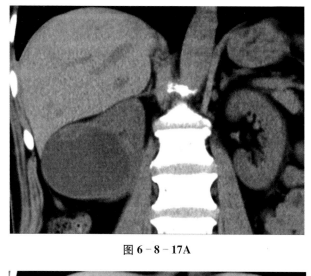

图6-8-17A

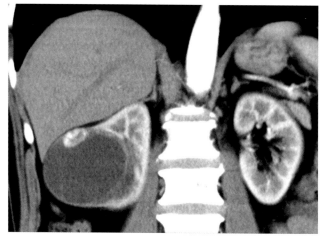

图6-8-17B

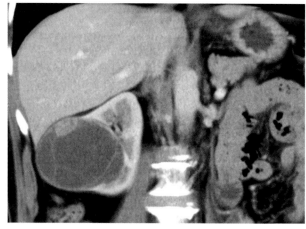

图6-8-17C

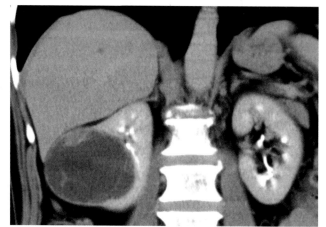

图6-8-17D

【CT征象】 平扫示右肾中下部一多房囊性肿块,边缘见结节状实性软组织密度影,肿块最大径约5 cm(图6-8-17A);增强扫描皮质期肿块内实性结节不均匀明显强化,分隔及囊壁强化(图6-8-17B),髓质期实性结节强化程度减低(图6-8-17C),排泄期强化程度继续减低,囊性区始终无强化,肾窦受压,肾周筋膜局部增厚(图6-8-17D)。

【重要征象】 肾多房囊性肿块;壁结节,明显强化。

【CT拟诊】 ① 低度恶性潜能的多房囊性肾肿瘤(Bosniak Ⅳ级)。② 多房囊性肾瘤。③ 感染性肾囊肿。

【病理诊断】 肾透明细胞癌(大部分呈多囊性肾透明细胞癌)。

【评　　述】 囊性肾癌指肾癌病灶内囊性成分>75%,以透明细胞癌多见,属于肾癌囊性变的特殊类型,占肾癌总数的10%~15%。囊性肾癌形成的病理学基础有四种方式:① 肾癌起源于近曲小管上皮细胞,其中一些呈囊性生长,逐渐形成大小不等、互不相通的多房性肿块,囊内含有新鲜血液,并常有假包膜形成。② 肾癌中心供血不足,出血坏死而形成假性囊肿。③ 肾癌起源于囊肿壁。④ 肾癌侵犯肾小管或肾小动脉导致其阻塞而形成囊肿,当囊肿增大时,肿瘤可嵌入囊壁内。多房性囊性肾肿瘤为一独立病理类型,与囊性肾癌并不等同。多房性囊性肾肿瘤其恶性程度低,预后较好,组织病理学多为透明细胞癌,2016年WHO推荐此类肾癌更名为"低度恶性潜能的多房性囊性肾肿瘤",该类肿瘤是由低级别肿瘤细胞组成的囊性肿瘤(WHO/ISUP 分级为 1 级或 2 级),预后好。低度恶性潜能的多房性囊性肾肿瘤好发于中老年男性,男女之比约为 2∶1。临床起病较为隐匿,大部分患者无明显症状或体征,为体检时意外发现,部分患者症状仅为腰痛、肉眼血尿或腹部肿物就诊。

CT 表现　①肾囊性肿块,边界清晰,密度不均匀。②囊壁或分隔不规则增厚,可见壁结节,可有细小、少量的钙化。③囊内密度不均,水样密度中隐见碎屑或絮状物。④增强扫描可见囊壁、分隔及壁结节强化。

鉴别诊断　①感染性肾囊肿:当肾囊肿合并出血感染时,临床上可有发热、肾区疼痛等表现,CT 表现为囊壁明显增厚,囊壁厚度均匀,可伴有钙化,囊液密度增高,有时可见气泡影;增强扫描囊壁呈明显均匀性强化;常有肾周筋膜增厚。②多房囊性肾瘤:以男童(4 岁以下)或成年女性(40～60 岁)多见;多呈膨胀性生长,囊壁光整,囊壁及分隔厚薄均匀,囊壁及分隔可以强化但无壁结节,囊内出血较为少见。

例18 肾乳头状细胞癌(T1期)

【病史摘要】 男性,60岁。体检发现右肾占位1个月余。

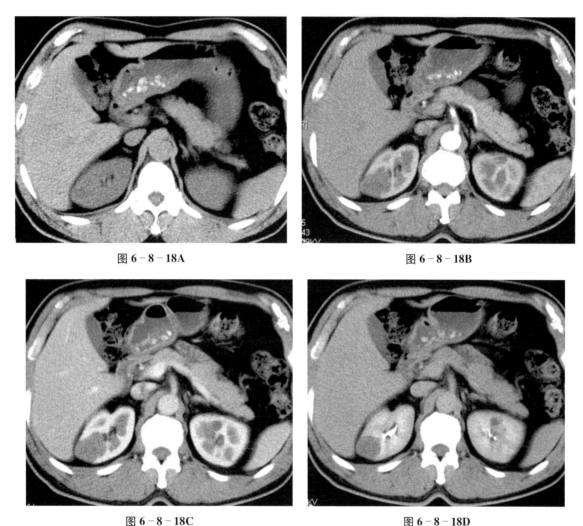

图6-8-18A   图6-8-18B

图6-8-18C   图6-8-18D

【CT征象】 平扫示右肾实质后部一结节状稍低密度灶,边界不清,CT值约19 HU,右肾周脂肪间隙清晰(图6-8-18A)。增强扫描皮质期呈轻度强化,CT值约28 HU(图6-8-18B);髓质期强化程度增加,强化均匀,CT值约43 HU(图6-8-18C);排泄期强化程度较髓质期稍减低,边界清楚,大小3.0 cm×2.5 cm,位于肾包膜内(图6-8-18D)。

【重要征象】 肾实质内稍低密度结节,轻度渐进性强化。

【CT拟诊】 ① 右肾乳头状细胞癌。② 血管平滑肌脂肪瘤。③ 复杂性囊肿。④ 其他亚型肾细胞癌。

【病理诊断】 肾乳头状细胞癌。

【评 述】 肾乳头状细胞癌是第二常见的肾细胞癌,占肾细胞癌的7%~15%,起源于近曲小管或远曲小管,具有乳头状或管状乳头状结构,根据核级别及细胞排列层次分为Ⅰ型和Ⅱ型。50~70岁老年人好发,尤其多见于男性。主要临床表现为血尿、腰痛和包块,但有此三联征的患者不到15%。乳头状细胞癌恶性度较低,侵犯、转移发生率低,预后好于肾透明细胞癌,5年生存率为85%~90%,Ⅰ型预后好于Ⅱ型。肾细胞癌TNM分期(2017AJCC第八版),T1:肿瘤最大径≤7 cm,局限于肾;T1a,肿瘤最大径≤4 cm;T1b,4 cm<肿瘤最大径≤7 cm。T2:肿瘤最大径>7 cm,局限于肾;T2a,7 cm<肿瘤最大径≤10 cm;T2b,肿瘤最大径>10 cm。T3:肿瘤侵犯主要静脉或者肾周组织,但未侵及同侧肾上腺和未超出肾周筋膜;T3a,肿瘤侵犯肾静脉或侵犯肾静脉分支的肾段静脉,或侵及肾盂,或侵犯肾周和(或)肾窦脂肪组织,但未超出肾周筋膜;T3b,肿瘤侵犯横膈下的下腔静脉;T3c,肿瘤侵犯横膈上的下腔静脉或侵及下腔静脉壁。T4:肿瘤已超出肾周筋膜。N0/N1:无/有区域淋巴结转移。M0/M1:无/有远处转移。根据 Robson 系统,用筋膜侵犯和血管/淋巴结累及来定义肾细胞癌的分期。Ⅰ期:肿瘤局限于肾被膜内。Ⅱ期:肿瘤突破肾被膜,但仍局限于肾前筋膜内。Ⅲ期:血管和(或)淋巴结受累。ⅢA 期:肾静脉或下腔静脉受累。ⅢB 期:淋巴结受累。ⅢC 期:静脉和淋巴结受累。ⅣA 期:肿瘤突破肾前筋膜。ⅣB 期:远处转移。Ⅰ～Ⅲ期通常可手术切除,但手术方法可能因静脉侵犯而有所不同(ⅢA 期和ⅢC 期)。本例肿瘤局限于肾被膜内,最大径为 3 cm,无区域淋巴结及远处转移,分期为 T1aN0M0,Ⅰ期。

　　CT 表现　①肾实质内类圆形的软组织密度肿块,可浸润性生长,肿块与肾实质分界不清,有假包膜时境界可清楚锐利。②平扫呈均匀或不均匀的等密度、稍高密度或稍低密度,可有出血、囊变、钙化。③增强扫描呈轻度渐进性延迟强化,明显低于肾实质强化程度。

　　鉴别诊断　①其他亚型肾细胞癌:透明细胞癌好位于肾皮质,密度不均,易出血、坏死、囊变,钙化少见,强化方式呈"快进快出"型;嫌色细胞癌多位于肾髓质,呈等密度或稍高密度,密度较均匀,钙化多见,坏死、囊变较少见,增强扫描呈轻中度强化,中央可见星状瘢痕及轮辐状强化。②肾复杂性囊肿:平扫呈类圆形稍高密度病灶,境界清楚,边缘锐利,CT 值为 40～90 HU,囊液含蛋白或血液成分,增强扫描无强化。③肾血管平滑肌脂肪瘤:当肿瘤内脂肪较少或不含脂肪时平扫多呈等密度或略高密度,边缘光滑锐利,病灶中心位于肾轮廓外,见"杯口征"与"劈裂征",软组织成分明显强化。

例 19 肾嫌色细胞癌

【病史摘要】 男性,54 岁。检查发现右肾实质性占位 2 天。

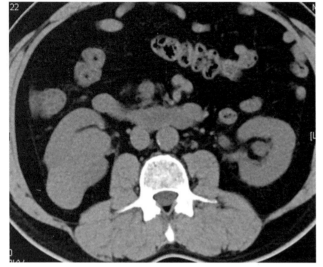

图 6 - 8 - 19A

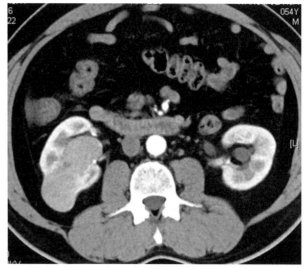

图 6 - 8 - 19B

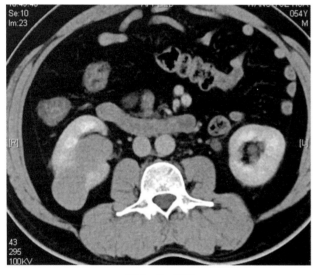

图 6 - 8 - 19C

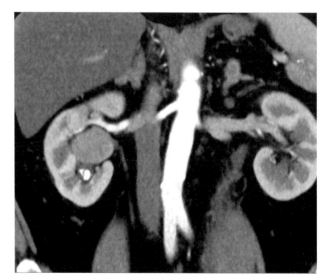

图 6 - 8 - 19D

【CT 征象】 平扫示右肾实质一不规则软组织密度肿块影,大小约 7.9 cm×3.7 cm,密度稍高于肾实质,CT 值约 43 HU,肿块呈"哑铃"状向肾窦及肾外生长(图 6 - 8 - 19A);增强扫描皮质期呈中度强化,CT 值约 92 HU,强化欠均匀,强化程度低于肾皮质,高于肾髓质(图 6 - 8 - 19B),髓质期强化减低,强化均匀 CT 值约 61 HU(图 6 - 8 - 19C);冠状位 MPR 示肿块部分位于肾窦内侵犯肾盂、肾盏,继发肾盏积水,并肾盏内见高密度结石影(图 6 - 8 - 19D)。

【重要征象】 肾实质稍高密度软组织肿块;呈中度强化,无坏死囊变。

【CT 拟诊】 ① 肾嫌色细胞癌 T3aN0M0。② 嗜酸细胞腺瘤。③ 其他亚型肾细胞癌。

【病理诊断】 肾低级别嫌色细胞癌。

【评 述】 嫌色细胞癌起源于集合管的 B 型闰细胞,肿瘤细胞分为两型,即胞质几乎透明的气球样Ⅰ型细胞和胞质嗜酸性早颗粒状的Ⅱ型细胞,瘤细胞呈实性片状排列,质地较均匀,是第三常见的肾细胞癌病理亚型,约占肾细胞癌的 5%。与透明细胞癌比较,嫌色细胞癌为中等血供肿瘤,很少伴发出血、坏死及囊性变，即便体积很大，亦通常表现为均质的肿块。其恶性程度最低，生长较缓慢，很少发生转移及微血管浸润，是预后最好的一种肾癌亚型。平均发病年龄为50~60岁，男女发病率相等。少数患者因肿块增大产生局部压迫症状或累及肾脏集合系统而就诊，表现为腰痛、血尿等，多数患者为无症状体检时偶然发现肾肿块。本例肿瘤最大径7.9 cm，向肾周及肾窦膨胀性生长，无区域淋巴结及远处转移，分期为T3aN0M0，II期。

CT表现　① 类圆形或浅分叶肿块，瘤体常较大，中心多位于肾髓质，呈膨胀性缓慢生长，可有假包膜。② 密度均匀，少有出血、囊变和坏死，钙化常见，多呈片状。③ 增强扫描呈轻至中度延迟强化，各期均低于肾皮质强化程度，皮质期介于皮质与髓质强化之间。④ 肿瘤中央可见星状瘢痕及轮辐状强化，肿瘤越大星状瘢痕发生率越高。

鉴别诊断　① 其他亚型肾细胞癌：透明细胞癌好位于肾皮质，密度不均，易出血、坏死、囊变，钙化少见，强化方式呈"快进快出"型；乳头状细胞癌好位于皮髓交界处，较小者密度均匀，较大者密度不均，可出血、坏死、囊变，钙化少见，强化方式呈"缓慢升高"型。② 嗜酸细胞腺瘤：密度较高，钙化、囊变坏死少见，中央星芒状瘢痕延迟强化，增强扫描呈"快进慢出"型，节段性强化反转。

例20 Xp11.2 易位/TFE3 基因融合相关性肾癌

【病史摘要】 女性,20岁。患者20天前无明显诱因下出现发热,最高体温为39℃,发热时抽搐明显,伴小便浑浊,后渐出现肉眼血尿。

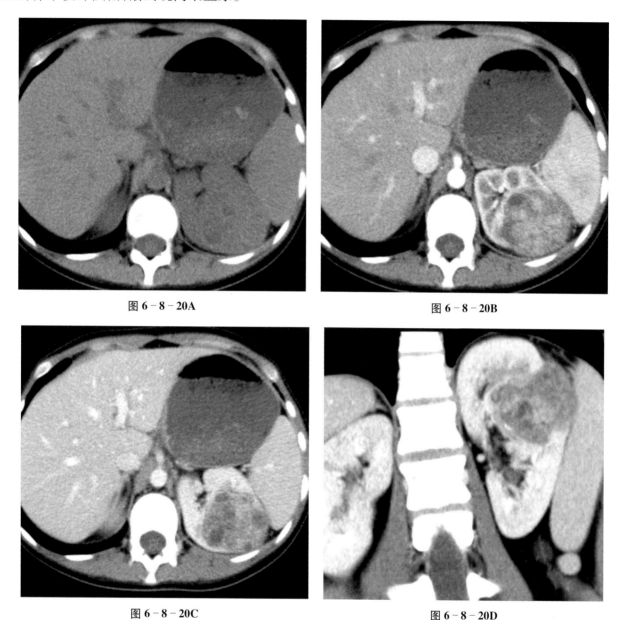

图 6-8-20A   图 6-8-20B

图 6-8-20C   图 6-8-20D

【CT 征象】 平扫示左肾实质一不均匀稍高密度肿块影,大小约5.5 cm×5.2 cm,内见斑片状低密度区不均匀,突出肾轮廓(图6-8-20A);增强扫描皮质期呈不均匀中等强化,明显低于肾皮质强化程度(图6-8-20B),髓质期仍为不均匀强化,强化程度较皮质期稍高,内见多发低密度无强化区(图6-8-20C);冠状位 MPR 示肿块边缘弧形钙化灶,肾窦受压(图6-8-20D)。

【重要征象】 不均匀稍高密度肿块,坏死、囊变、钙化;中度不均匀强化。

【CT 拟诊】 ① Xp11.2 易位/TFE3 基因融合相关性肾癌。② 肾乳头状细胞癌。③ 嗜酸细胞腺瘤。④ 肾嫌色细胞癌。⑤ 肾透明细胞癌。⑥ 肾血管平滑肌脂肪瘤。

【病理诊断】 Xp11.2 易位/TFE3 基因融合相关性肾癌。

【评 述】 Xp11.2 易位/TFE3 基因融合相关性肾癌(简称 Xp11.2 易位性肾癌)是一种罕见的肾细胞癌亚型,因含有染色体 Xp11.2 易位形成融基因而命名。2004 年 WHO 肾肿瘤组织病理学分类中将其列为肾细胞癌的一个独立亚型,2016 年 WHO 新分类中属于 MIT 家族易位性肾癌。Xp11.2 易位/TFE3 基因融合相关性肾癌以染色体 Xp11.2 易位形成 TFE3 融合基因,细胞核 TFE3 蛋白高表达为特征。本病好发于儿童和青少年,亦可发生于成人,女性多见,15% 的患者有化疗史。通常表现为无痛性肉眼血尿、腰痛、腹部肿块,部分患者为体检时偶然发现。儿童患者中呈现惰性过程,即使出现淋巴结转移,预后依然较理想;而在成人中则表现为进展较快、侵袭性强,预后较差。

CT 表现 ① 位于肾髓质,多呈浸润性生长,易累及肾盂,但很少见肾盂积水,肾皮质受压并伴有破坏。② 平扫多呈不均匀等密度或稍高密度,常合并出血、坏死、囊变及钙化。③ 钙化发生率高于其他肾癌亚型,多为砂砾状、点片状、条状等。④ 大部分有包膜,境界清晰,排泄期可见完整包膜。⑤ 中等血供的肿瘤各期的强化程度明显低于肾皮质,但要稍高于肾髓质。

鉴别诊断 ① 肾血管平滑肌脂肪瘤:当肿瘤内脂肪较少或不含脂肪时平扫多呈等密度或略高密度,边缘光滑锐利,病灶中心位于肾轮廓外,见"杯口征"与"劈裂征",软组织成分明显强化。② 肾透明细胞癌:多位于肾皮质,密度不均,易出血、坏死、囊变,钙化少见,强化方式呈"快进快出"型。③ 肾嫌色细胞癌:多位于肾髓质,呈等密度或稍高密度,密度较均匀,钙化多见,坏死、囊变较少见,增强扫描呈轻中度强化,中央可见星状瘢痕及轮辐状强化,总体强化程度低于 Xp11.2 易位性肾癌。④ 肾嗜酸细胞腺瘤:平扫呈等密度、稍低密度,钙化、囊变坏死少见,中央星芒状瘢痕延迟强化,增强扫描呈"快进慢出"型,节段性强化反转。⑤ 肾乳头状细胞癌:较小者密度均匀,较大者密度不均,可出血、坏死、囊变,钙化少见,强化方式呈"缓慢升高"型,强化程度明显低于 Xp11.2 易位性肾癌。

例 21 肾母细胞瘤

【病史摘要】 男性,9岁。发现右上腹部肿块3天,无任何不适。

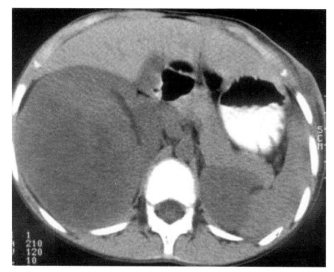

图 6-8-21A

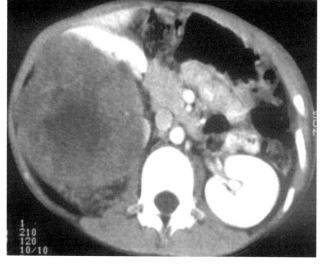

图 6-8-21B

【CT 征象】 平扫示右肾区一巨大分叶状软组织密度肿块,中心为低密度,其内可见少数点状钙化(图6-8-21A);增强扫描实性部分不均匀强化,中心低密度区不强化,病灶内及周围见多发增粗、迂曲血管影,肾实质受压并向前移位,呈"新月形",与肿块分界较清(图6-8-21B)。

【重要征象】 巨大肿块伴坏死囊变,内见迂曲血管影,受压肾实质强化呈"新月形"。

【CT 拟诊】 ① 肾母细胞瘤。② 肾恶性横纹肌样瘤。③ 肾细胞癌。④ 神经母细胞瘤。

【病理诊断】 肾母细胞瘤。

【评 述】 肾母细胞瘤又称 Wilms 瘤,起源于后肾胚基的恶性胚胎性肿瘤,多发生于肾实质内,组织学上主要包括原始肾胚芽、上皮和间质3种成分。是婴幼儿及儿童最常见的肾恶性肿瘤,90%发生在7岁以前,高峰期为3岁,少数发生在成人。多为单侧生长,5%~10%双侧。肿瘤呈膨胀性生长,有假包膜,体积常较大,常有出血及坏死,钙化少见,常侵犯肾静脉。血行转移常发生在肺。腹部肿块是肾母细胞瘤最常见的临床症状,少数病例可有腹痛、低热、血尿、高血压等。15%的肾母细胞瘤伴先天性畸形,如虹膜缺如,偏侧性肥大增生等。

CT 表现 ① 病变体积较大,多呈类圆形,少数呈分叶状。② 密度不均匀,可见坏死囊变、出血,钙化少见。③ 边缘常光整、清楚,有假包膜,晚期肿瘤边缘毛糙不清,并侵犯邻近的组织、器官。④ 增强扫描实性部分轻中度不均匀强化,内可见扭曲变形的血管影,受压肾实质明显强化呈"新月形"或"环形"高密度影,即"边缘征"。⑤ 常伴有淋巴结转移,同侧肾静脉和下腔静脉内瘤栓形成。

鉴别诊断 ① 神经母细胞瘤:发生在交感神经节或肾上腺,多位于腹膜后肾前上方,肾受累时向后外方移位,可见外来压迹,体积较大,形态不规则呈分叶状,可有出血、坏死、囊变,钙化率远远高于肾母细胞瘤,增强扫描呈轻度至中度不均匀强化。② 肾细胞癌:多发生在成年人,儿童少见,肿块常中等大小,易有血尿,增强扫描呈不同程度强化。③ 肾恶性横纹肌样瘤:体积巨大,密度不均,多伴有明显坏死囊变,囊变区与实性软组织部分边界模糊,呈"融冰征",肾包膜结节及包膜下积血/积液。

例 22 肾恶性横纹肌样瘤

【病史摘要】 男性,52岁。右侧腰腹部疼痛4个月余,伴发热、盗汗,行右侧经皮肾穿刺造瘘术,术中引流出脓液,细菌、真菌培养及结核相关检查均为阴性。

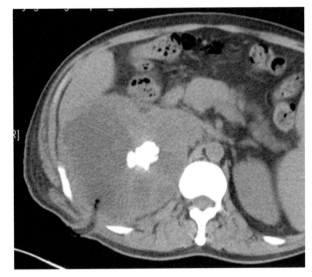
图 6-8-22A

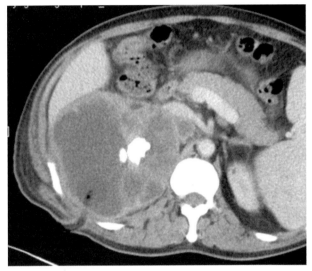
图 6-8-22B

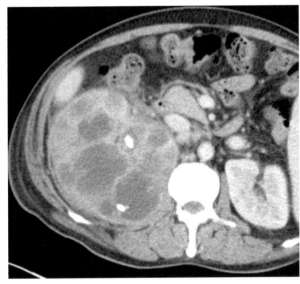
图 6-8-22C

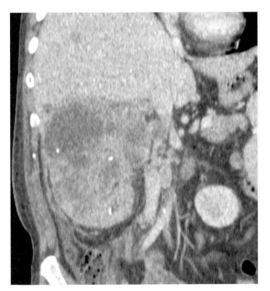
图 6-8-22D

【CT征象】 平扫示右肾明显增大,呈巨大囊实性肿块影,大小9.2 cm×8.4 cm,囊性区与实性部分边界模糊,肾包膜下见液性低密度影,内见造瘘管置入(图6-8-22A);增强扫描实性成分及包膜不均匀强化,囊性成分无强化(图6-8-22B)肾盏及肾盂内见结石影,右肾周筋膜增厚,肾周脂肪间隙模糊,腹膜后见多发肿大淋巴结伴中央坏死(图6-8-22C);冠状位MPR示肝实质内散在低强化的稍低密度结节影(图6-8-22D)。

【重要征象】 巨大囊实性肿块,肾包膜下积液,"融冰征"。

【CT拟诊】 ① 肾结核。② Wilms瘤。③ 肾髓质癌。④ 肾细胞癌。⑤ 肾恶性横纹肌样瘤。

【病理诊断】 肾上皮性细胞肿瘤伴坏死(肿瘤细胞具有横纹肌样特征),倾向恶性。

【评 述】 肾恶性横纹肌样瘤是一种少见的高度侵袭性恶性肿瘤,最初被定义为肾母细胞瘤的高度侵袭性的变异型,目前认为是一种独立的病理学类型,组织学上表现为"横纹肌样细胞"的弥散增殖。恶性横纹肌样瘤根据发生部位不同,大致分为 3 类:肾恶性横纹肌样瘤、中枢神经系统非典型畸胎样/横纹肌样瘤以及肾外中枢神经系统外恶性横纹肌样瘤。主要发生在婴幼儿,平均年龄为13 个月,但亦可见于青少年,成人罕见。临床上以巨大腹部肿块、腹痛、血尿为特点,可伴有后颅窝中线处原发肿瘤。转移早且发生率高,常见肺、肝、脑、淋巴结和骨骼转移。恶性度高,在儿童肾肿瘤中预后最差。

CT 表现 ① 多发生于单侧肾,位于肾中心部位、肾门周围。② 体积巨大,常有分叶,密度不均,多伴有明显坏死囊变,可有出血,少数伴钙化。③ 囊变区与实性软组织部分边界模糊,呈渐变样改变,即"融冰征"。④ 肿瘤侵犯肾髓质及集合系统,侵及肾盂可形成充盈缺损。⑤ 肾包膜结节及包膜下新月形积血/积液。⑥ 增强扫描不均匀强化,程度低于正常肾实质,出血坏死区无强化。

鉴别诊断 ① 肾细胞癌:发病年龄一般在 50~60 岁,肿块常呈中等大小,增强扫描实性成分不同程度强化,且不常有包膜下积液。② 肾髓质癌:罕见,好发于年轻黑种人,特别是镰刀型贫血特质者,出现肾盏扩张而无肾盂扩张。③ Wilms 瘤:二者均好发于儿童,从年龄及外观上均难以鉴别,但Wilms 瘤少有包膜下结节与积液,受压肾实质明显强化呈新月形或环形。④ 肾结核:肾结核中期可表现为围绕肾盂的结核性脓肿,呈囊样改变,脓肿壁强化,皮质变薄,并可见钙化,可沿着泌尿系统播散,并蔓延至腰大肌、髂肌等,晚期可发生全肾钙化。

例 23 肾淋巴瘤

【病史摘要】 男性,61 岁。左侧腰痛 2 周。

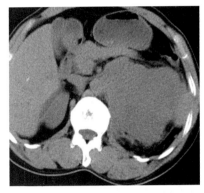
图 6-8-23A

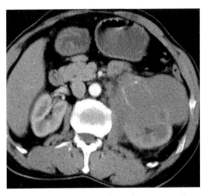
图 6-8-23B

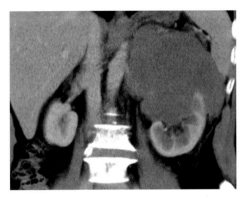
图 6-8-23C

【CT 征象】 平扫示左肾中上部轮廓消失,肾区及肾周巨大软组织密度肿块影,大小约 11.1 cm×
9.9 cm,形态不规则,密度均匀(图 6-8-23A);增强扫描肿块呈渐进性轻度均匀强化,皮质期可见肿瘤
包绕左肾动脉分支,呈"血管漂浮征",腹主动脉左旁可见多个肿大的淋巴结(图 6-8-23B、C)。

【重要征象】 肾实质及肾周软组织密度肿块,密度均匀,轻度均匀性强化;"血管漂浮征"。

【CT 拟诊】 ① 肾淋巴瘤。② 肾癌。③ 肾转移瘤。④ 肾肉瘤。

【病理诊断】 肾弥漫性大 B 细胞淋巴瘤(生发中心后亚型)。

【评　　述】 原发性肾淋巴瘤少见,因为肾实质内不含淋巴组织。继发性淋巴瘤常由血行转移
或腹膜后淋巴瘤直接侵犯引起,多见于非霍奇金淋巴瘤,且大多为弥漫性大 B 细胞淋巴瘤。肾淋巴瘤
可分为多结节型、单结节型、腹膜后浸润型、肾周型、弥漫型,多发结节型最常见,其次为腹膜后浸润
型。双侧肾侵犯是单侧侵犯的 3 倍。一般以 50 岁以上多见,男性较多。临床表现主要为腰痛、腹部
包块和肾功能受损,偶见血尿。

CT 表现　① 多结节型:双侧常见,大小不等类圆形肿块,边界清楚,等密度或稍低密度,密度均
匀,轻度强化或强化不明显,合并腹膜后淋巴结肿大。② 单结节型:单侧单发病灶,等密度或稍低密
度,密度均匀,轻度强化,与正常肾实质分界模糊。③ 腹膜后浸润型:腹膜后巨大软组织肿块侵犯肾
实质,形态不规则,密度均匀,出血、坏死、囊变少见,轻中度均匀强化,包埋血管可见"血管漂浮征"。
④ 肾周型:肾周不规则软组织肿块,肾被肿瘤"封入",肾周筋膜增厚。⑤ 弥漫型:常为双侧,肾弥漫
性增大,外形正常,密度减低,边界模糊,轻中度不均匀强化,可有肾功能不全。

鉴别诊断　① 肾肉瘤:极少见,瘤体常较大,形态不规则,密度不均,增强扫描呈中度或明显强
化。② 肾转移瘤:多有原发肿瘤病史,肿瘤呈等密度或稍低密度肿块,可单发,亦可双侧多发,强化与
原发肿瘤相似,易有血尿,增强扫描呈不同程度强化。③ 肾癌:多为单发,常发生囊变、坏死,可有钙
化,密度不均,多为明显强化,易形成癌栓,血尿多见。

例 24　肾转移瘤

【病史摘要】　男性,58 岁。口腔腺样囊性癌术后 11 年,多次复发术后,发现左肾占位。

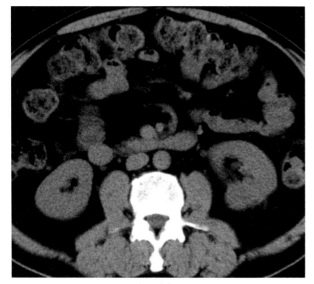

图 6 - 8 - 24A

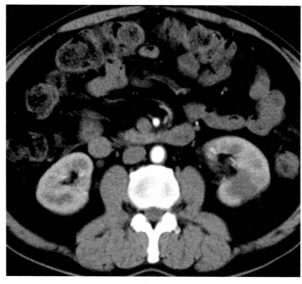

图 6 - 8 - 24B

【CT 征象】　平扫示左肾轮廓正常,肾实质内未见明显结节,仅见肾后缘少许索条影,邻近肾周筋膜增厚(图 6 - 8 - 24A);增强扫描示左肾后缘皮髓质内不规则低密度结节,呈轻度强化,大小约 2.3 cm×2.3 cm(图 6 - 8 - 24B、C)。

【重要征象】　肾实质等密度结节,边界不清,轻度强化。

【CT 拟诊】　① 左肾转移瘤。② 肾乳头状细胞癌。③ 肾淋巴瘤。④ 急性局灶性细菌性肾炎。

【病理诊断】　肾转移性腺样囊性癌。

【评　　述】　肾是继肺、肝、骨及肾上腺后常见的肿瘤转移部位,主要为血行转移,10% 为淋巴转移及直接浸润。原发肿瘤常见的有肺癌、乳腺癌、胃癌、大肠癌、宫颈癌及黑色素瘤等。肾转移瘤多数小于 3 cm,80% 为多发,50% 为双侧。

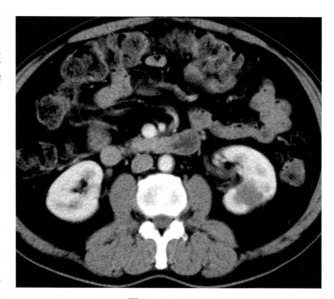

图 6 - 8 - 24C

CT 表现　① 单发或多发类圆形结节或肿块,一般体积较小。② 平扫为等密度或稍低密度,较大病灶中央可见坏死。③ 增强扫描强化程度与原发肿瘤相似,边界较平扫清晰。

鉴别诊断　① 急性局灶性细菌性肾炎:等密度或稍低密度的楔形或肿块状病灶,边缘模糊,不均匀强化,强化程度低于肾实质。② 肾淋巴瘤:主要与单结节型及多结节型淋巴瘤鉴别,平扫呈等密度、稍低密度,密度均匀,轻度均匀强化,与正常肾实质分界模糊。③ 肾乳头状细胞癌:单发结节或肿块,较小者密度均匀,较大者密度不均,可出血、坏死、囊变,钙化少见,强化方式呈"缓慢升高"型。

例25　肾盂移行细胞癌

【病史摘要】　女性,55岁。肉眼血尿2个月余。

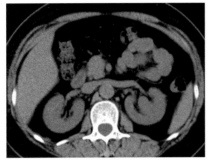
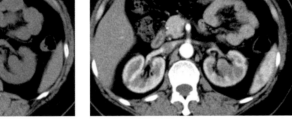
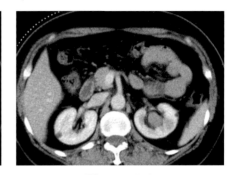

图6-8-25A　　　　　　　　图6-8-25B　　　　　　　　图6-8-25C

【CT征象】　平扫示左肾盂内一类圆形等密度软组织结节,大小2.4 cm×2.3 cm,密度均匀,CT值约28 HU(图6-8-25A);增强扫描皮质期呈轻度强化,髓质期呈轻至中度强化,最大CT值约62 HU(图6-8-25B、C);排泄期冠状位MPR示肿块起自肾盂、肾盏壁,局部肾小盏扩张,可见对比剂影(图6-8-25D)。

【重要征象】　肾盂内软组织密度影,中度强化,肾盏局部梗阻性积水。

【CT拟诊】　① 肾盂癌。② 肾细胞癌。③ 肾盂血肿。

【病理诊断】　肾盂移行细胞癌。

【评　　述】　肾盂癌在恶性肾肿瘤中占8%~10%,最常见的为

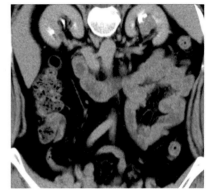

图6-8-25D

来源于尿路上皮的移行细胞癌,占90%以上,鳞癌和腺癌不常见。80%的移行细胞癌呈乳头状,20%为肾实质结节性肿瘤。肿瘤多从肾外肾盂开始,少数起源于肾盏或肾内肾盂。中等分化的乳头状移行细胞癌最常见,肿瘤沿肾盂黏膜扩散,可逆行侵犯肾集合小管,偶可侵及肾皮质。25%~40%的肾盂癌为多发;同时发生在膀胱占10%,同时发生在同侧输尿管占17%,或同时发生在膀胱及输尿管占15%,肿瘤可先后或同时出现。非乳头型的移行细胞癌为浸润性恶性病变,早期即有局部淋巴结的转移及肺、骨转移。男性多于女性3~4倍,好发于50~80岁者。典型临床症状是间歇性无痛性全程肉眼血尿,也可有腰痛、尿路刺激征和腹部包块等。

CT表现　① 肾影一般不大,边缘不外突,肿块多位于肾窦内,可呈类圆形、分叶状、不规则的软组织肿块,平扫呈等密度、稍低密度,可有钙化或伴有出血。② 肿瘤向内呈向心性生长,可填塞、压迫肾盂、肾盏和肾窦脂肪,阻塞集合系统,肾盂、肾盏扩张、积水,也可向外生长直接侵犯肾窦脂肪和肾实质。③ 增强扫描患肾可延迟强化,肿块轻、中度强化,延时扫描可见充盈缺损。④ 扩大扫描范围可见输尿管、膀胱内肿块,近段输尿管可因肿瘤浸润而增厚。

鉴别诊断　① 肾盂血肿:边缘光整,境界清晰,平扫CT值为30~60 HU,增强扫描无强化,位置、大小及密度可随时间而变化。② 肾细胞癌:肿块主体位于肾实质,多引起肾局限性增大,边缘外突,密度不均匀,常发生囊变、坏死,可有钙化,多为明显强化。

例26　输尿管移行细胞癌

【病史摘要】　女性,69岁。间断性肉眼血尿1个月余。

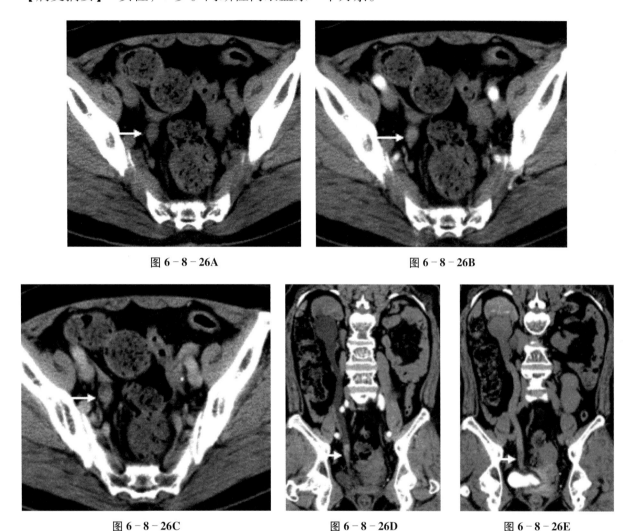

图6-8-26A　　　　　　　　　　　图6-8-26B

图6-8-26C　　　　　　图6-8-26D　　　　　　图6-8-26E

【CT征象】　平扫示右侧输尿管下段一软组织密度影(箭头),大小约1.3 cm×1.0 cm,CT值约23 HU(图6-8-26A);增强扫描示病灶呈中度强化,最大CT值约59 HU(图6-8-26B、C)。冠状位MPR示右输尿管下段一强化的软组织密度影,其上方输尿管及肾盂、肾盏明显扩张积水,排泄期病灶呈相对低密度(图6-8-26D、E)。

【重要征象】　输尿管内软组织密度影,中度强化,输尿管及肾梗阻性积水。

【CT拟诊】　① 输尿管癌。② 输尿管息肉。③ 输尿管炎性狭窄。④ 输尿管良性阻塞性病变。

【病理诊断】　输尿管移行细胞癌。

【评　　述】　输尿管肿瘤较少见,可分为原发性和继发性两类,原发肿瘤起源于输尿管上皮或间叶组织,继发肿瘤是由其他部位的肿瘤种植、浸润和转移到输尿管。73%的肿瘤发生在输尿管下段,约24%位于输尿管中段,发生于输尿管上段只占3%左右。双侧发病占0.9%~1.6%。输尿管肿瘤大多为移行细胞癌,约占93%,鳞状上皮癌、腺癌少见。恶性病变大多数发生在40岁以上,多见于男性,良性肿瘤多为年轻人。临床症状多为间歇性无痛性肉眼血尿,也可因肿瘤梗阻输尿管引起腰痛、肾积水,有时尿脱落细胞检查可见癌细胞。诊断输尿管病变最常用的是排泄性尿路造影,但此检查多不易显示输尿管内的充盈缺损,仅表现为肾及上段输尿管的积水及肾分泌功能下降,难以与引起输尿管梗阻的其他原因如先天性狭窄及结石鉴别。逆行尿路造影能清楚显示梗阻部位及管腔病变下部的形态,但不能显示肿瘤的范围。

CT 表现　①输尿管局部增粗,管壁不规则增厚或见软组织密度影,病变长轴与输尿管走行一致。②肿块较小者多呈长圆形结节,密度均匀,较大者多不规则,中央见坏死低密度区。③增强扫描轻中度强化,肾排泄功能差,远端输尿管无对比剂显示。④病变上方输尿管及肾盏、肾盂扩张积水。⑤多向下蔓延合并膀胱癌。⑥盆腔及腹膜后可见肿大的淋巴结。

鉴别诊断　①输尿管良性阻塞性病变:输尿管内的结石或血块可以造成输尿管积水,血块多为高密度影,增强无强化,位置、密度及大小可变;结石因钙盐的密度较高,很容易与软组织密度肿块鉴别。②输尿管炎性狭窄:管壁渐进性环形增厚,边缘光整,管腔狭窄,范围长,梗阻端呈鸟喙样改变。③输尿管息肉:多见于青壮年,好发于输尿管上 1/3,多为单发,输尿管腔内长条状等密度结节,边缘光整,增强扫描呈轻度强化,延迟期腔内充盈缺损。

例 27　肾血管平滑肌脂肪瘤

【病史摘要】　女性,43 岁。左侧肾区疼痛 5 个月余。

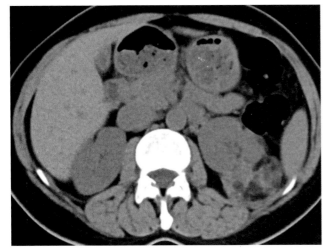

图 6 - 8 - 27A

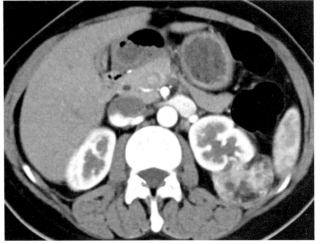

图 6 - 8 - 27B

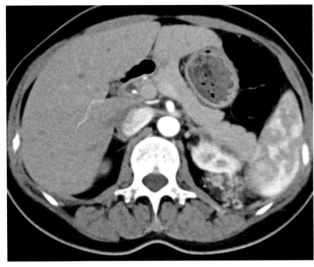

图 6 - 8 - 27C

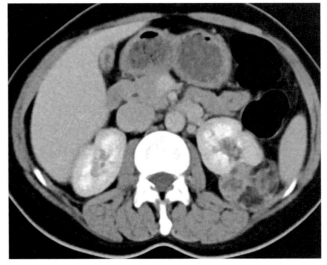

图 6 - 8 - 27D

【CT 征象】　平扫示左肾中部后外侧一混杂密度肿块影,大小约 4.8 cm×3.8 cm,内含脂肪及软组织密度,无钙化,大部分位于肾轮廓外(图 6 - 8 - 27A);增强扫描皮质期及髓质期脂肪密度区无强化,软组织密度区明显强化,内可见多发紊乱迂曲的血管影(图 6 - 8 - 27B、C),排泄期强化程度减低(图 6 - 8 - 27D)。

【重要征象】　混杂密度肿块,内含脂肪;软组织成分明显强化;多发迂曲紊乱的血管影。

【CT 拟诊】　① 肾血管平滑肌脂肪瘤。② 肾脂肪肉瘤。③ 畸胎瘤。④ 肾细胞癌。⑤ 肾嗜酸细胞腺瘤。

【病理诊断】　肾血管平滑肌脂肪瘤。

【评　　述】　血管平滑肌脂肪瘤是肾最常见的良性肿瘤,现已归类为血管周上皮样细胞瘤,约占所有肾肿瘤的 3.9%。典型的肾血管平滑肌脂肪瘤由不同比例的脂肪、平滑肌和异常血管构成,含有脂肪是其特征性病理表现,准确地显示脂肪成分是确诊的关键。临床上以伴有或不伴有结节硬化分为两类:一类伴有结节硬化,常见于青少年,多为双肾多发,约占所有血管平滑肌脂肪瘤的 20%。另一类为不伴有结节硬化,在我国此型多见,其中80%为成年女性,多在40岁以后发病,为单侧血管平滑肌脂肪瘤。此瘤生长缓慢,无包膜,多数无症状,仅偶尔被发现。较大的血管平滑肌脂肪瘤在肾实质内生长可造成肾盏、肾盂受压变形;向肾外生长者可突破肾包膜而进入肾周间隙,因血管平滑肌脂肪瘤富含发育异常的血管,故易出血,常引起肾内及包膜下血肿。

CT表现　①单侧或双侧多发,类圆形或不规则形,边界清晰,病灶中心位于肾轮廓外,可见"杯口征"与"劈裂征"。②典型血管平滑肌脂肪瘤:混杂密度肿块,密度不均匀,内有斑片状或多房状脂肪密度和软组织密度,脂肪性低密度是血管平滑肌脂肪瘤的特征性表现,增强扫描脂肪成分无强化,软组织成分明显强化。③乏脂型血管平滑肌脂肪瘤:平扫呈等密度或稍高密度软组织肿块,增强扫描呈明显均匀强化。④病灶内见迂曲增粗血管影,易出血,肿块内和肾包膜下可见急、慢性出血征象。

鉴别诊断　富脂肪的血管平滑肌脂肪瘤需与下列疾病鉴别:①畸胎瘤:罕见,除有软组织及脂肪成分外,另一特征是有钙化或骨化组织。②脂肪肉瘤:一般体积巨大,包膜菲薄,可见脂肪及不规则条片状软组织成分,沿组织间隙生长,相邻器官受压移位明显,增强扫描软组织成分轻度以上强化。

乏脂肪的血管平滑肌脂肪瘤需与以下疾病鉴别:①肾嗜酸细胞腺瘤:密度较高,钙化、囊变坏死少见,中央星芒状瘢痕延迟强化,增强扫描呈"快进慢出"型,节段性强化反转。②肾细胞癌:肿块主体位于肾实质,肾轮廓外突,可存在假包膜,透明细胞癌密度不均匀,常发生囊变、坏死,可有钙化,呈"快进快出"的强化方式,可伴有腹膜后淋巴结转移、静脉内癌栓。

例28 肾嗜酸细胞腺瘤

【病史摘要】 男性,46岁。体检发现右肾肿块6天。

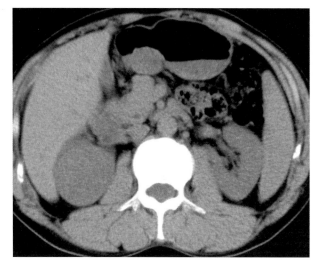
图6-8-28A

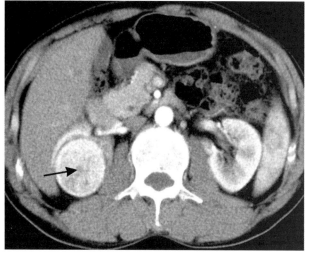
图6-8-28B

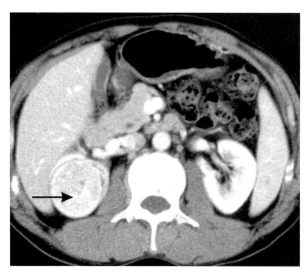
图6-8-28C

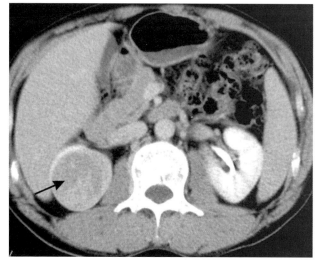
图6-8-28D

【CT征象】 平扫示右肾一类圆形等密度肿块影,无明显钙化(图6-8-28A);增强扫描皮质期肿块明显强化,大小约4.5 cm×5.1 cm,边缘光滑,中心见星芒状低密度灶,肿块与肾脏实质分界清楚(图6-8-28B),髓质期强化程度增加,其内星芒状瘢痕部分强化(图6-8-28C),排泄期肿块密度低于肾实质,中心星芒状瘢痕持续强化,呈高密度(图6-8-28D)。

【重要征象】 肾等密度肿块,边界清楚;中央星芒状瘢痕;星芒状瘢痕呈节段性强化反转特征。

【CT拟诊】 ① 肾嗜酸细胞腺瘤。② 肾细胞癌。③ 肾淋巴瘤。④ 肾血管平滑肌脂肪瘤。

【病理诊断】 肾嗜酸细胞腺瘤。

【评 述】 肾嗜酸细胞腺瘤是一种起源于肾皮质近曲小管上皮的少见良性肿瘤,占肾肿瘤的3%~7%。组织学上肿瘤细胞大,胞浆内有嗜酸性颗粒。肉眼观呈黄褐色或淡棕色,无坏死区。嗜酸细胞腺瘤的直径可自1 cm至相当大,最常见的直径为5~8 cm,与肾分界清楚。肿瘤可单发亦可多发或双肾病变。男性发病率较女性高,发病的年龄多在60~70岁,临床常无症状,偶然发现,肿瘤较大可有腰痛、血尿、腹部包块。对于直径>3 cm的肿瘤可行肿瘤剜除术、部分或单纯肾切除术。

CT 表现　①多为单侧、单发,好发于肾皮质,呈圆形、卵圆形实性肿块,边界清楚,一般较大。②平扫呈等密度、稍低密度,内少有钙化。③增强扫描呈中度强化,皮质期强化明显,排泄期多低于肾实质,呈"快进慢出"强化方式。④皮质期呈轮辐状强化。⑤中央星形瘢痕:肿块的中央部可见放射状或星芒状的低密度瘢痕影,延迟强化、缩小。⑥节段性强化反转:皮质期明显强化部分在排泄早期强化减低,皮质期不强化部分在排泄期明显强化。

鉴别诊断　①肾血管平滑肌脂肪瘤:单发或多发肿块,病灶中心位于肾轮廓外,可见"杯口征"与"劈裂征",典型的血管平滑肌脂肪瘤含特征性脂肪密度,乏脂肪血管平滑肌脂肪瘤呈等密度或稍高密度,增强扫描脂肪成分无强化,软组织成分明显强化。②肾淋巴瘤:平扫呈等密度、稍低密度,密度均匀,轻度强化,与正常肾实质分界模糊,肾门或全身其他部位常有多发肿大的淋巴结。③肾细胞癌:肾透明细胞癌多位于肾皮质,密度不均匀,常发生囊变、坏死,可有钙化,呈"快进快出"的强化方式,可伴有腹膜后淋巴结转移、静脉内癌栓;肾嫌色细胞癌多位于肾髓质,呈等密度或稍高密度,密度较均匀,钙化多见,坏死、囊变较少见,增强扫描呈轻中度强化,中央可见星状瘢痕及轮辐状强化。嗜酸细胞腺瘤星状瘢痕出现率高于嫌色细胞癌。

例29 肾炎性肌纤维母细胞瘤

【病史摘要】 男性,47岁。左腰部酸胀不适,发现左肾实质性占位9天。

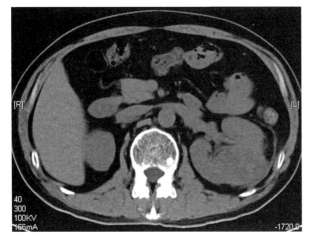
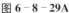

图 6-8-29A

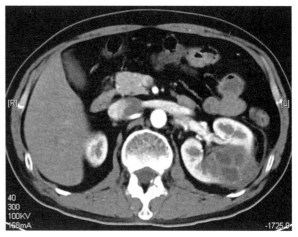

图 6-8-29B

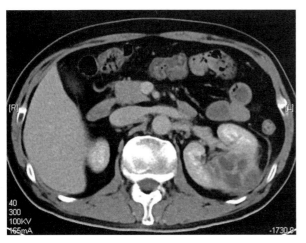

图 6-8-29C

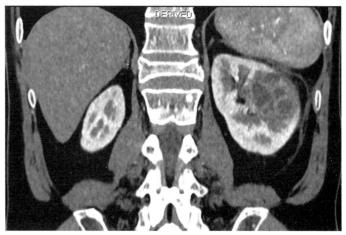

图 6-8-29D

【CT征象】 平扫示左肾中部一囊实性肿块影,密度不均匀,边界不清,大小约5.5 cm×3.7 cm,局部向肾外突出,邻近左肾周筋膜增厚(图6-8-29A);增强扫描皮质期可见肿块内实性成分中度不均匀强化,囊性成分无强化,髓质期持续强化(图6-8-29B~D)。

【重要征象】 肾实质囊实性肿块,实性成分中度持续强化,肾周筋膜增厚。

【CT拟诊】 ① 肾透明细胞癌。② 肾脓肿。③ 肾炎性肌纤维母细胞瘤。④ 黄色肉芽肿性肾盂肾炎。

【病理诊断】 左肾梭形细胞肿瘤,伴多量组织细胞反应,考虑为炎性肌纤维母细胞瘤(中间型肿瘤),病变累及肾周脂肪囊。

【评述】 炎性肌纤维母细胞瘤(IMT)是一种中间型真性肿瘤,表现为低度恶性或交界性特点,由梭形纤维母细胞/肌纤维母细胞组成,其间见大量浆细胞、淋巴细胞、嗜酸性粒细胞等炎性细胞弥漫性浸润。泌尿系统IMT发生在膀胱较常见,发于肾罕见,病变可累及一侧肾或双侧肾,最多见于肾实质内(56%),其次是肾盂(38%),也有报道发生于肾被膜及被膜旁脂肪组织中(6%)。位于肾盂者,肿瘤可呈息肉状突起或造成肾盂增厚、输尿管移行部狭窄等。肾IMT可发生于任何年龄,好发于儿童和青年,无明显性别差异。患者起病多隐匿,常见症状有腰痛、无痛性镜下或肉眼血尿,偶有发热、血沉增快、体重减轻和血小板减少等症状,也有查体偶然发现者;发生于儿童者可有生长阻滞现象。新近文献报道 ALK 阳性病例倾向于儿童及年轻患者,阴性病例多见于中、老年患者。但由于有时临床上表现轻微,常忽略发热体征,加上影像检查缺乏特异性,因此术前常误诊,在成人易误诊为肾癌,儿童则被误诊为肾母细胞瘤。

CT 表现　① 多位于肾实质单发软组织肿块,体积大,分叶状或结节状。② 密度不均,囊变、坏死常见,部分可见钙化,出血少见。③ 增强扫描肿块实性成分多呈延迟和持续强化,囊变坏死区无强化。④ 部分病灶周围可见渗出。⑤ 淋巴结转移少见。

鉴别诊断　① 黄色肉芽肿性肾盂肾炎:局限型表现为肾实质囊实性肿块,边界不清,增强扫描实性成分明显不均匀强化。② 肾脓肿:类圆形低密度病变,边缘清楚锐利,气液平是其特征性表现,增强扫描脓肿壁环状强化。③ 肾透明细胞癌:多位于肾皮质,密度不均匀,常发生囊变、坏死,可有钙化,呈"快进快出"的强化方式,可伴有腹膜后淋巴结转移、静脉内癌栓。

例 30　肾动脉瘤

【病史摘要】　女性,49 岁。腰背部疼痛伴腹胀不适 2 个月余。

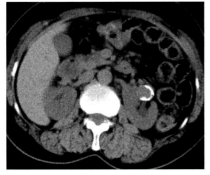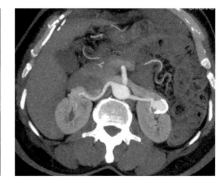

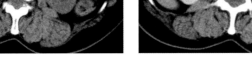

图 6-8-30A　　　　　　　　图 6-8-30B　　　　　　　　图 6-8-30C

【CT 征象】　平扫示左肾窦处一类圆形软组织密度影,大小 2.0 cm×1.5 cm,边缘见弧形钙化,并见左肾旋转不良(图 6-8-30A);增强扫描皮质期病灶明显均匀强化,强化程度与同平面的主动脉相同(图 6-8-30B);横断位 MIP 示左肾门处肾动脉末端见一膨大的类圆形突起,管壁可见弧形钙化影(图 6-8-30C);VR 示左肾动脉末端一膨大的囊袋状突起影,管壁可见不规则点片状钙化,另见双肾下极融合(图 6-8-30D)。

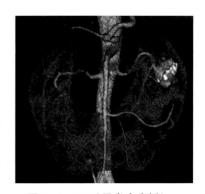

图 6-8-30D(见书末彩插)

【重要征象】　结节与肾动脉相连,边缘弧形钙化;强化与动脉一致。

【CT 拟诊】　① 左肾动脉瘤。② 急性肾内血肿。③ 肾动静脉畸形。④ 肾肿瘤。

【最终诊断】　马蹄肾伴左肾动脉瘤。

【评　　述】　肾动脉瘤是一种少见的肾血管性疾病,约占内脏动脉瘤的 22%,尸检检出率为 0.01%,其病因多为肾动脉壁中层弹性纤维先天性发育不良,其次为后天性疾病,如肾动脉硬化、肌纤维疾病,结节性动脉外膜炎、梅毒、感染性(细菌性、真菌性等)动脉炎等。肾动脉瘤发生的部位分为肾内型及肾外型,前者发生在肾动脉的主干及第一级分支,后者发生在肾实质内二、三级以远的小动脉。常无症状,临床可表现为高血压、血尿、腹痛、腰痛等。诊断主要依靠影像学检查,CTA 在血管性疾病的诊断方面已经能够取代 DSA。

CT 表现　① 平扫示肾内或肾周略高密度结节影,CT 值与同平面血管的 CT 值相同,其边缘清楚、锐利。② 部分病灶周边可见弧形钙化。③ 增强扫描明显均匀强化,等同于同层面肾动脉,CTA 上可见同侧肾动脉及与之相连。④ 肾盂、肾盏及肾实质为受压改变。

鉴别诊断　① 肾肿瘤:多发生于肾实质,平扫多为等、稍高密度,增强扫描病灶与肾动脉不相连,强化程度与肾动脉不一致。② 肾动静脉畸形:可表现为肾动脉局部瘤样扩张,但常会同时出现畸形迂曲的血管团,肾动、静脉异常沟通及引流静脉。③ 急性肾内血肿:多由外伤、手术引起,平扫为高密度,增强扫描一般不强化;若为囊肿或肿瘤合并出血,则可见原发病灶相应的 CT 表现。

例31　大动脉炎所致肾动脉狭窄

【病史摘要】　女性,16 岁。双上肢无脉多年。

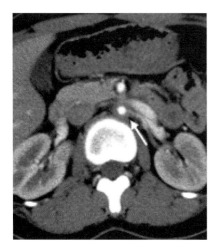
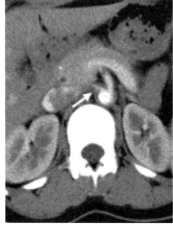
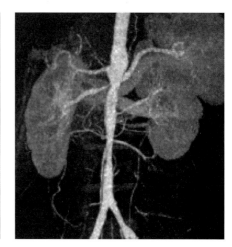

图 6 - 8 - 31A　　　　　　　　图 6 - 8 - 31B　　　　　　　图 6 - 8 - 31C

【CT 征象】　增强扫描皮质期双肾动脉起始处(箭头)及腹主动脉管壁弥漫性增厚,管腔明显狭窄,腹主动脉管壁增厚呈"同心圆"改变(图 6 - 8 - 31A、B);VR 示左肾动脉全程纤细狭窄,右肾动脉起始处管腔明显狭窄,腹主动脉粗细不均(图 6 - 8 - 31C、D)。

【重要征象】　大动脉多处狭窄,常累及动脉开口部或近心段。

【CT 拟诊】　① 广泛大动脉炎,腹主动脉及双肾动脉狭窄。② 肾动脉纤维肌性发育不良。③ 肾或肾动脉发育不良。④ 肾动脉粥样硬化。

【最终诊断】　广泛大动脉炎,腹主动脉及双肾动脉狭窄。

【评　　述】　大动脉炎是一种以中膜损害为主的非特异性全动脉炎,动脉全层呈弥漫性不规则增厚和纤维化,增厚的内膜向腔内增生引起动脉狭窄和阻塞,是以引起主动脉及其分支的狭窄或闭塞为主要表现的慢性进行性非特异性炎症。多见于年轻女性,男女之比是 1∶4,发病年龄多为 20~30岁,30 岁以前发病约占 90%,40 岁以后较少发病。肾动脉狭窄者临床表现为持续性高血压、肾区闻及血管杂音。由于部分患者肾动脉狭窄可以通过手术或经皮穿刺球囊扩张或(和)内支架置入等介入的方法治疗,因此肾动脉狭窄的诊断和评价非常重要。

CT 表现　① 动脉管壁环形增厚,管腔粗细不均,边缘比较光滑,向心性狭窄和阻塞。② 狭窄后扩张和动脉瘤形成。③ 病变多较广泛,节段性分布,多累及开口部或近心段,长度可自数毫米至肾动脉全长。④ 晚期管壁可钙化。

鉴别诊断　① 肾动脉粥样硬化:常在 50 岁以后发病,管壁不规则增厚,局部可伴溃疡及钙化,多侵及开口及分叉处,管腔呈偏心性狭窄。② 肾或肾动脉发育不良:无明显的临床体征,肾体积小,外形正常,肾动脉全程纤细,管腔不狭窄。③ 肾动脉纤维肌性发育不良:多见于青中年女性,典型表现为肾动脉中远段串珠样狭窄。

例32 "胡桃夹"综合征

【病史摘要】 男性,22岁。间断肉眼血尿。

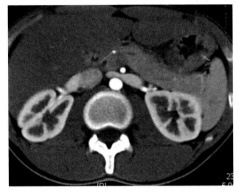
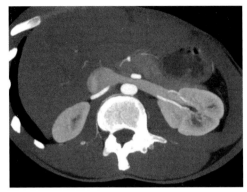
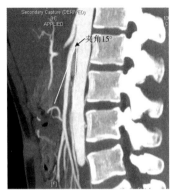

图6-8-32A　　　　　图6-8-32B　　　　　图6-8-32C

【CT征象】 增强扫描示肠系膜上动脉与腹主动脉之间的左肾静脉受压狭窄,狭窄后管腔扩张增粗(图6-8-32A、B),矢状位MIP示肠系膜上动脉与腹主动脉夹角约为15°(图6-8-32C),VR示肠系膜上动脉与腹主动脉夹角变小(图6-8-32D)。

【重要征象】 肾静脉受压狭窄,肠系膜上动脉与腹主动脉夹角变小。

【CT拟诊】 ①"胡桃夹"综合征。②肿大的淋巴结压迫左肾静脉。③腹膜后肿瘤压迫左肾静脉。④肾静脉血栓。

【最终诊断】 "胡桃夹"综合征。

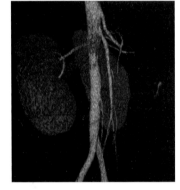

图6-8-32D(见书末彩插)

【评　述】 "胡桃夹"综合征,又称"左肾静脉压迫综合征",是指走行于腹主动脉和肠系膜上动脉之间的左肾静脉受到挤压而致管腔狭窄,造成左肾静脉高压和扩张而引起的一系列临床症状。好发于体型较瘦的青少年,男性多见。临床表现为非肾小球性血尿、直立性蛋白尿、腹痛、生殖静脉曲张、反应性盆腔淤血和肾脏淤血等。男性可有左侧精索静脉曲张;女性可出现腰痛、盆腔不适和月经增多等。病变分型:①前胡桃夹综合征:常见左肾静脉走行于腹主动脉和肠系膜上动脉之间,受到挤压而致管腔狭窄,造成左肾静脉高压和扩张而引起的一系列临床症状。②后胡桃夹综合征:少见左肾静脉走行于腹主动脉与脊柱间(主动脉后型左肾静脉)并受到两者的挤压,引起与前"胡桃夹"综合征类似的病理生理及临床表现。

CT表现 ①正常腹主动脉与肠系膜上动脉间的夹角为25°~60°,平均为45°,夹角<35°可造成左肾静脉受压。②鸟嘴征:左肾静脉在穿过腹主动脉及肠系膜上动脉夹角处受压变窄成三角形,其远端管径扩张。③左肾淤血造成左肾体积较右肾增大。④可伴侧支循环血管形成及左肾静脉属支曲张。

鉴别诊断 ①左肾静脉血栓:增强扫描左肾静脉内充盈缺损,慢性期血栓可导致左肾静脉纤细,肾周可见侧支血管。②腹膜后肿瘤压迫左肾静脉:腹膜后可见肿块影,增强扫描呈不同程度强化,邻近左肾静脉可受压狭窄。③肿大的淋巴结压迫左肾静脉:腹膜后转移性淋巴结或淋巴瘤可压迫左肾静脉,增强扫描淋巴结不均匀强化,并可见原发肿瘤,淋巴瘤则呈轻中度均匀强化。

例33 肾静脉血栓形成

【病史摘要】 男性,34岁。浮肿伴尿检异常、血压升高4个月余。

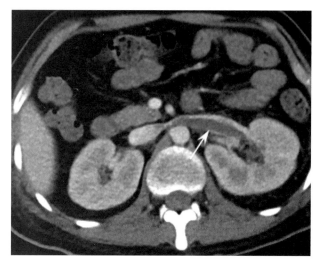

图6-8-33A

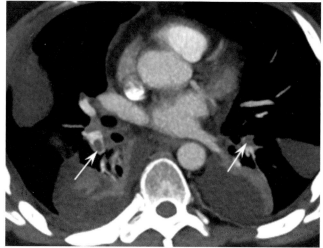

图6-8-33B

【CT征象】 增强扫描髓质期左肾肿大,左肾静脉管腔内可见一无强化的长条状充盈缺损(箭头,图6-8-33A);两下肺动脉分支管腔内见不规则充盈缺损(箭头),两下肺见片状实变影,双侧胸腔积液(图6-8-33B)。

【重要征象】 肾静脉充盈缺损。

【CT拟诊】 ① 肾静脉血栓,两下肺动脉分支血栓。② 肾静脉癌栓。③ 肾盂内血块。

【最终诊断】 肾静脉血栓,两下肺动脉分支血栓。

【评　述】 肾静脉血栓是指肾静脉主干和(或)属支内血栓形成,导致肾静脉部分或全部阻塞而引起一系列病理改变和临床表现。常见原因:一是血液高凝状态,常见有肾病综合征、脱水、妊娠等;二是肾静脉受压,常见邻近病变压迫、血流淤滞;三是静脉壁受损,常见有肿瘤侵犯肾静脉、外伤等。可见单或双肾静脉,累及主干或属支,可伴其他血管(下腔静脉、肺动脉等)血栓。急性肾静脉血栓临床表现为典型"三联征",即剧烈腹痛或腰痛、肉眼血尿、肾功能突然恶化。慢性肾静脉血栓临床症状常不明显,仅为蛋白尿持续不缓解或增加,常伴镜下血尿,进行性肾功能受损,如血肌酐升高、肾小管功能障碍。左侧多见,可有腹壁静脉和左侧精索静脉曲张。大多数肾静脉血栓患者并存肺栓塞,且肺栓塞可为首发症状。CT静脉成像(CTV)是肾静脉血栓诊断的重要手段。

CT表现 ① 急性肾静脉血栓:肾外形增大,肾实质强化减低,皮髓质分界不清,肾静脉扩张,内见条带状充盈缺损,可延伸到下腔静脉。② 慢性肾静脉血栓:肾静脉纤细或充盈不均匀,可见钙化,肾周可见侧支血管,肾萎缩。③ 肾静脉属支(精索静脉、卵巢静脉、腰升静脉等)增粗迂曲,肾周"蜘蛛网"样静脉扩张。本例为肾静脉血栓急性期。

鉴别诊断 ① 肾盂内血块:平扫肾盂内稍高密度影,边缘光整,境界清晰,增强扫描无强化,不超过中线水平。② 肾静脉癌栓:常继发于恶性肿瘤,尤其是肾癌;CTV上受累段血管常增粗,管腔内不规则充盈缺损并不均匀强化。

例 34　肾滑膜肉瘤并下腔静脉瘤栓形成

【病史摘要】　男性,17 岁。无明显诱因出现无痛肉眼血尿。

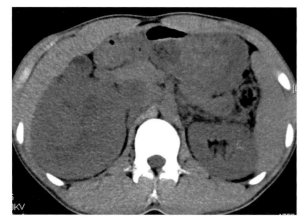

图 6 - 8 - 34A

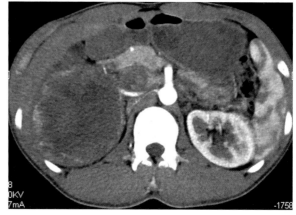

图 6 - 8 - 34B

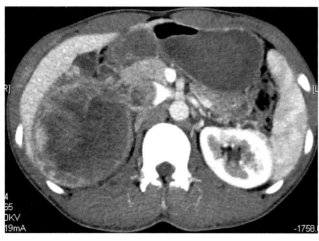

图 6 - 8 - 34C

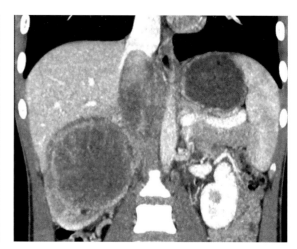

图 6 - 8 - 34D

【CT 征象】　平扫示右肾一巨大等、低密度软组织肿块影,大小约 9.8 cm×8.7 cm,邻近下腔静脉增宽,内见稍低密度影(图 6 - 8 - 34A);增强扫描肿块呈渐进性不均匀强化,周边明显强化,其内低密度区无强化(图 6 - 8 - 34B、C);下腔静脉增宽并内见不均匀强化的充盈缺损(图 6 - 8 - 34B~D)。

【重要征象】　肾巨大囊实性肿块,不均匀持续强化;下腔静脉充盈缺损并不均匀强化。

【CT 拟诊】　① 肾肉瘤。② Xp11.2 易位/TFE3 基因融合相关性肾癌。③ 肾母细胞瘤。④ 肾恶性横纹肌样瘤。⑤ 肾上皮样血管平滑肌脂肪瘤。

【病理诊断】　肾滑膜肉瘤,侵犯肾盂,下腔静脉瘤栓。

【评　　述】　2016 版 WHO 肾肿瘤分类中将原发性肾滑膜肉瘤划分为间叶性肿瘤,是一种罕见的肾恶性肿瘤,仅占所有肾恶性肿瘤的 1%~3%。肿瘤呈侵袭性生长,病理学上有以下几种亚型:单相上皮型、单相纤维型、双相型和低分化型,以前两者最常见,预后较差。好发于 20~50 岁青壮年,男性略多于女性,右肾比左肾常见。临床表现无特异性,主要包括腹痛、腹部包块或血尿等。

　CT 表现　① 囊实性软组织肿块,体积较大,边界清晰。② 密度不均,囊变、坏死及出血常见,可有分隔及钙化,可伴壁结节。③ 增强扫描呈不均匀强化或厚壁强化,实性部分呈"快进慢出"型,肿块内和（或）囊壁可见增粗迂曲的供血血管。④ 易破裂合并肾包膜下血肿。⑤ 肿块可累及肾盂及肾周，可有局部淋巴结肿大、肾静脉及下腔静脉侵犯、远处转移。

鉴别诊断　① 肾上皮样血管平滑肌脂肪瘤：少见或罕见脂肪成分，平扫呈稍高密度，密度不均，较大病灶可合并出血、囊变，增强扫描多呈渐进性持续强化。② 肾恶性横纹肌样瘤：巨大软组织密度肿块，常有分叶，密度不均，多伴有明显坏死囊变，可有出血，少数伴钙化，"融冰征"，肾包膜下积液/积血，增强扫描不均匀强化。③ 肾母细胞瘤：体积较大，密度不均，可见坏死、出血，增强扫描呈轻中度不均匀强化，肿块周围受压的肾组织呈"新月形"明显强化。④ Xp11.2 易位/TFE3 基因融合相关性肾癌：多呈不均匀稍高密度影，常合并出血、坏死、囊变及砂砾样钙化，增强扫描呈渐进性中度强化。

（李梦迪　王　莉　李苏建）

第九节 腹膜腔及腹膜后间隙疾病

例1 腹膜恶性间皮瘤

【病史摘要】 男性,46岁。上腹部隐痛1个月余。

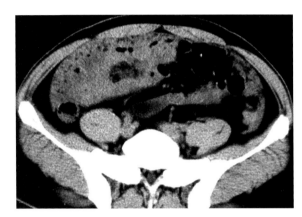
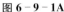

图6-9-1A　　　　　　　　　　图6-9-1B

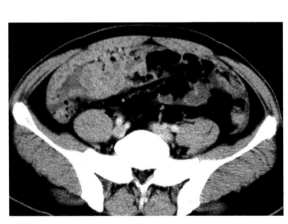
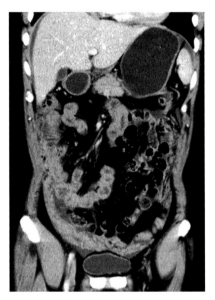

图6-9-1C　　　　　　　　　图6-9-1D

【CT征象】 腹膜弥漫性增厚,尤以右下腹腹膜增厚为著,与邻近肠管分界不清,平扫CT值约26 HU,增强扫描呈渐进性中度强化,静脉期CT值约为55 HU(图6-9-1A~C);冠状位MPR示腹膜弥漫性结节状增厚,沿腹膜匍匐生长,呈"饼"状改变,腹腔内见少量液体影,腹腔实质脏器未见明显异常(图6-9-1D)。

【重要征象】 腹膜弥漫性增厚。

【CT拟诊】 ①弥漫型腹膜恶性间皮瘤(Ⅰ期)。②腹膜转移瘤。③结核性腹膜炎。④原发性腹膜癌。⑤腹茧症。

【病理诊断】 腹膜弥漫型恶性间皮瘤。

【评　述】 腹膜恶性间皮瘤是一种起源于腹腔浆膜间皮和间皮下层细胞的恶性肿瘤,占所有间皮瘤的12.5%~25%,脏层腹膜及壁层腹膜皆可发生,属临床罕见肿瘤。腹膜是除胸膜之外最常发

517

生间皮瘤的部位,腹膜恶性间皮瘤是最常见的腹膜原发肿瘤。石棉接触史是致病因素之一,约80%的患者有石棉接触史。好发年龄多在40岁以上,男性多于女性。多数患者发病隐匿,早期无特异的临床表现,晚期可表现为腹痛、腹胀、腹腔积液、腹部包块等。WHO 将腹膜恶性间皮瘤按组织学分为3型:① 上皮型,约占70%,可呈乳头状、腺瘤样及实性等 多种形态。② 肉瘤型,呈纤维肉瘤样及梭形细胞样,预后较差。③ 双相型,同时有上皮及间质成分。该肿瘤细胞呈嗜酸性、多形性、双向分化、胞质丰富,管状乳头状结构最常见。按大体病理分型可为弥漫型、局限型,弥漫型多见,且均为恶性,表现为腹膜广泛性不规则增厚、腹膜结节及腹腔积液等;局限型主要表现为单发病灶,可为恶性或良性,仅见少数个例报道。腹膜恶性间皮瘤分为4期:Ⅰ期,肿瘤仅局限于腹膜;Ⅱ期,肿瘤侵犯腹腔内淋巴结(包括脏器腹膜面、腹腔膈肌面等淋巴结);Ⅲ期,肿瘤向腹腔以外淋巴结转移;Ⅳ期,远处血行转移。本例为弥漫型腹膜间皮瘤,按临床表现属于经典型,按 TNM 属于 Ⅰ 期。

CT 表现　(1) 弥漫型:① 腹膜弥漫性不规则增厚,广泛分布的腹膜、大网膜及肠系膜结节、肿块,沿腹膜表面葡匐生长,可呈"星状"或"网膜饼状"改变,病灶可融合成片包绕腹盆腔脏器,增强扫描呈明显强化。② 少量至大量不等的腹腔积液,密度低。③ 远处转移较少,晚期可出现腹腔脏器及淋巴结的浸润。(2) 局限型:腹盆腔或后腹膜内软组织肿块,可为实性、囊实性或多囊性,多呈分叶状,密度不均,可见多发斑片状坏死区,囊壁厚薄不均,可见壁结节,实性部分呈中度或明显强化,腹水量较少,一般无远处转移。

鉴别诊断　① 腹茧症:扩张的小肠肠袢位置固定,聚集成团,呈"香蕉状""手风琴状"或"拧麻花状",肠管被增厚的纤维包膜包裹或分隔,增强扫描包膜明显强化。② 原发性腹膜癌:多见于中老年女性,腹膜多呈饼状增厚,可有结节及肿块,常伴大量腹水。③ 结核性腹膜炎:腹膜光滑线状增厚或伴粟粒状结节,呈污迹状,大网膜也可呈饼状,增强扫描明显强化,少量至中量高密度腹水,肠系膜区淋巴结肿大并环形强化。④ 腹膜转移瘤:有原发病灶、淋巴结肿大,腹膜呈不规则宽带状或结节状增厚,肠系膜浑浊,网膜多呈饼状,增强扫描多明显强化,中量至大量低密度腹水。

例2 腹膜假性黏液瘤

【病史摘要】 男性,60岁。腹胀纳差伴消瘦1年余。

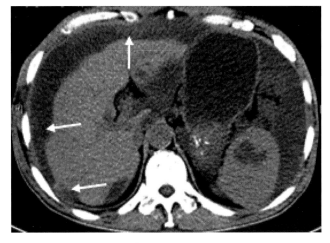

图6-9-2A

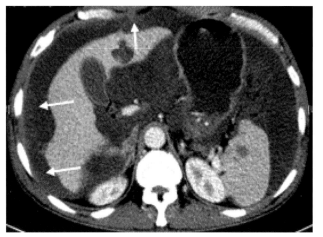

图6-9-2B

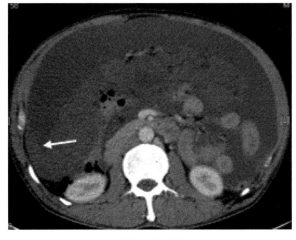

图6-9-2C

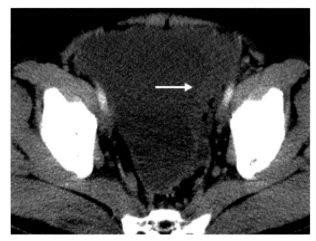

图6-9-2D

【CT征象】 腹膜弥漫性结节状、条片状增厚,平扫CT值约24 HU,肝边缘见"扇贝"样压迹,脾内见稍低密度灶(图6-9-2A);增强扫描增厚的腹膜及脾脏内病灶轻度强化,CT值约40 HU,病变显示较平扫清晰,肠管受推压向中线区聚拢,腹腔内见大量液体影,CT值约15 HU(图6-9-2B~D)。

【重要征象】 腹盆腔弥漫分布水样密度病变,肝边缘"扇贝"样压迹,腹膜、网膜弥漫性增厚,肠管向中线区聚拢。

【CT拟诊】 ①腹膜假性黏液瘤。②单纯腹腔积液。③弥漫型腹膜恶性间皮瘤。④腹膜转移瘤。⑤结核性腹膜炎。

【病理诊断】 腹膜低级别黏液性肿瘤。

【评 述】 腹膜假性黏液瘤又称腹膜假性黏液瘤综合征、假性黏液瘤性腹水或假性腹水,是一种分化较好的低度恶性的肿瘤性疾病,是腹膜转移性肿瘤的一种特殊表现。主要来源于阑尾,卵巢来源多为继发。以黏液外分泌性细胞在腹膜、网膜种植形成大量胶冻黏液腹水为特征,由于这种胶冻物质的化学成分与黏液不同,故称之为"假"黏液瘤。目前多数研究者认为本病有两个特点:黏液性腹水、黏液或腹膜种植中有肿瘤细胞。本病蔓延主要有3种途径:第一种途径是腹膜液体回流,为主要途径,网膜和右隔是最常见的病变部位;第二种途径是重力的作用,广泛累及腹、盆腔;第三种途径是纤维包裹后的扩散,可在术后损伤或肠道的任何部位。本病临床少见,多发于中年以上女性。临床表现常无特异性,病程较长,常以腹胀、腹痛、腹部包块就医。具有明显的肿瘤再发性,目前除反复手术外,无理想治疗方法。

CT 表现　①腹、盆腔分房囊性密度团块,密度均匀,CT 值近似水或略高,内有粗细不均的线条状分隔。②在肝、脾表面形成"扇贝形"压迹。③大量黏液形成形似腹水,肠管受挤压向中线区聚拢如同戴斗篷一样,称为"斗篷征"。④腹膜、网膜、肠系膜浸润性改变,腹膜增厚,轻至中度强化。⑤原发灶多来源于阑尾或卵巢。⑥可侵犯实质器官,形成肝、脾内浸润性病灶。

鉴别诊断　①结核性腹膜炎:腹膜光滑线状增厚或伴粟粒状结节,呈污迹状,大网膜也可呈饼状,增强扫描明显强化,少-中量高密度腹水,肠系膜区淋巴结肿大并环形强化。②腹膜转移瘤:有原发病灶、淋巴结肿大,腹膜呈不规则宽带状或结节状增厚,网膜多呈饼状,肠系膜浑浊,增强扫描多明显强化,中量至大量低密度腹水。③弥漫型腹膜恶性间皮瘤:多有石棉接触史,腹膜弥漫性不规则增厚,呈广泛分布的腹膜、大网膜及肠系膜结节、肿块,增强扫描明显强化,积液量多少不等。④单纯腹腔积液:一般密度较均匀,无明显边界、分隔,影像检查同时可发现肝硬化、肾萎缩、心脏增大等表现。

例 3　肠系膜囊肿

【病史摘要】　女性,35 岁。体检发现腹腔占位伴增大 3 年。

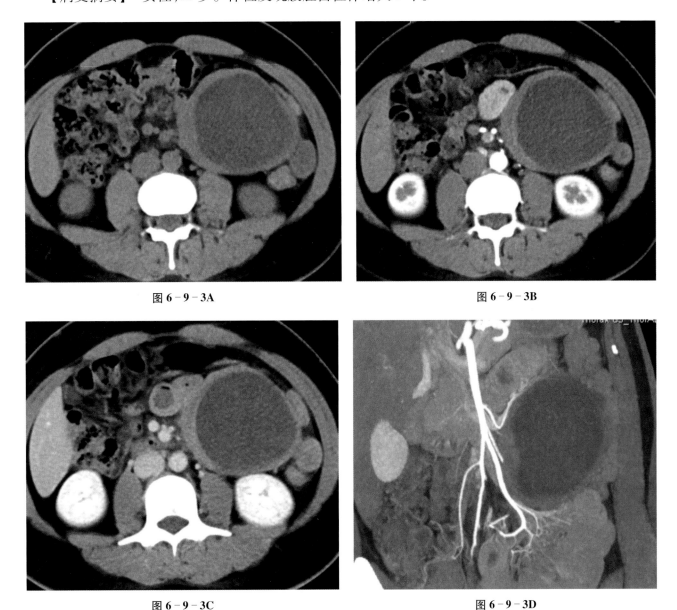

图 6-9-3A　　　　　　　　图 6-9-3B

图 6-9-3C　　　　　　　　图 6-9-3D

【CT 征象】　平扫示腹腔左侧一巨大的囊性病灶,囊壁不均匀增厚,囊性密度 CT 值约 17 HU,囊壁 CT 值约 42 HU,病灶大小约 9.2 cm×8.0 cm,边界清楚,周围肠管结构受推移(图 6-9-3A);增强扫描囊壁呈渐进性中度强化,(图 6-9-3B、C);冠状位 MIP 示肠系膜上动脉发出一支供血动脉(图 6-9-3D)。

【重要征象】　巨大囊性肿块,囊壁不均匀增厚伴强化,肠系膜上动脉分支受压。

【CT 拟诊】　①肠系膜囊肿伴感染。②囊性淋巴管瘤。③囊性畸胎瘤。④神经鞘瘤。⑤胃肠道外间质瘤。

【病理诊断】　肠系膜良性囊肿,倾向间皮囊肿伴感染。

【评　　述】　肠系膜囊肿(mesenteric cyst)是指位于肠系膜、具有上皮衬里的囊肿,多因先天性畸形或异位的淋巴管组织发展而成,也有因腹部外伤、淋巴管炎性梗阻或局限性淋巴结退化而形成。肠系膜囊肿较少见,70%见于成人,25%在 10 岁以下,男女之比约 1∶1.2。约 60%的肠系膜囊肿位于小肠系膜,24%位于结肠系膜,另有16%位于腹膜后。囊肿大小不一,小的可为2 cm,大的可达20 cm,一般为10~14 cm。多数为单发的单房囊肿,偶尔为多发或多房囊肿。一般无明显的症状,当肿瘤较大或继发感染、出血时,可有腹痛、腹胀等。依据病因可将肠系膜囊肿分为4类:① 先天性(胚胎发育)囊肿:如皮样囊肿、浆液性囊肿。② 肿瘤性囊肿:罕见,约占全部肠系膜囊肿的3%,多为淋巴管瘤。③ 创伤性囊肿:如外伤性血肿、乳糜囊肿。④ 感染性囊肿:如霉菌、结核及寄生虫性囊肿。按病理结构分类:① 真性囊肿:如皮样囊肿、浆液性囊肿、表皮样囊肿、肠源性囊肿等。② 假性囊肿:如创伤性血肿、乳糜囊肿等。

CT 表现 ① 腹腔内肠外囊性病灶,类圆形,大多为单发、单房,少数为多房分隔或多发,常可见其基底贴于系膜面;部分沿腹腔脂肪间隙生长,呈"铸形"改变。② 病灶境界清楚锐利,壁薄且均匀,无结节。③ 囊内为均匀水样密度。④ 增强扫描囊壁及囊腔一般无强化。⑤ 合并感染时,囊腔内含蛋白及细胞成分而使囊内密度增高,囊壁增厚,病灶周围可见片状、云絮状渗出,并与周围组织粘连,增强扫描囊壁强化。⑥ 肿瘤较大时,可对周围器官造成压迫。

鉴别诊断 ① 胃肠道外间质瘤:一般体积较大,类椭圆形或分叶状软组织肿块,边界清晰,密度不均,内可见囊变、坏死及出血,增强扫描实质部分呈中度不均匀强化。② 腹腔神经鞘瘤:多位于脊柱侧前外方,类圆形肿块,边界清晰,易发生囊变,增强扫描呈轻中度进行性延迟强化。③ 腹腔囊性畸胎瘤:常发生在腹膜后间隙,低密度肿块,囊壁稍厚,可有钙化或骨化组织影,囊内密度多低于水密度。④ 腹腔囊性淋巴管瘤:多位于腹膜后间隙,呈类圆形、不规则分叶状或沿纵轴走行长袋状囊性病灶,均匀一致的水样密度,边缘光整,囊壁薄,多有分隔,增强扫描无强化,有沿缝隙生长的特性,对周围组织压迫轻。

例4　腹膜、网膜转移瘤

【病史摘要】　男性,60岁。发热伴右下腹痛3周,外院钡灌肠示升结肠狭窄。

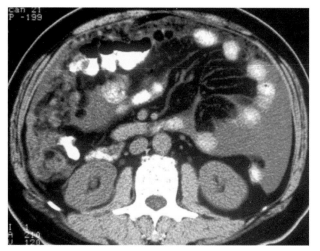

图 6 - 9 - 4A

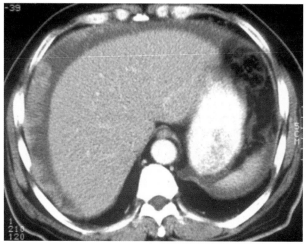

图 6 - 9 - 4B

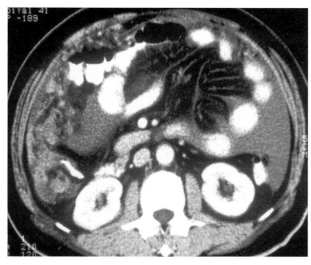

图 6 - 9 - 4C

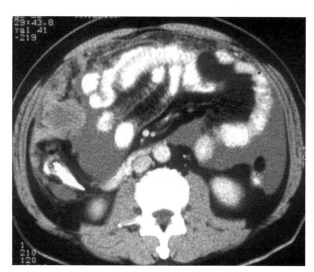

图 6 - 9 - 4D

【CT征象】　平扫示腹膜及大网膜弥漫性软组织结节及肿块影(图6-9-4A);升结肠局限性管壁不均匀增厚致管腔狭窄,增强扫描呈轻中度强化(图6-9-4C);增强扫描结节及肿块呈轻中度不均匀强化,以右侧腹膜及大网膜为著,局部呈"饼状",腹腔内可见中等量积液影(图6-9-4B～D)。

【重要征象】　升结肠管壁不均匀增厚,腹膜、大网膜增厚呈"饼状"。

【CT拟诊】　①升结肠癌伴腹膜及大网膜转移。②结核性腹膜炎。③弥漫型腹膜恶性间皮瘤。④原发性腹膜癌。

【病理诊断】　升结肠管状乳头状腺癌伴腹膜、网膜广泛转移。

【评　　述】　腹膜的原发性肿瘤非常少见,转移性肿瘤则相对多见。腹膜转移瘤常为腹部恶性肿瘤沿网膜、系膜、韧带直接蔓延、腹膜腔种植及淋巴、血行转移至邻近部位及远隔部位。腹膜转移是恶性肿瘤性病变的终末阶段,是腹、盆部恶性肿瘤的主要扩散途径之一,原发肿瘤多见于卵巢癌和消化道肿瘤,其次是胰腺癌、乳腺癌、胆囊癌、淋巴瘤,部分原发灶不明。腹膜转移瘤的病理成分与原发肿瘤相同。CT检查是腹盆部恶性肿瘤较为实用可靠的检查方法,准确诊断恶性肿瘤对腹膜的种植与转移,关系着原发肿瘤的分期,在指导治疗上有着重要的意义。

CT 表现　①腹腔积液是腹膜腔转移最常见的征象,通常为中量至大量腹腔积液,也可为局限性积液。②腹膜呈不规则宽带状或结节状增厚,甚至呈肿块状。③肠系膜及大网膜脂肪层密度增高,内见索条样、片絮状及结节状改变,呈"污点征";随着病程进展,大网膜转移明显增厚呈扁平肿块,即"网膜饼"。④增厚的腹膜、网膜及肠系膜均有强化。⑤原发肿瘤病史和腹腔淋巴结肿大,肿大的淋巴结常位于原发肿瘤周围。

鉴别诊断　①原发性腹膜癌:多见于中老年女性,腹膜多呈饼状增厚,可有结节及肿块,常伴大量腹腔积液。②弥漫型腹膜恶性间皮瘤:多有石棉接触史,腹膜弥漫性不规则增厚,呈广泛分布的腹膜、大网膜及肠系膜结节、肿块,增强扫描明显强化,积液量多少不等。③结核性腹膜炎:腹膜光滑线状增厚或伴粟粒状结节,呈污迹状,大网膜也可呈饼状,增强扫描明显强化,少量至中量高密度腹水,肠系膜区淋巴结肿大并环形强化。

例 5　腹腔脓肿

【病史摘要】　女性,70 岁。发热 20 天,伴畏寒、寒战,继而高热,最高 39℃,晚间明显。患糖尿病 7 年余。

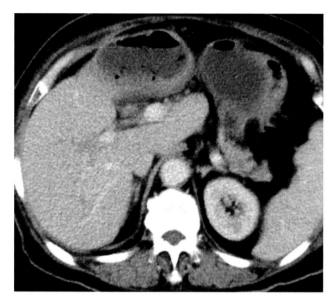 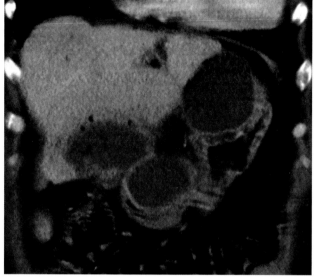

图 6 - 9 - 5A　　　　　　　　　　　　　　图 6 - 9 - 5B

【CT 征象】　增强扫描示肝左叶、肝胃间隙多发不规则囊性低密度区,其内可见气体及气液平,囊壁均匀、环形明显强化,周围脂肪间隙渗出、模糊,胃腔受压(图 6 - 9 - 5A、B)。

【重要征象】　水样低密度肿块,内见气液平;脓肿壁环形强化。

【CT 拟诊】　① 肝左叶脓肿形成,腹腔脓肿。② 胰腺假性囊肿。③ 胃肠道间质瘤。④ 肠系膜囊肿。

【最终诊断】　肝脓肿并腹腔脓肿。

【评　　述】　腹腔脓肿是腹部外科较常见疾病,发病年龄无明显的特异性。按发病部位可分为膈下脓肿、肠间脓肿和盆腔脓肿。最常见的原因是腹部外伤和手术后的并发症,少数为细菌血行播散所致,如胃肠穿孔、急性坏死性胰腺炎、化脓性胆囊炎和胆管炎、急性阑尾炎穿孔等,手术及外伤后引起的肠瘘也是重要的原因。它们都可在脏器的周围形成脓肿,并向与其相通的腹膜腔扩散。临床表现为发热、腹痛、腹胀及呕吐等症状。

CT 表现　① 脓肿早期,为均匀的软组织密度团块影,病灶境界不清,周边有索条状影。② 脓肿中晚期,脓肿坏死液化后结缔组织包绕,病灶境界趋于清楚,而中心呈现水样低密度,呈厚壁囊性改变;增强扫描脓肿壁呈明显环形强化,而低密度区无强化。③ 脓腔内有时可见气体和气液平面,呈蜂窝状、点状或不规则状。④ 邻近组织结构改变:腹膜外脂肪线消失,邻近肌肉肿胀,肌间隙模糊,腹壁、腹膜增厚。

鉴别诊断　① 肠系膜囊肿:大多为单发、单房,均匀水样密度,壁薄且均匀,增强扫描囊壁及囊腔一般无强化;合并感染时,囊内密度增高,囊壁增厚,病灶周围可见渗出,增强扫描囊壁强化。② 胃肠道间质瘤:多数为消化道外生长的类圆形或分叶状软组织肿块,体积较大,中央可坏死、囊变及出血,形成较大的空腔或空洞,可与胃肠道相通,可含气体或气液平,增强扫描周边实性成分不均匀明显强化。③ 胰腺假性囊肿:可为单房或多房,边界清晰,均匀水样密度,囊壁薄,可伴钙化,增强扫描囊壁强化。

例6 肠系膜脂膜炎

【病史摘要】 女性,69岁。腹部疼痛7年。曾行子宫手术,有糖尿病和高血压史。

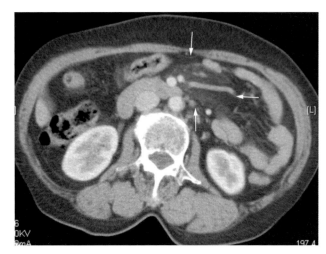

图6-9-6A

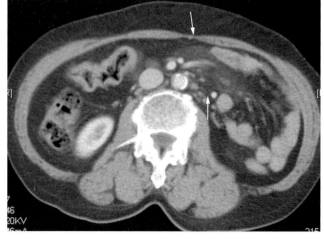

图6-9-6B

【CT征象】 左中腹腔肠系膜区见团片状云絮样稍高密度影,边界较清,包绕肠系膜血管,病灶内见多发小淋巴结,邻近肠管显示良好(图6-9-6A、B)。

【重要征象】 肠系膜区脂肪密度增高,包绕肠系膜血管;增强扫描无强化。

【CT拟诊】 ① 肠系膜脂膜炎。② 大网膜的脂肪坏死。③ 化脓性腹膜炎。④ 肠系膜水肿。

【最终诊断】 肠系膜脂膜炎。

【评　述】 肠系膜脂膜炎又称硬化性肠系膜炎、肠系膜脂肪营养不良或回缩性肠系膜炎,是一种侵犯肠系膜脂肪组织的慢性非特异性炎性和纤维变性病变,是一种复杂的肠系膜炎症性疾病。好发于小肠系膜,最多见于空肠系膜。好发于中老年人,男性多于女性,多数可触及腹部包块,为一种自限性疾病,一般无需手术治疗。病理改变为肠系膜脂肪坏死、慢性炎症和纤维化。病因尚不明确。CT是首选的影像检查方法,有典型CT表现的患者可直接诊断而无需病理活检。

CT表现　① 最典型的表现是肠系膜根部脂肪密度增高,形成边界清晰的肿块,增强扫描无强化。② "脂肪环"征:肠系膜大血管周围有密度增高的脂肪影环绕,包绕大血管根部但不侵及。③ "假肿瘤包膜"征:病变呈肿块样,边缘一圈薄层条索状高密度影,是肠系膜炎症与周围正常脂肪组织的分界,代表炎症的一种自限性反应。④ 木梳征:肠系膜的血管增粗、增多,似木梳齿样改变。⑤ 病灶中可见钙化、囊变。

鉴别诊断　① 肠系膜水肿:肠系膜增厚,弥漫性肠系膜脂肪密度增高,但无脂肪环征和假肿瘤包膜征,并有肠壁水肿。② 化脓性腹膜炎:炎症病变区脂肪密度高于肠系膜脂膜炎,范围分散,血管可聚集,部分可见脓腔,肠道可粘连、腹腔积液等。③ 大网膜的脂肪坏死:位于前腹壁和横、升结肠之间卵圆形、饼状脂肪团或包裹性软组织肿块,病灶通常较大,边界不清,早期可表现为结肠前部脂肪轻度浑浊。

例7 结核性腹膜炎

【病史摘要】 男性,19 岁。腹胀 3 周余。

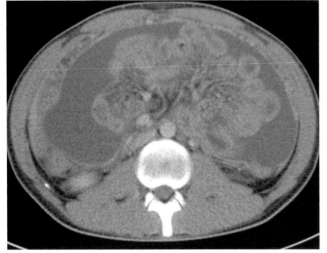
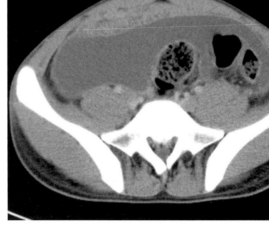

图 6 - 9 - 7A   图 6 - 9 - 7B

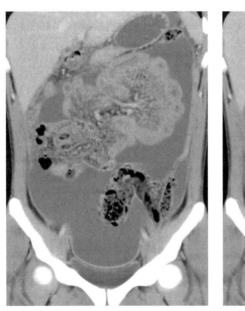
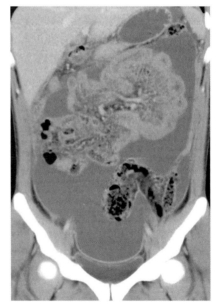

图 6 - 9 - 7C   图 6 - 9 - 7D

【CT 征象】 壁腹膜广泛均匀光滑增厚,大网膜不规则结节状、肿块样增厚,呈"网膜饼"样改变,小肠粘连聚集、位置固定,腹腔内见大量液体影(图 6 - 9 - 7A~D)。

【重要征象】 腹膜广泛均匀光滑增厚,大网膜呈"饼状"增厚;小肠粘连聚集、位置固定。

【CT 拟诊】 ①结核性腹膜炎。②腹膜转移瘤。③弥漫型腹膜恶性间皮瘤。④腹膜假性黏液瘤。

【病理诊断】 结核性腹膜炎。

【评 述】 结核性腹膜炎是由结核杆菌引起的腹膜弥漫性炎症,发病率仅次于肺结核和肠结核,约占结核病的 5%、占肺外结核的 12%。其感染途径有两种:腹腔内原发结核病灶直接蔓延及血行播散,以前者居多。任何年龄都可发病,以 20~40 岁最多见。本病起病缓慢而隐匿,全身症状主要有发热、食欲不振、乏力、盗汗、体重下降等,脐周或全腹不适或钝痛,多数患者腹部有"揉面感",有时可触及包块、腹腔积液体征。以中青年多见,女性多于男性,可能是盆腔结核逆行感染所致。结核性腹膜炎病理可分为渗出型、粘连型、干酪型和混合型,以前两型为多见,混合型为其中两种或三种类型并存。CT是结核性腹膜炎的首选检查方式。

CT 表现 ① 腹膜均匀增厚,边缘光滑呈线带状,部分伴粟粒状结节,周围渗出呈污迹状;大网膜密度增高,呈饼状增厚、结节状或污迹状改变;肠系膜增厚呈条索状、结节状改变;增强扫描均明显强化。② 以高密度、少-中量腹水多见,CT值多大于20 HU,其内蛋白、纤维素和细胞成分含量高,易形成局限性包裹性积液。③ 小肠粘连,位置固定或分布不规则,相应肠壁稍肿胀,边缘模糊,可有轻度到中度肠管扩张。④ 肠系膜或腹腔淋巴结肿大,增强扫描无明显强化或环形强化,中央坏死无明显强化。

鉴别诊断 ① 腹膜假性黏液瘤:腹盆腔弥漫分布水样密度团块,密度均匀,可有分隔,在肝、脾表面形成"扇贝形"压迹,肠管受压向中线区聚拢,腹膜增厚呈轻至中度强化。② 弥漫型腹膜恶性间皮瘤:多有石棉接触史,腹膜弥漫性不规则增厚,呈广泛分布的腹膜、大网膜及肠系膜结节、肿块,积液量多少不等,增强扫描明显强化。③ 腹膜转移瘤:有原发病灶、淋巴结肿大,腹膜呈不规则宽带状或结节状增厚,网膜多呈饼状,肠系膜浑浊,增强扫描多明显强化,可有中量至大量腹水。

例 8 硬化性包裹性腹膜炎(腹茧症)

【病史摘要】 男性,50 岁。反复腹痛、腹胀 1 年余。

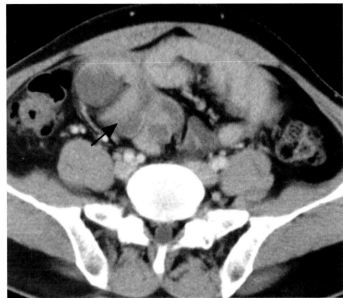
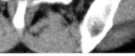

图 6-9-8A

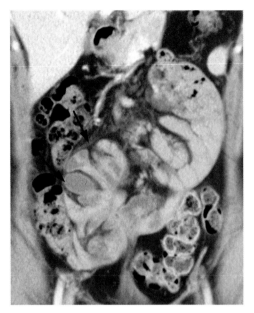

图 6-9-8B

【CT 征象】 增强扫描示腹腔内小肠肠祥聚集、堆积呈团,肠管固定,下腹部小肠扩张、积液;冠状位 MPR 示肠管呈"拧麻花状",其外缘可见纤维包膜包裹(箭头)(图 6-9-8A、B)。

【重要征象】 小肠肠祥聚集呈团,肠管固定,"拧麻花状";其外可见纤维包膜。

【CT 拟诊】 ① 腹茧症。② 结核性腹膜炎。③ 弥漫型腹膜恶性间皮瘤。④ 肠扭转。

【病理诊断】 腹茧症。

【评 述】 腹茧症是一种少见的腹膜疾病,又称硬化包裹性腹膜炎,分为原发性和继发性,其特点是全部或部分小肠被一层致密、灰白色的纤维膜包裹,形似"蚕茧",故称为腹茧症。原发性腹茧症是一种腹膜的先天性发育畸形,67%并发大网膜缺如,4.4%并发脏器发育不全,由于腹膜发育异常,引发炎性反应,脏腹膜纤维化并不断增厚,包裹小肠,使其出现机械性肠梗阻症状。继发性腹茧症病因复杂,与长期腹膜透析、腹部结核性疾病、服用 β 受体阻滞剂、开腹手术及胃肠道恶性肿瘤等相关。女性多发。临床表现有腹部包块、腹痛腹胀、呕吐等慢性肠梗阻症状,可自行缓解,反复发作。除小肠被纤维膜包裹外,部分病例邻近器官,如胃、结肠等也可被包裹其中,伴或不伴有大网膜缺如或其他先天性发育异常。

CT 表现 ① 扩张的小肠肠祥固定在腹部某一部位,肠管呈团状分布,有呈"香蕉状"排列,有呈"手风琴状""拧麻花状"。② 团状的肠管被增厚的纤维包膜所包裹或分隔,增强扫描包膜强化明显。③ 部分病例可见腹腔积液及肠管间积液。

鉴别诊断 ① 肠扭转:肠管扩张积气伴气液平面,扭转肠管平行走行呈"香蕉"样排列,肠系膜及伴行血管扭转,呈"漩涡征"改变,周围无纤维包膜包裹。② 弥漫型腹膜恶性间皮瘤:多有石棉接触史,腹膜弥漫性不规则增厚,呈广泛分布的腹膜、大网膜及肠系膜结节、肿块,增强扫描明显强化,积液量多少不等。③ 结核性腹膜炎:腹膜光滑线状增厚或伴粟粒状结节,呈污迹状,大网膜也可呈饼状,增强扫描明显强化,少量至中量高密度腹水,肠系膜区淋巴结肿大并环形强化。

例9 肠系膜血管畸形

【病史摘要】 男性,60 岁。下腹部阵发性绞痛伴排气排便减少 10 天余。

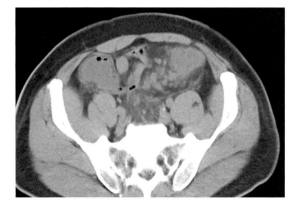
图 6-9-9A

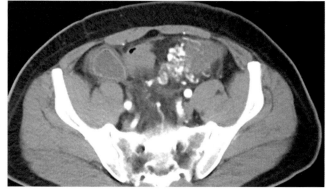
图 6-9-9B

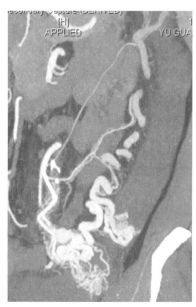
图 6-9-9C

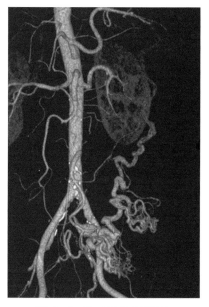
图 6-9-9D(见书末彩插)

【CT 征象】 平扫示盆腔肠系膜区域多发迂曲增粗血管影(图 6-9-9A),增强扫描迂曲血管团明显强化(图 6-9-9B);MIP 及 VR 示结肠脾曲、降结肠及乙状结肠肠壁明显增厚,并见紊乱的畸形血管团,可见乙状结肠动脉供血及粗大的引流静脉汇入门静脉(图 6-9-9C、D)。

【重要征象】 紊乱畸形血管团,供血动脉,粗大的引流静脉,动脉期静脉早显。

【CT 拟诊】 ① 肠系膜血管畸形(肠系膜下动脉)。② 腹腔海绵状血管瘤。③ 胃肠道外间质瘤。④ 腹腔炎性肿块。

【最终诊断】 肠系膜血管畸形(肠系膜下动脉)。

【评 述】 肠系膜血管畸形是引起小肠出血的主要病因,占全部小肠出血病因的 70%~80%。包括血管扩张、动静脉畸形、血管发育不良、血管瘤等,最常见的是动静脉畸形。发病机制不明,病理特征是局限性肠壁增厚,黏膜下或肠壁全层可见大量扩张及扭曲的血管,血管壁厚薄不一,常见正常组织被破坏,局部肠黏膜有糜烂或溃疡。男女发病率无差异。临床常表现为急、慢性下消化道出血,可伴贫血。CTA 是诊断血管畸形的重要方法,CT 肠系膜血管成像能清晰显示肠系膜上、下动脉及其分支血管;VR 技术直观立体地显示血管畸形团、供血动脉及引流静脉,MIP 能较好地显示 4 级以下的血管分支及病变内部血管畸形程度,且能同时显示肠管及周围结构,有助于不明原因消化道出血的鉴别诊断,在遇到下消化道出血的患者时可首先考虑行 CTA 检查。

CT 表现 ① 异常增多的畸形血管团,结构紊乱。② 末梢血管蜘蛛状扩张及迂曲。③ 动脉期静脉早显影,呈双轨征,提示动静脉间有短路存在。④ 静脉期可见粗大的回流静脉。⑤ 高密度对比剂外溢积聚在肠腔是血管畸形出血的直接征象。

鉴别诊断 ① 腹腔炎性肿块:肿块边缘毛糙,周围脂肪间隙模糊,增强扫描明显强化。② 胃肠道外间质瘤:腹腔内软组织肿块,体积较小时密度均匀,体积较大时容易囊变、坏死及出血,钙化少见,增强扫描呈渐进性强化。③ 腹腔海绵状血管瘤:边界清楚的软组织肿块,部分病灶内可见特征性的静脉石,增强扫描呈不均匀渐进性强化。

例10 腹膜后神经鞘瘤

【病史摘要】 男性,40岁。因"胆石症"术前检查发现左侧肾上腺区占位1个月余。

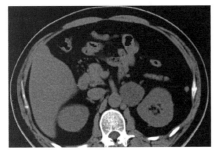
图 6-9-10A

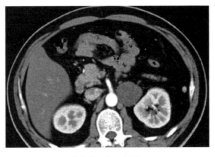
图 6-9-10B

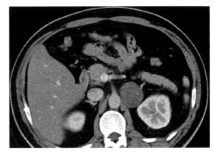
图 6-9-10C

【CT征象】 平扫示左侧肾前间隙一类圆形、密度较均匀的囊性病灶,CT值约24 HU,大小4.5 cm×4.5 cm,囊壁薄,无钙化,边缘光滑,左肾轻度向外移位(图6-9-10A);增强扫描动脉期肿块边缘轻度强化,内部强化不明显(图6-9-10B);静脉期肿块轻度强化,腹膜后未见明显肿大的淋巴结(图6-9-10C);冠状位MIP示肿块与左侧肾上腺内侧肢分界欠清晰(图6-9-10D)。

【重要征象】 腹膜后低密度肿块,密度均匀,边缘光整;轻度渐进性强化。

【CT拟诊】 ① 腹膜后神经鞘瘤囊性变。② 神经纤维瘤。③ 副神经节瘤。④ 节细胞神经瘤。

【病理诊断】 腹膜后神经鞘瘤。

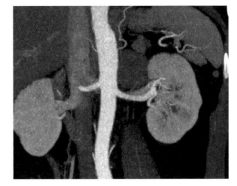
图 6-9-10D

【评　述】 腹膜后神经源性肿瘤的发生率仅次于原发腹膜后间叶组织肿瘤,以神经鞘瘤最为常见。腹膜后神经鞘瘤来源于周围神经的Schwann细胞,故好发于脊柱旁、盆腔骶前区。任何年龄均可发病,20~50岁较多,无明显性别差异。与其他腹膜后良性肿瘤一样,多无症状,较大的肿瘤可引起腰背部疼痛等。神经鞘瘤由Antoni A区和B区构成,A区细胞致密,富含梭形细胞,CT上密度较高,不易发生囊变;B区细胞稀疏,富含基质,CT上呈水样密度,易发生囊变、出血和钙化。外观多为圆形或卵圆形,边界清楚,有完整的包膜。肿瘤大小不一,多为软组织密度,有囊变倾向,绝大多数肿瘤内可见大小不等的囊变区存在,甚至全部肿瘤均为囊性,类似于单纯性囊肿。

CT表现 ① 多位于脊柱侧前外方,呈圆形、卵圆形的肿块,境界清楚,直径多在5 cm以内,大的可达12 cm。② 肿块密度多样,分为实质型、囊实型和完全囊变型,可有斑点状钙化,CT值可从近水样密度到肌肉组织密度。③ 增强扫描肿块呈轻中度渐进性强化。

鉴别诊断 ① 腹膜后节细胞神经瘤:多发生在脊柱旁交感神经丛,常为单发,呈爬行或嵌入式生长,密度均匀,边界清晰,少数可见点、条状钙化,平扫CT值较低,增强呈渐进性轻度强化。② 腹膜后副神经节瘤:多发生在脊柱旁交感神经链分布的区域,密度不均匀,可有不规则囊变,肿块实性部分强化明显,常有阵发性高血压及儿茶酚胺升高等。③ 腹膜后神经纤维瘤:腹膜后神经纤维瘤相对少见,可为神经纤维瘤病的局部表现,可单发或多发,肿块实性部分呈等或稍低密度,界限清楚,增强扫描呈渐进性轻中度强化。

例11　腹膜后副神经节瘤

【病史摘要】　女性,52岁。体检发现腹膜后占位1周,无明显不适症状。

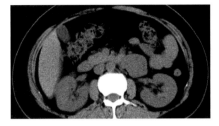
图6-9-11A

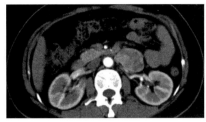
图6-9-11B

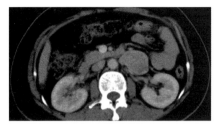
图6-9-11C

【CT征象】　平扫示左肾门前方腹主动脉旁-卵圆形软组织密度肿块影,大小约4.5 cm×3.3 cm,密度不均匀,内见斑片状更低密度区,病变边缘清晰(图6-9-11A);增强扫描动脉期肿块明显不均匀强化(图6-9-11B);静脉期肿块持续强化,左肾动静脉向后

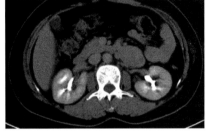
图6-9-11D

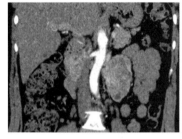
图6-9-11E

方推移并受压变扁(图6-9-11C);延迟期对比剂略退出(图6-9-11D);动脉期冠状位MPR示肿块明显不均匀强化,内见低密度无强化区(图6-9-11E)。

【重要征象】　腹膜后软组织密度肿块,密度不均匀,可见囊变,边缘光整;早期明显不均匀强化。

【CT拟诊】　①腹膜后副神经节瘤。②其他神经源性肿瘤。③巨淋巴结增生症。④腹膜后肉瘤。

【病理诊断】　腹膜后副神经节瘤。

【评　　述】　副神经节瘤是一种少见的神经内分泌肿瘤,可分为交感神经副神经节瘤和副交感神经副神经节瘤。交感神经组起源于胸、腹部和盆腔的脊柱旁交感神经链分布的区域,副交感神经组起源于颈部和颅底分布的舌咽、迷走神经的副交感神经节,不产生儿茶酚胺。各年龄段均可发病,发病高峰为30~50岁,无明显性别差异,多为良性,10%~17%的肿瘤可恶变。主要合成和分泌大量儿茶酚胺,如去甲肾上腺素、肾上腺素及多巴胺,导致阵发性或持续性高血压以及相关的并发症威胁生命。最常见的三联征是头痛、心悸、多汗,三高症是高血压、高代谢、高血糖。常见部位为腹主动脉旁、肾门、肠系膜根部、后纵隔、颈总动脉旁以及膀胱壁等,其他罕见部位有肛门、阴道、睾丸和骶部等。实验室检查血和尿液中儿茶酚胺及其中间代谢产物、终末代谢产物持续高浓度存在,是特异性的标志物。

CT表现　①肿瘤边缘一般较为规则,大小不一,多为单发,多发少见。②肿瘤较小时密度均匀;肿瘤较大时常因出血、坏死囊变而密度不均,其内有低密度区,钙化少见。③肿瘤一般血供比较丰富,增强扫描动脉期呈中度或明显不均匀强化,延迟持续强化。

鉴别诊断　①腹膜后肉瘤:低分化脂肪肉瘤、横纹肌肉瘤及平滑肌肉瘤等恶性程度高,生长迅速,包膜不完整,体积较大,形态不规则,密度不均。②腹膜后巨淋巴结增生症:类圆形软组织密度肿块,密度均匀,内见斑点状、条状或分支状钙化,病变周围见絮状影,动脉期明显均匀强化,延迟持续强化。③腹膜后其他神经源性肿瘤:常位于脊柱两侧,边缘光整,在椎管内外可呈梭形或哑铃状,神经鞘瘤易发生囊变,神经纤维瘤实性多见,强化程度不及副神经节瘤。

例 12　腹膜后畸胎瘤

【病史摘要】　女性,43 岁。体检发现左侧腹膜后占位 10 天。

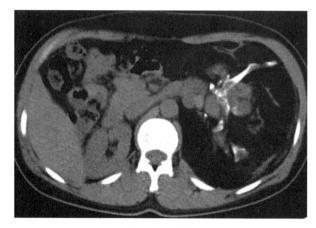
图 6-9-12A

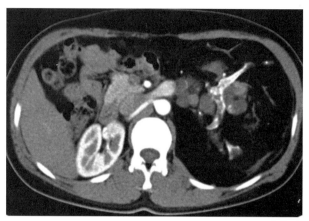
图 6-9-12B

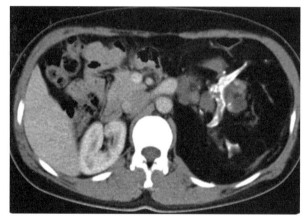
图 6-9-12C

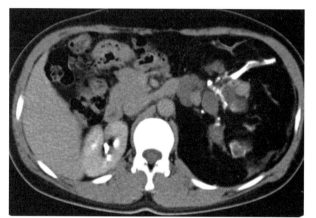
图 6-9-12D

【CT 征象】　平扫示左肾上方腹膜后一巨大软组织密度肿块,大小约 14.3 cm×12.4 cm,边界清晰,肿块以脂肪密度为主,CT 值为 -77 HU~-115 HU,其内可见多发结节状、片絮状软组织密度影、不规则骨性密度影及结节状钙化灶,邻近组织脏器受压移位(图 6-9-12A);增强扫描动脉期部分实性成分轻度不均匀强化(图 6-9-12B);静脉期实性成分持续强化(图 6-9-12C);延迟期对比剂略退出(图 6-9-12D);动脉期冠状位 MIP 示脾动脉、左肾动脉及邻近脏器受压移位(图 6-9-12E)。

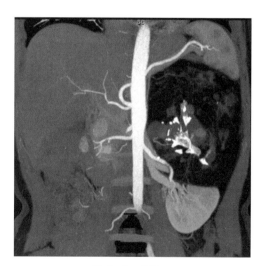
图 6-9-12E

【重要征象】　腹膜后巨大肿块,密度混杂,含有脂肪、骨骼、钙化、软组织及囊性成分,边缘光整。

【CT 拟诊】　① 腹膜后畸胎瘤。② 起源于肾的肿瘤。③ 脂肪肉瘤。④ 脂肪瘤。

【病理诊断】　腹膜后成熟性畸胎瘤。

【评　述】　畸胎瘤是腹膜后常见肿瘤之一,起源于胚胎残留的组织,由内、中、外三个胚层组织分化而来,瘤内可见脂肪、毛发、钙化、牙齿及骨骼、表皮、皮脂腺、肌肉、神经组织等。畸胎瘤病理上分两种类型:① 良性畸胎瘤,各种组织分化成熟,包膜完整,又称为囊性畸胎瘤、成熟型畸胎瘤。② 恶性畸胎瘤,主要由胚胎发育期分化不成熟的组织构成,包膜不完整,瘤体实性成分多于囊性成分,又称为实性畸胎瘤、不成熟型畸胎瘤。腹膜后畸胎瘤婴儿及儿童多见,成人少见,女性多于男性。肾前间隙及腹主动脉前方为好发部位。腹膜后畸胎瘤大多数为良性,少数为恶性。良性畸胎瘤生长缓慢,多无明显症状,肿瘤增大致使相邻器官受压,可引起腹部及腰背部疼痛。

CT 表现 ① 畸胎瘤一般发现时即较大,直径为 5~10 cm,边缘清楚,相邻器官多有明显受压移位。② 囊性畸胎瘤多为低密度肿块影,常为水样密度和脂肪密度,囊壁较薄而均匀,壁上可有斑点状、条状钙化;瘤内钙化、牙齿及骨骼具有确诊意义;增强扫描囊壁及软组织成分可轻度强化,而脂肪及液体、钙化及骨骼组织无强化。③ 实性畸胎瘤少见,表现为密度混杂的软组织肿块,边界不清,呈不规则形或分叶形,其内可见多发散在不规则条片状脂质低密度区及散在条片状或点状钙化;增强扫描实性成分轻中度强化,部分肿块表面和内部可见强化的血管;常可侵犯周围组织及远处转移。

鉴别诊断 ① 腹膜后含脂肪密度囊性畸胎瘤应与脂肪瘤鉴别,前者可有脂液分层,后者壁薄,无软组织块影及钙化;呈水密度者应与囊性淋巴管瘤及单纯囊肿等相鉴别,后两者囊壁极薄、规则,少有钙化,且密度一般稍高于囊性畸胎瘤。② 腹膜后实性畸胎瘤应与脂肪肉瘤鉴别,特别是当后者有钙化时;但脂肪肉瘤的钙化量少,无牙齿、骨骼形态;此外,脂肪肉瘤均巨大,形态常不规则。③ 肾内、肾上方肿块的鉴别:肾外肿块的中心部位于肾外,肾的轮廓存在,肾表面无局限性缺损及突出的肿块;肾内肿块往往显示起自于肾的某个部位,与肾呈钝角,不环绕肾表面。本例 CT 显示肿块使其受压下移,故仍应提示肿块来源于肾外,冠状位及矢状位重组有助于定位诊断,IVU、MRI 或 B 超也能很好地显示肿块与肾的关系。

例13　腹膜后炎性肌纤维母细胞瘤

【病史摘要】　男性,43岁。体检发现左侧腹膜后占位10天。

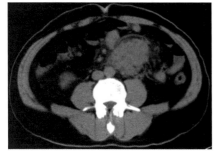

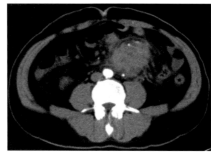

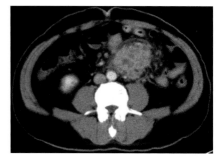

图6-9-13A　　　　　　　　　　图6-9-13B　　　　　　　　　　图6-9-13C

【CT征象】　平扫示腹主动脉左前方一类圆形软组织密度肿块,大小约7.0 cm×6.5 cm,边缘不光整,密度不均匀,内见多发斑片状低密度影,周围见"晕环"状渗出模糊影,并推压肠管向前移位(图6-9-13A);增强扫描动脉期肿块中度不均匀强化,包绕肠系膜上、下动脉生长(图6-9-13B);静脉期肿块持续明显强化(图6-9-13C);静脉期冠状位MPR示肿块边缘呈分叶状,周围脂肪间隙模糊(图6-9-13D)。

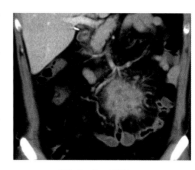

图6-9-13D

【重要征象】　腹膜后肿块,密度不均,边缘不光整,"晕环"状渗出模糊影,包绕血管,增强持续强化。

【CT拟诊】　① 腹膜后炎性肌纤维母细胞瘤。② 平滑肌肉瘤。③ 转移瘤。④ 淋巴瘤。

【病理诊断】　腹膜后炎性肌纤维母细胞瘤。

【评　　述】　炎性肌纤维母细胞瘤是一种罕见肿瘤,目前病因及发病机制尚不明确,可能与感染、免疫抑制、放化疗、手术、创伤有关。2002年WHO将炎性肌纤维母细胞瘤定义为"由分化的肌纤维母细胞梭形细胞组成的,常伴有大量浆细胞和(或)淋巴细胞的一种肿瘤"。主要分为3种组织学类型:① 黏液样/血管型:间质水肿及黏液样变,伴丰富的增生血管,并见炎性细胞浸润。② 丰富梭形细胞:梭形细胞为主,夹杂炎性细胞。③ 少细胞纤维型:致密成片的胶原纤维,少部分可见点、片状钙化和化生骨。该病可发生于任何年龄,主要发生于儿童和青年人,无明显性别差异;可发生于身体任何部位,肺部最常见,其次为肠系膜、网膜及腹膜后,偶见于头颈部、胃、小肠、胰腺、肝、泌尿道等部位。临床症状无特异性,主要为发热、消瘦、疼痛、压迫症状等。

CT表现　① 形态多不规则,一般体积较大,可表现为类圆形、分叶状。② 平扫稍低或等于肌肉密度,密度可不均匀,其内可见囊变、坏死,钙化少见。③ 肿瘤边缘多较毛糙,可见小片状、"晕环"状渗出,周围组织多表现为受推压、移位征象,可包绕血管。④ 增强扫描动脉期实性部分呈轻中度强化,平衡期呈明显渐进性强化,强化方式与病灶的组织结构有关。

鉴别诊断　① 腹膜后淋巴瘤:可表现为多发肿大的结节,常可在下腔静脉和腹主动脉周围形成融合肿块,表现为"血管漂浮"征或"三明治"征,增强扫描轻中度均匀强化,另外淋巴瘤常合并有其他部位的淋巴结肿大。② 腹膜后转移瘤:腹膜后大血管周围多发大小不等的结节,融合或巨大、单一团块者少见,且多有原发肿瘤病史。③ 腹膜后平滑肌肉瘤:形态不规则,密度不均,易囊变、坏死,增强边缘明显强化,易侵犯大血管。

例14 腹膜后囊性淋巴管瘤

【病史摘要】 女性,56岁。无明显诱因出现中上腹疼痛半月。

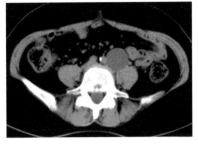

图6-9-14A

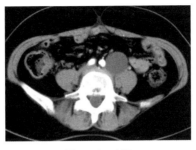

图6-9-14B

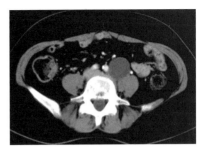

图6-9-14C

【CT征象】 平扫示腹膜后左侧髂总动脉与腰大肌之间一类圆形囊性低密度影,壁薄,边界清晰,其内密度均匀,CT值约13 HU,大小为3.2 cm×3.2 cm(图6-9-14A);增强扫描囊壁轻度强化(图6-9-14B、C),且占位效应轻;冠状位 MPR 示"沿缝隙生长"的特征(图6-9-14D)。

【重要征象】 腹膜后单房囊性肿块,壁薄,密度均匀,边界清晰,"沿缝隙生长"。

【CT拟诊】 ① 腹膜后囊性淋巴管瘤。② 神经鞘瘤。③ 肠系膜囊肿。④ 囊性畸胎瘤。

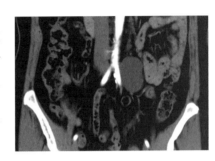

图6-9-14D

【病理诊断】 腹膜后囊性淋巴管瘤。

【评 述】 囊性淋巴管瘤又称淋巴管囊肿,是一种淋巴管源性的良性病变。病因不明,一般认为它是一种发育异常,胚胎发育过程中原始淋巴囊与淋巴系统隔绝,残存的淋巴组织增生,淋巴液逐渐聚集引起淋巴管囊状扩张;也有学者认为其继发于感染、局灶性的淋巴结变性或外伤、手术等原因引起的淋巴管损伤造成淋巴液引流受阻。90%发生于2岁以下的儿童,仅偶尔发生于成人,无明显性别差异。大部分淋巴管瘤发生在颈部(75%)和腋部(20%),极少发生在腹膜后、纵隔、肠系膜、网膜、结肠、盆腔、腹股沟、脾、骨和皮肤。淋巴管瘤呈单房或多房,在一个大囊腔旁伴有许多小囊腔,囊内多有分隔,囊液成分可不同,含有丰富的蛋白及脂类。浆液性和乳糜性淋巴管瘤的CT值相似,并接近水密度,造成与水样密度的囊性病变鉴别困难。腹膜后囊性淋巴管瘤生长缓慢,早期无明显症状,当囊肿较大时临床表现为腹部包块和压迫伴随症状,肿块易沿组织间隙发展,形态可塑,占位效应较轻。

CT表现 ① 单房或多房囊性病灶,形态可为类圆形、不规则分叶状或沿纵轴走行长袋状,境界清楚,囊壁菲薄,钙化少见,多有分隔,多房者可相互连通。② 密度均匀,一般浆液性和乳糜性淋巴管瘤CT值接近水样密度,含有脂质成分时CT值可为负值,合并出血或感染时密度增高。③ 有沿着脏器间隙匍匐蔓延生长的趋势,并同时累及多个间隙,"沿缝隙生长"为淋巴管瘤较特征性的影像学表现,形态与组织间隙吻合呈塑形改变,多数肿瘤对周围组织压迫不明显,较大的亦可致邻近器官的移位。④ 部分囊肿可见"血管穿行征",可能是囊肿包绕血管形成类似囊内有血管穿行。⑤ 增强扫描病灶内部不强化,囊壁及分隔可强化。

鉴别诊断 ① 腹膜后囊性畸胎瘤:囊液为脂肪密度或水密度,壁薄常有钙化,病灶内可见牙齿、骨骼及软组织结节。② 腹膜后肠系膜囊肿:类圆形单房囊性病灶,偶有多房,边缘光整,水样密度,蛋白成分多或伴出血时呈稍高密度。③ 腹膜后神经鞘瘤:好发于脊柱旁,类圆形低密度肿块,密度均匀或不均匀,边缘光整,增强扫描轻中度渐进性强化。

例 15　腹膜后巨淋巴结增生症

【病史摘要】　男性,23 岁。慢性肾功能衰竭 2 年,肾移植术前检查发现腹膜后肿块 3 周。

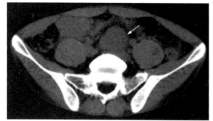

图 6 - 9 - 15A

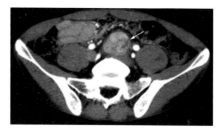

图 6 - 9 - 15B

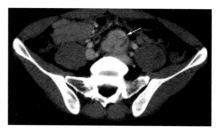

图 6 - 9 - 15C

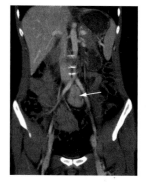

图 6 - 9 - 15D

【CT 征象】　平扫示双侧髂总动脉之间一卵圆形软组织密度影,大小 3.6 cm×4.0 cm,边界清晰,密度均匀,其内见一点状钙化灶,周围脂肪间隙略模糊(图 6 - 9 - 15A);增强扫描动脉期明显不均匀强化(图 6 - 9 - 15B),静脉期持续强化(图 6 - 9 - 15C);静脉期冠状位 MPR 示病灶明显不均匀强化,占位效应轻(图 6 - 9 - 15D)(箭头示)。

【重要征象】　腹膜后类圆形软组织密度肿块,密度均匀,内见钙化,周围脂肪间隙浸润,增强扫描明显持续强化。

【CT 拟诊】　① 腹膜后巨淋巴结增生症。② 副神经节瘤。③ 淋巴瘤。④ 神经鞘瘤。

【病理诊断】　腹膜后巨淋巴结增生症(透明血管型)。

【评　　述】　巨淋巴结增生症是一种少见的良性淋巴组织增生性疾病,病因未明,目前研究表明白介素-6 及人疱疹病毒-8 与巨淋巴结增生症有关,也有研究表明与炎症、免疫功能异常、EB 病毒感染、巨细胞病毒感染有关。该病可以发生于任何年龄和部位,以成年人较常见。70% 发生在纵隔和肺门淋巴结,其次是颈部、腹部、腋下,腹膜后少见。临床上分为两型:① 单中心型,局限于单个淋巴结区域,临床症状较轻。② 多中心型,累及全身多个淋巴结区域,有较明显的系统性症状,预后较差。病理上可分为三型:① 透明血管型,占 80%～90%,以淋巴滤泡、小血管增生及透明变性为主,临床多为单中心型。② 浆细胞型,占 10%～20%,血管成分少,大量浆细胞浸润,临床多为多中心型,可有发热、贫血、高球蛋白血症和脾肿大,多发淋巴结肿大,直径可达 10 cm,常为圆形结节,质地柔软。③ 混合型,两者皆有,较少见。

CT 表现　① 类圆形软组织肿块,密度均匀,少数病灶内见分支状、斑点状钙化,病灶>5 cm 时中心因纤维瘢痕或囊变呈低密度。② 肿块边缘清晰,周围可见丰富的点、条状血管影,病灶周围脂肪间隙见条索状或絮状密度增高影。③ 增强扫描早期明显强化,病变边缘可见线状稍低密度影,静脉期及延迟期持续强化。

鉴别诊断　① 腹膜后神经鞘瘤:常位于脊柱两侧,边缘光整,可呈梭形或哑铃状,易发生囊变,增强轻度至中度渐进性强化。② 腹膜后淋巴瘤:全身多发淋巴结受累,多呈分叶状、结节状肿块,融合成团,易侵犯邻近组织,并包绕血管,密度均匀,增强轻度至中度强化,病程发展快。③ 腹膜后副神经节瘤:多发生在脊柱旁交感神经链分布的区域,密度不均匀,囊变坏死常见,肿块实性部分强化明显,常有高血压病史。

例 16　腹膜后平滑肌肉瘤

【病史摘要】　女性,27 岁。发现左上腹无痛性包块 20 天。

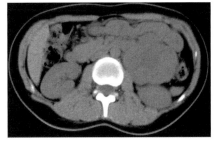
图 6 - 9 - 16A

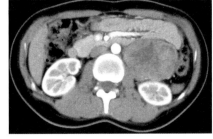
图 6 - 9 - 16B

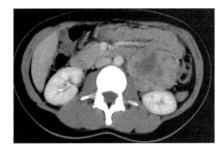
图 6 - 9 - 16C

【CT 征象】　平扫示左侧腹膜后一分叶状软组织密度肿块影,大小约 8.0 cm×7.5 cm,边界较清楚,密度不均,中央见条片状低密度区,周围邻近脏器受推压移位(图 6 - 9 - 16A);增强扫描动脉期病灶明显不均匀强化(图 6 - 9 - 16B),静脉期及延迟期持续强化,内见不规则的无强化坏死低密度区(图 6 - 9 - 16C、D);静脉期冠状位 MPR 示肿块内侧紧靠腹主动脉,部分挤压左肾静脉,肿块周边可见增多迂曲的供血动脉(图 6 - 9 - 16E)。

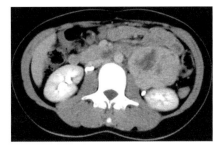
图 6 - 9 - 16D　　　　　　图 6 - 9 - 16E

【重要征象】　腹膜后不规则软组织密度肿块,密度不均,中央见低密度坏死区,增强扫描周边明显不均匀强化。

【CT 拟诊】　① 腹膜后平滑肌肉瘤。② 未分化多形性肉瘤。③ 恶性神经鞘瘤。④ 脂肪肉瘤。

【病理诊断】　腹膜后平滑肌肉瘤。

【评　　述】　腹膜后平滑肌肉瘤是第二常见的原发性腹膜后恶性肿瘤。可发生于腹腔、盆腔腹膜后的任何部位的平滑肌组织,包括血管平滑肌、腹膜后潜在间隙平滑肌、胚胎残余平滑肌等,主要起源于腹膜后血管的平滑肌组织。其生长方式包括完全在血管外生长、完全在血管内生长及同时在血管内外生长。该病多见于中老年,儿童少见,女性多见。多发生于左上腹膜后,其次为盆底,右侧较少。早期一般无特殊临床症状,但肿瘤生长迅速,发现时肿瘤常很大。临床症状表现非特异性,首要症状为腹部包块,其他可有腹胀、腹痛、腹部不适、肠梗阻等症状,发生于盆腔腹膜后可出现排尿困难、直肠刺激症状、骶尾部疼痛等。有学者认为腹膜后平滑肌肉瘤常与主动脉及下腔静脉分界不清,容易侵犯腹膜后大血管,是较有特征性的生物学行为。

CT 表现　① 单发软组织密度肿块,体积较大,一般直径>5 cm,形态不规则呈分叶状,边界欠清,密度不均,中心常有囊变坏死区,钙化及出血少见。② 增强扫描动脉期实性成分呈边缘性中度至明显不均匀强化,静脉期及延迟期持续强化,中心坏死和囊变区不强化。③ 大的肿瘤可对周围脏器造成明显推压移位,与大血管分界不清。

鉴别诊断　① 腹膜后脂肪肉瘤:是腹膜后最常见的恶性肿瘤,体积较大,密度不均匀,其内可测量到脂肪成分,少有囊变、坏死,偶有钙化,增强扫描肿瘤强化不明显,少数亦可明显强化。② 腹膜后恶性神经鞘瘤:类圆形或不规则软组织密度肿块,大小不一,密度不均,可出血、囊变、钙化,增强扫描不均匀强化。③ 腹膜后未分化多形性肉瘤:老年患者多见,等或稍低密度的软组织密度肿块,易坏死囊变,增强扫描动脉期轻度不均匀强化,静脉期持续强化。

例 17 腹膜后脂肪肉瘤

【病史摘要】 男性,31 岁。腹部膨隆伴腹胀 1 个月。

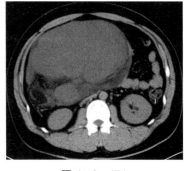
图 6-9-17A

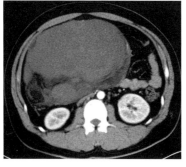
图 6-9-17B

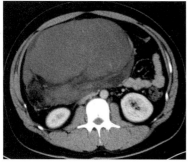
图 6-9-17C

【CT 征象】 平扫示腹盆腔偏右侧一巨大混杂密度肿块影,大小约 23.0 cm×15.5 cm,边界清晰,密度不均,以囊性成分为主,内可见片絮状脂肪密度影、粗细不均的线条状软组织间隔及软组织结节影,邻近大网膜、肠管及大血管受压推移(图 6-9-17A);增强扫描动脉期软组织成分轻度不均匀强化,静脉期及延迟期持续强化,囊性成分无强化,肿块内可见细小血管影(图 6-9-17B~D);静脉期冠状位 MPR 示肠系膜上、下动脉受压向上移位(图 6-9-17E)。

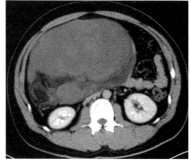
图 6-9-17D

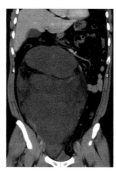
图 6-9-17E

【重要征象】 腹盆腔巨大低密度肿块,密度不均,内见脂肪密度,增强扫描软组织成分轻度强化。

【CT 拟诊】 ① 腹膜后脂肪肉瘤。② 脂肪瘤。③ 囊性畸胎瘤。④ 平滑肌肉瘤。

【病理诊断】 腹膜后黏液样脂肪肉瘤。

【评 述】 腹膜后脂肪肉瘤是最常见的原发性腹膜后恶性肿瘤。起源于间充质细胞,由不同分化程度和异型性的脂肪细胞组成。按组织类型可分为分化良好型脂肪肉瘤、去分化脂肪肉瘤、黏液样/圆形细胞脂肪肉瘤、多形性脂肪肉瘤。分化良好型最多见。平均发病年龄为 50~70 岁,儿童少见。临床症状主要为腹部疼痛及腹部膨隆,多数脂肪肉瘤生长缓慢,位置深在,发现时平均体积较大,直径常大于 10 cm。肿瘤好发于肾周围,质地柔软,包膜菲薄,且有囊性感。分化良好的脂肪肉瘤以脂肪密度为主,脂肪成分超过 75%,非脂肪成分表现为分隔或小结节;去分化脂肪肉瘤含有脂肪组织,但以实性成分为主;黏液样脂肪肉瘤含有大量的细胞外黏液样物质,水样成分更多,脂肪成分占 10%~25%;多形性脂肪肉瘤多为不均匀软组织密度肿块,脂肪成分少。脂肪肉瘤可同时含有多种成分,除了成熟或不成熟脂肪组织外,还包括纤维成分、钙化、坏死及囊变,其密度都表现为不均匀。

CT 表现 ① 分化良好型脂肪肉瘤:以脂肪密度为主的不均质肿块,其内含有不规则软组织分隔及结节。② 去分化脂肪肉瘤:混杂密度肿块,脂肪密度和较大软组织密度肿块分界清楚。③ 黏液性脂肪肉瘤:低密度肿块,CT 值接近水样密度,瘤内含有少量软组织及脂肪密度。④ 多形性脂肪肉瘤:密度不均匀软组织密度肿块,成熟脂肪成分相对较少。⑤ 增强扫描脂肪肉瘤的实性部分强化程度差异较大,从轻微强化到中度强化,甚至显著强化。

鉴别诊断 ① 腹膜后平滑肌肉瘤:多为软组织密度肿块,密度较脂肪肉瘤高,不含脂肪组织,其内常坏死而密度不均匀。② 腹膜后囊性畸胎瘤:常见为囊实性肿块,中间有脂肪成分及钙化灶,若见骨骼、牙齿、毛发等即可确诊。③ 腹膜后脂肪瘤:分化好的脂肪肉瘤与脂肪瘤都为均质脂肪密度的肿块,罕见有其他组织成分,肿瘤常不强化,此时在 CT 上难以鉴别。

例 18 腹腔、腹膜后淋巴瘤

【病史摘要】 男性,75 岁。颈部淋巴结肿大 1 年余,畏寒、发热 1 个月余。

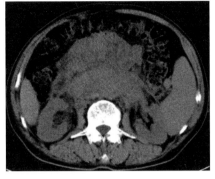
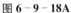

图 6-9-18A

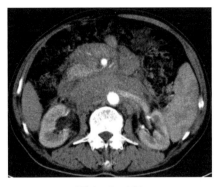

图 6-9-18B

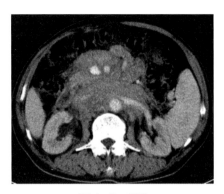

图 6-9-18C

【CT 征象】 平扫示中上腹及腹膜后不规则软组织密度肿块,融合成团,密度较均匀,边界模糊,与邻近肠管及腹膜后结构分界不清,包绕周围大血管及双侧输尿管生长,右侧肾盂轻度扩张积水,双肾周筋膜增厚,肠系膜脂肪间隙模糊(图 6-9-18A);增强扫描动脉期肿块轻度均匀强化(图 6-9-18B),静脉期持续强化,可见典型的"血管淹没征"(图 6-9-18C);静脉期冠状位 MPR 示肿块包埋腹主动脉、下腔静脉(图 6-9-18D)。

【重要征象】 腹腔及腹膜后均匀软组织密度肿块,融合成团;"血管淹没征";增强扫描轻中度均匀持续强化。

【CT 拟诊】 ① 腹腔、腹膜后淋巴瘤。② 巨淋巴结增生症。③ 淋巴结转移瘤。④ 淋巴结结核。

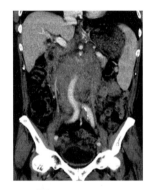

图 6-9-18D

【病理诊断】 腹腔、腹膜后淋巴瘤。

【评 述】 淋巴瘤是起源于淋巴结或淋巴组织的恶性肿瘤,在病理上可分为霍奇金(HL)及非霍奇金(NHL)两类。霍奇金淋巴瘤好发于青壮年,非霍奇金淋巴瘤好发于中老年,男性多于女性。霍奇金淋巴瘤最常见的临床症状为无痛性进行性淋巴结肿大,其最常发生于颈部、锁骨上、腋下、腹股沟等浅表淋巴结,也常发生在纵隔、肠系膜、腹腔及腹膜后深部淋巴结,还可出现发热、盗汗、瘙痒及消瘦等全身症状;非霍奇金淋巴瘤除淋巴结肿大或局部肿块外,还可出现受累器官的相应症状。腹膜后淋巴瘤以非霍奇金淋巴瘤多见,好发于 40~60 岁。

CT 表现 ① 单发或多发淋巴结肿大,短径大于 1.0 cm,多发淋巴结可融合成团形成不规则均质肿块。② 分散孤立的淋巴结与邻近器官分界清楚,而融合成团的淋巴结可包绕腹主动脉和下腔静脉,形成"血管淹没征",较大的肿块可使周围器官移位、受侵犯。③ 肿大淋巴结或肿块呈软组织密度,密度较均匀,较少出现出血、钙化,病灶较大时内部可有低密度坏死区。④ 淋巴瘤血供不丰富,增强扫描表现为轻度至中度均匀强化。⑤ 可累及腹膜淋巴结外器官,脾多见。

鉴别诊断 ① 腹腔、腹膜后淋巴结结核:腹主动脉周围多个分散的肿大淋巴结,较大病灶轮廓较模糊,活动期的淋巴结周围常可见渗出、粘连,干酪样坏死的淋巴结密度不均,中心见低密度坏死区,病变后期淋巴结可见钙化,增强扫描特征性表现为肿大的淋巴结周边环状强化,融合形成"多房样"征象。② 腹腔、腹膜后淋巴结转移瘤:多位于腹主动脉旁,单个或多个肿大的淋巴结,多发肿大的淋巴结可融合成团,部分可发生坏死,多有原发肿瘤病史。③ 腹腔、腹膜后巨淋巴结增生症:孤立肿大的淋巴结,密度较均匀,边缘光整,中心可见钙化,增强扫描呈较明显持续强化。

例19 腹膜后未分化多形性肉瘤

【病史摘要】 男性,59岁。体检发现右肾下方占位10余天。

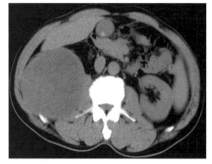
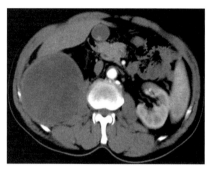
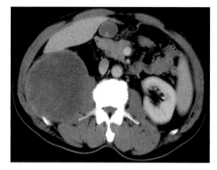

图6-9-19A   图6-9-19B   图6-9-19C

【CT征象】 平扫示右肾下方一巨大类卵圆形囊实性肿块影,大小约10.9 cm×9.3 cm,肿块内密度不均,边缘尚光整(图6-9-19A);增强扫描动脉期实性成分轻度不均匀强化(图6-9-19B),静脉期及延迟期中度持续强化,囊性成分无明显强化(图6-9-19C、D);动脉期冠状位MPR示肿块与右侧腹壁、腰大肌分界欠清,右侧腰方肌受侵,右肾向上推压移位(图6-9-19E)。

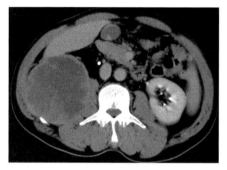
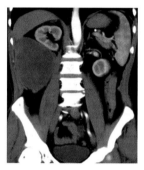

图6-9-19D   图6-9-19E

【重要征象】 右肾下方较大的类圆形软组织密度肿块,边界清晰,密度不均,内见囊变,增强扫描实性成分轻中度持续强化。

【CT拟诊】 ① 腹膜后平滑肌肉瘤。② 未分化多形性肉瘤。③ 纤维肉瘤。④ 脂肪肉瘤。

【病理诊断】 腹膜后未分化多形性肉瘤。

【评 述】 本病以往被称为恶性纤维组织细胞瘤,WHO软组织肿瘤分类(2013)删除了恶性纤维组织细胞瘤,以未分化多形性肉瘤命名,归为未分化/未分类软组织肉瘤。未分化多形性肉瘤起源尚无定论,目前认为其起源于成纤维细胞或原始间叶细胞,能够向成纤维细胞和组织细胞双相分化。该病是老年人最常见的软组织恶性肿瘤,平均发病年龄为50~70岁,男性多于女性,最常发生于下肢,其次为上肢和腹膜后。临床表现缺乏特异性,为局部软组织肿块,可伴疼痛和压迫症状,炎症型可出现发热及白血病样反应。本病易复发和转移,恶性程度高。

CT表现 ① 类圆形、分叶状的软组织密度肿块,体积较大,直径多>5 cm,边界清晰,肿瘤较大时可压迫或侵犯邻近的组织和器官。② 密度不均匀,平扫呈等低密度,其内可见出血、坏死及囊变,钙化少见,分隔为等密度的肿瘤组织。③ 增强扫描病灶周边及分隔呈渐进性或持续轻度至中度强化,囊变、坏死区无强化。

鉴别诊断 ① 腹膜后脂肪肉瘤:常有较完整的包膜,肿块内可见脂肪成分,少有囊变、坏死,偶有钙化,增强扫描强化不明显,少数亦可明显强化。② 腹膜后纤维肉瘤:形态多不规则,病灶边界不清,其内见出血、坏死,增强扫描多呈中度不均匀强化。③ 腹膜后平滑肌肉瘤:多为软组织密度,边界清楚,其内常坏死而密度不均匀,增强扫描呈不均匀明显强化,易侵犯腹膜后大血管。

例20　腹膜腔血肿

【病史摘要】　女性,40 岁。8 年前行回肠切开减压术,回肠乙状结肠侧侧吻合术,术后长期腹胀。

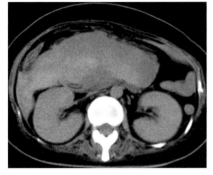

图 6 - 9 - 20A

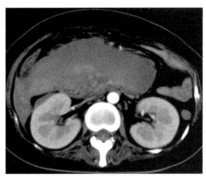

图 6 - 9 - 20B

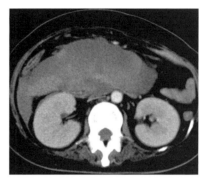

图 6 - 9 - 20C

【CT 征象】　平扫示腹腔正中偏右侧一巨大团块状混杂密度病灶,形态不规则,大小约 15.3 cm×6.3 cm,与胰头、十二指肠分界不清晰,其内密度不均,CT值为 33~70 HU（图 6 - 9 - 20A）;增强扫描各期均未见强化（图 6 - 9 - 20B、C）;动脉期冠状位 MPR 示病灶边缘不规则,密度不均,向下延伸,腹腔、盆腔积液、积血（图 6 - 9 - 20D）。

【重要征象】　腹膜腔体积较大,形态不规则病灶;高低密度混杂,增强扫描未见强化。

【CT 拟诊】　① 腹膜腔血肿。② 腹腔脓肿。③ 多形性脂肪肉瘤。

【病理诊断】　腹膜腔血肿。

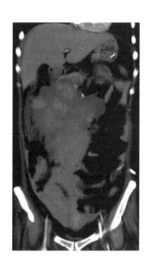

图 6 - 9 - 20D

【评　　述】　腹腔、腹膜后血肿最常见的原因为外伤,常由于骨折、腹膜后脏器破裂和腹部大血管、软组织损伤所致,肿瘤出血、凝血功能障碍也是造成出血的重要原因。腹膜后血肿缺乏特征性临床表现,最常见的症状为腹痛,部分有进行性腹胀和腰背痛,随出血程度、血肿范围增大合并出血性休克、血红蛋白减少,血肿巨大或伴有渗入腹膜腔者可有腹肌紧张和反跳痛,肠鸣音减弱或消失。

CT 表现　① 根据其出血的来源及疾病的性质,可表现为弥漫性或局限性,常发生在肾周、腰大肌、腹主动脉周围及盆腔,其边缘清楚。② 肿块的密度主要与出血后到检查时的时间间隔长短有关:急性期血肿的 CT 值高于大血管的密度;亚急性期血肿周边密度变低,并向中央扩展,多呈等密度;慢性期血肿的 CT 值接近水密度,可有增厚的包膜形成;时间较长的血肿周边可见钙化影。③ 增强扫描血肿的包膜可强化,但血肿本身不强化。④ 随访病变可缩小。

鉴别诊断　① 腹腔多形性脂肪肉瘤:不规则软组织肿块,密度不均匀,伴坏死或出血,脂肪成分少,增强中等以上程度强化。② 腹腔脓肿:早期均匀软组织密度,边界不清;晚期中心呈水样低密度,边界较清,增强扫描肿块的壁呈明显环形强化;脓肿腔内可见气体影。

例21 腹腔淋巴结结核

【病史摘要】 男性,17岁。反复发作右下腹痛9个月,X线胸片示左上肺结核。

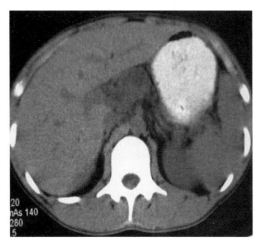
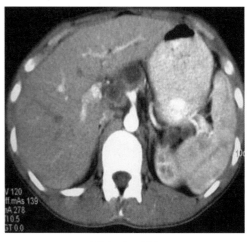

图6-9-21A   图6-9-21B

【CT征象】 平扫示腹主动脉前、肝胃间隙及脾血管周围大小不等的类圆形软组织密度结节影,边界清,其内见低密度区,较大者大小约2.5 cm×3.0 cm(图6-9-21A);增强扫描边缘环状强化,中心无强化(图6-9-21B);回盲部、肠系膜根部可见多发环形强化结节影,部分融合成团块状,呈"多房样"征象,邻近肠管受压移位(图6-9-21C)。

【重要征象】 腹腔多发类圆形软组织结节,中心呈低密度,增强扫描呈环形强化,多个结节融合形成"多房样"征象。

【CT拟诊】 ① 腹腔淋巴结结核。② 淋巴瘤。③ 转移瘤。④ 巨淋巴结增生症。

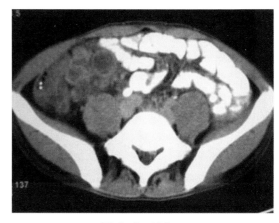

图6-9-21C

【病理诊断】 腹腔淋巴结结核。

【评　　述】 腹腔淋巴结结核好发于肠系膜根部、肝十二指肠韧带、肝胃韧带、门腔间隙、胰周、腹主动脉周围上部及腹腔动脉血管周围。临床上常有两条感染途径:① 消化道感染,最常见。② 血行播散,少见。淋巴结结核按病理组织成分分为结核性肉芽肿性淋巴结炎、结核性淋巴结干酪样坏死、结核性脓肿和结核性淋巴结钙化,其最典型的病理改变为淋巴结中心干酪样坏死,周边为肉芽组织,干酪坏死内常发生钙化。本病可发生在任何年龄,以儿童及青年人较多见。常见的临床症状为低热、盗汗、腹部疼痛不适,有时可触及肿块。

CT表现 ① 肠系膜根部、小网膜、胰周、腰3椎体平面以上腹主动脉周围多发的类圆形软组织密度结节,亦可融合为团块状,边缘清楚锐利。② 结节密度不均匀,中心为低密度,可见钙化影。③ 增强扫描呈环状强化,中心低密度区不强化,多个环形强化结节融合呈"多房样"征象。

鉴别诊断 ① 腹腔巨淋巴结增生症:类圆形密度均匀的软组织密度肿块,边缘清楚、锐利,周边可见点、条状强化的血管影,增强扫描呈明显持续强化。② 腹腔转移瘤:多有原发肿瘤史,单个或多发肿大的淋巴结,境界清楚,淋巴结较大或融合后可坏死,短期随访增大明显。③ 腹腔淋巴瘤:多发肿大的淋巴结,融合成团,密度均匀,坏死、出血少见,增强扫描呈轻度至中度均匀强化,形成"血管淹没"征,常累及腰2~3椎体以下平面腹膜后淋巴结。

例 22　腰大肌脓肿

【病史摘要】　男性,53 岁。左腰部疼痛伴左大腿放射性酸痛 1 年余,体温 37.6℃。

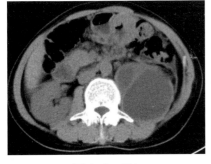　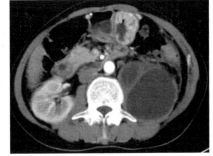　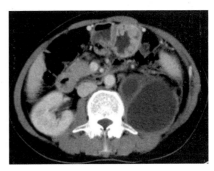

图 6 - 9 - 22A　　　　　　　图 6 - 9 - 22B　　　　　　　图 6 - 9 - 22C

【CT 征象】　平扫示左侧腰大肌体积明显增大,其内可见囊性低密度影,大小 7.5 cm×7.5 cm,可见厚壁及分隔影(图 6 - 9 - 22A);增强扫描囊壁及分隔轻度至中度持续强化(图 6 - 9 - 22B~D);动脉期冠状位 MPR 示左肾下极包膜下弧形低密度影,与肾实质分界尚清,肾周脂肪间隙不清;病灶自左肾下缘向下延续至髂腰肌(图 6 - 9 - 22E)。

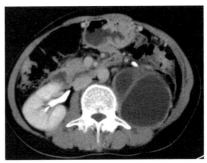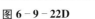　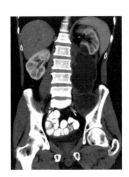

图 6 - 9 - 22D　　　　　　图 6 - 9 - 22E

【重要征象】　左侧腰大肌囊性低密度病变,病变范围较大向下延伸呈梭形,增强扫描厚壁及分隔轻中度强化。

【CT 拟诊】　① 腰大肌脓肿。② 腰大肌结核性脓肿。③ 神经鞘瘤。④ 腰大肌肉瘤。

【病理诊断】　左肾包膜下脓肿、腰大肌脓肿。

【评　　述】　腰大肌脓肿可分为原发性和继发性两类。原发性腰大肌脓肿临床较少见,但近年来呈上升趋势;继发性腰大肌脓肿大多由邻近脏器和组织的感染直接蔓延而来,如皮肤、脊椎、胰腺、肠道和泌尿系统感染,其中特异性感染以腰大肌结核性脓肿较常见,非特异性感染以金黄色葡萄球菌及大肠杆菌最多见。腰大肌特有的解剖是导致感染由血液或周围组织播散引起脓肿的基础。腰大肌脓肿主要的临床表现为发热、腰背部疼痛、跛行、腰背部包块等,但结核性腰大肌脓肿发热少见。腰大肌位于腹膜后与腹后壁之间,由于其位置较深,临床上虽有明显的感染症状,但局部体征却表现较迟而轻,有时仅表现肋脊角或腰肋部的丰满和压痛。

<u>CT 表现</u>　① 早期腰大肌局限性肿胀、增宽,肌间隙模糊,后期病灶密度不均,中心可见不规则的低密度坏死区,CT 值为水密度,周围为等密度或高密度。② 腰大肌周围脂肪间隙模糊,见条索状渗出、积液影。③ 增强扫描急性期脓肿边缘不规则强化,慢性期脓肿壁环形强化,而中央低密度区不强化。④ 若肿块内有气泡、气液平面,更能支持诊断,常可见附近器官或间隙的感染征象。

<u>鉴别诊断</u>　① 腰大肌肉瘤:为较大而不规则的软组织密度肿块影,密度不均匀,轮廓模糊不清,易侵犯邻近组织及破坏椎体,增强扫描明显强化。② 神经鞘瘤:多位于脊柱侧前外方,边界清楚的软组织密度肿块,易囊变,增强扫描肿块呈均匀或不均匀轻度至中度强化。③ 腰大肌结核性脓肿:结核性脓肿常位于脊柱旁,病灶范围较广,腰大肌本身可受累或受推压,脓肿可沿肌筋膜向下延伸到盆腔及腹股沟部,病变内可见钙化,增强扫描常呈多房状强化。常伴有脊椎结核改变,椎体骨质破坏,椎间隙变窄;临床有低热、盗汗等症状。

例 23　腹膜后纤维化

【病史摘要】　男性,56岁。因浮肿、血肌酐升高1天,B超示双肾积水,右侧双"J"管置入术后。

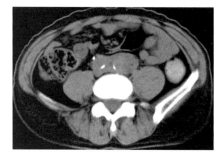
图 6-9-23A

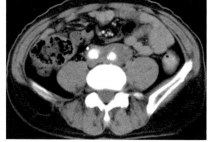
图 6-9-23B

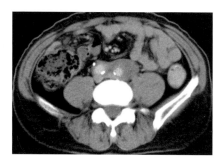
图 6-9-23C

【CT征象】　平扫示腹主动脉及双侧髂总动脉周围不规则的软组织密度肿块环绕,边界不清,致血管外形显示不清,右侧输尿管内可见双"J"管影(图6-9-23A);增强扫描动脉期主动脉及双侧髂动脉明显强化,周围软组织密度肿块轻度强化(图6-9-23B);静脉期及延迟期血管周围软组织密度肿块持续强化(图6-9-23C~E);静脉期冠状位MPR示病灶范围上至腰2椎体上缘,下至骶1椎体水平,包绕腹主动脉、双侧

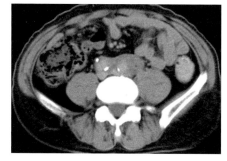
图 6-9-23D

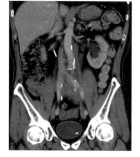
图 6-9-23E

髂血管及中下段输尿管,左肾盂及左侧上段输尿管扩张。

【重要征象】　腹膜后不规则软组织密度肿块,包绕腹主动脉及双侧髂总动脉,密度均匀,增强扫描持续强化。

【CT拟诊】　①腹膜后纤维化。②淋巴瘤。③转移性淋巴结。④炎性肌纤维母细胞瘤。

【病理诊断】　腹膜后纤维化。

【评　　述】　腹膜后纤维化是一种以腹膜后慢性非特异性炎症伴纤维组织增生为特征的少见疾病,增生的炎性纤维组织包绕腹主动脉、髂动脉、下腔静脉及输尿管等而产生一系列临床症状。分为特发性和继发性:前者约占2/3,病因不明,目前认为可能与系统性免疫性疾病有关,最新研究认为特发性腹膜后纤维化可能是IgG4相关性疾病的一种临床表现;后者约占1/3,多由于肿瘤、感染、外伤、放射性损伤或药物引起。此病好发于中老年男性,男女发病比例约2:1。临床上多无典型的表现,以腰背部疼痛、腹部包块或尿路梗阻就诊,部分伴肾功能异常。

CT表现　①腹膜后密度较均匀的不规则软组织密度肿块,边界可清楚或模糊,包绕肾门以下腹主动脉、髂动脉,可横向累及下腔静脉和输尿管,形态从线状、盘状到宽广融合状。②软组织影与大血管境界不清楚,如主动脉外膜有钙化,可在软组织影中刻画出主动脉的外形,无明显移位。③增强扫描动脉期大血管明显强化,较容易显示血管与周围软组织的关系,活动期轻度至中度强化,静止期轻度或无强化。④输尿管向内侧移位、狭窄,常有尿路梗阻的表现。

鉴别诊断　①腹膜后炎性肌纤维母细胞瘤:多为分叶状或团块状肿块,呈等低密度,边界模糊,增强扫描呈渐进性强化,少数可包绕腹主动脉或下腔静脉。②腹膜后转移性淋巴结:腹主动脉旁多个孤立的淋巴结,增强扫描不均匀强化,有原发肿瘤病史。③腹膜后淋巴瘤:范围较腹膜后纤维化广泛,肿块融合呈团,包绕腹主动脉和下腔静脉,形成"血管淹没征",较大的肿瘤中心可有低密度坏死区,增强扫描轻度至中度均匀强化。

（王　莉　刘　嘉　李苏建）

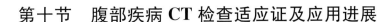

第十节　腹部疾病 CT 检查适应证及应用进展

一、腹部疾病 CT 检查适应证

CT 扫描具备速度快、有较高的时间分辨率和密度分辨率的优点,能够快速检出病变,是最常应用于腹部疾病诊断的检查技术。CT 增强检查能够定量测量强化程度,动态显示病灶的血供特点,帮助判断病变性质。此外,CT 及 CTA 原始图像可进行后处理,如多平面重组、曲面重组以及容积再现技术能够很好地显示病变与大血管的情况,通过供血动脉显示,利于术前评估;CT 仿真内镜能够无创性地显示消化道肿瘤。CT 灌注成像以及能谱 CT 提供血流动力学和病灶本质特征的能谱参数,进一步丰富了 CT 的评估手段。相应的,由于 MRI 在上腹部脏器检查时易受呼吸及消化道运动的影响,CT 则受影响较小。但由于 MRI 软组织分辨率高,对于 CT 难以判断的良恶性肿瘤以及组织差别不大的病变,例如肝硬化结节的恶变,胰胆管水成像显示胆道系统病变等具有较大优势。MRI 功能成像及肝胆细胞特异性对比剂的应用,可为鉴别病灶的性质提供重要的信息。

（一）先天性发育异常

胆道系统、脾及泌尿系统是腹部最常发生先天性发育异常的部位。CT 能够从解剖部位、脏器数目、形态等方面综合评估。例如 CT 结合 CTU 能够清楚显示包括肾、肾盂和输尿管的重复畸形,判断肾盂与输尿管汇合位置、输尿管是否异位开口等,利于手术方案的制订。

（二）肿瘤及肿瘤样病变

肝、胆道、胰腺、脾、肾、肾上腺和胃肠道是肿瘤及肿瘤样病变的常见部位。CT 能够判断病变的部位和生长方式;结合可定量测量强化方式的 CT 增强检查,能够有效判断肿瘤性质及对周围组织的侵犯情况。对于胃肠道肿瘤,结合 CT 仿真内镜能够很好地观察肿瘤向腔内外侵犯情况,较内镜检查能够更好地观察腔外以及淋巴结情况。对于体积小或密度差异小的病变,例如肝硬化结节良恶性的判断、胰腺囊性肿瘤性病变的鉴别,常需要结合 MRI 检查。

（三）感染性病变

CT 可较好显示感染性病变的影像学特征,包括共性表现,如增大、水肿、坏死和脓肿形成、气体或气液平、炎性肉芽组织的环形强化、周围炎性浸润造成的动脉期一过性强化以及周围脂肪间隙炎性渗出等;还可以显示一些特异性感染表现,例如寄生虫、结核的钙化。

（四）外伤

CT 成像速度快,扫描禁忌证少,适合外伤患者快速评估。腹部脏器是外伤好发的部位,如实质脏器的挫伤出血,CT 平扫能够迅速判断出血的部位和程度。CT 增强扫描有助于判断脏器的隐匿性挫伤,在显示破裂口方面具有优势。此外,结合骨窗有助于进一步判断骨折的情况。

（五）急腹症

腹部 CT 是急腹症最常使用的检查手段,能够快速准确对急性胰腺炎、急性阑尾炎以及胃肠道穿孔、肠套叠等病变进行病因诊断、判断病变的严重程度,有助于临床及时治疗。通过短期内 CT 随访观察,有助于判断病情的进展或者疗效。

（六）腹部大血管病变

常见的腹部动脉病变包括动脉粥样硬化、动脉瘤、动脉夹层、动脉炎等,常见静脉疾病包括门静脉高压、布-加综合征、静脉血栓等。CT 血管成像技术通过不同重组方法,能够清楚地显示病变的范围、形状、大小、程度及解剖位置。例如腹主动脉夹层,CTA 能够对夹层进行分型、判断撕裂口位置、观察主要分支动脉开口和受累情况以及腔内有无血栓等,为手术计划制订提供全面评估,并可用于术后的长期随访。

二、腹部疾病 CT 应用进展

（一）双能量 CT 成像技术

双能量 CT 对腹部小病灶检出、定性分析及鉴别有一定优势。与传统 120 kV 相比，能谱成像能够同时获得（40~140）keV 单能量图像以及物质分离图像，可使组织间对比噪声比得到提高，从而增强病灶与正常组织衰减间差异，提高诊断的准确性。在此基础上，碘基图能进一步弱化背景 CT 值、部分容积效应造成的影响，使碘剂分布情况得到准确表达，提高敏感性。双能量 CT 数据中产生的虚拟平扫影像具有与真正常规 CT 平扫相似的病灶检测能力。双能量 CT 最主要的优势在于低能量时碘对比剂密度增加，这种优势有助于对富血供病变和乏血供病变的检测，如小肝癌的检出、门静脉血栓与癌栓的鉴别、胰腺富血供病变（神经内分泌肿瘤）和乏血供肿瘤（胰腺癌）的检出。基于双能量 CT 技术通过直接增强的方法可以直接对肾上腺的病变进行定性分析，传统 CT 至少两次扫描包括平扫和增强扫描所获得的诊断信息，通过双能 CT 技术可基于一次扫描获得的虚拟平扫和碘基图进行替代，并通过二者的比值来进行良恶性鉴别，准确性更高。双能量 CT 也可用于胆囊结石、泌尿系统结石的化学成分分析。

（二）CT 灌注成像

CT 灌注成像已应用于腹部脏器的循环评价，如肝、胰腺、脾、肾等，可进一步了解肿瘤的血供、血管分布和血管通透性情况，从而有助于对肿瘤的诊断及鉴别诊断、恶性肿瘤的分期以及对肿瘤疗效的评价。肝灌注成像能够提供正常肝组织和肝局灶性肿瘤性病变的微循环功能信息，评估原发性肝癌或者肝转移瘤治疗效果，预测分子靶向药物治疗的早期反应、肿瘤复发等。胰腺 CT 灌注成像有助于了解胰腺的病理变化，用于急性胰腺炎时胰腺坏死与一过性缺血的鉴别、慢性肿块型胰腺炎与胰腺癌的鉴别等。有研究证明强化峰值及血容量这两个灌注参数对胰腺肿瘤的分级有一定的帮助，可用于高级别胰腺癌的鉴别。肾动态 CT 灌注成像可以评价肾组织的灌注情况，得到肾小球滤过率等相关参数，评估肾功能状况。鉴别肠道的正常强化以及异常灌注，有助于肠道炎性或缺血性病变的检出。

（三）新型可视化技术

近年来，以 3D 建模（3D modeling）、3D 打印（3D printing）、虚拟现实（virtual reality，VR）、增强现实（augmented reality，AR）及混合现实（mixed reality，MR）等为代表的一大批新兴可视化技术，对临床医生的思维和诊疗策略方面的影响日益扩大。MR 是一种数字全息影像技术，它是集 VR 和 AR 两大技术优势于一身，在虚拟环境中引入现实场景信息，建立虚拟世界、真实世界和用户之间的交互反馈信息回路。通过利用影像学原始数据，采用基于主观阈值和三维标签技术的半自动器官分割方法对腹部器官进行分割、重组，结合虚拟现实技术构建腹部手术仿真系统，对于临床手术训练：手术计划的制订及术中导航产生了举足轻重的影响。在一项术前评估医学图像三维可视化系统对肝动脉变异的胰十二指肠切除术患者中的价值的研究中，三维可视化系统诊断肝动脉变异的敏感度、特异度及准确率为 100%，图像的清晰度可与动脉造影相媲美。用腹部医学图像三维可视化系统对腹腔血管及胰腺肿瘤进行三维重组，可清晰地显示肿瘤和周围血管的空间立体关系，并在此基础上评估肿瘤的可切除性。此外，有研究基于混合现实技术，在肾肿瘤行保留肾单位手术中的应用，研究发现基于混合现实辅助下的手术导航系统在手术方案制订、术中实时导航、远程会诊、教学指导和医患沟通方面具有绝对优势，可显著提高保留肾单位手术的成功率，有效地减少手术时间、热缺血时间和术中出血量。

（四）人工智能

对于腹部肿瘤，人工智能已成功用于鉴别肿瘤良恶性以及不同病理亚型区分。在一项基于深度学习模型判断肝肿瘤的良恶性的研究中，其诊断效能（AUC）达到 0.82，并具有高特异度（97%，阳性预测值 94%）。基于多期增强 CT 纹理特征的机器学习可用于鉴别透明细胞性肾细胞癌与其他病理类型肿瘤（嫌色性肾细胞癌、嗜酸细胞腺瘤），AUC 达到 0.822，敏感度和特异度分别为 71.3% 和 81.4%。在胰腺肿瘤方面同样具有较好的效能，准确度也达到了 95.12%。此外，人工智能可以用于腹部肿瘤的治疗指导和预后评估。一项针对放疗计划的 CT 多中心回顾性研究中,深度学习方法可以准确预测直肠癌新辅助治疗的疗效。另外,可通过人工智能算法定量分析 CT 图像中的肝表面结节和评估肝纤维化及肝硬化的分期,结果显示对早期肝纤维化、进展期肝纤维化、肝硬化诊断的 AUC 分别为 0.88~0.90、0.89~0.93 和 0.90~0.96。用于预测门静脉高压及肝失代偿及死亡等相关预后事件。对于胃癌,应用机器学习方法抓取放射学特征,可良好预测早期复发(AUC 为 0.799),该结果可用于晚期胃癌患者术后早期复发的术前预测评估。利用肝癌患者的术前 CT 图像,再利用组学模型建立的预后预测模型性能优于传统的 TNM 分期。

(刘　嘉　程晓青)

第七章　盆腔疾病

第一节　盆腔 CT 检查技术及正常解剖

一、盆腔 CT 检查技术

（一）检查前准备

1. 检查前 1 周内禁服含有重金属成分的药物,禁止进行消化道钡餐造影。

2. 检查前 1 天开始少渣饮食,检查当日提前 3~4 小时禁食。

3. 检查前 2~3 小时和 30 分钟各口服 1%~2% 碘对比剂 500 ml,使小肠和结肠充盈对比剂,形成良好对比,必要时在扫描前直肠、乙状结肠灌注 1%~2% 碘对比剂 200 ml。

4. 膀胱充盈尿液,以膀胱形态呈类方形,膀胱壁黏膜皱襞完全展开为宜。

5. 临床怀疑肠道疾病时,先进行清洁灌肠,使直肠、结肠内无较大粪块存留,无气体聚集。

（二）检查方法

1. 常规平扫:仰卧位,足先进,双足向内倾斜 10°~15°,两臂上举抱头,盆腔置于床面正中,水平线对准人体腋中线。扫描范围自双侧髂嵴上缘平面至耻骨联合下缘平面。

2. 常规增强扫描:非离子型碘对比剂浓度为 300~370 mgI/ml;成人用量为 80~100 ml,儿童用量为 1.5 ml/kg;静脉团注给药,流速为 3.0~4.0 ml/s;动脉期扫描延迟 30~35 秒,静脉期为 60~75 秒,延迟期为 90~120 秒。

3. CT 血管扫描:非离子型高浓度碘对比剂,一般选用 370 mgI/ml,用量为(扫描时间+3~5 秒)×团注速度,最多不超过 2.0 ml/kg(儿童不超过 1.5 ml/kg);静脉团注给药,流速为 4.0~4.5 ml/s;动脉期采用团注追踪法,经验法动脉期扫描延迟 30~35 秒,静脉期为 60~90 秒。

二、盆腔 CT 图像后处理技术

1. 窗宽窗位调节:图像显示以软组织窗为主,窗宽 300~350 HU,窗位 40~50 HU,若盆骨病变,调节为骨窗,窗宽 1 200~1 500 HU,窗位 500~700 HU。

2. CTA 及图像重组:容积采集的 CT 原始数据可以进行多种后处理重组,包括 MPR、MIP、VR 及 VE 等。MRP 为首选的重组方法,从不同视角如冠状位和矢状位显示病变的形态、结构及比邻关系;MIP 可以显示血管的病变情况、肿瘤供血动脉及病变与血管的关系;VR 可以三维显示骨骼、脏器与肿瘤、血管的立体位置关系;VE 可以立体地显示空腔脏器内壁的情况。

三、盆腔 CT 正常解剖

盆腔向上与腹腔连通,向下达盆腔底,后者由盆膈和尿生殖膈构成。盆腔内的脏器,主要为泌尿生殖器官和消化道末端部分。此外,盆腔内还有许多静脉丛、神经丛、淋巴结群、大血管及神经干等。

膀胱为一肌性器官,位于中线,其内充盈尿液,大小和形态依尿量的多少而变化。在 CT 上膀胱腔内呈均匀水样密度,膀胱壁光滑、清楚,在充盈时厚度为 1~3 mm(图 7-1-1A)。膀胱分为底、体、顶三部分,在膀胱底的外上角有输尿管末端进入,下角有尿道内口。三个开口组成膀胱三角区,位置较固定。膀胱后方可见子宫(女性)(图 7-1-1A)或精囊腺(男性)(图 7-1-1D)。

输尿管起自肾盂下端,沿腰大肌前内侧下行入骨盆,在膀胱底外上角处向前内下斜行入膀胱三角区,全长 25~30 cm,直径为 4~7 mm。CT 平扫呈点状或小结节状软组织密度影,增强扫描输尿管呈圆形或小结节状高密度影(图 7-1-1B)。

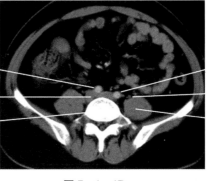

图 7-1-1A

左侧标注：髂外动脉、髂外静脉、子宫阔韧带、直肠

右侧标注：膀胱壁、子宫体、梨状肌

图 7-1-1B

左侧标注：右髂总动脉、左、右髂总静脉、第5腰椎

右侧标注：左髂总动脉、左输尿管、左腰大肌

前列腺位于盆腔内,呈前后扁平的栗子形,从解剖上分为五个叶:前叶、中叶、后叶和两个侧叶。五个叶之间没有明显的界限。从功能上分为内层和外层两组。内层组包括中叶、前叶和两个侧叶的近尿道部分,主要具有分泌黏液的功能,是前列腺增生(肥大)的发生部位;外层组包括后叶及两侧叶的外周部分,不分泌黏液而是产生大量酸性磷酸酶,是前列腺癌的好发部位。在横断位CT图像上前列腺呈圆形或椭圆形影,呈均匀软组织密度,边缘清楚,CT值为40~60 HU(图7-1-1C)。

精囊腺一般两侧对称,贴邻于前列腺后上方及膀胱后方,常呈卵圆形,亦可呈管状。在CT上精囊腺呈软组织密度,CT值为30~75 HU。精囊腺外侧部分与膀胱后壁之间有脂肪结缔组织,可见膀胱精囊腺角(图7-1-1D)。

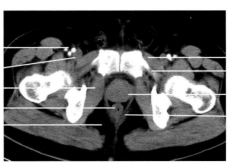

左侧标注：股动脉、股静脉、闭孔内肌、直肠、坐骨直肠窝

右侧标注：耻骨肌、闭孔外肌、前列腺、肛提肌

图 7-1-1C

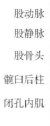

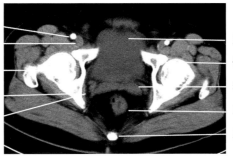

左侧标注：股动脉、股静脉、股骨头、髋臼后柱、闭孔内肌

右侧标注：膀胱、髋臼前柱、精囊腺、直肠、尾骨

图 7-1-1D

　　子宫是一有腔的厚壁肌性器官,形状似倒置梨,可分为宫底、宫体及宫颈。CT 扫描时示阴道位于盆腔中央,大部分居尿生殖膈以上,呈类圆形软组织密度影。子宫为圆形或椭圆形均质的软组织密度影,CT 值为 40～80 HU,有时中心为低密度,增强扫描时显示更清楚。子宫前方为膀胱,后方为直肠。CT 可显示位于子宫与直肠之间的子宫直肠陷凹(Douglas 窝)(图 7-1-1E、F)。

　　卵巢为左右成对的实质性器官,位于盆腔侧壁,髂内、外动脉夹角之间的陷窝内。其大小和形态随年龄和生理状态的不同而异,青春期前卵巢很小,青春期和排卵期卵巢最大,其长径为2.5～5.0 cm。绝经期后则卵巢萎缩,可缩小一半以上。正常大小的卵巢在 CT 扫描时一般不易显示,偶尔可在子宫侧后旁见到。

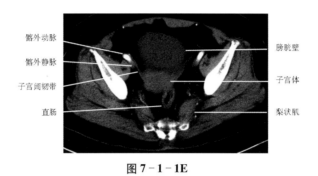

图 7-1-1E

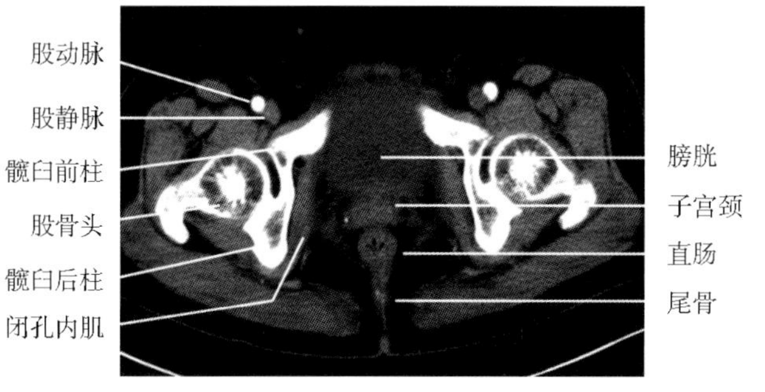

图 7-1-1F

（刘　嘉　程晓青）

第二节　膀胱疾病

例1　间质性膀胱炎

【病史摘要】　女性,67 岁。患糖尿病多年,B 超示膀胱内占位。

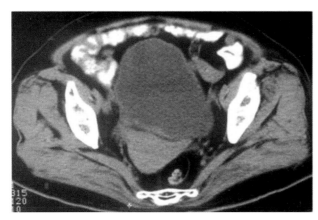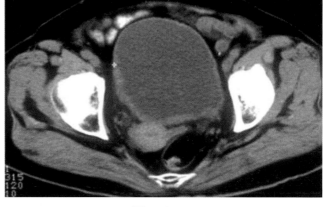

图 7 - 2 - 1A　　　　　　　　　　　　　　　　图 7 - 2 - 1B

【CT 征象】　平扫示膀胱右侧壁及后壁增厚,内外壁表面光滑;子宫直肠陷凹以及子宫膀胱陷凹清晰,盆腔内未见肿大的淋巴结(图 7 - 2 - 1A、B)。

【重要征象】　膀胱壁较均匀增厚,壁光整;膀胱周围脂肪间隙清晰。

【CT 拟诊】　① 膀胱癌。② 膀胱炎。③ 膀胱结核。④ 膀胱内血块。

【病理诊断】　间质性膀胱炎。

【评　　述】　间质性膀胱炎/膀胱疼痛综合征是一种不明原因的非细菌性膀胱壁全层的慢性炎症。好发于中年女性,临床表现为尿频、尿急、夜尿增多、会阴及骨盆疼痛不适,并且在排除尿路感染、膀胱肿瘤及结石等因素的情况下持续存在。病理特征为膀胱黏膜下纤维化或 Hunner's 溃疡。因临床表现无特异性,常与膀胱肿瘤混淆。膀胱壁厚度视膀胱的充盈程度而异,充盈良好的膀胱壁厚度正常为 1~3 mm,如果大于 5 mm 应考虑为异常。

CT 表现　① 膀胱壁较均匀增厚。② 增强扫描膀胱内侧壁呈环状强化,环状强化为膀胱黏膜的充血所致。③ 膀胱周围组织显示正常,无肿大的淋巴结影。

鉴别诊断　① 膀胱内血块:血液局部沉积像膀胱壁局限性增厚突起,CT 值可与肿块相似,但转动体位可移动,且增强扫描无强化。② 膀胱结核:膀胱壁增厚不光滑,膀胱壁上的小结核性肉芽肿可表现为充盈缺损,膀胱体积缩小,呈“挛缩膀胱”,常伴肾结核和输尿管结核。③ 膀胱癌:膀胱内菜花状、乳头状或结节状肿块,邻近膀胱壁僵硬,不均匀局限性增厚,可伴有钙化,增强扫描早期明显强化,病变可侵及浆膜外、侵犯邻近组织,盆腔淋巴结肿大。

例2 膀胱癌

【病史摘要】 男性,81岁。间断无痛性肉眼血尿2个月余。

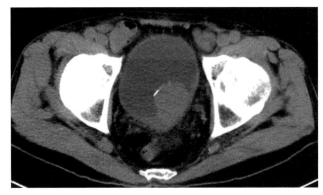

图7-2-2A

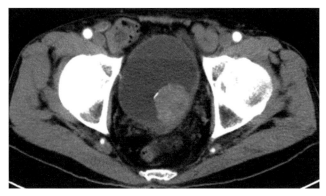

图7-2-2B

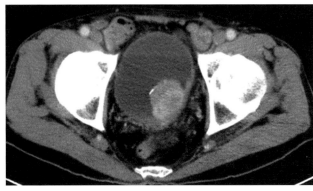

图7-2-2C

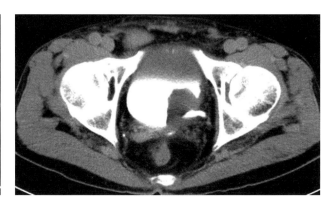

图7-2-2D

【CT征象】 平扫示膀胱左侧后壁一类圆形软组织密度肿块,以宽基底与膀胱壁相连,大小约4.0 cm×3.5 cm,边界清晰,表面欠光整,密度均匀,边缘可见条状钙化,邻近膀胱壁不均匀增厚(图7-2-2A);增强扫描示动脉期肿块不均匀中度强化(图7-2-2B);静脉期持续明显强化(图7-2-2C);延迟期膀胱左侧见充盈缺损,肿块累及左侧输尿管入口(图7-2-2D)。

【重要征象】 膀胱壁类圆形肿块,表面见条状钙化,邻近膀胱壁增厚,增强扫描明显不均匀强化,累及输尿管入口处。

【CT拟诊】 ①膀胱癌。②膀胱乳头状瘤。③腺性膀胱炎。④膀胱其他恶性肿瘤。

【病理诊断】 浸润性高级别尿路上皮癌。

【评 述】 膀胱尿路上皮癌是最常见的膀胱恶性肿瘤,病理上可分为浸润性尿路上皮癌和非浸润性尿路上皮癌,组织学形态多样,肿瘤的大小与浸润的深度无明显相关性。膀胱癌的致病原因较多,目前较为明确的致病因素是吸烟和长期接触工业化学产品。多发生于50~70岁,男女发病比例为(3~3.5):1。好发于膀胱三角区和膀胱侧后壁,30%~40%为多灶性。膀胱癌最常见的症状是间歇性无痛性全程血尿,亦可以尿急、尿频、尿痛和排尿困难、盆腔疼痛起病,位于输尿管开口处可引起输尿管、肾盂积水。膀胱癌以淋巴转移最为常见。

CT表现 ①膀胱壁突入腔内的菜花状、乳头状或结节状软组织密度肿块,基底部多较宽。②膀胱壁僵硬,不均匀局限性增厚,表面不规则,可出现双边征。③少数病灶可伴有点状、片状及弧形钙化,典型的钙化表现为包壳状。④病变侵及浆膜外,膀胱周围出现软组织密度肿块影或周围脂肪层模糊,有条状阴影向外延伸;出现尿路梗阻时提示输尿管开口受累。⑤增强扫描早期明显强化,延迟扫描膀胱腔内见充盈缺损。⑥ 膀胱癌可累及精囊腺、前列腺、阴道、盆壁。膀胱精囊角消失是膀胱癌侵犯精囊腺的重要征象;侵犯前列腺表现为前列腺不规则增大,并与肿块相连;累及阴道旁或子宫旁组织,子宫旁间质增厚或形成软组织密度肿块;累及盆壁出现软组织密度肿块,闭孔内肌边界消失。

鉴别诊断 ① 膀胱其他恶性肿瘤:平滑肌肉瘤、横纹肌肉瘤、淋巴瘤、恶性间叶组织混合瘤等,表现为膀胱壁不规则增厚,表面不光滑,呈结节状或菜花状肿块,侵犯膀胱黏膜下层及肌层甚至膀胱全层,与膀胱癌鉴别困难。② 腺性膀胱炎:膀胱壁规则或不规则增厚,表面呈乳头状、结节状的宽基底软组织密度肿块,边界清晰,增强扫描轻度强化,膀胱肌层多无浸润。③ 膀胱乳头状瘤:一般较小,多为单发结节,表面光滑,以窄基底与膀胱壁相连,增强扫描较均匀中度强化。

例3 膀胱平滑肌瘤

【病史摘要】 女性,58岁。血尿半个月,B超发现膀胱左侧壁等回声肿块。

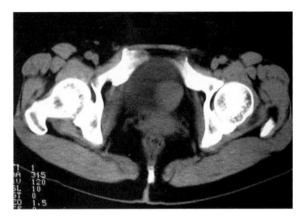
图7-2-3A

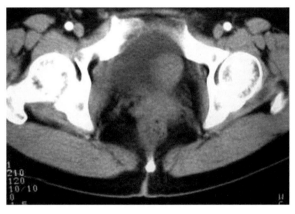
图7-2-3B

【CT征象】 平扫示膀胱左侧壁一圆形软组织密度肿块,大小约2.4 cm×3.0 cm,边界清楚、锐利,密度均匀,未见明显钙化影(图7-2-3A);增强扫描动脉期肿块轻度均匀强化(图7-2-3B);延迟期膀胱内见充盈缺损,肿块持续强化,膀胱周围组织未见肿块及肿大的淋巴结(图7-2-3C)。

【重要征象】 膀胱壁类圆形软组织密度肿块,边界清晰光整,密度均匀,增强扫描早期轻度均匀强化,延迟期持续强化。

【CT拟诊】 ① 膀胱间叶组织良性肿瘤。② 膀胱癌。③ 副神经节瘤。④ 膀胱乳头状瘤。

【病理诊断】 膀胱平滑肌瘤。

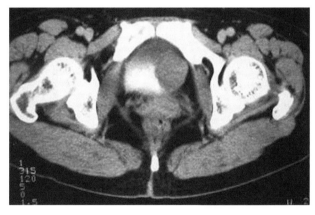
图7-2-3C

【评 述】 膀胱平滑肌瘤临床上罕见,但在膀胱非上皮性良性肿瘤中最常见,占膀胱肿瘤的0.04%~0.5%。膀胱平滑肌瘤可发生在膀胱的任何部位,常位于膀胱侧壁和膀胱颈,多为单发。根据肿瘤与膀胱壁的关系,可分为瘤体向腔内生长型(黏膜下型60%)、瘤体向腔外生长型(浆膜下型30%)、瘤体位于膀胱壁内生长型(壁间型10%)。多发生于30~50岁,女性多见。临床表现与肿瘤类型、发生部位和肿瘤大小有关:肿瘤位于膀胱颈部时,其临床症状出现较早,多表现为排尿梗阻和排尿刺激症状,以黏膜下型多见;壁间型肿瘤早期无症状,肿瘤较大时突入膀胱腔亦可致血尿、尿频或排尿困难;浆膜下型出现症状较晚。

CT表现 ① 边缘光滑锐利的类圆形软组织密度肿块,少数呈分叶状。② 肿块密度均匀,与盆壁肌肉密度基本一致,无囊变、出血征象。③ 增强扫描呈延迟强化。④ 邻近膀胱壁无增厚,周围组织显示正常,无肿大的淋巴结。

鉴别诊断 ① 膀胱乳头状瘤:多为单发结节,一般较小,表面光滑,以窄基底与膀胱壁相连,增强扫描呈较均匀的中度强化。② 膀胱副神经节瘤:外形规则,小的密度均匀,大者密度常不均匀,增强扫描明显强化,临床上可有排尿时阵发性高血压。③ 膀胱癌:膀胱内菜花状、乳头状或结节状肿块,邻近膀胱壁僵硬,不均匀局限性增厚,可伴有钙化,增强扫描早期明显强化,病变可侵及浆膜外、侵犯邻近组织,盆腔淋巴结肿大。

例4 膀胱内翻性尿路上皮乳头状瘤

【病史摘要】 男性,55岁。体检发现膀胱肿瘤2周。

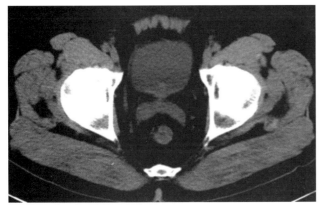

图7-2-4A

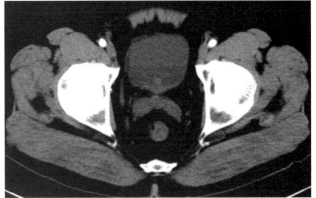

图7-2-4B

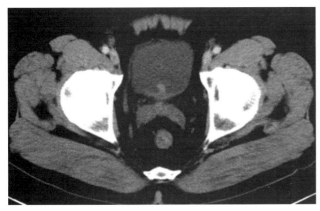

图7-2-4C

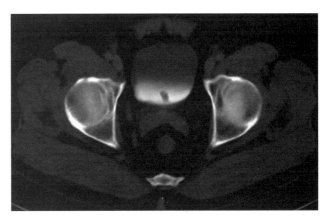

图7-2-4D

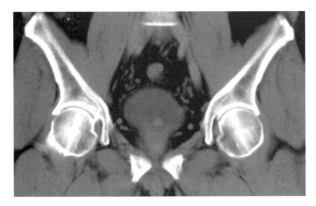

图7-2-4E

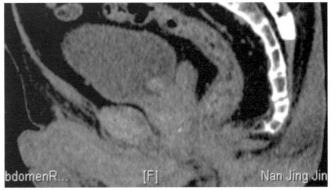

图7-2-4F

【CT征象】 平扫示膀胱三角区近膀胱颈一类圆形软组织密度结节,大小约1.0 cm×0.8 cm,边界清晰,密度均匀,有蒂与膀胱壁相连,邻近膀胱壁略增厚(图7-2-4A);增强扫描动脉期病灶轻度强化(图7-2-4B);静脉期持续中度强化(图7-2-4C);延迟期膀胱内见结节状充盈缺损(图7-2-4D);静脉期冠状位、矢状位MPR示病灶均匀强化,边缘光整(图7-2-4E、F)。

【重要征象】 膀胱壁软组织密度小结节,有蒂与膀胱壁相连,增强扫描早期轻度强化,延迟持续强化。

【CT 拟诊】 ① 膀胱乳头状瘤。② 膀胱癌。③ 腺性膀胱炎。

【病理诊断】 膀胱内翻性尿路上皮乳头状瘤。

【评　述】 膀胱内翻性尿路上皮乳头状瘤是一种少见的非浸润性尿路上皮良性肿瘤,占泌尿系统肿瘤的 1%~2%。病因不明,目前认为与慢性炎性刺激引起局部上皮异常增生有关。肿瘤表面为正常或薄层尿路上皮,自黏膜上皮至固有层内生性生长,不累及膀胱肌层。发病年龄范围较广,男性多于女性。多为单发病灶,一般体积较小。好发于膀胱三角区和膀胱颈部。主要临床症状为无痛性肉眼血尿及尿路刺激症状。

CT表现 ① 多为单发病灶,一般直径<3 cm。② 膀胱腔内突起的指状、菜花状、绒毛状或乳头状软组织密度肿块,病灶以窄基底与膀胱壁相连,边缘光整。③ 增强扫描呈较明显的均匀、持续强化,延迟期在膀胱内对比剂衬托下呈低密度充盈缺损。④ 邻近膀胱壁无增厚,膀胱周围组织显示正常,无肿大的淋巴结。

鉴别诊断 ① 腺性膀胱炎:膀胱壁结节状的软组织密度肿块或局限性增厚,以宽基底与膀胱壁相连,增强扫描呈轻度强化或表面线状强化,周围脂肪间隙清晰,盆腔无转移淋巴结。② 膀胱癌:膀胱内菜花状、乳头状或结节状肿块,邻近膀胱壁僵硬,不均匀局限性增厚,可伴有钙化,增强扫描早期明显强化,病变可侵及浆膜外、侵犯邻近组织,盆腔淋巴结肿大。

例5　腺性膀胱炎

【病史摘要】　男性,55岁。体检发现膀胱肿瘤1周。

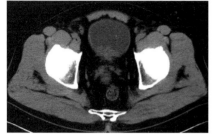 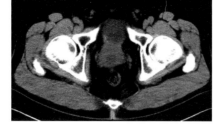 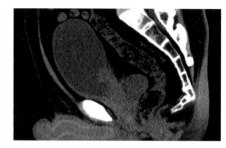

图7-2-5A　　　　　　　　　　图7-2-5B　　　　　　　　　　图7-2-5C

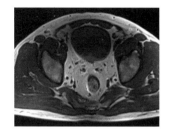 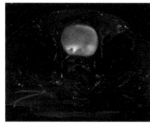 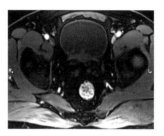 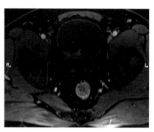

图7-2-5D　　　　　　图7-2-5E　　　　　　图7-2-5F　　　　　　图7-2-5G

【CT及MR征象】　CT平扫示膀胱三角区膀胱壁不均匀增厚,见乳头状软组织密度影突入腔内,大小约3.0 cm×2.5 cm×4.0 cm,病灶右缘见点状钙化,膀胱外壁光滑,周围脂肪间隙清晰(图7-2-5A~C)。MRI平扫T1WI、T2WI呈等信号,T1WI增强扫描早期病变轻度均匀强化,晚期呈表面线状强化(图7-2-5D~G)。

【重要征象】　膀胱壁三角区不规则增厚,增强扫描轻度均匀强化。

【CT拟诊】　①腺性膀胱炎。②膀胱乳头状瘤。③膀胱癌。④慢性膀胱炎。

【病理诊断】　腺性膀胱炎。

【评　　述】　腺性膀胱炎是一种呈肿瘤样表现的膀胱黏膜增生与化生性疾病,进一步发生不典型增生时是癌前病变。病因不明,目前认为是膀胱慢性炎症、梗阻及结石等黏膜刺激因素引起移行上皮化生的结果,腺性膀胱炎与囊性膀胱炎是同一病理过程的2个阶段。根据形态可分为扁丘增厚型、结节隆起型、弥漫增厚型和混合型。腺性膀胱炎曾被认为是一种较少见的疾病,近年来的报道逐渐增多。多见于中老年男性,临床表现无特征性,常表现为尿路刺激症状,偶可出现无痛性血尿、排尿困难。好发部位为膀胱三角区、颈部、输尿管开口。

CT表现　①膀胱壁局限性丘状增厚,或突入腔内的宽基底软组织结节,边界清晰,病变广泛者可见膀胱壁弥漫性增厚,内壁毛糙。②增强扫描呈轻度均匀强化,或与膀胱壁强化相似,黏膜表面线状强化。③膀胱外壁光整,周围脂肪间隙清晰,盆腔无转移淋巴结。

鉴别诊断　①慢性膀胱炎:膀胱壁弥漫性增厚,边缘毛糙,增厚程度小于腺性膀胱炎,增强扫描中度均匀强化。②膀胱癌:膀胱内菜花状、乳头状或结节状肿块,邻近膀胱壁僵硬,不均匀局限性增厚,可伴有钙化,增强扫描早期明显强化,病变可侵及浆膜外、侵犯邻近组织,盆腔淋巴结肿大。③膀胱乳头状瘤:多为单发结节,一般较小,表面光滑,以窄基底与膀胱壁相连,增强扫描呈较均匀的中度强化。

（刘　嘉　程晓青）

第三节 男性生殖系统疾病

例1 前列腺癌

【病史摘要】 男性,72 岁。血清 PSA 增高。

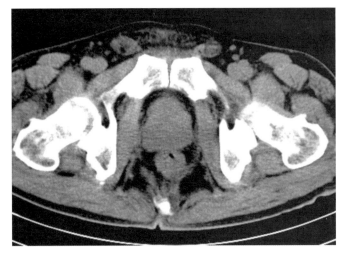

图 7 - 3 - 1A

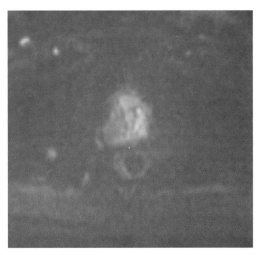

图 7 - 3 - 1B

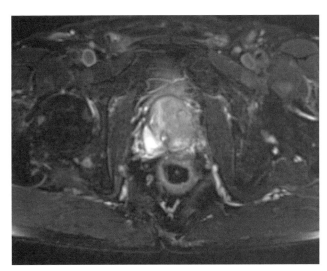

图 7 - 3 - 1C

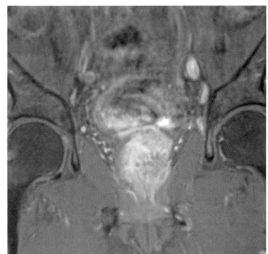

图 7 - 3 - 1D

【CT 及 MRI 征象】 平扫示前列腺增大,轮廓不整,左前部见等密度结节稍向外突出(图 7 - 3 - 1A)。MRI 示前列腺中央带及左侧外周带结节状异常信号影,DWI 呈高信号,T2WI 呈不均匀低信号,增强扫描明显强化,T2WI 示右侧股骨颈、左侧髋臼见高信号,增强扫描病灶强化(图 7 - 3 - 1B~D)。

【重要征象】 前列腺轮廓不光整,等密度、外突结节。

【CT 拟诊】 ① 前列腺癌。② 前列腺增生。③ 前列腺脓肿。④ 前列腺肉瘤。

【病理诊断】 前列腺癌(T4 期)。

【评　述】 前列腺癌多发于老年男性,75%位于前列腺的外周带。绝大多数是腺癌,尚有移行细胞癌、鳞状细胞癌、腺样囊性癌、腺鳞癌。有直接蔓延、淋巴结转移、血行转移三种播散途径,其中血行转移中以骨转移占首位。前列腺癌的免疫组化染色对诊断有一定帮助,应用最普遍的是前列腺特异性抗原(prostatic specific antigen,PSA)及前列腺酸性磷酸酶(prostatic acid phosphatase,PAP)。PSA是正常前列腺或前列腺癌上皮分泌的糖蛋白。此抗原有器官特异性,对判断抗原产生的部位特异性很强。而 PAP 是前列腺良性及恶性上皮的分泌产物,对鉴别起源于前列腺的肿瘤及转移瘤有帮助,PSA 及 PAP 均阳性,可提高前列腺癌诊断的准确率。CT 对前列腺癌的诊断价值不及 MRI,因此怀疑前列腺癌的患者应进行 MRI 检查。

CT 表现 ① 前列腺体积不对称性增大或局限性外突,病灶呈稍低密度,少数呈等密度或稍高密度。② 增强扫描呈不均匀强化,多为边界清楚的低密度或含低密度的混杂密度灶。③ 前列腺及直肠周围脂肪间隙不清为肿瘤外侵表现;膀胱精囊角变窄或消失,提示累及精囊;膀胱受侵时可见膀胱壁不规则增厚。④ 晚期可见远处转移,成骨型转移多见。

MR 表现 ① T1WI 呈等信号,周围高信号脂肪组织出现低信号提示受侵。② T2WI 呈正常高信号的腺体组织中出现低信号影,边界不清,低信号包膜模糊或中断,提示包膜受侵。③ DWI 呈高信号,ADC 呈低信号,ADC 越低反映弥散受限程度越高。④ DCE - MR:强化方式呈"快进快出型"或"平台型"。⑤ MRS:Cit 峰明显降低或消失,Cho 峰明显升高,Cho/Cit 和 (Cho+Cr)/Cit 比值增加。

鉴别诊断 ① 前列腺肉瘤:好发于青年和儿童,前列腺体积明显增大,外形不规则,内部密度不均匀,增强扫描可见大片坏死液化区,溶骨性转移。② 前列腺脓肿:类圆形低密度影,边界不清,增强扫描呈环形强化,其内有时合并气体,有明显临床体征。③ 前列腺增生:常发生于中央带和移行带,前列腺弥漫性增大,增生的结节边缘多光整,呈等密度,其内可见钙化灶,增强扫描较均匀强化。

例2 前列腺增生

【病史摘要】 男性,74岁。血清查PSA增高,前列腺触诊右侧可触及结节。

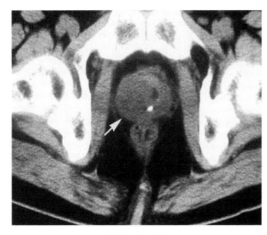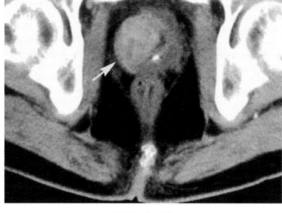

图7-3-2A   图7-3-2B

【CT征象】 平扫示前列腺轻度增大,右侧叶可见略低密度的结节(箭头),局限在包膜内,并压迫左侧叶,前列腺钙化灶移位(图7-3-2A);增强扫描示右侧结节中度均匀强化,与周围组织分界清楚(图7-3-2B)。

【重要征象】 前列腺体积增大,稍低密度结节,内见钙化。

【CT拟诊】 ① 前列腺癌。② 前列腺增生。③ 前列腺肉瘤。

【病理诊断】 前列腺结节性增生并前列腺炎。

【评 述】 良性前列腺增生为老年男性的常见病,病因目前尚不清楚,但睾丸激素和年龄是其发生的重要因素。增生多起源于前列腺中央区和移行区,由于增生结节的形成,移行区弥漫性增大和结节增大,突入膀胱或后尿道内,引起尿频、排尿困难和排尿不尽等症状。如梗阻长期不能解除,膀胱肌增厚,可出现黏膜小梁或假性憩室;膀胱高度扩张及内压增加可导致输尿管末端活瓣作用丧失,造成膀胱输尿管反流,引起肾积水及肾功能受损。前列腺增生还可并发尿路结石和感染。正常前列腺随着年龄的增长逐渐增大,前后径小于上下径和左右径,30岁前均在3.0cm以内,60岁平均在5.0cm以内。前列腺增生的诊断主要结合临床症状及直肠指检,CT检查的目的在于明确前列腺增大的程度、手术前后评价、有无尿路积水及与前列腺癌鉴别。

CT表现 ① 前列腺体积弥漫性增大,边缘光整,前列腺上缘超过耻骨联合上方2~3cm。② 增大的前列腺中央腺体呈"驼峰状"突入膀胱底部,表现为膀胱内密度均匀或不均匀的软组织密度肿块。③ 其内可见囊样低密度区或点状、片状钙化影。④ 增强扫描较均匀强化。⑤ 膀胱小梁可因长期排尿梗阻而增粗,壁增厚。⑥ 盆腔内及前列腺周围无软组织肿块及肿大的淋巴结。

鉴别诊断 ① 前列腺肉瘤:好发于青年和儿童,前列腺体积明显增大,外形不规则,内部密度不均匀,增强扫描呈不均匀强化,溶骨性转移。② 前列腺癌:主要发生在外周带,前列腺体积不对称性增大或局限性外突,密度不均匀,强化方式呈"快进快出型"或"平台型,易突破包膜,侵犯邻近的脂肪、精囊等结构,成骨性转移。结合磁共振成像高b值DWI及ADC图有助于鉴别诊断。前列腺特异性抗原(PSA)及前列腺酸性磷酸酶(PAP)升高也有助于与前列腺增生的鉴别,最后确诊常需行组织活检。前列腺增生可同时合并前列腺癌,诊断困难。

例3 前列腺脓肿,精囊炎

【病史摘要】 男性,53岁。低热,会阴部疼痛,尿道口有分泌物。

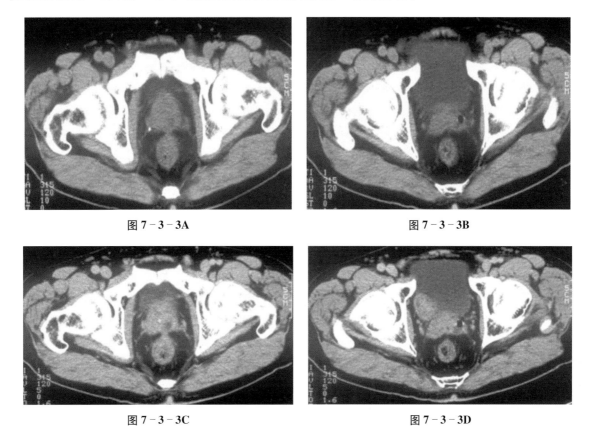

图7-3-3A　　　　　　　　　　　　　　　图7-3-3B

图7-3-3C　　　　　　　　　　　　　　　图7-3-3D

【CT征象】 平扫示前列腺大小约5 cm×3 cm,密度不均匀,左后侧局限性低密度,精囊腺明显增大,左侧可见积气影,膀胱精囊角存在(图7-3-3A、B);增强扫描示前列腺不均匀强化,左后部低密度区无明显强化,精囊腺明显不均匀强化(图7-3-3C、D)。

【重要征象】 前列腺密度不均,低密度区无强化,精囊腺积气。

【CT拟诊】 ①前列腺炎、精囊炎并前列腺脓肿。②前列腺结核。③前列腺囊肿。④前列腺癌。

【病理诊断】 前列腺脓肿,精囊炎。

【评　述】 前列腺炎是指前列腺特异性和非特异性感染所致的急、慢性炎症,从而引起全身或局部症状,分为5种类型:Ⅰ型(急性细菌性前列腺炎)、Ⅱ型(慢性细菌性前列腺炎)、ⅢA型(慢性非细菌性前列腺炎)、ⅢB型(前列腺痛)、Ⅳ型(无症状性慢性前列腺炎)。前列腺脓肿是急性前列腺炎、尿道炎和附睾炎的一种并发症。常见致病菌为大肠杆菌和金黄色葡萄球菌。患者常有发热、尿频、排尿障碍或尿潴留、会阴部疼痛,血尿和脓性尿道分泌物较少见。直肠指检前列腺明显增大,可发现前列腺触痛和波动感。白细胞计数增多常见,脓尿和菌尿常见,但尿液也可正常,少数患者的血培养呈阳性。经会阴部穿刺或经尿道镜穿刺有脓液吸出,即可诊断。

　CT表现　 ①单纯性前列腺炎:前列腺略增大,形态饱满,密度减低。②前列腺脓肿:前列腺增大,形态不规则,内见单个或多个大小不等的低密度灶,增强扫描呈环形强化,中央区无强化。③炎症蔓延累及精囊腺,精囊腺明显增大,密度减低,增强扫描呈明显不均匀强化。

　鉴别诊断　 ①前列腺癌:主要发生在外周带,前列腺体积不对称性增大或局限性外突,密度不均匀,强化方式呈"快进快出型"或"平台型",易突破包膜,侵犯邻近的脂肪、精囊等结构,成骨性转移。②前列腺囊肿:囊状无强化的水样密度影,边界清楚。③前列腺结核:前列腺体积增大,内见低密度影,常伴钙化影,增强扫描呈明显强化或环形强化,结合临床病史有助于鉴别。

例4　睾丸成熟型畸胎瘤

【病史摘要】　男性,22岁。发现右侧睾丸无痛性进行性增大1年余。

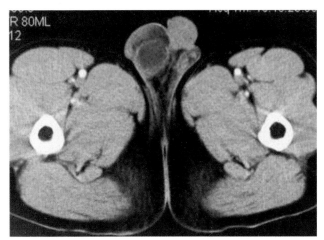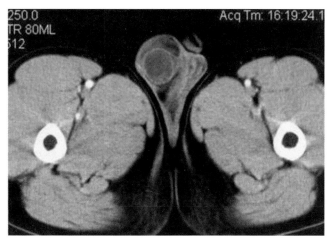

图7-3-4A　　　　　　　　　　　　　　图7-3-4B

【CT征象】　平扫示右侧睾丸肿大,其内见一等低混杂密度肿块,密度不均,见脂肪及软组织密度(图7-3-4A);增强扫描示病灶边缘不规则强化,脂肪密度区无强化,左侧睾丸未见明显异常(图7-3-4B)。

【重要征象】　右侧睾丸混杂密度肿块,内见脂肪及软组织密度。

【CT拟诊】　① 睾丸畸胎瘤。② 精原细胞瘤。③ 睾丸结核。④ 睾丸肉芽肿性炎症。

【病理诊断】　睾丸畸胎瘤。

【评　　述】　睾丸肿瘤90%~95%来源于生殖细胞,其中主要为精原细胞瘤,非精原细胞瘤包括胚胎性癌、畸胎瘤、内胚窦癌/卵黄囊瘤、绒毛膜癌和混合性生殖细胞瘤等。睾丸畸胎瘤分为成熟型和未成熟型,含有三胚层结构,为生殖性肿瘤中的一种良性肿瘤,可恶变。多见于儿童,且多为良性,成人相对少见,易恶变。临床表现为患侧阴囊无痛性增大或阴囊包块,偶伴有阴囊钝痛或下腹部坠胀不适。

CT表现　① 睾丸内单发囊性或囊实性肿块,密度不均匀,以囊性部分为主,囊壁厚薄不均。② 瘤内可见弧形、点状或不规则钙化,亦可见脂肪成分,是其特征性表现。③ 增强扫描肿块囊壁及实性成分呈轻度强化,囊内及脂肪成分无强化。④ 恶性畸胎瘤体积较大,以实性成分为主的软组织密度肿块,内可见出血、囊变坏死区,周围脂肪间隙模糊或消失,发生血行及淋巴转移。

鉴别诊断　① 睾丸肉芽肿性炎症:睾丸肿大,边缘不规则,包膜与实质分界清楚,阴囊隔未受侵犯只显示受压弧形移位,增强扫描包膜明显强化呈不规则增厚,延时扫描强化更显著。② 睾丸结核:常由附睾结核直接蔓延而来,睾丸肿大,密度不均,边缘不规则,实质与包膜分界不清,内见斑点状钙化、坏死液化区,可合并鞘膜积液,增强扫描低密度影不强化或环状强化,包膜与阴囊隔融为一体而显示不清。③ 精原细胞瘤:常为单侧,右侧多见,睾丸内类圆形或分叶状软组织密度肿块,平扫呈等密度或略低密度影,边缘光滑清晰,内部密度较均匀,增强扫描呈轻度或分隔样强化,可伴有少量鞘膜积液,易发生腹膜后淋巴结转移。

例5 睾丸精原细胞瘤

【病史摘要】 男性,38岁。发现右侧睾丸肿大1周。

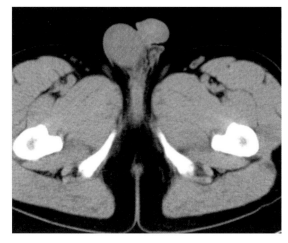

图7-3-5A

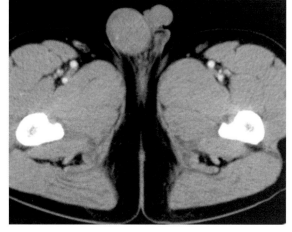

图7-3-5B

【CT征象】 平扫示右侧睾丸肿大,其内见一软组织密度肿块,密度欠均,大小约4.0 cm×4.3 cm,边界欠清(图7-3-5A);增强扫描示病灶轻度不均匀强化(图7-3-5B、C)。

【重要征象】 睾丸内软组织密度肿块,轻度不均匀强化。

【CT拟诊】 ① 睾丸精原细胞瘤。② 睾丸结核。③ 睾丸肉芽肿性炎症。④ 未成熟型畸胎瘤。

【病理诊断】 睾丸精原细胞瘤。

【评　述】 睾丸肿瘤绝大多数来源于生殖细胞,其中以精原细胞瘤最为常见,占睾丸肿瘤的35%~50%。多见于30~50岁男性,常为单侧,右侧比左侧多见,可能与睾丸下降不全多位于右侧有关,发生于隐睾患者的概率较正常睾丸概率高数十倍。精原细胞瘤是低度恶性肿瘤,70%的病灶局限于睾丸内,易发生腹膜后淋巴结转移,对放射治疗高度敏感。睾丸肿瘤早期症状不明显,仅有轻度坠胀感;后可见无痛性肿块。β-HCG可轻度增高。

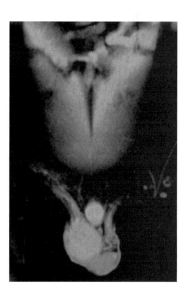

图7-3-5C

CT表现 ① 多为单侧发病,睾丸增大呈类圆形或分叶状。② 平扫呈等密度或稍低密度软组织肿块,轮廓光整,边界清楚,密度多均匀,出现囊变、坏死者较少。③ 增强扫描轻度或分隔样强化。④ 可伴有睾丸鞘膜积液。⑤ 易发生腹膜后淋巴结转移。

鉴别诊断 ① 睾丸未成熟型畸胎瘤:单发不规则形或分叶状肿块,体积较大,大多为混杂密度实性肿块,内有多发散在钙化和脂质,增强扫描实性成分较明显强化。② 睾丸肉芽肿性炎症:睾丸肿大,边缘不规则,包膜与实质分界清,阴囊隔未受侵犯只显示受压弧形移位,增强扫描包膜明显强化呈不规则增厚,延时扫描强化更显著。③ 睾丸结核:常由附睾结核直接蔓延而来,睾丸肿大,密度不均匀,边缘不规则,实质与包膜分界不清,内见斑点状钙化、坏死液化区,可合并鞘膜积液,增强扫描低密度影不强化或环状强化,包膜与阴囊隔融为一体而显示不清。

例6　隐睾

【病史摘要】　男性,13岁。右侧阴囊空虚。

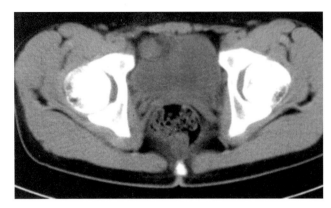

图 7-3-6A

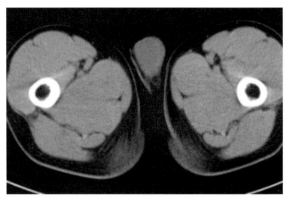

图 7-3-6B

【CT征象】　平扫示右侧阴囊内未见睾丸,膀胱右前方可见一结节状软组织密度影,直径约2.2 cm,边界清楚(图7-3-6A、B);增强扫描轻度均匀强化(图7-3-6C)。

【重要征象】　阴囊内未见睾丸,膀胱右前方软组织密度结节。

【CT拟诊】　① 隐睾。② 盆腔肿大淋巴结。

【病理诊断】　隐睾。

【评　　述】　睾丸在胚胎时期位于腰部的腹膜外,随着胚胎的发育逐渐降入阴囊。由于各种原因阻碍,睾丸停留在腹股沟区或腹盆腔内形成隐睾,

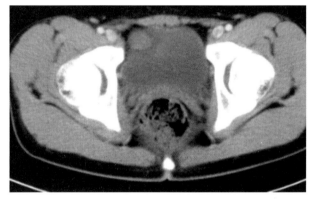

图 7-3-6C

是男性生殖系统常见的先天性发育畸形,发病率呈上升趋势。分为睾丸下降不全及睾丸异位两种类型。如睾丸下降过程中停留在腹股沟管的内环、管内或外环,而不能正常进入阴囊,则可发生不同程度的下降不全;如睾丸未降至阴囊底而沿引带尾端其他分支下降至会阴、耻骨部或股部,则称为睾丸异位。未降睾丸多合并鞘状突未闭,可并发斜疝或鞘状突积液,睾丸异位多不合并鞘状突未闭。根据未降睾丸所处的位置不同,将其分为腹内型及腹股沟型。由于隐睾所处部位温度较高,故其恶性肿瘤发生率极高,文献报道隐睾恶性肿瘤发生率比正常睾丸高20~48倍。目前腹腔镜是最可靠的检查方法,但其具有一定创伤性;B超和常规磁共振的诊断准确性相仿;CT由于电离辐射会引起性腺损害,较少用于隐睾的定位诊断。

CT表现　① 单侧或双侧发生,单侧较多见。② 阴囊内未见睾丸,腹腔或腹股沟区可见1~3 cm的椭圆形软组织密度影,大小不等,边界清楚,轮廓光整,密度均匀。③ 增强扫描呈轻至中度强化。④ 隐睾恶变通常表现为腹腔内软组织肿块,多数较大,形状多仍保持睾丸的外形(以类椭圆形或圆形多见),边界清或部分不清,部分周围脂肪间隙消失,则为隐睾恶变并侵犯邻近结构的重要征象。

鉴别诊断　盆腔肿大淋巴结形态为类圆形;位置多位于腹股沟韧带下方,邻近股或髂血管。与隐睾鉴别有时存在困难,可通过MRI进行鉴别,一般淋巴结在T2WI-FS序列信号较正常睾丸及隐睾低;还可以通过增加b值来区别,淋巴结在b值超过1 000 s/mm²时信号降低,而隐睾组织仍为高信号。超声对淋巴结显示较好,也可以有助于鉴别诊断。

(苏晓芹　程晓青)

第四节 女性生殖系统疾病

例1 子宫平滑肌瘤

【病史摘要】 女性,46岁。尿频,B超发现子宫占位。

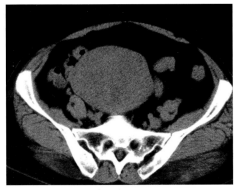 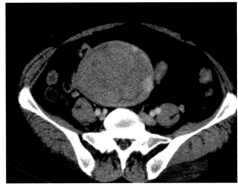 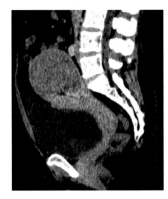

图7-4-1A 图7-4-1B 图7-4-1C

【CT征象】 平扫示子宫增大,子宫底部见团块状稍低密度影,密度欠均匀,大小约9.7 cm×8.0 cm,边界尚清楚(图7-4-1A);增强扫描呈中度强化,强化程度低于子宫肌层,内见裂隙状、斑片状低密度区(图7-4-1B、C)。

【重要征象】 子宫底部稍低密度肿块,强化程度低于子宫肌层。

【CT拟诊】 ① 子宫平滑肌瘤。② 子宫平滑肌肉瘤。③ 子宫内膜癌。④ 子宫腺肌病。

【病理诊断】 子宫平滑肌瘤(肌壁间肌瘤)。

【评　述】 子宫平滑肌瘤是女性生殖系统最常见的良性肿瘤之一,好发于30~50岁育龄期妇女。子宫肌瘤多表现为实性肿块,周边有一层由结缔组织囊和纤维构成的假包膜,肿瘤常为多发,大小从几毫米至20 cm不等。较大的肿瘤可以发生透明样变性、囊性变、黏液样变性、脂肪变性、红色样变、出血和钙化。临床上可无症状,有的表现为月经过多、经期延长、习惯性流产等,妇检多能发现肿块。根据肿瘤的生长部位分为子宫体肌瘤和子宫颈肌瘤;根据肿瘤与子宫肌壁关系分为肌壁间肌瘤、黏膜下肌瘤、浆膜下肌瘤和阔韧带肌瘤。子宫平滑肌瘤存在恶性变可能,发生率一般小于0.5%。

CT表现 ① 子宫体积增大,呈分叶状或局限性突出,黏膜下肌瘤子宫形态变化不明显,宫腔变形或消失。② 平扫呈等密度或稍低密度,密度均匀,肌瘤变性可见斑片状低密度区或钙化,出血呈高密度,钙化是平滑肌瘤的特征性表现。③ 增强扫描呈明显均匀强化,密度稍低于正常子宫肌层,富血供的平滑肌瘤强化程度与子宫肌层相近或高于子宫肌层,变性低密度区强化不明显。

鉴别诊断 ① 子宫腺肌病:多有继发性痛经史,子宫均匀增大,随月经发生改变,子宫壁明显增厚,增强扫描不均匀强化,边界不清。② 子宫内膜癌:子宫增大,宫腔内见不规则低密度区,与肌层分界不清,增强扫描轻度强化或不强化,盆腔内多有淋巴结转移。③ 子宫平滑肌肉瘤:体积较大,呈不规则团块状或分叶状,密度不均,常有出血和坏死,增强扫描呈轻中度强化,晚期远处转移或淋巴结肿大。

例 2 子宫内膜癌

【病史摘要】 女性,55 岁。月经紊乱,月经量增多伴血块,阴道不规则出血,未予特殊治疗。

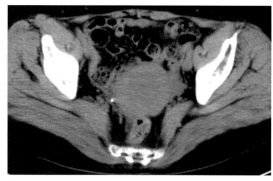
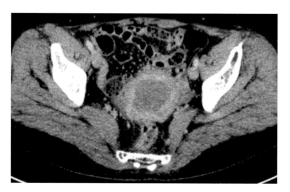

图 7 - 4 - 2A 图 7 - 4 - 2B

【CT 征象】 平扫示子宫体明显增大,宫腔内可见大片状低密度区,与子宫肌层分界不清(图 7 - 4 - 2A);增强扫描示子宫壁明显强化,而低密度区轻度强化(图 7 - 4 - 2B、C)。

【重要征象】 子宫腔低密度区,与子宫肌层分界不清,增强扫描轻度强化。

【CT 拟诊】 ① 子宫内膜癌。② 子宫内膜息肉。③ 子宫黏膜下平滑肌瘤伴囊变。④ 子宫颈癌。

【病理诊断】 中分化子宫内膜腺癌。

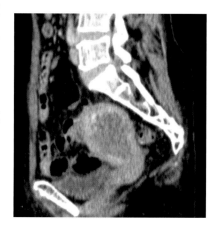

图 7 - 4 - 2C

【评 述】 子宫内膜癌为中国女性生殖系统恶性肿瘤的第二位,发病率仅次于子宫颈癌,约占子宫体恶性肿瘤的 90% 。多见于绝经后老年女性,好发年龄 50~60 岁,绝经后出血是最常见的症状。组织类型主要为内膜样腺癌,占 80%~90% 。最常见于子宫底部,其次是宫体下部。分为弥漫型和局限型,前者呈绒毛状或多发息肉状,广泛侵犯子宫腔;后者为息肉状病变,常局限于子宫内膜表面,呈突入宫腔的肿块或结节,后壁较前壁多见。子宫内膜癌的扩散途径主要是直接浸润和淋巴转移,晚期可通过血行转移。

CT 表现 ① 平扫示子宫体局限性或弥漫性增大,子宫中央为不规则低密度区。② 增强扫描子宫内膜不规则增厚,强化远低于肌层,子宫肌层受侵犯时,常表现为正常强化的子宫肌层内局限性低密度区。③ 肿瘤向下侵犯子宫颈,可引起子宫腔积水、积血、积脓,导致子宫腔扩大。④ 肿瘤向子宫外侵犯时,子宫和阴道旁脂肪间隙消失,出现偏心性或局限性肿块;晚期肿瘤可直接侵犯膀胱、直肠等。⑤ 盆腔、腹膜后淋巴结肿大。

鉴别诊断 ① 子宫颈癌:子宫颈增大,多为等密度软组织肿块,内可见不规则低密度坏死区,强化程度等于或低于正常子宫颈,累及子宫体上部时,子宫增大,膨隆,其内密度欠均匀或子宫腔内积液,增强扫描呈不均匀强化。② 子宫黏膜下平滑肌瘤伴囊变:与肌层相连的类圆形结节或肿块,突入宫腔内,边界清晰,其内见低密度区,增强扫描实质部分明显强化,囊变坏死区不强化,无盆腔及腹膜后淋巴结转移。③ 子宫内膜息肉:扩大的宫腔内见单发或多发结节影,边界清楚,增强扫描呈中度或明显强化,等于或稍高于肌层。

例3 子宫颈癌（Ⅳ期）

【病史摘要】 女性,52岁。不规则阴道流血。

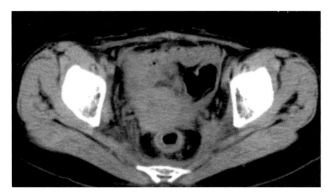

图7-4-3A

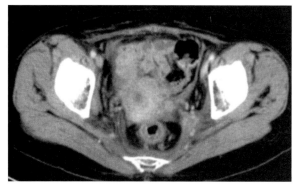

图7-4-3B

【CT征象】 平扫示子宫颈明显不规则增大,密度欠均匀,与周围组织分界不清(图7-4-3A),增强扫描明显不均匀强化;盆腔左侧髂血管周围多发大小不等的肿大淋巴结,增强扫描环形强化(图7-4-3B);腰5椎体骨质破坏(图7-4-3C)。

【重要征象】 子宫颈明显不规则增大,盆腔左侧多发肿大的淋巴结。

【CT拟诊】 ① 子宫颈癌伴转移。② 子宫颈平滑肌肉瘤。③ 子宫内膜癌侵犯宫颈。④ 子宫颈淋巴瘤。

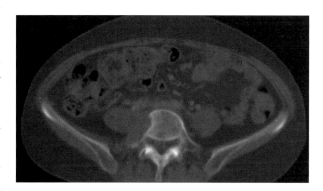

图7-4-3C

【病理诊断】 子宫颈鳞状上皮癌。

【评　　述】 子宫颈癌是最常见的女性生殖系统恶性肿瘤,其发病可能是多种因素综合作用所致,人乳头状瘤病毒(HPV)感染是宫颈癌和癌前病变的首要因素。患病高峰年龄为40~60岁,现有年轻化趋势。早期常无症状,常见的症状为接触性阴道出血、白带异常、不规则阴道出血或绝经后阴道出血;晚期下腹及腰骶部疼痛。子宫颈癌约90%为鳞状上皮癌,少数为腺癌或鳞腺癌。发生在鳞状上皮和柱状上皮结合处。其转移途径主要为直接蔓延及淋巴转移,血行转移少见,常发生在胸部。临床分为4期:Ⅰ期,肿瘤局限于子宫颈(扩展至宫体不考虑);Ⅱ期,肿瘤超过子宫颈,但未达骨盆壁或未达阴道下1/3;Ⅲ期,肿瘤扩展到骨盆壁和(或)累及阴道下1/3和(或)引起肾盂积水或肾无功能者;Ⅳ期,肿瘤侵犯邻近器官(膀胱及直肠)或肿瘤播散超出真骨盆。

CT表现 ① Ⅰa期CT无异常改变。② Ⅰb期以上平扫示子宫颈弥漫性或偏心性增大,直径>3.5 cm,多为等密度软组织结节或肿块,较大者可见不规则低密度坏死区。③ 强化程度等于或低于正常宫颈组织,坏死区周边强化,中心无强化区。④ 子宫受侵时宫颈峡部消失,两侧欠对称,累及子宫体上部时,子宫增大,膨隆,其内密度欠均匀或子宫腔内积液,增强扫描呈不均匀强化。⑤ 宫旁浸润表现为子宫颈外缘不规则或模糊,子宫颈旁软组织内不规则增粗条状影或软组织影。盆壁受侵表现为不规则条索状或肿块直接蔓延至闭孔内肌或梨状肌。周围脏器侵犯表现为末端输尿管管壁增厚,并同侧输尿管或肾盂积水。直肠周围脂肪间隙消失,直肠、膀胱壁不规则增厚,形成腔内肿块。⑥ 子宫颈癌淋巴结转移首先至髂外和髂内组淋巴结,当子宫颈旁或子宫旁淋巴结大于1.0 cm,髂内、外组淋巴结大于1.5 cm时,考虑为淋巴结转移。

鉴别诊断 ① 子宫颈淋巴瘤:子宫颈弥漫性增大,见稍低密度软组织密度肿块,密度均匀,宫颈管仍存在,轻中度均匀强化,盆腔内或全身多发淋巴结肿大。②子宫内膜癌:子宫局限性或弥漫性增大,子宫中央见不规则低密度区,子宫内膜不规则增厚,增强扫描呈轻度强化,子宫肌层受累时正常强化的子宫肌层内见低密度区。③子宫颈平滑肌肉瘤:生长在子宫颈肌壁间,子宫颈不规则增大,肿块体积较大,边界不清,突出于轮廓之外,密度不均匀,易出血、坏死,增强扫描不均匀强化。

例4　卵巢单纯性囊肿

【病史摘要】　女性,37岁。月经量少、无痛经,B超常规检查发现卵巢占位。

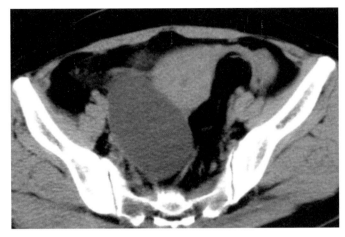

图7－4－4A

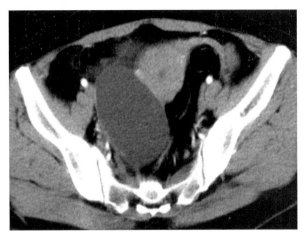

图7－4－4B

【CT征象】　平扫示右侧卵巢一囊状水样密度影,大小约8.8 cm×5.5 cm,壁薄而光滑,CT值约10 HU(图7－4－4A);增强扫描病灶无强化(图7－4－4B、C)。

【重要征象】　卵巢囊状水样密度影,壁薄,无强化。

【CT拟诊】　① 卵巢单纯囊肿。② 卵巢囊腺瘤。③ 卵巢成熟型囊性畸胎瘤。④ 卵巢子宫内膜异位囊肿。

【病理诊断】　卵巢单纯性囊肿。

【评　　述】　卵巢囊肿为非肿瘤性病变,有多种类型,主要分为单纯性和功能性囊肿。单纯性囊肿组织来源不清楚,无法辨别囊壁内衬覆上皮的来源。功能性囊肿为卵泡和黄体发育过程中的衍生物,包括滤泡囊肿、黄体囊肿和卵泡膜细胞黄素囊肿等。单纯性

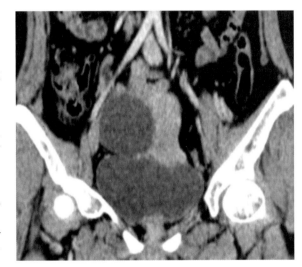

图7－4－4C

囊肿较多见,好发于30~40岁,生长速度缓慢,多无症状,病灶出血或异常增大时,可有腹部坠胀感或压迫症状。

CT表现　① 卵巢或子宫直肠陷凹内类圆形或椭圆形单房囊性灶,直径多>5 cm。② 平均呈均匀水样密度,CT值0~15 HU。③ 壁薄而均匀,边界清晰。④ 增强扫描囊内容物及囊壁不强化。

鉴别诊断　① 子宫内膜异位囊肿:单房或多房囊性病变,体积较大,密度较单纯囊肿高,囊壁厚薄不均,内见分隔,边缘不规则,与周围器官粘连,可见卫星囊。② 卵巢成熟型囊性畸胎瘤:类圆形混杂密度囊性肿块,边界清晰,含脂肪、钙化、牙齿或骨骼影,囊壁可见软组织结节,增强扫描包膜轻度强化。③ 卵巢囊腺瘤:单房或多房囊性肿块,体积较大,囊壁薄而光滑,可见壁结节,偶伴钙化,囊内呈均匀水样密度,增强扫描分隔和囊壁均匀轻度强化。

例5　卵巢子宫内膜异位囊肿

【病史摘要】　女性,36岁。痛经10余年,B超发现右侧卵巢囊性病变。

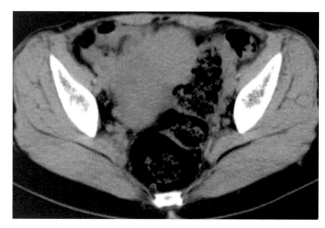

图7-4-5A

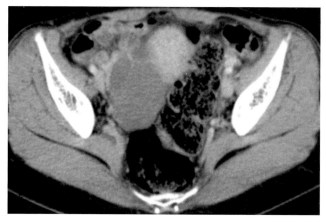

图7-4-5B

【CT征象】　平扫示右侧卵巢一大小约7.5 cm×5.6 cm的囊性病变,密度欠均匀、稍高于水密度,其内见分隔影,病灶边界欠清,与周围结构有轻度粘连,子宫受推压稍左移(图7-4-5A);增强扫描囊壁及分隔轻度强化(图7-4-5B、C)。

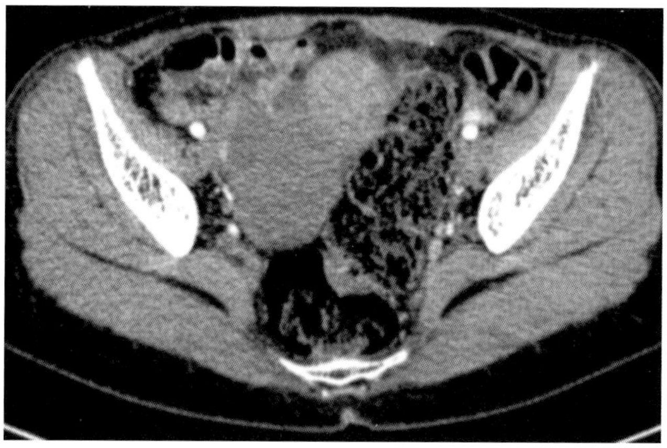

【重要征象】　卵巢稍高密度囊性灶,其内有分隔。

【CT拟诊】　① 卵巢子宫内膜异位囊肿。② 卵巢囊腺瘤。③ 卵巢黄体囊肿。④ 盆腔脓肿。

图7-4-5C

【病理诊断】　卵巢子宫内膜异位囊肿。

【评　　述】　子宫内膜异位症为生育期女性的常见病,是具有功能的子宫内膜组织生长在宫腔外的器官或组织,发生途径可能和内膜脱落种植、体腔上皮化生或淋巴道、血道播散有关。最常发生于卵巢、子宫浆膜面、骶子宫韧带及子宫直肠陷窝,80%位于卵巢,50%为双侧。子宫内膜异位囊肿是由于子宫内膜植入卵巢并周期性出血所形成,又称巧克力囊肿。临床表现为痛经或周期性腹痛、月经过多,可伴有不孕症。

CT表现　① 卵巢类圆形或卵圆形单房或多房囊性病变,双侧多见,体积较大。② 平扫呈水样密度到新鲜出血密度不等,可见分层现象。③ 囊壁厚薄不一,可光滑或粗糙,但无壁结节或肿块,囊内可有分隔。④ 囊肿和周围粘连呈幕状突起,与邻近器官无明确分界。⑤ 增强扫描囊壁轻中度强化。⑥ 卫星囊:大囊周围可有数目及大小不等的小囊,为特征性表现。

鉴别诊断　① 盆腔脓肿:单房或多房厚壁囊性病灶,密度不均,边缘模糊不清,增强扫描囊壁明显环形强化。② 卵巢黄体囊肿:单侧多见,大于4 cm少见,类圆形等低密度灶,壁略厚光整,囊内常见出血,增强扫描囊壁明显强化。③ 卵巢囊腺瘤:单房或多房囊性肿块,体积较大,囊壁薄而光滑,可见壁结节,偶伴钙化,囊内呈均匀水样密度,增强扫描囊壁、分隔和壁结节均匀轻度强化。

例6 卵巢浆液性囊腺瘤

【病史摘要】 女性,40岁。月经期间出现左下腹持续性疼痛,月经结束后疼痛缓解。

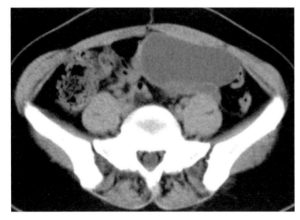
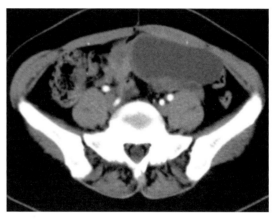

图7-4-6A 图7-4-6B

【CT征象】 平扫示左侧卵巢一囊性肿块影,其内见分隔,囊内密度均匀,病灶最大截面大小约10 cm×5 cm,边界清楚,周围结构受压、移位(图7-4-6A);增强扫描分隔及囊壁轻度强化(图7-4-6B、C)。

【重要征象】 卵巢囊性肿块伴分隔,边界清,分隔及囊壁轻度强化。

【CT拟诊】 ① 卵巢浆液性囊腺瘤。② 卵巢囊腺癌。③ 卵巢成熟型囊性畸胎瘤。④ 子宫内膜异位囊肿。

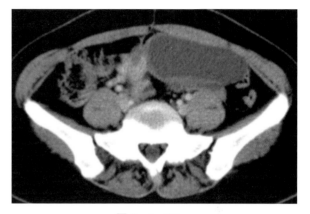

图7-4-6C

【病理诊断】 卵巢浆液性囊腺瘤。

【评 述】 卵巢囊腺瘤属于上皮性来源的肿瘤,包括浆液性囊腺瘤和黏液性囊腺瘤,浆液性囊腺瘤最常见。浆液性囊腺瘤分为单纯型和乳头型,单纯型多为单房,囊壁光滑;乳头型多为多房,囊壁较厚,囊内可见乳头结构,恶变率高。浆液性囊腺瘤常见于育龄期女性,主要临床表现为腹部不适或隐痛、腹盆部包块等,少数患者可有月经紊乱,病灶较大时可产生压迫症状。

CT表现 ① 卵巢或盆腔单房或多房囊性肿块,以单房为主,多为单侧,体积较大,多数不超过10 cm。② 囊壁薄而光滑,部分囊壁可见乳头状突起,偶伴钙化。③ 囊内密度均匀呈水样密度。④ 增强扫描囊壁、分隔和壁结节均匀轻度强化。

鉴别诊断 ① 子宫内膜异位囊肿:单房或多房囊性病变,体积较大,密度较单纯囊肿高,囊壁厚薄不均,内见分隔,边缘不规则,与周围器官粘连,可见卫星囊。② 卵巢成熟型囊性畸胎瘤:类圆形混杂密度囊性肿块,边界清晰,含脂肪、钙化、牙齿或骨骼影,囊壁可见软组织结节,增强扫描包膜轻度强化。③ 卵巢囊腺癌:形态不规则囊实性肿块,边界模糊,囊壁及囊内间隔厚薄不均,常有软组织结节深入囊内呈乳头状,增强扫描实性成分、囊壁及间隔成分明显强化,多伴有盆腔积液、大网膜及肠系膜转移。

例7　卵巢黏液性囊腺瘤

【病史摘要】　女性,14岁。左下腹疼痛半年余。

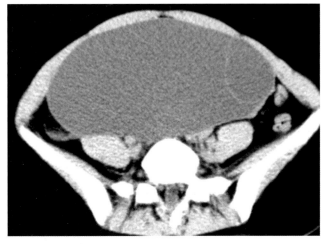

图 7－4－7A

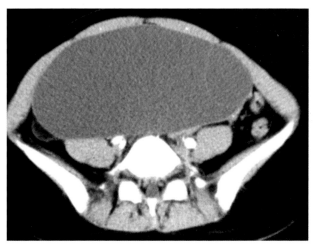
图 7－4－7B

【CT征象】　平扫示盆腔一巨大囊性肿块影,其内见线状分隔及子囊,病灶最大截面约 10 cm×17 cm,边界清楚,周围结构受压、移位(图 7－4－7A);增强扫描分隔轻度强化(图 7－4－7B);冠状位 MPR 示肿块向上延伸至腹腔(图 7－4－7C)。

【重要征象】　盆腔巨大囊性肿块伴子囊,边界清楚,分隔及囊壁轻度强化。

【CT拟诊】　① 卵巢黏液性囊腺瘤。② 卵巢囊腺癌。③ 卵巢成熟型囊性畸胎瘤。④ 卵巢子宫内膜异位囊肿。

【病理诊断】　卵巢黏液性囊腺瘤。

【评　　述】　卵巢黏液性囊腺瘤在卵巢良性上皮性肿瘤中的发病率居第 2 位,仅次于浆液性囊腺瘤。黏液性囊腺瘤80%为良性,10%~15%为交界性,5%~10%为恶性。常见于育龄期女性,主要临床表现为腹部不适或隐痛、腹盆部包块等,少数患者可有月经紊乱,病灶较大时可产生压迫症状。

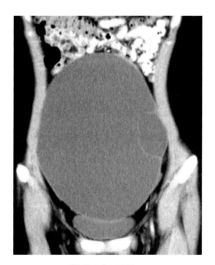
图 7－4－7C

CT表现　① 卵巢或盆腔多房囊性肿块,多为单侧,体积巨大,可大于10 cm。② 子囊多且大小不等,子囊内见孙囊为特征性表现,囊壁稍厚、光滑,无乳头状突起。③ 各房囊液密度略不同,水样密度或略高密度。④ 增强扫描分隔和囊壁均匀轻度强化。

鉴别诊断　① 子宫内膜异位囊肿:单房或多房囊性病变,体积较大,密度较单纯囊肿高,囊壁厚薄不均,内见分隔,边缘不规则,与周围器官粘连,可见卫星囊。② 卵巢成熟型囊性畸胎瘤:类圆形混杂密度囊性肿块,边界清晰,含脂肪、钙化、牙齿或骨骼影,囊壁可见软组织结节,增强扫描包膜轻度强化。③ 卵巢囊腺癌:形态不规则囊实性肿块,边界模糊,囊壁及囊内间隔厚薄不均,常有软组织结节深入囊内呈乳头状,增强扫描实性成分、囊壁及间隔成分明显强化,多伴有盆腔积液、大网膜及肠系膜转移。

例8　卵巢浆液性囊腺癌

【病史摘要】　女性,43岁。体检发现盆腔包块10余天。

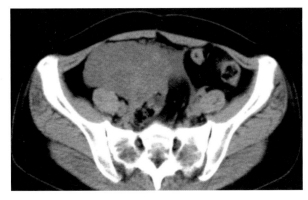

图7-4-8A

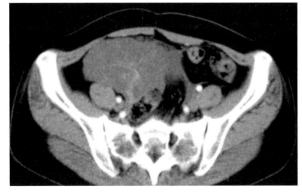

图7-4-8B

【CT征象】　平扫示右侧卵巢一不规则囊实性肿块,其内见分隔,分隔厚薄不均,局部呈结节状,病灶最大截面约9.5 cm×6.7 cm,与周围结构分界欠清,增强扫描实性成分明显强化(图7-4-8A、B);腹、盆腔积液,大网膜不均匀增厚,局部呈结节状(图7-4-8C)。

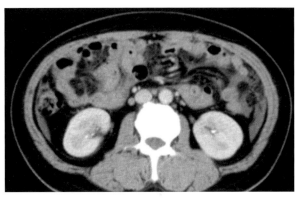

图7-4-8C

【重要征象】　卵巢囊实性肿块伴分隔,分隔厚薄不均,明显强化。

【CT拟诊】　① 卵巢癌。② 卵巢转移瘤。③ 卵巢囊腺瘤。④ 卵巢子宫内膜样癌。

【病理诊断】　卵巢浆液性囊腺癌。

【评　　述】　卵巢恶性肿瘤主要来自上皮成分(80%~90%),也可来自生殖细胞(5%~10%)及卵巢基质(包括性索)。在上皮性肿瘤中,以浆液性囊腺癌为最常见,占40%,其他主要是黏液性囊腺癌、未分化癌、子宫内膜样癌及透明细胞癌。卵巢癌扩散主要通过肿瘤细胞脱落并在腹膜上种植,其次为淋巴结转移,血行转移罕见。浆液性囊腺癌多发于围绝经期或绝经后女性,血清CA125、HE4明显高于良性肿瘤。患者早期无典型症状,70%的患者就诊时已进展至中晚期,预后差。

CT表现　① 卵巢或盆腔肿块,双侧多见,体积较大,形态不规则,边界模糊。② 多呈单房或多房囊实性,少数为完全囊性或实性,囊内分隔厚薄不均或可见壁结节,少数肿块内可见钙化灶。③ 增强扫描示实性肿块、囊壁、分隔及壁结节可见强化。④ 盆腔内器官如子宫、膀胱、乙状结肠、直肠常受侵及盆壁受累。⑤ 腹膜、肠系膜或大网膜种植扩散、增厚或扁平如饼状和不规则的软组织密度肿块。⑥ 常有腹腔积液,其CT值可较高。⑦ 淋巴结转移主要见于主动脉旁组、髂内和髂外组淋巴结。

鉴别诊断　① 卵巢子宫内膜样癌:单侧类圆形或分叶状囊实性肿块,体积较大,密度不均,边界不清,增强扫描实性成分明显不均匀强化。② 卵巢囊腺瘤:单房或多房囊性肿块,体积较大,囊壁可见乳头状结节,偶伴钙化,囊内均匀水样密度,增强扫描分隔和囊壁均匀轻度强化。③ 卵巢转移瘤:双侧多见,形态不规则,密度不均匀,囊实性多见,增强扫描强化方式根据原发肿瘤而不同。

例9 卵巢成熟型畸胎瘤

【病史摘要】 女性,33岁。体检发现盆腔双侧附件区肿块。

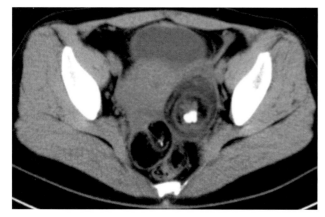

图7-4-9A

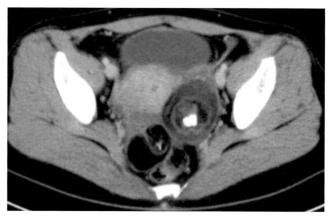

图7-4-9B

【CT征象】 平扫示双侧卵巢一混杂密度肿块影,其内可见脂肪密度影及钙化影,右侧病灶大小约4.8 cm×3.9 cm,左侧病灶大小约6 cm×5 cm,边界清楚(图7-4-9A);增强扫描软组织成分未见明显强化(图7-4-9B、C)。

【重要征象】 卵巢混杂密度肿块,内见脂肪及钙化影。

【CT拟诊】 ①卵巢成熟型畸胎瘤。②囊腺瘤。③未成熟型畸胎瘤。

【病理诊断】 卵巢成熟型畸胎瘤。

【评 述】 畸胎瘤是卵巢常见的良性肿瘤之一,来源于卵巢生殖细胞。可发生在任何年龄,绝大多数为生育年龄女性,恶变率不足1%。畸胎瘤常发生于一侧卵巢,约25%的畸胎瘤为双

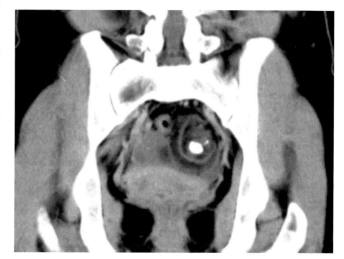

图7-4-9C

侧性,通常无明显的症状,肿瘤较大时产生压迫症状。病理上畸胎瘤由三个胚层的成熟组织构成,内含浆液、脂肪或皮脂样物质、毛发、牙齿或骨组织,分为成熟型畸胎瘤、未成熟型畸胎瘤、成熟型畸胎瘤恶变和单胚层或高度特异性肿瘤。

CT表现 ①多为单侧卵巢混杂密度单房或多房囊性肿块,少数为双侧,呈类圆形,边界清晰。②含脂肪和(或)水样密度,脂肪为其特征性表现,有时可见脂液分层。③可有钙化、牙齿或骨骼样高密度影。④囊壁可见软组织结节或片絮状漂浮物。⑤增强扫描包膜轻度强化,内部无强化。

鉴别诊断 ①卵巢未成熟型畸胎瘤:体积较大,边缘呈分叶状的囊实性肿块,实性成分较多,内有散在斑点状钙化影及脂肪,增强扫描软组织成分明显强化。②卵巢囊腺瘤:脂肪成分较少的畸胎瘤需与囊腺瘤鉴别,单房或多房囊性肿块,体积较大,囊壁可见乳头状结节,偶伴钙化,囊内均匀水样密度,增强扫描分隔和囊壁均匀轻度强化。

例 10 卵巢纤维-卵泡膜瘤

【病史摘要】 女性,58 岁。腹痛、腹胀,绝经后不规则阴道流血。

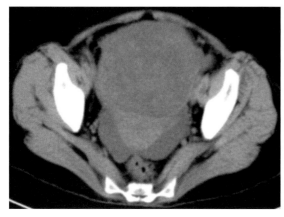

图 7-4-10A

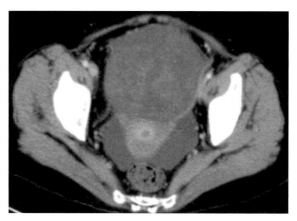

图 7-4-10B

【CT 征象】 平扫示盆腔内一巨大软组织密度肿块影,密度欠均匀,大小约 15.6 cm×14.8 cm,边界清晰,子宫及膀胱受压、移位(图 7-4-10A);增强扫描肿块实性成分轻度强化(图 7-4-10B)。腹、盆腔积液(图 7-4-10C)。

【重要征象】 盆腔密度不均软组织肿块,轻度强化,腹、盆腔积液。

【CT 拟诊】 ① 卵巢纤维-卵泡膜瘤。② 子宫浆膜下肌瘤。③ 卵巢颗粒细胞瘤。④ 卵巢囊腺癌。

【病理诊断】 卵巢纤维-卵泡膜瘤。

【评 述】 卵泡膜瘤-纤维瘤组肿瘤为起源于卵巢性索间质的肿瘤,为良性肿瘤,病理上根据卵泡膜与成纤维细胞和纤维的多少将其分为卵泡膜细胞瘤、纤维-卵泡膜瘤和纤维瘤。常发生在老年女性,特别是绝经后女性。卵巢纤维瘤主要临床症状为月经不规律,绝经后阴道流血。几种类型均可伴胸、腹腔积液,切除后肿瘤不再复发,称为 Meigs 综合征。

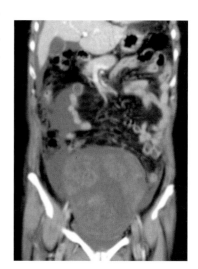

图 7-4-10C

CT 表现 ① 多为单侧附件区或盆腔软组织肿块,大小不一,呈类圆形或分叶状,边界清晰。② 平扫呈等密度、低密度,较大者可出现囊变、坏死、出血及钙化。③ 增强扫描不强化或轻度持续强化,内见絮状低密度区。④ 可伴胸、腹腔积液。

鉴别诊断 ① 卵巢囊腺癌:形态不规则囊实性肿块,边界模糊,囊壁及囊内间隔厚薄不均,常有软组织结节深入囊内呈乳头状,增强扫描实性成分、囊壁及间隔成分明显强化,多伴有盆腔积液、大网膜及肠系膜转移。② 卵巢颗粒细胞瘤:体积较大,多房囊性肿块和实性肿块内含出血性囊肿较为多见,囊壁光整,分隔厚薄不一,典型表现为蜂窝征,增强扫描实性成分轻中度强化。③ 子宫浆膜下肌瘤:子宫轮廓不规整,呈等密度或稍低密度软组织肿块,变性时其内密度不均,边界清晰,增强扫描强化较明显,与正常子宫肌层同步强化。

例 11　内胚窦瘤

【病史摘要】　女性,17 岁。发现盆腔包块 3 天,甲胎蛋白升高。

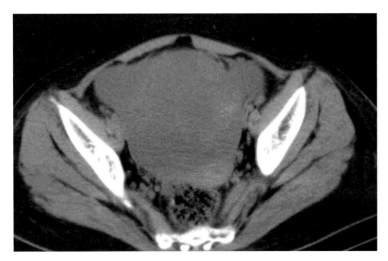

图 7-4-11A

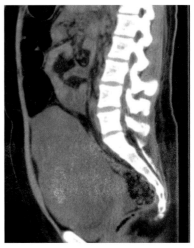

图 7-4-11B

【CT 征象】　盆腔内见一巨大囊实性肿块影,其内密度不均,大小约 12 cm×10 cm,边界欠清,与右侧子宫附件区关系紧密,腹、盆腔大量积液(图 7-4-11A~C)。

【重要征象】　盆腔囊实性肿块,边界欠清,腹、盆腔大量积液。

【CT 拟诊】　① 卵巢内胚窦瘤。② 卵巢无性细胞瘤。③ 卵巢颗粒细胞瘤。④ 卵巢囊腺癌。

【病理诊断】　卵巢内胚窦瘤(卵黄囊瘤)。

【评　　述】　内胚窦瘤又称卵黄囊瘤,是第二常见的恶性生殖细胞肿瘤,起源于原始生殖细胞或多潜能胚胎细胞向胚外中、内胚层结构衍化,因形态与人胚卵黄囊相似而得名;其形态与大鼠胎盘的内胚窦十分相似,故又名内胚窦瘤。高度恶性,转移较早。多见于儿童及年轻女性。发生于性腺(卵

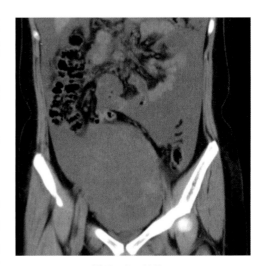

图 7-4-11C

巢、睾丸)及骶尾部居多,性腺以外以腹膜后、纵隔、阴道、胃、松果体等中线部位多见。肿瘤包膜易破裂刺激腹膜,故腹痛是比较常见的症状。由于包膜急性破裂以及肿瘤生长迅速等原因,本病通常病程较短。肿瘤可分泌甲胎蛋白,故患者血清甲胎蛋白几乎均有升高。

CT 表现　① 多为单侧附件区或盆腔软组织肿块,体积较大,呈类圆形或卵圆形,边界清晰。② 平扫密度不均,易出现囊变、坏死。③ 增强扫描早期不均匀强化,延迟期实性成分持续明显强化,肿块内见增多、扭曲的血管影。

鉴别诊断　① 卵巢囊腺癌:形态不规则囊实性肿块,边界模糊,囊壁及囊内间隔厚薄不均,常有软组织结节深入囊内呈乳头状,增强扫描实性成分、囊壁及间隔成分明显强化,多伴有盆腔积液、大网膜及肠系膜转移。② 卵巢颗粒细胞瘤:体积较大,多房囊性肿块和实性肿块内含出血性囊肿较为多见,囊壁光整,分隔厚薄不一,典型表现为蜂窝征,增强扫描实性成分轻中度强化。③ 卵巢无性细胞瘤:体积较大,以实性软组织密度为主,中央可见小条状坏死及钙化,增强扫描动脉期轻度强化,延迟期持续强化,肿块内见供血动脉进入,呈"间隔状"排列。

例 12　无性细胞瘤

【病史摘要】　女性,27 岁。体检发现左卵巢包块 8 月。

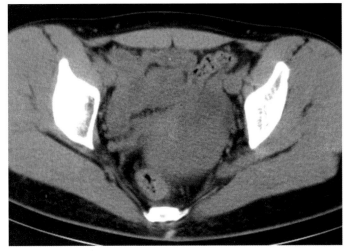

图 7 - 4 - 12A

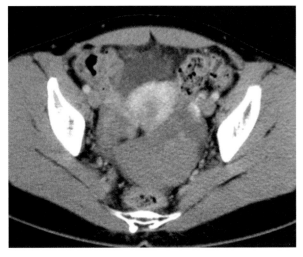

图 7 - 4 - 12B

【CT 征象】　平扫示盆腔子宫左侧一不规则软组织密度肿块影,大小约 6.8 cm×3.8 cm,边界欠清(图 7 - 4 - 12A);增强扫描轻中度不均匀强化(图 7 - 4 - 12B、C)。

【重要征象】　盆腔软组织密度肿块,轻中度不均匀强化。

【CT 拟诊】　① 卵巢无性细胞瘤。② 卵巢内胚窦瘤。③ 卵巢卵泡膜细胞瘤。④ 浆膜下/阔韧带肌瘤。

【病理诊断】　卵巢无性细胞瘤。

【评　　述】　卵巢无性细胞瘤是由单一原始生殖细胞构成的低度至中度恶性肿瘤,是最常见的卵巢恶性生殖细胞肿瘤。病理上分为单纯型和混合型两种,后者常合并内胚窦瘤或绒癌。发好于青春期和育龄期女性,多见于 20 岁以下。多为单侧,且以右侧卵巢多发。临床症状无特异性,常因肿块压迫周围结构引起腹痛、腹胀等症状。多伴有血清 β - HCG、乳酸脱氢酶和碱性磷酸酶升高。对放、化疗敏感,预后较好。

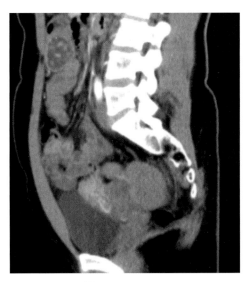

图 7 - 4 - 12C

　① 多为单侧卵巢软组织肿块,体积较大,呈类圆形或分叶状,边界清晰。② 平扫以实性软组织密度为主,中央可见小条状坏死。③ 可见小斑点状、条状或大片状钙化。④ 增强扫描动脉期轻度强化,静脉期持续强化,肿块内见供血动脉进入,呈“间隔状”排列。

鉴别诊断　① 浆膜下/阔韧带肌瘤:子宫轮廓不规整,呈等密度或稍低密度肿块,变性时其内密度不均,边界清晰,增强扫描强化较明显,与正常子宫肌层同步强化。② 卵巢卵泡膜细胞瘤:类圆形或分叶状软组织肿块,大小不一,边界清晰,呈较均匀等、低密度,增强扫描不强化或轻度持续强化。③ 卵巢内胚窦瘤:类圆形或卵圆形软组织肿块,体积较大,边界清晰,密度不均,易出现囊变、坏死,增强扫描早期不均匀强化,延迟期实性成分持续明显强化,肿块内见增多、扭曲的血管影。

例 13 颗粒细胞瘤

【病史摘要】 女性,43 岁。月经不规律 3 年伴腹痛半年。

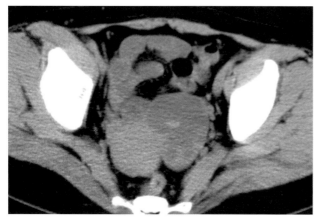

图 7-4-13A

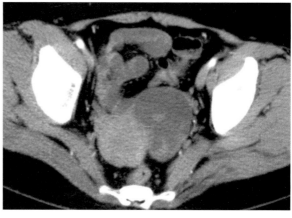

图 7-4-13B

【CT 征象】 平扫示左侧卵巢一不规则囊实性肿块影,大小约 6.4 cm×5.5 cm,边界尚清(图 7-4-13A);增强扫描轻度强化(图 7-4-13B、C)。

【重要征象】 卵巢多房囊性肿块,"蜂窝征"。

【CT 拟诊】 ① 卵巢颗粒细胞瘤。② 卵巢纤维-卵泡膜瘤。③ 卵巢内胚窦瘤。④ 卵巢囊腺癌。

【病理诊断】 卵巢成年型颗粒细胞瘤。

【评　述】 颗粒细胞瘤为卵巢性索间质起源的低度恶性肿瘤,占卵巢肿瘤的 2%~5%,是最常见的产生雌激素的肿瘤,病因不明,预后较好,有晚期复发的特点,病理分为成年型和幼年型,成年型占 95%。因肿瘤分泌雌激素,青春期前的患者可出现假性性早熟,育龄期患者常出现月经紊乱、月经量增多等症状,绝经后患者有不规则阴道流血等症

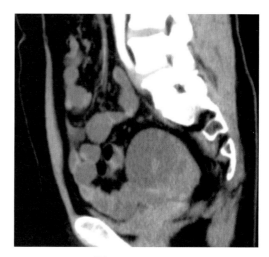

图 7-4-13C

状。由于长期暴露于肿瘤分泌的雌激素中,故 3%~25%的患者合并子宫内膜增生,甚至子宫内膜腺癌及伴有乳腺增生。腹痛、腹胀是另一常见症状,可由肿瘤占位引起,也可由肿瘤扭转或破裂引起。异常阴道出血、子宫内膜增殖及盆腔包块是本病的主要临床症状。

CT 表现 ① 多为单侧卵巢肿块,体积较大,呈类圆形、卵圆形或分叶状,边界清晰。② 多房囊性肿块和实性肿块内含出血性囊肿较为多见,囊壁光整,分隔厚薄不一,典型表现为蜂窝征。③ 增强扫描实性成分轻中度强化。④ 伴子宫增大、内膜增厚。

鉴别诊断 ① 卵巢囊腺癌:形态不规则囊实性肿块,边界模糊,囊壁及囊内间隔厚薄不均,常有软组织结节深入囊内呈乳头状,增强扫描实性成分、囊壁及间隔成分明显强化,多伴有盆腔积液、大网膜及肠系膜转移。② 卵巢内胚窦瘤:类圆形或卵圆形软组织肿块,体积较大,边界清晰,密度不均,易出现囊变、坏死,增强扫描早期不均匀强化,延迟期实性成分持续明显强化,肿块内见增多、扭曲的血管影。③ 卵巢纤维-卵泡膜细胞瘤:类圆形或分叶状软组织肿块,大小不一,边界清晰,呈较均匀等、低密度,增强扫描不强化或轻度持续强化。

例14　卵巢转移瘤

【病史摘要】　女性,44岁。胃癌根治术后,反复左下腹隐痛1年余。

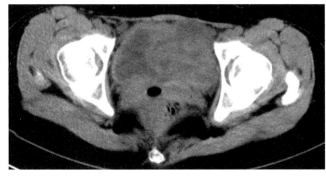

图7-4-14A

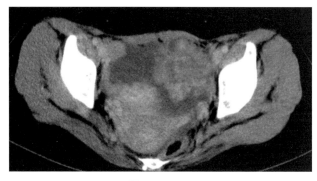

图7-4-14B

【CT征象】　平扫示左侧盆腔一软组织密度肿块影,大小约7.5 cm×5.4 cm,其内密度不均,边缘呈分叶状,边界尚清,周围结构受压(图7-4-14A);增强扫描明显不均匀强化,盆腔积液(图7-4-14B)。

【重要征象】　盆腔分叶状肿块,明显不均匀强化。

【CT拟诊】　① 卵巢转移瘤。② 卵巢囊腺癌。③ 卵巢子宫内膜样癌。④ 卵巢颗粒细胞瘤。

【病理诊断】　卵巢转移瘤。

【评　　述】　卵巢转移瘤占卵巢肿瘤的10%~25%,70%~90%累及双侧。转移至卵巢的途径有:① 沿邻近器官直接扩散,如输卵管癌或子宫内膜癌。② 肿瘤细胞直接或通过腹腔积液种植到卵巢表面。③ 淋巴转移。④ 血行转移。最常见的是来自子宫内膜癌,其次是消化道、乳腺的恶性肿瘤。Krukenberg瘤,是指来自消化道黏液腺癌的卵巢转移瘤,其中76%以上来自胃癌的转移,少数来自结肠、阑尾甚至胆囊原发癌的转移。

CT表现　① 卵巢囊性、囊实性或实性肿块,囊实性多见,呈类圆形或不规则形。② 囊壁厚薄不一,可见分隔和结节,囊大小不一。③ 增强扫描强化方式根据原发肿瘤而不同。④ 可显示原发肿瘤、淋巴结转移、腹膜转移及腹腔积液等征象。

鉴别诊断　① 卵巢颗粒细胞瘤:体积较大,多房囊性肿块和实性肿块内含出血性囊肿较为多见,囊壁光整,分隔厚薄不一,典型表现为蜂窝征,增强扫描实性成分轻中度强化。② 卵巢子宫内膜样癌:单侧类圆形或分叶状囊实性肿块,体积较大,密度不均,边界不清,增强扫描实性成分明显不均匀强化。③ 卵巢囊腺癌:形态不规则囊实性肿块,边界模糊,囊壁及囊内间隔厚薄不均,常有软组织结节深入囊内呈乳头状,增强扫描实性成分、囊壁及间隔成分明显强化,多伴有盆腔积液、大网膜及肠系膜转移。

例 15　输卵管积脓

【病史摘要】　女性,47 岁。下腹痛伴发热 1 个月。

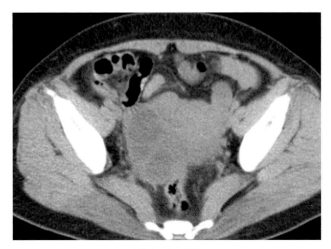

图 7 - 4 - 15A

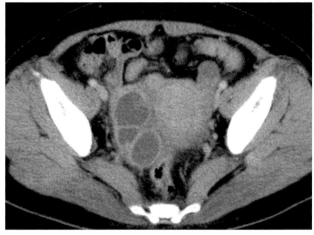

图 7 - 4 - 15B

【CT 征象】　平扫示盆腔右侧附件区一不规则多房囊性厚壁包块,内见分隔,边界不清,病灶周围可见渗出(图 7 - 4 - 15A);增强扫描实性成分均匀强化(图 7 - 4 - 15B、C)。

【重要征象】　附件区厚壁多房囊性灶,周围渗出。

【CT 拟诊】　① 附件区感染伴脓肿形成。② 卵巢囊腺瘤。③ 输卵管结核。④ 输卵管癌。

【病理诊断】　输卵管积脓。

【评　　述】　输卵管积脓是女性盆腔常见炎性病变,大部分是由输卵管炎发展而来,病原体通过下生殖道上行感染造成,也可经过淋巴管、血管传播。好发于育龄期女性,绝经后少见。双侧多见,少数为单侧发病。临床常以急性起病多见,急

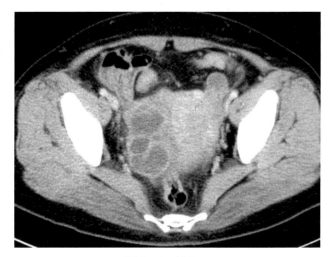

图 7 - 4 - 15C

性期表现为下腹痛伴发热、白细胞计数升高,慢性期表现为间断性腹部隐痛、胀痛及腰骶部酸痛。

CT 表现　① 附件区多房囊实性密度肿块,和周围组织分界不清。② 双侧附件区扭曲、腊肠样、串珠样管状影,呈“C”形和“S”形。③ 增强扫描脓肿壁及分隔强化明显。④ 周围脂肪间隙模糊,呈“脂纹征”,常与周围小肠、直肠、乙状结肠、盆壁粘连。

鉴别诊断　① 输卵管癌:附件区管状囊性病灶伴管壁实性结节、不规则囊实性肿块或腊肠形实性肿块,增强扫描不均匀强化。② 输卵管结核:附件区囊性、囊实性、实性肿块,内可见砂砾状或不定性钙化,增强扫描囊壁、分隔及实性成分强化,周围见渗出影。③ 卵巢囊腺瘤:单房或多房囊性肿块,体积较大,囊壁可见乳头状结节,偶伴钙化,囊内均匀水样密度,增强扫描分隔和囊壁均匀轻度强化。

例16　输卵管妊娠

【病史摘要】　女性,25岁。停经2个月,阴道出血1个月,右下腹疼痛6小时。

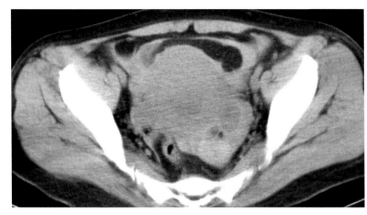

图7-4-16A

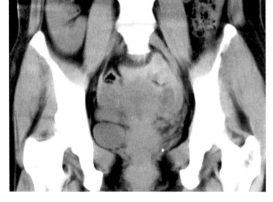

图7-4-16B

【CT征象】　平扫示左侧附件区一混杂密度团块影,密度不均匀,其内见类圆形囊性低密度影及稍高密度影,病灶大小约3.5 cm×2.7 cm,边界不清;MPR示子宫体积增大,盆腔积血(图7-4-16A~C)。

【重要征象】　附件区不均匀密度肿块,低密度囊性影,盆腔积血。

【CT拟诊】　① 左侧输卵管妊娠。② 黄体囊肿破裂出血。③ 卵巢子宫内膜异位囊肿。④ 盆腔炎性包块。

【病理诊断】　输卵管妊娠。

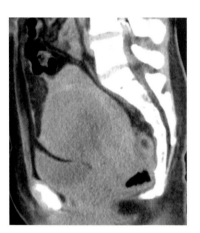

图7-4-16C

【评　述】　异位妊娠又称宫外孕,是妇产科最常见的急腹症,95%为输卵管妊娠,最常见于壶腹部。慢性输卵管炎、先天性发育异常、既往宫外孕史、输卵管手术史、人工流产次数多以及生育期女性宫内节育器等为输卵管妊娠发生的主要致病因素。早期诊断和治疗是异位妊娠治疗的关键。输卵管妊娠分为孕囊型、囊肿型、包块型、出血型。绝大多数输卵管妊娠患者根据临床症状、体征及测定血液或尿中的人绒毛膜促性腺激素(β-HCG)和超声能够得到明确诊断。

CT表现　① 孕囊型:主要见于早期输卵管妊娠,平扫示附件区肿块,其内见清晰妊娠囊样结构,增强扫描明显强化的圆形完整厚壁。② 囊肿型:为输卵管破裂不久,大部分包块仍为未凝固血液或析出的血清,平扫示类圆形囊性包块,密度不均,其中见稍高密度条索样影,妊娠囊破裂显示不清,增强扫描壁明显强化。③ 包块型:主要见于输卵管妊娠破裂时间较长,已经形成较大的血凝块,与流出的胎囊相融合,平扫示附件区混杂密度肿块影,边界不清,增强扫描不均匀强化。④ 出血型:主要见于输卵管妊娠的急性破裂大出血,大量出血积聚在子宫直肠窝,子宫漂浮,平扫示附件区混杂密度肿块,并见盆腔大量积血,增强扫描可以明确出血包块及盆腔结构。

鉴别诊断　① 盆腔炎性包块:混杂密度软组织肿块,形态不一,边界不清,病灶中央呈低密度,增强扫描周边强化,多伴有盆腔积液。② 子宫内膜异位囊肿:单房或多房囊性病变,体积较大,密度较单纯囊肿高,囊壁厚薄不均,内见分隔,边缘不规则,与周围器官粘连,可见卫星囊。③ 黄体囊肿破裂:单侧附件区轮廓模糊、不规整的囊性团块,囊壁呈环状,厚薄较均匀,囊内密度较高,增强扫描囊壁强化,囊肿破裂时可见条形对比剂外溢,盆腔积血。

(苏晓芹　程晓青)

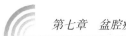

第五节　盆腔疾病 CT 检查适应证及应用进展

一、盆腔疾病 CT 检查适应证

盆腔内主要包括膀胱、前列腺、精囊、子宫、卵巢等脏器。CT 可以用于发现病变,明确病变的位置、范围以及周围组织的情况。但是 CT 软组织分辨率相对有限,对于盆腔脏器病变的显示,特别是男性前列腺和女性生殖系统肿瘤性病变定性诊断方面有所不足;而 MRI 软组织分辨率高且没有电离辐射的影响,在盆腔检查中很少受到呼吸运动的影响,能够较好分辨前列腺结构及子宫的各解剖层,在病变的检出和分期诊断方面较 CT 则更具有优势,除特殊情况(如宫内金属节育环严重伪影、其他 MRI 检查的禁忌证等)外,MRI 应作为盆腔脏器病变检查的首选。

(一)先天性发育异常

女性生殖系统先天性发育异常较为常见,主要是子宫不同类型的发育畸形,包括单角子宫、双子宫、纵隔子宫等,CT 通过冠状位及矢状位重组,结合增强检查能够判断子宫的形态、大小及数目异常,但是需要结合 MRI 检查才能够清楚显示宫腔及解剖带的情况。

(二)肿瘤及肿瘤样病变

膀胱内充盈的尿液与膀胱壁形成良好的对比,使得 CT 可清楚地显示膀胱壁的厚度,是否有结节或肿块,以及肿瘤侵犯膀胱壁和周围结构的程度。前列腺 CT 可评价前列腺的大小、形态,由于前列腺癌早期未突出轮廓外时,CT 很难分辨密度的异常,而 MRI 对前列腺癌的诊断和分期具有较高价值。CT 扫描可用于子宫和卵巢肿瘤的定性和分期,通过多平面重组技术可以从不同视角如冠状位和矢状位对盆腔内正常结构和病灶的关系进行显示,但是在判断子宫内膜癌以及宫颈癌的分期上,MRI 仍然是最佳的影像学方法。

(三)感染性病变

CT 可以评估盆腔炎症及脓肿,显示感染的范围及累及程度,以及周围组织炎性浸润情况。

(四)急腹症

CT 有助于妇科急腹症的定位及定性。由于 CT 急诊常规使用,扫描速度快,对出血显示有优势,能够很好地判断子宫附件病变引起的急腹症,例如黄体囊肿破裂、异位妊娠的鉴别,并可显示腹腔内积血的程度,及时指导临床治疗。

二、盆腔疾病 CT 应用进展

(一)CT 仿真内镜(CT virtual endoscopy,CTVE)

将容积数据同计算机领域的虚拟现实结合,将膀胱内表面像素重组起来,以重建膀胱内表面与 CT 双期增强扫描结合,在膀胱肿瘤的临床分期上有较高的应用价值。

(二)CT 灌注成像

低剂量前列腺 CT 灌注(prostate CT perfusion,pCTP)是通过灌注伪彩图直观、便捷地显示前列腺血供及功能变化,可以提供定量的灌注参数辅助分析病灶性质。对有 MRI 禁忌且疑诊前列腺癌的患者,可以使用低剂量 pCTP 协助诊断。此外,宫颈癌动态容积 CT 灌注作为综合评价宫颈癌的一种影像学手段,可很好地评价病灶的血流动力学改变,是常规 CT 扫描的有益补充。

(三)人工智能

有文献显示在预测膀胱癌对化疗敏感性上,人工智能的模型能够从 CT 图像上获取出重要参数,并建立计算机决策支持系统辅助医疗评估。针对临床医生评估膀胱癌对化疗后的反应,该模型的预测结果 AUC 达到 0.79。此外,利用人工智能技术根据前列腺癌手术后病理切片勾画出肿瘤的范围,能够将影像学数据与病理标本的肿瘤范围进行对照。模型显示前列腺癌的诊断敏感度和特异度分别达到 92.7% 和 94%,提示人工智能自动化的诊断模型为前列腺癌临床治疗提供了新的解决途径。

(苏晓芹　程晓青)

第八章　脊柱、骨盆、软组织疾病

第一节　脊柱、骨盆、软组织CT检查技术及正常解剖

一、脊柱、骨盆、软组织CT检查技术

受检者仰卧位,颈椎CT扫描应适当屈颈,腰椎CT扫描应适当屈髋、屈膝。先扫侧位定位像,用于确定扫描区域和扫描架倾斜角度并在扫描时进行调整,以保持扫描架与椎间盘平行或与脊椎长轴垂直,然后行横断位扫描。

（一）平扫

1. 定位像:椎体常规扫描侧位定位像、骨盆扫描正位定位像,确定扫描范围和层次。

2. 扫描体位和方式:① 椎体:仰卧位,两臂自然下垂;颈椎和腰椎行横断面非螺旋(如椎间盘扫描)或螺旋扫描,胸椎和骶椎一般行螺旋扫描;② 骨盆:身体躺平直,两臂上举,双足跟稍分开,足尖内旋并拢,行横断面螺旋扫描。

3. 扫描角度:非螺旋扫描时,若以观察椎体及椎旁软组织为主,则扫描基线应平行椎体;若以观察椎间盘为主,则扫描基线应平行相应的椎间盘。螺旋扫描时,扫描基线与扫描床面呈90°,与扫描机架呈0°。

4. 扫描范围:颈椎扫描范围为颅底至胸1椎体上部,胸椎扫描范围为颈7椎体至腰1椎体上部,腰椎扫描范围为胸12椎体至骶1椎体上部,骶椎扫描范围为腰5椎体至全部尾椎,骨盆扫描范围为髂嵴上缘至耻骨联合下缘,软组织病变扫描范围一般在定位像观察的基础上包含软组织病变的范围。

5. 扫描参数:管电压常规为120 kV,管电流为100~150 mAs。重建层厚和层间距以扫描部位的大小而定。

（二）经静脉增强扫描

经静脉CT增强扫描可显示正常及异常血管、富血供病变,脊髓内血管母细胞瘤、室管膜瘤及星形细胞瘤多有较明显的强化;椎管内静脉畸形及椎间盘术后瘢痕组织增生也可强化。增强扫描对椎管内肿瘤、椎间盘术后瘢痕组织增生或术后复发的鉴别诊断有一定的作用,但由于椎管周围骨质的硬化伪影,较少用于诊断椎管内病变。

（三）CT脊髓造影（computed tomographic myelography, CTM）

CT脊髓造影即鞘内造影增强,目前已很少应用,绝大多数情况下被MRI替代,仅在患者手术后由于脊椎植入了铁磁性金属物质或有MRI检查禁忌证时才采用此检查。CTM是将可用于椎管内的水溶性非离子型对比剂注入蛛网膜下腔后扫描的一种方法。一般以$L_{3~4}$或$L_{4~5}$棘突间隙为穿刺点,经该处向蛛网膜下腔注入对比剂4~6 ml,浓度为170~240 mg/ml。也可在X线脊髓造影4~6小时后进行CT扫描,对疑为脊髓空洞症者在造影后24小时延时扫描。CT脊髓造影可清楚勾画出脊髓、神经根结构及硬膜囊的外形,对椎管内病变的诊断价值大于经静脉增强扫描。

（四）双能CT

如Siemens公司的SOMATOM Definition flash 128层螺旋CT,采用双能扫描模式,一次扫描同时采集两组不同能量的数据,生成包含同一解剖结构的、不同的能量数据信息,通过一次扫描可以达到解剖结构的分离,尤其是腰椎和髋骨,使骨骼的显示更直观准确。还可以用来进行骨密度测定,从而间

接反映骨骼的代谢情况。可视化和直接的方法观察骨小梁的形态学结构,有助于骨质疏松的诊断,可以对骨小梁细微结构的改变,如隐匿性骨折、病变致骨骼成分改变的疾病有新的认识。

机体的软骨、肌腱及韧带结构由于其 X 线衰减系数差异小,在常规 CT 中无法加以区别显示,但由于这些结构的成分中,胶原分子侧链中有密实的羟基赖氨酸和羟脯氨酸,它们对不同能量 X 线有较明显的衰减差异而得以与周围结构清晰地区别显示。因此,在平扫时可以显示主要由胶原构成的结构,如韧带和软骨,可以评估外伤患者韧带、肌腱的连续性以及软骨的完整性,弥补了常规 CT 检查的盲区。由于采用高灵敏度的探测器,只需很小的射线剂量便可获得高质量图像,并配有 CAER Dose4D 软件,可根据受检者体型自动调整球管输出管电流,以达到图像质量最高、射线剂量最小的目的。

根据 X 线成像原理及衰减特性,利用能谱软件计算出组织的能谱曲线,再进行金属伪影减影后处理,选择不同的能谱值进行减影处理,得到不同质量的图像,选择合适能谱值可以获得既满足诊断质量,又最大程度去除金属伪影的图像,弥补常规 CT 在骨骼病变患者术后金属植入物伪影的不足。

二、脊柱、骨盆、软组织 CT 图像后处理技术

脊柱和骨盆的检查通常需要进行三维图像重组,有利于显示病变全貌,帮助诊断,并给临床医生建立良好的空间关系。如 Siemens 公司的 SOMATOM Perspective 128 层螺旋 CT,采用的扫描参数:矩阵 512×512,FOV 384 mm,准直 0.6 mm,重建层厚 1.0 mm,重建间隔 1.0 mm,扫描范围可涵盖全部脊柱或其中的一部分,然后将所采集的数据传至图像工作站进行后处理。主要包括:① 椎间盘图像重组:对于容积数据采集的检查,需要重组椎间盘图像,使用 MPR,层面平行椎间隙。② VR 图像三维重组:椎体和骨盆可以重组三维立体骨结构图像,转动图像可从任意角度进行观察。③ MPR:利用MPR技术可进行矢状位、冠状位、轴位或其他任意断面的重组。

三、脊柱、骨盆、软组织 CT 正常解剖

脊柱的颈、胸及腰椎的结构相似,除 C_1 外,每个椎骨均分为椎体和椎弓两部分,椎弓由椎弓根、椎板、棘突、横突及上下关节突组成。椎体和椎弓围成椎管,内有脊髓、脊神经根和马尾。

(一)颈椎

1. 颈椎横突孔:位于横突根部,为椎动、静脉和神经所穿行(图 8-1-1、图 8-1-2)。

2. 钩椎关节:也称 Luschka 关节,在椎间盘层面 $C_{3\sim7}$ 椎体上面两侧缘可见向上突起的骨嵴称为钩突,它与相邻的上位椎体的唇缘相接形成钩椎关节。当钩椎关节破坏或增生时,可压迫邻近结构,是形成颈椎病的重要原因之一(图 8-1-3,经颈椎椎间隙上缘层面)。

3. 颈椎椎管:呈等腰三角形,从 $C_{1\sim3}$ 逐渐变小,$C_{3\sim7}$ 椎管大小相等。正常颈椎椎管前后径下限为 12 mm,小于 10 mm 为椎管狭窄。

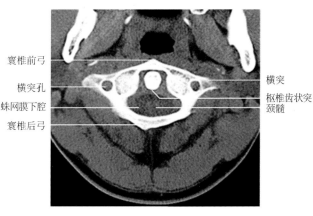

图 8-1-1　经寰椎椎前弓中部层面

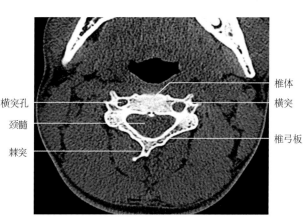

图 8-1-2　经颈椎椎体中部层面

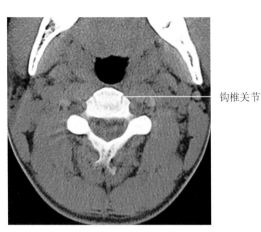

图 8-1-3 经颈椎椎间隙上缘层面

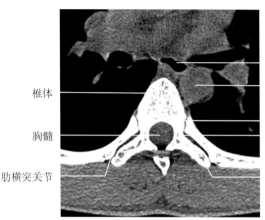

图 8-1-4 经胸椎椎体上部层面

（二）胸椎

胸椎椎体:前凸后凹,其前后径与横径大致相等,椎管呈圆形。胸椎的椎弓根起自每个椎体的上半部分,椎板较宽而短,横突较粗,CT 横断位扫描可显示肋椎关节、肋横突关节和关节突关节（图 8-1-4）。

（三）腰椎

1. 腰椎椎体:呈肾形,上下扁平或稍凹,前缘凸。由表面的骨密质和内部的骨松质组成,以骨松质为主。CT 骨窗位像可清楚地显示椎体边缘薄层致密的骨密质及椎体内呈海绵状的骨小梁结构。

2. 椎间孔:位于上、下椎弓根之间,可分为三段:① 上 1/3 最大,其中含神经根,CT 可清楚显示神经根呈小结节状或条状,连于椎管内硬膜囊的前外侧,直径 2~3 mm;② 中部相当于椎间盘平面,在神经根下方;③ 下 1/3 很小,在上关节突之前及椎体之后。

3. 椎间盘:是连接两相邻椎体之间的纤维软骨,由纤维环和髓核组成。中央为髓核,外周为纤维环。纤维环为完整的环形结构,它起着髓核包膜的作用。正常诸腰椎间盘形态相似,与邻近椎体形状相一致。在横断位 CT 上,$L_{2~4}$ 椎间盘呈扁平状或肾形,在年轻人其后缘轻度凹陷,$L_5 \sim S_1$ 椎间盘后缘平直,并可稍隆起。椎间盘 CT 值为 50~110 HU,边缘密度较中央高,明显高于其后方含脑脊液的硬膜囊（图 8-1-5）。

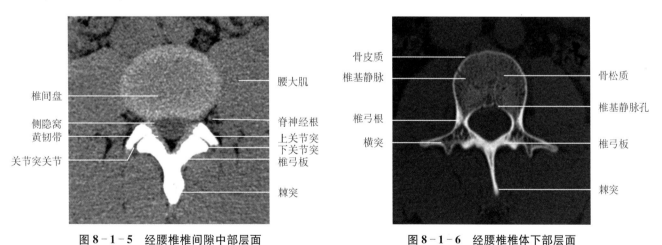

图 8-1-5 经腰椎椎间隙中部层面

图 8-1-6 经腰椎椎体下部层面

4. 黄韧带:为附于相邻椎弓板方之间的窄条状软组织影。在正中线,两侧黄韧带之间有许多脂肪,在外侧与椎间关节的关节囊相融合。黄韧带的厚度为 2~5 mm,厚度超过 5 mm 为异常,胸段和颈段较腰段的薄。黄韧带的 CT 值与肌肉相似。

5. 关节突关节:在椎间孔中 1/3 平面可见关节突关节。它由下位椎骨的上关节突与上位椎骨的下关节突组成,属平面关节。在横断位 CT 图像上,关节突关节间隙清晰可见,正常宽度为 2~4 mm。

6. 椎静脉丛:沿脊柱全长分布,位于椎管内的称为椎内静脉丛,位于脊柱表面的称为椎外静脉丛,由椎体静脉及椎间静脉相互连接。椎体静脉,为椎体内放射状静脉湖,汇集形成椎基静脉,后者位于椎体后部中线,在 CT 图像上分别表现为椎体松质骨内呈"Y"形低密度影和正常椎体后缘正中条状低密度影,在椎基静脉的上方或下方有时还可见一小骨性突起突向椎管。前椎内静脉丛位于硬膜囊的前外侧,神经根鞘的内侧,比神经根细,呈点状或小条状形态,增强扫描可明显强化(图 8-1-6)。

7. 椎管径线测量:CT 可直接测量椎管的前后径,自椎体后缘中点至棘突基底部的中线部位,为椎管前后缘最大距离,正常范围为 15~25 mm,平均为 16~17 mm。横径为两侧椎弓根之间最大距离,正常范围为 20~30 mm,平均为 20~21 mm。L_4 和 L_5 的两径线均较 L_3 大,平均为 24 mm。腰椎管前后径为 12 mm 时,应视为比较狭窄,小于或等于 10 mm 时为绝对狭窄;腰椎管的横径小于 16 mm 亦应考虑为椎管狭窄。

8. 椎管侧隐窝:椎弓根与椎体后缘间的夹角称为侧隐窝,呈漏斗状或矩形,两侧对称。外壁为椎弓根的内方,后壁为上关节突的前面,前壁为椎体后外缘及邻近椎间盘;侧隐窝是神经根的通道,其内含有离开硬膜囊后穿出椎间孔前的一段神经根(脊神经根水平段)和脂肪。其前后径(椎体后缘到上关节突前缘的距离)正常大于 5 mm,小于 2 mm 为狭窄。

(四)骨盆的正常 CT 解剖

骨盆是由左右髂骨、骶骨、尾骨、耻骨和坐骨连接构成的半环影(图 8-1-7、图 8-1-8)。

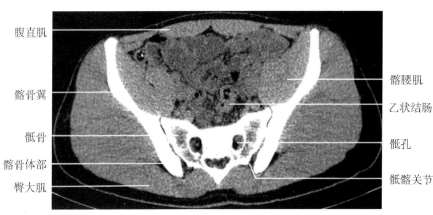

图 8-1-7 经骶骨中上部层面

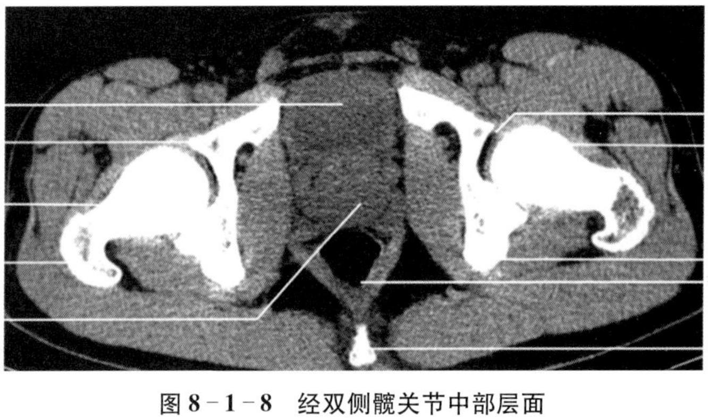

图 8-1-8 经双侧髋关节中部层面

（唐 皓 戚荣丰）

第二节 脊柱疾病

例1 C~4~5~椎间盘突出

【病史摘要】 男性,65岁。四肢麻木、无力2个月余,并有足踏棉花感。

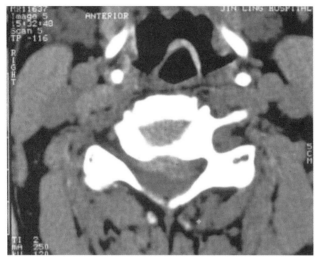

图8-2-1A

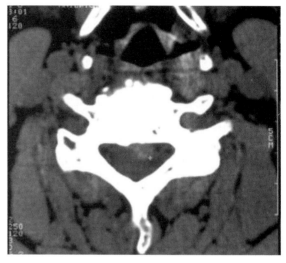

图8-2-1B

【CT及MRI征象】 CT平扫示C~4~5~椎间盘向后方突出,并有碎块下移,硬脊膜下腔及颈髓受压变扁(图8-2-1A、B)。MRI T2WI矢状位示C~4~5~椎间盘向后突入椎管;局部脊髓受压变细,并见条状信号增高区(图8-2-1C)。

【重要征象】 椎管内局限性突出软组织密度/信号影。

【CT拟诊】 ① 颈椎间盘突出。② 颈椎管内硬膜外肿瘤。

【最终诊断】 C~4~5~椎间盘突出。

【评 述】 脊椎退行性变多为生理性退化过程,包括椎间盘、椎间关节和韧带的退行性变,一般最先发生在椎间盘,其主要病理改变是纤维环变性,出现裂隙、髓核脱水以及软骨板变薄和玻璃样变。因纤维环破坏,髓核和(或)碎裂的纤维环通过裂隙被挤出椎间盘外,从而形成椎间

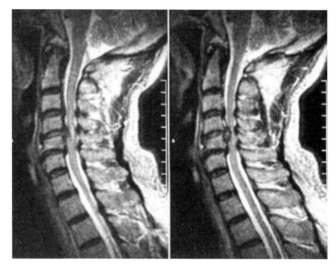

图8-2-1C

盘疝,压迫相应脊髓或脊神经根所致的一种病理状态称为椎间盘突出。

椎间盘突出分型(按突出方向):① 中央型:突出物位于椎管中部。② 旁中央型:突出物位于椎管内一侧,未超过椎间孔内口。③ 外侧型(椎间孔型):突出物位于椎管以外(椎间孔)。④ 极外侧型(椎间孔外型):突出物位于侧前方(椎间孔外口以外)。⑤ 前方突出:突出物位于前方。⑥ 椎体内突出:突入椎体内,形成许莫氏结节。由于纤维环的后部较为薄弱,加之椎体后方的后纵韧带在椎体后面较松弛,其中央部较厚而向两侧延展部宽而薄,故椎间盘最容易向后外方突出。由于脊柱腰骶部是受力最大的部位,所以腰骶部椎间盘突出最多见,颈椎次之。由于颈段椎管内脂肪组织少,病块和硬脊膜下腔密度相差不大,再加上关节突关节及肩部所造成的伪影影响,故分辨率较低的CT扫描诊断

比较困难,需采用高分辨率扫描方能提高显示率。多排螺旋 CT(MSCT)可以行薄层重建及冠、矢、斜多平面重组,能更全面地观察病变,可清晰显示椎体骨质增生、椎管骨性狭窄、韧带钙化,以及关节突关节退行性改变。MRI 优势是能直接显示脊髓,故可清楚地显示脊髓受压、变性或软化,因此是伴有严重神经症状的椎间盘突出影像学检查的首选方法。

CT 表现　① 椎管内前部见椎间盘后缘突出的软组织密度影,一般略呈半圆形,轮廓比较规则。② 其密度与椎间盘一致,略高于脊髓,可见椎间盘钙化。③ 髓核游离于椎管内、硬膜外。④ 硬脊膜下腔受压。⑤ 脊神经根增粗。⑥ 伴随征象如颈椎骨质增生,后纵韧带钙化,钩突关节增生及继发性椎管狭窄。

鉴别诊断　颈椎管内硬膜外肿瘤,CT 显示椎管内较高密度的结节状影,紧贴椎体后缘,应排除硬膜外肿瘤如转移瘤、淋巴瘤等,但肿瘤的密度不及椎间盘高,增强扫描可强化,MRI T2WI 亦常示稍高信号。

(夏　菲　戚荣丰)

例2 腰椎关节突关节退行性变，L$_{4\sim5}$椎间盘膨出

【病史摘要】 女性，64岁。腰痛3个多月，间断发生双下肢放射痛。

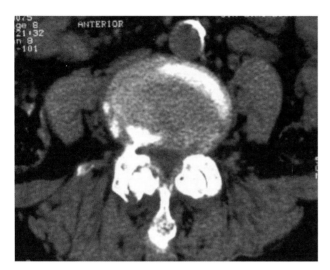

图 8-2-2A

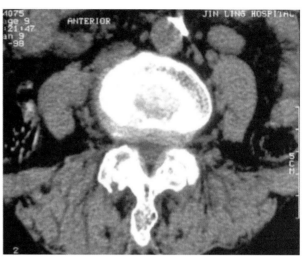

图 8-2-2B

【CT征象】 CT平扫骨窗示L$_{4\sim5}$两侧关节突关节腔变窄，关节软骨破坏，可见关节骨皮质下囊变，关节突关节边缘骨质硬化，右侧关节突关节对位不良，两侧侧隐窝明显狭窄，L$_{4\sim5}$椎间盘膨隆，椎管前后径及左右径均变小（图8-2-2A～C）。

【重要征象】 关节突关节腔变窄，边缘骨赘形成；椎间盘膨隆。

【CT拟诊】 腰椎关节突关节退行性变，L$_{4\sim5}$椎间盘膨出，继发性椎管狭窄症。

【最终诊断】 腰椎关节突关节退行性变，L$_{4\sim5}$椎间盘膨出，继发性椎管狭窄症。

【评 述】 关节突关节由相邻椎弓之间的上下关节突形成，亦称椎弓关节，关节面覆有一层透明软骨。在脊柱的不同节段，其关节突的关节面

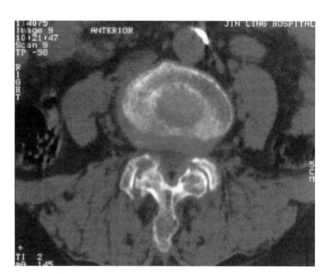

图 8-2-2C

方向不完全相同，如颈段关节面近于水平位，胸段近于冠状位，而腰段近于矢状位。关节突关节退行性变主要病理改变为关节软骨受侵蚀、关节软骨破坏、骨质增生和骨质硬化、关节突关节呈半脱位和椎体滑脱等，最常见于L$_{4\sim5}$和L$_5\sim$S$_1$。腰椎间盘膨出表现为在椎体边缘之外出现对称的、规则的环状软组织密度影。目前关于腰椎间盘膨出的分度尚未见到统一的标准，一般是测量椎间盘超出椎体边缘的数值来分度，如小于3 mm为轻度，3~6 mm为中度，大于6 mm为重度，或是将测量数值与椎体径线比较进行分度。

CT表现 ①关节突关节腔变窄，在腰椎如上下关节间隙小于2 mm则可认为变窄，主要系关节软骨受侵蚀所致。②关节突关节软骨下骨侵蚀、骨质硬化及关节骨皮质下囊变，是关节软骨完全破坏的表现。③关节突增大，边缘有骨赘形成，关节变形，对位不良和侧隐窝狭窄，亦可引起椎间孔及椎管狭窄。④关节突关节呈半脱位和椎体滑脱。⑤关节突关节腔内积气。⑥腰椎间盘膨出。

例3　颈椎退行性变,后纵韧带骨化,继发性椎管狭窄

【病史摘要】　女性,46岁。头晕,有时伴有右手麻木。

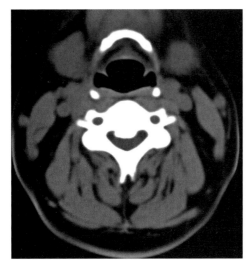

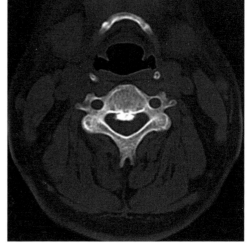

图8-2-3A　　　　　　　　　　　　　　图8-2-3B

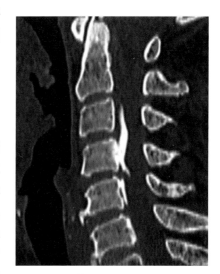

图8-2-3C

【CT征象】　CT平扫示 $C_{3\sim5}$ 后方见一高密度影突入椎管内,并压迫硬脊膜下腔,致使继发性椎管狭窄,前后径约10 mm(图8-2-3A~C)。

【重要征象】　椎体后方高密度影突入椎管内,继发椎管狭窄。

【CT拟诊】　颈椎退行性变,后纵韧带骨化,继发性椎管狭窄。

【最终诊断】　颈椎退行性变,后纵韧带骨化,继发性椎管狭窄。

【评　　述】　椎管狭窄症是指各种原因引起的椎管诸径线缩短,椎管有效容积缩小,压迫硬脊膜囊、血管、脊髓或脊神经根而导致相应神经功能障碍综合征,它与脊柱发育异常、椎间盘突出、退行性骨关节病、黄韧带肥厚、后纵韧带钙化、骨化及损伤等多种因素有关。按发生原因,椎管狭窄可分为先天性、获得性及混合性三种,先天性者较少见。CT对椎管狭窄症的诊断价值在于:① 可显示椎管狭窄的原因,如后纵韧带骨化、椎间盘突出、黄韧带肥厚、骨质增生或损伤移位、碎骨块等。② 可直接显示椎管的形态,了解导致椎管狭窄的各种病变与硬脊膜囊、脊髓及脊神经根的对应关系。③ 可精确地测量椎管狭窄的程度、显示椎管狭窄的部位及范围。CT显示椎体椎管骨质增生、骨性狭窄或韧带钙化较MRI清楚准确,但显示各种病变对脊髓产生的继发性改变则不及MRI。

CT表现　椎管狭窄症按发生部位可分为椎管狭窄、侧隐窝狭窄和椎间孔狭窄三类。① 椎管中央前后径:颈椎管小于10 mm,腰椎管小于12 mm(相对狭窄)或10 mm(绝对狭窄)。② 腰椎椎弓根间径≤6 mm,腰椎椎管横断面积≤1.45 cm^2。③ 侧隐窝前后径≤2 mm。本例椎管狭窄主要是后纵韧带骨化所致。后纵韧带骨化的主要CT特点为:① 椎体后缘正中或偏侧骨块突入椎管,呈带状、类圆形或分叶状。② 骨化高密度影与椎体后缘之间可见一条低密度线,亦可与其相连。③ 压迫硬脊膜囊,使椎管内硬膜外脂肪间隙消失,甚至可突破硬脊膜下腔直接压迫脊髓。

例4 腰椎爆裂骨折

【病史摘要】 男性,67岁。摔伤致腰背部疼痛伴活动受限2日。

【CT征象】 CT平扫骨窗及软组织窗示L_2椎体变形,椎体松质骨密度呈斑片状增高,并见纵行和斜行线样低密度影,其中有一碎骨块向后突入椎管内,导致椎管狭窄,硬脊膜下腔受压(图8-2-4A、B)。

【重要征象】 腰2椎体广泛骨质不连续。

【CT拟诊】 ①腰2椎体爆裂骨折。②腰2椎体压缩骨折。③腰2椎体骨折-脱位。

【最终诊断】 腰2椎体爆裂骨折。

【评 述】 Denis脊柱三柱理论以及骨折分型应用广泛。前柱由前纵韧带、椎体及椎间盘的前2/3构成,中柱由椎体及椎间盘的后1/3和后纵韧带构成,后柱包括椎弓、小关节及后方韧带复合体,即黄韧带、棘间韧带、棘上韧带、小关节囊。中柱是维持脊柱稳定的关键,如果中柱完好,则损伤通常是稳定的。根据脊柱骨折形态分类,将骨折类型分为单纯椎体压缩性骨折、爆裂性骨折、骨折-脱位、屈曲牵张性损伤。依据骨折稳定性分类,又可将骨折分为稳定性骨折和不稳定性骨折。稳定性骨折即轻中度压缩骨折。不稳定性骨折包括:①脊柱三柱中二柱及二柱以上骨折。②爆裂骨折,神经损伤。③骨折-脱位累及脊柱三柱,神经损伤。

爆裂骨折以胸腰段最常见,是一种不稳定性骨折,往往伴有骨块进入椎管,导致不同程度的椎管狭窄和脊髓神经损伤。目前CT已成为安全、快速、准确、无创诊断脊柱爆裂骨折的首选方法。

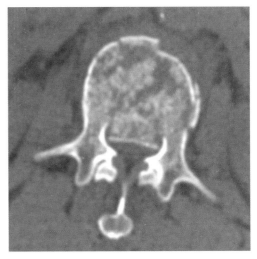

图8-2-4A

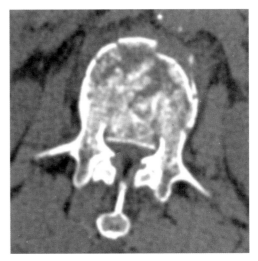

图8-2-4B

MSCT在评价脊柱损伤方面有重要作用,有如下优点:①CT检查要求患者移动最小,且可以在不搬动的情况下同时检查身体的其他部位。②CT可显示在常规X线片上不易显示的骨折,如C_7及$C_{1\sim2}$椎骨骨折、骨性椎管骨折、移位的碎骨块和异物碎片,尤其是脊柱后部的骨折。③能清楚地显示骨折及其与椎管的关系,高质量的三维重组,如容积再现(VR)、多平面重组(MPR)图像,能够立体直观地显示骨折线的走行、椎体及附件的改变,进一步观察椎管、椎间孔有无狭窄,以及碎骨片的移位。虽然CT在诊断脊柱爆裂性骨折上有许多优势,但对于韧带损伤造成的脊柱不稳或关节脱位,CT常不易显示,需采用过伸或过屈位的X线平片或MRI检查,且显示脊髓损伤以MRI为最佳。此外,在诊断外伤骨折时,需注意观察或排除同时存在其他疾病。

CT表现 ①椎体及其附件低密度骨折线或骨小梁呈斑片状密度增高。②椎管内或椎体旁碎骨块。③椎管变形、狭窄。④椎管内血肿呈高密度,CT值为50~90 HU,可位于硬膜外、硬膜下或脊髓内。

鉴别诊断 ①骨折-脱位:是指在压力、张力、旋转及剪式应力的共同作用下,脊柱产生骨折并伴有脱位或半脱位,结合矢状位MPR容易鉴别。②单纯椎体压缩性骨折:椎体前方压缩、楔形变,椎体后缘未受累,无骨折碎片突入椎管。

例5　枢椎齿状突骨折

【病史摘要】　男性,31岁。车祸7天,颈部疼痛,无明显神经症状。

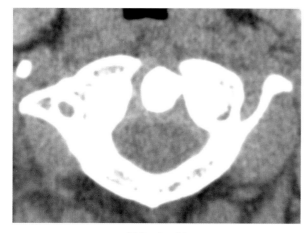
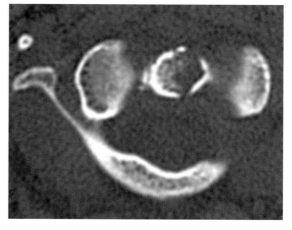

图8-2-5A　　　　　　　　　　　　　　图8-2-5B

【CT征象】　平扫横断面软组织窗示枢椎齿状突与寰椎两侧块间隙不对称(图8-2-5A);骨窗示齿状突不规则骨折线,骨皮质及骨小梁断裂(图8-2-5B);MPR矢状面重组骨窗示齿状突横行骨折线,断端移位不明显,无椎管狭窄(图8-2-5C)。

【重要征象】　枢椎齿状突骨皮质及骨小梁断裂。

【CT拟诊】　① 枢椎齿状突Ⅱ型骨折。② 枢椎齿状突Ⅰ型骨折。③ 枢椎齿状突Ⅲ型骨折。

【最终诊断】　枢椎齿状突Ⅱ型骨折。

【评　述】　枢椎齿状突长约1.5 cm,其上端为乳头状,而根部较细称为齿状突颈部或基底部。在齿状突与枢椎椎体间(即齿状突基底部)有部分软骨永久存留,在X线片上呈现骨小梁空虚或密度减低区,因而也是骨折好发部位。齿状突骨折是最常见上颈椎损伤类型,占颈椎骨折的8%~15%。无移位的齿状突骨折常因骨折不易发现而延误治疗,继而出现继发性迟发脊髓压迫症,造

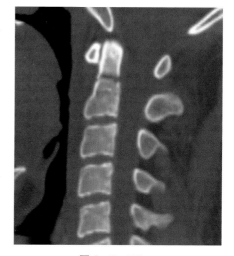

图8-2-5C

成严重后果。目前由于Anderson-D'Alonzo分型强调了齿状突骨折最重要的是否稳定特征,所以被广泛接受。Ⅰ型骨折罕见,为顶部斜行骨折,系翼状韧带牵拉撕脱所致,多为稳定性骨折;Ⅱ型骨折最常见,为齿状突与枢椎椎体交界处的横行骨折,为不稳定性骨折,无论有或无移位,手术治疗是常用的治疗手段;Ⅲ型为齿状突连同枢椎椎体上部骨折,为稳定性骨折,多选择保守治疗。

枢椎齿状突骨折如伴断骨明显移位,齿状突平片和常规颈椎CT检查可明确显示骨折表现。但无移位的齿状突骨折,齿状突平片和常规颈椎CT检查则常不易显示骨折征象。其主要原因为齿状突平片中颈椎骨结构的相互重叠和平片本身清晰度有限。普通CT平扫虽然也可显示颈椎横断面图像,但不易显示水平线或近水平线的骨折以及细微的纵行骨折线。螺旋CT二、三维重组是在螺旋CT薄层扫描基础上,通过二维重组和三维重组得到的多角度、多切面图像,可发现无移位的齿状突细小骨折表现而诊断疾病。

CT表现　齿状突与枢椎椎体交界处的横行骨折,骨皮质及骨小梁断裂,断骨有无移位。

鉴别诊断　① 枢椎齿状突Ⅲ型骨折为齿状突连同枢椎椎体上部骨折,结合薄层CT多层面观察鉴别不难。② 枢椎齿状突Ⅰ型骨折罕见,为顶部斜行骨折,与Ⅱ型骨折位置不同。

例6　骨嗜酸性肉芽肿

【病史摘要】　男性,52岁。腰骶部胀痛不适1个月余。

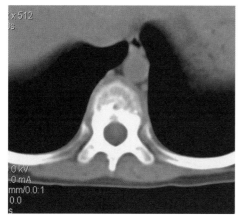

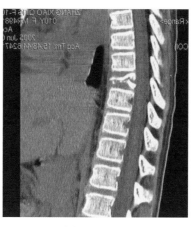
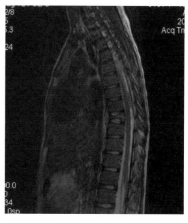

图8-2-6A　　　　　　　　图8-2-6B　　　　　　　　图8-2-6C

【CT及MRI征象】　CT平扫示T₉椎体骨质破坏,呈溶骨性改变,边缘不规则,周围软组织轻度肿胀(图8-2-6A)。MPR图像示椎体压缩呈楔形变,椎间隙无狭窄,相邻椎体无异常(图8-2-6B)。MRI T2WI示椎体压缩,呈稍高信号,椎间盘无破坏(图8-2-6C)。

【重要征象】　胸9椎体骨质破坏,呈溶骨性改变、压缩和形变。

【CT拟诊】　① 骨嗜酸性肉芽肿。② 脊柱结核。③ 椎体转移瘤。④ 椎骨巨细胞瘤。⑤ 化脓性脊柱炎。

【病理诊断】　骨嗜酸性肉芽肿。

【评　　述】　骨嗜酸性肉芽肿属网状内皮细胞增生症中的非脂质沉积病,即朗格罕斯(Langerhans)组织细胞增生症,且为其中最常见的一种,具有临床症状轻、自限自愈的修复过程和多发病变的此起彼伏特点。其病因及发病机制不明。组织学上在溶骨性破坏区见有许多Langerhans细胞伴嗜酸性粒细胞、淋巴细胞和浆细胞,偶见多核组织细胞。来源于骨、骨髓的Langerhans细胞有诊断意义。本病好发于20岁以下的青少年。主要临床症状为局部疼痛、压痛,软组织肿块或肿胀,全身症状较少而轻微,实验室检查白细胞总数正常或略增高,但分类有嗜酸性粒细胞增高,血沉可增快。骨嗜酸性肉芽肿可发生于任何骨骼的任何部位,常见于颅骨、脊椎、长骨和骨盆等,不同部位及不同病程的组织学表现可有所不同,其影像学表现变化较大。

CT表现　① 早期或活动期肉芽肿表现为椎体呈单囊或多囊状溶骨性破坏,其中可见骨嵴。② 破坏区可有轻度膨胀,常伴有软组织肿块形成。③ 病变边缘清楚,修复期周边可有不同程度硬化。④ 病变后期椎体常被压缩变扁,呈楔状变形或致密平板状(扁平椎)。⑤ 病变可单发或多发,以单发多见;多发者多为跳跃性椎体受侵犯。⑥ 病变从不侵犯椎间盘,故其相邻椎间隙正常,附件一般不受累。

鉴别诊断　① 化脓性脊柱炎:累及椎体、椎间盘,病灶周围骨质硬化较明显,椎旁软组织脓肿较弥漫,边界不清,椎体基本保持原高度,结合临床持续红肿热痛的症状以及实验室检查有助于鉴别。② 椎骨巨细胞瘤:椎体或附件多房膨胀性破坏,边缘清楚但不规则,多无硬化边,病变突破骨皮质可形成明显的软组织肿块,病变可破坏椎间盘。③ 椎体转移瘤:发病年龄较大,多有原发肿瘤病史,常为多发性椎体受侵,单个椎体可呈溶骨性、成骨性或混合性改变,病变常累及椎弓根;其临床症状多较重,综合临床资料及影像特点较易鉴别。④ 脊柱结核:发病率高,多为相邻椎体溶骨性破坏,可有砂砾样死骨,相邻椎间隙变窄,常有椎旁冷脓肿形成。

例7 T₉椎骨血管瘤

【病史摘要】 女性,94岁。反复咳嗽、咳痰、喘息4年余,再发加重3天。

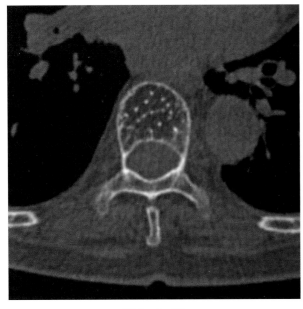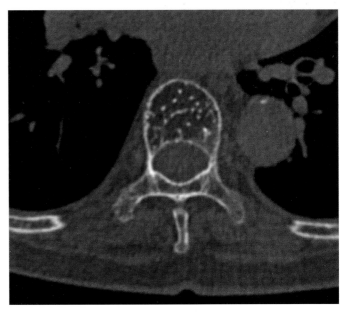

图8-2-7A   图8-2-7B

【CT征象】 T₉椎体骨密度减低,骨松质呈网眼状、蜂窝状结构,残留的骨小梁增粗呈稀疏排列的高密度圆点状;部分骨小梁变细或缺如(图8-2-7A、B)。

【重要征象】 椎骨松质骨呈粗大网眼状、栅栏状改变。

【CT拟诊】 ① 椎骨血管瘤。② 骨质疏松症。③ 畸形性骨炎。④ 孤立性浆细胞瘤。

【病理诊断】 T₉椎骨血管瘤。

【评 述】 骨血管瘤在组织学上是一种呈瘤样增生的血管组织,病理上分为海绵型血管瘤、毛细血管瘤和混合型血管瘤,易出血,掺杂于骨小梁之间。椎体血管瘤均属海绵型血管瘤。一般无症状,多为偶然发现,少数脊柱血管瘤可产生压缩性骨折伴发脊髓压迫症状。

CT表现 ① 椎骨松质骨呈粗大网眼状改变。② 残留骨小梁增粗,呈稀疏排列的高密度斑点状,矢状面或冠状面重组图像可呈栅栏状改变。③ 病变可侵及椎体的一半或整个椎体及其附件,偶可见椎体旁或椎管内软组织肿块。④ 多为单椎体病变,少数可侵犯多个椎体。⑤ 椎体外形正常或略膨胀,骨皮质常完整,椎间隙多不狭窄。⑥ 增强扫描骨病变常不强化或轻度强化。

鉴别诊断 ① 孤立性浆细胞瘤:以椎体及附件的溶骨性骨质破坏为主要表现,骨质破坏区残存粗糙骨嵴与等密度软组织肿块组成类似大脑半球的脑沟、脑回影,即"迷你脑征"或"微脑征",为其特异性征象,与血管瘤鉴别不难。② 畸形性骨炎:可出现排列不齐的粗糙紊乱的纵形条纹,且畸形性骨炎的椎体常明显增大,特别是向后增大。③ 骨质疏松症:骨质疏松为单位骨量下降,一般多个椎体受累,呈弥漫性改变,可出现纵形条纹,但纵形条纹常不粗大,易发生压缩性骨折(楔形变)且全身骨骼均有不同程度骨质疏松表现。

例8　胸椎骨软骨瘤

【病史摘要】　女性,11 岁。2 年前查出四肢多发性骨软骨瘤。

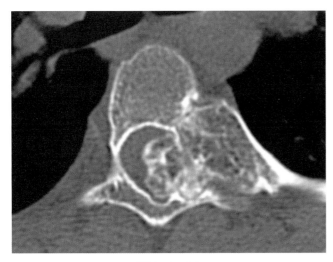 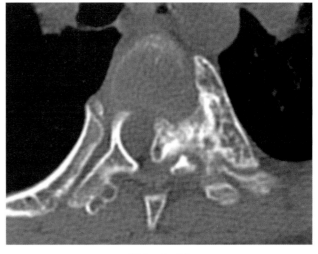

图 8-2-8A　　　　　　　　　　　　　　　图 8-2-8B

【CT 征象】　T$_5$ 左侧椎弓根区见一团块状骨性肿物,突向椎管内,肿物表面密度与骨密质相似,并与椎板骨密质相连续,肿物内密度不均,相应部位脊髓受压(图 8-2-8A、B)。

【重要征象】　椎弓含钙化性骨性肿物,表面钙化,境界清晰。

【CT 拟诊】　① 椎弓根骨软骨瘤。② 硬膜外成骨性转移瘤。③ 骨母细胞瘤。

【病理诊断】　胸椎骨软骨瘤。

【评　　述】　骨软骨瘤是最常见的良性骨肿瘤,占良性骨肿瘤的 36%~40%,大多发生在长骨干骺端,发生在脊柱的骨软骨瘤则罕见。骨软骨瘤可分为孤立性及多发性两种。单发性骨软骨瘤 1.3%~4.1% 发生于脊柱;多发性骨软骨瘤约 9% 发生于脊柱。脊柱骨软骨瘤约 50% 发生于颈椎,以颈 2 节段最为常见;其次为胸椎及腰椎。男性多于女性,男女比约为 1.5:1。骨软骨瘤由骨密质和骨小梁组成,其表面有不同厚度的软骨帽及纤维包膜覆盖。肿瘤的增大在儿童期缓慢,但青春期可生长迅速。大部分患者为 20 岁左右的青年人,少数可为中老年人。一般无症状,常在 20~30 岁后出现症状,单发性骨软骨瘤脊髓受压症状罕见。X 线片常可显示骨软骨瘤的钙化,但对肿瘤的范围及来源等的诊断价值有限,有的病例可无明显异常。MRI 可显示神经结构的受压,但显示骨性肿瘤的形态结构欠佳。CT 检查是显示该类肿瘤大小、范围的最佳方法。

CT 表现　① 平扫骨性突起肿物,大多数向椎管外生长,突向椎管内少见。② 肿瘤大小不一,骨性基底内为松质骨、外为薄层皮质骨,均与母骨相连续。③ 软骨边缘多光整,其内可见点状或环形钙化。④ 增强扫描无强化。⑤ 脊髓受压。

鉴别诊断　① 椎骨骨母细胞瘤:最好发于脊柱,多位于附件区,呈局限性膨胀性骨质破坏,病灶内部斑点状或大片状钙化或骨化,病变周围可出现特征性薄壳状骨硬化缘,局部形成软组织肿块,可见强化。② 成骨性转移瘤:转移瘤为硬膜外常见的肿瘤之一,其部位和发病率与脊柱转移瘤相关;常有椎弓根和椎板的成骨性改变;常见的原发肿瘤为前列腺癌、鼻咽癌等。

例9　骶椎骨巨细胞瘤

【病史摘要】　男性,17 岁。臀部及会阴区麻木 3 周。

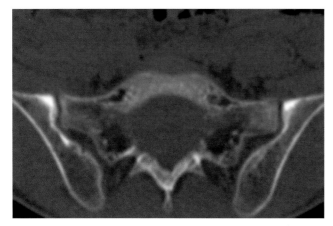
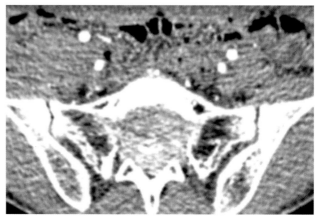

图 8-2-9A　　　　　　　　　　　　　　图 8-2-9B

【CT 征象】　平扫示骶椎溶骨性破坏,边缘清楚、无硬化(图 8-2-9A);增强扫描后破坏区见强化(图 8-2-9B)。

【重要征象】　骶椎溶骨性破坏,边缘清楚、无硬化边;增强检查可见强化。

【CT 拟诊】　① 骨巨细胞瘤。② 脊索瘤。③ 动脉瘤样骨囊肿。④ 脊椎结核。⑤ 转移瘤。

【病理诊断】　骶椎骨巨细胞瘤。

【评　　述】　骨巨细胞瘤又称破骨细胞瘤,为常见的骨原发性肿瘤之一,病因不明,多为中间型(局部侵袭性,偶见转移型)。绝大多数发生于 20~40 岁成年人,多侵犯长骨,其中以股骨下端、胫骨上端、桡骨远端多见,占全部骨巨细胞瘤的 60%~70%。而脊柱的骨巨细胞瘤较少见,多发生于骶骨,占所有骨巨细胞瘤的 6%~7%,占脊柱原发性肿瘤的 0.5%。

CT 表现　① 脊柱骨巨细胞瘤常显示不典型,主要表现为椎体的局限性溶骨破坏,可有残留骨嵴,呈肥皂泡样改变。② 若为侵袭性者可侵犯几个椎体或附件,甚至椎间盘、骨皮质局部破坏缺损,致使椎体压缩。③ 破坏区边缘清楚、无硬化,但周围亦可因骨皮质破坏而出现反应性骨密度增高,此为不典型表现。④ 软组织块影自缺损的骨皮质处向椎管或周围软组织凸出,有的可破坏椎间盘。⑤ 增强扫描可显示原低密度区呈散在强化。

鉴别诊断　① 椎骨转移瘤:常为多发,单发者与无典型征象的骨巨细胞瘤不易鉴别,但转移瘤多发于中老年人,常有原发肿瘤;病灶边缘模糊,一般不出现硬化,常累及椎弓根。② 脊椎结核:多椎体脊柱骨巨细胞瘤并椎间盘破坏时,需与脊椎结核鉴别,后者易形成流注脓肿,范围广,而脊柱骨巨细胞瘤软组织肿块是局部占位,仔细分析可鉴别。③ 动脉瘤样骨囊肿:好发于青少年,常以椎骨附件为原发灶,椎体受累较为少见,该病变多呈显著膨胀性改变,皮质膨胀变薄呈吹气球样,其间可见残余的条索样骨小梁,可伴软组织密度肿块影,肿块内可见斑片状、条索状及不定形钙化,破坏的骨质边缘可有硬化,有时病灶中可见液液平面,其下部密度高于上部,并可随体位而改变,这与病灶内出血有关;脊椎骨巨细胞瘤合并动脉瘤样骨囊肿时,多数病变伴有实性成分,当病变较大时,骨皮质断裂不连续,无硬化边缘。④ 脊索瘤:以 50~70 岁多见,30 岁以下少见。约 50% 的脊索瘤发生于骶尾部,表现为溶骨性骨质破坏伴软组织肿块,肿块内见散在钙化及外周继发性硬化改变,增强扫描呈中度强化,而骨巨细胞瘤钙化及外周硬化少见。

例10 骶椎脊索瘤

【病史摘要】 男性,31岁。腰骶部疼痛1年伴大小便障碍1个月。

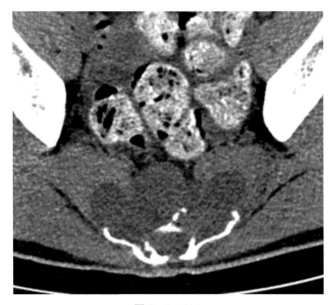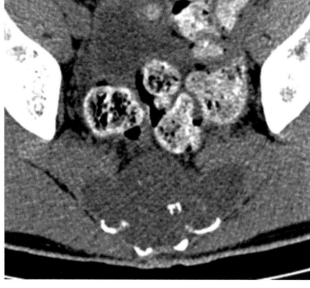

图 8-2-10A   图 8-2-10B

【CT 征象】 平扫示骶椎下部及尾椎多发不规则骨质破坏,正常形态、轮廓消失。骶尾椎偏前方见低密度软组织肿块,密度较均匀,向骶管及盆腔内生长。病灶大小为 9.0 cm×5.0 cm,内见多发斑点状或不规则形的钙化。骶前软组织受压(图 8-2-10A、B)。

【重要征象】 骶椎下部及尾椎溶骨性骨质破坏伴软组织肿块形成,内见多发钙化。

【CT 拟诊】 ① 脊索瘤。② 骨巨细胞瘤。③ 转移瘤。④ 软骨肉瘤。

【病理诊断】 脊索瘤。

【评 述】 脊索主要位于髓核中心,出现在胚胎期的 4~7 周,但在成人的斜坡至骶骨中能偶然发现少量脊索残余。脊索瘤被认为是起源于这些残留脊索组织或髓核的恶性肿瘤,较少见,一般占原发骨恶性肿瘤的 3%~4%,可发生在任何年龄,以 50~70 岁多见,30 岁以下少见。脊索瘤约 50% 发生于骶尾部,35% 发生于斜坡,15% 发生于余部脊柱;好发于中线或旁正中线部位。发生于骶骨的脊索瘤男女之比约为 2∶1。疼痛是骶尾部脊索瘤的常见症状,早期常有便秘,晚期则发生无节制性排便,随肿瘤生长时间的延长,肿物凸出显著而发生尿频或排尿困难,偶尔可侵犯盆腔内神经。在大部分病例中,直肠指检可发现质硬肿块,与骶骨固定。

CT 表现 ① 溶骨性骨质破坏,常侵犯 1 节或多节骶骨。② 软组织密度肿块,50% 病例的肿块中含有 1 个或几个低密度区(为半固体或胶状物)有助于确诊。③ 分布于整个肿瘤的散在钙化。④ 约有半数病例在原发的骨破坏区中可见到继发性硬化改变,尤其在外周。⑤ 软组织肿块在盆腔内可长得很大,常使直肠和膀胱移位。⑥ 增强扫描呈中度强化。

鉴别诊断 ① 软骨肉瘤:好发于髂骨,在骨破坏区及软组织肿块中可见环状或弧形的瘤软骨钙化,破坏区边缘不清楚,脊索瘤的钙化一般多呈小斑点样、片状或条索状,和软骨肉瘤不一样。② 转移瘤:有溶骨性、成骨性及混合性三种,但含钙化的软组织肿块在骨转移瘤中少见,对附近骨侵蚀破坏,边缘模糊不清。③ 骨巨细胞瘤:多发生于骶骨上部,骨呈膨胀性、溶骨性破坏,可见粗大骨嵴,典型者呈皂泡状,其边缘锐利,骨皮质变薄呈包膜状,钙化少见。

例 11　骶骨恶性脊膜瘤

【病史摘要】　男性,48 岁。腰骶部疼痛 2 个月余。

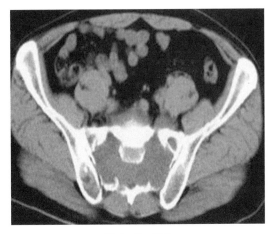
图 8 - 2 - 11A

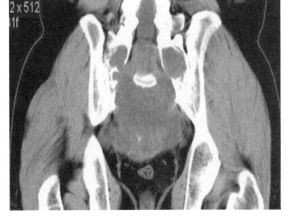
图 8 - 2 - 11B

【CT 征象】　平扫示骶 1~3 自骶管中央部起向外周呈溶骨性骨破坏,破坏区边缘伴不规则骨硬化(图 8 - 2 - 11A);冠状面及矢状面重组示肿块挤压椎管使其扩大,并突入骶骨内,使骶 1~3 椎骨呈溶骨性骨破坏,骶 2 椎骨完全破坏,形成软组织肿块向盆腔内生长,其中可见低密度囊变及高密度钙化影(图 8 - 2 - 11B、C)。

【重要征象】　骶椎上部溶骨性骨质破坏伴周围软组织肿块形成,肿块内见囊变及钙化。

【CT 拟诊】　① 骶骨巨细胞瘤。② 脊索瘤。③ 恶性神经鞘瘤。④ 转移瘤。⑤ 脊膜瘤。

【病理诊断】　骶骨恶性脊膜瘤。

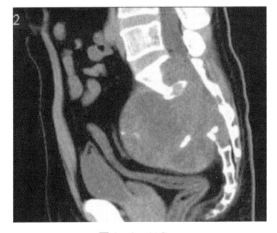
图 8 - 2 - 11C

【评　　述】　脊膜瘤主要起源于蛛网膜细胞和间质,也可起源于硬脊膜的间质,故绝大多数位于髓外硬膜内,少数位于硬膜外间隙。脊膜瘤生长在硬膜外可侵犯椎体和硬膜外脂肪静脉丛,文献报道位于硬膜外的脊膜瘤占 4%~11%。临床多见于 30~60 岁,女性多于男性。80% 以上发生在胸段,颈段次之,腰段极少。根据肿瘤所在部位不同,可产生相应的临床症状和影像学表现。文献报道较多为位于椎管内的脊膜瘤,约占所有椎管内肿瘤的 25%。本例为骶骨脊膜瘤,较为罕见。

CT 表现　① 平扫:自椎管中央部向外周呈溶骨性骨破坏,破坏区不规则,边缘可有硬化。② 肿块自椎管内向外膨胀性生长,可使椎管扩大。③ 可突向脊柱外形成软组织肿块。④ 可见少量钙化及轻度囊变。

鉴别诊断　① 骶骨转移瘤:有溶骨性、成骨性及混合性三种,溶骨性转移瘤可见多个或单个椎体和附件呈溶骨性破坏,多个椎体的溶骨性破坏可呈跳跃性,含钙化的巨大软组织肿块在骨转移瘤少见。② 骶骨恶性神经鞘瘤:多通过骶孔生长,导致骶孔扩大,且骨质破坏一般以骶孔为中心,自骶前孔长出的恶性神经鞘瘤多形成骶前巨大软组织肿块。③ 骶骨脊索瘤:多发生于骶骨下部和尾骨,也可呈膨胀性生长,骨破坏区与正常骨质分界不清,肿瘤可在周围软组织内生长,钙化、坏死常见,钙化以肿瘤周边常见。④ 骶骨巨细胞瘤:多发生于骶骨上部,肿瘤起源于骨结构,在骶骨内呈膨胀性生长,椎管受压变窄,肿瘤呈分房状、肥皂泡样改变,无散在钙化。而骶骨脊膜瘤起自椎管内的蛛网膜或硬脊膜间质,可使椎管扩大。

例 12　骶骨原发性平滑肌肉瘤

【病史摘要】　女性,38 岁。排便困难 20 天。查体示下腹部可触及胎头大小的质硬包块。

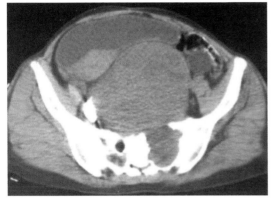

图 8-2-12A

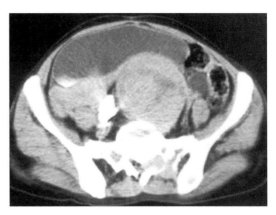

图 8-2-12B

【CT 征象】　平扫示骶骨左侧骶前孔区为中心溶骨性破坏,破坏区内无明确钙化,呈边缘不规则、密度不均的软组织肿块影,并经骨缺损区突入盆腔内,大小为12.5 cm×12 cm×11.5 cm,边缘清楚,轻度分叶,CT 值约 44 HU(图 8-2-12A);子宫、膀胱明显受压移位,左输尿管扩张。增强扫描示骶骨左侧溶骨性破坏区还累及椎板(图 8-2-12 B),软组织肿块既突入盆腔内,也向骶管内及其后方突出,且均呈中等不均匀性强化(图 8-2-12C)。

【重要征象】　骶骨左侧骶前孔区为中心溶骨性破坏,伴较大软组织肿块形成。

【CT 拟诊】　① 骶孔恶性神经源性肿瘤。② 骨巨细胞瘤。③ 脊索瘤。④ 平滑肌肉瘤。

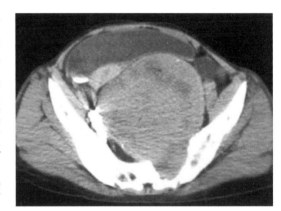

图 8-2-12C

【病理诊断】　骶骨原发性平滑肌肉瘤。

【评　　述】　骨原发性平滑肌肉瘤少见,以下肢长骨及肋骨相对较多,约占原发骨肿瘤的0.06%,一般认为来自滋养血管中层平滑肌。发病年龄为12~75 岁,男女发病率近似。临床上常以肿痛及肿块压迫邻近脏器或组织引起症状,具有恶性肿瘤的表现,但无特异的临床及实验室改变。文献报道,常规X 线表现有三种骨改变:① 溶骨型:不规则溶骨性破坏,无骨膜反应。② 囊肿型:病变呈多房膨胀性溶骨性破坏,其边缘清楚。③ 混合型:在溶骨破坏区或软组织肿块内有不规则钙化(为骨梗死所致)。

CT 表现　① 以骶前孔为中心,骶骨椎体及其附件不规则溶骨性破坏。② 伴有广泛而巨大软组织肿块,肿块累及椎管,并突向椎管外,以骶前、盆腔内为主。③ 软组织肿块呈分叶状,其中有低密度区,增强扫描呈中度强化。④ 骨破坏区及软组织肿块内无钙化。

鉴别诊断　① 骶骨脊索瘤:本例表现为软组织肿块伴骶骨溶骨性破坏与脊索瘤表现相似,病变内无钙化、无囊变,可作为鉴别依据,但本例仅凭影像鉴别诊断相对困难,最终需依靠病理诊断。② 骶骨骨巨细胞瘤:以溶骨性膨胀性骨破坏为主,典型的呈"肥皂泡样"改变,软组织肿块与骨破坏区的大小悬殊较小,可见高密度斑点影。③ 骶孔恶性神经源性肿瘤:自骶前孔长出的恶性神经源性肿瘤可有骨破坏及巨大软组织肿块,但较少破坏椎板,软组织肿块一般不向椎板后方突出。本例 CT 诊断的价值在于清楚地显示骨破坏的范围,如骶椎附件的破坏亦可显示,更重要的是显示了软组织肿块与骨破坏的关系及其对周围组织的影响,骨破坏区相对较小而软组织肿块巨大及未见钙化,对鉴别诊断有帮助。

(本例图片由联勤保障部队 900 医院放射科李铭山教授提供)

例 13　多发性骨髓瘤

【病史摘要】　男性,52 岁。腰痛伴血检异常(三系减少)2 个月余。

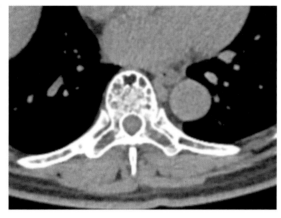

图 8-2-13A

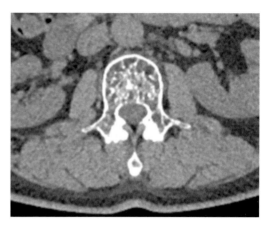

图 8-2-13B

【CT 征象】　胸腰骶椎及双侧髂骨骨质普遍疏松,部分骨小梁增粗,呈点状或条状致密影;胸腰骶椎及髂骨见弥漫性、多灶性大小不等的类圆形骨破坏;其边缘清楚,部分破坏区周围有硬化环(图 8-2-13A~C)。

【重要征象】　椎体弥漫性、多发性类圆形骨质破坏,并广泛骨质疏松。

【CT 拟诊】　① 多发性骨髓瘤。② 骨转移瘤。③ 甲状旁腺功能亢进所致骨改变。④ 血管瘤。

【病理诊断】　多发性骨髓瘤(胸腰骶椎多处受累)。

【评　　述】　骨髓瘤起源于骨髓中的浆细胞,首先侵犯红骨髓,引起广泛的骨质疏松和骨质破坏,以后则可侵犯肝、脾、肾、淋巴结和肺。在骨骼中,该肿瘤好发于脊柱、肋骨、骨盆、头颅,长骨亦可受累(主要为肱骨和股骨的近端),

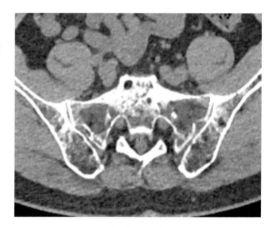

图 8-2-13C

脊柱中以胸椎下段及腰椎多见。多发性骨髓瘤,国外文献报道为成年或老年人常见的肿瘤,国内并不多见,但有上升的趋势。免疫球蛋白测定有助于诊断。确诊需依靠骨髓穿刺活检。

CT 表现　① 1 个或多个椎体骨质疏松,可见多发性类圆形或不规则的溶骨性破坏,有时可呈膨胀性。② 部分病灶可见硬化环。③ 骨质破坏严重者可有椎体压缩变形。④ 椎体骨皮质破坏缺损,骨髓瘤组织可向骨外突出,形成软组织肿块影,如突入椎管可压迫脊髓硬膜囊。⑤ 椎弓根、椎板、横突、棘突受累的发生率可高达 90% 以上,有的椎弓根、椎板的病变很明显,而椎体改变却不明显。⑥ 病灶若为弥漫性浸润,则早期不易发现或仅有骨小梁变细、疏松,部分病变见残留骨小梁增粗、致密,偶呈血管瘤样改变。⑦ 椎间盘一般保持完整。⑧ 椎骨硬化性骨髓瘤少见。

鉴别诊断　溶骨性骨髓瘤需与溶骨性转移瘤、老年性骨质疏松、甲状旁腺功能亢进的骨改变、血管瘤、骨巨细胞瘤、嗜酸性肉芽肿等鉴别;硬化性骨髓瘤需与成骨转移瘤鉴别。① 血管瘤:多发单发,且以椎体最常见,多发及侵犯椎体附件者较少见。血管瘤典型表现为网眼状,骨小梁粗大稀疏,结合 MRI T2WI 高信号更易鉴别。② 甲状旁腺功能亢进症所致骨改变:骨质广泛疏松及多发囊性变,一般不形成明显的软组织肿块;有时出现多发性肾结石,尿中无本-周氏蛋白。③ 转移瘤:常有原发肿瘤病史,一般缺乏骨质疏松征象,转移瘤灶之间骨密度正常,尿中无本-周氏蛋白,多发性溶骨破坏时,其大小不一,单从影像上鉴别诊断常有困难。本例椎骨骨髓瘤主要位于脊柱,呈广泛的骨质疏松,有多灶性溶骨破坏,表现较典型。

例 14 胸椎成骨性转移(骨肉瘤)

【病史摘要】 女性,15 岁。因骨肉瘤左下肢截肢后 1 年 7 个月,近 1 个月感右下肢麻木,大小便失禁、完全性软瘫。

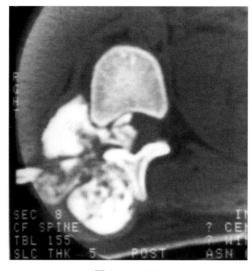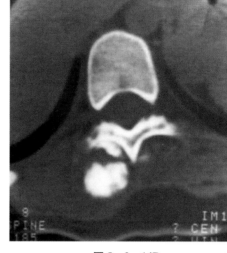

图 8 - 2 - 14A   图 8 - 2 - 14B

【CT 征象】 平扫示 T_{11} 右侧椎弓根、部分椎板及 T_{12} 横突均见有不均匀性密度增高影(瘤骨),其右半侧椎体附件旁软组织内有边缘清楚、大小不等、无结构的不均匀骨性高密度影,向椎管内延伸,局部脊髓受压,椎管狭窄,右侧膈肌脚后部向外移位(图 8 - 2 - 14A、B)。

【重要征象】 椎体附件及邻近软组织内多发不均匀骨性密度影。

【CT 拟诊】 ①成骨性转移。②畸形性骨炎。③骨软骨瘤。④肾性骨病骨硬化。

【最终诊断】 胸椎成骨性转移。

【评　述】 骨转移性肿瘤是常见的骨恶性肿瘤,其中 10%～15% 为肉瘤转移。一般骨转移分为直接转移和血行转移,主要是后者。因骨内无淋巴管分布,故无淋巴转移。瘤栓经体循环或脊柱的椎静脉丛停留于骨内而形成转移灶,所以各种肿瘤一旦发生骨转移,多为多灶性。成骨性转移可来自癌或肉瘤。产生成骨转移的确切机制不清,但有以下几种学说:①骨基质的新骨形成是通过膜内成骨方式,仅见于含纤维基质的骨转移瘤,尤其是前列腺癌的骨转移。②反应性新骨形成或类似骨折后的骨痂修复改变。③肉瘤的成骨作用:转移的肉瘤细胞同样有成骨的能力。在 X 线平片上成骨性转移比溶骨性转移容易发现。溶骨性转移灶占受累部 50% 方能在平片上发现,所以不能早期发现、早期诊断;而成骨性转移因瘤巢周围可引起反应性成骨,这种反应性成骨有利于早期发现,且多处转移者均可明确地显示,较为容易诊断。CT 的密度分辨率高,不仅可显示骨转移的溶骨、成骨,而且还能清楚地显示邻近软组织肿块与骨转移灶的关系,发现较小转移病灶也较 X 线平片敏感。

CT 表现　本例为骨肉瘤转移:①椎体及其附件不均匀密度增高(瘤骨),骨髓腔内低密度区变小或消失。②相应椎体及其附件旁软组织内有瘤骨,并延及椎管内。

鉴别诊断　①肾性骨病骨硬化:是肾功能障碍引起的电解质紊乱、酸碱平衡失调和内分泌功能异常在骨结构上的反应,肾性骨病骨硬化多发生在腰椎,呈"橄榄球衫征"(椎体上、下区密度增高的条纹状外观)。②骨软骨瘤:肿瘤典型表现为宽基底或带蒂与椎板相连,内有骨小梁相连,密度与母体骨相似,而成骨性转移无骨小梁结构;此外骨软骨瘤钙化易发生在病灶边缘(软骨帽处)。③畸形性骨炎:亦称 Paget's 病,发病年龄较大,病程缓慢,有骨外形改变,其骨小梁粗糙伴骨膜下新生骨形成,使患骨增厚。

例 15 腰椎多发性转移瘤

【病史摘要】 女性,41 岁。诊断胃癌 6 个月余,腰痛 4 个多月,近日加剧。

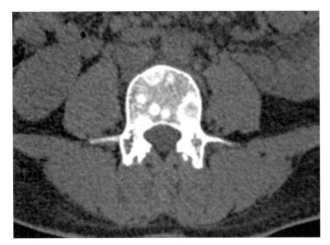

图 8 - 2 - 15A

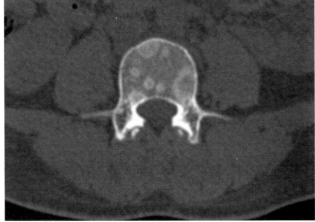

图 8 - 2 - 15B

【CT 征象】 平扫示 L$_{1~5}$椎体及部分附件以成骨性破坏为主,呈类圆形,间有斑片状高密度区,边缘欠清楚;未见明显软组织肿块形成(图 8 - 2 - 15A~C)。

【重要征象】 多发腰椎椎体及附件成骨性骨质破坏。

【CT 拟诊】 ① 转移瘤。② 多发性骨髓瘤。③ 腰椎结核。④ 淋巴瘤。

【最终诊断】 腰椎多发性转移瘤。

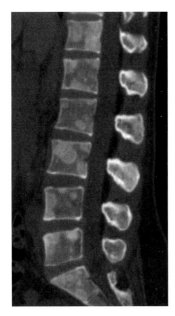

图 8 - 2 - 15C

【评　述】 身体任何部位的恶性肿瘤均可转移到椎骨,较常见的原发肿瘤是来自乳腺、前列腺、肺、肾、甲状腺、胃肠道等,脊柱为转移瘤的常见部位,约占骨转移瘤的 90%;其次为骨盆、肋骨、颅骨和股骨、肱骨的近端。脊柱受累以腰椎最为多见,胸椎、颈椎和骶尾椎次之。此与解剖病理生理特点有关:① 红骨髓是转移瘤的好发部位,成人红骨髓主要分布于躯干骨、头颅骨、骨盆和股骨、肱骨的近端。② 椎静脉系统为独立的无瓣膜结构,有广泛的静脉吻合支与乳腺、肾、甲状腺和前列腺的静脉引流相通,因血流缓慢甚至可停滞或发生逆流。转移性病变在骨髓腔里生长,通过破骨和成骨活动进行骨的重建。由于破骨和成骨的相对程度不同,可导致各种肿瘤骨转移类型的差异,有时甚至是同一肿瘤的不同部位之间亦有很大的区别。在两种重建过程中的相对关系确定了成骨型或溶骨型或混合型转移。

CT 表现　骨转移的影像表现多种多样,有溶骨型、成骨型以及混合型骨转移,但以溶骨型最为常见。溶骨型转移表现为松质骨和(或)皮质骨的低密度缺损区,边缘欠清楚,无硬化,常伴有软组织肿块;成骨型转移为松质骨内片状、结节状高密度灶,一般无软组织肿块,少有骨膜反应;混合型兼有上述两种表现。

鉴别诊断　① 腰椎淋巴瘤:以溶骨性骨质破坏为主,成骨少见,典型为"虫蚀样"或"渗透样"骨质破坏。② 腰椎结核:常表现为相邻椎体的溶骨性破坏并累及椎间盘,破坏区内有小死骨或干酪性钙化,椎旁软组织内可见冷脓肿形成。③ 多发性骨髓瘤:常累及多个椎体,并引起广泛的骨质疏松及骨质破坏,严重者可见椎体压缩变形,但椎间盘并不受累。

例16　化脓性脊柱炎

【病史摘要】　男性,49岁。腰部疼痛3个月余,加重伴发热3天。

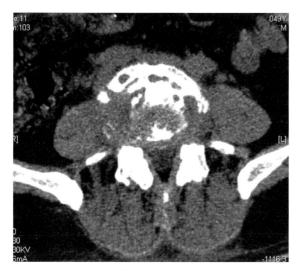

图8-2-16A

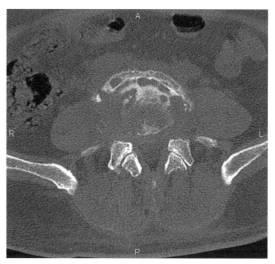

图8-2-16B

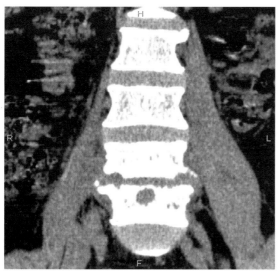

图8-2-16C

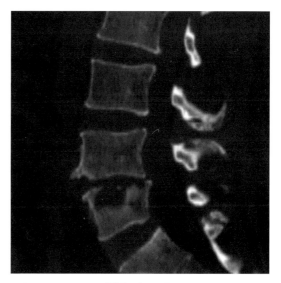

图8-2-16D

【CT征象】　L_4椎体下缘及L_5椎体上缘见多发圆形或不规则低密度区,其边缘不清,周围骨密度稍增高,并可见小死骨形成,$L_{4\sim5}$椎间隙变窄,周围软组织肿胀(图8-2-16A~D)。

【重要征象】　腰椎椎体边缘骨质破坏,伴小死骨形成。

【CT拟诊】　①脊椎结核。②化脓性脊柱炎。③脊椎转移瘤。④许莫氏结节。

【病理诊断】　化脓性脊柱炎。

【评　　述】　化脓性脊柱炎相对少见,L_5椎体化脓性炎症占全部化脓性骨骼系统感染的2%~4%,但近年来发病率有所上升,多发生于成人,男性发病为女性的4倍。首先好发于腰椎,其次为胸椎、颈椎及骶骨。病变大多发生于椎体,累及关节的比例比结核高,约有50%侵犯椎间盘。感染途径主要为血源性,少数为直接接种(如外伤或手术)或邻近感染的蔓延。血行播散时致病菌可达任何部位,其中包括椎弓、硬膜外、椎体旁软组织,但倾向于侵犯终板前面附近的软骨下骨。感染3周以上,平片的早期表现包括椎间隙变窄或不规则,相邻椎体边缘密度减低和椎体旁软组织影。随后,骨质破坏明显,出现反应性骨硬化和椎体旁肿块影。脓液破入椎管后可以减少压力,但可构成致命的并发症。

CT 表现 ① 椎体骨质破坏,呈低密度,其中常见相对高密度区(死骨),病灶周围骨质密度亦增高,CT 显示骨小梁改变和骨破坏比平片早得多,但横断位 CT 很难评估整个椎间隙改变,如能进行矢状面重组,则能明确椎间隙的解剖或病变。② 椎体旁软组织肿块可用窄窗位来发现。椎体旁脓肿的 CT 值比周围软组织低,增强扫描时脓肿边缘强化,其内有气体表明为化脓性感染。③ CT 亦能确定硬膜外脓肿,表现为硬膜囊与硬膜外间隙对比减低,硬膜外间隙密度增高,正常血管、神经结构亦模糊。

鉴别诊断 ① 许莫氏结节:典型表现为椎体上或下缘局限性圆形或不规则形压迹,中心为低密度区,周边为反应性骨质硬化环,病变多边缘清晰,周围无软组织肿胀,且多不产生临床症状。② 脊椎转移瘤:溶骨性骨质破坏可伴椎体旁软组织肿块,但常为多个椎体破坏,骨质破坏区无死骨,椎体旁软组织肿块较局限,且很少累及椎间盘。③ 脊椎结核:常表现为单个或多个相邻椎体的溶骨性破坏,并常累及椎间盘,破坏区内可见小死骨或干酪性钙化,椎旁软组织肿胀或伴有冷脓肿形成。

(张晓蕾　戚荣丰)

例 17　椎体结核伴椎旁脓肿

【病史摘要】　女性,51 岁。腰背部及双肋部疼痛 3 个月。

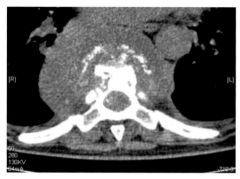

图 8 - 2 - 17A

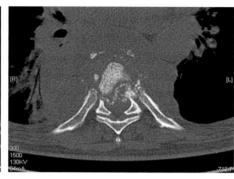

图 8 - 2 - 17B

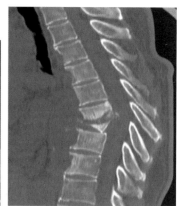

图 8 - 2 - 17C

【CT 征象】　平扫示 $T_{5\sim10}$ 椎体溶骨性破坏,以 $T_{6,7}$ 椎体为著,骨碎裂,并可见斑块状死骨形成,椎旁软组织明显肿胀,其中见低密度脓肿(图 8 - 2 - 17A、B);矢状面 MPR 及 VR 图示椎体破坏明显,正常形态消失,椎体后突继发后方椎管狭窄,压迫硬膜囊,椎间隙消失(图 8 - 2 - 17C、D)。

【重要征象】　多发胸椎椎体溶骨性破坏伴死骨形成,椎旁软组织明显肿胀伴脓肿形成。

【CT 拟诊】　① 椎体结核伴椎旁寒性脓肿形成。② 化脓性脊柱炎。③ 胸椎转移瘤。④ 多发性骨髓瘤。

【病理诊断】　椎体结核伴椎旁寒性脓肿形成。

【评　　述】　椎体结核大多为继发感染,原发结核灶 95% 以上在胸部。结核菌经血行到达脊柱后易停留在椎体内,故脊柱结核占全身骨关节结核的首位,其中以腰椎结核的发生率最高。发病以青少年最多,30 岁以上的成人较少见。椎体结核按骨质最先被破坏的部位不同而分为边缘型、

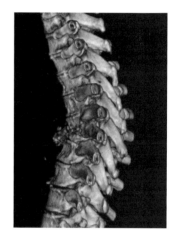

图 8 - 2 - 17D(见书末彩插)

中央型、骨膜下型及附件型四型。早期病变均可向上或向下扩散,首先破坏椎间盘,进而破坏相邻椎体,甚至多个椎体。由于病变的进展与修复,数个月后病变周围新骨增生,破坏区边缘骨密度增高,破坏区内则有数量不等的小死骨。陈旧者可有干酪性钙化。腰椎结核的寒性脓肿,多沿腰大肌的筋膜或肌纤维间隙向周围蔓延,从而形成腰大肌脓肿。

CT 表现　① 平扫为 1 个或几个相邻椎体的溶骨性破坏、骨碎裂。② 破坏区内有小死骨或干酪性钙化。③ 椎间盘有不同程度的破坏,冠状面或矢状面重组像上可见椎间隙变窄。④ 腰大肌肿胀和(或)病变周围的软组织肿胀,冷脓肿形成并可见钙化。

鉴别诊断　① 多发性骨髓瘤:多表现为多个椎体及附件类圆形或不规则形骨质破坏,无结核特征性死骨,且椎旁肿块一般较局限。② 椎体转移瘤:原发骨肿瘤常局限于一个椎体,一般不侵犯椎间盘及腰大肌,各种不同组织成分的骨肿瘤有其自身的特点;转移瘤常侵犯多个椎体及附件,可呈跳跃性,骨质破坏区欠清楚,少有死骨,椎间隙正常,椎旁肿块局限且无钙化影,常可发现原发肿瘤。③ 化脓性脊柱炎:多发生于成人,起病较急,临床症状明显,多累及椎体,但椎弓及横突、棘突受累的比例要比结核高。CT 表现脊柱破坏主要位于骨松质并可多个椎体受累,早期破坏区边缘模糊,数周后周围常出现骨质硬化。晚期在相邻椎体间形成粗大而致密的骨桥,椎间隙狭窄或消失。

例 18　椎管内髓外硬膜下脊膜瘤

【病史摘要】　女性,49 岁。腰痛 5 年余,肛周左侧及左下肢麻木 1 个月;查体左下肢后部痛温觉、触觉减退。

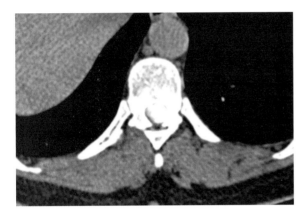

图 8-2-18A

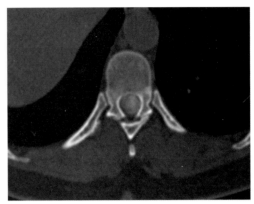

图 8-2-18B

【CT 征象】　CT 平扫示 $T_{9\sim10}$ 平面椎管内卵圆形高密度(钙化)影,CT 值为 350 HU,略分叶,大小为 1.3 cm×1.8 cm,边缘清楚,与椎体后缘及左侧椎板贴邻,几乎占据整个椎管,脊髓受压,结构显示不清(图 8-2-18A~C)。

【重要征象】　胸椎椎管内境界清晰高密度影,脊髓受压。

【CT 拟诊】　① 椎管内脊膜瘤。② 椎管内骨软骨瘤。③ 椎管内其他高密度病灶(畸胎瘤等)。

【病理诊断】　$T_{9\sim10}$ 椎管内髓外硬膜下脊膜瘤(砂砾体型)。

【评　述】　脊膜瘤起源于蛛网膜细胞,易发生钙化,胸段多见,是椎管内第二常见的肿瘤,占所有椎管内肿瘤的25%~45%,多为单发,也可呈多发性,好发年龄为 40~60岁,80%为女性。65%~80%发生在胸椎管,其余多在颈椎管

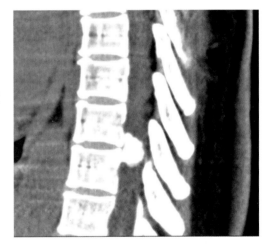

图 8-2-18C

内;80%在髓外硬膜下隙,15%在硬膜外腔。CT 平扫可显示椎管内肿瘤,发现病灶内钙化、脂肪或出血,增强扫描也可显示肿瘤有无强化,亦能观察到蛛网膜下腔及脊髓的变化,但不如颅内肿瘤诊断价值高。MRI 组织分辨率高,且可以多方位成像,不仅能准确定位,而且有利于定性诊断,是目前椎管内肿瘤或脊椎肿瘤累及椎管内时的首选诊断方法。

CT 表现　① 多有硬膜下占位病变的共同特点,即脊髓受压变形,向对侧移位,病变同侧邻近蛛网膜下腔增宽,对侧变窄,对侧硬膜外脂肪间隙变窄和消失。② 肿瘤呈等密度或高密度,可见钙化(10%)。③ 增强扫描病灶可强化。

鉴别诊断　本例仅行 CT 平扫,定位诊断困难,最好进一步行 MRI 检查。就本例 CT 表现进行鉴别诊断,包括:① 椎管内骨软骨瘤:肿瘤有蒂与椎骨附件相连,且肿瘤表面有骨软骨成分,故鉴别不难。② 椎管内其他高密度病灶:其他高密度病灶有脊髓的病变,如脊髓出血,出血 CT 值在 100 HU 以下,可与钙化相鉴别。脊髓肿瘤钙化罕见,髓外硬膜下肿瘤(如神经鞘瘤、脊膜瘤)偶可见钙化,但多为点状小钙化;椎管内畸胎瘤可有钙化,尚可含有软组织及脂肪成分。

(夏　菲　唐　皓　张晓蕾　戚荣丰)

第三节 骨盆疾病

例1 髂骨骨囊肿

【病史摘要】 男性,30岁。发现右髂骨病变3天。

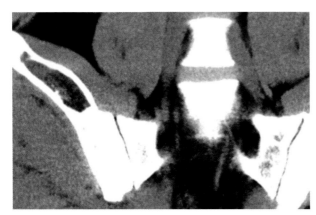
图 8 - 3 - 1A

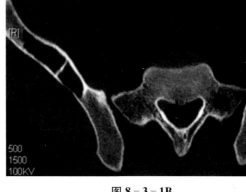
图 8 - 3 - 1B

【CT 征象】 平扫示右髂骨翼一不规则低密度区,CT 值为 28 HU,大小为 1.7 cm×6.5 cm,边缘清楚,内有分隔,局部边缘轻度硬化,余骨质未见异常(图 8 - 3 - 1 A、B)。

【重要征象】 髂骨翼边缘清楚的低密度区,内有分隔,边缘硬化。

【CT 拟诊】 ① 髂骨翼骨囊肿。② 骨巨细胞瘤。③ 动脉瘤样骨囊肿。④ 骨慢性感染。⑤ 单骨型纤维结构不良。

【病理诊断】 髂骨骨囊肿。

【评 述】 骨囊肿病因不明,可能是由于骨内出血(髓腔内或皮质下出血)伴有进行性骨吸收及液化所形成的。孤立性骨囊肿是一种生长缓慢的良性破骨性病变,男性略多于女性,多见于青少年,好发于长骨的干骺端,50%发生于肱骨,25%发生在股骨,15%发生在胫骨,肋骨及骨盆亦可发生,但较少见,且多见于成人。患者一般无明显的自觉症状,有的患者因疼痛就诊,绝大多数患者因外伤致病理性骨折被发现。骨囊肿的囊内含棕色液体,外被一层纤维性包膜,在骨松质内包膜周围为边缘整齐的薄层骨壁。X 线片表现为卵圆形或圆形边缘清楚的透亮区,多为单发,少数呈多囊状。长骨的囊肿沿其纵轴发展,轻度膨胀,一般膨胀宽度小于干骺端,逐渐移向骨干,骨皮质为薄层骨壳,边缘规则,无骨膜增生。骨盆骨囊肿的特点是病变内可有不规则骨小梁间隔,呈肥皂泡状或蜂窝状。

CT 表现 ① 境界清楚、锐利的类圆形水样密度影,伴病理性骨折并发出血时,可呈略高密度,囊肿内无钙化。② 多为单房,偶可见到骨间隔而呈多房状。③ 骨囊肿周围是否有硬化边与部位有关,位于骨端及扁骨的囊肿有硬化边,而位于骨干者表现为骨密质变薄、膨胀,无硬化边。④ 囊肿边缘骨无破坏及骨膜反应,周围无软组织肿块。

鉴别诊断 ① 髂骨单骨型纤维结构不良:典型表现为囊样膨胀性病变,可伴骨骼畸形,CT 表现其内见高于肌肉的软组织密度和磨玻璃密度影,以及斑片样、絮状钙化。② 髂骨慢性感染:多有疼痛、发热病史,病变周围模糊,可有明显的骨质增生,关节附近的病变易侵犯关节,低毒感染病变表现不典型时,易与骨囊肿混淆。③ 髂骨动脉瘤样骨囊肿:呈明显膨胀性生长,囊内有细微蜂窝状结构,可有液液平面及薄层硬化边。④ 髂骨骨巨细胞瘤:好发于20~40岁成年人,病变呈膨胀性生长,可有明显的肥皂泡状外观,常无明显的硬化边,肿瘤的 CT 值为 20~70 HU,增强扫描可不同程度强化。

例2 髂骨骨软骨瘤

【病史摘要】 女性,56岁。发现右髂骨肿块2年,质硬,右坐骨神经疼痛,走路活动受限。

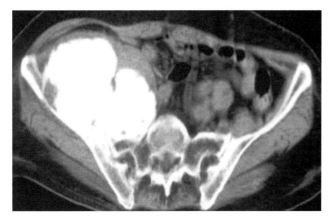
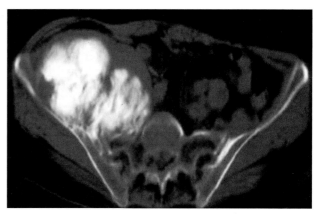

图 8-3-2A　　　　　　　　　　　　图 8-3-2B

【CT征象】 平扫示右髂窝区一类圆形骨化性肿块,密度不均匀,呈菜花状,以较窄的基底与髂骨内侧骨密质相连,大小为9.0 cm×12.5 cm×17.0 cm,仅前缘可见薄层软组织影,髂腰肌被向前内推移,髂骨未见骨质破坏,外形仍保留(图8-3-2 A、B)。

【重要征象】 右髂窝区与髂骨内侧骨密质相连的类圆形骨化性肿块。

【CT拟诊】 ① 髂骨骨软骨瘤。② 软骨肉瘤。③ 骨肉瘤。④ 成骨性转移瘤。

【病理诊断】 髂骨骨软骨瘤。

【评　　述】 骨软骨瘤是良性骨肿瘤中最多见的一种,占良性骨肿瘤的28.6%~43.8%,好发生于长骨干骺端,也可见于手、足短骨和骨盆、肩胛骨、肋骨、脊柱等。肿瘤有单发和多发两种。多发生于青少年,男性多于女性。组织学上肿瘤由三种组织构成,即构成瘤体的骨质、透明软骨帽和纤维组织包膜。单发骨软骨瘤的X线特点为骨性突起,以细长蒂或以宽阔的基底与骨密质相连,顶部呈圆形或菜花状。多发的骨软骨瘤约1%可发生恶变,恶变几乎都发生在骨骼发育已成熟的成年患者,临床表现为疼痛加剧,以夜间为甚,肿瘤迅速增大。影像学表现为软组织肿块内伴有不同程度的斑点状钙化,钙化呈散在分布,病变外缘变得模糊不清。

CT表现 ① 与骨皮质相连的骨性突起,以长蒂、宽或窄的基底连于骨皮质,局部骨皮质可增厚,但无骨质破坏,发生在骨盆者大多无蒂或蒂粗短。② 肿瘤表面呈菜花状,密度不均匀。③ 无骨膜反应及软组织肿块。④ 推压邻近结构。

鉴别诊断 (1) 髂骨成骨性转移瘤:成骨性转移瘤一般有明确癌或肉瘤(如骨肉瘤)病史,相邻髂骨亦可见广泛骨质破坏,而骨软骨瘤母体骨(如髂骨)一般无骨质破坏,可资鉴别。(2) 髂骨骨肉瘤:骨肉瘤在骨盆少见,约占3%,有骨质破坏,多位于软组织肿块内或肿瘤中心部的骨髓腔内。(3) 髂骨软骨肉瘤:软骨肉瘤好发于骨盆,生长快,发病率仅次于骨肉瘤,可分为中心型和周围型,前者发生于髓腔,呈中心性生长,后者发生于骨表面,常继发于骨软骨瘤,尤其是多发性骨软骨瘤,在CT上有三大特点:① 骨质破坏明显。② 肿瘤易形成软组织肿块,密度均匀或不均匀。③ 病灶内常可见环形、弧形或不定形钙化,有时钙化在CT上仅隐约可见。

例3 髂骨软骨肉瘤

【病史摘要】 男性,45岁。右下肢放射性酸痛十天,检查发现右髋部包块。

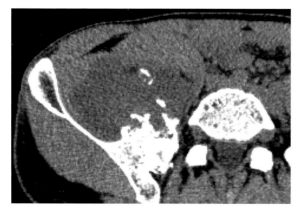

图8-3-3A

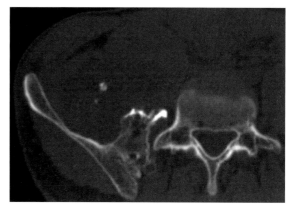

图8-3-3B

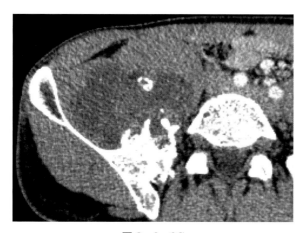

图8-3-3C

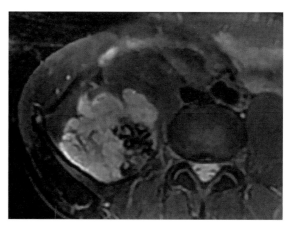

图8-3-3D

【CT及MRI征象】 CT平扫示右侧髂骨前内与髂骨相连的不规则骨性突起,表面局部见溶骨性骨质破坏,周围见团块样软组织密度肿块,最大截面约6.1 cm×7.2 cm,呈不均匀稍低密度(28~38 HU),其内见散在结节状、环形钙化(图8-3-3A、B),CT增强扫描肿块呈不均匀轻度强化(图8-3-3C);磁共振T2WI呈高信号,其内见多发线样低信号影(图8-3-3D)。

【重要征象】 髂骨骨性突起伴骨质破坏、周围团块样肿块,内伴有环状、弧状钙化。

【CT拟诊】 ①髂骨周围型软骨肉瘤。②骨软骨瘤。③软骨母细胞瘤。④转移瘤。

【病理诊断】 髂骨高分化软骨肉瘤。

【评 述】 软骨肉瘤是一种从软骨或成软骨结缔组织来源的恶性骨肿瘤。软骨肉瘤发病率仅次于骨肉瘤。软骨肉瘤好发于长骨干骺端、骨盆、肩胛骨、肋骨等,其中骨盆仅次于股骨和胫骨,为软骨肉瘤第三位常见的发病部位。根据发病部位不同,软骨肉瘤可分为中央型和周围型。根据发病起源不同,可以分为原发性软骨肉瘤和继发性软骨肉瘤。软骨肉瘤病程进展较慢,早期无明显症状,后期主要表现为疼痛、可触及质硬肿物,部分肿块有囊性感,压痛不明显。

CT表现 周围型软骨肉瘤常继发于骨软骨瘤。CT示:①骨质破坏:骨性突起伴溶骨性骨质破坏。②软骨帽不规则增厚、破坏或消失,一般认为软骨帽厚度超过2 cm提示病灶恶变为软骨肉瘤

（注：MRI 显示软骨帽更佳）。③ 软组织肿块：肿块平扫密度一般稍低，多呈分叶状，实质内可见分隔及钙化，肿瘤体积较大者常伴有囊变，增强扫描后非囊变区呈轻到中度强化。④ 钙化：病灶内可见散在密度不均、边缘模糊的环状、絮状或条纹状钙化。

鉴别诊断　　① 髂骨转移瘤：多有原发肿瘤病史，二者病变区髂骨都有骨质破坏，但转移瘤一般以髂骨为中心，周围形成软组织肿块，且 CT 值与邻近肌肉密度相近，高于软骨肉瘤。② 髂骨软骨母细胞瘤：软骨母细胞瘤发生于髂骨罕见，成圆形或类圆形溶骨性骨质破坏，其内可见小点片样钙化，通常无明显膨胀及向外突出。③ 髂骨骨软骨瘤：骨软骨瘤的骨性突起无骨质破坏，软骨帽较薄，钙化境界清晰。当骨软骨瘤瘤体较前明显增大，软骨帽不规则增厚、破坏或消失，结合临床触诊患处增大、疼痛性质改变等，需考虑骨软骨瘤恶变为软骨肉瘤。

例4　甲状腺癌耻骨转移

【病史摘要】　女性,65岁。左侧臀部疼痛半年,加重2个月。

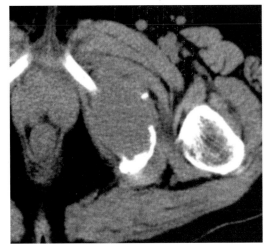 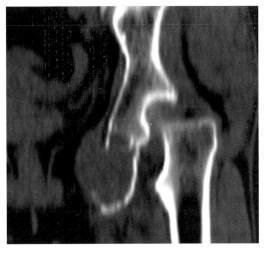

图8-3-4A　　　　　　　　　　　　　图8-3-4B

【CT征象】　左侧耻骨下支局部骨质破坏,周围局部可见硬化缘,局部软组织肿块形成,肿块与周围肌肉分界尚清楚,余骨未见异常(图8-3-4A、B)。

【重要征象】　耻骨下支溶骨性骨质破坏,周围软组织肿块形成。

【CT拟诊】　① 耻骨骨转移瘤。② 骨肉瘤。③ 孤立性浆细胞瘤。④ 原发性非霍奇金淋巴瘤。

【病理诊断】　甲状腺癌耻骨转移。

【评　　述】　转移性骨肿瘤是最常见的恶性肿瘤之一,其中癌转移到骨骼者占80%~90%。恶性肿瘤约27%发生骨转移,骨盆是转移瘤的好发部位之一。骨盆转移可以是邻近肿瘤的直接侵犯,如子宫颈癌、直肠癌等;但大多数为血行转移,如乳腺癌、前列腺癌、甲状腺癌、肾癌和肺癌等。肾癌骨转移常为单发溶骨性破坏,发展较快,但轮廓清楚;而前列腺癌多为成骨性转移,易累及多块骨骼,其进展缓慢;乳腺癌、膀胱癌、鼻咽癌可为溶骨性转移,亦可为成骨性转移,其中乳腺癌的骨转移80%为溶骨性,10%为成骨性,10%为混合性,可表现为一处成骨性转移,而另一处为溶骨性转移。50%的甲状腺癌发生骨转移,病灶常为多发,少数可为单发,骨破坏常为溶骨性,在X线片上呈大片状或地图样骨缺损,范围可较广;有时可呈囊状破坏区,病灶内有骨性间隔。骨皮质亦可破坏,局部出现密度较高的软组织肿块。

　CT表现　① 溶骨性转移为局限性单骨或多发性骨破坏,其密度低且多不均匀,有时可见低密度区内有残留骨质,病变境界多较清楚,骨质破坏区邻近有软组织肿块。② 成骨性转移为圆形或卵圆形高密度区,边缘模糊,可融合成广泛致密区,骨密质受累时,可有骨质增厚及骨膜掀起,周围多无软组织肿块。③ 混合性转移骨破坏呈高低混合密度,可有软组织肿块,或一处溶骨性破坏而另一处为成骨性破坏。

　鉴别诊断　① 耻骨原发性非霍奇金淋巴瘤:原发于骨的淋巴瘤少见,发病年龄较大;溶骨性骨破坏大多表现为虫蚀状或穿凿样骨缺损。当表现为大片状溶骨性破坏时与转移瘤较难鉴别。② 耻骨孤立性浆细胞瘤:孤立性浆细胞瘤多在骨内形成软组织肿块,呈膨胀性、虫蚀状骨破坏,软组织肿块较小。③ 耻骨骨肉瘤:骨盆骨肉瘤相对少见,发病年龄较轻,中位年龄为25岁。可见骨膜新生骨形成,骨皮质外缘突起,不规则局限性或多发性骨破坏,其密度低且多不均匀,有时其内可见残留骨质,病变境界多较清楚,骨质破坏区邻近有软组织肿块,其内见长短不一的骨针。

例5　髂骨原发性非霍奇金淋巴瘤

【病史摘要】　女性,67岁。右髂骨部疼痛8个月,加剧2个月。

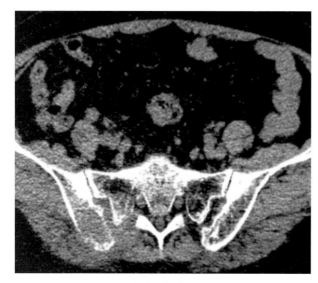

图8-3-5A

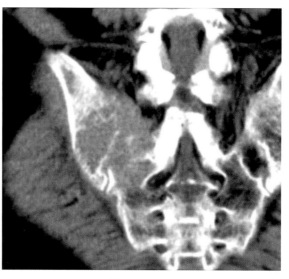

图8-3-5B

【CT征象】　平扫示右侧髂骨广泛性、不规则溶骨性破坏,骨皮质受累,破坏区内见残留骨,但无钙化,无骨膜反应,部分破坏区呈轻度膨胀,破坏区附近有软组织肿块影,密度均匀(图8-3-5A～C)。

【重要征象】　广泛溶骨性骨质破坏(略呈"融冰状"),周围软组织肿块形成。

【CT拟诊】　① 髂骨原发性非霍奇金淋巴瘤。② 浆细胞骨髓瘤。③ 转移瘤。④ 纤维肉瘤。

【病理诊断】　髂骨原发性非霍奇金淋巴瘤。

【评　　述】　骨骼淋巴瘤可分为原发和继发两种。原发者少见,其中绝大多数为NHL,HL极为罕见,仅占6%;骨原发性淋巴瘤约占骨恶性肿瘤的1%。在NHL和HL的发病过程中,分别有15%和20%累及骨骼。一般原发者为单骨病变;继发者常为多骨受累,该瘤可累及任何骨骼,好发于中轴骨如骨盆、脊柱等。原发性骨

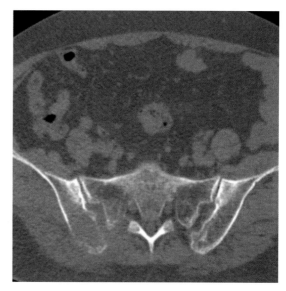

图8-3-5C

淋巴瘤年龄分布范围广,各年龄段均可发病,但多发生于30岁以上,男性发病率高于女性。临床表现为局部肿块、疼痛。

影像诊断对确诊淋巴瘤是原发还是继发有价值。原发性骨淋巴瘤的诊断标准为:① 首诊时为单骨病变。② 受累的骨骼组织病理确诊为淋巴瘤。③ 首诊时只有骨骼病变或只有区域性淋巴结受累,或者原发性肿瘤在发现至少6个月以后才出现转移。

CT表现　① 早期骨质破坏不明显,进展期可出现不规则溶骨性破坏,呈膨胀性改变,破坏区周围可见局部骨硬化。② 骨破坏穿破骨皮质时,邻近软组织内软组织肿块较多见,往往表现为骨皮质破坏轻而软组织肿块很大。③ 偶见骨膜反应。④ 治疗后在原骨破坏区内可出现不同程度的骨硬化。

鉴别诊断　① 髂骨纤维肉瘤:可分为中心型和周围型。中心型位于髓腔内,密度偏低且欠均匀,边缘不规则,无明显膨胀扩张现象,可见轻微骨膜反应,软组织肿块一般较淋巴瘤小。周围型肿瘤

以皮质外软组织肿块、局限性的皮质疏松和皮质骨破坏为特点。CT 上较难与淋巴瘤鉴别,需结合 MRI 检查(纤维肉瘤在 T1WI 及 T2WI 上可见线样低信号的纤维成分)。② 髂骨转移瘤:多发性骨破坏、软组织肿块及淋巴结肿大均可见于转移瘤,引起腹股沟及髂外组淋巴结肿大的转移瘤多为盆腔区域癌灶所致;发现原发肿瘤有助于诊断。③ 髂骨浆细胞骨髓瘤:典型者为多骨、多发的骨质破坏,大小不等,常为 1~2 cm,边缘多模糊,一般无骨质增生、硬化或骨膜增生,轮廓可基本保持完整,软组织肿块少见;尿本-周氏蛋白多呈阳性。

例6　髋臼软骨母细胞瘤

【病史摘要】　男性,14岁。右大腿疼痛5个月,加重8天。

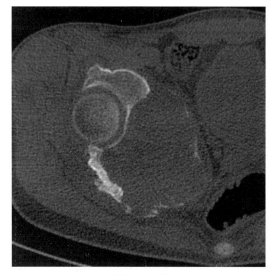 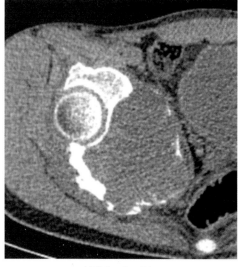

图8-3-6A　　　　　　　　　　　　　　图8-3-6B

【CT表现】　平扫示右侧髋臼及坐骨体部局部膨胀性骨质破坏,右侧髋臼病理性骨折(图8-3-6A);骨质破坏区内见少许骨性分隔(图8-3-6B、C);周围组织受压移位。

【重要征象】　髋臼膨胀性骨质破坏,其内见骨性分隔。

【CT拟诊】　① 髋臼骨巨细胞瘤。② 动脉瘤样骨囊肿。③ 软骨母细胞瘤。④ 内生软骨瘤。

【病理诊断】　右侧髋臼软骨母细胞瘤。

【评　　述】　软骨母细胞瘤也称为成软骨细胞瘤,起源于成软骨细胞或成软骨结缔组织。男女比例约为2:1,好发于20岁左右的青少年,最常见部位为四肢长骨的骨骺。临床上患者多以轻微疼痛或不适感就诊,可有肿胀及关节功能障碍,似关节炎表现;浅表者可扪及肿块,病程一般较为缓慢。

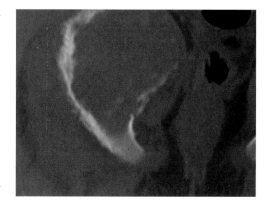

图8-3-6C

2013年WHO骨肿瘤分类将其归为中间型肿瘤,局部侵袭性生长,偶尔会发生远处转移,而2020年WHO骨肿瘤分类将其归为良性肿瘤。CT检查能清楚显示病变部位、范围、大小、界面,观察病灶内部的细微结构、骨质破坏程度和骨壳情况以及有无周围软组织肿块形成,特别对骨解剖部位复杂、重叠多而X线片显示困难的区域具有更高的诊断价值。

CT表现　① 不同程度的膨胀性软组织密度骨破坏,部分可见分房。② 与正常骨组织间可见薄的硬化边。③ 肿瘤实体部分多表现为低密度,病灶内可见点状或环状钙化。④ 邻近关节肿胀、积液、滑膜增厚。

鉴别诊断　① 髋臼内生软骨瘤:内生软骨瘤多发生于短管状骨,90%发生在手骨,原发于骨盆的内生软骨瘤较少见;CT上主要表现为髓腔内的异常软组织影,其内可见点状及环状钙化,周围骨皮质变薄,边缘光整、锐利,一般无中断。② 髋臼动脉瘤样骨囊肿:动脉瘤样骨囊肿多见于四肢长管状骨的干骺端,发生于不规则骨者少见。其典型影像表现为膨胀性骨质破坏,病灶周围可见硬化边,内可见分层的液体平面,下半部密度高于上半部是其典型表现。③ 髋臼骨巨细胞瘤:骨巨细胞瘤多见于男性、青壮年(20~40岁),好发于骨端、关节面下;呈偏心性、横向生长;破坏区多呈典型的皂泡状外观,无骨膜反应及骨质增生硬化现象,而软骨母细胞瘤常有钙化、骨化,有时有厚薄不一的硬化缘,甚至呈结节状。

例7　髋臼前壁粉碎性骨折,股骨头脱位及关节囊内出血

【病史摘要】　男性,67岁。外伤致左髋部疼痛、活动受限6个小时。

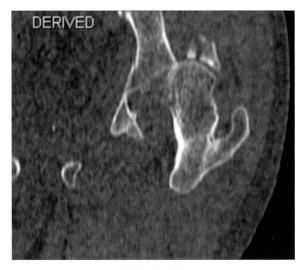

图8-3-7A

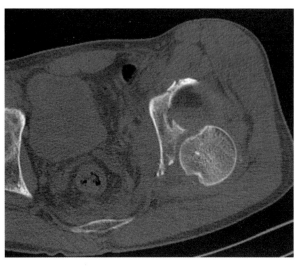

图8-3-7B

【CT征象】　平扫骨窗示左侧髋臼前壁、后壁横行骨质不连续,后壁见多发骨折线影,部分骨折伴有移位,关节囊内可见碎骨片嵌入(图8-3-7A、B);软组织窗示左股骨头向后上方移位,关节囊肿胀,其中有高密度影(图8-3-7C)。

【重要征象】　髋臼骨质断裂,股骨头移位。

【CT拟诊】　①髋臼复合骨折,伴股骨头脱位及关节囊内出血。②简单骨折,伴股骨头脱位及关节囊内出血。③病理性骨折,伴股骨头脱位及关节囊内出血。

【最终诊断】　髋臼复合性骨折,伴左侧股骨头脱位及关节囊内出血。

【评　　述】　大多数骨盆骨折由外伤引起

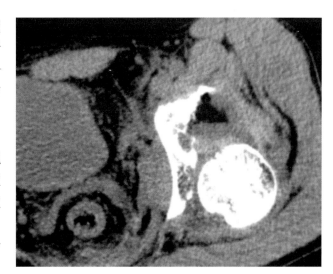

图8-3-7C

(如交通事故、高处坠落、击伤等)。由于外伤时患者的体位、受力方向、受力大小等情况各不相同,因而骨盆骨折的表现亦多种多样,程度轻重不一,严重的导致骨盆稳定性的破坏及血管损伤。目前常用的髋臼骨折分型方法较多,其中应用最广泛的是Judet-Letournel分型法,该分型将髋臼分为前柱和后柱,前柱由髂骨翼的前半部分(包括髂前上、下棘)、髋臼的前半部分和耻骨组成,后柱由坐骨(包括坐骨棘)、髋臼的后半部分和坐骨大切迹的密质骨组成;依据前柱、前壁、后柱和后壁4个部分将髋臼骨折分为5种简单骨折和5种复合骨折。其中,简单骨折为前壁骨折、前柱骨折、后壁骨折、后柱骨折、横行骨折;复合骨折为T形骨折、后柱伴后壁骨折、横行伴后壁骨折、前柱伴后半横行骨折、双柱骨折。因CT扫描能避免髋关节结构重叠,故髋臼前、后柱及中心的骨折能够非常准确清楚地被检出。另外,薄层扫描和高分辨CT技术对于显示髋臼顶部的细线状骨折非常有帮助。髋臼骨折的CT检查优于常规X线片。多排螺旋CT冠状位、矢状位重组、MPR、VRT、SSD等技术应用,可多角度、多方位观察骨折线的走行、骨折范围、骨折碎片的移位等空间信息,为临床治疗、指示手术入路提供更丰富的影像信息。

CT表现　①髋臼缘及前、后柱骨质断裂,可孤立亦可复合。②碎骨片可以向软组织内移位或嵌入关节囊内,碎骨片可单个亦可多发,大小不定。③ 可有股骨头脱位或半脱位,一般向骨折侧脱位。④ 关节囊内肿胀,其内合并出血可致 CT 值增加。⑤ 骨折侧闭孔内肌增厚、肿大。⑥ 关节周围肌肉间脂肪线模糊。外伤后,若发现关节囊积液或关节旁肌肉肿胀,而未见明显的骨折时,应采用高分辨扫描技术或薄层扫描,以利于显示诸如髋臼顶部的细线状骨折,提高诊断正确性。

鉴别诊断 ① 髋臼病理性骨折,伴股骨头脱位及关节囊内出血:当患者患有恶性肿瘤时,外伤后骨折应注意是否为病理性骨折,病理性骨折外伤多较轻微,大多可见明显的骨质破坏,CT 可见明确的软组织肿块或囊性变等病理征象,软组织肿块(与骨折血肿不同)多由肿瘤突破骨皮质侵及软组织所致;骨囊性病变伴骨折时多有囊液分层、囊内碎骨片等征象。② 髋臼简单骨折,伴股骨头脱位及关节囊内出血:简单骨折中横行骨折仅可见一条贯穿前、后壁的横行骨折线,而不会出现后壁多条走行不一的骨折线影。

例8　股骨头缺血性坏死

【病史摘要】　女性,40岁。系统性红斑狼疮病史7年,长期口服激素类药物。

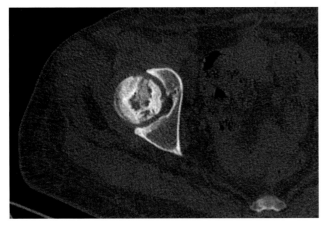 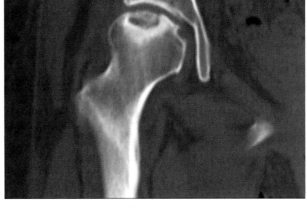

图 8-3-8A　　　　　　　　　　　　　　　　　图 8-3-8B

【CT征象】　平扫示右股骨头稍变扁,关节面略凹陷,其顶部骨质密度增高,骨质断裂,可见"新月征",关节间隙无狭窄(图8-3-8A、B)。

【重要征象】　股骨头稍变扁、凹陷,呈"新月征"。

【CT拟诊】　① 股骨头缺血性坏死Ⅲ期。② 股骨头缺血性坏死Ⅱ期。③ 髋关节结核。④ 髋关节类风湿性关节炎。

【最终诊断】　右股骨头缺血性坏死Ⅲ期。

【评　　述】　股骨头缺血性坏死是由于股骨头骨骺血供障碍所致,其发生原因与血管壁异常、血栓形成、骨内血管受压等有关。部分股骨头缺血性坏死与使用激素、酗酒及创伤有关,少数没有明确的病因。非创伤性缺血性坏死好发于30~50岁,男性多于女性,70%为双侧受累。股骨头缺血性坏死的病理过程分为三个阶段,即坏死期、修复期和愈合期。从治疗角度来说可分为五期。Ⅰ期:X线表现正常;Ⅱ期:股骨头有囊变和(或)硬化改变;Ⅲ期:软骨下透亮区和软骨下骨折,表现为新月征;Ⅳ期:软骨下骨塌陷、股骨头变扁;Ⅴ期:髋关节间隙变窄。Ⅰ期、Ⅱ期可行介入或手术治疗,防止股骨头进一步破坏;Ⅴ期需行全髋关节置换。CT发现股骨头缺血性坏死早于X线片,但晚于MRI。

CT表现　股骨头缺血性坏死影像分期方法较多且复杂,2002年宾夕法尼亚大学总结各分期法并结合MRI表现将其分为六期。其中CT表现总结如下,0期:CT检查未见明显异常;Ⅰ期:骨小梁正常星芒状结构增粗、扭曲变形及斑片状高密度硬化区和(或)骨质疏松;Ⅱ期:斑片状骨硬化及囊状破坏区,骨小梁星芒状结构消失;Ⅲ期:在Ⅱ期基础上出现"新月征"、轻度骨碎裂及关节面凹陷;Ⅳ期:明显骨碎裂及关节面塌陷,股骨头失去完整性;Ⅴ期:合并股骨头肥大畸形,髋臼边缘骨质增生及关节间隙狭窄。

鉴别诊断　① 髋关节类风湿性关节炎:常双侧,关节间隙狭窄,股骨头边缘呈不规则的骨质破坏,滑膜增厚。② 髋关节结核:单侧,关节间隙变窄,髋臼及股骨头软骨及软骨下均可见骨质破坏及增生;髋臼缘及股骨颈骨质被侵蚀破坏,邻近骨骼显示萎缩及明显骨质稀疏,常有大腿根部寒性脓肿及窦道形成;若破坏严重,愈合后可表现纤维强直。③ 股骨头缺血性坏死Ⅱ期:主要表现为股骨头骨小梁星芒状结构消失,并见斑片状骨硬化及囊状破坏区,对比Ⅲ期尚未出现"新月征"等表现。

例9　强直性脊柱炎

【病史摘要】　男性,25岁。反复腰骶部疼痛2年,HLA－B27阳性。

【CT征象】　平扫骨窗及冠状面重组示骶髂关节面下明显骨质破坏,以髂侧明显,关节面不光整,可见"虫蚀状"或"锯齿状"骨质破坏,关节面下有硬化及小囊变,关节间隙宽窄不等(图8－3－9A、B)。

【重要征象】　骶髂关节面"虫蚀状"或"锯齿状"骨质破坏,关节间隙宽窄不等。

【CT拟诊】　① 强直性脊柱炎Ⅲ级。② 强直性脊柱炎Ⅱ级。③ 化脓性骶髂关节炎。④ 致密性骨炎。⑤ 类风湿性关节炎。

【最终诊断】　强直性脊柱炎Ⅲ级。

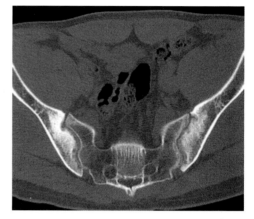

图8－3－9A

【评　　述】　强直性脊柱炎是一种原因不明的全身慢性结缔组织疾病,多发生于青壮年男性,可有家族遗传史。临床表现为腰骶、下背部疼痛及晨僵,部分患者有轻度下肢放射痛。病程较长。病变主要累及骶髂关节、髋关节、椎间关节、肋椎关节,早期以骶髂关节病变最多见,几乎100%累及。实验室检查血细胞沉降率加快,C反应蛋白阳性。血清组织相容性抗原HLA－B27阳性,有较大参考诊断价值,但不能作为确诊手段。CT检查能够真实而准确地反映发病部位及不同阶段的进展。临床分期及CT分级方法:临床分为三期,即早期、进展期、稳定期。参照纽约标准CT表现分为5级:0级正常;Ⅰ级为可疑病变,表现为髂骨关节面模糊,局灶性骨质疏松,关节间隙正常;Ⅱ级为轻度异常,表现为关节面模糊,微小侵蚀性病变、局限性骨质疏松和硬化,尚未有关节间隙改变;Ⅲ级为进展期,

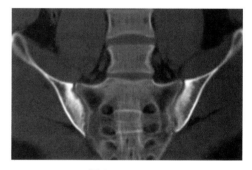

图8－3－9B

骶髂关节炎可出现明显的骨质破坏,关节面硬化,可见明显的骨质疏松和囊变,关节间隙增宽或变窄,关节部分强直;Ⅳ级为晚期,表现为关节严重骨质破坏,关节完全性强直。

CT表现　按临床不同阶段骶髂关节CT表现分为:① 早期:骶髂关节的CT征象为Ⅰ～Ⅱ级,表现为关节面下的骨质侵蚀、关节面毛糙、关节面皮质中断、皮质白线消失,关节面下小囊变,以骶髂关节前下1/3关节面最易受累,且以髂侧关节面的改变出现早且显著。② 进展期:骶髂关节的CT表现多为Ⅲ级,主要表现为关节面不光整、局部锯齿状及毛刷样改变,关节面下囊状骨质破坏及周围增生硬化,由于滑膜的破坏,出现关节间隙的狭窄。③ 稳定期:骶髂关节CT表现均为Ⅳ级,表现为关节骨性强直,关节间隙消失。

鉴别诊断　① 类风湿性关节炎:多见于女性,常为多关节发病,受累关节对称性发病,以上肢小关节多见,实验室检查类风湿因子阳性;出现骶髂关节炎时,仅在疾病的进展期;以骨破坏、疏松为主,硬化无或少见。② 致密性骨炎:多见于20~45岁经产妇,男性少见,呈三角形致密硬化,局限于髂侧,关节面不受侵。③ 化脓性骶髂关节炎:多单侧发病,起病急,局部疼痛重,X线片改变发展迅速,2~3周后关节面即模糊,侵蚀以及间隙增宽,约2个月后即可见骨性强直。④ 强直性脊柱炎Ⅱ级:仅表现为微小的侵蚀性病变,局限性骨质疏松和硬化,对比Ⅲ级骨质破坏不明显,且关节间隙尚未有增宽或变窄。

(张晓蕾　孔令彦　林　广　戚荣丰)

第四节　软组织疾病

例1　黏液样脂肪肉瘤

【病史摘要】　女性,31岁。2年前无明显诱因下发现右侧腰部肿块伴右腿酸痛,肿块有增大。

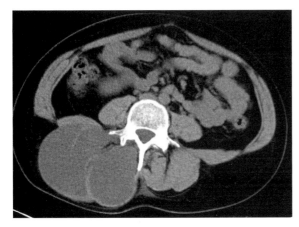
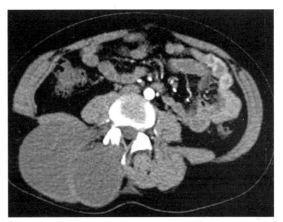

图8-4-1A　　　　　　　　　　　　　图8-4-1B

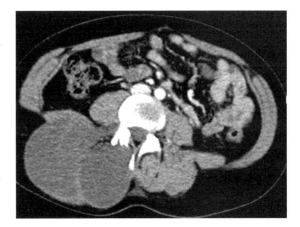

图8-4-1C

【CT征象】　平扫示右骶部皮下软组织内囊性低密度肿块影,其内多发线样分隔影,肿块大小约12.2 cm×9.0 cm,邻近腰部肌肉受压、萎缩（图8-4-1A）。增强扫描肿块囊性部分未见明显强化,其内分隔呈轻度强化（图8-4-1B、C）。

【重要征象】　骶部皮下软组织内较大囊性肿块,其内线样分隔。

【CT拟诊】　① 骶部皮下神经源性肿瘤。② 黏液样脂肪肉瘤。③ 未分化多形性肉瘤。④ 囊肿。

【病理诊断】　骶部黏液样脂肪肉瘤。

【评　　述】　2020年出版的WHO第5版软组织肿瘤分类中将软组织肿瘤分为11大组织学类型:脂肪细胞肿瘤、纤维母细胞/肌纤维母细胞性肿瘤、所谓的纤维组织细胞性肿瘤、血管性肿瘤、周细胞性(血管周细胞性)肿瘤、平滑肌肿瘤、骨骼肌肿瘤、胃肠道间质瘤、软骨-骨肿瘤、周围神经鞘肿瘤以及未确定分化的肿瘤,每一类内大都又进一步分为良性、交界性和恶性。恶性软组织肿瘤占所有恶性肿瘤的1%,最常见的依次为:未分化多形性肉瘤、脂肪肉瘤、平滑肌肉瘤,其中脂肪肉瘤起源于脂肪母细胞向脂肪细胞分化的间叶细胞,表现为不同分化程度的异型脂肪母细胞。脂肪肉瘤根据肿瘤细胞的分化程度和类型分为五种亚型:高分化、去分化、黏液样、多形性以及黏液样多形性脂肪肉瘤。黏液样脂肪肉瘤仅次于高分化脂肪肉瘤,占所有脂肪肉瘤的30%~40%。脂肪肉瘤发病高峰年龄为40~60岁,男性略多于女性。脂肪肉瘤可发生于全身各处,但以下肢深部软组织和腹膜后为最好发的部位。脂肪肉瘤大多生长缓慢,患者早期一般没有明显临床症状,多表现为无痛性肿块,质地较软,早期诊断较为困难,往往要发展到晚期,肿块巨大产生疼痛或压迫等症状后才被发现。

CT表现　① 黏液样脂肪肉瘤常表现为深部软组织或腹膜后较大的分叶状肿块,境界清晰。② CT平扫病灶密度较低,呈液性密度。90%~95%黏液样脂肪肉瘤含少许脂肪成分,含量一般小于10%,因此发现低密度病灶内少量脂肪是其特异征象,MRI对少许脂肪的检出更敏感;病灶内可见线

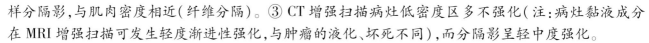

样分隔影,与肌肉密度相近(纤维分隔)。③ CT 增强扫描病灶低密度区多不强化(注:病灶黏液成分在 MRI 增强扫描可发生轻度渐进性强化,与肿瘤的液化、坏死不同),而分隔影呈轻中度强化。

鉴别诊断 ① 骶部皮下囊肿:皮下囊肿一般较小,呈扁平形或圆形,其内一般无分隔影,增强扫描一般无强化。② 骶部未分化多形性肉瘤:好发年龄为 50~70 岁,多表现出较大、不规则软组织肿块,肿块主体密度一般与邻近肌肉相等,与黏液样脂肪肉瘤低密度为主不一样;且多形性未分化肉瘤病灶内出血、坏死较常见,以致病灶密度混杂。③ 骶部皮下神经源性肿瘤:神经源性肿瘤多呈椭圆形,沿神经走行方向生长,增强扫描多明显强化。

例2　痛风

【病史摘要】　男性,50岁。反复四肢疼痛10余年。血尿酸水平468 μmol/L。

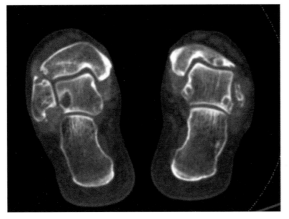

图8-4-2A

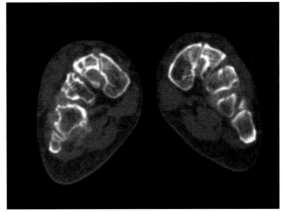

图8-4-2B

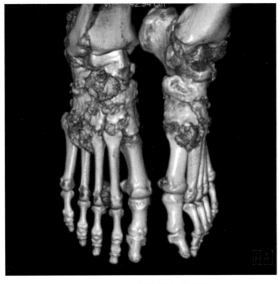

图8-4-2C(见书末彩插)

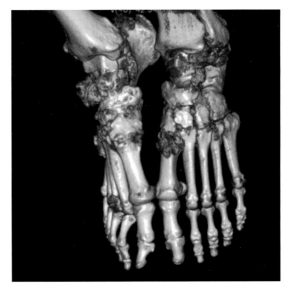

图8-4-2D(见书末彩插)

【CT征象】　平扫横断面骨窗图像示双侧踝关节、足跗骨、跖趾关节周围多发斑片状及结节状密度增高影,骨表面可见多发穿凿样、不规则状骨质破坏,关节面下可见多发小圆形骨质破坏影(图8-4-2A、B)。双能量扫描容积再现图像示多发的编码为绿色伪彩色的痛风石(图8-4-2C、D)。

【重要征象】　关节周围多发结节状高密度影,双能量CT呈绿色编码。

【CT拟诊】　① 痛风。② 类风湿关节炎。③ 退行性骨关节炎。④ 假性痛风性关节炎。

【病理诊断】　痛风。

【评　述】　痛风是由于嘌呤代谢紊乱,尿酸生成过多或排泄减少,造成体液、血液的尿酸水平增高及尿酸盐结晶体内沉积所致的一组综合征。人群患病率为1%~4%,中年男性常见,在我国发病率有逐年递增的趋势。痛风的临床表现分为4个阶段:无症状期、急性关节炎期、间歇期和慢性关节炎期。痛风结节一般出现在慢性关节炎期,是痛风的临床特征之一,可发生于关节的任何部位,包括关节软骨、滑膜、关节囊、肌腱、韧带、骨质内和皮下组织,还可见于耳廓。四肢关节多见,中轴关节少见。痛风的诊断影像学上采用的有X线、CT、MRI、超声等,但各种方法的特异性及敏感性均有限。常规CT显示骨质破坏及痛风石较X线片及MRI具有优势。近年来开发的双能量CT是一种检测痛风石的新技术,其技术原理是利用不同物质在不同能量X线下的能量吸收系数不同,通过数学运算对感兴趣物质进行物质分离,并用不同颜色标记出来,因尿酸盐结晶存在不同的X线衰减特征,呈现特定颜色,从而得以显影。双能量CT对早期、无创性诊断痛风具有重要的临床应用价值。

CT表现 ①常首先始于第一跖趾关节,表现为关节旁斑片状及结节状密度增高影。②关节面穿凿样或不规则状骨质破坏及关节面下小囊状影。③关节腔积液及关节周围软组织肿胀。

双能量CT表现:双能量CT后处理重组图像上,绿色所示为尿酸盐结晶,蓝色所示为密质骨,粉红色为松质骨。双能量CT在痛风石检测中的价值有:①直观显示尿酸盐结晶沉积灶的位置、大小、范围和数目。②显示尿酸盐结晶的变化,尤其是治疗后的随访对比观察。

鉴别诊断 ①假性痛风性关节炎:是焦磷酸钙结晶沉积引起的一种关节病,多见于30岁以上的人,无明显性别差异,好侵犯大关节如膝关节等,但无痛风石表现,双能量CT也检测不到尿酸盐结晶。②退行性骨关节炎:原发性多见,主要见于老年人,常见关节面及其边缘骨赘形成,双能量CT检测不到尿酸盐结晶。③类风湿关节炎:好发于中年女性,临床上类风湿因子阳性,病变早期主要位于关节滑膜,引起滑膜炎症,继而出现关节软骨边缘性侵蚀,晚期可引起关节纤维强直,双能量CT检测不到尿酸盐结晶。

(戚荣丰　许　健)

第五节　脊柱、骨盆、软组织疾病CT检查适应证及应用进展

一、脊柱、骨盆、软组织疾病CT检查适应证

CT对脊柱病变的诊断有许多优于常规X线平片之处,对脊髓及软组织病变不如MRI,但CT在脊柱病变的诊断上仍具有重要临床价值。

（一）椎间盘病变及退行性病变

CT能清楚显示腰椎间盘的形态及其与硬膜囊和神经根的关系,通过观察椎间盘的轮廓和椎间隙的高度,CT可鉴别椎间盘退行性变和椎间盘突出。

（二）脊椎骨肿瘤

脊椎骨肿瘤最常见为转移瘤,原发性肿瘤较少见。CT可显示肿瘤范围包括骨内外受累的范围,显示肿瘤的组织结构(脂肪、囊性、实质性和钙化)及肿瘤的血供情况。MPR及立体重组(MIP、SSD、VRT)可以更直观地显示肿瘤侵犯的大小、范围和形态。

（三）脊椎感染性病变

CT在显示脊椎感染性病变的脊椎骨改变的同时,也可显示椎管内、硬膜外、脊椎旁的受累和椎间盘的病变。

（四）脊柱损伤

对大多数脊柱损伤,常规X线平片仍是首选的检查方法,对观察不稳定MPR骨折如椎弓骨折、关节突关节脱位,显示骨折碎片及其在椎管内的位置,CT是最佳的检查方法。多平面重组及立体重组对发现和直观显示隐蔽骨折或复杂结构骨折,如寰枢椎骨折、椎体附件骨折等的形态改变和移位情况等非常有帮助,对于临床制订治疗计划具有重要价值。但CT对脊髓、神经的损伤评价不及MRI。

（五）椎管内病变

CT评价椎管内病变多需经静脉注射对比剂或椎管内注射对比剂。静脉注射对比剂CT增强扫描主要适用于脊髓血管畸形等。CT脊髓造影适用于椎管内肿瘤、脊髓空洞症、发育畸形、血管畸形、蛛网膜炎、损伤术后观察等。三维重组技术,特别是MPR技术,使CT可以像MRI一样从冠状位和矢状位对椎管进行观察,使椎管内病变及其与骨性椎管的关系非常直观地显示出来。

（六）骨盆

CT在骨盆疾病的诊断中有重要价值,主要用于:① 骨盆骨折。② 骨盆肿瘤。③ 股骨头缺血坏死。④ 骨的感染性疾病。⑤ 骨及骨关节的其他疾病。⑥ 骨盆测量。⑦ CT引导下骨穿刺活检。三维重组技术对于骨盆骨折的显示具重要的价值,可以立体和直观地显示骨折的移位情况,对于髋臼的隐蔽性骨折可以更加明确地显示,为手术方案的制订及术后的随访复查提供有效的直观的证据。

（七）软组织

CT相对X线平片具有较高的软组织分辨率,目前已成为软组织病变检查的主要手段之一,但对软组织病变的显示不如MRI。CT检查软组织病变尤其是软组织肿瘤的主要目的不是确定病变(肿瘤)的组织类型,而是明确病变的性质、范围,以及有无累及骨与关节,以利于制订治疗方案。主要用于:① 软组织良、恶性肿瘤。② 软组织感染。③ 软组织损伤。④ CT导引下穿刺活检技术。

二、脊柱、骨盆、软组织疾病CT应用进展

（一）双能量能谱CT的应用

近年来出现的双能量能谱CT由于使用了以瞬时双kVp为核心的能谱成像技术,实现了物质分离,在骨骼肌肉系统展现出了很好的应用前景。

1. 韧带和肌腱的双能量CT成像:由于韧带和肌腱的密度与周围软组织相似,缺乏足够的密度对比,常规CT不能对其明确区分。研究表明,由于肌腱、韧带成分中胶原分子侧链上的密实羟(基)赖氨酸和羟脯氨酸对不同能量的X线有较明显的衰减差异,故利用双能量CT能鉴别胶原成分,显示韧

带和肌腱,评价外伤患者韧带、肌腱的连续性和完整性。文献报道双能量 CT 显示前交叉韧带损伤的敏感性和特异性均可达 70% 左右,有望成为有 MRI 检查禁忌的患者显示肌腱、韧带的理想成像手段。

2. 双能量 CT 去除金属伪影:骨关节术后金属植入物以及外伤后体内金属异物(如钉子、刀具等)会产生明显的金属伪影,影响对局部区域的观察,甚至造成漏诊、误诊。常规 CT 对金属伪影无有效办法去除。双能量 CT 虚拟单能谱成像技术通过特殊计算后得到不同能量水平下的虚拟单能谱图像,显著提高组织的空间和密度分辨率,降低图像噪声,从而有效降低金属伪影,使金属周围结构的显示清晰度明显提高。

3. 外伤骨髓损伤的双能量 CT 成像:骨外伤后常规 CT 可显示骨折,甚至是细微骨折,但不能评估骨髓损伤,双能量 CT 可以通过物质分离算法鉴别组织成分,从而评估骨髓,使双能量 CT 检测外伤后骨髓损伤成为可能。

4. 痛风的双能量 CT 成像:因尿酸盐结晶存在不同的 X 线衰减特征,故利用双能量 CT 能够较敏感检测出体内尿酸盐结晶,并用特定颜色显影,为痛风的诊断提供了一种新的无创检查方法,目前已得到广泛应用。

(二)灌注 CT 的应用

骨骼肌肉系统肿瘤的灌注 CT 成像有助于了解恶性骨骼肌肉系统肿瘤内部微血管分布不均衡的特征,可定量反映肿瘤新生血管的生理特性,使非创伤方法测量微血管密度成为可能。但该技术也有一定的局限性,如增加患者辐射剂量、对较小肿瘤及少血供肿瘤的应用价值有限。

(三)人工智能在骨骼肌肉系统 CT 研究领域的应用

人工智能是一门由计算机科学、控制论、信息论、数学等多种学科相互渗透而发展起来的综合性的新学科,目前在骨骼肌肉系统影像学中的应用研究逐渐增多。有研究使用基于 CT 图像的机器学习方法建立了椎体压缩性骨折自动检测、定位和分类的计算机系统,使压缩性骨折的自动检测和定位敏感性达 95% 以上。此外,基于纹理分析的机器学习可以在常规 CT 图像中高精度地识别出椎体的不全性骨折,与 CT 值测量相比可提高骨折风险预测能力。

(四)3D 打印技术联合 CT 在骨骼肌肉系统研究领域的应用

3D 打印技术是一项能够使电子信号转化为三维实体模型或零件的技术。目前,医疗相关 3D 打印技术主要用于创建个体化的组织、器官、血管和生物再生支架以及新的植入物和修复体等方面。在骨科领域,根据患者的 CT 数据进行三维建模,将重建结果输入到 3D 打印机,逐层精确打印出每一层面后叠加起来,从而得到想要的实物,如骨骼 3D 病理模型、假体植入物、导航模板等。可帮助医生在术前提前准备好手术中需要用到的导航模板、钢板、螺丝、假体植入物等,并根据具体情况作出个体化调整,为患者提供更精准高效的个体化治疗。如椎弓根螺钉置入术时,3D 打印导航模板相比徒手法穿孔率及螺钉偏移率显著降低。

(五)定量 CT 的应用

骨密度测量在骨质疏松症的诊断和治疗随访中具有重要作用。定量 CT(quantitative computed tomography,QCT)骨密度测量是在临床 CT 扫描图像的基础上,配以 QCT 专业体模和分析软件进行骨密度测量。目前应用最广泛的骨密度测量方法是双能 X 线骨密度仪,其测量的是投影面积内的骨密度,缺点是不能区分皮质骨与松质骨,因此测量结果容易受骨质增生退变、椎体大小、以及周围软组织钙化等的影响。而 QCT 采用的是 CT 的原始数据,可以选择性测量椎体松质骨骨密度,是目前公认的最准确的骨密度测量方法。国际临床骨密度学会和美国放射学会均推荐 QCT 诊断骨质疏松症的标准为腰椎骨密度低于 80 mg/cm^3。中国老年学与老年医学学会骨质疏松分会、中华医学会健康管理分会等于 2018 年联合发布的骨质疏松诊断指南推荐使用这一国际标准。

(戚荣丰　许　健)

参 考 文 献

第一章　CT应用基础

[1]　卢光明, 陈君坤. CT诊断与鉴别诊断. 南京: 东南大学出版社, 1999.

[2]　卢光明. 临床CT鉴别诊断学. 南京: 江苏科学技术出版社, 2010.

[3]　SPRING D B, BETTMANN M A, BARKAN H E. Deaths related to iodinated contrast media reported spontaneously to the U. S. Food and Drug Administration, 1978－1994: effect of the availability of low-osmolality contrast media. Radiology, 1997, 204(2): 333－337.

[4]　GOLDMAN L W. Principles of CT and CT technology. J Nucl Med Technol, 2007, 35(3): 115－130.

[5]　KUBO T. Vendor free basics of radiation dose reduction techniques for CT. Eur J Radiol, 2019, 110: 14－21.

[6]　SCHILHAM A M, VAN GINNEKEN B, LOOG M. A computer-aided diagnosis system for detection of lung nodules in chest radiographs with an evaluation on a public database. Med Image Anal, 2006, 10(2): 247－258.

[7]　OMOUMI P, VERDUN F R, GUGGENBERGER R, et al. Dual-energy CT: basic principles, technical approaches, and applications in musculoskeletal imaging (Part 2). Semin Musculoskelet Radiol, 2015, 19(5): 438－445.

[8]　SEERAM E. Computed tomography: a technical review. Radiol Technol, 2018, 89(3): 279－302.

[9]　MCCOLLOUGH C H, LENG S, YU L, et al. Dual- and multi-Energy CT: principles, technical approaches, and clinical applications. Radiology, 2015, 276(3): 637－653.

[10]　SAHINER B, PEZESHK A, HADJIISKI L M, et al. Deep learning in medical imaging and radiation therapy. Med Phys, 2019, 46(1): e1－e36.

第二章　循环系统疾病

[1]　张龙江, 卢光明. 全身CT血管成像诊断学. 2版. 北京: 军事科学出版社, 2020.

[2]　卢光明, 张龙江. 双能量CT临床应用指南. 北京: 人民卫生出版社, 2015.

[3]　邹玉宝, 宋雷, 蒋雄京. 大动脉炎诊断标准研究进展. 中国循环杂志, 2017, 32(1): 90－92.

[4]　中华医学会放射学分会心胸学组,《中华放射学杂志》心脏冠状动脉多排CT临床应用指南写作专家组. 心脏冠状动脉CT血管成像技术规范化应用中国指南. 中华放射学杂志, 2017, 51(10): 732－743.

[5]　张湘敏, 吕梁, 刘兴利, 等. 人工智能在心脏影像诊断中的研究进展. 国际医学放射学杂志, 2020, 43(2): 192－196.

[6]　乔红艳, 张龙江. 基于冠状动脉CT血管成像血流储备分数的研究进展. 中华放射学杂志, 2019, 53(4): 324－328.

[7]　张龙江, 乔红艳. 冠状动脉CT——从解剖学迈入功能学的新时代. 医学研究生学报, 2019, 32(3): 225－229.

[8]　ERBEL R, ABOYANS V, BOILEAU C, et al. 2014 ESC guidelines on the diagnosis and treatment of aortic diseases: document covering acute and chronic aortic diseases of the thoracic and abdominal aorta of the adult. The task force for the diagnosis and treatment of aortic diseases of the European Society of Cardiology (ESC). Eur Heart J, 2014, 35(41): 2873－2926.

[9]　DELGADO SÁNCHEZ-GRACIÁN C, OCA PERNAS R, TRINIDAD LÓPEZ C, et al. Quantitative myocardial perfusion with stress dual-energy CT: iodine concentration differences between normal and ischemic or necrotic myocardium. Initial experience. Eur Radiol, 2016, 26(9): 3199－3207.

[10]　JOHNSON K W, TORRES SOTO J, GLICKSBERG B S, et al. Artificial intelligence in Cardiology. J Am Coll Cardiol, 2018, 71(23): 2668－2679.

[11]　SAREMI F, ACHENBACH S. Coronary plaque characterization using CT. AJR Am J Roentgenol, 2015, 204(3): 249－260.

[12]　HELL M M, ACHENBACH S, SCHUHBAECK A, et al. CT-based analysis of pericoronary adipose tissue density: relation to cardiovascular risk factors and epicardial adipose tissue volume. J Cardiovasc Comput Tomogr, 2016, 10(1): 52－60.

[13]　GOELLER M, ACHENBACH S, CADET S, et al. Pericoronary adipose tissue computed tomography attenuation and high-risk plaque characteristics in acute coronary syndrome compared with stable coronary artery disease. JAMA Cardiology, 2018, 3(9):

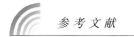
858－863.

［14］HECHT H S, BLAHA M J, KAZEROONI E A, et al. CAC－DRS：coronary artery calcium data and reporting system. An expert consensus document of the Society of Cardiovascular Computed Tomography (SCCT). J Cardiovasc Comput Tomogr, 2018, 12(3)：185－191.

［15］SAREMI F, HASSANI C, LIN L M, et al. Image predictors of treatment outcome after thoracic aortic dissection repair. Radiographics, 2018, 38(7)：1949－1972.

［16］SCHESKE J A, CHUNG J H, ABBARA S, et al. Computed tomography angiography of the thoracic aorta. Radiol Clin North Am, 2016, 54(1)：13－33

［17］KONSTANTINIDES S V, TORBICKI A, AGNELLI G, et al. Task force for the diagnosis and management of acute pulmonary embolism of the European Society of Cardiology. 2014 ESC guidelines on the diagnosis and management of acute pulmonary embolism. Eur Heart J, 2014, 35(43)：3033－3069, 3069a－3069k.

［18］ZHANG L J, ZHANG Z, LI S J, et al. Pulmonary embolism and renal vein thrombosis in patients with nephrotic syndrome：prospective evaluation of prevalence and risk factors with CT. Radiology, 2014, 273(3)：897－906.

［19］DAVE R B, FLEISCHMANN D. Computed tomography angiography of the upper extremities. Radiol Clin North Am, 2016, 54(1)：101－114.

［20］SONAVANE S K, MILNER D M, SINGH S P, et al. Comprehensive imaging review of the superior vena vava. Radiographics, 2015, 35(7)：1873－1892.

［21］SMILLIE R P, SHETTY M, BOYER A C, et al. Imaging evaluation of the inferior vena cava. Radiographics, 2015, 35(2)：578－592.

第三章　颅脑疾病

［1］卢光明. 临床 CT 鉴别诊断学. 南京：江苏科学技术出版社，2010.

［2］龚启勇，卢光明，程敬亮. 中华医学影像中枢神经系统卷. 北京：人民卫生出版社，2019.

［3］HAAGA R, LANZIERI F, GIKESON C. CT and MR imaging of the whole body, 4th ed. St. Louis：Mosby, 2001.

［4］ROBERTS H C, ROBERTS T P, LEE T Y, et al. Dynamic, contrast enhanced CT of human brain tumors：quantitativeeassessment of blood volume, blood flow, and microvascular permeability：report of two cases. Am J Neuroradiol, 2002, 23(5)：828－832.

［5］JACKSON A, KASSNER A, ANNESLEY-WILLIAMS D, et al. Abnormalities in the recirculation phase of contrast agent bolus passage of cerebral gliomas：comparison with relative blood volume and tumor grade. Am J Neuroradiol, 2002, 23(1)：7－14.

［6］施裕新，徐建峰. CT 灌注成像对脑肿瘤瘤周水肿的评价. 中华放射学杂志，2005，39(5)：469－471.

［7］斯光晏，唐光才，李慧熙. 脑室管膜瘤的 CT 诊断. 中国医学影像技术，2001，17(3)：215－216.

［8］KOELLER K K, HENRY J M. From the archives of the AFIP：superficial gliomas：radiologic-pathologic correlation. Armed Forces Institute of Pathology. Radiographics, 2001, 21(6)：1533－1556.

［9］许健，卢光明，张新华，等. 小脑发育不良性神经节细胞瘤. 中华医学杂志，2005，85(47)：315.

［10］肖俊强，李苏建，卢光明. 胚胎发育不良性神经上皮瘤的 MRI 表现特征. 中华放射学杂志，2006，40(5)：467－469.

［11］STANESCU COSSON R, VARLET P, BEUVON F, et al. Dysembryoplastic neuroepithelial tumors：CT, MR findings and imaging follow-up：a study of 53 cases. J Neuroradiol, 2001, 28(4)：230－240.

［12］FERNANDEZ C, GIRARD N, PAZ PAREDES A, et al. The usefulness of MR imaging in the diagnosis of dysembryoplastic neuroepithelial tumor in children：a study of 14 cases. AJNR Am J Neuroradiol, 2003, 24(5)：829－834.

［13］COULON A, LAFITTE F, HOANG-XUAN K, et al. Radiographic findings in 37 cases of primary CNS lymphoma in immunocompetent patients. Eur Radiol, 2002, 12(2)：329－340.

［14］耿承军，陈君坤，卢光明，等. 原发性中枢神经系统淋巴瘤的 CT、MRI 表现与病理对照研究. 中华放射学杂志，2003，37(3)：246－251.

［15］李南云，武海燕，金行藻，等. 中枢神经系统非典型畸胎瘤样／横纹肌样瘤临床病理特点. 临床与实验病理学杂志，2004，20(5)：572－575.

［16］ARSLANOGLU A, AYGUN N, TEKHTANI D, et al. Imaging findings of CNS atypical teratoid/rhabdoid tumors. AJNR Am J Neuroradiol, 2004, 25(3)：476－480.

［17］LEE Y K, CHOI C G, LEE J H. Atypical teratoid/rhabdoid tumor of the cerebellum：report of two infantile cases. AJNR Am J Neuroradiol, 2004, 25(3)：481－483.

［18］陈星荣，沈天真. 血管母细胞瘤. 中国医学计算机成像杂志，2003，9(3)：208－211.

［19］RICHARD S, DAVID P, MARSOT-DUPUCH K, et al. Central nervous system hemangioblastomas, endolymphatic sac tumors, and von Hippel-Lindau disease. Neurosurg Rev, 2000, 23(1): 1－24.

［20］SLATER A, MOORE N R, HUSON S M. The natural history of cerebellar hemangioblastomas in von Hippel-Lindau disease. AJNR Am J Neuroradiol, 2003, 24(8): 1570－1574.

［21］高煜，范国平，朱杰明. 灰质异位症的 CT 表现和分型. 临床放射学杂志, 2000, 19(6): 6－8.

［22］OSBORN A G. Osborn's brain: imaging, pathology, and anatomy. 2nd ed. Salt Lake City: Elsevier, 2018.

［23］LOUIS D N, PERRY A, REIFENBERGER G, et al. The 2016 World Health Organization Classification of Tumors of the Central Nervous System: a summary. Acta Neuropathol, 2016, 131(6): 803－820.

［24］NARAYANAN A, TURCAN S. The magnifying GLASS: longitudinal analysis of adult diffuse gliomas. Cell, 2020, 180(3): 407－409.

［25］ECKEL-PASSOW J E, LACHANCE D H, MOLINARO A M, et al. Glioma groups based on 1p/19q, IDH, and TERT promoter mutations in tumors. N Engl J Med, 2015, 372(26): 2499－2508.

［26］KIM H S, KWON S L, CHOI S H, et al. Prognostication of anaplastic astrocytoma patients: application of contrast leakage information of dynamic susceptibility contrast-enhanced MRI and dynamic contrast-enhanced MRI. Eur Radiol, 2020, 30(4): 2171－2181.

［27］LIN Y, LI J, ZHANG Z, et al. Comparison of intravoxel incoherent motion diffusion-weighted MR imaging and arterial spin labeling MR imaging in gliomas. Biomed Res Int, 2015: 234－245.

［28］BALIGA S, GANDOLA L, TIMMERMANN B, et al. Brain tumors: medulloblastoma, ATRT, ependymoma. Pediatr Blood Cancer, 2021, 68(suppl2): e28395.

［29］SMITH A B, SMIRNIOTOPOULOS J G, HORKANYNE-SZAKALY I. From the radiologic pathology archives: intraventricular neoplasms: radiologic-pathologic correlation. Radiographics, 2013, 33(1): 21－43.

［30］RAMASWAMY V, TAYLOR M D. Medulloblastoma: from myth to molecular. J Clin Oncol, 2017, 35(21): 2355－2363.

［31］BLÜMCKE I, CORAS R, WEFERS A K, et al. Review: challenges in the histopathological classification of ganglioglioma and DNT: microscopic agreement studies and a preliminary genotype-phenotype analysis. Neuropathol Appl Neurobiol, 2019, 45(2): 95－107.

［32］SCHATTNER A, CAGNANO E, DUBIN I. Cerebellar hemangioblastoma. Am J Med, 2018, 131(1): e15－e16.

［33］BOIRE A, BRASTIANOS P K, GARZIA L, et al. Brain metastasis. Nat Rev Cancer, 2020, 20(1): 4－11.

［34］LAKE M G, KROOK L S, CRUZ S V. Pituitary adenomas: an overview. Am Fam Physician, 2013, 88(5): 319－327.

［35］HOANG V T, TRINH C T, NGUYEN C H, et al. Overview of epidermoid cyst. Eur J Radiol Open, 2019, 6: 291－301.

［36］GROSS B A, JANKOWITZ B T, FRIEDLANDER R M. Cerebral intraparenchymal hemorrhage: a review. JAMA, 2019, 321(13): 1295－1303.

［37］SCOTT R M, SMITH E R. Moyamoya disease and moyamoya syndrome. N Engl J Med, 2009, 360(12): 1226－1237.

［38］LOHANI S, BHANDARI S, RANABHAT K, et al. Does diffuse axonal injury MRI grade really correlate with functional outcome? World Neurosurg, 2020, 135: e424－e426.

［39］MARTÍN GUERRA J M, MARTÍN ASENJO M, PRIETO DE PAULA J M. Fahr's disease. Rev Clin Esp, 2020, 220(2): 143.

［40］DESAI S, GLASIER C. Sturge-Weber Syndrome. N Engl J Med, 2017, 377(9): e11.

［41］OEGEMA R, BARKOVICH A J, MANCINI G M S, et al. Subcortical heterotopic gray matter brain malformations: classification study of 107 individuals. Neurology, 2019, 93(14): e1360－e1373.

［42］KATYAL A, BHASKAR S. CTP-guided reperfusion therapy in acute ischemic stroke: a meta-analysis. Acta neurologica Scandinavica, 2020, 143(4): 355－366.

［43］PRASHANTH V, PANDYA V K. Role of CT scan in diagnosis and management of otogenic intracranial abscess. Indian J Otolaryngol Head Neck Surg, 2011, 63(3): 274－278.

［44］孙奎胜，孙涛，高攀，等. 弥漫性轴索损伤早期 CT 表现与预后. 中华神经外科杂志, 2013, 29(9): 927－930.

［45］张永海，卢青，唐军，等. 超急性期及急性期脑梗死全脑 CT 灌注和 CT 血管造影研究. 中华放射学杂志, 2005, 39(7): 681－686.

［46］CAO R, YE G, WANG R, et al. Collateral vessels on 4D CTA as a predictor of hemorrhage transformation after endovascular treatments in patients with acute ischemic stroke: a single-center study. Front Neurol, 2020, 11: 60.

［47］MEIJS M, MEIJER F J A, PROKOP M, et al. Image-level detection of arterial occlusions in 4D-CTA of acute stroke patients using deep learning. Med Image Anal, 2020, 66: 101－110.

［48］CANCELLIERE N M, NAJAFI M, BRINA O, et al. 4D-CT angiography versus 3D-rotational angiography as the imaging modality

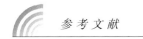

for computational fluid dynamics of cerebral aneurysms. J Neurointerv Surg, 2020, 12(6): 626－630.

[49] SHAHZAD R, PENNIG L, GOERTZ L, et al. Fully automated detection and segmentation of intracranial aneurysms in subarachnoid hemorrhage on CTA using deep learning. Sci Rep, 2020, 10(1): 21799.

第四章　五官和颈部疾病

[1] 石木兰. 肿瘤影像学. 北京：科学出版社，2003.

[2] 施增儒，王中秋，吴树春. 五官 CT 和 MRI 诊断学. 南京：南京大学出版社，1997.

[3] 周康荣. 胸部颈面部 CT. 上海：上海医科大学出版社，1996.

[4] 周玲，王万笔，武峰. 眼眶原发性肿瘤的 CT 诊断. 临床放射学杂志，2004，24(3): 197－200.

[5] 杨本涛，王振常，曹明阁. 鼻窦真菌球 CT 和 MRI 诊断. 中国医学影像技术，2004，20(2): 172－174.

[6] FERGUSON B J. Fungus balls of the paranasal sinuses. Otolaryngol Clin North Am, 2000, 33(2): 389－398.

[7] RAO V M, NOUEAM K L. Sinonasal imaging anatomy and pathology. Radio Clin North Am, 1998, 36(5): 921－938.

[8] 徐立勤，韩咏梅，李永伟，等. 组织细胞坏死性淋巴结炎 52 例临床病理表现. 中华内科杂志，2006，45(2): 127－129.

[9] ALEANDER E K, HURWITZ S, HEERING J P, et al. Natural history of benign solid and cystic thyroid nudules. Ann Intern Med, 2003, 138(4): 315－318.

[10] 中华医学会放射学分会头颈学组. 鼻部 CT 和 MRI 检查及诊断专家共识. 中华放射学杂志，2017，51(9): 660－664.

[11] 中华医学会放射学分会头颈学组. 眼部 CT 和 MRI 检查及诊断专家共识. 中华放射学杂志，2017，51(9): 648－653.

[12] 中华医学会放射学分会头颈学组. 耳部 CT 和 MRI 检查及诊断专家共识. 中华放射学杂志，2017，51(9): 654－659.

[13] 鲜军舫，马林，王倩. 耳部影像学进展、挑战与未来. 中华放射学杂志，2018，16(5): 589－592.

[14] 王振常. 适时修正头颈部 CT 和 MRI 检查及诊断规范，推动头颈部影像的普及和发展. 中华放射学杂志，2017，51(9): 641.

[15] 邹颖，夏爽. 深度学习和影像组学在头颈部恶性肿瘤影像学中的研究进展. 中华放射学杂志，2020，54(10): 1021－1024.

[16] 郝永红，刘萍，徐琪，等. RSNA 2017 头颈部影像学. 放射学实践，2018，33(3): 226－228.

[17] 郝永红，翟林寒，叶海琪，等. RSNA2019 头颈部影像学. 放射学实践，2020，35(4): 405－409.

[18] 韩志江，包凌云，陈文辉. 甲状腺及甲状旁腺病变影像比较诊断学. 北京：人民卫生出版社，2016.

[19] TAILOR T D, GUPTA D, DALLEY R W, et al. Orbital neoplasms in adults: clinical, radiologic, and pathologic review. Radiographics, 2013, 33(6): 1739－58.

[20] RAZEK A A, HUANG B Y. Soft tissue tumors of the head and neck: imaging-based review of the WHO classification. Radiographics, 2011, 31(7): 1923－54.

[21] NGUYEN V D, SINGH A K, ALTMEYER W B, et al. Demystifying orbital emergencies: a pictorial review. Radiographics, 2017, 37(3): 947－962.

第五章　胸部疾病

[1] 曹丹庆，蔡祖龙. 全身 CT 诊断学. 北京：人民军医出版社，1996.

[2] 蒋亚平，杨军，周康荣. 肺内支气管囊肿的 CT 诊断. 临床放射学杂志，2002，21(12): 944－945.

[3] 丁汇清. 侵犯性气管肿瘤的 CT 诊断. 实用放射学杂志，2001，17(5): 389－390.

[4] 温平贵，杜秀勤. 周围型小肺癌的 CT 征象分析. 实用放射学杂志，2003，19(004): 312－314.

[5] 杨志刚，余建群，李真林. 周围型肺小腺癌的影像病理学研究. 中国肺癌杂志，2003，6(1): 84－86.

[6] 秦乃姗，蒋学祥，唐光健. 动态增强 CT 扫描鉴别诊断小肺癌的意义. 实用放射学杂志，2002，18(4): 11－13.

[7] 储成风，徐秋贞，杨明，等. 肺孤立结节的动态 CT 增强研究. 放射学实践，2003，18(3): 179－181.

[8] 蔡祖龙，赵绍宏. 细支气管肺泡癌的影像学. 中国医学计算机成像杂志，2001，7(1): 24－29.

[9] KELLY S J, LAMBIE N K, SINGH H P. Inflammatory myofibroblastic tumor of the left ventricle in an older adult. Ann Thorac Surg, 2003, 75(6): 1971－1973.

[10] 向东，袁书伟. 肺淋巴瘤的 X 线与 CT 诊断. 中国医学影像学杂志，2002，10(3): 173－175.

[11] 李静，石木兰，王爽. 恶性淋巴瘤和头颈部鳞癌颈部受累淋巴结的 CT 与病理比较. 中华放射学杂志，2002，36(8): 737－740.

[12] 孙洁，郭佑民，付和睦，等. 肺继发性淋巴瘤的 CT 诊断. 实用放射学杂志，2002，18(8): 670－670.

[13] 王淼淼, 张丽芝, 李智勇, 等. 肺错构瘤的影像学诊断. 中国临床医学影像杂志, 2002, (S1): 48-50.

[14] 宋伟, 严洪珍. 局灶机化性肺炎的影像学表现. 中华放射学杂志, 2000, 34(1): 49-51.

[15] WATANABE K, HARADA T, YOSHIDAM, et al. Organizing pneumonia presenting as a solitary nodular shadow on a chest radiograph. Respiration, 2003, 70(5): 507-514.

[16] 谭晔, 潘纪戍, 杨正汉. 成人肺炎支原体肺炎的CT表现. 中华放射学杂志, 2002, 36(12): 1112-1114.

[17] 谈高, 姜兆侯. 肺结核CT——病理对照. 实用放射学杂志, 2002, 18(11): 1000-1002.

[18] 马大庆. 肺部空洞影像的鉴别诊断. 中华放射学杂志, 2004, 38(1): 7-9, 14.

[19] JOHKOH T, MÜLLER N L, AKIRA M, et al. Eosinophilic lung diseases: diagnostic accuracy of thin-section CT in 111 patients. Radiology, 2000, 216(3): 773-780.

[20] ARAKAWA H, KURIHARA Y, NIIMI H, et al. Bronchiolitis obliterans with organizing pneumonia versus chronic eosinophilic pneumonia: high-resolution CT findings in 81 patients. AJR Am J Roentgenol, 2001, 176(4): 1053-1058.

[21] 聂永康, 马大庆, 李铁一. 弥漫性肺疾病支气管血管束高分辨率CT表现及其病理基础. 中华放射学杂志, 2000, 34(7): 464-468.

[22] 陈楠, 杨志刚, 余建群. 特发性肺纤维化的螺旋CT表现特征与临床病程的相关性. 中国医学影像技术, 2003, 19(3): 324-326.

[23] 张亮亮, 王仁贵. 肺泡蛋白沉积症的X线与CT特征分析. 医学影像学杂志, 2004, 14(10): 815-817.

[24] AVILA N A, CHEN C C, CHU S C, et al. Pulmonary lymphangioleiomyomatosis: correlation of ventilation-perfusion scintigraphy, chest radiography, and CT with pulmonary function tests. Radiology, 2000, 214(2): 441-446.

[25] 朱天照, 王仪生. 肺Wegener肉芽肿的HRCT表现. 中国医学影像技术, 2004, 20(6): 870-872.

[26] 袁相普. Wegener肉芽肿病的影像诊断(附5例报告). 实用放射学杂志, 2003, 19(2): 143.

[27] 蔡祖龙. 努力提高胸部结节病的影像学诊断水平. 中华放射学杂志, 2003, 37(4): 293-294.

[28] MARTEN K, RUMMENY E J, ENGELKE C. The CT halo: a new sign in active pulmonary sarcoidosis. Br J Radiol, 2004, 77(924): 1042-1045.

[29] ALI D S, ALI N S, PARACHA S, et al. A case of pulmonary sarcoidosis, not tuberculosis. J Coll Physicians Surg Pak, 2004, 14(9): 562-563.

[30] 韩萍, 张帆, 刘芳, 等. 螺旋CT结合呼吸门控对矽肺形态与功能变化的研究. 中华放射学杂志, 2002, 36(7): 598-601.

[31] TOMIYAMA N, MÜLLER N L, ELLIS S J, et al. Invasive and noninvasive thymoma: distinctive CT features. J Comput Assist Tomogr, 2001, 25(3): 388-393.

[32] HAGIWARA H, ENOMOTO-NAKATANI S, SAKAI K, et al. Stiff-person syndrome associated with invasive thymoma: a case report. J Neurol Sci, 2001, 193(1): 59-62.

[33] 中华医学会影像技术学会, 中华医学会放射学学会. CT检查技术专家共识. 中华放射学杂志, 2016, 50(12): 916-928.

[34] OHNO Y, KOYAMA H, SEKI S, et al. Radiation dose reduction techniques for chest CT: Principles and clinical results. Eur J Radiol, 2019, 111: 93-103.

[35] PRAYER F, RÖHRICH S, PAN J, et al. Artificial intelligence in lung imaging. Radiology, 2020, 60(1): 42-47.

[36] ATHER S, KADIR T, GLEESON F. Artificial intelligence and radiomics in pulmonary nodule management: current status and future applications. Clin Radiol, 2020, 75(1): 13-19.

[37] QIN C, YAO D, SHI Y, et al. Computer-aided detection in chest radiography based on artificial intelligence: a survey. Biomed Eng Online, 2018, 17(1): 113.

[38] ALIS J, LATSON L A, Jr, HARAMATI L B, et al. Navigating the pulmonary perfusion map: dual-energy computed tomography in acute pulmonary embolism. J Comput Assist Tomogr, 2018, 42(6): 840-849.

[39] 卢光明, 张龙江. 双能量CT临床应用指南. 北京: 人民卫生出版社, 2015.

[40] 盛会雪, 张龙江, 张宗军, 等. 氙气增强的双能量CT肺通气成像及临床应用. 中华放射学杂志, 2012, 46(8): 764-766.

[41] SUDARSKI S, HAGELSTEIN C, WEIS M, et al. Dual-energy snap-shot perfusion CT in suspect pulmonary nodules and masses and for lung cancer staging. Eur J Radiol, 2015, 84(12): 2393-2400.

[42] HUANG C, LV W, MAO L, et al. Discrimination between transient and persistent subsolid pulmonary nodules on baseline CT using deep transfer learning. Eur Radiol, 2020, 30(12): 6913-6923.

[43] HUANG P, PARK S, YAN R, et al. Added value of computer-aided CT image features for early lung cancer diagnosis with small pulmonary nodules: a matched case-control study. Radiology, 2018, 286(1): 286-295.

[44] LI D, MIKELA VILMUN B, FREDERIK CARLSEN J, et al. The performance of deep learning algorithms on automatic pulmonary nodule detection and classification tested on different datasets that are not derived from LIDC-IDRI: a systematic review. Diagnostics

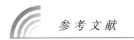

（Basel），2019，9（4）：207.

[45] YANG Y, FENG X, CHI W, et al. Deep learning aided decision support for pulmonary nodules diagnosing：a review. J Thorac Dis, 2018, 10(Suppl 7)：S867 - S875.

[46] HANG Y P, HEUVELMANS M A, ZHANG H, et al. Changes in quantitative CT image features of ground-glass nodules in differentiating invasive pulmonary adenocarcinoma from benign and in situ lesions：histopathological comparisons. Clin Radiol, 2018, 73(5)：504.

[47] SHE Y, ZHANG L, ZHU H, et al. The predictive value of CT-basedradiomics in differentiating indolent from invasive lung adenocarcinoma in patients with pulmonary nodules. Eur Radiol, 2018, 28(12)：5121 - 5128.

[48] 望云, 刘士远, 范丽, 等. 含薄壁囊腔周围型肺癌的CT特征及病理基础分析. 中华放射学杂志, 2017, 51(2)：96 - 101.

[49] SHEARD S, MOSER J, SAYER C, et al. Lung cancers associated with cystic airspaces：underrecognized features of early disease. Radiographics, 2018, 38(3)：704 - 717.

[50] SNOECKX A, REYNTIENS P, CARP L, et al. Diagnostic and clinical features of lung cancer associated with cystic airspaces. J Thorac Dis, 2019, 11(3)：987 - 1004.

[51] LI X, YI W, ZENG Q. CT features and differential diagnosis of primary pulmonary mucoepidermoid carcinoma and pulmonary adenoid cystic carcinoma. J Thorac Dis, 2018, 10(12)：6501 - 6508.

[52] KHATRI A, AGRAWAL A, SIKACHI R R, et al. Inflammatory myofibroblastic tumor of the lung. Adv Respir Med, 2018, 86(1)：27 - 35.

[53] KLIGERMAN S J, AUERBACH A, FRANKS T J, et al. Castleman disease of the thorax：clinical, radiologic, and pathologic correlation：from the radiologic pathology archives. Radiographics, 2016, 36(5)：1309 - 1332.

[54] HILL A J, TIRUMANI S H, ROSENTHAL M H, et al. Multimodality imaging and clinical features in Castleman disease：single institute experience in 30 patients. Br J Radiol, 2015, 88(1049)：20140670.

[55] ZHAO S, WAN Y, HUANG Z, et al. Imaging and clinical features of castleman disease. Cancer Imaging, 2019, 19(1)：53.

[56] CARTER B W, BENVENISTE M F, MADAN R, et al. ITMIG classification of mediastinal compartments and multidisciplinary approach to mediastinal masses. Radiographics, 2017, 37(2)：160095.

[57] COZZI D, BARGAGLI E, CALABRÒ A G, et al. Atypical HRCT manifestations of pulmonary sarcoidosis. Radiol Med, 2018, 123：174 - 184.

[58] RODRIGUEZ E F, JONES R, MILLER D, et al. Neurogenic tumors of the mediastinum. Semin Diagn Pathol, 2020, 37(4)：179 - 186.

[59] BUSSI C, GUTIERREZ M G. Mycobacterium tuberculosis infection of host cells in space and time. FEMS Microbiol Rev, 2019, 43(4)：341 - 361.

[60] CAMPO M, KAWAMURA L M. What is tuberculosis（TB）？Am J Respir Crit Care Med, 2017, 195(4)：7 - 8.

[61] QI R, CHEN W, LIU S, et al. Psychological morbidities and fatigue in patients with confirmed COVID - 19 during disease outbreak：prevalence and associated biopsychosocial risk factors. MedRxiv, 2020, May 11：2020. 05. 08. 20031666.

[62] NI Q, SUN Z Y, QI L, et al. A deep learning approach to characterize 2019 coronavirus disease（COVID - 19）pneumonia in chest CT images. Eur Radiol, 2020, 30(12)：6517 - 6527.

[63] PASCARELLA G, STRUMIA A, PILIEGO C, et al. COVID - 19 diagnosis and management：a comprehensive review. J Intern Med, 2020, 288(2)：192 - 206.

[64] XU X, YU C, QU J, et al. Imaging and clinical features of patients with 2019 novel coronavirus SARS - CoV - 2. Eur J Nucl Med Mol Imaging, 2020, 47(5)：1275 - 1280.

[65] CHEN G, WU D, GUO W, et al. Clinical and immunological features of severe and moderate coronavirus disease 2019. J Clin Invest, 2020, 130(5)：2620 - 2629.

[66] CHUNG M, BERNHEIM A, MEI X, et al. CT imaging features of 2019 novel coronavirus（2019 - nCoV）. Radiology, 2020, 295(1)：202 - 207.

[67] KANJ A, ABDALLAH N, SOUBANI A O. The spectrum of pulmonary aspergillosis. Respir Med, 2018, 141：121 - 131.

[68] DENNING D W, CADRANEL J, BEIGELMAN-AUBRY C, et al. Chronic pulmonary aspergillosis：rationale and clinical guidelines for diagnosis and management. Eur Respir J, 2016, 47(1)：45 - 68.

[69] TAGLIAFICO A S, PIANA M, SCHENONE D, et al. Overview of radiomics in breast cancer diagnosis and prognostication. Breast, 2020, 49：74 - 80.

[70] JAMES J, TEO M, RAMACHANDRAN V, et al. A critical review of the chest CT scans performed to detect asymptomatic synchronous metastasis in new and recurrent breast cancers. World J Surg Oncol, 2019, 17(1)：40.

[71] ZU Z Y, JIANG M D, XU P P, et al. Coronavirus disease 2019（COVID－19）：a perspective from China. Radiology, 2020, 296（2）：E15－E25.

[72] LV W, WANG Y, ZHOU C, et al. Development and validation of a clinically applicable deep learning strategy（HONORS）for pulmonary nodule classification at CT：A retrospective multicentre study. Lung Cancer, 2021, 155（2021）：78－86.

[73] HUANG C, LV W, ZHOU C, et al. Discrimination between transient and persistent subsolid pulmonary nodules on baseline CT using deep transfer learning. Eur Radiol, 2020, 30（12）：6913－6923.

[74] SHI Z, MIAO C, SCHOEPF U J, et al. A clinically applicable deep-learning model for detecting intracranial aneurysm in computed tomography angiography images. Nat Commun, 2020, 11（1）：6090.

第六章　腹部疾病

[1] 卢光明，张龙江. 双能量 CT 临床应用指南. 北京：人民卫生出版社，2015.

[2] MARCHIANÒ A, SPREAFICO C, LANOCITA R, et al. Does iodine concentration affect the diagnostic efficacy of biphasic spiral CT in patients with hepatocellular carcinoma? Abdom Imaging, 2005, 30（3）：274－280.

[3] KIM H C, KIM T K, SUNG K B, et al. CT during hepatic arteriography and portography：an illustrativereview. Radiographics, 2002, 22（5）：1041－1051.

[4] 王国良，吴元佐，杨振燕，等. 肝脏占位性病变的 CT 诊断及鉴别诊断. 实用放射学杂志，2001，17（4）：255－258.

[5] 程红岩，徐爱民，陈栋，等. 多层螺旋 CT 薄层增强 3 期扫描在诊断小肝癌中的作用. 中华放射学杂志，2002，36（11）：1028－1031.

[6] MURAKAMI T, TAKAMURA M, KIM T, et al. Double phase CT during hepatic arteriography for diagnosis of hepatocellular carcinoma. Eur J Radiol, 2005, 54（2）：246－252.

[7] EBIED O, FEDERLE M P, BLACHAR A, et al. Hepatocellular-cholangiocarcinoma：helical computed tomography findings in 30 patients. J Comput Assist Tomogr, 2003, 27（2）：117－124.

[8] 李健丁，郭健，孙华平. 肝脏少见恶性肿瘤的 CT 表现. 中华放射学杂志，2003，37（6）：532－536.

[9] 刘恩彬，陈辉树，杨晴英. 肝脾 T 细胞淋巴瘤的脾、肝及骨髓病理形态学观察. 诊断病理学杂志，2005，12（1）：65－73.

[10] 余日胜，蒋定尧. 肝原发性淋巴瘤二例. 中华放射学杂志，2002，36（9）：855－856.

[11] ALBRECHT T, HOHMANN J, OLDENBURG A, et al. Detection and characterisation of liver metastases. Eur Radiol, 2004, 14（supply 8）：25－33.

[12] LIM J H, KIM M J, PARK C K, et al. Dysplastic nodules in liver cirrhosis：detection with triple phase helical dynamic CT. Br J Radiol, 2004, 77（923）：911－916.

[13] 孙丛，柳澄，王涛，等. 多层螺旋 CT 对胰腺癌血管侵犯的诊断价值. 中国医学影像技术，2005，21（7）：1059－1061.

[14] GRITZMANN N, MACHEINER P, HOLLERWEGER A, et al. CT in the differentiation of pancreatic neoplasms-progress report. Dig Dis, 2004, 22（1）：6－17.

[15] 缪飞，展颖，汪登斌，等. 胰腺实性假乳头状瘤的 CT 诊断和鉴别诊断. 中华放射学杂志，2003，37（5）：417－421.

[16] YU R S, ZHANG S Z, HUA J M. Imaging findings of splenic hamartoma. World J Gastroenterol, 2004, 10（17）：2613－2615.

[17] 韩长利，代景儒，杨庆彦. 几种少见脾病变的 CT 诊断（附 12 例报告）. 中国医学影像技术，1999，15（1）：60.

[18] SANDRASEGARAN K, RAJESH A, RUSHING D A, et al. Gastrointestinal stromal tumors：CT and MRI findings. Eur Radiol, 2005, 15（7）：1407－1414.

[19] 廖玉珍，张志强，王秋良，等. 胃肠道间质瘤的 CT 诊断价值. 中国医学影像技术，2005，21（1）：90－92.

[20] 王锡明，纪洪升，武乐斌，等. 多层螺旋 CT 动态强化扫描诊断原发性胃恶性淋巴瘤. 中国医学影像技术，2005，21（3）：389－391.

[21] 潘卫东，薛华丹，秦明伟，等. 阑尾黏液囊肿临床及病理表现与影像学特点分析. 中华医学杂志，2005，85（33）：2354－2357.

[22] 中国抗癌协会肝癌专业委员会. 原发性肝癌规范化病理诊断指南（2015 年版）. 中华肝胆外科杂志，2015，21（3）：833－839.

[23] LU X Y, XI T, LAU W Y, et al. Pathobiological features of small hepatocellular carcinoma：correlation between tumorsize and biological behavior. J Cancer Res Clin Oncol, 2011, 137（4）：567－575.

[24] 中华人民共和国卫生部. 原发性肝癌诊疗规范（2011 年版）. 临床肿瘤学杂志，2011，16（10）：929－946.

[25] 王庆，周华邦，胡和平. 肝内胆管细胞癌的现代认识与发展. 中华肝脏病杂志，2017，25（5）：336－338.

[26] BA-SSALAMAH A, ANTUNES C, FEIER D, et al. Morphologic and molecular features of hepatocellular adenoma withgadoxetic

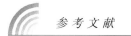

acid-enhanced MR imaging. Radiology, 2015, 277(1): 104-113.

[27] NAGAYAMA Y, INOUE T, ODA S, et al. Adrenal adenomas versus metastases: diagnostic performance of dual-energy spectral CT virtual noncontrast imaging and iodine maps. Radiology, 2020, 296(2): 324-332.

[28] LIN Y M, CHIOU Y Y, WU M H, et al. Attenuation values of renal parenchyma in virtual noncontrast images acquired from multiphase renal dual-energy CT: comparison with standard noncontrast CT. Eur J Radiol, 2018, 101: 103-110.

[29] NEVILLE A M, GUPTA R T, MILLER C M, et al. Detection of renal lesion enhancement with dual-energy multidetector CT. Radiology, 2011, 259(1): 173-183.

[30] MARIN D, DAVIS D, ROY CHOUDHURY K, et al. Characterization of small focal renal lesions: diagnostic accuracy with single-phase contrast-enhanced dual-energy CT with material attenuation analysis compared with conventional attenuation measurements. Radiology, 2017, 284(3): 737-747.

[31] MARTIN S S, WEIDINGER S, CZWIKLA R, et al. Iodine and fat quantification for differentiation of adrenal gland adenomas from metastases using third-generation dual-source dual-energy computed tomography. Invest Radiol, 2018, 53(3): 173-178.

[32] L'HOSTIS F, VIAL J, DALLERY F, et al. Detection and characterization of atypical renal cysts and solid renal masses in kidney transplant patients by use of dual-energy CT iodine maps. AJR Am J Roentgenol, 2019, 213(1): 115-122.

[33] JAVADI S, ELSHERIF S, BHOSALE P, et al. Quantitative attenuation accuracy of virtual non-enhanced imaging compared to that of true non-enhanced imaging on dual-source dual-energy CT. Abdom Radiol (NY), 2020, 45(4): 1100-1109.

[34] MEYER M, NELSON R C, VERNUCCIO F, et al. Virtual unenhanced images at dual-energy CT: influence on renal lesion characterization. Radiology, 2019, 291(2): 381-390.

[35] 解添淞, 周正荣. 人工智能及影像组学在腹部肿瘤中的应用进展. 中华放射学杂志, 2020, 54(4): 376-379.

[36] 宋涛, 陆建平, 张倩雯. 人工智能医学影像技术在胰腺神经内分泌肿瘤分级中的应用. 第二军医大学学报, 2020, 41(4): 91-96.

[37] 明兵, 兰茜琳, 张仕勇, 等. 上腹部低辐射高浓度碘对比剂CT动态容积灌注成像取代常规应用的可行性. 中华放射学杂志, 2020, 54(5): 423-429.

[38] 何铭, 薛华丹, 金征宇. 影像组学在胰腺癌的应用及研究进展. 中华放射学杂志, 2020, 54(10): 1029-1032.

[39] DALAL V, CARMICHEAL J, DHALIWAL A, et al. Radiomics in stratification of pancreatic cystic lesions: machine learning in action. Cancer Lett, 2020, 469: 228-237.

[40] JIANG Y, CHEN C, XIE J, et al. Radiomics signature of computed tomography imaging for prediction of survival and chemotherapeutic benefits in gastric cancer. EBioMedicine, 2018, 36: 171-182.

[41] LI G, DONG J, HUANG W, et al. Establishment of a novel system for the preoperative prediction of adherent perinephric fat (APF) occurrence based on a multi-mode and multi-parameter analysis of dual-energy CT. Transl Androl Urol, 2019, 8(5): 421-431.

[42] LI G, DONG J, WANG J B, et al. The clinical application value of mixed-reality-assisted surgical navigation for laparoscopic nephrectomy. Cancer Med 2020, 9(15): 5480-5489.

第七章　盆腔疾病

[1] 卢光明. 临床CT鉴别诊断学. 南京: 江苏科学技术出版社, 2010.

[2] ZHANG G, XU L, ZHAO L, et al. CT-basedradiomics to predict the pathological grade of bladder cancer. Eur Radiol, 2020, 30(12): 6749-6756.

[3] MA X, HADJIISKI L M, WEI J, et al. U-Net based deep learning bladder segmentation in CT urography. Med Phys, 2019, 46(4): 1752-1765.

[4] JOSHI G, KIM E Y, HANNA T N, et al. CT cystography for suspicion of traumatic urinary bladder injury: indications, technique, findings, and pitfalls in diagnosis: radiographics fundamentals | online presentation. Radiographics, 2018, 38(1): 92-93.

[5] CHA K H, HADJIISKI L, CHAN H P, et al. Bladder cancer treatment response assessment in CT using radiomics with deep-learning. Sci Rep, 2017, 7(1): 8738.

[6] KILJUNEN T, AKRAM S, NIEMELä J, et al. A deep learning-based automated CT segmentation of prostate cancer anatomy for radiation therapy planning - a retrospective multicenter study. Diagnostics (Basel), 2020, 10(11): 959.

[7] LIANG X, ZHAO W, HRISTOV D H, et al. A deep learning framework for prostate localization in cone beam CT-guided radiotherapy. Med Phys, 2020, 47(9): 4233-4240.

[8] GOTHI R. Unenhanced CT can be enough to detect peripheral zone prostate cancer. AJR Am J Roentgenol, 2020, 214(5): W84.

［9］ YUE D, TONG D R, FEI FEI W, et al. Imaging features of the whole uterus volume CT perfusion and influence factors of blood supply：a primary study in patients with cervical squamous carcinoma. Acad Radiol, 2019, 26(8)：e216－e223.

［10］ KIM Y S, RHA S E, BYUN J Y, et al. CT and MR imaging findings of lymphangioleiomyomatosis involving the uterus and pelvic cavity. Korean J Radiol, 2011, 12(2)：261－265.

［11］ TIAN X, SUN C, LIU Z, et al. Prediction of response to preoperative neoadjuvant chemotherapy in locally advanced cervical cancer using multicenter CT-based radiomic analysis. Front Oncol, 2020, 10：77.

［12］ MICCÒ M, SBARRA M, GUI B, et al. Prognostic CT findings of malignant bowel obstruction in patients with advanced ovarian cancer. Tumori, 2020, 106(2)：149－154.

［13］ BAE H, JUNG D C, LEE J Y, et al. Patterns of initially overlooked recurrence of peritoneal lesions in patients with advanced ovarian cancer on postoperative multi-detector row CT. Acta Radiol, 2019, 60(12)：1713－1720.

［14］ 王良, 陈敏. 基于人工智能的前列腺癌影像的现状与展望. 中华放射学杂志, 2019, 53(10)：804－807.

［15］ 唐宪明, 谢钦东, 吴素贞. CT 血管成像对卵巢、子宫良恶性肿瘤诊断价值研究. 实用放射学杂志, 2020, 36(5)：768－771.

［16］ 牛雅欣, 刘爱连, 李烨, 等. 单源双能 CT 能谱成像综合分析对卵巢癌与囊腺瘤的鉴别诊断价值. 实用放射学杂志, 2020, 36(7)：1085－1089.

第八章　脊柱、骨盆、软组织疾病

［1］ 段承祥, 王晨光, 李健丁. 骨肿瘤影像学. 北京：科学出版社, 2004.

［2］ MEXFA M J A, NUNEZ E L, GARRIGA C S, et al. Osteochondroma of the thoracic spine and scoliosis. Spine, 2001, 26(9)：1082－1085.

［3］ KRISHNAN A, SHIRKHODA A, TEHRANZADEH J, et al. Primary bone lymphoma：radiographic-MR imaging correlation. Radiographics, 2003, 23(6)：1371－1383.

［4］ MACKAY K, BROPHY S, MACK C, et al. The development and validation of a radiographic grading system for the hip in ankylosing spondylitis：the both ankylosing spondylitis radiology hip index. J Rheumatol, 2000, 27(12)：2866－2872.

［5］ PIGRAU-SERRALLACH C, RODRÍGUEZ-PARDO D. Bone and joint tuberculosis. Eur Spine J, 2013, 22 (Suppl 4)：556－566.

［6］ GIRISH G, FINLAY K, FESSELL D, et al. Imaging review of skeletal tumors of the pelvis malignant tumors and tumor mimics. Scientific World Journal, 2012, 2012：240281.

［7］ 熊祚钢, 汤光宇. 骶骨常见原发恶性肿瘤影像学表现. 中华临床医生杂志(电子版), 2013, 7(22)：10263－10267.

［8］ RAJKUMAR S V. Multiple myeloma：2020 update on diagnosis, risk-stratification and management. Am J Hematol, 2020, 95(5)：548－567.

［9］ SUSTER D, HUNG Y P, NIELSEN G P. Differential diagnosis of cartilaginous lesions of bone. Arch Pathol Lab Med, 2020, 144(1)：71－82.

［10］ 卢光明, 张龙江. 双能量 CT 临床应用指南. 北京：人民卫生出版社, 2015.

［11］ FICKERT S, NIKS M, DINTER D J, et al. Assessment of the diagnostic value of dual-energy CT and MRI in the detection of iatrogenically induced injuries of anterior cruciate ligament in a porcine model. Skeletal Radiol, 2013, 42(3)：411－417.

［12］ KHANDURI S, GOYAL A, SINGH B, et al. The utility of dual energy computed tomography in musculoskeletal imaging. J Clin Imaging Sci, 2017, 7：34.

［13］ GONDIM TEIXEIRA P A, GERVAISE A, LOUIS M, et al. Musculoskeletal wide detector CT：principles, techniques and applications in clinical practice and research. Eur J Radiol, 2015, 84(5)：892－900.

［14］ 韩欣欣, 张昀, 刘炜, 等. 双能 CT 在痛风诊疗中的应用. 中华临床免疫和变态反应杂志, 2017, 11(4)：370－374.

［15］ 刘琨, 赵汝岗, 张强. 3D 打印技术在骨科的应用研究进展. 中华创伤骨科杂志, 2015, 17(1)：63－66.

［16］ 彭云, 王猛, 刘畅. CT 纹理分析联合机器学习对椎体隐匿性骨折辅助诊断价值. 暨南大学学报：自然科学与医学版, 2020, 41：268－275.

［17］《中国定量 CT（QCT）骨质疏松症诊断指南》工作组, 程晓光, 王亮, 等. 中国定量 CT（QCT）骨质疏松症诊断指南（2018）. 中国骨质疏松杂志, 2019, 25(6)：733－737.

［18］ 李凯, 陈捷, 赵林芬, 等. 中国人群定量 CT（QCT）脊柱骨密度正常参考值的建立和骨质疏松症 QCT 诊断标准的验证. 中国骨质疏松杂志, 2019, 25(9)：1257－1262, 1272.

附录 缩略语表

英文缩略语	英文全称	中文名称
MBF	myocardial blood flow	心肌血流量
MCN	mucinous cystic neoplasm	黏液性囊性肿瘤
MinIP	minimum intensity projection	最小密度投影
MIP	maximal intensity projection	最大密度投影
MPM	malignant peritoneal mesothelima	恶性腹膜间皮瘤
MPR	multiple planar reformation	多平面重组
MRI	Magnetic Resonance Imaging	核磁共振
MSCT	multislice CT	多层螺旋 CT
MTT	mean transit time	平均通过时间
NHL	non-Hodgkin lymphoma	非霍奇金淋巴瘤
OP	organizing pneumonia	机化性肺炎
PAP	prostatic acid phosphatase	前列腺酸性磷酸酶
PCAT	pericoronary adipose tissue	冠状动脉周围脂肪组织
pCTP	prostate CT perfusion	前列腺 CT 灌注
PLD	polycystic liver disease	多囊肝
PMP	pseudomyxoma peritonei	腹膜假性黏液瘤
PS	permeability surface	表面通透性
PSA	prostatic specific antigen	前列腺特异性抗原
rCBF	regional cerebral blood flow	局部脑血流量
rCBV	regional cerebral blood volume	局部脑血容量
ROI	region of interest	感兴趣区域
SARS	severe acute respiratory syndrome	重症急性呼吸综合征
SOP	secondary organizing pneumonia	继发性机化性肺炎
SSD	surface shaded display	表面遮盖显示
TBP	tuberculous peritonitis	结核性腹膜炎
TB－PPD	tuberculin pure protein derivative test	结核菌素纯蛋白衍生物试验
TDC	time density curve	时间-密度曲线
TPR	transmural perfusion ratio	透壁灌注指数
TTD	time to drain	排空时间
TTP	time to peak	达峰时间
UC	ulcerative colitis	溃疡性结肠炎
UIP	usual interstitial pneumonia	普通型间质性肺炎
VE	virtual endoscopy	仿真内镜
VR	volume rendering	容积再现
WHO	World Health Organization	世界卫生组织
WL	windows level	窗位
WW	windows width	窗宽

图书在版编目(CIP)数据

CT读片指南／卢光明,许健,张龙江主编. —3版.
—南京:江苏凤凰科学技术出版社,2023.1(2023.11重印)
　ISBN 978－7－5713－1833－8

　Ⅰ.①C… Ⅱ.①卢… ②许… ③张… Ⅲ.①计算机
X线扫描体层摄影—诊断学—指南 Ⅳ.①R814.42－62

　中国版本图书馆CIP数据核字(2021)第053509号

CT读片指南

主　　　编	卢光明　许　健　张龙江
责 任 编 辑	刘玉锋　易莉炜　徐祝平
责 任 校 对	仲　敏
责 任 监 制	刘　钧

出 版 发 行	江苏凤凰科学技术出版社
出版社地址	南京市湖南路1号A楼,邮编:210009
出版社网址	http://www.pspress.cn
照　　　排	南京紫藤制版印务中心
印　　　刷	盐城志坤印刷有限公司

开　　　本	889 mm×1194 mm　1/16
印　　　张	40.75
插　　　页	5
字　　　数	1100000
版　　　次	2023年1月第3版
印　　　次	2023年11月第2次印刷

标 准 书 号	ISBN 978－7－5713－1833－8
定　　　价	128.00元(精)

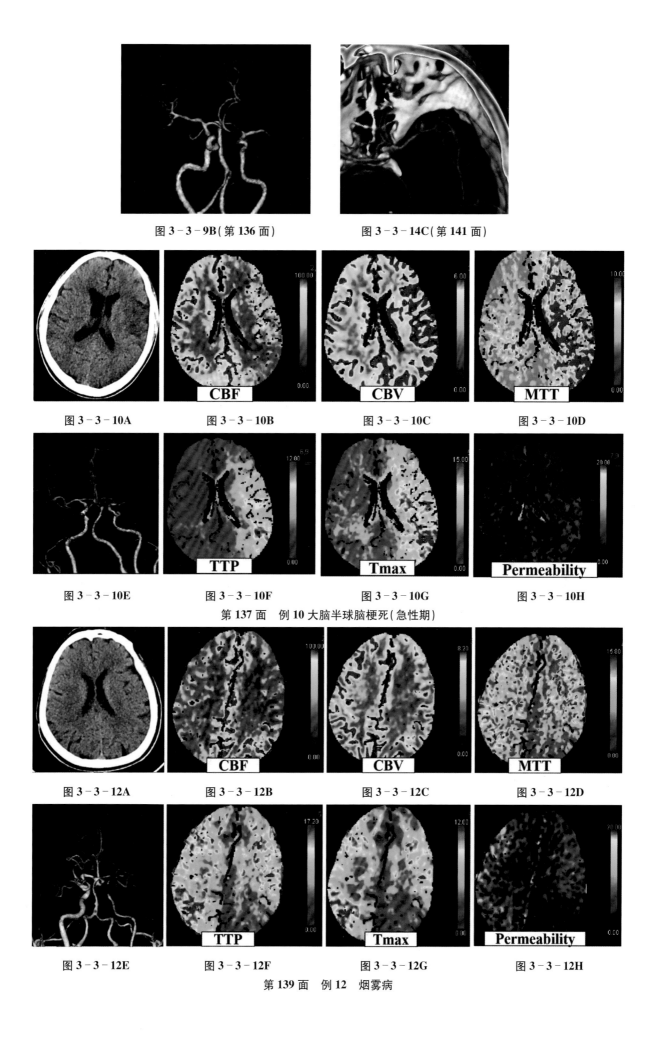

图 3 - 3 - 9B(第 136 面)　　　　　图 3 - 3 - 14C(第 141 面)

图 3 - 3 - 10A　　　图 3 - 3 - 10B　　　图 3 - 3 - 10C　　　图 3 - 3 - 10D

图 3 - 3 - 10E　　　图 3 - 3 - 10F　　　图 3 - 3 - 10G　　　图 3 - 3 - 10H

第 137 面　例 10 大脑半球脑梗死(急性期)

图 3 - 3 - 12A　　　图 3 - 3 - 12B　　　图 3 - 3 - 12C　　　图 3 - 3 - 12D

图 3 - 3 - 12E　　　图 3 - 3 - 12F　　　图 3 - 3 - 12G　　　图 3 - 3 - 12H

第 139 面　例 12　烟雾病

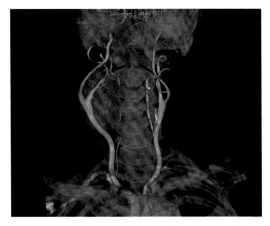

图 4 - 6 - 6C(第 240 面)

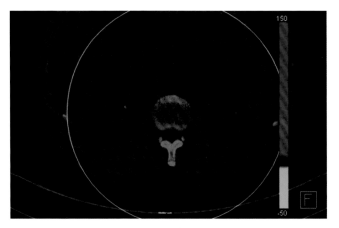

图 6 - 8 - 6B(第 477 面)

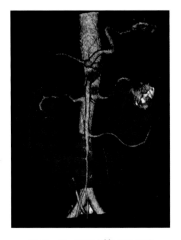

图 6 - 8 - 30D(第 511 面)

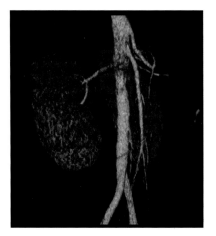

图 6 - 8 - 32D(第 513 面)

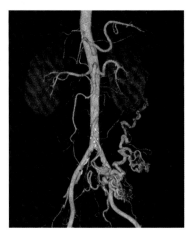

图 6 - 9 - 9D(第 530 面)

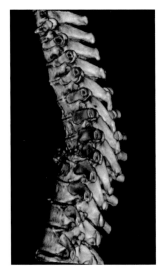

图 8 - 2 - 17D(第 607 面)

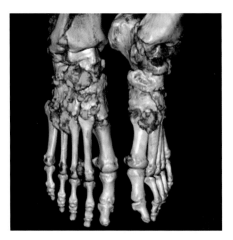

图 8 - 4 - 2C(第 623 面)

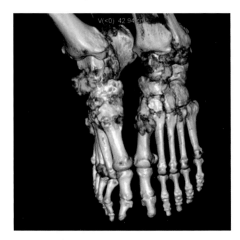

图 8 - 4 - 2D(第 623 面)